Karl Jaspers
Korrespondenzen

Herausgegeben im Auftrag der Karl Jaspers-Stiftung
von Matthias Bormuth, Carsten Dutt,
Dietrich v. Engelhardt, Dominic Kaegi,
Reiner Wiehl (†) und Eike Wolgast

Karl Jaspers Korrespondenzen

*Psychiatrie · Medizin
Naturwissenschaften*

Herausgegeben von
Matthias Bormuth und
Dietrich v. Engelhardt

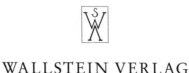

WALLSTEIN VERLAG

Gedruckt mit Unterstützung der Karl Jaspers-Stiftung, Basel
und der Berta Hess-Cohn Stiftung, Basel

Bibliografische Information der Deutschen Nationalbibliothek
Die Deutsche Nationalbibliothek verzeichnet diese Publikation
in der Deutschen Nationalbibliografie; detaillierte
bibliografische Daten sind im Internet über
http://dnb.d-nb.de abrufbar.

© Wallstein Verlag, Göttingen 2016
www.wallstein-verlag.de
Vom Verlag gesetzt aus der Adobe Garamond
Umschlaggestaltung: Susanne Gerhards, Düsseldorf
Umschlagabbildung © Karl Jaspers-Stiftung
Druck und Verarbeitung: Hubert & Co, Göttingen

ISBN 978-3-8353-1005-6 (3 Bde.)
ISBN 978-3-8353-1095-7

Inhalt

Vorwort 7
Einleitung 11
Editorische Notiz 21
Abkürzungen und Zeichen 23
Gustav Bally 27
Kurt Beringer 32
Ludwig Binswanger 34
Eugen Bleuler 54
Max Born 55
Albert Fraenkel 59
Viktor E. Frankl 77
Robert Gaupp 80
Wolfgang Gentner 84
Hans Walther Gruhle 95
Willy Hellpach 179
Jakob Klaesi 204
Ludwig Klages 207
Kurt Kolle 212
Ernst Kretschmer 291
Arthur Kronfeld 293
Willy Mayer-Gross 302
Alexander Mitscherlich 310
Rudolf Nissen 360
Franz Nissl 375
Curt Oehme 377
Wolfgang Pauli 394
Oskar Pfister 396
Hans Prinzhorn 402
Werner Scheid 406
Gerhard Schmidt 408
Kurt Schneider 420
Johannes Heinrich Schultz 531
Albert Schweitzer 542
Hugo Spatz 549
Georg Stertz 556
Hans Jörg Weitbrecht 560
Carl Friedrich v. Weizsäcker 564

Viktor v. Weizsäcker	580
Albrecht Wetzel	601
Karl Wilmanns	616
Richard Woltereck	626
Jürg Zutt	643
Korrespondentenregister	651
Lebenslauf Karl Jaspers	685
Literatur	691
Personenregister	695

Vorwort

Die Philosophie ist ihre Zeit in Gedanken erfasst: Hegels bekannte Wendung gilt, *post festum*, auch für Karl Jaspers. 1883 in Oldenburg geboren, als Schweizer Bürger 1969 in Basel gestorben, hat er die Verwerfungen des Jahrhunderts, das man nicht zu Unrecht ein »deutsches« genannt hat, durchlebt – und durchdacht. Es waren vor allem Erfahrungen der NS-Diktatur, die Jaspers prägten: der Zynismus rechtsförmiger Ausgrenzung, alltägliche Drangsalierungen und nicht zuletzt die Ohnmacht, seine jüdische Frau Gertrud zu schützen. Gemeinsam hatte das Ehepaar den Freitod beschlossen und vorbereitet, als der Zugriff der Vernichtungsbehörden sich gegen Kriegsende abzeichnete: 14 Tage lagen zwischen der anberaumten Deportation und dem Einmarsch amerikanischer Truppen in Heidelberg. Er könne das nicht vergessen, schrieb Jaspers später.

Erfahrungen, auch weniger dramatische, prägen ein Leben, indem sie vergangene Erlebnisse bestätigen, neu lesbar machen, in Zweifel ziehen oder dementieren. Auf den gedanklichen Rahmen kommt es an, und den entsprechenden Horizont bildeten bereits für den jungen Jaspers Erfahrungen des Denkens – Spinoza, Kant, Kierkegaard, die er sich unsystematisch und autodidaktisch, ohne ein reguläres Fachstudium, aneignete. Eine akademische Ausbildung brachte Jaspers freilich mit – und mehr als sie: die Aussicht auf eine glanzvolle medizinische Karriere. Zu den »großen Philosophen«, die sein Beruf werden sollten, gewann (und behielt) er ein spontanes, wohl eben deshalb produktives Verhältnis. Sie waren ihm Gegenwart, nicht Geschichte, Partner – auch Gegner –, nicht Quellen. Soviel sonst bei Jaspers von Endlichkeit, Scheitern, von Grenzen die Rede ist: Die Philosophie selbst hatte für ihn die Ewigkeitsbedeutung einer auf das Überzeitliche gerichteten Selbstvergewisserung der Existenz. Von dieser hohen Warte aus erteilt er Karl Löwith noch 1947 ins amerikanische Exil den Bescheid, »die letzten 3000 Jahre« kämen ihm »beim Philosophieren […] doch wie eine einzige Gegenwart vor und der Gang der Dinge [sei] zwar sehr gefährlich für unser Dasein, aber nicht bestimmend für unsere Philosophie«.

Nicht weniger deutlich wird von Jaspers allerdings auch die Kehrseite eines vom Gang der Dinge unbeschwerten Denkens benannt: die »Verführung des Ausweichens« vor den Fragen der Zeit. Mit dem Überzeitlichen assoziierte Jaspers gerade kein Inventar ewiger Wahrheiten, sondern die Aufgabe eines Vernunft und Existenz vermittelnden Grundwissens, das sich jeweils neu, jeweils unter anderen Voraussetzungen bewähren muss. So stehen seine philosophischen Schriften nicht für sich. Die *Philosophie*, das Hauptwerk von 1932, und *Die geistige Situation der Zeit*, der gegenwartsdiagnostische Bestseller von 1931, gehören ebenso zusammen wie der Traktat zur *Schuldfrage* und die *Philosophische Logik*, die Analysen zum philosophischen Glauben und das Buch über *Die Atombombe und die Zukunft des Menschen*. Gemeinsam ist ihnen der kommunikative Anspruch in dem Sinne, in dem Jaspers den (heute soziologisch besetzten) Begriff der Kommunikation verstanden wissen wollte: als Appell an einen Prozess intersubjektiven Selbstwerdens, der nur mit und gegen Andere gelingen kann, der Provokationen riskiert und einfordert im Interesse einer »Wahrheit, die uns verbindet«. Die Suche danach ging für Jaspers über operationalisierbare Methoden der Konsensfindung, pragmatisch ausgehandelte Kompromisse, über den guten Willen zum Gespräch weit hinaus. Sie forderte für ihn den ganzen Menschen, im eigenen Fall auch das ganze Werk. »Ihr achtzigster Geburtstag«, gratulierte ihm Hans-Georg Gadamer aufs Alter, »stellt uns allen Ihr Werk als das persönlichste und individuellste vor Augen, das unsere [...] Zeit im Umkreis des Philosophierens kennt«. Vor dem Hintergrund einer Hermeneutik der Tradition und der Autorität sicher kein vorbehaltloses Kompliment. Aber umso treffender: Jaspers war in der Tat einer der »persönlichsten und individuellsten« Denker des 20. Jahrhunderts, und er ist daher schon früh auch zu einer öffentlichen Figur geworden.

Seine zeitkritischen, oft umstrittenen Stellungnahmen zur Schuldfrage und zur Frage der deutschen Wiedervereinigung, zum europäischen Geist, zur Idee der Universität, zu Chancen und Risiken der Medizin im technischen Zeitalter sind vieler Orts nachzulesen und mittlerweile selbst Gegenstand historischer und philosophischer Forschung. Weitgehend unerschlossen dagegen blieb bislang die Jaspers'sche *Korrespondenz*. Das späte Kaiserreich, die Weimarer Republik, das »Dritte Reich«, die frühe Bundesrepublik bis in die Jahre der Notstandsgesetzgebung und der Studentenrevolte umspannend, enthält sie im Austausch mit Wissenschaftlern und Philosophen, Politikern, Militärs, Schriftstellern und Journalisten exemplarische Dokumente zur jüngeren Medizin- und Psychiatriegeschichte, zur Geschichte der Philosophie sowie zur politischen und zur Universitätsgeschichte: Binnenperspektiven eines »deutschen« Jahrhunderts.

Das Repertorium, das den Nachlass Jaspers' im Deutschen Literaturarchiv Marbach erschließt, verzeichnet etwa 8.000 Korrespondenten, insgesamt dürften ungefähr 35.000 Briefe von und an Jaspers überliefert sein. Die vorliegende Edition kann davon nur eine Auswahl bieten. Sie orientiert sich an der thematischen Relevanz der Briefe sowie am intellektuellen Rang und der Wirkungsmächtigkeit der Korrespondenzpartner (wobei die Kriterien nicht in jedem Fall zusammentreffen müssen). Größere, bereits publizierte Briefwechsel wie Jaspers' Korrespondenzen mit Hannah Arendt, Karl Heinrich Bauer oder Martin Heidegger bleiben ausgeschlossen; desgleichen Briefe, die bei Abschluss der Editionsarbeiten im Sommer 2005 in Werkausgaben und Briefeditionen anderer Autoren veröffentlicht oder seit längerem dafür vorgesehen waren – so

Jaspers' Briefe an Werner Krauss, an Alfred Weber und an Max Weber. Eine vollständige Edition der Jaspers'schen Korrespondenz ist im Rahmen der von der Heidelberger Akademie der Wissenschaften betreuten Gesamtausgabe geplant.

Die hier ausgewählten Briefwechsel sind auf drei Bände mit eigenen Schwerpunkten verteilt: Medizin/Psychiatrie/Naturwissenschaften; Philosophie; Politik/Universität. Jeder Band ist für sich benutzbar. Die zum Abdruck gelangenden Briefe, Karten und Telegramme sind bandweise durchlaufend nummeriert. Innerhalb der einzelnen Korrespondenzen werden sie in chronologischer Ordnung präsentiert, zugehörige Materialien in Anhängen mitgeteilt. Register mit bio-bibliographischen Informationen zu Jaspers' Korrespondenzpartnern stehen jeweils am Schluss der Bände, während über Personen, die in den Briefen von und an Jaspers namentlich genannt oder anspielungsweise aufgerufen sind, jeweils bei der ersten Erwähnung in einer Fußnote Auskunft gegeben wird. Die sachliche Kommentierung der Korrespondenzen erfolgt in den einzelnen Bänden in unterschiedlicher Dichte, konzentriert sich aber jeweils auf das verstehenspraktisch Erforderliche.

Zu Textkonstitution und Textgestaltung ist allgemein zu bemerken: Zahlreiche Briefe von Jaspers mussten aus dem Konzept transkribiert werden, da ihre Ausfertigungen nicht vorlagen. Jaspers' Handschrift ist, wie er selbst gelegentlich bedauernd eingesteht, schwer lesbar, zumal in den Entwürfen. Es ist denn auch nicht in allen Fällen gelungen, die Texte restlos zu entziffern. Unleserliche Stellen und unsichere Lesungen sind vermerkt. Basale Informationen zum jeweiligen Textzeugen finden sich unterhalb der Titelzeilen. Überlieferte Varianten werden in textkritischen Anmerkungen mitgeteilt, sofern sie Aufschluss über signifikante Änderungen im Prozess der Briefentstehung geben. Bisweilen hat Jaspers inhaltlich belangvolle Passagen, ja ganze Briefe niedergeschrieben oder diktiert, ihre Versendung dann jedoch verworfen. Nicht versendete Briefe oder Briefentwürfe hat Jaspers häufig mit entsprechenden Vermerken wie »nicht abgesandt« oder »mündlich besprochen« versehen und innerhalb seiner Korrespondenzen aufbewahrt. Auch sie werden in der vorliegenden Edition berücksichtigt.

Für den Druck wurde das Zeilenlayout von Datum, Anrede, Grußformel und Unterschrift standardisiert. Die Wiedergabe der Briefe orientiert sich am Prinzip der Zeichengenauigkeit, das in den einzelnen Bänden der Edition auf unterschiedliche Weise mit Imperativen besserer Lesbarkeit vermittelt wurde, worüber jeweils gesonderte editorische Notizen im Anschluss an die Einleitungen zu den Einzelbänden Auskunft geben.

Die vorliegende Publikation wäre ohne die vielfältige Unterstützung nicht möglich gewesen. Gedankt sei der Deutschen Forschungsgemeinschaft und der Karl Jaspers-Stiftung (Basel) für großzügige finanzielle Förderung. Dr. Hans Saner hat das Editionsprojekt als Nachlassverwalter nicht nur mentoriert, sondern über Jahre konstruktiv begleitet:

Für zahlreiche Hinweise und Verbesserungsvorschläge danken wir ihm ebenso herzlich wie Dr. Bernd Weidmann und Giandomenico Bonanni (†), dessen Jaspers-Expertise fehlen wird. Gedankt sei dem Deutschen Literaturarchiv Marbach, namentlich dem Leiter seiner Handschriftenabteilung, Dr. Ulrich von Bülow, sowie Frau Diplom-Bibliothekarin Hildegard Dieke. Dankbar erinnern sich die Herausgeber auch der großen Hilfsbereitschaft der früh verstorbenen Marbacher Bibliothekarin Ute Bruchardt. Gedankt sei allen Personen und Institutionen, die uns Briefe von und an Jaspers zur Verfügung gestellt oder deren Veröffentlichung genehmigt haben.

Am 30. Dezember 2010 ist Reiner Wiehl, 1993-2006 Präsident der Karl Jaspers-Stiftung, in Heidelberg gestorben. Er war der eigentliche Initiator und *spiritus rector* dieser Edition. Eine Ausgabe zu seinem Gedenken wäre gewiss nicht das, was er sich für unser gemeinsames Projekt gewünscht hätte. Aber erinnern soll die Edition an ihn, im Sinne jener Dankbarkeit aus Freiheit, die ihm, nach Spinozas Vorbild, Lebens- und auch Lehrinhalt gewesen ist: Soli homines liberi invicem gratissimi sunt.

November 2015   Die Herausgeber

Einleitung

Karl Jaspers – Medizinische Korrespondenzen

In der weiteren Öffentlichkeit wurde Karl Jaspers (1883-1969) als Existenzphilosoph neben Martin Heidegger bekannt, seitdem er am Ende der Weimarer Republik *Die geistige Situation der Zeit* und die dreibändige *Philosophie* veröffentlicht hatte. Seine weiteren Schriften zur Universität, Kultur und Politik fanden besonders nach 1945 eine große Resonanz, so dass Jaspers nach den Jahren der zunehmenden Ausgrenzung in der NS-Diktatur auch zu einem maßgeblichen Intellektuellen der jungen Bundesrepublik avancierte. Die beiden Bände der Korrespondenzen zu Philosophie und politischer Kultur geben in repräsentativer Auswahl detaillierte Einblicke in diese werk-, zeit- und lebensgeschichtlichen Perspektiven.

Dass Jaspers zudem in der psychiatrischen Welt mit seinen Überlegungen zum natur- und kulturwissenschaftlichen Denken bleibende Spuren hinterließ, ist weniger bekannt. Dieses erstaunliche Phänomen liegt vor allem an der epochemachenden Schrift *Allgemeine Psychopathologie*, die bis heute als methodologischer Klassiker wahrgenommen wird. Das philosophische Profil von Jaspers, das gerade für die grundsätzlich veränderte und ergänzte letzte Neufassung von 1946 prägend wurde, spielt hierbei eine eminente Rolle. So beruht die Achtung, die Jaspers in der Medizin genießt, vor allem auch auf den vielfachen Ausführungen, die er in diesem Werk zu Fragen der Wissenschaftstheorie und Ethik in Psychiatrie und Psychotherapie machte.

Begonnen hatte Jaspers seine akademische Vita 1901/02 mit dem Studium der Jurisprudenz in Heidelberg und München, das er aber bald zu Gunsten der Medizin abbrach, um vielleicht Psychiater zu werden. 1908 wurde er mit der Dissertation *Heimweh und Verbrechen* in Heidelberg promoviert und erhielt im Jahr darauf eine Stelle als Volontär-Assistent an der Heidelberger Psychiatrischen Universitätsklinik. Nicht zuletzt aus gesundheitlichen Gründen – Jaspers litt an chronischen Bronchiektasen, die ihm keine anstrengende klinische Tätigkeit erlaubten – habilitierte sich Jaspers mit der *Allgemeine Psychopathologie* 1913 als Psychologe bei den Philosophen. Tatsächlich erhielt er in der geisteswissenschaftlichen Fakultät 1916 ein Extraordinariat und wurde trotz einiger Widerstände der Fachkollegen 1922 in Heidelberg als ordentlicher Professor für Philosophie berufen. Wegen der jüdischen Herkunft seiner Frau Gertrud wurde Ende 1937 seine Pensionierung erzwungen, so dass Jaspers in den Folgejahren ein zurückgezogenes Leben führte. Er machte die Not zur Tugend und widmete sich der philosophischen Logik, der weltphilosophischen Perspektive und nicht zuletzt der Überarbeitung seines psychiatrischen Hauptwerkes. Bis zum Einmarsch der Amerikaner Anfang April 1945 lebten Jaspers und seine Frau mit der Angst einer möglichen Deportation.

In der Zeit des Neuaufbaus der Universität und als im Nürnberger Prozess über die Verbrechen, die deutsche Mediziner an Patienten und Gefangenen begangen hatten, geurteilt wurde, beteiligte sich Jaspers vehement an der öffentlichen Diskussion. Er hob vor allem hervor, dass naturwissenschaftliche Objektivität an sich zu sachlicher und persönlicher Redlichkeit erziehe und nur einzelne Mediziner in jenen Jahren willkürlich von diesem Ethos in ein verbrecherisches Verhalten abgefallen seien. Im Übrigen brachte das Verständnis der »existentiellen Kommunikation« zwischen Arzt und Patient Jaspers dazu, die psychotherapeutischen Schulen, insbesondere die Psychoanalyse, die sich nach einem Jahrzehnt der Verfolgung gerade in Heidelberg wieder zu etablieren begann, in ihrem wissenschaftlichen Anspruch und in ihrer Praxis scharf zu kritisieren. Die Psychoanalytiker wirkten nach Jaspers oftmals weltanschaulich bevormundend, ihre psychosomatischen Thesen seien vielfach reine Spekulationen. Zudem widmete sich Jaspers der Frage, wie das ärztliche Selbstverständnis in einer zunehmend technisierten Medizin begriffen und bewahrt werden könnte.

Die vorliegende Edition versammelt die wichtigsten Korrespondenzen, die Jaspers über fast sechs Jahrzehnte mit Psychiatern, weiteren Medizinern und einigen Naturwissenschaftlern führte. Grundsätzlich spiegeln sie in begrenzterer Weise als die beiden anderen Korrespondenzbände die Brüche und Kontinuitäten des kulturellen und politischen Lebens wider, wie sie Jaspers seit dem Kaiserreich und der Weimarer Republik über die Jahre der Diktatur und der Entfaltung der Bundesrepublik erfuhr. Vor allem aber eröffnen die Briefe von und an Jaspers überraschende Perspektiven auf die Genealogie seines psychiatrischen Werkes und die ungewöhnlichen Umstände, die ihn auf dem Weg zur Philosophie prägten. Dies liegt nicht zuletzt daran, dass die Briefe aus der Zeit, als der junge Psychiater noch nicht zur philosophischen Berühmtheit geworden war, unmittelbare Einblicke in das Werden seines Denkens zulassen. Dies gilt insbesondere für die beiden Korrespondenzen, die Jaspers seit 1910 mit Hans W. Gruhle und seit 1919 mit Kurt Schneider führte. Auch der Briefwechsel, der sich 1913 mit Ludwig Binswanger um die verheißungsvollen Horizonte der Psychoanalyse entspann, offenbart einen so noch nicht bekannten Jaspers, dessen Urteile über Freuds Denken noch unabgeschlossen sind. Indirekt spiegeln die Briefe, die Arthur Kronfeld an Jaspers in diesen frühen Jahren schrieb, wie polemisch die methodischen Debatten über Reichweite und Gewißheit des psychologischen Verstehens verliefen.

Auf andere Weise bietet das spätere Briefwerk der nunmehr allseits bewunderten Autorität oftmals überraschende Einblicke in sein Denken, da Jaspers sich Korrespondenzpartnern gegenüber, sofern sie ihm persönlich vertrauter waren, freimütiger als in den veröffentlichten Werken äußerte. So gibt seine Korrespondenz mit Alexander Mitscherlich, der in den lebensbedrohlichen letzten Jahren der Diktatur dem universitär Isolierten nahestand, zum einen den Blick frei auf Jaspers als einen Mentor des Jüngeren. Zum anderen dokumentieren ihre Briefe für die Zeit nach 1945 eine hohe Streitkultur angesichts von Mitscherlichs Anliegen, die Psychoanalyse an der Universität Heidelberg zu etablieren. Auch lässt sich hier nachvollziehen, wie stark Jaspers von Mitscherlichs Dokumentation der Nürnberger Ärzteprozesse bewegt war und wie sehr er sich für ihre Publikation angesichts massiver Widerstände aus der Ärzteschaft einsetzte.

Ein beredtes Beispiel für seine rückhaltlose Offenheit gegenüber einzelnen Korrespondenzpartnern bieten die Briefe, die Jaspers an den Physiker und Philosophen Carl-Friedrich von Weizsäcker richtete. Ihr philosophischer Disput über die Psychoanalyse legt die Wurzeln der Vorbehalte frei, die Jaspers gegenüber Freud hegt; die Apologie, die von Weizsäcker für die Psychoanalyse hält, mündet in einer Skizze des neuzeitlichen Wissenschaftsverständnisses. Im Unterschied zu diesen luziden Briefen eröffnet die Korrespondenz, die Jaspers mit dem Psychosomatiker Viktor von Weizsäcker seit 1920 mit langen Unterbrechungen führte, nur begrenzte Einblicke in ihre streitbare Diskussion der Psychoanalyse. Vielmehr deuten die Briefe an den Onkel von Carl-Friedrich die lebensgefährdende politische Situation ab 1942 an, in der Jaspers mit seiner Frau jederzeit die Deportation befürchten musste und deshalb vergeblich bemüht war, über den indirekten Kontakt zu Viktor von Weizsäckers Bruder Ernst, der Staatssekretär im Auswärtigen Amt war, die Emigration in die Schweiz zu erreichen.

Neben diesen vielfach erhellenden Briefwechseln gibt es einige Fälle, in denen trotz der bedauerlichen Tatsache, dass sich keine Briefe von Jaspers erhielten, die von den Gesprächspartnern geäußerten Positionen für Jaspers und die Geschichte der Psychiatrie so aufschlussreich sind, dass ihr Abdruck uns gerechtfertigt erschien. Dies betrifft zum Beispiel den schon erwähnten Arthur Kronfeld, der in den Weimarer Jahren zu einem profilierten Theoretiker einer schulenübergreifenden Psychotherapie avancierte, oder auch Hans Prinzhorn, mit dessen Heidelberger Sammlung das Verständnis für die Kunst geisteskranker Menschen aufs Engste verbunden ist. Als Gründe für den Verlust der Jaspers-Briefe sind in manchen Fällen diktatorischer Terror und Krieg zu nennen. So sah Arthur Kronfeld sich wegen seiner jüdischen Herkunft 1933 zur Emigration gezwungen und schied, nachdem er sich akademisch in der Sowjetunion etabliert hatte, 1941 mit seiner Frau wahrscheinlich freiwillig aus dem Leben, als die deutschen Truppen sich Moskau näherten. Bei Hans Prinzhorn, der schon 1930 in Frankfurt starb, vernichtete der ausgedehnte Stadtbrand im späteren Weltkrieg den Nachlass. Seine ehrfurchtsvollen Schreiben an die anerkannte psychiatrische wie philosophische Autorität berichten in den zwanziger Jahren von Publikationen zur Psychotherapie und Psychoanalyse; zudem deutet Prinzhorn an, wie ärgerlich er war, als Karl Wilmanns als Klinikdirektor sein Werk, die *Bildnerei der Geisteskranken* (1922), in der Öffentlichkeit für sich zu reklamieren schien.

Bei anderen Korrespondenzen ist es den Briefempfängern und den Angehörigen zu verdanken, dass sich teilweise Briefwechsel, die sich über vier Jahrzehnte erstrecken, fast vollständig erhalten haben. Was erwartet den Leser also, wenn er sich den Briefen zuwendet, die Jaspers mit Kurt Schneider, Hans W. Gruhle und Kurt Kolle wechselte?

Der Briefwechsel mit Kurt Schneider erlaubt es, die Entstehung der dritten und vierten Auflage der *Allgemeinen Psychopathologie* von 1922 und 1941/42 in mannigfachen Details nachzuvollziehen. Jaspers war vor allem 1941, nachdem er rund zwanzig Jahre lang die psychiatrische Forschung nicht mehr verfolgt hatte, auf einen Vermittler angewiesen, dessen wissenschaftliche Perspektive so weit mit seinem psychopathologischen Ansatz übereinstimmen musste, dass er sich im Meer der immens angewachsenen Literatur an dessen Urteilen orientieren konnte. Schneider, der mit seinen Arbeiten, wie die frühen Briefe um 1920 zwischen beiden zeigen, eigenständig an die Jaspers'sche Systematik angeknüpft hatte, erfüllte diese Voraussetzungen nahezu vollkommen. Schon in den zwanziger Jahren fand er bei Jaspers die Anerkennung als ernst zu nehmender Korrespondenzpartner wie kein anderer aus der psychiatrischen Zunft. Nachdem Schneider 1931 die Klinische Abteilung der Deutschen Forschungsanstalt für Psychiatrie in München übernommen hatte, konnte er Jaspers, als dieser 1941/42 im Heidelberger Gehäuse die Neufassung der *Allgemeinen Psychopathologie* unternahm, mit unentbehrlichen Berichten über den Stand der Forschung und des klinischen Wissens versorgen.

Die konzise und knappe Art, wie Schneider seit 1919 die eigenen Eindrücke zur neuesten Literatur und Praxis vermittelte, macht seine ausführlichen Schreiben an Jaspers zu historisch wertvollen Dokumenten, die in der Qualität den Vergleich mit dessen Briefen nicht zu scheuen brauchen. So tun sich vielfältige Blicke in die Werkstätten zweier Meister des Faches auf, die sich ihre Ansichten über die deutschsprachige Fachdiskussion ausführlich und offen in einer Weise mitteilen, wie man es in den publizierten Werken nicht findet.

Biographische Aufschlüsse geben die Briefe angesichts der Möglichkeit unerbetener Mitleser allerdings nur verhüllt. So deutet Jaspers in kurzen und verständlicherweise indirekten Sätzen die drohende Deportation seiner Frau an, enthält sich aber weiterer Beschreibungen seiner isolierten Lage in Heidelberg, aus der er, zurückgezogen im Gelehrtengehäuse der Plöck 66 lebend, schreibend das beste zu machen sucht. Schneider hingegen gibt in Briefen, die er als »beratender Psychiater« in Sowjetrussland schrieb, zu erkennen, wie tief seine Resignation über den psychiatrischen Forschungsbetrieb und die eigene Zukunft als Forscher reichte. Zudem wird die eindrucksfähige Kehrseite dieses so sehr um distanzierte Objektivität bemühten Psychiaters manifest, wenn Schneider aus dem öden Standquartier über seine philosophischen Lektüren und melancholischen Stimmungen berichtet.

Nachdem Jaspers seit 1938 mit einem Schreibverbot für philosophische Publikationen belegt war, hegte er die Hoffnung, durch eine neue, überarbeitete Auflage der *Allgemeinen Psychopathologie* in Deutschland sein wissenschaftliches Renommee wieder so weit stärken zu können, dass man staatlicherseits ihn und seine Frau weiterhin nicht antasten würde. Dem war nicht so. Man verbot die Publikation unter dem Argument, es fehle an Papier. Als aber das Buch 1946 endlich erscheinen konnte, schlug es hohe Wellen und begründete nach den Jahren der Verfemung auf neue Weise das weltweite Ansehen des Psychiaters.

Dass sich manche umfängliche Korrespondenz nicht zuletzt einer gewissen Reserve im persönlichen Kontakt verdankt, dokumentieren die vielen Briefe aus der Zeit, als Kurt Schneider im März 1946 die Heidelberger Klinik übernommen hatte und er erstmals mit Jaspers in derselben Stadt lebt. Lediglich brieflich nimmt er die Verbindung zu Jaspers auf; der ausbleibende Antrittsbesuch wird durch die drängende Klinikarbeit gerechtfertigt. Schneiders Scheu vor dem mündlichen Austausch bietet jedoch den Vorteil, heute noch seine schriftliche Reaktion auf die *Psychopathologie* nachvollziehen zu können.

Ganz anders prägt das persönliche Verhältnis die Korrespondenz, die Jaspers mit Hans W. Gruhle seit 1910 bis zu dessen Tod 1958 verband und die ebenfalls fast vollständig erhalten ist. Offen und noch frei von den philosophischen Argumentationsmustern, erzählt Jaspers im ersten Jahrzehnt von persönlichen und universitären Begebnissen. So lässt er im freundschaftlichen Ton Gruhle teilhaben an seinen ambivalenten Gedanken zum Kriegsausbruch, die zwischen Faszination an der plötzlichen und umwälzenden Euphorie und einer psychologischen Skepsis gegenüber ihren massenpsychologischen Wurzeln schwingen. Diese Sichtweise ist nicht zuletzt durch die schwere Lungenbeeinträchtigung geprägt, die ihm den Einsatz als Soldat verwehrte: »In dem Gemeinsamkeitsgefühl geniere ich mich offen mitzumachen, da ich unfähig bin, mitzutun.« Die Briefe, die Jaspers an Gruhle ins »Feld« schreibt, lassen auch den langsamen Übergang zu philosophischen Fragestellungen erkennen. Er berichtet ausführlich über den Verlauf seines Seminars, das offiziell psychologischen Themen gewidmet sein sollte, jedoch stark im Horizont der mystischen Religionsphilosophie steht, wie man an den behandelten Autoren wie Franz von Assisi, Therese von Liseux oder Martin Buber erkennen kann.

Nachdem Jaspers 1920 den Ruf auf ein philosophisches Extraordinariat erhält, ebbt die Korrespondenz merklich ab. Nach 1933, als Gruhle zwar vertretungsweise nach Bonn berufen wird, aber bald aus politischen Gründen in die schwäbische Provinz ausweichen muss, nimmt der briefliche Kontakt wieder zu. Zumeist dienen die Briefe dem Austausch kurzer Berichte über das jeweilige Ergehen in den schwierigen

Zeitläufen. In den Kriegsjahren denken beide wohl nicht zufällig über die abendländische Biographie und ihre Gefährdungen nach, wobei dem klaren und knappen Urteil des Philosophen oftmals recht ausgedehnte Briefessays Gruhles gegenüberstehen.

In psychiatrischen Belangen berichtet Gruhle zwar genauer über die Entwicklungen der Insulinschocktherapie Ende der dreissiger Jahre, äußert sich aber brieflich nicht zu den »Euthanasie«-Maßnahmen, bei denen bis 1941 im Deutschen Reich rund siebzigtausend Patienten nach Verlegungen in einige spezielle Krankenanstalten systematisch ermordet wurden. Jedoch nutzt Gruhle die seltene Möglichkeit, epistolarisch die Flucht aus den bedrückenden Zeitumständen anzutreten, während für Jaspers über den brieflichen Austausch hinaus die konzentrierte Kommunikation mit den zeitlosen Größen der Philosophie ein existentielles Refugium bot, das schon immer seine Lebensform bestimmte, aber in der äußeren Isolation und Bedrängnis nochmals an Bedeutung gewann.

Nach dem Krieg versucht Jaspers mehrfach, angefragt von der Universität Bonn, Gruhle zu einem Ordinariat zu verhelfen. Gruhles Kritik am rassenhygienischen Denken seit den Weimarer Jahren hatte dazu geführt, dass Ernst Rüdin als dessen führender Vertreter die Berufung auf den Bonner Lehrstuhl verhinderte. Kurze Zeit vor seinem Tod 1958 ist es Gruhle selbst, der Jaspers aus finanziellen Gründen bittet, nochmals, nun gegenüber der Ministerialbürokratie, in einem Gutachten seine fachliche Qualität zu bezeugen. Der wissenschaftlich gemeinsame Ursprung im Kreis um Max Weber ist für Jaspers ein tragender Grund für die hohe Wertschätzung. Die gemeinsame Heidelberger Herkunft erlaubt es auf der anderen Seite auch, dass Gruhle ohne höfliche Reserve seine Kritik an der von Jaspers nach 1945 herausgegebenen Zeitschrift *Die Wandlung* äußert.

Eine letzte Korrespondenz, die sich über Jahrzehnte erstreckt und ihrerseits glücklicherweise ganz überliefert ist, sind die Briefe, die Jaspers mit Kurt Kolle wechselte. Dieser entstammt nicht der Heidelberger Schule. Seine Bedeutung liegt vor allem darin, dass er wie kein anderer der jüngeren Psychiater durch Jaspers bis hin zum späten Ordinariat in München gefördert wurde, nachdem er im Nationalsozialismus aus politischen Gründen zurückgesetzt worden war. Ihre frühen Briefe aus dem Jahre 1926 dokumentieren eindrücklich, wie sich Kolle dem Philosophen enthusiastisch als psychiatrischer Schüler anträgt und dessen Sympathie wohl nicht zuletzt durch seine methodologische Berufung auf Max Weber zu gewinnen versteht. Jahrzehnte später lobt Jaspers den nunmehr durch mehrere Lehrbücher ausgewiesenen Kolle als »innerlich unabhängigen Psychotherapeuten«, den man als Beispiel dafür nehmen könne, wie man psychoanalytische Methoden anwenden könne, ohne sich von ihnen dogmatisch abhängig zu machen.

Seit den fünfziger Jahren, als die Briefwechsel mit Gruhle und Schneider ihr Ende finden, erhält Kolle für Jaspers bis wenige Tage vor dessen Tod im Februar 1969 die Verbindung zur psychiatrischen Welt aufrecht.

Kolle ist es auch, der in einem Band der *Philosophen des 20. Jahrhunderts* (1957), der von amerikanischer Seite Jaspers gewidmet wird, als Einziger durch seinen Beitrag »Karl Jaspers als Psychopathologe« an die medizinische Herkunft des Philosophen erinnert. Zugleich zeigen ihre Briefe, wie abhängig Kolle als Jaspers-Schüler von dessen Meinungen blieb. Allein die psychotherapeutische Lehranalyse verteidigte er gegen die immer apodiktischer werdende Ablehnung Jaspers'. In den fünfziger Jahren begann Kolle auch, die *Großen Nervenärzte* (1956-63) herauszugeben, was Jaspers des öfteren zu eingehenden Kommentaren veranlasste. Kolles breite Interessen ermöglichten es später noch, dass er den Philosophen immer wieder zu Urteilen in psychiatrischen, aber auch politischen Grenzfragen verlockte, so zu Nietzsches Krankheit oder Martin Heideggers Verstrickung in den Nationalsozialismus. Zweifellos ist ihre umfängliche Korrespondenz, in der ob der Fülle manche Besuchsabsprachen nicht aufgenommen wurden, auch in medizinethischer Hinsicht aufschlussreich. Kolle verkörperte für Jaspers vorbildlich die Synthese eines naturwissenschaftlich versierten und zugleich humanistisch engagierten Psychiaters und Psychotherapeuten, die er für möglich und notwendig im modernen Klinikbetrieb hielt.

Zwei weitere Briefwechsel mit Heidelberger Kollegen, die sich in weiten Abständen über mehrere Jahrzehnte erstreckten, liegen allerdings nur unvollständig vor. Zum einen handelt es sich um die Briefe, die Jaspers mit Karl Wilmanns wechselte. Dieser hatte ihm den Weg in die psychiatrische Klinik geebnet, indem er 1907, wie ein entsprechender Brief dokumentiert, die Dissertation *Heimweh und Verbrechen* (1908) angeregt und gefördert hatte. Ein Jahrzehnt später sind es vor allem universitätspolitische Fragen vor der Berufung von Wilmanns auf den Heidelberger Lehrstuhl und bittere Klagen nach dessen politisch bedingter Absetzung, die ihre Briefe prägen. Rein fachlich berichtet Wilmanns nach dieser Zeit insbesondere über die methodischen Neuerungen der Insulinschocktherapie, die er wie auch Hans W. Gruhle 1936 über Max Müller in der Schweiz kennenlernte. Ein Gruß aus den Kriegsjahren ist das letzte Lebenszeichen, bevor Wilmanns wenige Tage vor Einmarsch der Amerikaner in Wiesbaden verstirbt.

Dass Albrecht Wetzel die psychiatrischen Anfänge von Jaspers ebenso begleitete, dokumentiert ein kurzes Schreiben, das er 1908 an den Medizinalpraktikanten schickte. Jedoch existieren dann bis in die späteren dreißiger Jahre keine Briefzeugnisse mehr zwischen ihnen. In diesen Jahren berichtete Wetzel nicht nur von der neuen Insulinschocktherapie, sondern ebenso von der Einführung der Zwangssterilisation, für die Psychiater seit Juli 1934 im Rahmen des »Gesetzes zur Verhütung erbkranken Nachwuchses« entsprechende Gutachten zu schreiben hatten. Dagegen beschränken sich Wetzels Nachkriegsbriefe zumeist auf detailreiche Berichte seiner eigenen Krankheit, eines ihn motorisch schwer einschränkenden Morbus Parkinson, so dass in Hinblick auf die räumlichen Grenzen des Briefbandes auf den Abdruck einiger Schreiben aus seiner Hand verzichtet wurde. Auch in seltenen anderen Fällen wurde von der Wiedergabe von Briefen an Jaspers abgesehen, wenn diese als zu unbedeutend erschienen.

Eine letzte Korrespondenz, deren Anfang und Ende rund vier Jahrzehnte auseinanderliegen, führte Jaspers mit dem Psychiater und Politiker Willy Hellpach, der gleich Gruhle noch vor Jaspers im fachlichen und persönlichen Gespräch mit Max Weber stand. So bilden auch ihre späten Briefe, in denen sie anlässlich von Hellpachs Autobiographie *Wirken in Wirren* (1948) eine leidenschaftliche Diskussion um das wahre Bild Max Webers führen, zweifelsohne den Höhepunkt ihrer Korrespondenz. Wie nirgendwo sonst in seinem Briefwerk verteidigt Jaspers hier vehement den Augapfel seines wissenschaftlichen und philosophischen Selbstverständnisses gegen anscheinende Schmälerungen der unvergleichlichen Größe. Seine zornige Apologie zeigt überdeutlich, wie idealistisch seine Vorstellung Webers war, die sich erst in den sechziger Jahren ernüchtern sollte, als Jaspers von Briefen Kenntnis erhielt, die einen Weber zeigen, der in seiner persönlichen Lebensführung zerrissener war, als es im existenzphilosophischen Horizont möglich erschienen war.

Dass Jaspers, zumal nach der Neuauflage der *Allgemeinen Psychopathologie*, auch noch als Philosoph bei den ehemaligen Kollegen aus der Heidelberger Klinik als Autorität galt, bekräftigt der Briefwechsel, den er mit Willy Mayer-Gross führte. Dieser hatte 1954 Jaspers gebeten, sich für eine deutsche Übersetzung seines Lehrbuches *Clinical Psychiatry* (1954) einzusetzen, das er nach der erzwungenen Emigration im englischen Exil verfasst hatte. Obwohl Jaspers auf diesen Wunsch zurückhaltend reagiert, bleiben sie über Fragen der biologischen Psychiatrie bis in die sechziger Jahre hinein in sporadischem Kontakt.

Die gemeinsame Affinität zur Heidelberger Tradition zeigt sich auch im Briefwechsel mit dem Hirnpathologen Hugo Spatz, dem Jaspers 1958 enthusiastisch zu einem Aufsatz über den verehrten Klinikchef Franz Nissl gratulierte. Auf der anderen Seite dokumentiert das Lob, das Spatz dem Aufsatz »Der Arzt im technischen Zeitalter« spendete, den Jaspers 1959 auf der 100. Versammlung der Deutschen Naturforscher und Ärzte in Wiesbaden gehalten hatte, wie groß sein Ansehen unter den naturwissenschaftlich orientierten Medizinern jener Zeit war.

Jenseits der Heidelberger Schule erstrecken sich die Korrespondenzen von Jaspers vor allem auf wenige Psychiater, die sich um die verstehende Psychologie verdient gemacht hatten. Von Eugen Bleuler, den Jaspers unter den akademischen Förderern des psychoanalytischen Ansatzes auf Dauer alleine noch anerkannte, existiert lediglich ein Schreiben aus dem Jahr 1915, in dem er Jaspers um einen Sonderdruck bittet. Auch mit Jakob Klaesi, einem weiteren Schweizer Vertreter des psychodynamischen Denkens in der Psychiatrie, wechselte Jaspers nur wenige Schreiben in den Jahren 1925 und 1950, wobei der zweite Brief eine der seltenen Zustimmungen enthielt, die Jaspers der Würdigung seiner *Psychopathologie* durch Klaesis jungen Oberarzt Hans Heimann zollte. Zuletzt sind die Briefe zu nennen, die Robert Gaupp nach dem Zweiten Weltkrieg an Jaspers schrieb, in denen er noch einmal seine Beiträge über den »Oberlehrer Wagner« (1914) in Erinnerung rief. Soweit es sich bei den fehlenden Briefen von Jaspers sagen lässt, reagierte er ohne wirkliches Interesse.

Die weiteren, kleinen Korrespondenzen beziehen sich zumeist auf Auseinandersetzungen über die Psychoanalyse, die Jaspers insbesondere mit Alexander Mitscherlich führte. Schon früh nach 1945 kommt er kurzzeitig mit dessen Schweizer Fürsprecher, dem Psychosomatiker Gustav Bally, in Kontakt. Die wirkliche Kontroverse um die Psychoanalyse setzt aber erst um 1950 ein, wie sich den Briefen von und an Jürg Zutt, dem Herausgeber des »Nervenarztes«, entnehmen lässt. Auch klingt Reserve gegenüber der Psychotherapie in den Schreiben an, die Jaspers mit dem Neffen Kurt Schneiders, Jörg Weitbrecht, wechselte. Dessen Buch zur *Kritik der Psychosomatik* (1955) schätzte er sehr. Am eindringlichsten und ausführlichsten eröffnet Jaspers allerdings dem Schweizer Pfarrer und Psychoanalytiker Oskar Pfister die Hintergründe seines Unbehagens an Freuds Denken, indem er von den eigenen Versuchen berichtet, als junger Psychiater die psychoanalytischen Methoden anzuwenden. Zudem erfahren wir, wie sehr Jaspers 1950 über die Informationen, die er von Hannah Arendt über den Erfolg der Psychoanalyse in den USA erhielt, in seinem Bestreben angeregt wurde, »Gegenpropaganda« zu treiben. So schreibt er an den Heidelberger Internisten Curt Oehme, der ein Fürsprecher Mitscherlichs war und Jaspers brieflich davon zu überzeugen versuchte, dass dessen Institut für Psychotherapie nicht so scharfe Kritik verdiene, wie sie der Aufsatz »Zur Kritik der Psychoanalyse« (1951) entfaltet hatte.

Vor allem der umfangreiche Briefwechsel mit Mitscherlich lässt ahnen, wie Jaspers trotz der Vorbehalte gegenüber dessen psychosomatischen Ideen von dem vehementen Aufklärungswillen beeindruckt war, den der Jüngere in seiner Dokumentation zum Nürnberger Ärzteprozess umgesetzt hatte. Obwohl er Mitscherlich sogar in einem Rechtsstreit um das Buch durch ein Gutachten entscheidend unterstützte, gibt auf der anderen Seite die Korrespondenz mit Kurt Schneider aus dieser Zeit klar zu erkennen, dass Jaspers zugleich auch mit jenen Sympathie hegte, die aufgrund der Befürchtung, der Ärztestand könne durch die öffentliche Verbreitung der Nürnberger Dokumente das Vertrauen der Bevölkerung verlieren, sich für eine begrenzte Information in den Fachzeitschriften aussprachen. Als der Oberarzt Schneiders, Gerhard Schmidt, der nach Kriegsende kommissarisch die bayrische Krankenanstalt Eglfing-Haar leitete und dort der systematisch mit Medikamenten und Nahrungsentzug durchgeführten Krankentötung nachging, seine Untersuchung ebenfalls veröffentlichen wollte, schloss sich Jaspers der zurückhaltenden Auffassung Kurt Schneiders an. Fast zwanzig Jahre später, als Jaspers selbst das politische Establishment der Bundesrepublik scharf kritisierte, unterstützte er Schmidt jedoch ohne Vorbehalte, nachdem dieser ihn um ein Vorwort zu seiner Aufklärungsschrift gebeten hatte.

Gegenüber dem Chirurgen Rudolf Nissen, der sich als Deutscher jüdischer Herkunft nach seiner erzwungenen Emigration und nach erfolgreichen Jahren in den USA in der Schweiz niedergelassen hatte, resümierte Jaspers die vertane Chance einer grundsätzlichen Neubesinnung der Ärzteschaft wie auch der gesamten Gesellschaft. Mitscherlich, dessen »psychosomatische Verirrungen« er gegenüber Nissen noch in den sechziger Jahren erwähnte, erscheint ihm im Rückblick immer noch als der bewunderungswürdige Aufklärer, der sich als einer von wenigen kämpferisch gegen die Tendenz der Verleugnung des Geschehenen gestellt habe. Aufschlussreich sind die Nissen-Briefe im Übrigen auch im Blick auf den ausführlichen Gedankenaustausch über die passive und aktive Sterbehilfe, der bereits viele Argumente der zeitgenössischen Diskussion enthält.

Neben den psychiatrischen, psychotherapeutischen, medizinethischen und medizinhistorischen Themen spiegeln kleinere Korrespondenzen zudem wider, wie sehr Jaspers auch nach der Studienzeit noch an den reinen Naturwissenschaften interessiert blieb, zumal dann, wenn die Kenntnisse halfen, die politische Lage besser einzuschätzen. So vor allem in den fünfziger Jahren, als er im Rahmen der öffentlichen Diskussion um die Einführung der Atomwaffen und die ablehnende »Göttinger Erklärung« der Wissenschaftler sich selbst ein Urteil über die physikalischen Entwicklungen bilden wollte. Von daher stand Jaspers mit den Physikern Max Born, Wolfgang Gentner und Wolfgang Pauli in brieflichem Austausch, als er sein Buch *Die Atombombe und die Zukunft des Menschen* (1958) schrieb. Die Beschäftigung mit der modernen Physik blieb eine kurze Episode, während Jaspers mit dem Biologen Richard Woltereck in den Jahren der öffentlichen Isolation nach 1940 über die wissenschaftstheoretischen Grundlagen der Biologie korrespondierte.

Die medizinischen Korrespondenzen von Jaspers bilden ein breites, zunehmend philosophisch geprägtes Interessensspektrum. Immer wieder wird auch sein Credo deutlich: Wissenschaft und Humanität, Technik und Ethik schließen sich nicht aus. Die Grundüberzeugung seiner *Allgemeinen Psychopathologie*, dass Arzt und Patient sich als »Schicksalsgefährten« verstehen sollen, die Sachliches und Persönliches miteinander teilen können, gilt ebenso für ihn und seine ärztlichen Korrespondenzpartner. Immer wieder erscheinen diese als philosophierendes Gegenüber. Insgesamt gilt auch für diese Briefwechsel, was Jaspers 1932 in der *Philosophie* schrieb: »Der Arzt ist weder Techniker noch Heiland, sondern Existenz für Existenz, vergängliches Menschenwesen mit dem anderen, im anderen und sich selbst die Würde und die Freiheit zum Sein bringend und als Maßstab anerkennend.«

Oldenburg/Karlsruhe   Matthias Bormuth und Dietrich v. Engelhardt

Editorische Notiz

Für den Band der medizinisch-naturwissenschaftlichen Korrespondenzen von Karl Jaspers gelten editorisch folgende Besonderheiten. Die Rechtschreibung der jeweiligen Briefschreiber wird beibehalten und in ihre Interpunktion nur behutsam eingegriffen. Abgekürzte Wörter werden lediglich in eckigen Klammern ergänzt, wenn sie sich nur schwer erschließen lassen. Sofern Wörter in Briefen unterstrichen oder gesperrt geschrieben sind, werden sie *kursiv* wiedergegeben. Sind sie in Anführungsstriche gesetzt, bleiben diese erhalten. Nachträgliche Einfügungen in die Briefe werden in der Regel kenntlich gemacht.

Ort und Datum sind entsprechend der hand- oder maschinenschriftlichen Angaben der Briefschreiber dokumentiert und werden nur durch gedruckte Worte des Briefbogens oder der Postkarte ergänzt, wenn diese in die vom Autor gemachten Angaben eingefügt sind. Wo die Orts- und Zeitangaben fehlen, werden sie nach Möglichkeit indirekt durch erhaltene Poststempel oder sachliche Anhalte erschlossen und entsprechend in eckigen Klammern – ohne weiteren Kommentar in der Kopfzeile – wiedergegeben. In den seltenen Fällen, in denen Ort und Datum am Ende eines Briefes oder einer Karte erscheinen, werden diese stillschweigend aus Gründen der besseren Orientierung an den Anfang des Schreibens gesetzt.

Die Schlusszeilen und Unterschriften der Briefverfasser werden in allen Fällen links eingerückt und ihre Aufteilung beibehalten. Dass bei maschinenschriftlichen Briefen die abschließende Unterschrift – und manchmal auch Teile der Grußformel – handschriftlich ausgeführt sind, wird nicht eigens dokumentiert.

Alle Briefe werden vollständig wiedergegeben. Die Briefwechsel als solche sind in der Regel auch vollständig abgedruckt. Nur in seltenen Fällen wurde auf einzelne, sachlich nicht bedeutsame Schreiben an und von Jaspers verzichtet.

Offensichtliche Verschreibungen, vor allem beim maschinenschriftlichen Diktat, werden stillschweigend korrigiert. Ergänzungen der Herausgeber stehen in eckigen Klammern.

Abkürzungen und Zeichen

1. Abkürzungen

a. a. O.	am angegebenen Ort
a. D.	außer Dienst
Anm.	Anmerkung
ao.	außerordentlich
apl.	außerplanmäßig
Aufl.	Auflage
Bd., Bde.	Band, Bände
ca.	circa
dt.	deutsch
ders.	derselbe
dies.	dieselbe
E	Erstdruck
ebd.	ebenda
erw.	erweitert
FA	Familienarchiv
f., ff.	folgende Seite(n)
geb.	geborene
gedr.	gedruckt
gem.	gemeinsam
gestr.	gestrichen
HA	Historisches Archiv
Hrsg., hrsg.	Herausgeber, herausgegeben
hs.	handschriftlich
ital.	italienisch
kath.	katholisch
ms.	maschinenschriftlich
Nl.	Nachlass
Nr.	Nummer
o.	ordentlich
o. D.	ohne Datum
o. J.	ohne Jahr
PA	Personalakte
pers.	persönlich
Prof.	Professor
S.	Seite
spez.	speziell
T	Teil
u. a.	unter anderem
UA	Universitätsarchiv

UB	Universitätsbibliothek
vgl.	vergleiche

2. Siglen – Bücher von Jaspers und Zeitschriften

AP 1	*Allgemeine Psychopathologie. Ein Leitfaden für Studierende, Ärzte und Psychologen*, Berlin 1913
AP 2	*Allgemeine Psychopathologie. Für Studierende, Ärzte und Psychologen*, 2. neubearbeitete Aufl., Berlin 1920
AP 3	*Allgemeine Psychopathologie. Für Studierende, Ärzte und Psychologen*, 3., vermehrte und verbesserte Auflage, Berlin 1923.
AP 4	*Allgemeine Psychopathologie*, 4., völlig neu bearbeitete Aufl., Berlin 1946 (9., unv. Aufl. 1973)
ATZ	*Der Arzt im technischen Zeitalter*, hrsg. von Hans Saner, München 1986
AZM	*Die Atombombe und die Zukunft des Menschen*, München 1958
EG	*Vom europäischen Geist*, München 1947.
FW	*Freiheit und Wiedervereinigung. Über Aufgaben deutscher Politik*, München 1960
GSP	*Gesammelte Schriften zur Psychopathologie*, Berlin 1963
GSZ 1	*Die geistige Situation der Zeit*, Berlin 1931
GSZ 2	*Die geistige Situation der Zeit*, 5., zum Teil neu bearbeitete Aufl. Berlin 1932 (3., unv. Aufl. 1953)
HS	*Hoffnung und Sorge. Schriften zur deutschen Politik 1945-1965*, München 1965
IU 1	*Die Idee der Universität*, Berlin 1923
IU 2	*Die Idee der Universität*, 2. Aufl., Berlin 1946
KJ	*Karl Jaspers*, hrsg. von Paul Arthur Schilpp, Stuttgart 1957.
MW	*Max Weber. Gesammelte Schriften*. Mit einer Einführung von Dieter Henrich, München 1988.
N	*Nietzsche. Einführung in das Verständnis seines Philosophierens*, Berlin 1936 (3. Aufl. Berlin 1950)
OH	*Offener Horizont. Festschrift für Karl Jaspers*, hrsg. von Klaus Piper, München 1953.
PA	*Philosophische Autobiographie. Erweiterte Neuausgabe*, München 1977 (2. Aufl. 1984)
PH 1-3	*Philosophie*, 3 Bde. (Weltorientierung, 2. Existenzerhellung u. 3. Metaphysik), Berlin 1932 (3. Aufl. 1956)
PW	*Psychologie der Weltanschauungen*, Berlin 1919 (4. Aufl. Berlin 1954)
Sch	*Die Schuldfrage*, Heidelberg 1946
Schell	*Schelling. Größe und Verhängnis*, München 1955

SchW	*Schicksal und Wille. Autobiographische Schriften*, hrsg. von Hans Saner, München 1967
SvG	*Strindberg und van Gogh. Der Versuch einer vergleichenden Pathographie unter Heranziehung von Hölderlin und Swedenborg*, Bern 1921 (2., ergänzte Aufl. Berlin 1926)
UZG	*Vom Ursprung und Ziel der Geschichte*, München 1949
W	*Von der Wahrheit. Philosophische Logik*, Bd. 1, München 1947
AgP	Archiv für die gesamte Psychologie
APN	Archiv für Psychiatrie und Nervenkrankheiten
AZP	Allgemeine Zeitschrift für Psychiatrie
DÄ	Deutsches Ärzteblatt
FNP	Fortschritte der Neurologie und Psychiatrie und ihrer Grenzgebiete
IZP	Internationale Zeitschrift für ärztliche Psychoanalyse
JÖJG	Jahrbuch der Österreichischen Karl Jaspers Gesellschaft
JPPF	Jahrbuch für psychoanalytische und psychopathologische Forschungen
KW	Klinische Wochenschrift
MKS	Monatsschrift für Kriminalpsychologie und Strafrechtsreform
MPN	Monatsschrift für Psychiatrie und Neurologie
MMW	Münchener Medizinische Wochenschrift
NA	Der Nervenarzt
SANP	Schweizer Archiv für Neurologie und Psychiatrie
ZNP	Zeitschrift für die gesamte Neurologie und Psychiatrie
ZfNP	Zentralblatt für die gesamte Neurologie und Psychiatrie
ZPPP	Zeitschrift für Psychotherapie, Psychosomatik und medizinische Psychologie

3. Zeichen

[...]	Auslassungen durch den Bearbeiter
[?]	Wort(e) unleserlich
$^{a, b, c}$	Indices für textkritische Anmerkungen
$^{1, 2, 3}$	Indices für kommentierende Anmerkungen

4. Siglen – Unveröffentlichte Quellen

Deutsches Literaturarchiv Marbach (DLA), NL Karl Jaspers
DLA Nl. Kurt Schneider
DLA Nl. Viktor v. Weizsäcker

UA Tübingen, Nl. Ludwig Binswanger
Historisches Archiv des Max Planck Instituts für Psychiatrie (MPI),
    Nl. Hans W. Gruhle
DLA Marbach, Nl. Ludwig Klages
Generallandesarchiv Karlsruhe (GLA), Nl. Willy Hellpach
FA Kolle, Nl. Kurt Kolle
Archivzentrum der Universitätsbibliothek Frankfurt (AUF),
    Nl. Alexander Mitscherlich
UB Heidelberg, Briefe an Karl Wilmanns (Heid. Hs. 4147)

Karl Jaspers – Gustav Bally 1944-1946

1. Gustav Bally an Karl Jaspers

Brief, ms.
Original: DLA Nl. Karl Jaspers

Zürich, 12. Okt. 1944

Sehr geehrter Herr Professor,
Ihre Adresse habe ich durch unsere Freunde, den Bildhauer Paul Speck und seine Frau Else,[1] erfahren, und von den Beiden habe ich auch oft von Ihnen gehört. Auch mit Hans Kunz,[2] Ihrem Schüler, bin ich befreundet, sodass ich die seltene Freude habe, mit Ihnen in eigenartiger Weise doppelt verbunden zu sein. Ihre Arbeiten sind mir in einer ganz eigenen Weise vertraut geworden auf dem Hintergrunde solch persönlicher, wenn auch sehr indirekter Bekanntschaft. Aber nicht nur auf diese, sondern auch auf andere Weise erfahre ich, dass Sie an der grossen Arbeit einer Neuauflage,[3] und das heisst wohl einer grundlegenden Umsetzung Ihrer Psychopathologie sind. Alexander[4] schrieb mir beglückt von dem anregenden Kontakt, den er mit Ihnen gefunden habe, und im Lesen seines Briefes war ich mit bei Ihren Besprechungen zugegen, um die ich ihn beinahe beneiden möchte. Schon lange habe ich von ihm selbst nichts mehr gehört, und, wie es in solchen Zeiten geht, beunruhigt man sich leichter als es vielleicht nötig wäre. Können Sie mir einmal berichten, wie es ihm und seiner Familie geht?

Als ich hörte, dass Ihr Manuskript beinahe fertig sei, dachte ich daran, ob nicht vielleicht der Verlag Benno Schwabe für Ihr Buch in Betracht käme, den ich als zuverlässig und sehr anständig kennen gelernt habe.

---

1 Paul Speck (1896-1966), 1929 als Professor an die Landeskunstschule Karlsruhe berufen, wurde dort 1933 aus politischen Gründen entlassen und lebte als freischaffender Bildhauer in Zürich. Else Speck, geb. Heinz, wurde 1922 mit einer Arbeit zur Traumanalyse promoviert.
2 Hans Kunz (1904-1982) studierte auch bei Jaspers, wurde 1934 mit der Studie *Zur Phänomenologie und Analyse des Ausdrucks* promoviert und war für Psychologie und philosophische Anthropologie seit 1951 ao. Professor und seit 1966 Ordinarius in Basel. Er gründete 1947 mit Alexander Mitscherlich und Felix Schottlaender die Zeitschrift *Psyche*. Der deutsch-jüdische Psychologe Felix Schottlaender (1892-1958), promoviert 1920 mit der Arbeit *Traum und Schönheit. Versuch einer Deutung des ästhetischen Erlebnisses*, war seit den 30er Jahren Psychoanalytiker und gehörte in Stuttgart zu den Mitgründern des Instituts für Psychotherapie und Tiefenpsychologie. Mit Mitscherlich verband ihn lange Zeit auch eine persönliche Freundschaft. Vgl. Günther Bittner, »Schottlaenders Erbe und die Psychoanalyse heute«, in: *Zeitschrift für Klinische Psychologie, Psychopathologie und Psychotherapie* 41 (1993), 143-158.
3 Die 1941/42 neubearbeitete vierte Auflage der *Allgemeinen Psychopathologie* erschien 1946, wiederum bei Springer in Berlin. Heute ist sie in der neunten, seitdem unveränderten Auflage von 1973 erhältlich.
4 Gemeint ist Alexander Mitscherlich, der seit den Zürcher Studienjahren ab 1935 mit Bally befreundet war.

Demnächst kommt eine kleine Arbeit von mir dort heraus.[5] Ich würde mich freuen, sie Ihnen überreichen zu dürfen.

Ich hoffe, sehr verehrter Herr Professor, dass es noch einmal möglich sein wird, Ihre persönliche Bekanntschaft zu machen, und dass dies unter Umständen stattfinden könne, die nicht allzu schwer auf uns lasten.

Ich wäre sehr froh, von Ihnen ein paar Zeilen zu bekommen, und wenn es nur ein kurzes Lebenszeichen ist.

Indem ich Sie meiner herzlichen Hochachtung versichere, begrüsse ich Sie als Ihr ergebener

Gustav Bally

2. Gustav Bally an Karl Jaspers

Brief, ms.
Original: DLA Nl. Karl Jaspers

Zürich, 21. Oktober 1945

Sehr verehrter Herr Professor,

Sie haben wahrscheinlich bereits durch Alexander Mitscherlich erfahren, dass Prof. Grassi[6] sich lebhaft für Ihre Manuskripte interessiert. Nachdem ich Einblick in seine Bemühungen bekommen habe, muss ich sagen, dass seine Intention mir wichtig und richtig erscheint, und ich hoffe, Sie können sich dazu entschliessen, das philosophische Leben doch noch durch Grassi herausgeben zu lassen.[7] Der Verlag Franke ist ein guter Verlag, vielleicht nicht derart als wissenschaftlicher Verlag eingeführt wie Benno Schwabe, aber heute wohl lebendiger als dieser.

Durch die vielen Freunde, denen Ihr Haus in mancher Weise zu einer Heimat geworden ist, in der sie heute noch als in einer lebendigen Erinnerung leben, durch Specks, durch Mitscherlich, durch Grassi, habe ich ein wenig teilgenommen an den Sorgen um Sie und an der Freude, als man erfuhr, Sie seien – nicht so sehr in leiblichem als vor allem in geistigem Stande heil und mit den Erkenntnissen, die nur solches Schicksal zu bringen vermag, durch die Hölle dieser Zeit hindurchgekommen. – Aber es war nicht allein das persönliche Interesse an Ihnen selbst, verehrter Herr Professor, das uns dieses Glück so wichtig werden liess; von Ihnen,

---

5 Gustav Bally, *Vom Ursprung und von den Grenzen der Freiheit. Eine Deutung des Spiels bei Tier und Mensch*, Basel 1945.

6 Ernesto Grassi (1902-1991) war italienischer Philosoph, lehrte von 1928 bis 1938 in Freiburg i. Br., von 1938 bis 1940 in Berlin, von 1940 bis 1946 in Florenz, von 1946 bis 1948 in Zürich und seitdem in München an dem von ihm gegründeten *Institut für Philosophie und Geistesgeschichte des Humanismus*. 1938 hatte Grassi in Berlin das Institut *Studia Humanitatis* gegründet und war ab 1940 mit Walter F. Otto (1874-1958) und Karl Reinhardt (1886-1958) Herausgeber des *Jahrbuchs für geistige Überlieferung* und seit 1955 Herausgeber von *Rowohlts deutscher Enzyklopädie*.

7 Grassi gab seit 1946 die humanistische Schriftenreihe *Überlieferung und Auftrag* heraus.

von Weizsäcker, von anderen zu hören, dass sie dieses Schicksal bestanden, wird uns hier zum Symbol für das kommende Deutschland, das eine Elite ausbilden muss und wird. Es wird eine Frage auf Leben und Tod für die Schweiz sein – auf geistiges Leben oder geistigen Tod –, ob Einzelne werden mitgehen können, mitsein können bei diesem neuen Deutschland. – Dies ist immer mein Glaube gewesen, und wenn Sie auch, und wir Anderen, nun daran gehen, unser Haus zu bestellen und den Erben unsere Ernte zu hinterlassen, so dürfen wir es, dies ist mein fester Glaube, mit Selbstbewusstsein tun, und auch im Bewusstsein, dass jene Wenigen, auf die es ankommt, verstanden haben und da sind, um es in der notwendigen Haltung entgegenzunehmen.

Ich möchte mich dem Wunsch von Grassi anschliessen, Sie bald in der Schweiz zu sehen; vielleicht wird dann wirklich ein Fest entstehen, in dieser Zeit, die Feste zu feiern verlernt hat.

Mit dieser Hoffnung und mit der Dankbarkeit eines fernen Schülers grüsse ich Sie als
Ihr ergebener
G. Bally

3. Karl Jaspers an Gustav Bally

Brief, ms.
Durchschlag: DLA Nl. Karl Jaspers

Heidelberg den 29. X. 1945

Sehr verehrter Herr Dr. Bally!

Haben Sie herzlichen Dank für Ihren Brief vom 21. Oktober. Sie sprechen aus der uns allen gemeinsamen Aufgabe, so gütig zugleich und verantwortlich! Ich fühle mich ermutigt und ermuntert, wenn ich das lese. Sie haben gewiss in der Schweiz eine ganz besondere Stellung in dem, was wir europäisch zu entwickeln haben. Dass Sie nicht in den Strudel der Vernichtung mit hineingezogen wurden, aber doch unsäglich viele Schwierigkeiten hatten und haben, bringt geistig wohl Gefahren, die hier bei uns nicht bestehen. Dafür haben diejenigen unter Ihnen, deren Wesen gegen solche Gefahren geschützt ist, den Vorteil, von den Daseinsnöten nicht schlechthin verschluckt zu werden, und die Chance, aus weiterer Umsicht in gelassener Ruhe zu sehen, was uns hier entgeht. Oder irre ich mich?

Mit der Hingabe von Manuscripten zögere ich noch. Solange man nicht regelmässig korrespondieren und sich hin und her in Ruhe über alles verständigen kann, soll man wohl warten. Und dann wird, wie ich von Mitscherlich höre, die Frage sein, wie der Absatz der Bücher nicht nur in der Schweiz und der Welt, sondern in Deutschland erfolgen kann. Es wäre zu schlimm für mich, wenn eine Veröffentlichung von mir von meinen Studenten nicht gekauft werden könnte. Obgleich ich ungeduldig auf das Drucken warte, muss ich mich daher wohl bescheiden. In diesem Sinne bitte ich auch Herrn Grassi, vorläufig zu verzichten.

Mitscherlich war uns in diesen Jahren ein ganz ungewöhnlich hilfreicher Freund. Wenn er Ihnen nichts erzählt hat, will ich Ihnen berichten, falls wir uns einmal mündlich begegnen sollten. Ich hoffe, dass er mit seinen grossen Plänen Glück hat.
Grüssen Sie bitte herzlich unsere gemeinsamen Freunde Specks.
Ob ich mit meiner Frau[8] im Frühjahr in die Schweiz reisen darf, steht noch nicht fest. Jetzt geht es noch nicht trotz einer hochherzigen Einladung. Das Wetter wird zu kalt und die Vorlesungen in Heidelberg beginnen hoffentlich bald.[9] Wir warten täglich auf die amerikanische Erlaubnis.
Mit herzlichen Grüssen
Ihr ergebener
[Karl Jaspers]

4. Gustav Bally an Karl Jaspers

Brief, ms.
Original: DLA Nl. Karl Jaspers

[1946]

Sehr verehrter Herr Professor Jaspers,
Wieder ist Freund Mitscherlich für einige schöne Wochen in unserem Haus gewesen, um uns nun in kurzer Zeit zu verlassen. Er hat uns das gute Deutschland wieder mitgebracht, und wir haben seine Sorge, seinen Mut und seine Bemühung, den heilenden Ueberblick zu gewinnen, miterlebt. – Seither ist auch von schweizerischer Seite allerhand geschehen; ich hoffe, dass in nächster Zeit die Beziehungen zwischen unserem Lande und Deutschland sich beleben werden. Ich selbst fahre voraussichtlich Mitte März nach Heidelberg-Marburg-Stuttgart. Von den Plänen einer Marburger Konferenz wird Ihnen Mitscherlich berichten, er hat auch auf Ihre Mitwirkung gehofft.[10] Ich kann Ihnen nicht sagen, wie sehr ich mich freue, Sie besuchen zu dürfen. Die Wandlung hat mir Mitscherlich mitgebracht, auch das zweite Heft, das ich ganz besonders schön finde. Dass Leu Kaschnitz[11] mitarbeitet, freut mich. Wir sind entfernt verwandt und

---

8 Gertrud Jaspers, geb. Mayer (1879-1974). Vgl. das Kapitel »Gertrud Mayer« in: Suzanne Kirkbright, *Karl Jaspers. A Biography. Navigations in Truth*, New Haven 2004, 49-61.

9 Die Medizinische und die Theologische Fakultät wurden in Heidelberg im November 1945, die Gesamtuniversität im Januar 1946 eröffnet.

10 Vgl. Alexander Mitscherlich, »Politische Gesichtspunkte in Forschung und Leben der gegenwärtigen deutschen Universität« u. »Über die Not des Studenten«, in: *Marburger Hochschulgespräche 12. bis 15. Juni 1946. Referate und Diskussionen*, Frankfurt a.M. 1947, 39-50 u. 157-159. Weitere Referenten waren Rudolf Bultmann (1884-1976), Julius Ebbinghaus (1885-1981), Ernesto Grassi (1902-1991), Olaf Gigon (1912-1998), Kurt Reidemeister (1883-1971), Bruno Snell (1896-1986) und Alfred Weber (1868-1958).

11 Die Dichterin Marie Luise Kaschnitz (1901-1974) kannte Gustav Bally; sie gehörte mit Jaspers zu den Herausgebern der Zeitschrift *Die Wandlung* (1945-1949).

seit langen Jahren befreundet. Sie gehörte zu den Menschen, um deren Gesinnung einem nie bange zu sein brauchte.

Ich lerne immer besser verstehen, wie sehr wir Deutschland, das heisst, dem Deutschen, verpflichtet sind, und wie weit diese Verpflichtung über die der materiellen Hilfe hinausragt. Es gilt, bei uns das Bewusstsein dafür zu wecken, dass diese Verpflichtung im Grunde die der Empfangenden ist, oder sein wird. Nachdem der arge Druck der unmittelbaren Bedrohung durch die Nazis gewichen ist, entdeckt man hier wieder sein Herz. Dieses Herz, das gerade darum durch die skrupellosen Depravierungsversuche der Nazis so sehr verletzt wurde, weil seine Bereitschaft, sich dem deutschen Einfluss gläubig und vertrauensvoll zu öffnen, so scheusslich missbraucht wurde. Es gibt keine Versöhnung, die schwieriger wäre, als die einer betrogenen Geliebten.

Ueber die Schuldfrage[12] wird hier viel gesprochen, was bei Ihnen, in der *Gegenwart* und in anderen Zeitschriften erscheint, wird abgedruckt in den Tageszeitungen, nach der Schweizer Mitschuld wird gefragt, und die gewissenhafte Selbstprüfung fördert das Verständnis für die Lage, in der sich die deutsche Bevölkerung befand. – Ich hoffe, in ca. einem Monat Gelegenheit zu haben, mit meinen deutschen Freunden zu sprechen, und ich bin überzeugt, dass ich viel heimholen werde, mehr wahrscheinlich, als ich imstande bin, mitzubringen.

Der beiliegende Brief wird Sie belustigen, und vielleicht darf ich dem fleissigen Studenten – der übrigens dem Namen nach ein Holländer ist – gelegentlich Ihre Antwort übermitteln.

In der Hoffnung, Sie bald und bei guter Gesundheit zu sehen, grüsse ich Sie herzlich
als Ihr
G. Bally

12 Sch.

Kurt Beringer – Karl Jaspers 1943-1948

5. Kurt Beringer an Karl Jaspers

Brief, hs.
Original: DLA Nl. Jaspers

Freiburg/Br. 2/X 43
Sonnhalde 15

Sehr verehrter Herr Jaspers,
wenn auch durch die Druckverhältnisse arg verspätet, übersende ich Ihnen eine kleine Arbeit, die ich zu Ihrem 60ten Geburtstag fertig stellte.[1] Sie ist eine kleine Gabe meines aufrichtigen Dankes für all die Schulung und Förderung, die ich Ihrer Psychopathologie verdanke und Ihrem Einfluß auf die alte Heidelberger Klinik, den ich durch Gruhle, Mayer-Groß und Wilmanns miterlebte.[2] Zwar spielt die Psychopathologie in der vorliegenden Arbeit ja eine bescheidene Rolle, aber zu einer größeren Arbeit, der »Weisen des Bezugsverlustes«, die ich plante, haben mir die Zeitumstände keine Ruhe gelassen.[3] Ich bedaure sehr, wie viele, daß Ihre neue Auflage z. Z. nicht erscheint. Hoffentlich kommt sie doch und bald. Gerade jetzt ergibt sich für den psychopathologisch Interessierten ein großes Gebiet angesichts der psychischen Veränderungen bei den Kopfverletzten, wie ja überhaupt die organischen Gehirnveränderungen nicht minder als die endogenen Psychosen nach einer theoriefreien Beschreibung der psychopathologischen Tatbestände rufen.[4]

Ich hoffe, daß Sie noch lange den Gang, oder die Gänge der Psychopathologie neben Ihrer Hauptarbeit verfolgen, und grüße Sie in aufrichtiger Verehrung.

Ihr sehr ergebener
Kurt Beringer.

---

1 Die Arbeit lag als Typoskript (42 S.) in einer Truhe mit anderen Beiträgen, die Jaspers als ungedruckte Festschrift zum 60. Geburtstag erhielt. Sie erschien als: Kurt Beringer »Antriebsschwund mit erhaltener Fremdanregbarkeit bei beiderseitiger Marklagerschädigung«, in: ZNP 176 (1943) (Heft 1 u. 2).

2 Kurt Beringer war in den 20er Jahren Assistent an der Heidelberger Klinik und habilitierte sich bei Karl Wilmanns nach Selbstversuchen über die Wirkung von Drogen. Vgl. Kurt Beringer, *Der Mescalinrausch. Seine Geschichte und Erscheinungsweisen*, Berlin 1927.

3 Die Publikation kam nicht zustande.

4 Vgl. zu den weiteren Publikationen: Leopold Hermle, *Biobibliographie Kurt Beringer*, med. Diss. Freiburg i. Br. 1981; Leopold Hermle u. Rudolf Degkwitz, »Bibliographic remarks on Kurt Beringer (1893-1949)«, in: NA 60 (1989), 651-656.

6. Kurt Beringer an Karl Jaspers

Brief, hs.
Original: DLA Nl. Karl Jaspers

Freiburg i. Br. 22.10.46

Sehr verehrter Herr Jaspers,
soeben kam Ihre Psychopathologie hier an. Sie haben mir durch deren Zusendung eine ganz besonders große Freude gemacht, weil das Buch aus Ihrer Hand kommt. Haben Sie aufrichtigen Dank dafür. Ich habe ja seinerzeit in der Heidelberger Klinik miterlebt, als die 2te und die 3te Auflage herauskam[5] und sich dann unter der Führung von Wilmanns und Gruhle lange Diskussionen entspannen, die dann im Kreis der Assistenten ihre, eigentlich nie endende fruchtbare Fortsetzung fanden. Ich hoffe, daß auch jetzt wieder die jungen Kollegen die Aufgeschlossenheit mitbringen, die es ihnen erlaubt, an Ihrem Buch die Fackel der Verantwortung am und für sauberes wissenschaftliches Denken zu entzünden.
Mit aufrichtiger Verehrung
Ihr
ergebener
K. Beringer

7. Kurt Beringer an Karl Jaspers

Brief, hs.
Original: DLA Nl. Karl Jaspers

Freiburg, 20/7 48

Sehr geehrter Herr Jaspers,
beiliegendes Separatum ist ein posthumer Gruß von Albrecht Wetzel, Ich bat ihn seinerzeit um eine Selbstschilderung seines Leidens.[6] Verläßlich wie immer gab er sie in seiner exakten Weise. Irgendwie gehört es ja wohl auch zu seiner Aura, daß er seine eigene Krankheitsgeschichte hinterließ. Handlung, Haltung und Persönlichkeit decken sich hier nicht alltäglich!
Mit den besten Grüßen
Ihr ergebener
Beringer.

---

5 Die jeweils neubearbeiteten und vermehrten Auflagen erschienen 1920 und 1923.
6 Albrecht Wetzel litt an Morbus Parkinson. Eine ausführliche »Selbstschilderung meines Parkinsonismus« findet sich bei seinen Briefen im Nachlass von Jaspers.

Karl Jaspers – Ludwig Binswanger 1913-1946

8. Ludwig Binswanger an Karl Jaspers

Brief, ms.
Original: DLA Nl. Karl Jaspers

Konstanz, den 4. August 1913.

Sehr verehrter Herr Kollege,
Mein Freund Dr. Häberlin[1] teilte mir kürzlich mit, dass Sie um die Übersendung meines Referates[2] über Ihre Schizophreniearbeit[3] baten.
Indem ich mir erlaube, Ihnen ein Separatum zu übersenden, möchte ich noch der Hoffnung Ausdruck geben, dass Sie den aus meinen Zeilen vielleicht hervorgehenden Affekt nicht missverstehen mögen. Als Psychologe wird Ihnen leicht klar werden, woher er stammt, nämlich aus dem Bedauern, dass gerade Sie mit dem Ihnen zu Gebote stehenden Rüstzeug und Ihrem grossen Bestreben nach Objektivität vor einigen Problemen Halt machen, die man gerade von Ihnen gerne noch näher beleuchtet und gewürdigt gesehen hätte. Abgesehen von dem Problem der Sexualität, dessen Lösung für die Psychologie und Psychopathologie auch ich durchaus noch nicht absehe, denke ich dabei besonders an Ihre methodologische Stellungnahme hinsichtlich der Wissenschaftsmöglichkeit der empirischen Psychologie. Gerade weil ich mich mit Ihnen so durchaus einig fühle im Kampfe um die wissenschaftliche Existenzberechtigung und methodologische Ausarbeitung der empirischen Psychologie, bedaure ich, dass Sie dieser Wissenschaft so enge Grenzen stecken.
Mit vorzüglicher kollegialer Hochachtung bin ich, sehr verehrter Herr Kollege,
Ihr ergebener
Dr. L. Binswanger

---

1 Paul Häberlin (1878-1960) war seit 1908 Privatdozent für Philosophie in Basel, korrespondierte mit Jaspers 1913 über die Psychoanalyse und wirkte ab 1914 als Professor der Philosophie, Pädagogik und Psychologie in Bern. Durch Binswanger und C. G. Jung war er 1909 mit der Psychoanalyse bekannt geworden und gilt als Vertreter der philosophischen Anthropologie. Vgl. den *Briefwechsel Karl Jaspers – Paul Häberlin*, in: Jeannine Luczak, *Paul Häberlin – Ludwig Binswanger. Briefwechsel 1908-1960*, Basel 1998, 358-370.
2 Ludwig Binswanger, »Bemerkungen zu der Arbeit Jaspers': Kausale und ›verständliche‹ Zusammenhänge zwischen Schicksal und Psychose bei der Dementia praecox«, in: IZP 1 (1913), 383-390.
3 Karl Jaspers, »Kausale und ›verständliche‹ Zusammenhänge zwischen Schicksal und Psychose bei der Dementia praecox (Schizophrenie), in: ZNP 14 (1913), 158-263, wiederabgedruckt in: GSP, 329-412.

9. Karl Jaspers an Ludwig Binswanger

Brief, hs.
Original: UA TÜ Nl. Ludwig Binswanger

Oldenburg, 7. 8. [1913]

Sehr verehrter Herr Kollege!
Ich danke Ihnen verbindlichst f. d. Separatum und Ihr freundliches Begleitschreiben. Ihre Kritik ist nicht gerade milde. Die Begriffe »Kausalität« und »Theorie« enthalten Schwierigkeiten, die Sie, wie ich glaube, z. Teil richtig bemerken. Aber ich fühle mich da etwas missverstanden. Da ich bei einer umfangreichen Studie über die Methoden der Psychologie[4] bin (meine damalige Arbeit war nur daraus ein Exzerpt), glaube ich eine Erwiderung bis zu deren Publikation aufschieben zu können. Ich glaube, dass wir uns in *diesem* Punkte ganz einigen können.

Ihre übrige Kritik ist nur angedeutet, nicht ausgeführt. Wenn Sie meinen, ich hätte mich nicht psychoanalytisch an Träumen versucht, so irren Sie sich.[5] Ich habe sowohl meine eigenen Träume wie die mancher Freunde »analysiert«. Aber ich habe dabei wohl interessante andere Beobachtungen gemacht; doch *Freud'sche* Deutungen gelangen in *überzeugender* Weise mir so selten, die Sinnlosigkeit überwog *für mich* so sehr, dass ich dies Bemühen nicht fortgesetzt habe.[6] Wenn ich diese »Arbeit« übrigens mit meiner sonstigen Arbeit vergleiche, so finde ich sie wohl zeitraubend, aber nicht eigentlich eine »Arbeit«. Sie werden schliessen, dass ich es nicht »richtig« gemacht habe. Das kann sein. Es würde mich sehr interessieren, wenn einmal ein Freudianer meine Träume analysierte. Dann würde ich vielleicht Neues begreifen. Wenn Sie das nicht für aussichtslos halten und es lohnend f. die Wissenschaft fänden, würde ich mich Ihnen gelegentlich in Konstanz gern zur Verfügung stellen und würde Ihnen dankbar sein, wenn ich *direkt* und nicht durch Bücher mich orientieren könnte. –

---

4 Die *Allgemeine Psychopathologie* erschien wenige Wochen später bei Julius Springer in Berlin.

5 Binswanger schreibt am Ende des gesandten Artikels: »Der schwerste Vorwurf aber muss dem Verfasser […] daraus gemacht werden, dass er an der Sexualität […] vorbeisieht, so vor allem an der homosexuellen Komponente. Entweder *kann* oder *will* er sie nicht sehen, in beiden Fällen darf er dann aber nicht erwarten, dass der Gegner auf ihn hört. Und doch wäre eine Verständigung gerade mit Autoren wie Jaspers nur wünschenswert. Eine solche Verständigung wird aber nicht gelingen, bevor der Verfasser nicht diejenige Vorarbeit geleistet hat, an der wir alle unser Verständnis für die Psychosen erweitert haben, an dem Studium nämlich des Traums, vor allem der eigenen Träume, und der Neurosen. Nur von hier aus lässt sich der Eingang in das tiefere Verständnis der Psychosen gewinnen.«

6 Jaspers äußert seine Kritik an der Psychoanalyse, die vor allem in der vierten Auflage der *Allgemeinen Psychopathologie* und einigen Arbeiten der frühen 50er Jahre (heute gesammelt in: *Der Arzt im technischen Zeitalter*) sich findet, vor allem in Briefen an Kurt Kolle, Alexander Mitscherlich, Curt Oehme, Oskar Pfister, Viktor v. Weizsäcker und Carl-Friedrich v. Weizsäcker (alle in diesem Band). Vgl. Matthias Bormuth, *Lebensführung in der Moderne. Karl Jaspers und die Psychoanalyse*, Stuttgart 2002.

Sie finden die Ausbeute an »verständlichen« Zusammenhängen im Falle II[7] jämmerlich. Und Sie weisen mich bezüglich der Fragestellung an Freud's Schreber-Analyse.[8] Diese habe ich seinerzeit gelesen – bis zur Hälfte. Ich will sie mir aber jetzt noch einmal ansehen, sobald ich wieder zu Hause bin. Es würde mich natürlich interessiert haben, wenn Sie meinen Fall Ihrerseits »gedeutet« hätten und nicht nur die wenigen Bemerkungen machten.[9] –

Ich bin bereit, überall die *Möglichkeit* mangelnder Erfahrung, die *Möglichkeit*, etwas »übersehen« zu haben, zuzugeben. Ich bin bereit zu lernen, mich belehren zu lassen. Eins aber lehne ich entschieden ab: dass Sie mir »übertriebene Reaktion« vorwerfen, mich »psychologisch« erklären, statt mich sachlich zu erörtern; dass Sie mir ferner vorhalten, ich *könne* oder *wolle* etwas nicht sehen. Demgegenüber nehme ich für mich durchaus *Objektivität* in Anspruch. Ich habe gegen Ihre Auffassungen keine Animosität; *wenn* ich schon eine persönliche Stellung habe, so habe ich *eher* unter den psychiatrischen Richtungen der Gegenwart für diese Anschauungen die meiste Sympathie.

Mit vorzüglicher Hochachtung und den besten Grüssen
Ihr ergebener
K. Jaspers

10. Ludwig Binswanger an Karl Jaspers

Brief, ms.
Original: DLA Nl. Karl Jaspers

Konstanz, den 8. August 1913.

Sehr verehrter Herr Kollege,

Ich habe mich sehr gefreut, dass Sie mir meine Kritik nicht übel genommen haben, zumal sie schärfer klang als sie gemeint war. Ihren Vorschlag, einmal zur Analyse Ihrer Träume hierher zu kommen, begrüsse ich ausserordentlich; wenn auch die Aufgabe keine leichte sein wird, so werden wir doch beide sicher etwas davon profitieren. Ich bin überzeugt, dass Sie

---

7 Die Kasuistik des Tagelöhners Moritz Klink (Deckname) schildert Jaspers im Aufsatz »Kausale und ›verständliche‹ Zusammenhänge zwischen Schicksal und Psychose bei der Dementia Praecox« als Fall einer »akuten erlebnisreichen Psychose« ähnlich wie jene des Juristen Dr. Joseph Mendel (Deckname). Vgl. GSP, 345-412.

8 Vgl. Sigmund Freud, »Psychoanalytische Bemerkungen über einen autobiographisch beschriebenen Fall von Paranoia (Dementia paranoides)«, in: JPPF 3 (1911), (1) 9-68, wiederabgedruckt in: *Gesammelte Schriften*, Bd. VIII, Frankfurt a.M. 1978, 239-320. Daniel Paul Schreber (1842-1911) wurde 1893 Senatspräsident am Oberlandesgericht Dresden und verfasste 1903 nach einem längeren Klinikaufenthalt das vielbeachtete Buch *Denkwürdigkeiten eines Nervenkranken*, erneut Gießen 2003.

9 Im Brief an Hans Gruhle (7.8.1913) kommentiert Jaspers: »Binswanger-Konstanz schickte mir eine Kritik der Verstehensarbeit. Er hat bejaht, dass in der ›Kausalität‹ noch Probleme stecken, im übrigen verlangte er, dass ich in meinen Träumen die homosexuellen Komponenten entdecke!«

durch die direkte Orientierung manches anders ansehen werden als aus den Büchern. Bei dieser Gelegenheit könnten wir auch auf die übrigen Divergenzpunkte mündlich eingehen. Wenn ich Ihren Fall 2 nicht selber näher gedeutet habe, so liegt es daran, dass ich doch nur Vermutungen per analogiam hätte aussprechen können, da mir ja das Hauptmaterial, nämlich die Kindheitsgeschichte, fehlte. Worauf sich die Vermutungen bezogen, darüber Ihnen mündlich Auskunft zu geben, bin ich sehr gerne bereit. Wenn Sie sich dagegen wehren, dass ich Sie in einem Punkte psychologisch erkläre, statt sachlich zu erörtern, so muss ich Ihnen in gewissem Sinne recht geben. Ich bekenne mich hier eines Fehlers für schuldig, den ich gerade bei andern Freudianern perhorresziere. Das Fatale ist aber, dass m. E. in Sachen der individualpsychologischen Forschung die sachliche Erörterung eigentlich ohne feste Grenzen in die psychologische Erklärung des Forschers selbst hinüberfliesst. Ich bin daher geneigt, den Fehler von meiner persönlichen Verantwortung z. T. auf diejenige der individual-psychologischen Forschungsrichtung abzuwälzen. Hier wird der Punkt sein, wo wir uns am schwersten einigen werden.

Auf die Studie über die Methode in der Psychologie bin ich sehr gespannt. Ich selbst bin schon seit lange an einer Studie über die Beziehungen der psychoanalytischen Forschungsrichtung zur klinischen Psychiatrie beschäftigt, wobei ich mich genötigt sah, auch die psychoanalytische Forschungsrichtung gegenüber der »akademischen« Psychologie in ihrer Eigenart hervorzuheben.[10] Ich habe mich dabei namentlich bemüht, den Vorgang der analytischen »Deutung« etwas näher zu analysieren und seine Wissenschaftsmöglichkeit darzulegen. Es würde mir ebenfalls grosse Freude machen, wenn wir uns dann über diesen Punkt unterhalten könnten. Sie sehen also, sehr verehrter Herr Kollege, dass Sie schon einige Tage oder eine Woche opfern müssten, wenn wir uns über die uns beide interessierenden Fragen aussprechen und etwa an praktischen Beispielen erörtern wollen.

Indem ich Ihnen gute Ferien wünsche, bin ich mit freundlichen kollegialen Grüssen
Ihr sehr ergebener
Dr. L. Binswanger

---

10 Ludwig Binswanger hielt im September 1920 den Vortrag »Psychoanalyse und klinische Psychiatrie« auf dem 6. Internationalen Psychoanalytischen Kongress in Den Haag, abgedruckt in der *Internationalen Zeitschrift für Psychoanalyse* 7 (1921), 137-165, auch in: Ludwig Binswanger: *Ausgewählte Aufsätze und Vorträge*. Bd. 2, Bern 1955, 40-66.

11. Ludwig Binswanger an Karl Jaspers

Brief, ms.
Durchschlag: UA TÜ Nl. Ludwig Binswanger

22.9.1922

Sehr geehrter Herr Kollege,
Ich fahre morgen nach Berlin[11] und beabsichtige auf der Durchreise meine Geschwister Hebting[12] in Mannheim für 1-2 Tage zu besuchen. Da es mir seit langer Zeit ein großes Bedürfnis ist, mich mit Ihnen einmal mündlich auszusprechen, möchte ich Sie anfragen, ob wir uns in der nächsten Woche in Mannheim oder Heidelberg einmal sprechen könnten, also Freitag den 29. September oder Samstag den 30. September. Ich wohne in Berlin W. bei Herrn Wehten, Rauchstrasse 19. Wenn Sie mir dorthin eine Karte schreiben würden, ob und wann Ihnen in jenen Tagen Zeit zur Verfügung steht, würde ich Ihnen sehr dankbar sein. Sie wissen, dass ich Sie seit langem einmal gern bei mir gesehen hätte, aber ich komme zuerst lieber zu Ihnen, da ich fürchte, sonst zu lange warten zu müssen, sind Sie mir doch bei weitem der kompetenteste Geist auf meinem eigenen Arbeitsgebiet.
 Mit freundlichen kollegialen Grüssen und in der Hoffnung Sie sehen zu können.
 Ihr sehr ergebener
 [Ludwig Binswanger]

12. Karl Jaspers an Ludwig Binswanger

Brief, hs.
Original: UA TÜ, Nl. Ludwig Binswanger

Heidelberg, 24.9.1922

Lieber Herr College!
Es ist mir eine sehr grosse Freude, dass Sie mich sprechen wollen. Grade in letzter Zeit habe ich bei Lektüre Ihres Buches[13] – für dessen Zusendung ich Ihnen herzlich danke – es mir öfter gewünscht. Mir fehlt noch das letzte Drittel, dessen Inhalt nach blossem Anblättern mir ganz besonders wichtig scheint. Ich will Ihnen heute nichts Einzelnes sagen; wenn Sie kommen, hoffe ich das Buch durchgelesen zu haben. Ihre Arbeit scheint mir eine in der Psychiatrie einzig dastehende Leistung – Kron-

---

11 Binswanger besuchte in Berlin den 7. Internationalen Psychoanalytischen Kongress vom 25. bis 27.9.1922.
 12 Heinz Hebting (1865-1933) und Anna Hebting (1878-1942), geb. Binswanger, mit den Kindern Anneliese (1898-1946), Annemarie (1901-1959) und Gerhard (1909-1945).
 13 Ludwig Binswanger, *Einführung in die Probleme der allgemeinen Psychologie*, Berlin 1922.

felds Buch[14] steht für mich ausser Vergleich[15] –, Sie schreiben klar und elegant; ich zweifle nicht, dass methodologische Besinnung in Psychiaterkreisen durch dieses Buch gefördert wird. Ich persönlich bin schon durch das »Niveau«, die »Bildung«, die aus Ihrem Buche spricht, eingenommen. Alles Weitere und das Wichtigste: die einzelnen Probleme, mündlich!

Es wäre mir am liebsten, wenn Sie mich Freitag, 29. Sept., in Heidelberg in meiner Wohnung besuchten (Handschuhsheimerlandstr. 38; Haltestelle der Elektrischen: Blumenthalstrasse; meine Wohnung gleich an der Haltestelle). Mir ist jede Tageszeit recht, nur mittags 2-4 bin ich unbrauchbar oder schlafe ich. Es wäre mir *lieb, wenn Sie Ihre Ankunft mir noch mitteilten.* Selbstverständlich sind sie eingeladen, unsere bescheidene Mahlzeit mitzuessen.

Nur noch eins: Ich erwarte in jenen Tagen (unbestimmt, wann) meine Eltern[16] zu seltenem Besuch. Sie kämen abends 7 Uhr an. Den *ersten* Abend würde ich gern mit ihnen zusammen sein. Daher wäre mir die *Möglichkeit,* mit Ihnen die Verabredung zu ändern (d.h. die eventuelle Zeit zu verlegen), wertvoll. Vielleicht können Sie mir bei Ihren Freunden Telefonnummer angeben?

Mit vielen Grüssen und in grosser Freude auf unser Wiedersehen
Ihr sehr ergebener
Karl Jaspers

13. Ludwig Binswanger an Karl Jaspers

Brief, ms.
Original: DLA Nl. Karl Jaspers

Kreuzlingen 1. November 22

Sehr verehrter Herr Kollege,
Mein Besuch bei Ihnen in Heidelberg hat mich seither dauernd und aufs Intensivste beschäftigt. Ich wusste von Anfang an, dass ich Ihnen noch darüber schreiben würde, und ich tue es jetzt, nachdem ich unter dem Eindruck Ihrer Kritik und von deren Gesichtspunkten aus sowohl Ihre Lehre als meine Auffassung und Beurteilung derselben noch einmal an mir habe vorüberziehen lassen. Unter »Ihrer Lehre« verstehe ich diejenige von der verstehenden Psychologie und von demjenigen Begriff, der mir der Grundbegriff dieser Lehre zu sein scheint, dem Ideal-

---

14 Vgl. Arthur Kronfeld, *Das Wesen der psychiatrischen Erkenntnis. Beiträge zur allgemeinen Psychiatrie I*, Berlin 1920.
15 Zu Jaspers' methodologischer Kritik an Kronfelds eigenem Entwurf und dessen Kritik an der *Allgemeinen Psychopathologie* vgl. Karl Jaspers, »Arthur Kronfeld, Das Wesen der psychiatrischen Erkenntnis. Beiträge zur allgemeinen Psychiatrie I, Berlin 1920«, in: *Zeitschrift für Neurologie und Psychologie* 23 (1921), 13-15.
16 Jaspers' Eltern waren der Bankdirektor und Politiker Carl Wilhelm Jaspers (1850-1940) und seine Frau Henriette, geb. Tantzen (1862-1941).

typus.¹⁷ Sie haben mir gesagt, dass ich Ihre Auffassung von der verstehenden Psychologie nicht verstanden hätte, und sahen den Gipfelpunkt des Missverstehens in meiner Auffassung Ihrer Idealtypen als unanschaulicher, abstrakter, rationaler Gebilde, während Sie selbst sie für ganz besonders anschaulich hielten (ich komme unten auf das terminologische Missverständnis, das dieser Formulierung *meiner* Kritik zu Grunde liegt, zurück). Sie exemplifizierten dabei mit Ihrer Schilderung des hysterischen Charakters. Zuletzt formulierten Sie Ihre Kritik in der etwas milderen Formel, ich hätte Ihre Lehre jeweils zu sehr nach den einleitenden theoretischen Bemerkungen, zuwenig nach den darauffolgenden sachlichen Ausführungen beurteilt und kritisiert.

Um diesen letzten Vorwurf gleich zu erledigen, so war es der, der mir am meisten Eindruck gemacht hatte, da ich ihn am ehesten für berechtigt halten konnte, und ich habe denn auch, unter diesem Eindruck stehend, die betreffenden Kapitel Ihrer Psychopathologie noch einmal im Zusammenhang an mir vorüberziehen lassen. Sie haben völlig recht, sehr verehrter Herr Kollege, zu sagen, dass in den »praktischen« Ausführungen sehr viel Anschauung steckt, sicher viel mehr, als Ihre theoretischen Ausführungen vermuten lassen. Das war mir aber nichts Neues, denn ich kannte ja die betreffenden Kapitel schon vorher gut und bewunderte, insbesondere in Ihrer Psychologie der Weltanschauungen¹⁸ und Ihrem Strindberg und van Gogh,¹⁹ Ihr psychologisches Schauen ganz ausserordentlich, freudig und ehrlich. Aber ich sage mir, dass Ihr Vorwurf in der zuletzt genannten Form die Ausführungen meines Buches sachlich deswegen nicht treffen kann, weil ich mich hier ganz und gar an die Theorie halten *muss*. Der Titel lautet Einführung in die *Probleme* d. allg. Ps., also in die *theoretisch*-wissenschaftlichen Lehren der Forscher, nicht in die praktische Darstellung derselben. Dieser Leitlinie glaube ich überall gefolgt zu sein. Das Resultat, zu dem ich für mich nach der erneuten Lektüre Ihrer Ausführungen gekommen bin, ist das, dass Sie sich mit der Lehre, die in dem Begriff des Idealtypus gipfelt, selber im Wege stehen, d. h. dass Ihre wissenschaftliche psychologische Betätigung viel »psychologischer«, viel anschaulicher, wirklichkeitserfassender, fördernder und produktiver ist, als es nach Ihrer *Theorie* möglich zu sein scheint. Ihre eigene praktisch durchgeführte Forschungsmethode und Ihre Forschungsresultate scheinen mir den Rahmen Ihrer Theorie zu sprengen, ja Ihrer Theorie zu widersprechen.

---

17 Jaspers beruft sich über die drei ersten Auflagen der *Allgemeinen Psychopathologie* hinweg gleichlautend auf Max Webers Konzept des Idealtypus. Vgl. AP 1, 270 und Max Weber, *Gesammelte Aufsätze zur Wissenschaftslehre*, Tübingen ⁶1985, 189 ff. Zur Auseinandersetzung um den wissenschaftlichen Wert des Idealtypus sowie die Persönlichkeit Webers vgl. den Briefwechsel mit Willy Hellpach in diesem Band, 188 ff.
18 PW.
19 SvG.

Nun hätten Sie völlig recht, wenn Sie erklären würden, dass ich unter diesen Umständen, die mir ja schon bei Abfassung meines Buches klar waren (wenn auch nicht so klar wie nach der Unterredung mit Ihnen), mündlich die »menschliche« Pflicht gehabt hätte oder den Takt hätte haben müssen, trotz der Einstellung auf das rein Theoretische auch die praktische Seite Ihrer wissenschaftlichen Betätigung, wenn auch nur kurz, zu erwähnen, zumal eben dann, wenn ich die Theorie so scharf kritisierte. In diesem Punkte fühle ich mich nun durchaus schuldig; auch ich könnte heute, d. h. nach der Unterredung mit Ihnen, mich nicht mehr so scharfer Ausdrücke bedienen wie vorher, obwohl ich in der Sache, was die Theorie betrifft, nicht anders denke. Woher rührt das?

Ich komme damit auf einen noch nicht rekapitulierten Punkt unseres Gesprächs, nämlich den gleich Eingangs von Ihnen erhobenen Vorwurf der Animosität des Tones, wofür Sie in meiner Zugehörigkeit zur psychoanalytischen Schule[20] einen psychologischen Grund vermuten zu dürfen glaubten. Ich war darüber, dass der Ton überhaupt einen solchen Eindruck auf Sie gemacht hatte, und über dessen Begründung durch Sie konsterniert; denn ich war mir, 1., nur einer grossen Verehrung für Sie als wissenschaftliche Persönlichkeit und, 2., keiner affektbeladenen Zugehörigkeit zur Psychoanalyse bewusst.[21] Ich glaube, Sie als wissenschaftliche Persönlichkeit in meinem Buche gar nicht zu treffen, und wollte Sie im Entferntesten nicht verletzen. Ich trug mich mit der Illusion, dass Ihnen und dem Publikum meine wissenschaftliche Hochschätzung Ihrer Persönlichkeit über allen Zweifel erhaben sein müsste, so dass Angriffe im Einzelnen Sie und andere nicht daran irre machen könnten. Ich gebe gerne zu, dass ich in dieser Hinsicht sehr naiv war, da in meinem Buche fast nur die Kehrseite davon zu Tage tritt. Zur Sache erklärte ich Ihnen, dass ich nicht als psychoanalytischer Sektierer Ihre Auffassung bekämpft (und tatsächlich mit Affekt bekämpft) hätte, sondern als einer, der glaubte, das, was Sie als »Konstruktion« (in dem mehrfachen Sinne der idealtypischen Konstruktion) bezeichneten, im Laufe jahrelanger Beobachtungen und Untersuchungen, oft an demselben Menschen, *gesehen*, *angeschaut*,[22] als wirklich so und so ablaufend unmittelbar erfasst zu haben, und als einer, der sich diese Einsicht nur dann wieder nehmen lässt, wenn ihm haarscharf bewiesen werden kann, dass und warum sie falsch ist. Wie weit in den psychoanalytischen »Zusammenhängen« Konstruk-

---

20 Zum komplexen, anfangs sachlich sehr engen und seit der Rezeption Heideggers entfernteren Verhältnis Binswangers zu Freud vgl. die Einleitung in: Gerhard Fichtner (Hrsg.), *Sigmund Freud – Ludwig Binswanger. Briefwechsel 1908-1938*, Frankfurt a. M. 1992, IX-XXXIX.

21 Nach dem Berliner 7. Internationalen Psychoanalytischen Kongress notierte Binswanger Ende September 1922 in seinem Tagebuch: »Kongress nicht auf der Höhe des letzten in Haag. Seither noch grössere sachliche und persönliche Distanz zur Psychoanalyse. Verehrung für Freud aber immer dieselbe.« Vgl. ebd., 180.

22 Randnotiz von Jaspers: »richtig«.

tion steckt, weiss ich zur Genüge, ich kann mir aber nicht streitig machen lassen, dass vielen (nicht allen) psychoanalytischen Zusammenhängen unmittelbare Anschauung zu Grunde liegt. Aber ganz abgesehen von der Psychoanalyse! Ich bestreite ja auch an Ihren Beispielen aus dem Alltag und an den Nietzsche'schen Beispielen[23] die Richtigkeit Ihrer Theorie, dass die psychologischen Motivationszusammenhänge idealtypischer Natur wären. Wenn ich nun einmal eifersüchtig auf jener meiner Einsicht beharre, so bin ich doch nicht so kurzsichtig, dass ich nicht auf Gegenargumente hörte und mich nicht belehren lassen wollte. Nur muss die Belehrung wie gesagt mich haarscharf des Irrtums überführen können. Nun habe ich mich jahrelang aufmerksam mit der Begründung Ihrer Lehre beschäftigt und komme immer wieder zum Schluss, dass diese Begründung für mich nicht überzeugend ist. Sie könnten einwerfen, dass Ihre Begründung nur sehr kurz ist, dass in der Psychopathologie gar nicht der Ort dafür sei u.s.w. Dann würde ich eine eingehendere theoretische Begründung Ihrer Lehre durch Sie aber für nötig und erwünscht halten. Nach dem, was Sie bis jetzt dazu sagen, kann ich nicht einsehen, wieso Sie von einer apriorischen Evidenz auf dem Gebiete der verstehenden Psychologie sprechen können. Ein Apriori kenne *ich nur* auf transzendentalem Gebiet im Sinne Kant's oder dann auf dem Gebiet der *reinen* Wesensschau Husserl's,[24] der *rein* phaenomenologischen Wesensanalyse, wobei ich offenlassen will, ob es überhaupt eine solche gibt. Jedenfalls sehe ich nur hier eine Erkenntnis, für die die Erfahrung in dem Sinne, wie Sie es vom idealtypischen Verstehen behaupten, *nicht begründender Akt ist*, sondern etwas anderes als Erfahrung. Wenn ich aber hier mit meinem Verständnis und meinen Kenntnissen versage, der ich doch intensiver als die meisten unserer Kollegen, etwa Kronfeld ausgenommen, diesen Dingen nachgegangen bin, wer soll sie dann wirklich verstehen? Ich bin der Meinung, dass überhaupt noch niemand, zum mindesten von psychiatrischer Seite, Ihrer Lehre so genau und gründlich nachgegangen ist, wie es in meinem Buch geschehen ist. Wenn Sie die *reine* Phaenomenologie auf Ihren Schild gehoben hätten, dann würde ich Ihre Theorie der verstehenden Psychologie besser verstehen. Nun schliessen Sie aber umgekehrt die Phaenomenologie von der verstehenden Psychologie aus. Und auch hier gehe ich, wie Sie wissen, nicht mit, da ich, mit einem Wort, auch die Übergänge, das »Hervorgehen aus« phänomenologisch

---

23 Jaspers beruft sich auf Nietzsches *Genealogie der Moral* (1887) und die darin ausgeführte Psychologie des Ressentiments, nach der die christlichen Ideale Liebe und Gerechtigkeit als unbewusster Ausdruck des Gefühls der Ohnmacht zu verstehen sind. Vgl. AP 1, 158.
24 Edmund Husserl (1859-1938) begründete die Phänomenologie als eine spezifische Form der sogenannten »Wesensschau«. Im Gegensatz zu Binswanger berief sich Jaspers nur unter Ausschluss der »Wesensschau« begrenzt auf Husserl. Vgl. Karl Jaspers, »Die phänomenologische Forschungsmethode in der Psychopathologie« (1912), zitiert nach: GSP, 314-328.

erfassen zu können glaube, was ich mit andern Worten ja oben schon erwähnt.

Zum Schluß noch ein terminologisches Mißverständnis, das uns weiter auseinander bringt, als der Sachlage entspricht. Wenn ich eingangs Ihren Vorwurf so formuliert habe, dass Sie erklärten, ich fasste Ihre »Idealtypen« als unanschauliche, abstrakte auf, und ich glaube, Sie haben den Vorwurf so formuliert, dann würde ich ihn nicht als treffend bezeichnen. Nicht Ihre Idealtypen, wie den des hysterischen Charakters und andere, bezeichne ich in meinem Buche als unanschaulich (die Idealtypen im Sinne der Krankheitseinheiten schalte ich sowieso aus, Seite 297), sondern ich sage, dass *der Begriff des* Idealtypus eine unmittelbare Anschauung seelischen »Hervorgehens aus« ausschliesst. Nur das ist es, was ich bekämpfe! Ich glaube immer noch, dass Sie mich in diesem Punkt, weder in meinem Buch noch mündlich, ganz verstanden haben und sich *daher*, und dann mit Recht, ungerecht kritisiert fühlten.

Warum schreibe ich so ausführlich? Nicht in der Meinung, Sie an Ihrer eigenen Lehre irremachen zu können; wohl aber in der Meinung, genauer zu sehen, ob *ich* wirklich irre und wo; vor allem, weil mir in wissenschaftlichen Dingen rückhaltlose Offenheit sich von selbst versteht und nicht weit genug getrieben werden zu können scheint. Dazu kommt die mich persönlich aufs tiefste ergreifende Frage, ob unsere Meinungsverschiedenheiten so gross und unüberbrückbar sind, dass ich darauf verzichten muss, dass Sie in mir einen Menschen sehen, der mit Ihnen im Hinblick auf das, was Psychologie letzten Endes ist und will, »am selben Strang zieht«, oder ob es sich hier um Nebenfragen handelt, um Fragen, die *mir* bis jetzt *neben* und nicht *auf* dem Weg zu liegen scheinen, der doch wohl uns beiden als der Weg der Psychologie vorschwebt, nämlich der Weg vom Objektiven oder besser Objektivierten ins Subjektive. Wie oft habe ich in meinem Buch Ihren Satz zitiert, der auch *mein* psychologisches Glaubensbekenntnis darstellt: Nur so weit die Seele den Weg ins Objektive beschritten hat, lässt sich Psychologie treiben (Seite 185 u.a.),[25] wobei wir doch beide überzeugt sind, dass dann der Weg wieder »zurück« ins Subjektive verfolgt werden muss.

Wenn ich bedenke, wie sehr wir durch diese Grundeinsicht vereint sind, im Hinblick auf die Kluft, die uns von den meisten Fachgenossen dadurch noch trennt, bedenke, wie sehr ich in Ihnen den Vermittler und Lehrer im Hinblick auf das Ganze methodologischer Forschung und Gruppierung erblicke, und bedenke, wie hoch mir Ihre gesamte psychia-

---

[25] Vgl. Binswanger, *Probleme der allgemeinen Psychologie*, 185: »Diese Auffassung vom Wesen und der Aufgabe der Psychologie stimmt ganz allgemein überein mit dem, was auch Jaspers in seiner inhaltsreichen *Psychologie der Weltanschauungen* sagt: ›Überall ist Voraussetzung der Psychologie und zumal von der Psychologie der Weltanschauungen, dass der Weg ins Objektive von der Seele beschritten ist, und nur so weit er beschritten ist, können wir Psychologie treiben.‹ (S. 38).«

trische und philosophische Persönlichkeit steht, so wäre mir ein Verkanntwerden durch Sie ein überaus schmerzliches Erlebnis. Sie selber würden mir nicht verzeihen, wenn ich aus Angst vor Ihrer Missbilligung ein Jota von meiner wissenschaftlichen Überzeugung abwiche; aber so weit ich dazu beitragen zu können glaubte, Missverständnisse zu beseitigen oder Fehler wieder gut zu machen, wollte ich es tun. Ich halte es für möglich, dass Ihnen Zeit und Interesse fehlen, auf all dies einzugehen, ich halte es für möglich, dass ich Sie in nichts überzeugen konnte; trotzdem war es für mich eine Notwendigkeit, diesen Brief nicht ungeschrieben zu lassen.
Stets
Ihr Sie hochschätzender
L. Binswanger

14. Ludwig Binswanger an Karl Jaspers

Brief, ms.
Original: DLA Nl. Karl Jaspers

Kreuzlingen, 3. Juli 1923

Sehr geehrter Herr Professor,
Ich danke Ihnen sehr für die freundliche Übersendung der 3. Auflage Ihrer *Psychopathologie*.[26] Ich habe mich sehr darüber gefreut und bin überzeugt, daß dieses Buch noch auf lange Zeit hinaus die umfassendste und kritischste Darstellung unseres psychopathologisch-psychiatrischen Wissens darstellen wird.
Mit nochmaligem Dank und
den besten kollegialen Grüssen
Ihr sehr ergebener
L. Binswanger

15. Ludwig Binswanger an Karl Jaspers

Brief, ms.
Durchschlag: UA TÜ Nl. Ludwig Binswanger

Kreuzlingen, den 21. Juli 1925

Sehr verehrter Herr Kollege Jaspers!
Ich komme zwischen dem 25. und 27. August voraussichtlich nach Heidelberg zu meinen Geschwistern und möchte Sie anfragen, ob Sie dann in Heidelberg sind, da ich Sie gerne wegen der Groninger Referate[27] einen

---

26 AP 3.
27 In Groningen fand vom 6. bis 11. September 1926 der VIII. International Congress of Psychology statt. Binswanger hielt auf dieser Tagung einen Vortrag mit dem Titel »Verstehen und Erklären in der Psychologie«, abgedruckt in: *Proceedings and papers of the VIIIth International Congress of Psychology*, 6.-11.9.1926 in Groningen,

Moment sprechen würde. Mit Herrn Prof. Spranger[28] habe ich ebenfalls ein Zusammentreffen verabredet. Wenn Sie, wie ich leider fürchte, abwesend sein würden und Sie einer Besprechung über unsere Referate nicht abgeneigt sind, hätte ich vielleicht noch einmal im Laufe des Winters Gelegenheit, nach Heidelberg zu kommen.
Mit ergebensten kollegialen Grüssen
[Ludwig Binswanger]

16. Karl Jaspers an Ludwig Binswanger

Brief, hs.
Original: UA TÜ Nl. Ludwig Binswanger

Heidelberg 22. Juli 1925

Sehr verehrter Herr Kollege!
Ich bin noch immer in Ihrer Schuld durch Nichtbeantwortung eines längeren Briefes – ursprünglich durch Krankheit und andere Umstände verhindert, dann, wie in solchen Fällen so oft, ohne frischen Impuls –; ich hoffe sehr, dass Sie mir darob nicht böse sind, u. versichere Ihnen, dass keinerlei andere Gründe mich verhindert haben. Es wäre mir darum lieb, Ihnen mündlich Rede u. Antwort zu stehen. Leider bin ich aber im August verreist und leider gehe ich auch wahrscheinlich garnicht auf den Kongress nach Groningen, sondern muss mich auf Mitteilung von Thesen, um die Prof. Heymans[29] mich freundlich bat, beschränken. Insofern ist ein Gespräch, sofern es Kongressverhandlungen vorbereiten sollte, gegenstandslos. Sollten Sie aber im Winter wieder in Heidelberg sein, so würde ich mich sehr freuen, Sie zu sprechen und die in Frage stehenden Probleme nach Kräften mit Ihnen zu erörtern.
Mit den besten Grüssen
Ihr sehr ergebener
K. Jaspers

---

hrsg. vom National Comittee, Den Hague 1927, Nachdruck Neudeln / Liechtenstein 1974, 117-123.

28 Eduard Spranger (1882-1963) lehrte seit 1919 in Berlin und ab 1946 in Tübingen Kulturphilosophie und pädagogische Psychologie. In Groningen sprach er über »Verstehen und Erklären«, abgedruckt in: ebd., 147-158.

29 Gerardus Heymans (1857-1930), Philosoph in Groningen, hielt 1909 als Rektor die Rede »Das künftige Jahrhundert der Psychologie«.

17. Ludwig Binswanger an Karl Jaspers

Brief, ms.
Durchschlag: UA TÜ Nl. Ludwig Binswanger

Kreuzlingen, den 24. Juli 1925

Sehr verehrter Herr Kollege,
Ich danke Ihnen sehr für Ihren freundlichen Brief. Es tut mir sehr leid, dass Sie nicht nach Groningen kommen können und sich auf Ihre Thesen beschränken müssen. Ich höre gerade, dass meine Verwandten Ende August gleichfalls verreist sein werden, sodass mein ganzer Aufenthalt in Heidelberg ins Wasser fallen wird. Sollte ich im Winter, wie ich hoffe, nach Heidelberg kommen können, so würde ich mich dann gerne noch einmal bei Ihnen anmelden.
Mit freundlichen Grüssen
Ihr sehr ergebener
[Ludwig Binswanger]

18. Ludwig Binswanger an Karl Jaspers

Brief, ms.
Original: DLA Nl. Karl Jaspers

Kreuzlingen, den 10. Nov. 1931.

Sehr verehrter Herr Kollege!
Für die freundliche Zusendung Ihrer Schrift in der Sammlung Göschen wollte ich Ihnen nicht eher danken, als bis ich sie Zeile für Zeile gelesen hätte.[30] Nun stehe ich ganz unter dem Eindruck des heiligen Ernstes und der tiefen Verantwortung, mit der Sie den existenzialen Appell an Ihre Mitmenschen richten. Ich bin Ihnen überall gerne gefolgt. Wie man aber in jedem Buche, das einem nahe geht, seine Lieblingsseiten hat, so auch hier. Für mich liegt der Höhepunkt in der Mitte, in den Kapiteln über Erziehung und Bildung, wo Sie mir besonders aus dem Herzen gesprochen haben. Dann ist für mich noch ein Höhepunkt das zweite Kapitel des letzten Teiles, das mit dem vorgenannten innerlich ja eng zusammenhängt. Es war für mich eine Offenbarung und eine grosse Freude, zu sehen, wie Sie, im Gegensatz zu anderen Heutigen, die existenziale Haltung mit Erziehung, Bildung und Geschichte nicht nur in Zusammenhang bringen, sondern aus ihr mit hervorgehen lassen. Ich bin sehr gespannt auf Ihre *Philosophie*[31] und höre mit Freuden, dass wir nicht mehr lange auf ihr Erscheinen warten müssen.
Mit den freundlichsten Grüssen
Ihr
L. Binswanger

30 Karl Jaspes, *Die geistige Situation der Zeit* (= Sammlung Göschen, Bd. 1000), Berlin 1931.
31 Die dreibändige *Philosophie* erschien im Dezember 1931.

19. Karl Jaspers an Ludwig Binswanger

Brief, ms.
Original: UA TÜ Nl. Ludwig Binswanger

Heidelberg, den 20. Oktober 1935

Sehr verehrter Herr Binswanger!
Ich wende mich an Sie mit einer Frage und Bitte. Mein Freund und Schwager Ernst Mayer[32] ist seit 25 Jahren praktischer Arzt in Berlin. Er kann sich im Augenblick noch grade ernähren. Aber er erwartet, wohl mit Recht, dass das in absehbarer Zeit aufhören wird. Meine Frage ist, ob Sie ihn in Ihrer Anstalt beschäftigen können gegen freie Station für ihn und seine Frau[33] und ein von Ihnen zu bemessendes kleines Honorar; und meine Bitte ist, dass Sie es, wenn es möglich ist, tun möchten. Zwar weiss ich alle die Schwierigkeiten und dass Sie wohl zahllose Angebote erhalten. Der Versuch meiner Frage scheint mir trotzdem erlaubt. Für alle Fälle gebe ich Ihnen eine vorläufige Schilderung meines Freundes:

Wir trafen uns als Studenten und erlebten den tiefen Einklang seelischer Möglichkeiten. Später lernte ich seine Schwester, meine Frau, kennen. Die Erfahrung von Jahrzehnten hat mich diesem Manne – er ist jetzt 52 Jahre alt – immer enger verbunden. So kenne ich heute in ihm eine einzigartige Persönlichkeit, deren Wert ich auch in aller Objektivität, ja Kühle mit Gewissheit zu sehen glaube:[34] Er hat eine seelische Hellsicht für alles Existentielle, eine Intensität des Einsatzes, eine Klugheit instinktsicheren Beobachtens und Bemerkens, eine Kritik, die nicht negativ ist, sondern das Positive überall hervorlockt, wie ich das alles in der Tat in meinem Leben sonst nirgends gesehen habe. Er ist der Mensch, der meine Philosophie nicht nur am besten versteht, sondern an ihr kritisch mitgewirkt hat (im Vorwort meiner »Philosophie« habe ich es gesagt).[35]

32 Jaspers lernte Ernst Mayer (1883-1952) während des gemeinsamen Medizinstudiums in Heidelberg kennen. Seit dieser Zeit verband sie eine enge Freundschaft, die sich durch Jaspers' Heirat mit Gertrud Mayer familiär vertiefte, aber keineswegs von Differenzen frei war. Ihr intensiver Briefwechsel hielt, nur unterbrochen durch die späten Jahre des Nationalsozialismus, als Mayer es noch schaffte, nach Holland zu emigrieren, bis zu dessen Tode am 9. Oktober 1952 an. Vgl. die Schilderung von Ernst Mayer in PA, 47-53, und Karl Jaspers, »Lebenslauf Ernst Mayers«, in: *Ärztliche Mitteilungen* 37 (1952), 54f.; vgl. auch Walter Raaflaub, *Ernst Mayer 1883-1952*, Bern 1986, 21f., sowie von Mayer als Dokument seiner Auseinandersetzung mit Jaspers: *Dialektik des Nichtwissens*, Basel 1950.

33 Ella Mayer, geborene Räsener (1887-1965), half ihrem Mann in der Praxis.

34 In der ersten Fassung begann der Absatz: »Sie werden mich genug kennen, um zu wissen, dass ich nicht leicht einen Freund habe. Die Erfahrung von Jahrzehnten hat mich diesem Mann immer enger verbunden. So kenne ich heute in ihm eine einzigartige Persönlichkeit, deren Wert ich auch in aller Objektivität, ja Kühle mit Gewissheit zu sehen glaube.«

35 Vgl. PH 1, IX: »Meinem Freunde, dem Arzte Ernst Mayer, danke ich seit unserer Studentenzeit eine Gemeinsamkeit des Philosophierens. Bei der Ausarbeitung dieses Werkes war er durch schöpferische Kritik wirksam. Er brachte mir im zweifeln-

Dass er nicht selbst in die Öffentlichkeit getreten ist, hat fassbare Gründe. Zunächst aber ist es nicht ganz wahr; denn er hat um 1925 und die folgenden Jahre in der Arztbewegung geistig führend mitgewirkt und zwei damals beachtete Schriften[36] zu den Fragen publiciert. Von ihm stammen eine Reihe von Anregungen, deren Quelle, wie das selbstverständlich ist, bald vergessen wurde. Dass er aber nicht dem Maasse seines Wesens entsprechende geistige Werke in die Welt setzt, beruht, abgesehen von einer schlichten Bescheidenheit, auf dem Mangel gewisser Werkzeuge. Alles, was nach Technik, Kartothek, Zettelwirtschaft in Wirklichkeit und im Gleichnis aussieht, ist ihm fremd. Seine Ungeschicklichkeit in diesen Dingen (die natürlich eine durchschnittliche Geschicklichkeit ist) ist die notwendige Kehrseite seiner eigentlichen Positivität. Kurz gesagt, er ist nicht eine Erscheinung des bekannten jüdischen Intellektualismus, sondern der wenig bekannten jüdischen Seele mit ihrer tief conservativen, auf Existenz und eigentliche Wahrheit gehenden Haltung. Dabei ist seine Klugheit in concreten Situationen manchmal von Dostojewskischer Hellsicht. Sein Denken ist prägnant, unruhig, bis wirkliche Klarheit erzielt ist. Sein ärztliches Verhalten ist ein ständig denkendes, nie schematisches Tun. Patienten sind ihm sehr zugetan mit grossem Vertrauen zu seiner Menschlichkeit. Sein Auftreten ist ruhig, klar, gütig, anspruchslos.

Eine specielle psychiatrische und neurologische Ausbildung hat mein Freund nicht gehabt. Er hat jedoch einen guten psychopathologischen Blick und ist in concreten Fällen von kluger, die sociologischen und individuellen Situationen stets mit bedenkender Umsicht. Einmal ist er brieflich mit Ihnen in Berührung gekommen (im Fall Callmann,[37] Januar 1929).

Sie könnten den Mann nicht nur als Arzt verwenden. Er wäre Ihnen vielleicht bei Ihren Arbeiten – nicht als Handlanger, das können andere eher besser –, aber als denkender Berater und Anreger, der zum Äussersten drängt, eine so sonst nicht leicht vorkommende Förderung.

Das sind ein paar Andeutungen. Für den Fall, dass überhaupt eine Verbindung mit Ihnen in Frage käme, bin ich natürlich zu allen weiteren Auskünften bereit. Vor allem müsste dann eine persönliche Unterhaltung zwischen Ihnen und ihm stattfinden.

Mit den besten Grüssen
Ihr ergebener
Karl Jaspers.

---

den Augenblick, der immer von neuem die unerlässliche Artikulation im Gang des Denkens ist, kommunikative Gewissheit.«

36 Ernst Mayer, *Die Krisis des deutschen Ärztestandes. Eine soziologische Untersuchung*, Berlin 1924, und *Die geistigen Grundlagen der Sozialversicherung und des Ärztestandes*, Berlin 1925.

37 Robert Callmann war ein Patient von Ernst Mayer, der ihn zu Binswanger mit einem ausführlichen Krankenbericht geschickt hatte.

20. Ludwig Binswanger an Karl Jaspers

Brief, ms.
Durchschlag: UA TÜ Nl. Ludwig Binswanger

den 23. Oktober 1935

Sehr verehrter Herr Kollege![a]
Ihr Schwager ist mir kein Unbekannter. Ausser durch den Fall Callmann, kenne ich ihn durch das Ehepaar Charlton[38] aus Berlin, sowie aus dem Vorwort Ihrer Philosophie und allem, was Sie über die philosophische Kommunication sagen. So habe ich auch aus der Entfernung ein Bild von ihm und empfinde eine persönliche Verehrung für ihn. Umso schmerzlicher hat mich Ihr Brief betroffen, nicht nur wegen der Schilderung seiner Lage, sondern noch mehr wegen des Unvermögens, ihm von mir aus abzuhelfen. Dazu kommt die Betrübnis darüber, dass ich, wenn Sie – vielleicht einmal im Leben – einen Wunsch und eine Bitte aussprechen, Ihnen diese Bitte nicht erfüllen kann. Leider sehe ich gar keine Möglichkeit Ihren Plan zu verwirklichen.

Die Anstalt gehört nicht mir, sondern einer Familien A.G.[39] Der Verwaltungsrat würde, auch auf eine dringende Bitte hin, mich im negativen Sinne überstimmen. Rein ärztliche Argumente könnte ich, mangels psychiatrisch-neurologischer Ausbildung Ihres Schwagers, nicht vorbringen. Rein persönliche Gründe würden angesichts der jetzigen Gesamtlage der Anstalt nicht verfangen. Diese Lage ist so, dass wir zwar unseren Betrieb aufrecht erhalten können, aber unsern Verpflichtungen gegenüber den Aktionären nicht mehr nachkommen können, und das infolge des fast gänzlichen Ausbleibens unserer deutschen Patienten, die früher weitaus die Mehrzahl unserer Aufnahmen ausgemacht haben. Wir mussten unsere Aerztezahl herabsetzen; Kollege Wuth, der sieben Jahre hier war, hat uns im September aus diesem Grunde verlassen.[40] Im selben Zeitpunkt bekomme ich, wie Sie richtig annehmen, natürlich eine Menge solcher Anfragen aus Deutschland, auch von meinen eigenen nächsten Freunden. Was ich tun kann, ist nur das, dass ich den einen oder den anderen ein paar Wochen zu mir einlade. Dabei kommt eine Mitarbeit,

---

38 Wohl Willy Charlton (1889-1965), promoviert in Medizin 1916, Vertrauensarzt der Allianz-Lebensversicherung in Berlin, und seine Ehefrau Etta Charlton, geb. Rosenthal (geb. 1888), in Medizin promoviert 1917.

39 Vgl. Ludwig Binswanger, »Zur Geschichte der Heilanstalt Bellevue in Kreuzlingen«, in: Max Herzog (Hrsg.), *Ludwig Binswanger und die Chronik der Klinik ›Bellevue‹ in Kreuzlingen*, Berlin 1995, 21-61.

40 Der Psychiater Otto Wuth (1885-1945) wurde in München 1912 mit der Arbeit *Scheintod und Tod unter Geburt in der Praxis* promoviert, habilitierte sich 1921 in München, hielt sich seit 1925 für eine gewisse Zeit in den USA auf, arbeitete von 1928 bis 1935 bei Binswanger in Kreuzlingen, war seit 1935 Sanitätsoffizier in der Wehrmacht und übernahm 1938 eine Professur für Psychiatrie und Wehrpsychologie in Berlin.

bei unserem sehr straff organisierten Betrieb, kaum in Frage. Auch in meiner wissenschaftlichen Arbeit bin ich gerade jetzt, wo ich auch mein eigener Assistent sein muss, sehr behindert. Dazu kommt, dass wir in der Schweiz ausländische Ärzte, auch wenn es sich nur um freie Station handelt, nicht ohne behördliche Erlaubnis anstellen dürfen. In jedem einzelnen Falle muss die Stelle vorher mehrmals ausgeschrieben werden. Die einzige Möglichkeit, die sich in der Schweiz für unsere deutschen Kollegen bietet, ist eine Assistenzarztstelle in einem Krankenhaus, immer in dem Fall, dass kein passender Schweizer Kollege gefunden wird, was ja hie und da der Fall ist, wenn auch häufiger in psychiatrischen Anstalten als in Spitälern. Ich könnte Ihrem Schwager aber, wie ich es für viele andere Kollegen tue, die in unserem Aerzteblatt ausgeschriebenen Stellen mitteilen. Er könnte sich dann auch jederzeit auf mich berufen. Gross sind die Aussichten aber leider nicht. Ich stehe selber mitten drin in all diesem Elend, da ich von allen Seiten in diese Schicksale mit hineingezogen werde. Vor 2 Jahren waren die Aussichten noch etwas besser, jetzt sind uns gerade in der Schweiz die Hände fast völlig zugebunden.

Ich bitte Sie und Ihren Schwager natürlich, meine Angaben in jeder Hinsicht streng confidentiell zu betrachten. Es lag mir aber am Herzen, wenn Sie, sehr verehrter Herr Kollege, mir schreiben, meine Antwort zu begründen, was ich nicht in jedem Fall mag und kann. Ich habe natürlich nichts dagegen, wenn Sie Ihrem Schwager den Brief zeigen.

Mit besten Grüssen, Ihr aufrichtig ergebener
[Ludwig Binswanger]

a Kollege!] *daneben hs.*: Jaspers

21. Karl Jaspers an Ludwig Binswanger

Brief, ms.
Original: UA TÜ Nl. Ludwig Binswanger

Heidelberg, den 25. X. 1935

Sehr verehrter Herr Binswanger!
Haben Sie meinen herzlichsten Dank für Ihren ausführlichen Brief. Dass Sie höchst wahrscheinlich auf meine Frage verneinend antworten müssten, habe ich erwartet. Dass Sie es so überaus freundlich tun und so eingehend begründen, wird meinem Schwager wohltun, wie es mir wohltut. Sie haben selbst es nicht leicht, Ihr grosses Unternehmen durch die Zeit zu bringen; und dazu ohnmächtig zusehn zu müssen, wenn Menschen, die Ihnen auf ganz andere Weise verbunden sind als mein Ihnen kaum bekannter Schwager, sich an Sie wenden, wird sehr schwer sein. Wegen der Bewerbungsmöglichkeiten und Adressen wird sich vielleicht später einmal mein Schwager an Sie wenden. Zur Zeit, glaube ich, wird er es

noch nicht tun, und, wenn er diesen Weg beschreitet, dann selbstverständlich mit dem Wissen um die geringen Erfolgschancen.[41]
Nehmen Sie nochmals meinen Dank!
Mit den besten Grüssen
Ihr sehr ergebener
K. Jaspers

22. Ludwig Binswanger an Karl Jaspers

Brief, hs.
Original: DLA Nl. Karl Jaspers

Kreuzlingen, 24. II. 43

Sehr verehrter Herr College!
Wie ich höre, feiern Sie am 23. Ihren 60. Geburtstag. Ich möchte an diesem Tage unter den Gratulanten nicht fehlen, denn ich fühle mich Ihnen vielfach verbunden, nicht zuletzt aus Dankbarkeit für alles, was Sie mir auf dem Gebiete der Psychiatrie und Philosophie an Wissen und Anregung geschenkt. Wir »Geistesarbeiter« stehen uns jetzt ja näher denn je! Ich spreche aber nicht nur in meinem eigenen Namen, sondern kann Sie versichern, dass wir in der Schweiz Ihnen insgesamt nahe sind und gerade das, was Sie für die Psychiatrie geleistet haben, hüten und pflegen. Das Wort Glück-Wunsch geht einem heute schwer auf die Lippen oder in die Feder, doch bleibt der Wunsch auszusprechen, dass Ihnen noch lange ein Wirken im Geist und für den Geist beschieden sein möge!
Mit den besten Grüssen für Sie und Ihre Gattin,
Ihr
L. Binswanger

23. Karl Jaspers an Ludwig Binswanger

Brief, hs.
Original: UA TÜ Nl. Ludwig Binswanger

Heidelberg 8. 3. 1943

Sehr verehrter Herr Binswanger!
Ich danke Ihnen herzlich für Ihren Glückwunschbrief zu meinem 60. Geburtstag u für Ihren Beitrag zu der mir überreichten Festgabe.[42] Die Schrift über meine psychiatrischen Bemühungen, die Sie für diesen

---

41 Mayer gab seine Berliner Praxis Ende 1938 auf und floh nach Holland, wo er den Krieg überlebte und in aller Bedrängnis Zeit zu eigenen philosophischen Werken fand. Vgl. Ernst Mayer, *Dialektik des Nichtwissens*, Basel 1950, und *Kritik des Nihilismus*, Bern 1958.
42 Binswangers Aufsatz »Karl Jaspers und die Psychiatrie« erschien zuerst in der Schweiz, versehen mit der Fußnote: »Aus der (ungedruckten) Festschrift zum 60. Geburtstag von Karl Jaspers am 23. Februar 1943«. Vgl. SANP 51 (1943), 1-13 und Hans Saner (Hrsg.), *Karl Jaspers in der Diskussion*, München 1973, 21-32.

Zweck verfasst haben, war mir eine persönlich und sachlich ungemein erfreuliche Lektüre. Die Wertschätzung im Ganzen war zwischen uns gegenseitig ja immer fraglos, auch wenn wir unsere Arbeiten, der eine die des anderen, keineswegs mit Glacéhandschuhen angefasst haben. 1941/42 habe ich meine *Psychopathologie* für eine 4. Aufl. noch einmal ganz neu geschrieben, nicht nur mit Erweiterung des Anschauungsmaterials, Streichung überholten Stoffes, sondern auch mit Vertiefung u Klärung des Grundsätzlichen (wie ich hoffe). In der Kriegszeit konnte das Buch leider bisher noch nicht gedruckt werden. In der neuen Bearbeitung kommen natürlich auch Ihre Untersuchungen der letzten Jahrzehnte vor.[43] Schade, dass das Buch jetzt nicht für eine Diskussion zwischen uns zur Verfügung steht!
Mit herzlichen Grüssen u nochmaligem Dank
Ihr Karl Jaspers

24. Ludwig Binswanger an Karl Jaspers

Brief, ms.
Original: DLA Nl. Karl Jaspers

Kreuzlingen 17. März 1943.

Sehr verehrter Herr Kollege!
Ihre freundlichen Zeilen vom 8. März sind gestern in meine Hände gelangt. Ich habe mich sehr darüber gefreut. Die Nachricht, dass Sie eine 4. Auflage Ihrer *Psychopathologie* geschrieben haben, hat mich, wie Sie sich denken können, ganz besonders interessiert und gefreut. Haben Sie nicht daran gedacht, das Buch in der Schweiz herauszugeben? Für diesen Fall stelle ich mich Ihnen gerne zur Verfügung. Ich habe nur wenig persönliche Beziehungen zu Verlegern bei uns, glaube aber trotzdem etwas erreichen zu können. Ich würde in erster Linie an Benno Schwabe in Basel denken.
Haben Sie meinen Vortrag über »Freud's Auffassung des Menschen im Lichte der Anthropologie«[44] gelesen? Sonst würde ich ihn Ihnen schikken; er ist in einer abseitigen holländischen Zeitschrift erschienen. Ich glaube, dass wir uns auf dieser Grundlage und Kritik ziemlich weitgehend verständigen könnten.
Mit den freundlichsten kollegialen Grüssen wie immer
Ihr
L. Binswanger.

---

43 Jaspers lobt zwar die »deskriptiven Leistungen« der »existentiellen Anthropologie« Binswangers, aber kritisiert sie mit anderen »geistigen Bewegungen in der Psychopathologie« als theoretischen, »unumgänglichen Irrtum«. Vgl. AP 4, 453.
44 Ludwig Binswanger, »Freuds Auffassung des Menschen im Lichte der Anthropologie. Erweiterter Festvortrag, gehalten zur Feier des 80. Geburtstags von Sigmund Freud im Akademischen Verein für medizinische Psychologie am 7. Mai 1936«, in: *Nederlandsch Tijdschrift voor Psychologie en hare Grensgebieden* 4 (1936), 266-301.

25. Karl Jaspers an Ludwig Binswanger

Brief, ms.
Original: UA TÜ Nl. Ludwig Binswanger

Heidelberg, 28.5.1946.

Lieber Herr Binswanger!

Für Herrn Dr. Schinzinger[45] kann ich leider z. Zt. keine Aussicht auf eine dotierte Stellung an der Universität Heidelberg machen. Wir sind noch im ersten Aufbau, die wichtigsten Dinge ruhen. Eine Habilitation ist technisch jederzeit möglich, bringt aber als solche keinen Lebensunterhalt. Sie würde ausschliesslich nach den gesamten Publikationen und der vorgelegten Habilitationsarbeit entschieden werden. Ich persönlich habe an Herrn Dr. Schinzinger die freundlichsten Erinnerungen und werde ihn, soweit ich kann, fördern.

Zur Zeit ist meine *Psychopathologie* im Druck. 1942, als die sehr weitgehende Neubearbeitung fertig war, durfte sie nicht gedruckt werden.

Mit den besten Grüssen,
Ihr sehr ergebener
Karl Jaspers

---

45 Wohl Robert Schinzinger (1898-1988), Germanist und Philosoph, der mit Binswangers Nichte Anneliese Hebting verheiratet war. Unterstützt von japanischen Professoren, die in Heidelberg studiert hatten, konnte er längere Zeit in Japan leben; vgl. *Gedenkschrift für Robert Schinzinger*, Tokio 1990.

Eugen Bleuler – Karl Jaspers 1915

26. Eugen Bleuler an Karl Jaspers

Brief, ms.
Original: DLA Nl. Karl Jaspers

Zürich, den 6. Sept. 15

Verehrter Herr College!
In Ihrer Dissertation berichten Sie von dem Falle Ratzel.[1] Ich habe mich schon längere Zeit für diese Heimwehverbrechen interessiert und möchte deswegen gern die Beschreibung Ratzels ganz haben. Sie ist mir aber unzugänglich. Könnten Sie sie mir vielleicht zum Ausziehen zukommen lassen? Ich verpflichte mich, sie gleich wieder zurückzuschikken. Wer ist eigentlich Ratzel?
Sollten Sie noch überflüssige Exemplare der Dissertation haben, wäre ich für eines sehr empfänglich.
Ich habe mich sehr gefreut, in einer Ihrer Rezensionen zu sehen, dass meine Polemik gegen Sie auf einem Missverständnis beruht.[2] Sie sind nicht der Erste Beste, und da ist man nicht gern in so fundamentalem Widerspruch, wie es mir und übrigens auch Anderen schien.
Mit collegialer Hochachtung
Ihr ergebener
Bleuler

1 Beilage
Antwortkarte

---

1 Vgl. Karl Jaspers, *Heimweh und Verbrechen*, Leipzig 1909, in: *Archiv für Kriminal-Anthropologie* 35 (1909) 1-116, zitiert nach: GSP, 1-84. Jaspers zitiert darin (30 ff.) ausführlich aus den posthum in Zeitschriften veröffentlichten »Selbstschilderungen« des weltreisenden Geographen Friedrich Ratzel (1844-1904), die gesammelt erstmals 1966 als *Jugenderinnerungen* erschienen.
2 Karl Jaspers, »Rezension von Eugen Bleuler, Psychische Kausalität und Willensakt« (*Zeitschrift für Psychologie* 69 [1914], 30-72), in: ZNP 11 (1915), 168-169. Weiterhin rezensierte Jaspers Eugen Bleulers Arbeiten: »Das autistische Denken« JPPF 4 (1912), 11-39), in: ZNP 6 (1913), 393-394; »Der Sexualwiderstand« JPPF 5 (1913), 442-452, in: ZNP 8 (1914), 584; »Zur Theorie der Sekundärempfindungen« (*Zeitschrift für Psychologie* 65 [1913], 1-39), in: ZNP 9 (1914), 194-195 sowie *Naturgeschichte der Seele und ihres Bewusstwerdens. Eine Elementarpsychologie*, Berlin 1921, in: ZNP 28 (1922), 33.

Karl Jaspers – Max Born 1957-1966

27. Karl Jaspers an Max Born

Brief, ms.
Durchschlag: DLA Nl. Karl Jaspers

Basel, den 29. März 1957

Sehr geehrter Herr Professor!
Ich danke Ihnen sehr für die Freundlichkeit, mir Ihren Aufsatz »Der Mensch und das Atom«[1] zu schicken. Ich habe ein lebhaftes Interesse dafür. Manches aus dem Inhalt kenne ich aus Ihrem Vortrag, den Sie vor einigen Jahren – ich meine vor Theologen, irgendwo in Nordwestdeutschland – gehalten haben. Sie sind eine der Autoritäten, auf die man sich berufen kann, wenn bezweifelt wird, dass es mit der Wasserstoffbombe eine so ernste Sache ist.

Bei der Gelegenheit Ihrer liebenswürdigen Zusendung erinnere ich mich, dass ich Sie einst als Privatdozent bei Rickert[2] in Heidelberg traf. Ich habe fast nichts gesagt, darum werden Sie sich meiner nicht erinnern. Aber ich hörte begierig zu, hatte gerade eine Abhandlung von Exner[3] (1912) gelesen und hörte in der Tat aus Ihrem Munde von der grossen Bedeutung der neuen Methode statistischer Auffassung in der Physik. Das ist lange her, Sie waren jung und im Anfang Ihres Aufstiegs. Ich meine, Sie noch vor mir zu sehen.

Seinerzeit (ich hoffe im Herbst) werde ich mir erlauben, Ihnen zu schicken, was ich zur Atombombenfrage aus politischer Philosophie zu sagen versuche.[4]

Mit den besten Empfehlungen
[Karl Jaspers]

---

1 Max Born, »Der Mensch und das Atom«, in: *Atom-Energie* (1957), 1-7.
2 Heinrich Rickert (1863-1936) war mit Wilhelm Windelband (1848-1915) Hauptvertreter der Südwestdeutschen Schule des Neukantianismus. Er lehrte seit 1896 als Ordinarius für Philosophie in Freiburg i. Br. und übernahm Windelbands Heidelberger Lehrstuhl nach dessen Tod 1915.
3 Wohl Franz Exner (1849-1926), österreichischer Physiker, der sich besonders mit der Spektralanalyse befasste und mit Eduard Haschek (1875-1947) die Schrift *Die Spektren der Elemente bei normalem Druck*, Leipzig 1911/1912 veröffentlichte.
4 AZM.

28. Max Born an Karl Jaspers

Brief, hs.
Original: DLA Nl. Karl Jaspers

Bad Pyrmont
1.4.57

Hoch verehrter Herr Jaspers,
Ihr liebenswürdiger Brief hat mich sehr gefreut. Pauli's Anregung, Ihnen meinen Vortrag[5] zu schicken, bin ich gern gefolgt; denn ich hatte Ihren Radiovortrag[6] gehört und war tief beeindruckt.

An das Zusammentreffen bei Rickert erinnere ich mich noch recht deutlich. Ich muss damals ein rechter Frechdachs gewesen sein, daß ich meine unausgereiften Meinungen über die Grundlagen der Physik vor Rickert und Ihnen auskramte. Mit manchen Ansichten aber habe ich recht behalten.

Ich sehe der Zusendung Ihrer Schrift über die Atombombe mit Spannung entgegen.

Mit ergebenen Grüßen
Ihr M. Born

29. Max Born an Karl Jaspers

Brief, hs.
Original: DLA Nl. Karl Jaspers

Bad Pyrmont, 1. Juli 1958

Sehr verehrter, lieber Herr Jaspers,
Der Piper-Verlag hat mir in Ihrem Auftrag Ihr Buch »Die Atombombe und die Zukunft des Menschen« zugesandt. Ich danke Ihnen sehr herzlich dafür. Denn daß Sie an mich in dieser Weise gedacht haben, ist mir eine Ehre, ein Zeichen, daß meine Bemühungen in der Atombombenfrage von Ihnen beachtet worden sind. Vorläufig habe ich erst 60 Seiten gelesen. Es ist für einen Menschen meiner Art, mit physikalischen Denkgewohnheiten, keine leichte Lektüre. Doch hilft es mir, daß ich Ihre Broschüre gelesen und einige Ihrer Rundfunk-Lesungen gehört habe.

Übrigens hatte ich damals, als Ihre Broschüre erschien, einen etwas heftigen Briefwechsel mit Herrn Ebbinghaus,[7] der mir eine Abhandlung

---

5 Der Sonderdruck enthält die hs. Widmung: »Auf Anregung von W. Pauli Herrn Prof. K. Jaspers überr. v. Verf.«.

6 Jaspers hatte am 3. 10. 1956 im Nachtprogramm des Bayerischen Rundfunk über »Die Atombombe und die Zukunft des Menschen« einen Vortrag gehalten, der in der Zeitschrift *Gegenwart* 11 (1956), 665-670, zwei Jahre vor dem gleichnamigen Buch veröffentlicht wurde.

7 Der Marburger Philosoph Julius Ebbinghaus (1885-1981) stand dem Neukantianismus und Existentialismus kritisch gegenüber und rezensierte Jaspers' Buch ablehnend (*Studium generale* 10 [1957], 144-153).

mit heftigen Angriffen auf Sie – und auf uns Achtzehn[8] – schickte. Es war ja nicht meine Sache, für Sie einzutreten, aber die Angriffe schienen mir so unsinnig, daß ich sozusagen explodierte. Haben Sie sich auch mit ihm herumgeschlagen?

Ich erlaube mir, als kleines Symbol des Dankes ein Büchlein (2. Auflage) zu senden, dass einige meiner populären Vorträge in sinnvoller Reihenfolge enthält.[9] Es ist kein Äquivalent zu Ihrem großen Werk; im Grunde ein Nebenprodukt meiner Arbeit, aber als solches vielleicht ganz nützlich.

Mit herzlichem Dank und vielen Grüßen
Ihr
M. Born

30. Max Born an Karl Jaspers

Brief, hs.
Original: DLA Nl. Karl Jaspers

Bad Pyrmont, 15.9.60

Sehr geehrter Herr Jaspers,
der lärmende Widerspruch, den Ihre Erklärung zur Wiedervereinigung[10] gefunden hat, ist mir schwer begreiflich. Er scheint eine tiefe Unwahrhaftigkeit in der deutschen Politik und Presse zu enthüllen. Wenn die Bonner Regierung ernstlich an einer Europäischen Föderation interessiert ist, so ist, wie Sie sagen, die Vereinigung der beiden Teile unnötig – vorausgesetzt, daß Ostdeutschland eine die Menschenrechte und Freiheit respektierende Regierung bekommt –. ja geradezu ein Hindernis; denn ein vereinigtes Deutschland würde eine so große Macht sein, daß eine ausgewogene Union der europäischen Staaten nicht möglich wäre. Da ich britischer Staatsbürger bin, würde ich ein Großdeutschland überdies einfach fürchten.

Ich habe das Bedürfnis, Ihnen das zu sagen, weil ich in manchen andern Fragen, die Sie in Ihrem Buche Die Atombombe und die Zukunft des Menschen[11] behandelt haben, ganz anderer Meinung bin.

Mit freundlichen Grüßen
Ihr ergebener
Max Born

---

8 18 führende Atomwissenschaftler gaben im April 1957 die sogenannte »Göttinger Erklärung« heraus, in der sie den Verzicht der Bundesrepublik auf atomare Bewaffnung forderten. Vgl. S. 92, 263 f.

9 Max Born, *Physik im Wandel der Zeit*, Braunschweig ²1958 (1. Aufl. 1957). Darin die hs. Widmung: »Herrn Professor Karl Jaspers in Verehrung v. Verf. Max Born. Bad Pyrmont 1. Juli 1958«.

10 Jaspers hatte in *Die Zeit* im Sommer 1960 fünf Artikel unter dem Thema *Freiheit und Wiedervereinigung* veröffentlicht, u.a. das im August 1960 gesendete Fernsehinterview mit Thilo Koch. Vgl. FW, 107-115.

11 AZM.

31. Max Born an Karl Jaspers

Brief, hs.
Original: DLA Nl. Karl Jaspers

Bad Pyrmont, 27.2.66

Hochverehrter Herr Jaspers,
Ein Heft der Zeitschrift *Realites* mit Ihrem Interview[12] ist mir geschickt worden. Ich habe den Aufsatz mit brennendem Interesse gelesen und mich gefreut, daß wir in unseren Ansichten uns näher gekommen sind. Ich kann eigentlich allem, was Sie sagen, zustimmen.

Ich werde mir erlauben, Ihnen ein Büchlein mit Radiovorträgen zu schicken.[13] Vorläufig lege ich hier ein paar autobiographische Aufsätze bei.[14] Mit aufrichtiger Verehrung
Ihr ergebener
Max Born

---

12 Karl Jaspers, »The balance of terror won't protect us from the bomb«, in: *Réalités* (Englische Ausgabe Nr. 181) (1965), 27-29.
13 Max Born, *Von der Verantwortung des Naturwissenschaftlers. Gesammelte Vorträge*, München 1965. Die Aufsätze wurden 1965 in der Reihe »Heidelberger Studio« des Süddeutschen Rundfunks ausgestrahlt. In Jaspers' Exemplar sind die beiden Vorträge »Vom Segen und Unsegen der Weltraumfahrt« und »Physik und Politik« mit hs. Lesespuren versehen.
14 Max Born, »Recollections (How I became a physicist. What I did as a physicist; reflections)«, in: *Bulletin of the Atomic Scientists* 21 (1965) (H. 9-11), 3-6, 9-13. Hs. Widmung: »Professor Karl Jaspers mit freundlichen Grüssen Max Born«. Zudem findet sich in der Bibliothek von Jaspers: Max Born, »Erinnerungen an Einstein«, in: *Universitas* 20 (1965), 795-807.

Karl Jaspers – Albert Fraenkel 1901-1938

32. Albert Fraenkel an Karl Jaspers

Postkarte, hs.
Original: DLA Nl. Karl Jaspers

B[adenweiler] 24.4.[1901]

M. L.!
Es sind richtig, wie ich vermutete, *keine* Tuberkelbac. im Auswurf. Das ändert aber nichts an unseren Plänen für Ihre Gesundung.[1] Herzl. Grüße und auf Wiedersehen
Ihr Dr. in spe

33. Albert Fraenkel an Karl Jaspers

Brief, hs.
Original: DLA Nl. Karl Jaspers

Badenweiler, 30.9.

Mein lieber Jaspers.
Ich danke Ihnen für Ihren Gesundheitsbericht, der ja im Ganzen recht erfreulich ist. Auf die gelegentliche Wiederkehr von Fieberregungen war zu rechnen. Diese Neigung braucht erst nach Jahren zu verschwinden. Auch die rötliche Verfärbung des Auswurfes ist ohne Bedenken. Wenn derselbe aber wieder übelriechend wird, so sollten Sie fleißig die Terpentpfeife rauchen.[2] Es ist recht, wenn Sie so zeitig Heidelberg aufsuchen, daß Sie noch von dem schönen Herbst der Pfalz etwas profitieren und damit Sie bei Harrers noch gute Zimmer zur Wahl haben.[3] Sie wohnen am besten in einem Südzimmer der Dependanz. – Wir werden wohl nicht vor Ende des Monats hier frei kommen und in H. einziehen können. Um

---

[1] Fraenkel hatte Jaspers geraten, sich in seinem Sanatorium behandeln zu lassen, woraufhin Jaspers das gerade aufgenommene Jurastudium Ende April unterbrach und nach Badenweiler ging. In der »Krankheitsgeschichte« (1938) schreibt Jaspers rückblickend: »1901 machte Dr. Fraenkel in Badenweiler die Diagnose: Bronchiektasien. Während ich mich bis dahin für im Grunde gesund hielt, wurde jetzt und für immer mein Körperbewusstsein verwandelt: Ich lernte meine Krankheit kennen und mich zu ihr verhalten. Es begann die richtige Therapie.« Vgl. SchW, 113.

[2] In der »Krankheitsgeschichte« (1938) gibt Jaspers einige Briefpassagen – wahrscheinlich an Fraenkel – wieder, in denen er sein Sputum genau in Farbe und Zusammensetzung beschreibt. Vgl. SchW, 114 f.

[3] Nach der Kur in Badenweiler und dem Sommeraufenthalt auf Norderney ging Jaspers im Oktober 1901 nach Heidelberg und quartierte sich in der Hotelpension Harrer ein: »Elegantes Zimmer mit Blick auf den Gaisberg, von freundlichen Mädchen im Restaurant serviertes Essen, bald als Tischgenosse ein Assessor, nebenan das Café Häberlein, in dem man sich zu Gesprächen und zum Billardspielen traf, die Universität in der Nähe, in allen Strassen Buchläden: Ich fühlte mich wie ein kleiner Prinz.« Vgl. Karl Jaspers, »Studium 1901-1907. Teil 1. Autobiographische Schrift«, in: JÖJG 9 (1996), 11-45, 14.

so mehr wird es uns freuen, Sie dort schon eingewöhnt vorzufinden. Ich brauche Ihnen nicht erst zu sagen, daß ich auf eine rege Fortsetzung unserer freundschaftl. Beziehungen rechne. Ich bitte Sie, mich bei Ihrem lieben Vater zu entschuldigen, daß ich seinen Brief vom Juli unbeantwortet ließ, dessen Inhalt nicht erledigen konnte. Wollen Sie mich bitte Ihren beiden Eltern angelegentlich empfehlen und empfangen Sie in Abwesenheit meiner auf einer ital. Seenreise befindlichen Frau[4] einzig die Grüße
Ihres ergebenen
Fraenkel

34. Albert Fraenkel an Karl Jaspers

Postkarte, hs.
Original: DLA Nl. Karl Jaspers

Bunsenstr. 12. [17.11.01]

Lieber Jaspers
Meine Frau bittet Sie statt Mittwoch Donnerstag abend 8 h st zu kommen.
Herz. Gruß
Dr. Fr.

35. Karl Jaspers an Albert Fraenkel

Briefentwurf, hs.
Original: DLA Nl. Karl Jaspers

München 27. IV. 02

Lieber Herr Dr. Fraenkel!
Es ist jetzt grade ein Jahr her, dass ich zu Ihnen nach Badenweiler kam, und, abgesehen von allen andern Erfolgen, die mir dieser Besuch brachte, kann ich wohl sagen, dass ich mit Vergnügen an jene erste Zeit in Badenweiler zurückdenke, als mir die Kur noch angenehm war und ich mich so ausserordentlich wohl fühlte, grade als wenn ich zu Hause gewesen wäre. Um etwas zu haben, was mich an die Umgebung aus jener Zeit erinnert, habe ich mir den alten Bauer, Holzschnitt von Thoma,[5] der in meiner Stube bei Frau Krautinger[6] hing, auch hier wieder aufgehängt. Beim Anblick desselben versetze ich mich gern in die sonnige, wenn auch wehmutsvolle Frühlingsstimmung, die die ersten vier Wochen in Badenwei-

---

4 Fraenkel heiratete 1896 Erna Thorade (1873-1968).
5 Hans Thoma (1839-1924), Maler des deutschen Realismus. Fraenkel verstand Kunst als Therapeutikum und ließ in den Patientenzimmern entsprechende Bilder aufhängen.
6 Marie Krautinger (1862-1946) führte die Hauswirtschaft im Sanatorium Villa Hedwig (heute eine Pension mit zwei nach Jaspers und Fraenkel benannten Appartements), deren ehemaliger Besitzer ihr Mann Ernst Krautinger (1854-1897) war, der Bürgermeister von Badenweiler.

ler auszeichnete. Die Erinnerung daran ist mir tatsächlich so angenehm, dass ich diese Zeit den schönsten meines Lebens beirechne.

Hier in München bin ich seit acht Tagen und in der Pension Nordland recht gut aufgehoben.[7] Ich bin zwar sehr abgemagert, aber mein Befinden ist im allgemeinen sehr gut. Nun muss ich Ihnen mal berichten, bei welchen Gelegenheiten ich Fieber gehabt habe: 1. Am vorletzten Tage in Rom nach einer Wagenfahrt bei grosser Hitze, 37, 3 um 6 Uhr, um 8 Uhr [Anschluss nicht vorhanden]

36. Albert Fraenkel an Karl Jaspers
Brief, hs.
Original: DLA Nl. Karl Jaspers

Badenweiler 15.7.[1902]

Mein lieber Karl,
Mein Gewissen ist schwer belastet, wenn ich an Sie denke. Ich habe Ihnen noch jenen lieben Frühjahrsbrief zu beantworten. Nun eile ich auf Ihre Anfrage »ja« zu sagen und hoffe und freue mich in mündl. Verkehr Ihre Absolution zu erhalten. Es ist mir sehr recht und schmeichelhaft, daß Sie sich mir vor Ihrer Hochtour zeigen wollen, und Sie sind mir Ende des Monats oder früher und immer sehr willkommen. Was thun Sie denn so lange in dem heißen München? Die Ohrengeschichte ist recht dumm; wird sich aber wohl bald wieder machen. Eilig und getreulich mit vielen Grüßen von Villa Erna[8]
Ihr Dr.

37. Karl Jaspers an Albert Fraenkel
Briefentwurf, hs.
Original: DLA Nl. Karl Jaspers

Sils-Maria 18.VIII.06

Lieber Herr Dr. Fraenkel,
Schon wieder bin ich genötigt, Ihren Rat in Anspruch zu nehmen. Der Aufenthalt hier im Hochgebirge bekommt mir durchaus nicht; von Tag zu Tag haben meine Leistungsfähigkeit und mein Gesundheitsgefühl hier abgenommen, so dass ich jetzt kaum mehr im Stande bin, einen Spaziergang von 1/2 Stunde zu machen, ohne längere Zeit ganz herunter zu sein.

---

7 Jaspers setzte im Sommersemester 1902 in München vorerst das Jurastudium fort, nachdem er von Heidelberg aus im März desselben Jahres eine Italienreise auf den Spuren Jacob Burckhardts (1818-1897) und dessen *Cicerone* (1855) unternommen hatte. Vgl. Karl Jaspers, *Italienbriefe 1902*, hrsg. von Suzanne Kirkbright, Heidelberg 2006.

8 Villa Erna war das nach seiner Frau genannte Haus, das Fraenkel gekauft hatte und in dem er seit 1896 mit seiner Familie wohnte.

Es scheint mir, dass die Ursache in mangelnder Leistungsfähigkeit des *Herzens* liegt. Ob meine Cyanose hier hochgradiger ist als früher, kann ich schwer mit Sicherheit sagen, ich glaube es aber. Jedenfalls ist die Art des Pulses merklich verändert. Durchschnittszahl für die Geschwindigkeit sind ungefähr:
Nach längerem Liegen 80/90
Einfaches Aufsitzen 100/110
Einfaches Aufstehen bis 120
Nach langsamem Gang, ohne Steigung, von 20 min: 120/160,
einige Male habe ich nicht mehr zählen können wegen der Kleinheit und Schnelligkeit.
Jedesmal, wenn durch eine kleine Anstrengung eine Steigerung der Zahl eingetreten ist, ist auch starke Arrhythmie und Aussetzen vorhanden. Zuweilen kaum fühlbar, ist er sonst sehr leicht unterdrückbar.[9]
Eine Herzschwäche scheint mir da zweifellos. Da ich nach jedem kleinen Gang ein miserables Befinden bekomme, ich aber doch wenigstens mit der Hängematte in den Wald gehen muss – denn das zu Hause sitzen hat ja keinen Zweck – so reise ich hier ab.
Von Basel aus werde ich mir erlauben, Sie anzutelefonieren; ich möchte gern Ihren Rat, ob Sie es vielleicht für zweckmässig halten, dass ich in einem niedriger gelegenen Ort, wie etwa Badenweiler, mich noch einige Zeit aufhalte, wenn irgendwo Platz zu finden ist und dort eine Ruhe-, eventuell mit kleiner Mastkur mache; oder ob Sie es für ungefähr gleichwertig halten, wenn ich nach Oldenburg fahre, mich dort pflegen lasse und viel draussen liege. – Vielleicht sagen Sie Ihrer Frau Gemahlin, ob Sie für Badenweiler oder Oldenburg sind, damit ich es dann am Telephon erfahren kann.
Mit bestem Dank im Voraus und Gruss an Ihre Frau Gemahlin
Ihr K. Jaspers

38. *Albert Fraenkel an Karl Jaspers*

Brief, hs.
Original: DLA Nl. Karl Jaspers

29. 3. 08
Blumenthalstr. 3
im Bett

Lieber Herr Jaspers,
Ich wollte heute früh zu Ihnen kommen. Nun liege ich mit einer leichten Influenza u. Fieber fest u. bedaure Ihnen nicht gleich zu Diensten sein zu können.
Darf ich Ihnen einen meiner Freunde schicken, der nach Ihnen sieht.

---

9 Die ersten Briefabsätze finden sich im Wortlaut fast identisch in der »Krankheitsgeschichte«. Vgl. SchW, 116f.

Etwa Dr. Schwartz,[10] meinen Mitarbeiter, oder den prakt. Arzt Dr. Reinhardt.[11] Beide sind zuverlässig und absolut ungefährlich.

Ich muß, sobald ich beinig bin, nach Badenweiler auf den Posten ziehen, möchte Sie aber unter allen Umständen vorher sehen und beraten.
Bitte um Ihre Direktive
Herzl. Grüße Ihres
Fraenkel

39. Albert Fraenkel an Karl Jaspers

Brief, hs.
Original: DLA Nl. Karl Jaspers

12.4.10

Lieber Herr Jaspers,
Es freut mich, daß Sie Badenweiler die Ehre und uns das Vertrauen schenken, und meine Frau und ich freuen uns umso mehr, Sie bald hier zu sehen, als wir Ihnen gegenüber ein schlechtes Gewissen haben.

Ich habe soeben mit Dr. Dietlen[12] – Straßburg, Ludwigshafener Straße telephonisch verabredet, daß Sie auf Ihrer Reise sicher am Donnerstag Nachmittag bei ihm zur Röntgenaufnahme vorsprechen werden. Hoffentlich sind Sie mit dieser Disposition einverstanden. Dietlen ist in allen wichtigen Röntgenfragen der Mann meines absoluten Vertrauens. Ich will Sie zwar auch hier durchleuchten, aber will sein Gutachten nicht entbehren. Sie kommen Freitag eben recht, etwa Sonntag fahre ich zum Congreß nach Wiesbaden. Sie können auch helfen, Frau Wilmanns[13] in ihrem Strohwittwentum zu trösten. Freitag Abend sind Sie unser Gast.
Freundlichst grüßt Ihr get.
Fraenkel

40. Albert Fraenkel an Karl Jaspers

Brief, hs.
Original: DLA Nl. Karl Jaspers

Heidelberg, 10.1.15

Lieber Herr Jaspers!
Ich habe nun zwei sehr interessante Fälle für Sie. Den einen, von dem ich Ihnen schon gesprochen habe; er ist noch nicht gehfähig, und ich

---

10 Georges Schwartz (1878-1970) wurde 1908 zum Leiter des Städtischen Krankenhauses in Colmar ernannt, setzte sich für die Gesundheitsvorsorge ein und unterstützte Fraenkel bei der Erforschung der Strophantintherapie.
11 Wohl Ludwig Reinhardt, niedergelassener Arzt in Heidelberg.
12 Johannes (auch Hans) Dietlen (1879-1955), ein Straßburger Extraordinarius für Röntgenologie.
13 Elisabeth Wilmanns (1885-1969), Tochter des Chemikers Viktor Meyer (1848-1897).

habe ihn deshalb Herrn Homburger[14] gezeigt, der gelegentlich zu uns kommt. Sie werden aus der Krankengeschichte ersehen, wie er den Fall auffasst. Mich befriedigt die Auffassung als Hysterie noch weniger, seitdem ich nun noch einen zweiten analogen Fall psychischer Störung durch die Folgen einer Granatexplosion seit heute auf meinem Saal sehe. Ich schicke Ihnen zunächst diesen sympathischen jungen Kriegsfreiwilligen *Fink*. Er hat außer den Resten seiner psychischen Störung noch eine Luxation der Clavicula als Folge der Verschüttung und einen wahrscheinlich angeborenen Herzfehler. Ich bitte um Mitteilung, wann der eine Mann kommen darf und wann der andere. Den noch nicht gehfähigen *Kirner* würde ich Ihnen zutragen lassen. Es liegt mir sehr daran, daß gerade Sie beide Fälle begutachten. Ich halte sie auch für publikationswertig, weil sie so aktuell sind. Einer meiner Herrn würde gern die Aufgabe unter Ihrer Anleitung übernehmen.
Herzlichen Gruß
Fraenkel

41. Albert Fraenkel an Karl Jaspers

Brief, hs.
Original: DLA Nl. Karl Jaspers

Heidelberg, 12.1.15

Lieber Jaspers,
dies also der erste – mobile Fall – zugeführt durch den Sanitätsgefreiten cand. med. F.S. Marquard.[15] Wenn es Sie gar nicht geniert, kann er Ihrer Untersuchung anwohnen. Sonst schicken Sie ihn fort.

Bin Ihnen dankbar, daß Sie wegen des 2. Falles zu uns kommen wollen. Etwa morgen Nachmittag um 4 Uhr mit vorheriger endgült. teleph. Verabredung. Sie werden mich dann abholen.
Herzl. Gruß.
Fraenkel

---

14 Der Heidelberger Kinderpsychiater August Homburger (1873-1930) habilitierte sich 1911 (*Lebensschicksale geisteskranker Strafgefangener*) und leitete seit 1917 die psychiatrische Poliklinik, in der Jaspers als Volontärassistent häufiger Patienten sah. Vgl. August Homburger, *Vorlesungen zur Psychopathologie des Kindesalters*, Berlin 1926.

15 Wohl Wilhelm Marquart, Student der Medizin in Heidelberg, im Reservelazarett tätig.

42. Albert Fraenkel an Karl Jaspers

Brief, hs.
Original: DLA Nl. Karl Jaspers

Heidelberg, 15.1.15

Sehr geehrter Herr Dr.!
Wir bitten Sie, den Steinmann, von dem ich Ihnen schon gesprochen habe, der durch berechtigte Selbstvorwürfe über das Zurücklassen seines Bruders auf dem Schlachtfeld in eine Art Depressionszustand verfallen ist, zu einer Ihnen passenden Stunde zu untersuchen. Er ist nicht transportfähig, kann aber ins Ärztezimmer gebracht werden. Es wäre für uns sehr wertvoll, wenn Sie unsere Absicht unterstützen wollten, St. als dienstunbrauchbar zu entlassen.
Gruß Ihr Fraenkel

43. Albert Fraenkel an Karl Jaspers

Brief, hs.
Original: DLA Nl. Karl Jaspers

Heidelberg, 1.2.[1915]

Lieber Jaspers.
Bitte sich Fink u. seine Aufzeichnungen noch einmal vor seiner Entlassung anzusehen u. einige Einzeichnungen ins Journal zu machen. Wir werden ihn nach Ihrem Vorschlag dienstunbrauchbar entlassen.
Fraenkel

44. Albert Fraenkel an Karl Jaspers

Postkarte, hs.
Original: DLA Nl. Karl Jaspers

23.7.23, Blumenthalstr. 21

Lieber Herr Jaspers,
Verzeihen Sie, daß ich Sie quäle.
1. Aber ich hätte Sie und H. v. Recklinghausen[16] so gern dabei, wenn Kukes[17] Freitag ½4 den längst projectierten Thee bei uns einnehmen. Vielleicht überlegen Sie sich's noch einmal.
2. Beglückwünschen möchte ich Sie zur Geburt Ihres jüngsten Kindes,[18] das ich vorhin im Schaufenster gesehen habe. Es wird, wie ich sicher bin, in einer verworrenen Zeit wegweisend sein und Ihnen Dank und Erfolg bringen.

---

16 Heinrich v. Recklinghausen (1867-1942), promovierte in Straßburg *Über die Athmungsgrösse des Neugeborenen* und arbeitete dort zunächst als Assistent in verschiedenen Kliniken, bevor er zu Fraenkel nach Badenweiler ging.
17 Personen nicht ermittelt.
18 IU 1.

Ich würde froh sein, Sie vor unserer Ferienreise (am Sonntag) noch zu sehen und Sie in Ihrem Strohwittwertum trösten zu dürfen.
Herzlich Ihr
alter
Fraenkel

45. Albert Fraenkel an Karl Jaspers

Brief, ms.
Original: DLA Nl. Karl Jaspers

Heidelberg 19.3.26

Lieber Freund!

Vorgestern abend wollte ich mir die Erlaubnis von Ihnen einholen, im Interesse von *Eymer*[19] Ihren Namen nennen zu dürfen. Ich bedauerte, dass mein Ruf Sie nicht erreichte, freute mich aber über die Feststellung, dass Sie unter *die lachenden* Philosophen gegangen waren. Ich habe auch am Tage vorher Trost im Strohwitwertum am gleichen Orte gesucht, war aber von der Clown-Wirkung nicht besonders angetan.

Ich war lange im Zweifel, ob ich auch ohne Ihre Erlaubnis mich auf Sie beziehen dürfte, habe es aber dann doch gewagt und lege Ihnen jetzt zur vertraulichen Kenntnisnahme meinen Briefwechsel mit dem Göttinger Kliniker vor, um mir Indemnität zu holen. Hoffentlich geben Sie sie mir und gehe ich nicht fehl in der Annahme, dass Sie Eymer wirklich so günstig beurteilen.

Es ist mir sehr schmerzlich, dass ich Sie beide so selten sehe, als wenn wir in weit entfernten Städten wohnten. Aber ich bin jetzt auch schwer beweglich geworden und muss mich auch schonen und conservieren, jetzt erst recht, nachdem gestern nach 7jährigem Bemühen es doch noch gelungen ist, das Haus für chronisch kranke Geistesarbeiter zu sichern. Das soll der Speyerer's (schwarz) Hof werden.[20]

Da ich kein Buch geschrieben habe, wird doch wenigstens etwas von mir übrig bleiben, was Ewigkeitswert hat.

Auch Rohrbach[21] macht mir Freude, aber auch viel Mühe. Wenn andre emeritiert werden, muss ich noch einmal neu anfangen.[22]

---

19 Heinrich Eymer (1883-1965) war seit 1921 ao. Professor für Gynäkologie in Heidelberg und seit 1924 Ordinarius in Innsbruck. 1930 erhielt er als Nachfolger von Carl Menge (1864-1945) den Ruf nach Heidelberg.
20 Mitte der 20er Jahre eröffnete Fraenkel das Sanatorium »Speyerer Hof«, das am Heidelberger Hausberg Königstuhl lag.
21 Fraenkel war beratender Arzt im Krankenhaus Rohrbach, durch seinen Einsatz kam es 1925 zur Etablierung als Kreiskrankenhaus von Heidelberg und 1928 zur Gründung des Tuberkulosekrankenhauses Rohrbach, der heutigen Thoraxklinik.
22 Zudem erhielt Fraenkel 1928 als Honorarprofessor mit 64 Jahren einen Lehrauftrag für Tuberkulose an der Universität Heidelberg.

Von Ihnen höre ich immer nur das Beste. Ihr Theaterbesuch hat mir diese guten Nachrichten bestätigt.

Also ich hoffe auf ein Wiedersehen in den Osterferien, für den Fall Sie nicht verreisen. Wir werden wohl hier bleiben. Seit heute hege ich die Hoffnung, dass meine Frau den Enkelbub als Osterhasen mitbringt, damit Lotte und Achim[23] Ferien machen können.

In alter Freundschaft Ihrer beider
getreuer
Fraenkel

46. *Albert Fraenkel an Karl Jaspers*

Brief, hs.
Original: DLA Nl. Karl Jaspers

Montag, 26. 8. 26
Hotel Morgen
Sils Baselgia

Lieber Freund,
Eben von der Charté zurückkehrend, wo ich meine »Arbeits-Schlaf-Wohnung« und heute, weil meine Frau, um sich Bergschuh und dem alten Herrn eine warme Strickweste zu kaufen, nach St. Moritz gefahren war – sogar das »Eßzimmer« eingerichtet habe: an einer herrlich von der Sonne just eben gestreiften Stelle der Nordwestecke, 5 von unserem Hotel – unter reicher Post:

Ihr klarer Bericht über das ungewöhnliche Expektorat[24] und mit den lieben Begleitworten Ihrer wohltuenden dankbaren Gesinnung. –

Ich muß Ihnen gleich mit mangelhaften Schreibutensilien mitteilen, zu welcher Erkenntnis ich durch Ihren Beschrieb des Vorfalls und Objects gekommen bin. Während ich nach den Schilderungen, die mir meine Frau vermittelte, an das seltene Vorkommnis eines Bronchialsteins dachte, ist jetzt auf Grund des mitgeteilten Röntgenbefunds, des Aussehens und der Konsistenz [des] Körpers, nach der Art, wie er ausgestoßen wurde, wegen seiner blutigen Hülle im unveränderten Sputum und wegen des folgenden Fibringerinnsels für mich fast kein Zweifel mehr, daß es sich um einen verkalkten Tonsillarpfropf – sog. *Mandelstein* – han-

---

23 Liselotte Fraenkel (1902-1992) war in erster Ehe mit dem Bankkaufmann Joachim Köster verheiratet, von dem der »Enkelbub« Roland stammte. Nach dessen Tod 1928 heiratete sie den Juristen Hans Anschütz (1901-1980), der wegen ihrer sog. Mischehe nach 1933 in den Verwaltungsdienst wechseln musste. Nach 1945 war er beteiligt am Aufbau des Zentralgerichtshofs für NS-Verbrechen.

24 Vgl. Karl Jaspers, Krankengeschichte, in: SchW, 115: »Zweimal (1926 und 1927) hustete ich ein rundes Stückchen aus, das bei der Expektoration hart gegen den Gaumen schlug. Spuren von Blut begleiteten es, auch eine leise Störung des Körpergefühls. Weitere Folgen traten nicht ein. Die pathologisch-anatomische Untersuchung ergab fibrinöse Gewebe. Es waren kleine Schleimhautpolypen.«

delte, den die Laryngologen besser zu kennen pflegen als die Internisten. Zeigen Sie das corpus delicti Herrn *Beck*[25] und er wird diese meine Ferndiagnose wohl bestätigen können. Sie aber werden in diesem Fall die Schlußfolgerung ziehen, daß die Sache ganz bedeutungslos ist und Ihre Entschließungen und Dispositionen in keine Richtung zu stören brauchen. Es tut mir nur leid, daß ich nicht zur Stelle war und Thorspecken[26] mit meiner auch nur in ganz wenigen Fällen gewonnenen Erfahrung zu Hilfe kommen konnte. Es befriedigt mich natürlich sehr, daß die aus diesem Anlaß gemachte Aufnahme keine wesentlichen Unterschiede gegen die frühere zu zeigen scheint als die sich aus der inzwischen fortgeschrittenen Technik erklären. Doch bin ich natürlich sehr gespannt, bei meiner Rückkehr die Stellenschau selbst vornehmen zu dürfen, wenn [?] Sie aus Oldenburg zurück sein werden. Ich wollte, Sie verweilten nicht zu lange dort, wo die unausbleiblichen Erörterungen Ihre Erholung beeinträchtigen könnten, und suchten diese möglichst bald und lange an der See.

Hätten wir Sie doch hier! Und dürfte ich mir durch Ihre Vermittlung den Geist nahe bringen, der diese einzigartige Waldinsel am See erfüllt und der vielleicht mehr als Sie es selbst vor 25 Jahren noch ahnen konnten Richtung gebend für Ihre eigene Lebensgestaltung geworden sein dürfte. Die Apolloschmetterlinge fehlen, aber wenigstens zur Zeit stört kein Snobismus, man ist mit sich und der mächtigen Landschaft mit den silbernen Tönen allein und es fehlt auch nicht an der Gemeinschaft mit passenden, lieben Freunden. Hier fanden wir Marianne Weber, mit der wir schon manche gemütliche Stunden verplaudern durften. Sie ist glücklich über ihre körperliche Leistungsfähigkeit, dabei schwingt wohl auch die Befriedigung über das gelungene Werk mit, durch das sie eine große, aber auch schwierige Periode ihres Lebens abgeschlossen hat.[27] Von Bekannten, denen man aber lieber etwas ausweicht, ist noch der badische Lasalle (Staatsrat *Marum*)[28] im Haus. Aber droben im Vextal hausen unsere lieben Nachbarn Hampes,[29] die meine Frau auf Touren mitnehmen. Ich aber bescheide mich mit den kleinen Gängen auf die Halbinsel mei-

---

25 Karl Beck (1880-1942) war seit 1919 an der Heidelberger Hals-Nasen-Ohren-Klinik ao. Professor und seit 1931 Ordinarius.
26 Oskar Thorspecken (1882-1965), der bei Viktor Czerny (1863-1941) in der Heidelberger Chirurgie 1906 promoviert wurde, hielt sich wiederholt in Badenweiler auf.
27 Marianne Weber (1870-1954) war die Frau von Max Weber. Seit 1896 lebten sie in Heidelberg, wo die Webers einen Kreis von liberalen Akademikern und Intellektuellen um sich sammelten, den Marianne Weber nach dem Tod ihres Mannes 1920 alleine fortführte. Sie war wissenschaftlich und politisch in Fragen des Frauenrechts tätig und schloss im Jahr 1926 die große Biographie über ihren Mann ab.
28 Ludwig Marum (1882-1934), sozialistischer Politiker, der ein Opfer des NS-Terrors wurde.
29 Karl Ludwig Hampe (1869-1936) lehrte von 1903 bis 1934 mittelalterliche Geschichte in Heidelberg und war mit Jaspers befreundet. Seine Frau war Lotte Hampe, geb. Rauff.

nes Entzückens und nach Sils zum Hanselmann.³⁰ Ich darf mit meinen Jahren und Herz u. Lungen noch zufrieden sein, daß sich Puls und Atmung auf die 1800 m eingestellt haben.

Meine Frau beauftragt mich mit herzlichen Grüßen an Sie beide, und ich sage die treuesten und besten Dr.'s u Freundschaftswünsche hinzu,

als Ihr beider alter
Fraenkel

47. Karl Jaspers an Albert Fraenkel

Briefentwurf, hs.
Original: DLA Nl. Karl Jaspers

Heidelberg, 31/3 1928

Lieber Herr Fraenkel!

Zu dem »Honorarprofessor« muss ich Ihnen oder besser uns gratulieren. Dass Sie in dieser Form der Universität angehören, ist doch gut – da Sie Ihr Leben nun einmal anders gewählt haben und mehr als ein blosser Professor, nämlich Fraenkel, sein wollten, der nur einmal in seiner Art ist. Es wäre für uns schliesslich blamabel, wenn Sie ganz abseits geblieben wären, fast so wie die Tatsache, dass Max Weber sein Leben lang immer nur Dr. juris blieb.³¹ Und ich glaube, da Sie für Universität immer einen so positiven Sinn und so liebende u. kluge Bewertung der Vorgänge an ihr hatten, – dass Sie auch selbst ganz gern dabei sind. Die Form ist nobel: das Recht, zu lesen, kann nicht wie bei den nichtetatmässigen Professoren verfallen. Ob Sie wohl einmal lesen werden?

Herzliche Grüsse!
Ihr Karl Jaspers

---

30 Vielbesuchte Konditorei in Sils-Maria, berühmt wegen ihrer Kuchen, Teesorten und Trinkschokolade.

31 Max Weber (1864-1920) wurde 1889 zu einer handelsrechtlichen Frage promoviert; die Habilitation *Die römische Agrargeschichte* brachte ihm die Venia legendi für römisches, deutsches und Handelsrecht. 1894 wurde er auf einen nationalökonomischen Lehrstuhl in Freiburg i.Br. berufen; schon 1896 wechselte er nach Heidelberg, erkrankte aber um 1900 so schwer, dass er nach Jahren der psychischen Krise seine akademischen Ämter ablegte und bis 1919 als Privatgelehrter und Herausgeber des *Archivs für Sozialwissenschaft* fungierte. Zur besonderen Bedeutung Webers für Jaspers vgl. Matthias Bormuth, »Lebensführung in der Moderne. Karl Jaspers und Max Weber«, in: Bernd Weidmann (Hrsg.): *Existenz in Kommunikation. Zur philosophischen Ethik von Karl Jaspers*, Würzburg 2004, 119-150 und Dieter Henrich, »Denken im Blick auf Max Weber«, in: MW, 7-31.

48. Albert Fraenkel an Karl Jaspers

Brief, hs.
Original: DLA Nl. Karl Jaspers

Blumenthalst 21. 23.II.33

Lieber Freund. Mir und mit mir im Bunde Ihrer Landsmännin,[32] dem Kind aus dem Nachbarhaus, dürfen können werden Sie nicht wehren, wenn wir uns mit Blumen und Gedanken im Kreise der »Engeren« an Ihrem 50. Geburtstag mit herzinnigen Wünschen beteiligen.

Mir ganz besonders nicht, denn wen in Heidelberg außer Ihren Nächsten kann dieser Tag bewegen wie mich? Wer hier und in aller Welt kann sich rühmen, von aller Anfang an Ihnen erlebt zu haben wie der Geist es ist der sich den Körper formt; der still, aber bewundernd erkannt und anerkannt hat, wie Sie durch die Überwindung körperlichen Schadens zu den Leistungen aufgestiegen sind, die über das fachwissenschaftliche hinaus Ihnen die Stellung eines geistigen Führers bei allen eingetragen haben, die aus den Schäden ihrer Situation [?Scheitern?] einen Ausweg suchen und die für wirklich überzeugende Persönlichkeit noch Sinn haben.

Dankerfüllt für das, was mir jedenfalls Ihre beiden Bücher, die Sie mir in unermesslicher Güte gewidmet haben, an Anregung, Belehrung und Erhebung gebracht haben

Und Ihnen zugetan wie in der Stunde ersten Begegnens mit dem jungen Studenten auf den Höhen des Schwarzwaldes, reiche ich Ihnen an diesem Tag des auch für den Mann bedeutungsvollen Eintritts in das 6. Lebensdecennium die Hand, in der 1000 Wünsche liegen, darunter die besten für die Gesundheit, für die wachsende Anerkennung Ihres Wirkens und für neue Conceptionen.

Wir beide bleiben auch im neuen Jahre Ihre Getreuen und die der besten aller Gelehrtenfrauen, die Ihre Lebensretterin und Gestalterin ist.

Ihre Albert und Erna Fraenkel

49. Karl Jaspers an Albert Fraenkel

Briefentwurf, hs.
Original: DLA Nl. Karl Jaspers

Heidelberg, 1. Juni 1934

Lieber Herr Fraenkel!
Das ganze Jahr haben wir mit Wehmut an Ihren kommenden 70. Geburtstag gedacht, mit dem Schmerz, daß dieser Feiertag nicht, wie es hätte sein sollen, ein öffentlicher sein kann,[33] aber mehr noch mit der

---

32 Fraenkels Frau Erna Thorade, die wie Jaspers aus Oldenburg stammt.
33 Wegen seiner jüdischen Abstammung musste Fraenkel 1933 seinen universitä-

Freude, daß Sie ihn erleben und von Vielen geliebt und verehrt, feiern werden, und zwar wie ich mir denke, mit der Weisheit, die Ihr Leben lang Ihre so bewegte Seele durchdrungen und beherrscht hat.

Die medizinische Welt weiß, was Sie für sie geleistet haben, auch wenn sie still ist und die nachwachsenden Generationen schon als selbstverständlichen Besitz nehmen, was doch einmal entdeckt werden mußte. Mir ist noch die Vorlesung gegenwärtig, mit der Erb[34] – etwa 1907 – ein Semester eröffnete: mit dem Bericht über den letzten Wiesbadener Kongreß. Damals sagte er, es sei alles in allem nichts Neues zu Tage gekommen, außer einer therapeutischen Entdeckung des Dr. Fraenkel über das Strophanthin,[35] die außerordentliche Aussichten eröffne. Damals freute ich mich der biederen Sachlichkeit, mit der Erb das begonnene Werk kennzeichnete. Jetzt sieht man in Ihrem letzten Buch,[36] wie recht Erb gehabt hat und wie viele auf der von Ihnen gebahnten Straße mitgegangen sind, so daß jetzt das Errungene sich fast von Ihrem Namen löst – wie es das Geschick wissenschaftlicher Entdeckungen ist, bei denen die Welt nachher nur in ausdrücklicher historischer Erinnerung weiß, woher sie gekommen sind. Es ist ein stolzes Buch, das Sie voriges Jahr der Welt vorlegen konnten.

Meine Sache ist es aber nicht in erster Linie, an diese objektiven Dinge zu denken, vielmehr sind Sie, wie Sie wissen, mein einziger wirklicher Arzt gewesen, der mir dabei nicht nur persönlich geholfen, sondern auch gezeigt hat, was ein Arzt sein kann. Darf ich mir an Ihrem 70. Geburtstag die Freiheit nehmen, über beides Ihnen dankbar ein paar Worte zu sagen?

Neulich in Badenweiler, als ich überall mich so anschaulich in den Sommer 1901 zurückversetzte, war mir wieder ganz gegenwärtig, wie sehr Sie mich gelehrt haben, gesund zu sein, wenn man krank ist. Damals gaben Sie mir das Zutrauen wieder und rechtfertigten für immer den Mut, trotz allem den Weg möglicher Leistung zu gehen. Daß Ihre medizinische Diagnose die Grundlage war, ist selbstverständlich, aber trotz

---

ren Lehrauftrag sowie die Leitung seiner Tuberkulose-Klinik und des Sanatoriums niederlegen. Er feierte am 3. Juni seinen 70. Geburtstag im kleinen Kreis von Verwandten und Freunden.

34 Jaspers hörte während seines Medizinstudiums in Heidelberg Vorlesungen des Ordinarius für Pathologie Wilhelm Erb (1840-1921), der nach der Promotion (1864) und Habilitation (1865) 1869 zum ao. Professor ernannt wurde und 1880 einem Ruf nach Leipzig folgte, 1883 nach Heidelberg zurückkehrte und 1907 emeritiert wurde. Seine Interessen galten der Pathologie, der Elektrotherapie, aber auch allgemeinen kulturhistorischen Themen (*Über die wachsende Nervosität unserer Zeit*, Heidelberg 1894)

35 Fraenkel stellte seine Strophantintherapie 1906 auf dem 23. Kongress für Innere Medizin in München, nicht in Wiesbaden vor.

36 Vgl. Albert Fraenkel, *Der Weg zur rationellen Therapie. Vorträge*, Leipzig 1933 und *Strophantin-Therapie. Zugleich ein Beispiel quantitativer Digitalisanwendung nach pharmakologischen Grundsätzen*, Berlin 1934.

der darin liegenden ärztlichen Verläßlichkeit scheint mir das nicht das Eigentümliche und Großartige, das ich Ihnen verdanke. Die Diagnose hätten auch wohl andere gemacht, wie der treffliche Bäumler[37] in Freiburg, zu dem Sie mich damals schickten. In täglichen Unterhaltungen mit Ihnen, durch Wochen hindurch in Villa Hedwig,[38] kamen alle die Wendungen vor, die sich dann bei mir philosophisch befestigten. Sie machten mir klar, wie ich mich vor den Ärzten zu schützen habe – drei Jahre später in Göttingen war das ein sicherer Halt, als ein Professor mich auf falsche Wege bringen wollte –, was ich durch Beständigkeit der hygienischen Maßnahmen erreichen könne, wie ich in schlechten körperlichen Zuständen nicht dem Augenblick glauben dürfe, wie ich mich nicht durch die Gesellschaft und ihre Forderungen einschüchtern lassen solle, wie ich die Wertmaßstäbe aus meiner eigenen Arbeit nehmen müsse, in der ich schließlich dahin kommen werde, auch für Andere etwas Brauchbares zu leisten. Und vor allem das Wichtigste: ich dürfe mich nicht krank fühlen, sondern unter Beherrschung der hygienischen Voraussetzungen der rechten Lebensführung müsse ich mit dem Bewußtsein der Gesundheit leben. Sie haben es mich so gut gelehrt, daß ich bald in den freundschaftlichen Kampf mit Ihnen um meine Gesundheit kam (wenn Sie im folgenden Winter in Heidelberg mir zuviel im Interesse meiner Krankheit zu verlangen *schienen* und dann in freundlicher Reaktion sich Ihres Schülers freuten). Dieser in meinem Innern fortgesetzte lebendige Umgang mit dem Arzte, dem ich grenzenloses Vertrauen schenkte, und dessen so kluge Worte, Beobachtungen, Hinweise in mir zum bewegenden Ausgangspunkt medizinischer Selbsterziehung wurden – das war mir so nur mit Ihnen möglich. Wobei ich zu Unrecht ganz absehe von der opferbereiten Hilfe, die Sie mir einmal im Sommer 1918 zuteil werden ließen. Wie Sie darüber hinaus in meinen Situationen mir Antriebe aus Ihrer erneuten Weltklugheit geben konnten, das mag ich im Besonderen nicht schildern. Das Einzigartige darin ist eben das, was ein überlegener Arzt sein kann, dem alle Wissenschaft und therapeutische Technik nur ein Werkzeug ist. Durch Sie allein habe ich die Erfahrung, was das ist.

Im Laufe der Jahrzehnte habe ich wohl manchmal darüber nachgedacht, was das eigentlich in Ihnen sei, was so wirkt, und ich weiß es im Grunde heute noch nicht. Es schien mir wohl, als ob Sie mit dem Eingehen auf den einzelnen Patienten eine phantastische Verwandlungsfähigkeit besäßen. Ihr so klarer realistischer Verstand beherrschte Ihre Seele,

---

37 Christian Bäumler (1836-1933) war seit 1874 zunächst Direktor der Poliklinik und Professor der Pharmakologie in Freiburg i. Br., wo er 1876 zum Direktor der Medizinischen Klinik ernannt wurde. Er erforschte Krankheiten der Blutgefäße und Infektionen und widmete sich auch Themen der Medizingeschichte (*Die Entwicklung der Medizin einst und jetzt*, Tübingen 1902).

38 Die Villa Hedwig war eines der zwei Sanatorien, die Albert Fraenkel in Badenweiler leitete.

mit der Sie, sich selbst scheinbar zum Opfer bringend, im Andern lebten, als ob Sie es selbst seien, aber mit dem Plus einer korrigierenden weiterblickenden Übersicht. Sie vermochten in der den jeweiligen Menschen eigentümlichen Welt mit deren Bedürfnissen, Wertschätzungen und Zielen zu leben, als ob Sie einen Augenblick ganz damit identisch würden. Vor dem Kriege waren es Adel und Generäle (ich erinnere mich des Physiologen Goltz),[39] Kaufleute und Fabrikanten, Bauern und Kleinbürger, mit dem Kriege kamen alle anderen Bevölkerungsschichten dazu. Jedem einzelnen Individuum konnten Sie sich geben, wie jedes es brauchte. Es hat, wie mir scheint, einen großen Stil – ganz abweichend von psychiatrischer Einfühlung und psychologischen Reflexionen –, wie Sie eintauchten in die Mannigfaltigkeit der Welt, überall mit Ihrem lebendigen Interesse folgten und sich die Weite unbefangener Wertungsmöglichkeiten offen hielten. Wolle aber einer fragen, wer ist Herr Fraenkel selbst, der in dieser Verwandlungsfähigkeit fast für Alle da ist, so kommt man auf den Punkt, durch den all Ihr Tun so wunderbar geadelt wird: Ihre verschwendende Güte, die ursprüngliche Kraft Ihres Herzens.

Wie Sie aus Ihrer ärztlichen Erfahrung Ihre großzügigen Pläne – Mittelstandssanatorium und Tuberkulose-Krankenhaus – verwirklichten als vorbildliche Beispiele, das vermag ich nicht mit irgend einem Sachverstand zu beurteilen; es gehört sich daher auch hier nicht, daß ich lobe. Aber mit Bewunderung habe ich in den Jahren Ihre ausgreifende und uneigennützige Tätigkeit gesehen.

Aus der reichen Welt, durch die Sie geschritten sind, und die ich nur zu einem kleinen Teil kenne, fällt ein Kreis heraus, in dem wir uns besonders häufig verstanden haben, und in dem ich Ihre innerste Beteiligung, stärker als auf andern Gebieten, persönlich sah: das Leben des deutschen Geistes in der Universität. Die Ehrfurcht, mit der Sie vor 30 Jahren und immer wieder von den einigen wenigen Größen in der Medizin sprachen, die Liebe, mit der Sie bis heute den wirklichen Rang suchen und anerkennen, und zwar so, daß Ihnen die geistige Gesamtleistung und der geistige Charakter wesentlich ist, nicht die einzelne Leistung für sich allein, dann Ihre Sorge um den Niedergang, die Sie seit dem Kriege oft aussprachen, haben jedesmal meine eigene Stimme der Verehrung und Liebe für die wirklichen Männer der Forschung beflügelt. Es ist ein außerordentliches Leben, auf das Sie zurückblicken. Ihre Erinnerung wird Ihnen sagen, daß alles, was wahrhaft wirklich war, unverloren ist, wenn wir auch in dem äußeren Sinn der sichtbaren Wirkung allermeist das Beste verborgen sehen. Keine Zeit rüttelt an echter Größe, und was wirklich geliebt wurde, ist aufgehoben in einer Welt, die unantastbar ist.

---

39 Friedrich Leopold Goltz (1834-1902), 1869 zum Professor der Physiologie in Halle ernannt, folgte 1872 einem Ruf auf den Lehrstuhl für Physiologie in Straßburg. Er untersuchte die Physiologie des Großhirns.

Möchten Sie an Ihrem 70. Geburtstag im Kreise Ihrer Familie trotz allem wie immer Sie selber sein. Ihren öffentlichen Leistungen wäre eine öffentliche Feier der Dankbarkeit angemessen. Aber Ihre Weisheit wird allem den ihm gehörenden Platz geben. Möchte Ihr Dasein zur Freude auch Ihrer Familie noch lange kräftig bleiben. Und lassen Sie mich von Zeit zu Zeit – vielleicht öfter als bisher, ein Stündchen mit Ihnen zusammen sein. Ihre Güte und Klugheit, wie es noch vor wenigen Tagen geschah, zu spüren ist uns wie zum Leben gehörig, und ich norddeutscher Eisklumpen möchte Ihnen so gern zeigen, wie sehr ich Sie verehre und liebe
als Ihr alter Freund

50. *Karl und Gertrud Jaspers an Albert Fraenkel*

Brief, hs.
Kopie: Abdruck in: Peter Drings, Albert Fraenkel. Ein Arztleben in Licht und Schatten 1864-1938, Landsberg 2004, 149.

Oldenburg, 5.8.38

Lieber und sehr verehrter Herr Fraenkel!
Es ist nichts zu sagen und doch muss ich Ihnen doch ein Wort schreiben, dass ich an Sie denke. Mir steht in solchem Augenblick mit gesteigerter Intensität vor Augen, wie Sie als Arzt durch fast 40 Jahre mir in der Welt erschienen und wie Sie mir persönlich geholfen haben. Ich denke an unser letztes Gespräch: Sie erwarteten schon, was jetzt geschehen ist.[40] Sobald wir in Heidelberg sind, melde ich mich bei Ihnen und frage, ob ich Sie besuchen darf. Ihnen und Ihrer Frau meine herzlichsten Grüsse!
Ihr K. Jaspers

Dieser Gruss wird mir sehr, sehr schwer. Ich bin wie gelähmt.
Ihre Gertrud J.
Die Eltern grüssen herzlich.

51. *Albert Fraenkel an Karl Jaspers*

Briefkarte, hs.
Original: DLA Nl. Karl Jaspers

Badenweiler 15.4.

Mein lieber Jaspers,
Es tut mir leid, daß Sie nicht kommen und daß Unwohlsein die Ursache Ihrer Absage ist. Darin sehe ich aber einen berechtigten Anlaß, Sie zu bitten, Ihren Besuch nicht länger als nach dem Congreß für innere Medicin, während dessen ich von hier abwesend bin (18.-22.IV.), zu verschieben.

---

40 Am 5.8.1938 wurde Fraenkel die ärztliche Approbation entzogen.

Sie müßten auch während der nächsten [?] zwei, drei Tage zu der nötigen ärztl. Untersuchung [?] finden u. dürfen nicht wieder alles auf die lange Bank und auf den Herbst verschieben. Vor mir brauchen Sie ja keine Angst zu haben: ich mache Sie nicht krank und lasse Ihnen die Arbeit gerne, die Ihnen schon so viel genützt hat. Viele freundliche Grüße und auf Wiedersehen Ende April oder Anfang Mai. Sie nehmen dann den verabredeten Weg über Straßburg?!
In aufrichtiger Ergebenheit
Ihr alter Fraenkel

52. Albert Fraenkel an Karl Jaspers

Briefkarte,
Original: DLA Nl. Karl Jaspers

Heidelberg, 16.9.

Lieber Jaspers!
Ich habe mit Oberstl. Schöngarth[41] gesprochen. Der Eintrag in die Stammrolle auf dem Bürgermeisteramt kann Ihnen nicht erspart werden, wohl aber vielleicht die Musterung. Das hat das Bürgermeisteramt zu bestimmen. Es kann wenigstens unter bestimmten Voraussetzungen das Verfahren beenden. Ich habe an Oberbürgermeister W.[42] geschrieben und bitte Sie, mit beil. verschlossenen Attest sich aufs Rathaus zu begeben, jeweils selbst [?]. Ich hoffe, daß er nach unserm Vorschlag verfährt. Wenn nicht, bitte eine Nachricht, damit ich weiter sehe, wie die Angelegenheit am schmerzlosesten zu gestalten ist. Mit herzl. Grüßen
Ihr
getr.
Fraenkel.

53. Albert Fraenkel an Karl Jaspers

Briefkarte
Original: DLA Nl. Karl Jaspers

Donnerstag

Lieber Herr Jaspers,
da ich nicht wußte, welchem Zweck das Attest dienen soll, war es nicht ganz leicht, dasselbe abzufassen. Hoffentlich habe ich den richtigen Tenor gefunden. Wenn nicht, bin ich gern bereit, es anders zu schreiben. Verfügen Sie ganz über mich.
Es freut mich, Sie und Ihre Frau bei uns zu sehen, und ich hoffe, Sie finden öfters den Weg zu uns.

---

41 Wilhelm Schöngarth (1850-1932) leitete das Bezirks- und Garnisonskommando in Heidelberg.
42 Oberbürgermeister von 1885 bis 1913 war der Jurist Karl Wilckens (1851-1914).

Auch gewährt es mir Befriedigung, daß sie sich für unseres Hoepffners physiol. Amateurstudien interessieren und dieselben zur Publikationsreife fördern wollen.⁴³ Hoepffner⁴⁴ lagen diese Dinge früher gar nicht, u. es ist so wertvoll für seine ärztl. Persönlichkeitsfortbildung, daß er sich auf [?] Ich schicke Ihnen die Aufzeichnungen, sobald sie [?] gekommen sind, und bitte Sie dann um Durchsicht u. um Literatur.
   Mit herzl. Grüßen von Haus zu Haus
   Ihr Fraenkel

---

  43 Fraenkel entwickelte nach 1900 in Heidelberg die intravenöse Strophantintherapie und wurde 1914 für seine Leistungen mit dem Professorentitel ausgezeichnet.
  44 Wohl Ch. Hoepffner, Assistent von Fraenkel in Badenweiler.

Karl Jaspers – Viktor E. Frankl 1953-1961

54. Viktor Frankl an Karl Jaspers

Brief, ms.
Original: DLA Nl. Karl Jaspers

Wien, 5. Feber 1953

Hochverehrter Herr Professor!

Es wird mir die Ehre und Freude zuteil, Sie im Auftrag und Namen des Präsidiums unserer Gesellschaft[1] davon in Kenntnis zu setzen, dass die ordentliche Hauptversammlung am 3. Februar 1953 per acclamationem den Antrag unseres Vorstandes angenommen hat, Sie zum Ehrenmitglied zu ernennen.

Es bedurfte hiebei und bedarf noch weniger nunmehr einer ausführlichen Begründung dieses unseres Schrittes: Wir alle wissen nicht nur die überragende Bedeutung Ihres wissenschaftlichen Gesamtwerkes für die Grundlegung der Psychopathologie zu schätzen, sondern mindestens ebensosehr auch die Bedeutung Ihrer mutigen und unbeirrbaren kritisch warnenden Stimme gegenüber psychologistischen Verallgemeinerungen und Grenzüberschreitungen seitens einer gewissen psychotherapeutischen Schule.[2]

Obzwar ich mir persönlich im Laufe der letzten Jahre wiederholt erlaubt habe, das eine oder andere meiner eigenen Bücher bzw. Aufsätze Ihnen einzusenden, darf ich kaum annehmen, dass Sie sie noch in Erinnerung haben; aus diesem Grunde – und auf die Gefahr hin, dass Sie meine Arbeiten wohl kennen, aber nicht respektieren – wage ich es, Ihnen bei dieser Gelegenheit zu versichern, dass mein bescheidenes Werk ungemein vieles dem Ihren verdankt und ich mich auch immer bemüht habe und immer wieder bemühen werde, mich zu dieser Dankesschuld zu bekennen. Ich erwähne dies nur, weil ich offen gestehen möchte, dass ich diese persönliche Dankbarkeit bewusst mit eingehen liess in den Akt unseres Präsidiums.

Darf ich Sie darum bitten, verehrter Herr Professor, uns mitteilen zu wollen, ob Sie unsere Ehrenmitgliedschaft annehmen.

In vorzüglicher Hochschätzung
Der Vorsitzende:
V. Frankl

---

1 Frankl schrieb im Namen der Allgemeinen Ärztlichen Gesellschaft für Psychotherapie.
2 Frankl meint die Psychoanalyse Freuds, die er in seinen Schriften scharf als reduktionistische Form der Psychotherapie kritisierte, während er seine »Logotherapie« und Existenzanalyse als mögliche Alternative anpries. Vgl. Matthias Bormuth, »Ärztliche Seelsorge‹ in der entzauberten Welt – Karl Jaspers als Kritiker des frühen Viktor E. Frankl«, in: Dominic Batthyany u. Otto Zsok (Hrsg.), *Viktor E. Frankl und die Philosophie*, Wien 2005, 213-236.

55. Karl Jaspers an Viktor Frankl

Brief, ms.
Durchschlag: DLA Nl. Karl Jaspers

Basel, den 13. Februar 1953

Sehr geehrter Herr Doktor!
Ich danke Ihnen für Ihre freundlichen Zeilen vom 5. Februar. Sie und Ihre Gesellschaft ehren mich durch die Wahl zur Ehrenmitgliedschaft. Ich werde in diesem Augenblick lebhaft erinnert an eine ähnliche Wahl vor Jahrzehnten durch die Gesellschaft von Prof. Stransky.[3] In beiden Fällen bin ich erfreut über das Interesse, das meiner Arbeit in Wien zuteil wird.
Sie erinnern mich an wiederholte Zuschickungen. In der Tat muss ich gestehen, dass ich bei meiner starken Arbeitsbelastung nur wenig darin gelesen habe und darum kein Urteil von endgültigem Gewicht besitze. Dagegen habe ich noch seinerzeit in Heidelberg Ihren Bericht über Ihre Erfahrungen im Konzentrationslager mit grösster Teilnahme und Hochachtung gelesen.[4] Jetzt bin ich als Ehrenmitglied – denn es ist selbstverständlich, dass ich die Mitgliedschaft gerne annehme – in einer Verfassung, die mir nicht ganz geheuer ist. Es ist ja selbstverständlich, dass in meiner Annahme der Ehrenmitgliedschaft nicht eine grundsätzliche Zustimmung zu Ihren Wegen in der Psychotherapie eingeschlossen ist. Dass ich kein Gegner der Psychotherapie bin, haben Sie mit Recht wahrgenommen. Viele Psychoanalytiker haben mir diesen falschen Vorwurf gemacht, indem sie sich die Mühe sparten, den langen Abschnitt in meiner »Psychopathologie« über die Praxis zu lesen.[5] Diese Ihre Auffassung ist mir eine erfreuliche Genugtuung. Aber ich gestehe, dass mir das Problem der Psychotherapie zugleich von einer fast unlösbaren Schwere scheint. Die Klarheit darüber, dass der Psychotherapeut unwillkürlich an die Stelle des Seelsorgers, Pfarrers oder gar Propheten tritt und in unserm Zeitalter Funktionen übernimmt, die durch psychologische Erkenntnis

---

3 Der Wiener Psychiater und Neurologe Erwin Stransky (1877-1962), ein Schüler des Nobelpreisträgers Julius Wagner von Jauregg (1857-1940), gehörte 1920 zu den Gründern der Österreichischen Gesellschaft für Psychohygiene. Seine Forschungen galten vor allem der Schizophrenie und der multiplen Sklerose.

4 Viktor E. Frankl, ... trotzdem ja zum Leben sagen. Drei Vorträge, Wien 1946.

5 Vgl. AP 4, 661-668. Diesen Abschnitt und einen späteren zur psychotherapeutischen Methodik (695-699) veröffentlichte Jaspers separat in der Piper Bücherei 1954 als *Wesen und Kritik der Psychotherapie* und schrieb im Vorwort: »Wer sich in psychotherapeutische Behandlung begeben will, sollte wissen, was er tut und was er zu erwarten hat. In diesem Bändchen [...] sind zwei Abschnitte abgedruckt, die sich ausdrücklich mit Psychotherapie beschäftigen. Sie scheinen mir geeignet zur Information für jeden, der Interesse an diesen Fragen nimmt. Denn sie sind allgemeinverständlich, aber im Rahmen eines umfangreichen Werkes der breiteren Öffentlichkeit fast unzugänglich. Ich möchte durch sie allen nützen, die zu vernünftiger Auffassung, wissenschaftlicher Denkungsart, philosophisch kritischer Haltung bereit sind.« (Wiederabgedruckt in: ATZ, 69-122).

als solche niemals erfüllt werden können, scheint mir zu fehlen. Bei der Lektüre Ihrer Arbeiten war ich in diesem Sinn manchmal betroffen. Wenn ich es – mit allem Vorbehalt – scharf formulieren darf, würde ich sagen: Sie schienen mir gegenüber der verwahrlosten Analyse manchmal auf einem ungemein richtigen Wege, und dann im nächsten Augenblick schien es mir, als ob Sie von der psychotherapeutischen Situation und der in ihr liegenden modernen Zauberei wieder überwältigt seien. Anders gesagt: Die ungemeine Zurückhaltung, die die philosophische Einsicht in diese Zusammenhänge verlangt, die sokratische Grundhaltung, schien mir nicht verlässlich da. Ich bitte Sie, solche Wendungen von mir als blosse Möglichkeiten anzusehen. Ich könnte mich irren. Jedoch scheint es mir, dass ich in diesem Augenblick, von Ihnen gefragt, nicht schweigen darf. Das bedeutet zugleich, dass ich für Sie den herzlichen Wunsch habe, es möchte Ihnen gelingen, in der Psychotherapie einen Weg zu finden in die notwendige Begrenzung zu einer redlichen und heilvollen Wirksamkeit in unserm Zeitalter gegenüber dem Strom der Psychotherapie als Ersatzmittel, den ich für einen ruinösen Vorgang neben so vielen andern in unserer Zeit halten muss.

Mit allen guten Wünschen für Sie und besten Empfehlungen
Ihr ergebener
[Karl Jaspers]

56. *Viktor Frankl an Karl Jaspers*

Brief, ms.
Original: DLA Nl. Karl Jaspers

Wien, 4. März 1961

Sehr verehrter Herr Professor!
Darf ich Ihnen und Ihrer Frau nochmals, auch im Namen meiner Frau,[6] aufrichtig Dank sagen für den so freundlichen Empfang, dessen Sie uns trotz des überfallsartigen Charakters unseres Besuchs gewürdigt haben. Im besonderen aber möchte ich Ihnen Dank sagen für das Geschenk des – wenn auch noch so improvisierten und vor allem notwendigerweise fragmentarisch gebliebenen – Gesprächs mit Ihnen.

Mit dem Ausdruck persönlicher Wertschätzung und Handkuss an Ihre Frau bin ich
Ihr aufrichtig ergebener
V. Frankl

P.S.: Beigelegt finden Sie den Schnappschuss aus Ihrem Arbeitszimmer und ein soeben eingelangtes Separatum.[7]

---

6 Frankl war in 2. Ehe seit 1947 mit Eleonore, geb. Schwindt (geb. 1925), verheiratet.
7 Viktor Frankl, »Aus dem Grenzgebiet zwischen Psychotherapie und Philosophie«, in: *Forschungen und Fortschritte* 35 (1961), 36-38. Der Sonderdruck enthält die Widmung: »Herrn Prof. Dr. K. Jaspers in Verehrung. V. Frankl. Wien, 4. III. 1961.«

Robert Gaupp – Karl Jaspers 1946-1953

57. Robert Gaupp an Karl Jaspers

Brief, hs.
Original: DLA Nl. Karl Jaspers

20.10.46

Lieber und verehrter Herr Kollege!
Nun ist er also wirklich herausgekommen – der neue mit Spannung und fast mit Sehnsucht erwartete große Band[1] von Karl Jaspers, den die scheußliche vergangene Epoche uns so lange vorenthielt! Und ich habe Ihnen von Herzen zu danken, daß Sie meiner gedachten und mir das gedanken- und tatsachenreiche Buch zusandten. Es ist mir eine wahre Labsal, nach der mühevollen Tagesarbeit (ich bin Sozialreferent und Stadtrat in Stuttgart und mit meinen 76 Jahren mit Organisation und Verwaltungsarbeiten sehr belastet) nun abends mich in das Buch vertiefen zu können, auf das ich mich schon lange gefreut habe. Ich habe schon ein wenig hineingeschaut. Eines habe ich darin vermißt: im historischen Schlußteil den Abschnitt: »von Kraepelin[2] bis Jaspers« und »die Wandlung und Klärung seit der Allgemeinen Psychopathologie von 1913«. Nun [?], Kurt Schneider hat es in gewissem Sinne für Sie geschrieben und vielleicht wird er, der das Glück hat, mit Ihnen im gleichen schönen Heidelberg zu leben und zu schaffen, nun noch einmal Anlaß nehmen, im gereiften Alter seiner 60 Jahre erneut zu prüfen, was Ihr Standardwerk denen zu sagen hat, die nach der Katastrophe der letzten Jahre (eine Katastrophe für Erkenntnis und Ethik der Psychiatrie) eine neue Wissenschaft und Praxis neu zu schaffen haben. Eine schöne Aufgabe, bei der man vorangehen möchte, wenn nicht die vollendeten 76 Jahre leise, aber deutlich mahnten: »es ist zu spät für dich, gib die Feder in jüngere Hände«.
Mit herzlichem Dank und Gruß
Ihr
R. Gaupp

---

1 AP 4.
2 Emil Kraepelin (1856-1926) trug entscheidend zur Klassifizierung psychiatrischer Krankheitseinheiten bei. Nach den Anfängen in Dorpat entwickelte er 1893 als Direktor der Heidelberger Klinik das Konzept der Dementia praecox, das Eugen Bleuler 1911 in Schizophrenie umbenannte. 1904 folgte er einem Ruf nach München. Sein *Compendium der Psychiatrie* (1883, später *Psychiatrie*) erlebte bis 1927 neun Auflagen. Weiterführend: Paul Hoff, *Emil Kraepelin und die Psychiatrie als klinische Wissenschaft*, Berlin 1994.

58. Robert Gaupp an Karl Jaspers

Brief, ms.
Original: DLA Nl. Karl Jaspers

Stgt.-Degerloch, den 22.10.46

Sehr verehrter Herr Kollege!
Wenn ich nach der täglichen Berufsarbeit (ich bin Sozialreferent bei der Stadt Stuttgart) mich abends in die 4. Auflage Ihres Buches versenke, so wächst mein Wunsch, die Gedanken meiner Wissenschaft noch, solange ich die Kraft behalte, geistig tätig zu sein, weiter zu entwickeln und in wissenschaftlicher Arbeit niederzulegen.

Ich weiss nicht, ob Ihnen meine letzte Abhandlung über die Paranoia-Probleme bekannt geworden ist, sie lautet »Zur Lehre von der Paranoia« und ist im 5. Heft des 174. Bandes im Jahre 1942 veröffentlicht worden.[3] Damals war Ihre 4. Auflage schon abgeschlossen und so ist sie in Ihrem Buch nichtmehr berücksichtigt worden. In dieser Arbeit habe ich mich nun ganz speziell mit den kardinalen Fragen beschäftigt, die einst in der 1. Auflage Ihrer *Allgemeinen Psychopathologie* und vor allem schon in Ihrem Aufsatz über den Eifersuchtswahn im Jahre 1910 im Mittelpunkt des Interesses gestanden haben. Auf die dort entwickelte Problematik hatte ich anlässlich eines Falles von Paranoia eines Volksschullehrers einzugehen, eines Falles, der unter dem Namen Bernhard Hager (Deckname) von mir ausführlich veröffentlicht worden ist. Die Frage »Prozess oder Entwicklung« ist mir in ihrer grossen Bedeutung für unsere psychiatrische Klinik niemals so deutlich geworden wie in diesem Fall Hager.

Ich weiss nun, verehrter Herr Kollege, dass Ihre Zeit sehr kostbar ist und dass Ihre Kraft heute hauptsächlich wohl philosophischen, weniger mehr psychiatrischen Fragen zugewandt ist. Trotzdem habe ich die unbescheidene Bitte, diese meine letzte Arbeit, von der ich Ihnen einen Abdruck beilege, einmal zu lesen und mir Ihre Meinung darüber zu sagen. Sie ist in einem Moment erschienen, wo die Katastrophe unseres deutschen Schicksals den einsichtigen Menschen schon deutlich vor Augen stand; so hat sie in der wissenschaftlichen Kritik bisher noch keine Berücksichtigung gefunden, wohl auch kaum finden können. Ich habe mit Kurt Schneider darüber einstens korrespondiert; ich glaube, er hat sich nicht entschliessen können, sich zu meiner Auffassung zu bekennen. Ich darf in der Arbeit vor allem auf Seite 762 und 763, sodann auf meine Ausführungen Seite 796 und folgende verweisen.[4] Wenn Sie diese paar Seiten

---

3 Robert Gaupp, »Zur Lehre von der Paranoia«, in: ZNP 173 (1942), 762-810.
4 Gaupp nimmt in dem Aufsatz (S. 796) Bezug auf einen klassisch gewordenen »Fall Wagner«, über den er erstmals 1914 publiziert hatte. Die Frage war, ob als Grund des mehrfachen Familienmordes eine charakterlich bedingte Paranoia oder eine psychotische Störung ursächlich gewesen war. Im zitierten Aufsatz schildert Gaupp wiederum den Fall eines Volksschullehrers, den er nach einem »aufsehenerregenden Mord« forensisch zu begutachten hatte. Nachdem er Jaspers' Unterscheidung zwi-

lesen, so wissen Sie, um was es geht und worauf es mir ankommt. Wenn es Sie dann veranlassen sollte, die ganze Studie zu lesen, die, wie ich hoffe, ein deutliches, plastisches Bild des ungewöhnlichen Menschen gibt, würde mir das eine grosse Genugtuung sein. Wenn es sich auch nur um einen Einzelfall handelt, um die Biographie eines ungewöhnlichen Menschen, so kommen doch bei Beurteilung dieses Menschen ganz zentrale Fragen unserer klinischen Wissenschaft zur Erörterung.

Ich weiss wohl, meine Bitte ist vielleicht unbescheiden; denn ich kenne das ungeheure Mass Ihrer Inanspruchnahme und Ihrer so vielseitigen wissenschaftlichen Arbeit, aber ich wüsste Niemanden in Deutschland, dessen Urteil in der vorliegenden Frage mir wichtiger wäre als das Ihrige.
Mit herzlichem Gruss
Ihr ganz ergebener
Gaupp

59. Robert Gaupp an Karl Jaspers

Brief, hs.
Original: DLA Nl. Karl Jaspers

2.9.47

Sehr verehrter Herr Kollege Jaspers!
Die Zeitungen bringen die Nachricht, daß Ihnen der Goethepreis[5] überreicht wurde. Ich habe mich herzlich darüber gefreut, und das darf ich Ihnen doch gewiß auch sagen. Es ist in all dem Elend der Gegenwart ein tröstlicher Gedanke, daß der Sinn für echte wissenschaftliche Leistung und menschliche Größe doch lebendig blieb und offenbar auch da zu Hause ist, wo die Entscheidung über eine solche Ehrung getroffen wird.

Anbei der Abschluß einer kleinen Arbeit (über das Problem Entwicklung oder Prozeß), dessen ersten Teil ich Ihnen schon vor längerer Zeit sandte.[6] Sie werden in der Überfülle Ihrer eigenen Arbeiten keine Zeit gefunden haben, die Schrift zu lesen. Es ist auch nicht wichtig.
Mit kollegialer Begrüßung
Ihr ergebener R. Gaupp

---

schen einer verständlichen »Entwicklung« und einem uneinfühlbaren, nur biologisch erklärbaren »Prozess« als »unsterbliches Verdienst« gewürdigt hat, fragt er weiter: »Aber ist das ganze Problem mit seinem starren aut-aut damit wirklich an sein Ende gelangt?« Vgl. auch Klaus Foerster, Martin Leonhardt u. Gerhard Buchkremer (Hrsg.), *Wahn und Massenmord. Perspektiven und Dokumente zum Fall Wagner*, Nürtingen 1999.
 5 Der Goethepreis der Stadt Frankfurt a. M. wurde 1947 Karl Jaspers verliehen.
 6 Robert Gaupp, »Zur Lehre von der Paranoia«, in: NA 18 (1947), 167-169.

60. Robert Gaupp an Karl Jaspers

Brief, hs.
Original: DLA Nl. Karl Jaspers

Stuttgart-Degerloch, 21. II 53

Sehr verehrter Herr Kollege!
Übermorgen vollenden Sie das 70. Lebensjahr. Ich bin Ihnen persönlich fast ein ganz Fremder. Ich glaube, wir haben uns nur einmal persönlich gesprochen: im Dezember 1918, als ich anläßlich meiner Berufung nach Heidelberg dort war.[7] Es waren für mich schwierige Tage. Ich bin zu einer Ablehnung gekommen, obwohl vieles Persönliche mich lockte (nahe Freunde: Hermann Braus,[8] Karl Voßler[9] (unsere Mütter waren Schwestern) Karl Willmanns u. a.) und vor Allem auch die Hoffnung, Max Weber u. Sie näher kennen zu lernen und meinen Jugendfreund Alfred Weber wiederzusehen.

Vielleicht ist es Ihnen anmaßend erschienen, daß ich in der Festschrift zu Ihrem Geburtstag im Namen der deutschen Psychiater deren Senior ich bin, spreche.[10] Der Gedanke ging nicht von mir aus, fand aber bei mir ein williges »Ja«. Alles Weitere sagt der offene Brief.

Ich habe in Basel eine verheiratete Tochter (Frau Adolf Seebass in der Hauensteinstraße 134).[11] Ich bin – zumal jetzt nach einer schweren Grippe – körperlich recht hinfällig geworden. Vielleicht komme ich noch einmal in die Höhe und raffe mich zu einer Reise nach Basel auf und vielleicht habe ich dann die Freude, Sie noch einmal wiederzusehen.

Mit herzlichen Glück- und Segenswünschen in Verehrung Ihres *Geistes* und *Charakters*.
Ihr ergebener
R. Gaupp sen.

---

7 Robert Gaupp war von 1906 bis zu seiner Emeritierung 1936 Ordinarius in Tübingen.

8 Hermann Braus (1868-1924), promoviert 1892, habilitiert 1896 in Jena, wurde 1912 zum Professor für Anatomie in Heidelberg ernannt und folgte 1921 einem Ruf nach Würzburg

9 Karl Vossler (1872-1949) lehrte nur bis 1909 Romanistik und Linguistik in Heidelberg, bevor er nach zwei Jahren in Würzburg 1911 die Berufung nach München annahm. Gaupp kannte Vossler wohl seit seiner Zeit als Habilitand in Heidelberg.

10 Robert Gaupp, »Brief an Karl Jaspers«, in: OH, S. 149-154.

11 Julia Gaupp (1902-1984), verheiratet mit Adolf Seebaß (1899-1994), einem Antiquar.

Karl Jaspers – Wolfgang Gentner 1946-1964

61. Wolfgang Gentner an Karl Jaspers

Brief, ms.
Durchschlag: MPGA Nl. Wolfgang Gentner

21. August 46

Sehr verehrter Herr Jaspers
nachdem das Sommersemester glücklich abgelaufen ist, komme ich endlich dazu, Ihnen etwas über meine hiesige Tätigkeit zu berichten. Unter grossen Schwierigkeiten habe ich das Praktikum und die Vorlesungen recht und schlecht zu Ende gebracht und meine Hauptenergie darauf verwandt, den Aufbau des Institutes in die Wege zu leiten. Leider war alles noch schwieriger, als ich mir vorgestellt hatte, trotzdem ich mir schon nicht sehr viel Illusionen gemacht hatte. Es fehlt ganz besonders an den notwendigen Arbeitskräften und die schlechte Ernährung tut das ihrige, um die Arbeit abzubremsen. Trotzdem bin ich keineswegs unglücklich hier. Besondes der nette Kollegenkreis gibt mir viel Anregung. Für Herrn Oehlkers[1] habe ich eine grosse Verehrung, und ich bewundere ihn, wie er unter den schwierigen äusseren Verhältnissen die Fakultätsgeschäfte mit seinem grossen Gerechtigkeitsgefühl führt. Sehr viel bin ich mit Herrn Staudinger[2] zusammen, der mich immer hilfsbereit unterstützt hat. Neuerdings habe ich seit der Ankunft meiner Frau[3] auch mit Herrn und Frau Büchner[4] engeren Kontakt bekommen und ihn ausserordentlich schätzen gelernt.[5]
Die Probleme einer so zerstörten Universität wie Freiburg sind natürlich ganz anders gelagert als diejenigen in Heidelberg. Hier steht der schwierige Wiederaufbau ganz im Vordergrund und es gehört sehr viel

---

[1] Friedrich Oehlkers (1890-1971), Botaniker und Pflanzengenetiker, lehrte in Freiburg i. Br. Die freundschaftliche Korrespondenz mit Jaspers setzte 1939 ein und währte bis 1962; seine Frau Frances teilte das Schicksal von Gertrud Jaspers, wegen der jüdischen Herkunft bis in die letzten Kriegsmonate hinein die drohende Deportation fürchten zu müssen. Beide beteiligten sich an der brieflichen »Glückwunsch«-Sammlung, die Marianne Weber anlässlich des 60. Geburtstages von Jaspers am 23.2.1943 veranstaltet hatte. Oehlkers gehörte der sog. Bereinigungskommission an, in deren Namen er Ende 1945 von Jaspers ein Gutachten erbat, das über Martin Heideggers kurzzeitiges Engagement für den Nationalsozialismus urteilen sollte. Vgl. *Martin Heidegger – Karl Jaspers. Briefwechsel 1920-1963*, hrsg. von Walter Biemel und Hans Saner, Frankfurt a. M. 1990, 269-273.
[2] Hansjürgen Staudinger (1914-1990) war seit 1959 Direktor des Instituts für Physiologische Chemie in Gießen.
[3] Alice Gentner, geb. Pfaehler (1902-1987).
[4] Elisabeth Büchner (1899-1995).
[5] Franz Büchner (1895-1991) leitete von 1936 bis 1963 als Nachfolger von Ludwig Aschoff (1866-1942) das Pathologische Institut der Universität Freiburg i. Br. In seiner Rektoratsrede vom 18.11.1941 kritisierte Büchner das nationalsozialistische Euthanasieprogramm, 1945 erschien seine Publikation *Der Eid des Hippokrates. Die Grundgesetze der ärztlichen Ethik*, Freiburg i. Br.

Begeisterungsfähigkeit dazu, dass man unter diesen schwierigen Verhältnissen die Wissenschaft selbst nicht verkommen lässt. Nach allem, was ich bis jetzt hier erlebt habe, bin ich doch guten Mutes, dass wir hier nach Freiburg tüchtige Wissenschaftler herbekommen und die guten uns nicht verlassen. Wenn auch die Schwierigkeiten wegen der Personalpolitik oft nicht unerheblich sind, so findet man doch bei den französischen Dienststellen sehr viel Verständnis für unsere Wiederbelebungsversuche des kulturellen Lebens.

Leider bin ich selbst neuerdings wieder in eine Zwickmühle hereingeraten. Man hat mir nämlich von Paris mitgeteilt, dass es sehr erwünscht wäre, wenn ich die Leitung eines Forschungsinstitutes an der Universität Mainz übernehmen würde. Ich habe auf diesen Vorschlag zunächst abweisend geantwortet und habe daraufhin nochmals die Aufforderung erhalten, mich für Mainz zu entschliessen. Trotzdem mir in Mainz sicherlich in mancher Hinsicht der Aufbau eines Institutes sehr erleichtert würde, kann ich mich noch nicht mit diesem Gedanken befreunden. In Mainz passt mir zunächst einmal der Rektor[6] nicht, und dann habe ich aus der bisherigen Professorenliste nicht den Eindruck, dass die Wahl in jedem Falle glücklich war. Hinzu kommt, dass ich mich in der Freiburger Gegend sehr wohl fühle und mich nur ungern wieder in nördlicher Richtung bewegen würde. Voraussichtlich werde ich Anfang September in Paris Gelegenheit haben, diese ganzen Probleme mündlich zu besprechen. Es bleibt weiterhin so, dass die Physiker wie Apparate behandelt werden, die man beliebig herumschicken kann und aufstellt, wo es einem gerade passt.

Bei diesen schwierigen Entscheidungen denke ich oft mit Sehnsucht an meine Heidelberger Zeit, wo ich einfach zu Ihnen kommen konnte und Ihren väterlichen Rat einholen durfte.

Ich lege Ihnen den versprochenen Plan unseres Dies universitatis vom vergangenen Semester bei. Im kommenden Wintersemester wollen wir eine Vortragsreihe über die Wandlung der Anschauungen auf den verschiedenen Wissenschaftsgebieten um die Wende des 20. Jahrhunderts vorbereiten.

Wie meine Frau mir erzählte, werden Sie voraussichtlich im September nach Genf fahren, und wir würden uns natürlich sehr freuen, wenn Sie dann eine kurze Rast bei uns einschalten könnten. Meine Frau ist hier gut angekommen, und in unserer neuen Wohnung in der Hansjakobstr. 7 fühlen wir uns sehr wohl. Unsere Reisepläne nach der Schweiz haben sich allerdings jetzt nicht realisieren lassen, aber ich hoffe, dass wir dann über Weihnachten längere Zeit bei den Kindern sein können. Ralph[7] schreibt sehr vergnügt von seinen Ferien im Engadin und Doris[8] hat sich

---

6 Josef Schmid (1898-1978), Geograph, war Gründungsrektor der Universität im Jahr 1946.
7 Ralph Gentner (geb. 1932), Architekt.
8 Dr. Doris Gentner-Dedroog (geb. 1940).

offenbar von ihrem Autounfall wieder ganz erholt. Wenn es auch nicht so einfach ist, nach Wunsch in die Schweiz zu fahren, so haben wir doch das Gefühl, dass wir den Kindern näher gekommen sind und hoffentlich auch bald ein gemeinsames Familienleben wieder einrichten können.

Ich hoffe, dass Sie das Sommersemester gut überstanden haben und nicht allzu sehr mit Universitätsgeschäften aufgerieben worden sind. Wir sprechen viel von Ihnen und Ihrer Frau und denken oft an die glücklichen Stunden in Ihrem Heim.

Mit herzlichen Grüssen von uns beiden an Sie und Ihre Frau und mit den besten Wünschen für Ihr weiters Wohlergehen bin ich
Ihr ergebener
[Wolfgang Gentner]

62. Wolfgang Gentner an Karl Jaspers

Brief, ms.
Durchschlag: MPGA Nl. Wolfgang Gentner

21. März 47

Sehr verehrter, lieber Herr Jaspers
Ich habe mich ausserordentlich gefreut, von Ihnen als Lebenszeichen Ihren Vortrag »Vom europäischen Geist«[9] zu erhalten.

Wir hatten in diesen Tagen hier den Besuch von Herrn Gabriel Marcel,[10] der uns einen Vortrag über das moderne französische Theater und einen anderen über den Existenzialismus gehalten hat. Wie mir Herr Marcel erzählte, hat er vor, von hieraus nach Tübingen und von Tübingen aus zu Ihnen nach Heidelberg zu kommen. Herr Marcel ist ein vielseitiger Herr, der auch als Theaterkritiker und Musikkritiker einen guten Namen hat. Ich würde mich freuen, wenn Sie eine anregende Stunde mit ihm verleben, da er ganz besonderes Interesse und Verständnis für die deutsche Kultur besitzt.

In der nächsten Woche beenden wir unser unterbrochenes Wintersemester, und ich bin froh, etwas mehr Zeit für meine eigenen Dinge zu haben, da das Prorektorat gerade in letzter Zeit sehr viel Energie und Zeit verbraucht hat. Über Ostern wollte ich mit meiner Frau acht Tage an den Bodensee gehen. Gegen Ende des Monats wird wohl Doris als erste aus der Schweiz zu uns nach Freiburg zurückkehren. Ralph werden wir voraussichtlich noch bis zum Herbst in Zürich lassen.

Mit vielen herzlichen Grüssen auch an Ihre Frau von uns beiden
Ihr
[Wolfgang Gentner]

---

9 ES. Der Vortrag wurde im September 1946 bei den Rencontres Internationales de Genève gehalten.

10 Gabriel Marcel (1889-1973) wirkte als Philosoph seit 1922 an der Sorbonne in

63. Wolfgang Gentner an Karl Jaspers

Brief, ms.
Durchschlag: MPGA Nl. Wolfgang Gentner

26. August 47

Sehr verehrter Herr Jaspers,
ich denke, dass Sie von Ihrem Schweizer Aufenthalt wieder nach Heidelberg zurückgekehrt sind, und hoffe, dass Sie sich dort etwas ausruhen konnten und nicht zu sehr in Anspruch genommen wurden. In der Zeitung las ich, dass Sie von der Universität Lausanne den Doktor h. c. erhalten haben und von meiner Vaterstadt Frankfurt den Goethepreis.[11] Zu beiden Ehrungen möche ich Ihnen meine herzlichsten Glückwünsche senden.

Das ziemlich anstrengende Sommersemester habe ich nun hinter mir, und ich habe vor, im September mit meiner Frau noch ein paar Wochen an den Bodensee zu gehen, bevor ich mich in das Wintersemester stürze. Im Laufe des Sommersemesters gab es im Rektorat eine ganze Reihe von ernsten Krisen zu überwinden, die aber Gott sei Dank alle gut geendet haben. Hoffentlich wird das Wintersemester etwas ruhiger verlaufen. Leider ist noch nicht sehr viel Aussicht dafür, dass ich mit meiner experimentellen Forschungsarbeit selbst bald beginnen kann, da der Wiederaufbau doch viel langsamer vorwärts geht als ich gehofft hatte. Ich war sehr neidisch zu sehen, dass in der amerikanischen Zone z. B. in Stuttgart unvergleichlich mehr gearbeitet wird als in unserer armen französischen Zone. Es sind eben für die Errichtung eines gut eingerichteten Laboratoriums unglaublich viele Schwierigkeiten zu überwinden, und die Absperrung nach den anderen Zonen macht sich dabei besonders unangenehm bemerkbar. Ich muss mich eben vorläufig mit der reinen Lehrtätigkeit begnügen, die mir im übrigen weiterhin grosse Freude macht.

Ich hoffe immer noch, bald einmal nach Heidelberg zu kommen und Sie dann wiederzusehen. Wir erwarten täglich die Ankunft unserer Doris aus der Schweiz, die jetzt endlich alle Genehmigungen zusammen hat.
Mit herzlichen Grüssen auch an Ihre Frau von uns beiden
Ihr
[Wolfgang Gentner]

Paris, konvertierte 1929 vom jüdischen zum katholischen Glauben und gehörte zu den bedeutenden Vertretern des französischen Existenzialismus.
11 1947 erhielt Karl Jaspers in Frankfurt a. M. den Goethepreis und hielt die Rede »Unsere Zukunft und Goethe«, in: *Die Wandlung* 2 (1947), 559-578, auch Zürich 1948.

64. *Wolfgang Gentner an Karl Jaspers*

Brief, hs.
Original: DLA Nl. Karl Jaspers

Freiburg i. Br., d. 20. Nov. 49

Verehrter Herr Jaspers,
vor kurzem bekam ich vom Piper-Verlag Ihr neues Buch *Vom Ursprung und Ziel der Geschichte* zugesandt.[12] Vielen herzlichen Dank! – Ich habe noch nicht die nötige, ruhige Zeit gefunden, das Buch durchzulesen. In diese oder jene Seite habe ich nun neugierig meine Nase hineingesteckt. Es ist ja so voll der Probleme, die uns so ganz besonders am Herzen liegen. Wenn ich es ordentlich gelesen habe, freue ich mich, dieses oder jenes zu fragen.

Es ist für uns doch eine riesige Freude zu sehen, wie fruchtbar Ihr Basler Aufenthalt mit seiner ruhigen Atmosphäre für Ihre große Schaffenskraft ist. Auch ich muß in dieser Hinsicht etwas Abbitte tun; denn ganz einverstanden war ich ja auch nicht mit Ihrem Weggang aus Deutschland. Wir hatten doch das Gefühl, daß wir Sie so nötig brauchen, und hatten Angst, ohne Ihre Autorität bald wieder zu stranden.

Ich will nicht sagen, daß wir Jüngeren jetzt unser Ziel auch allein erkennen oder den richtigen Weg ahnen. Aber wir müssen eben allein das Gestrüpp niedertreten in der Hoffnung, den Weg zu finden. Bei dieser Beschäftigung sind uns Ihre Bücher eine größere Hilfe, wenn wir entmutigt den Kampf aufgeben wollen, als wenn Sie selbst uns direkt beistünden. So können wir doch alle weit und fern in einer ruhigen Abendstunde von Ihren Gedanken und Formulierungen profitieren und wieder Mut schöpfen.

Mache ich mich genügend verständlich, was ich Ihnen sagen wollte?

Das letzte Mal hatten Sie unter der lästigen Gürtelrose zu leiden. Ich hoffe, Sie haben sich inzwischen wieder ganz erholt.

Herzliche Grüße und alle guten Wünsche auch für Ihre Frau
Ihr Wolfgang Gentner

65. *Wolfgang Gentner an Karl Jaspers*

Brief, hs.
Original: DLA Nl. Karl Jaspers

Melbourne d. 6. 12. 50

Verehrter und lieber Herr Jaspers,
wie Sie vielleicht gehört haben, bin ich nun doch noch Anfang Oktober nach Australien geflogen und meine Frau schwimmt in diesen Tagen im Roten Meer, um zu Weihnachten auch hier zu sein. Ich hatte zunächst gezögert, ob ich nach der Verspätung die Einladung noch annehmen soll,

---

12 UZG.

aber dann hat die Abenteuerlust doch gesiegt. Schon der Flug allein über Ägypten, Indien und Singapore war so eindrucksvoll, daß man etwas Langeweile in Australien in Kauf nehmen kann. Wenn man nämlich hier nicht einige deutsche Emigranten finden würde, hätte man kaum jemanden, mit dem man außerhalb des Faches ein angeregtes Gespräch haben könnte. Australien ist eben doch ein viel neueres Siedlungsland als Amerika. Jeder Australier hat sein eigenes Häuschen und in diesem hat er jeden Samstag und Sonntag soviel zu tun, daß er sich in der Woche davon erholen muß. Denn es gibt ja hier überhaupt kein Bedienungspersonal und ein Handwerker kommt erst, wenn man ihm besondere Versprechungen gemacht hat oder freundschaftliche Beziehungen mit ihm unterhält. An jeder Straßenecke steht ein Schild, unter welch günstigen Bedingungen man hier sofort Arbeit findet. Es gibt zwei Nationalsports: das Pferderennen und das Streiken. Unsere Eisenbahnen hier streiken jetzt schon 45 Tage, seitdem ich hier bin. Es gibt dafür keine armen Leute und die sozialen Unterschiede sind sehr gering. Ich will damit nur ein paar erste Eindrücke aussprechen, denn so ein Land, das wirklich am Ende der Welt liegt, ist natürlich recht verschieden von den anderen weißen Ländern. Wolle und Weizen sind die beiden Produkte und die meisten fertigen Waren müssen aus dem Ausland bezogen werden, d. h. mit dem Schiff hergebracht werden. So gibt es die einfachsten Dinge manchmal erst wieder, wenn ein Schiff angekommen ist.

Ich selbst bin hier sehr nett in der Universität aufgenommen worden und bin bereits viel im Lande mit dem Flugzeug herumgereist, um an anderen Universitäten Vorträge zu halten. Der riesige Raum mit den wenigen Menschen ist sehr eindrucksvoll und dazu die ganz neue Pflanzen- und Tierwelt. Der neue südliche Sternenhimmel mit dem Mond, der von der verkehrten Seite zunimmt, kommt hinzu. Perth in dem abgelegenen Westaustralien hat mir bisher fast am besten gefallen. Durch meine neueren Arbeiten habe ich hier etwas Anschluß an die Geologen gefunden und lerne auf Exkursionen auch etwas vom inneren Land kennen. Am 8. März wollen wir wieder zurückfahren und Anfang April zu Hause sein. Hoffentlich geht diese dumme Koreaaffäre ohne ernstliche Zwischenfälle an anderen Stellen aus.[13] Man hat immer Angst, daß man hier stecken bleibt und von den Kindern getrennt wird. Nun wünsche ich Ihnen recht schöne Weihnachten und alles Gute zum neuen Jahr. Wir haben hier seit drei Tagen den gefürchteten Nordwind mit 38° C im Schatten und nachts nicht unter 27° C. Ich gehe alle drei Stunden unter die Dusche. Herzliche Grüße Ihnen und Ihrer Frau
Ihr W. Gentner

13 Im Juni 1950 griff das sowjetisch beeinflusste Nordkorea Südkorea erfolgreich an. Eine UNO-Armee unter Führung der USA schlug sie bis zum Frühjahr 1951 wieder bis hinter den 38. Breitengrad zurück. Ein Waffenstillstandsabkommen wurde im Juli 1953 unterzeichnet.

66. Karl Jaspers an Wolfgang Gentner

Brief, ms.
Durchschlag: DLA Nl. Karl Jaspers

Basel, den 22. Januar 1954

Lieber Herr Gentner!
Darf ich Sie heute mit einer Bitte behelligen, die das *Studium Generale* betrifft. Der Herausgeber, Dr. Manfred Thiel,[14] hat Ihnen vor einiger Zeit geschrieben, ob Sie geneigt wären, unter die beträchtliche Zahl der Mitherausgeber zu treten. Er hatte es getan auf meine Empfehlung. Nun möchte ich seine Aufforderung meinerseits wärmstens unterstützen. Da C. F. von Weizsäcker aus dem Herausgeberstab ausgeschieden ist aus Empörung über einen Aufsatz von mir,[15] fehlt leider ein Physiker, und das ist von grosser Bedeutung. Ihr Beitritt würde Sie ernstlich nicht belasten. Nur würde von Herrn Thiel die Hoffnung gehegt, dass Sie gelegentlich auf Themen oder Autoren aufmerksam machen. Sie erhalten natürlich das *Studium Generale* dann ständig zugeschickt, und wenn Sie den Wunsch haben, schon die Korrekturfahnen. Ich glaube, dass das Unternehmen sich gut bewährt hat. Herr Oehlkers ist dabei, ausserdem eine grosse Reihe bedeutender Namen: von Ludwig Curtius[16] bis zu H. Kuhn,[17] E. von Holst,[18] Alfred Weber,[19] Roepke usw.[20] Ich glaube, dass es nicht in irgend einem Sinne belastend ist. Als einziges könnte für Sie in Betracht kommen, dass Ihr Eintritt eine Lücke ausfüllt und dass diese Lücke durch das etwas wunderliche Verhalten des Herrn von Weizsäcker

---

14 *Studium Generale* (1947-1971), hrsg. von Karl Heinrich Bauer, Ludwig Curtius (1874-1954), Herbert Günter v. Einem (1905-1983). Als redaktioneller Herausgeber der Zeitschrift fungierte der Philosoph und Dichter Manfred Thiel (geb. 1917) seit dem 1. Jahrgang 1947 bis 1965. Er lebt als Privatgelehrter in Heidelberg.

15 Der Grund war die Kritik, die Karl Jaspers an der Psychosomatik seines Onkels Viktor v. Weizsäcker in im *Studium Generale* 1953 geübt hatte. Vgl. S. 564-574.

16 Ludwig Michael Curtius (1874-1954), Archäologe und Kunsthistoriker, war 1920-1929 Professor in Heidelberg und dann Direktor des Deutschen Archäologischen Instituts in Rom. Es bestand eine enge Freundschaft zu Jaspers, wie ihre Korrespondenz zeigt.

17 Hugo Kuhn (1909-1978) wurde 1954 als Germanist nach München berufen.

18 Erich v. Holst (1908-1962) leitete seit 1957 das Max-Planck-Institut für Verhaltensphysiologie in Seewiesen bei München als Kollege von Konrad Lorenz (1903-1989) und Jürgen Aschoff (1913-1998). Seine Forschungen richteten sich auf die Gliederung der Zentralnervensysteme von Ringelwürmern, Gliederfüßern und Wirbeltieren sowie auf Themen der Flug- und Instinktforschung.

19 Alfred Weber übernahm – 1907 von Prag kommend – den Lehrstuhl für Nationalökonomie in Heidelberg, schied 1933 aus Protest gegen die nationalsozialistische Politik aus dem Lehramt aus und trat 1945 – nun als Professor für Soziologie – entscheidend für den Neuaufbau der Heidelberger Universität ein. Seine kultursoziologischen Forschungen suchten vor allem die Synthese von Lebensphilosophie, Volkswirtschaft, Kulturgeschichte und Politik.

20 Wilhelm Röpke (1899-1966), Wirtschaftswissenschaftler, emigrierte aus politischen Gründen 1933 nach Istanbul und von dort 1937/38 nach Genf.

entstanden ist, über dessen Handlung manche etwas lächeln. Mir scheint, dass für Sie dieses Ereignis keinerlei Bedeutung hat. Die Zugehörigkeit zum Herausgeberstab enthält keinerlei Bekenntnis. Gern bin ich bereit, Ihnen auf etwaige Fragen weitere Antwort zu geben.
Mit herzlichen Grüssen
Ihr
[Karl Jaspers]

67. Wolfgang Gentner an Karl Jaspers

Brief, ms.
Durchschlag: MPGA Nl. Wolfgang Gentner

3. Februar '54

Lieber Herr Jaspers!
Ich hatte den Brief von Herrn Dr. Manfred Thiel zu Hause zurechtgelegt, damit ich bei einem Basler Besuch mit ihm darüber sprechen könnte. Inzwischen ist aber dieser Brief irgendwie verschwunden und das ist zunächst der äußere Grund, daß ich ihn nicht beantwortet hatte. Ihr freundliches Schreiben mahnt mich nun, die Anfrage zu erledigen. Ich hatte selbst keine Bedenken, in den Herausgeberstab einzutreten. Leider bin ich nicht dazugekommen, sehr häufig diese Zeitschrift zu lesen und ich weiß nicht, ob ich eine große Hilfe sein werde. Wenn Sie selbst aber glauben, an mir als Physiker eine Stütze zu haben, will ich gerne mitmachen. Es fehlt allerdings die Adresse von Herrn Thiel. Vielleicht können Sie so freundlich sein und ihm meine Bereitwilligkeit mitteilen.

Ich mache mir Vorwürfe, daß ich so lange nichts von mir habe hören lassen, trotzdem mich mein Weg öfters durch Basel führt. Allerdings bin ich meistens auf der Weiterreise nach Genf, da ich dort an dem Aufbau des europäischen Forschungsinstituts mithelfe.

Bei uns geht es allen sehr gut; Ralph studiert in Karlsruhe Architektur und Doris lernt mühsam lateinische Vokabeln.

Mit herzlichen Grüßen von uns beiden für Sie und Ihre Frau
Ihr
[Wolfgang Gentner]

68. Karl Jaspers an Wolfgang Gentner

Brief, ms.
Original: MPGA Nl. Wolfgang Gentner

Basel, den 12. Februar 1954

Lieber Herr Gentner!
Haben Sie schönen Dank für Ihren Brief vom 3. Februar. Ich freue mich, dass Sie als Mitherausgeber beim *Studium Generale* dabeisein wollen. Ich hab Dr. Thiel Mitteilung gemacht und nehme an, dass er sich noch einmal direkt an Sie wenden wird. Seine Adresse ist:

Dr. Manfred Thiel. *Studium Generale*, Neuenheimer Landstrasse 24, Heidelberg.
Selbstverständlich würde ich sehr froh sein, Sie einmal wieder zu sprechen. Wenn Ihre häufigen Reisen nach Genf wegen des Atominstituts Ihnen in Basel zu unterbrechen Anlass werden, gibt sich vielleicht die Gelegenheit. Ich wäre besonders froh, wenn Sie einmal während der Ferienzeit sich entschliessen würden.
Meine Frau und ich freuten uns über die gute Nachricht von Ihren Kindern und Ihrer Frau. Ihnen beiden herzliche Grüsse von uns beiden,
Ihr
Karl Jaspers

69. Karl Jaspers an Wolfgang Gentner

Brief, ms.
Durchschlag: DLA Nl. Karl Jaspers

Basel, den 20. September 1957

Lieber Herr Gentner!
Lange haben wir nichts voneinander gehört. Sie haben durch Ihre Aufgaben in Genf und Freiburg so unverhältnismässig viel zu tun, dass zu einem besinnlichen Gespräch zwischen uns kaum Zeit wie früher sein wird. Würden Sie bei einer Durchfahrt durch Basel eine Stunde für mich erübrigen können, wäre ich dankbar.

Ich komme Ihnen mit einer Frage, weil ich an einem Buch über die Folgen der Atombombe schreibe (natürlich nicht über Physik, sondern über politische und philosophische Fragen). Darin habe ich auch eine Kritik der Göttinger Erklärung.[21] Ich wüsste gern: warum stehen Sie nicht unter dieser Erklärung vom April 57? Waren Sie politisch so klug, die Unterschrift zu verweigern? Oder waren Sie postalisch nicht erreichbar? Oder hat man Sie nicht gefragt? Und was denken Sie über diese Erklärung?

Unsere Gespräche während des Krieges sind mir lebhaft in Erinnerung. Von Ihnen zuerst hörte ich damals das Wort: Wir werden doch nicht die Wissenschaft in den Dienst des Krieges stellen, sondern den Krieg in den Dienst der Wissenschaft. Sie meinten auch die Beurlaubung von 3000 Physikern für die Aufgaben der wissenschaftlichen Forschung, der Sie selber dienten. Sie erzählten mir auch über Ihre Beziehung zu Joliot.[22] Und Sie berichteten mir, wie schwierig eine Atombombe herzustellen sei, und dass Bothe[23] ausgerechnet habe, es gehe gar nicht. Können Sie mir sagen, wo diese Arbeit zu finden ist?

21 Vgl. S. 57, 263 f.
22 Frédéric Joliot-Curie (1900-1958), französischer Atomphysiker; erhielt 1936 mit seiner Frau Irène Joliot-Curie (1897-1956) den Nobelpreis für Chemie.
23 Walter Bothe (1891-1957) leitete seit 1932 das Physikalische Institut am Max-Planck-Institut für medizinische Forschung und erhielt 1954 den Nobelpreis für Phy-

Wenn sie allzu wenig Zeit haben, bitte ich Sie, nicht zu antworten. Ich weiss, wie lästig Arbeitsunterbrechungen sind.

Von Ihnen, Ihrer Frau und Ihren Kindern wissen wir leider so gut wie nichts. Ich hoffe, dass es Ihnen allen gut geht.

Oehlkers hat ein wie mir scheint grossartiges Lehrbuch der Botanik geschrieben, vorläufig nur den ersten Band.[24] Ob Sie ihn noch manchmal sprechen? Auch von ihm habe ich seit Jahren kaum mehr etwas gehört.

Herzliche Grüsse auch von meiner Frau und für die Ihre

Ihr

[Karl Jaspers]

70. Wolfgang Gentner an Karl Jaspers

Brief, hs.
Original: DLA Nl. Karl Jaspers

Meyrin-Genève, le 23/2/63

Verehrter, lieber Herr Jaspers,

seitdem wir nach Heidelberg zurückgekehrt sind, gibt es für uns natürlich besonders viele Gelegenheiten an vergangene Zeiten erinnert zu werden, als wir noch durch die Plöck auf einen Sprung zu Ihnen hereingeschneit sind.[25] Jetzt fliege ich meist auf dem Weg nach Genf[26] über Basel hinweg und mein schlechtes Gewissen wegen des jahrelangen Schweigens ist außerdem so angewachsen, daß ich fast befürchte, dort eine erzwungene Zwischenlandung zu erleben.

Zu Ihrem 80. Geburtstag sind Sie aber jetzt mit sovielen Glückwunschadressen überladen worden, daß ich es vielleicht wagen darf, auch meine eigenen guten Wünsche, die Sie und Ihre liebe Frau dauernd begleiten, zum Ausdruck zu bringen und sozusagen in dieser Feststimmung mit einzuschmuggeln.

Mein derzeitiges Leben habe ich kürzlich in einem Vortrag beschrieben und vielleicht finden Sie die Zeit, einmal in diesen Sonderdruck hinein zu sehen,[27] weil ich von früher her weiß, daß Sie für diese Fragen immer Interesse gehabt haben.

---

sik. Die entsprechenden Arbeiten von Bothe befinden sich unter den Geheimdokumenten zum Deutschen Atomprogramm im Deutschen Museum in München: Walther Bothe: *Die Diffusionslänge für thermische Neutronen in Kohle*, 1940 (Blatt 1-7), Walther Bothe u. Peter Jensen: *Die Absorption thermischer Neutronen in Elektrographit*, 1941 (Blatt 8-17).

24 Friedrich Oehlkers, *Das Leben der Gewächse. Ein Lehrbuch der Botanik*, 1. Band: *Die Pflanze als Individuum*, Berlin 1956. Der zweite Band blieb aus Krankheitsgründen unvollendet.

25 Gentner war seit 1935 als Physiker in Heidelberg tätig, bevor er 1946 nach Freiburg berufen wurde.

26 Gentner arbeitete in der Organisation Européenne Pour La Recherche Nucléaire CERN.

27 Nicht ermittelt.

Über indirekte Quellen hören wir ja immer wieder von Ihnen und Ihrer lieben Frau. Aber vielleicht dürfen wir uns auch wieder einmal direkt melden.
Mit herzlichen Wünschen und Grüßen
Ihr W. Gentner

71. Wolfgang Gentner an Karl Jaspers

Postkarte, hs.
Original: DLA Nl. Karl Jaspers

Weihnachten 1963/64

Ich hatte gehofft, noch im alten Jahr in Basel hereinzuschauen und mich meiner Aufträge zu entledigen. Aber durch eine lange Israelreise und eine erst jetzt überstandene Krankheit meiner Frau (Gürtelrose und Lungenentzündung) ist mein Fahrplan durcheinander geraten. Auch ist unser Haus im Schwarzwald noch im Umbau, so daß wir in Heidelberg über die Feiertage bleiben.
Wir wünschen Ihnen Beiden von Herzen alles Gute für 1964[28]
Ihre Alice und Wolfgang Gentner

72. Karl Jaspers an Wolfgang Gentner

Brief, ms.
Durchschlag: DLA Nl. Karl Jaspers

Basel, den 7. Januar 1964

Lieber Herr Gentner!
Ihnen und Ihrer Frau danken wir beide für Ihre guten Wünsche und erwidern sie herzlich.
Sie schreiben von der schweren Erkrankung Ihrer Frau, aber auch, glücklicherweise, dass sie sich gut erholt hat.
Dass uns dadurch Ihr Besuch entgangen ist, beklage ich sehr, aber hoffe, dass die Gelegenheit wiederkehrt und dass Sie dann an uns denken.
Herzlich Ihr
[Karl Jaspers]

---

28 In der Bibliothek von Jaspers findet sich zudem der intensiv bearbeitete Sonderdruck von Gentner, »Individuum und Kollektiv«, in: *Freiburger Dies Universitatis*, Bd. 9, Freiburg i. Br. 1962, 1-16; dabei die Widmung: »Mit herzlichen Grüssen W. G.«

Karl Jaspers – Hans Walther Gruhle 1910-1958

73. Karl Jaspers an Hans W. Gruhle

Brief, hs.
Original: MPI Nl. Hans W. Gruhle

Oldenburg 23.9.1910

Lieber Herr Gruhle!
Die verfluchten Schwierigkeiten, die uns bis jetzt in Atem hielten, sind nun endlich beseitigt. In einigen Tagen werden wir uns verheiraten.[1] Zwischen dem 5. und 10. Oktober kommen wir nach Heidelberg. Ich hoffe, Sie dann noch zu treffen.

An Nissl[2] und die Assistenten schicke ich, wenn es so weit ist, Vermählungsanzeigen. Wenn sich sonst noch etwas »schickt«, wäre ich Ihnen für umgehende Benachrichtigung dankbar.

Dass Sie meinen Namen mit unter den Glückwunsch an Schüle[3] gesetzt haben, freut mich sehr. Ich habe für den alten Herrn Sympathien. Da Sie nicht schreiben, was das Geschenk gekostet hat, nehme ich an, dass es mit der Bezahlung Zeit hat, bis wir uns in Heid. sehen.

Ich wünsche Ihnen angenehme Urlaubszeiten!
Ihr Karl Jaspers

74. Hans W. Gruhle an Karl Jaspers

Brief, hs.
Original: DLA Nl Karl Jaspers

24.9.10. Hdlbg.

Lieber Herr Jaspers,
eben nachhaus gekommen, empfange ich Ihren Brief. Schon nach Ambach schickte mir W[ilmanns] den Ausschnitt aus der Zeitung (Aufgebot) und sie haben sich hier alle etwas gewundert. Nur Herr Wilmanns hat es schon geahnt. Besonders hat sich nach einer *Vermutung* von Wetzel Nissl gewundert. Ich habe Folgendes gesagt: Aufgebot und alle anderen Schritte seien nur vorläufige gewesen, die alle zurückgezogen

---

1 Jaspers lernte 1907 Gertrud Mayer als Schwester seines Freundes und Kommilitonen Ernst Mayer kennen. Erst als beide Familien dem Paar dauerhafte finanzielle Unterstützung zusagten, denn Jaspers war lediglich als unbezahlter Volontär-Assistent angestellt, konnten sie heiraten. Vgl. Hans Saner, *Karl Jaspers*, Reinbek bei Hamburg 1970, 24-26.
2 Franz Nissl leitete die Heidelberger Klinik.
3 Heinrich Schüle (1840-1916) feierte seinen 70. Geburtstag. Er leitete die Heilanstalt Illenau und entwickelte maßgeblich die Pläne für die psychiatrischen Kliniken in Heidelberg (1878), Freiburg i. Br. (1886) und Emmendingen (1890). Schüle war Mitherausgeber der *Allgemeinen Zeitschrift für Psychiatrie* und verfasste ein *Handbuch der Geisteskrankheiten* (1878).

worden *wären*, wenn sich gewisse Schwierigkeiten, die in der Familie Ihrer Frau lägen und die ich selbst nicht näher kennte, nicht behoben hätten.[4] Vor endgültiger Regelung hätten Sie es daher niemand mitteilen wollen. Vermählungsanzeigen schicken Sie nur an die Assistenten und auch die Heidelberger Leute, bei denen Sie verkehren (Schmids[5] und Webers z. B.), an Nissl aber *nicht*! Dem teilen Sie es handschriftlich mit und denken Sie bei der Abfassung daran, dass er Ihnen als Ihr Chef eigentlich erst die *Erlaubnis* zur Heirat hätte geben müssen! Schicken Sie, wenn Sie ihr eine Freude machen wollen, eine Anzeige an meine Cousine Fräulein Anna Trantow Cottbus Bahnhofstr. Heute geht Wetzel in Urlaub. Ich verlasse Hdlbg nicht vor dem 1. XI. Also nächstens auf Wiedersehen.
Mit Gruss und Glückwunsch
an Sie und Ihre Frau
Ihr Hans Gruhle

75. *Hans W. Gruhle an Karl Jaspers*

Postkarte, hs.
Original: DLA Nl. Karl Jaspers

[Bonn 17. 12. 10]

Lieber Herr Jaspers,
ich schicke 3 Hefte zum Referieren und habe wieder einmal eine Bitte. Könnten Sie mir die grosse Arbeit von Oesterreich in den Vogt-Brodmannschen Heften über Spaltung der Persönl.[6] einmal heraussuchen und sie Scholz geben, und wenn Sie sonst etwa etwas Neues über Depersonalisation und Ähnliches kennen. Ich glaube, Oesterreich muss noch etwas Neueres, Grösseres geschrieben haben als Buch, wenn das nicht vielleicht das alte, erweitert, ist.[7]

Ich möchte es nicht geschickt haben, sondern Scholz soll es mir bitte in mein Schlafzimmer legen, damit ich es am 28. 12. vorfinde. Schönen Dank. Seit meine Versuche begonnen haben, stecke ich fast den ganzen Tag im

---

4 Die Familie Mayer verlangte für den Fall des Todes von Karl Jaspers die Garantie einer jährlichen Pension für Gertrud; auch musste ihr Vater David Mayer seine »festgewurzelte Pietät gegen meine Vorfahren«, wie er am 27. 10. 1910 an Karl Jaspers sen. schrieb, erst überwinden, bevor er dem Paar den »väterlichen Segen aus treuem Herzen« entgegenbringen konnte. Vgl. Suzanne Kirkbright, *Karl Jaspers. A Biography. Navigations in Truth*, New Haven 2004, 59-61, 248.

5 Friedrich Alfred Schmid-Noerr (1877-1967), Philosoph, später freier Schriftsteller; Ehefrau Kläre Schmid-Romberg, geb. Rosenberger (1880-1969).

6 Traugott Konstantin Oesterreich (1880-1949) veröffentlichte die Studie »Die Entfremdung der Wahrnehmungswelt und die Depersonalisation in der Psychasthenie« im *Journal für Psychologie und Neurologie* 7 (1905/6), 153-276, 8 (1906/07), 61-174, 220-237, 9 (1907), 15-53.

7 Seine philosophische Habilitation *Die Phänomenologie des Ich in ihren Grundproblemen* in Tübingen erschien 1910 mit dem Untertitel *Das Ich und das Selbstbewusstsein. Die scheinbare Spaltung des Ich* in Leipzig.

Institut. Technisch klappt alles prächtig und die Bildersammlung, ca. 60, die ich zusammengebracht habe, ist auch sehr interessant. Besten Gruss
H. G.

76. Karl Jaspers an Hans W. Gruhle

Brief, hs.
Original: MPI Nl. Hans W. Gruhle

22. I. 1911

Lieber Herr Gruhle!
Wilmanns bestätigte mir, dass er in Stuttgart mit Alzheimer[8] gesprochen hat und dass *Alzheimer einverstanden* war, dass Schultheiss[9] die Referate der Sommerschen Hefte[10] übernehme. Morgen in der Klinik werden wir die Sache nochmal besprechen und Alzheimer dann schreiben, ob ihm dies Arrangement noch recht ist. Ich teile Ihnen den Wortlaut dann noch mit.
Besten Gruss
Ihr K. Jaspers

77. Karl Jaspers an Hans W. Gruhle

Brief, hs.
Original: MPI Nl. Hans W. Gruhle

S. g. H. Professor!
Kurz vor Weihnachten bekam ich von Herrn Dr. Gruhle Heft 2 u. 3 der Sommerschen Klinik. Ich wollte gerade die Referate anfertigen, als Herr Dr. Wilmanns mir sagte, er habe schon mit Ihnen in Stuttgart verabredet, dass diese Hefte von Herrn Dr. Schultheiss referiert werden sollten. Darauf gab ich die Hefte Herrn Schultheiss. Heute sprach ich noch einmal mit Herrn Dr. Wilmanns. Er lässt Ihnen sagen, dass er selbst Ihnen in den nächsten Tagen ausführlich schreiben würde.
Ergebenst K. Jaspers.

Lieber Herr Gruhle! Dies die Abschrift meiner Notiz an Alzheimer!
Besten Gruss
Ihr K. J.

8 Alois Alzheimer (1864-1915) war als Schüler Emil Kraepelins nach Stationen in Heidelberg und München 1912 nach Breslau berufen worden. 1906 hatte er in Tübingen die später nach ihm benannte präsenile Demenz mit Hirnatrophie beschrieben.

9 Wohl Ludwig Schultheis (geb. 1884), der 1910 bei Paul Flechsig (1847-1929) in Leipzig mit der Dissertation *Über die nosologische Abgrenzung der Idiotie mit besonderer Berücksichtigung der Dementia infantilis und eigener Beobachtung* in der Medizin promoviert wurde.

10 Robert Sommer (1864-1937) war seit 1895 Ordinarius für Psychiatrie in Gießen. Von 1906 bis 1917 gab er die *Klinik für psychische und nervöse Krankheiten* heraus und beschäftigte sich vor allem mit Fragen der Diagnostik, Vererbung und Hygiene.

78. Hans W. Gruhle an Karl Jaspers

Postkarte, hs.
Original: DLA Nl. Karl Jaspers

Schönna bei Meran, 18.4.11

Lieber Herr Jaspers,
bitte seien Sie jetzt so allmählich wieder auf mich gefasst. Am 1. Mai erscheine ich wieder, wie Sie sich denken können mit mehreren Seelen in einer Brust. Sie haben natürlich nichts von sich hören lassen, wie auch ich nicht, aber die schreibelustige Cousine, die Sie so nett aufgenommen und in manches eingeweiht haben, hat mir einiges berichtet. Also bald auf Wiedersehen. Mit Grüssen an Sie und Ihre Frau Ihr
Hans Gruhle

79. Karl Jaspers an Hans W. Gruhle

Brief, hs.
Original: MPI Nl. Hans W. Gruhle

Oldenburg, 17.8.1911

Lieber Herr Gruhle!
Wollen Sie wohl Herrn Scholz veranlassen, dass er aus der *Krankengeschichte F. Baldauf* einen *Bogen des Krankenhauses Hanau* mit Bericht über den Kranken sucht und an die auf *anliegendem Postabschnitt* angegebene *Adresse* schickt! Besten Dank! –

In Göttingen habe ich neulich Redepenning[11] besucht. Es hat mich sehr interessiert, aus der Cramer'schen Klinik erzählen zu hören. Mit Heidelberg verglichen ist es dort ein fabelhaft grosser Betrieb. Cramer[12] scheint seine Hauptaufgabe im Organisieren und im Herbeischaffen von Geldmitteln zu sehen. Der Ton in der Klinik ist ganz bureaukratisch. Cramer fühlt sich als kleiner Fürst. Es war sehr amüsant, zu hören, wie er wissenschaftliche Arbeiten »verteilt« und wie die Resultate solcher Verteilungen in den üblichen Arbeiten aus der Göttinger Klinik (von [?] etc.) vorliegen.

Immerhin finden mit dem Oberarzt Weber[13] manchmal »Discussionen« statt. Dann ist man in den bekannten Schwierigkeiten, dass keiner

---

11 Rudolf Redepenning (1883-1967) war um 1910 Medizinalpraktikant an der Psychiatrischen Universitätsklinik in Göttingen und wurde zuvor mit der Dissertation *Der geistige Besitzstand von sogenannten Dementen* in der Medizin promoviert.
12 August Cramer (1860-1912) erhielt 1900 den psychiatrischen Lehrstuhl in Göttingen, institutionalisierte dort unmittelbar eine Poli- und Universitätsklinik und veranlasste die Gründung des Nervensanatoriums Rasemühle, der heutigen psychoanalytischen Klinik Tiefenbrunn, und einer eigenen klinischen Einrichtung für psychisch kranke Fürsorgezöglinge.
13 Ludwig Wilhelm Weber (1868-1925) habilitierte sich 1907 bei August Cramer

den anderen versteht, die dort zum Beispiel dazu geführt haben, »auch mal die *Angst* zu definieren«, was dann aber *nicht* gelang etc.[14]

Redepenning scheint ein recht anständiger Mensch zu sein, wenn ich nach der Art, wie er über alles sprach, schliessen kann. Er ist vergnügt, lebendig, verheiratet. Auf wissenschaftlichem Gebiet hat er offenbar keine Initiative. Seit mehreren Jahren ist er Arzt für die Beobachtungsstation für Fürsorgezöglinge. Ich erzählte ihm, dass von Ihnen ein Buch im Anfang des Winters erscheinen würde. Er hofft in Analogie dazu sein Material verarbeiten zu können. Im Äusseren hat er Glück. Zur Zeit wird für 220000 M. eine »Heil- und Erziehungsanstalt für Jugendliche« dort gebaut. Redepenning wird Oberarzt. Er muss sich nur Revision durch Cramer gefallen lassen. 55 Betten, nur Jungens. Den Neubau habe ich auch besehen und Redepenning um seine schlemmerhafte Dienstwohnung beneidet.

Ausserdem haben sie dort ein »festes Haus«, das schrecklich aussieht. Kommt man von weitem in die Nähe, kleffen an allen Seiten Hunde. Hohe Mauern, kahle Wände, grade Reihen Gitterfenster, von allen Seiten durch kahles Land umgeben. Ferner haben sie bei der Aufnahme Anstalt auch gleich die Provinzialpflegeanstalt, haben eine Nervenklinik, eine »Psychopathenstelle«. Besseres Material vielseitigster Art kann man sich nicht denken. Zu dem *grossen* Wesen steht die Hülflosigkeit auf wissenschaftlichem Gebiet in komischem Contrast. –

Mein Kant-Studium hat mich hier in beste Stimmung gebracht. Die besondere Aufgabe, die ich mir gestellt hatte, wird in der Beantwortung allerdings so compliziert, dass ich zweifle, ob etwas daraus wird. Aber ich fange an, die Kritik der r.V.[15] ein wenig zu beherrschen und bin froh, dass ich mich durch die langen Bemühungen nicht habe verdriessen lassen. Die Einsichten, die man durch Kant gewinnt, sind unvergleichlich. Ich wünschte, Sie fänden in Ihrem Leben dazu noch einmal Zeit. Lipps,[16] Wundt,[17] Husserl, alle sind sie dagegen wenig wert. Ich möchte Ihnen gern an unseren Abenden einige Pointen mitteilen, aber es würde wohl nicht viel fruchten. Die Einsichten kommen doch erst, wie ich an mir erfahren habe, nach langen Quälereien und dann plötzlich. Jetzt bin ich

---

in Göttingen, leitete ab 1912 die Nervenklinik Chemnitz und forschte insbesondere auf neuropathologischem Gebiet.

14 Weber publizierte auch zu psychoanalytischen Themen: »Die Freud'sche Hysterielehre«, in: *Medizinisch-Naturwissenschaftliches Archiv* 2 (1909), 285-301; »Kritisches Referat über: Otto Gross: Das Freudsche Ideogenitätsmoment etc. C.G. Jung: Der Inhalt der Psychose«, in: MPN 25 (1909), 90-96.

15 Immanuel Kant, *Die Kritik der reinen Vernunft*, Riga 1781, ²1787.

16 Theodor Lipps (1851-1914) lehrte als Schüler Wilhelm Wundts eine psychologisch orientierte Philosophie.

17 Wilhelm Wundt (1879-1920), Philosoph und Psychologe, der in Leipzig 1879 das erste und renommierte Institut für experimentelle Psychologie begründete. Er war Vertreter einer naturwissenschaftlich orientierten Bewusstseinspsychologie.

geneigt, mir einzubilden, ich könne es jedem klar machen: so einfach kommt es einem zuletzt vor. –
Herzliche Grüsse! Ihr Karl Jaspers.

Grüssen Sie Wetzel!

80. *Karl Jaspers an Hans W. Gruhle*

Brief, hs.
Original: MPI Nl. Hans W. Gruhle

Oldenburg 23.9.1912

Lieber Herr Gruhle!
Da ich nicht zur verabredeten Zeit nach Heidelberg zurückkomme, will ich Ihnen doch schreiben, was los ist. Mein Vater hat eine Magendarmblutung gehabt, von der er sich jetzt einigermaßen erholt hat. Die hiesigen Ärzte meinen, es sei ein Duodenalgeschwür. Doch besteht Verdacht auf Carcinom. Wir wollen daher einen Kliniker consultieren. Am 26. Sept. kommt Garré[18] in Bonn aus den Ferien zurück, die übrigen sind meist fort. Bei der Consultation und in den ersten Tagen nach einer eventuellen Operation will ich meinen Vater nicht gern verlassen. Ich werde daher erst Anfang Oktober – ich denke bis zum 10. – nach Heidelberg kommen. Nissl habe ich brieflich um Verlängerung meines Urlaubs gebeten.

Noch eine zweite Sache: Ich habe für das Amtsgericht *Mosbach* im Sommer ein Gutachten über die *Zeugnisfähigkeit* des Polizeidieners *Eberfeldt* gemacht. Vor kurzem wurde ich von dort angefragt, ob ich am 25. Sept., auf welchen die Verhandlung zu legen *beabsichtigt* sei, nach Mosbach kommen könne. Ich habe geantwortet, dass ich Anfang Oktober nach Heidelberg zurückkäme, und dass ich um eine Späterlegung des Termins bäte, falls es nicht rätlich, auf ein mündliches Gutachten überhaupt zu verzichten. Darauf habe ich bisher keine Antwort. Ich schreibe Ihnen das, für den Fall dass ein Schreiben an die Klinik kommen sollte. Das letzte Schreiben war an mich privat gerichtet. –
Unsere Ferien waren nicht schön. Am 12. August trat die Blutung ein. Zum Arbeiten bin ich kaum gekommen.
Beste Grüsse, auch von meiner Frau!
Ihr Karl Jaspers

Lewandowski[19] schrieb mir vor 8 Tagen endlich. Er ist mit allem einverstanden, muss aber noch allerhand fragen, bevor er unsere Wünsche

---

18 Carl Garré (1857-1928) war seit 1907 in Bonn, dort führender Chirurg, Vorkämpfer der Äthernarkose und wegen seiner künstlerischen Begabung auch als Medailleur tätig.
19 Der Physiologe und Neurologe Max Lewandowsky (1876-1918) wirkte als ao.

tatsächlich erfüllt. Ich habe den Eindruck, dass er sich freut, uns als Referenten zu haben.

Wir fahren heute, ohne meinen Vater, nach Münster, morgen nach Köln. Falls Sie mir wegen Nissl oder wegen Mosbach etwas mitzuteilen hätten, ist meine Adresse: p. a. stud. jur. Enno Jaspers,[20] Bonn, Schlossstr. 4 I.

81. Hans W. Gruhle an Karl Jaspers

Brief, hs.
Original: DLA Nl. Karl Jaspers

Heidelberg, 25.9.12.

Lieber Herr Jaspers,
wegen der Mosbacher Affäre brauchen Sie sich nicht zu beunruhigen, die schreiben schon an Sie direkt.

Ich wünsche Ihnen sehr, dass Ihre Befürchtungen wegen des Leidens Ihres Vaters zu pessimistisch sind und dass es sich nur um eine Blutung handelt. Wenn Sie mögen, sagen Sie bitte Ihrem Vater meine besten Wünsche zu seiner Wiederherstellung. Von Garré höre ich nur Gutes, ich glaube, Sie sind da in guter Beratung. Schreiben Sie doch bitte, was er fand und that.

Wenn Sie Zeit haben und Ihre Gedanken nicht *ganz* von Ihres Vaters Leiden beansprucht werden, besuchen Sie doch Külpe,[21] er freut sich sicher.

Mit herzlichen Wünschen und Grüssen
(auch an Ihre Frau)
Ihr
Hans Gruhle.

Professor der Neurologie und Physiologie in Berlin. Er gab bis 1914 das mehrbändige *Handbuch der Neurologie* heraus und gründete gemeinsam mit Alois Alzheimer 1910 die *Zeitschrift für die gesamte Neurologie und Psychiatrie*, in der Jaspers bis 1921 fast zweihundert Rezensionen publizierte.

20 Enno Jaspers (1889-1929), Karl Jaspers' jüngerer Bruder, der durch Selbstmord sein Leben beendete.

21 Oswald Külpe (1862-1915) war in Leipzig Schüler des experimentellen Psychologen Wilhelm Wundt. In Würzburg gründete er als Ordinarius für Philosophie und Ästhetik ein Psychologisches Institut, das sich zur »Würzburger Schule« entwickelte. 1909 folgte er einem Ruf nach Bonn und 1914 einem nach München.

82. Karl Jaspers an Hans W. Gruhle

Brief, hs.
Original: MPI Nl. Hans W. Gruhle

Bonn, 2.10.1912

Lieber Herr Gruhle!
Garré diagnostiziert ulcus duodeni, findet *gar* keine Zeichen für Ca, und ratet *vorläufig* von Operation ab. Wir sind sehr glücklich.
In den nächsten Tagen komme ich nach Heidelberg zurück.
Mein Vater dankt Ihnen für Ihre Wünsche und lässt Ihnen einen herzlichen Gruss bestellen.
Auf Wiedersehen!
Ihr Karl Jaspers

83. Karl Jaspers an Hans W. Gruhle

Brief, hs.
Original: MPI Nl. Hans W. Gruhle

10.3.13

Lieber Herr Gruhle!
Heute Abend kommt der Vater meiner Frau.[22] Er bleibt bis Donnerstag Vormittag. Da können wir Mittwoch nicht zu Ihnen kommen. Donnerstag, Freitag, Samstag, Montag Abend u.s.w. kommen wir gern. Legen Sie bitte auch auf einen der Abende die Traumanalyse.
Ich diktiere, soviel ich kann, aber es geht doch langsam.
Herzliche Grüsse Ihr K. Jaspers

84. Hans W. Gruhle an Karl Jaspers

Brief, hs.
Original: DLA Nl. Karl Jaspers

Hdlbg. 31.3.13

Lieber Herr Jaspers,
Sie haben mir unvorsichtigerweise verraten, dass Sie 1000 M geschenkt bekommen haben. Und da frage ich, ob Sie mir 100 pumpen wollen, um mir ein Sofa für das Esszimmer zu kaufen. Die Mainzer Freundin hat nämlich in München eins für mich entdeckt. Aber bitte sagen Sie nur ja, wenn es weder in Ihrem noch in Ihrer Frau Herzen einen Stich gibt. Ich frage so direkt, weil ich denke, Sie schlagen es auch eben so direkt ab, wenn Sie nicht mögen. Vor dem November kann ich die hundert nicht wiedergeben.
Morgen geht meine Dienstzeit an, ich trage es mit grosser Geberde [sic!].
Schönen Gruss Ihnen beiden
Hans Gruhle

---

22 David Mayer (1834-1929) lebte als Kaufmann in Prenzlau.

85. *Hans W. Gruhle an Karl Jaspers*

Brief, hs.
Original: DLA Nl. Karl Jaspers

Heidelbg, 3.4.13.

Lieber Herr Jaspers,
das ist sehr nett von Ihnen und Ihrer Frau, schönen Dank. Das Sofa ist schon bestellt. Aber damit Sie einen wirklich tiefen Blick in meine Unverfrorenheit thun können, mögen Sie wissen, dass ich sehr gerne noch den Kupferkessel auf später haben möchte und daher jetzt die 100 M nur gepumpt kriege. Ausserdem möchte ich Sie später doch einmal *wieder* um etwas bitten können, und das ginge nicht, wenn ich jetzt das Sofa geschenkt kriegte.

Mit Dank und Gruss an Sie und Ihre Frau
Ihr Hans Gruhle,
Besitzer eines Kupferkessels, Entleiher eines Sofas.

86. *Karl Jaspers an Hans W. Gruhle*

Brief, hs.
Original: MPI Nl. Hans W. Gruhle

Oldenburg 7.8.13

Lieber Herr Gruhle!
Schönen Dank f. Ihre Mitteilungen. Die Hellpach-Angelegenheit[23] liegt, wenn ich recht vermute, schon 14 Tage zurück. Damals erzählte mir Max Weber. Oder ist das wieder was Neues! – Die Bonner Liste wird vielleicht durch die Regierung, die Münsterberg[24] will, illusorisch gemacht. So hörte ich in Göttingen.

Redepenning ist begeistert von Ihrem Buch.[25] Er arbeitet genau nach Ihren Gesichtspunkten. Hat eingesehen, »wie unglaublich oberflächlich doch die Cramerschen Untersuchungen« seien! Aber es wird wohl nicht viel dabei herauskommen. Denn er ist beschränkt, hat jetzt Hauptinteressen für Ackerbau, wird langsam konservativ, Antisemit und Welfe! – Der Dezernent f. das Medizinalwesen für die Provinz Hannover will Ihr Buch mit grossem Interesse (!) *durch*gelesen haben.

---

23 Es ging um Willy Hellpachs Wunsch, in Heidelberg eine Professur zu erhalten, nachdem er 1906 sich in Heidelberg für Psychologie habilitiert hatte und 1911 in Karlsruhe Titularprofessor geworden war. Dies gelang ihm erst 1926 mit einer Honorarprofessur.
24 Der Psychologe und Philosoph Hugo Münsterberg (1863-1916) habilitierte sich 1888 in Freiburg i. Br., wo er Max Weber kennenlernte, übernahm 1893 eine Professur für experimentelle Psychologie an der Harvard University und kehrte 1908 nach Deutschland an die Berliner Universität zurück.
25 Hans W. Gruhle, *Die Ursachen der jugendlichen Verwahrlosung und Kriminalität. Studien zur Frage: Milieu oder Anlage*, Berlin 1912.

Schultze[26] war verreist. Aber zufällig kam ich dazu, die Phaenomenologen und Husserl kennen zu lernen. *Alles* Juden! *Auch* Husserl. *Allein* Husserl hat Niveau, ist *wirklich* klar und hat, glaube ich beinahe, auch Ideen. Ich habe etwas mehr wie eine Stunde mit ihm gesprochen und dadurch neues sachliches Interesse bekommen, seine letzte Publikation zu lesen.[27] Persönlich ist er *sehr* unsympathisch, eitel, schmeichlerisch, extrem liebenswürdig; er freute sich kindlich, dass ich kam. Offenbar liegt ihm an jeder Wirkung und jedem Zeichen davon. Er war etwas jämmerlich. Geiger[28] ist mir jetzt indirekt klarer geworden. Er gehört zum »Typus«. Reinach[29] ist dasselbe in minderwertigerer Fassung. Die Leute sind nicht aufzuregen. Sie haben starkes Selbstbewusstsein und Grössenwahn.

Meine Ferien fangen nicht gut an. Ich werde wohl in Kurzem mit einem Onkel zu Garré fahren müssen (Prostatahypertrophie, eitriger Blasenkatharr mit Fieber etc.). – Meinem Vater geht es ausgezeichnet. Er hat nur noch manchmal leichte Beschwerden. –

Binswanger-Konstanz schickte mir eine Kritik der Verstehensarbeit.[30] Er hat kapiert, dass in der »Kausalität« noch Probleme stecken, im übrigen verlangte er, dass ich in meinen Träumen die homosexuellen Komponenten entdecke![31]

Hacker[32] hat abgelehnt. Er will zu Schultze. Ich finde die Gründe überzeugend: nicht *nur* Psychiatrie; man erwartet dort nichts von ihm (hier würde er sich »verpflichtet« fühlen); er will sich in somatischer Medizin ausbilden, hat in G. solches Material; hat dort Material von Nervösen; will »Phosphorstoffwechsel« untersuchen.

Schöne Grüsse!
Ihr Karl Jaspers.

26 Ernst Schultze (1865-1938), habilitierte sich in Bonn und war Nachfolger von August Cramer in Göttingen.
27 Edmund Husserl, *Ideen zu einer reinen Phänomenologie und phänomenologischen Philosophie. Erstes Buch: Allgemeine Einführung in die reine Phänomenologie*, Halle 1913.
28 Moritz Geiger (1880-1937) studierte Philosophie und Psychologie bei Wilhelm Wundt und Theodor Lipps, war ab 1915 ao. Professor in München und wirkte ab 1923 als o. Professor in Göttingen. Da er als Jude von der Lehrtätigkeit ausgeschlossen wurde, emigrierte er in die USA und lehrte ab 1933 in New York. Bekannt wurde er durch seine phänomenologischen Untersuchungen des ästhetischen Genusses und seine wissenschaftstheoretischen Arbeiten.
29 Adolf Reinach (1883-1917) studierte bei Theodor Lipps in München Psychologie und Philosophie, begründete 1912 mit das *Jahrbuch für Philosophie und phänomenologische Forschung*, dessen Hauptherausgeber Husserl war.
30 Ludwig Binswanger, »Bemerkungen zu der Arbeit Jaspers': Kausale und ›verständliche‹ Zusammenhänge zwischen Schicksal und Psychose bei der Dementia Praecox«, in: IZP 1 (1913), 383-390.
31 Vgl. Brief Ludwig Binswanger an Karl Jaspers, 7.8.1913, 35.
32 Friedrich Hacker (1888-1915), der 1911 in Bonn mit der Arbeit *Systematische Traumbeobachtungen mit besonderer Berücksichtigung der Gedanken* promoviert wurde.

87. Hans W. Gruhle an Karl Jaspers

Brief, hs.
Original: DLA Nl. Karl Jaspers

Adelboden, 10.9.13

Lieber Herr Jaspers,
schönen Gruss aus den Bergen.
Else Engler[33] ist mit mir allerlei schöne Wege gewandert in ganz unbekannten Gegenden der Schweiz. Nun sitze ich hier in einem etwas trübseligen Fremdenorte und freue mich nur des schönen alten Holzhauses, in dem Braus'[34] wohnen, und des Spielens mit den Kindern.

Warum ich Ihnen aber schreibe, ist vor allem, Ihnen mitzuteilen, dass in der Berliner Klinischen[35] eine sehr begeisterte Kritik über Ihr Buch gestanden haben soll und dass sich Gaupp mündlich sehr enthusiasmiert darüber ausgesprochen hat.

Am 16. bin ich wieder in H.
Mit Empfehlungen an Ihre Eltern und
Grüssen an Sie
Ihr
Hans Gruhle

88. Karl Jaspers an Hans W. Gruhle

Brief, hs.
Original: MPI Nl. Hans W. Gruhle

Oldenburg, 18.9.14

Lieber Herr Gruhle!
Aus der Heidelberger Zeitung las ich, dass Sie eine Obstverwertungsstelle haben und 45 Betten f. Verwundete. Sonst habe ich nichts von Ihnen gehört. Aber ich denke oft an Heidelberg und wie es da aussehen mag. In 4 Wochen werden wir auch wieder da sein. An die Übersiedlung denke ich mit geteilten Gefühlen. Für uns ist es besser, da zu sein, wo man einmal wohnt und seinen Beruf hat; meine Eltern sind mir aber so viel wert, dass ich gegen den Abschied sehr ansehe.

Von meinem Bruder[36] haben wir sehr gute Nachrichten. Er ist mit ganzer Seele bei der Sache; bei der Mobilmachung schien er mir ein ganz anderer Mensch zu werden. Sein Ernst und seine Sicherheit haben mir grossen Eindruck gemacht. In solchen Zeiten bekommt man bisher un-

---

33 Eine Freundin von Gruhle, geb. 1875, Malerin.
34 Hermann Braus war seit 1912 Professor für Anatomie in Heidelberg und folgte 1921 einem Ruf nach Würzburg.
35 *Berliner Klinische Wochenschrift* 50 (1913), 1578. Die Rezension schrieb Friedrich Wilhelm Seiffer (1872-1928), der an der Charité tätig war.
36 Enno Jaspers wurde als Flieger im 1. Weltkrieg mehrfach verwundet.

bekannte Gefühle. – Die letzten Nachrichten waren von der Marne, in der er gerade gebadet hatte (10. Sept.).

Ich selbst habe zu all den Umwälzungen keine recht klare Stellung. Und nirgends habe ich einen Ausdruck gefunden, der meine Gefühle wiedergebe, keine Persönlichkeit, die ich einen Augenblick als ideellen Führer erlebt hätte. In dem Gemeinsamkeitsgefühl geniere ich mich offen mitzumachen, da ich unfähig bin, mitzu*tun*. Dass es sich um ein Schicksal handelt, das an unser aller Wurzel greift, fühle ich, doch erlebe ich es gänzlich passiv mit Angst und Hoffen, und vermag mich von der vergangenen Einstellung auf ein Luxusdasein mit weltfremder Arbeit keineswegs loszusagen. Man kann nicht verneinen, wenn man sich selbst als Ganzes verneinen müsste. Ich kann nicht zweifeln, dass es in der gegenwärtigen Zeit wirklich heroische Menschen gibt, da ich es leibhaftig erlebt habe; aber ich kann nicht aufhören, Psychologe zu sein und viel häufiger Rausch, Gedankenlosigkeit, blosse erbitterte Wut, prahlerisches Sichhineinreden zu sehen. Hier ist bei den Zurückbleibenden und Helfenden viel kleinliche Eitelkeit, auch gemeine Selbstsucht sieht man nicht selten. Bei den Soldaten entwickelt sich wohl das Beste. Zurückgekommene Verwundete wollen hier z. T. gewiss ehrlich schnell wieder an die Front, vor allem aus rasender Wut. Einer erzählte, wie das Oldenburger Regiment im Kampfe vor Wut wirklich schäumte.

Meinem Vater geht es ganz gut. Er hat Beschwerden von seinem ulcus, aber es hat sich gebessert.

Mitte August bin ich mal wieder an einem Fieber erkrankt, diesmal recht heftig, sodass ich noch nicht wieder ganz wohl bin. Diesmal war das Herz sehr affiziert; in 14 Tagen werde ich wohl wieder in meinem gewöhnlichen Zustand sein.

Soweit es die Aufregungen erlaubten, habe ich zwischendurch begonnen, meine Wintervorlesung vorzubereiten. Sonst habe ich kaum gearbeitet.

Meiner Frau geht es seit der Operation ausgezeichnet. Durch den Kontrast merke ich, dass sie die letzten Jahre doch eigentlich recht krank war. Jetzt ist sie beinahe fortdauernd munter.

Viele Grüsse zu Ihnen
Karl Jaspers

89. Karl Jaspers an Hans W. Gruhle

Brief, hs.
Original: MPI Nl. Hans W. Gruhle

Heid. 12. 5. 16

Lieber Herr Gruhle!
Montag würde es uns sehr gut passen.

Es ist aber meine Mutter bei uns zu Besuch. Wenn wir uns nicht immerfort bloss in Gesellschaft von Frauen unterhalten wollen, muss ich eben Sie mal besuchen. Sie brauchen nur einen Abend zu bestimmen.

Falls Sie trotz unseres Besuches kommen wollen, erwarte ich Sie also wie gewöhnlich am Montag zum Essen. Im andern Falle bitte ich Sie noch um Nachricht. Ich kann jederzeit, auch Montag, fortgehen, da meine Mutter länger bei uns ist.
Herzliche Grüsse
Ihr K. Jaspers

90. Hans W. Gruhle an Karl Jaspers

Feldpostkarte, hs.
Original: DLA Nl. Karl Jaspers

Im Felde, geschrieben den 13.7.1916
Lieber Herr Jaspers,
einen herzlichen Gruss Ihnen beiden. Ich bin sehr zufrieden mit meinen bisherigen Schicksalen. Jetzt sitze ich unter der Erde und lasse es auf mich böllern. Jetzt lerne ich »Geräusche«, das ist hier sehr wichtig. Man lernt überhaupt viel wertvolle Sachen. Zuweilen kommt man genau wie ein Murmeltier heraus und bei bestimmten Geräuschen fährt man blitzschnell wieder hinein, bei andern bleibt man lachend draussen stehen. Anfangs kam mir die Sache recht schwierig vor, jetzt fange ich an zu begreifen.
Ihr H. G.

91. Hans W. Gruhle an Karl Jaspers

Brief, hs.
Original: DLA Nl. Karl Jaspers

4. XII. 16. Im Felde.
Lieber Herr Jaspers,
ich lese erst heute in der Zeitung von Ihrer Ernennung zum a. o. Professor und freue mich darüber, dass es nun endlich soweit ist. Ich habe schon seit etwas über 1 Jahre darauf gewartet, seitdem damals das ewige Gerede von der pädagogischen Professur war. Ich freue mich vor allem Ihrer Eltern wegen, denn Eltern haben daran doch immer noch mehr Freude als wir selbst in solchen Fällen. Also recht herzlichen Glückwunsch und Grüsse!

Ich sitze wieder einmal in der Champagne mitten unter den üblen Trümmern eines völlig zerschossenen Dorfes. Doch ist der Unterstand gut und ich habe Ofen, Licht, ordentliche Verpflegung und meinen Koffer. Mehr verlangt man hier draussen nicht. In den letzten Wochen hatten wir den reinen Bewegungskrieg, aber da man nur immer gleichsam im

Kreise herumgejagt wurde, war die Sache nur anstrengend, aber reizlos. Sonst kann ich Ihnen nichts Neues erzählen, ich werde langweilig, dick und bequem.
Ihnen und Ihre Frau herzliche Grüsse von
Ihrem
Hans Gruhle.

92. Karl Jaspers an Hans W. Gruhle

Brief, hs.
Original: MPI Nl. Hans W. Gruhle

Heidelberg, 11.12.1916

Lieber Herr Gruhle!
Haben Sie schönen Dank für Ihren Brief und Glückwunsch.[37] Dass Sie schon so lange an Derartiges gedacht haben, überrascht mich. Von einer pädagog. Professur habe ich nie etwas gehört. Ihre Quellen waren wohl wieder einmal besser. Seit dem Frühsommer wusste ich, dass für mich etwas im Gange war. Der äussere Erfolg, der an sich eine Folge der Situation ist, ist natürlich für meine Eltern am erfreulichsten. Immerhin muss ich sagen, dass ich durch die in Titel und Lehrauftrag liegende Legitimierung meiner etwas ungewöhnlichen Behandlung der Psychologie sehr befriedigt bin.[38] Das sociale Ichgefühl ist ja gewiss etwas Peripheres, doch ich spüre den Unterschied des Daseins als geduldet, als überflüssig und als legitimiert in den socialen Ordnungen. Schwörer[39] sagte mir, er habe für den Lehrauftrag die Formel gewählt »für eine zweistündige Vorlesung aus dem Gebiete der Psychologie«, denn er sehe, dass ich sehr verschiedenartige Themata lese, und er wolle dadurch mir volle Freiheit in der Wahl meiner Themata erhalten.

Dass die materiellen Grundlagen alles Daseins noch immer in Frage gestellt sind, erlaubte es nicht, an die Arbeit mit ruhigem, auf lange Sicht eingestelltem Gefühl zu denken. Zur Zeit arbeite ich noch so, »als ob« mal wieder Frieden sei. Ob wir noch einmal wieder in einem psychologieinteressierten Kreise zusammen Psychologie treiben? Mir scheint manchmal, dass die Zeit kontemplativer Interessen vorbei sei.

Ein augenblicklich von mir inszeniertes Colloquium spricht allerdings gegen diese Meinung. Sehr grosse Beteiligung (über 20, 8 männliche), alle zum Referat bereit, und erheblich aktives Interesse, sodass schon alle Abende ausser einem durch Referate aus freiwilligem Angebot der Teilnehmer besetzt sind. Die Themata habe ich als eine lange Auswahlliste

---

37 Jaspers wurde 1916 zum Extraordinarius für Psychologie an der Philosophischen Fakultät in Heidelberg ernannt.
38 Jaspers hielt im Wintersemester 1916/17 eine Vorlesung zur »Religionspsychologie«, der im Sommer 1917 die später als Buch veröffentliche Lehrveranstaltung zur »Psychologie der Weltanschauungen« folgte.
39 Hochschulreferent Victor Schwörer (1863-1943).

vorgetragen. Sie würden wohl leider wieder durch meinen Mangel an Wissenschaftlichkeit etwas oppositionell eingestellt sein; die Themata sind: active Mystik (im Anschluss an Martin Buber);[40] über Johannes Müller;[41] über Stigmatisation; über die Autobiographie der heil. Therese;[42] das [?] über Laotse;[43] über psychische Epidemien religiösen Charakters; über Beziehungen von Weltablehnung und Weltbeherrschung (auf Grund eines Buches über mittelalterliche Weltanschauung); über Unterscheidung und Beziehung von Metaphysik, Mystik und Religion (von einem älteren Psychologen aus der Schweiz, dessen Absichten dabei ich nicht kenne); über Kierkegaard.[44] Unter den Teilnehmern befinden sich Studentinnen der Philosophie, der Nationalökonomie, zwei Mathematikerinnen, ein angehender Psychiater, einige Medizinerinnen; ein Convertit. Bisher war erst ein Abend, der durch ein ermüdendes Referat von 1 Stunde Dauer etwas arm ausfiel, aber doch Zusprache bei den Teilnehmenden zeigte. Zunächst mache ich mir noch einige Hoffnungen auf Anregung und geistige Lebendigkeit.

Von Neuigkeiten wird Sie vielleicht interessieren: Herr Mayer,[45] der Psychiater, lernt türkisch; Herr Kronfeld redet, wie ich höre, in Briefen von »Gott dem Höchsten« und schreibt eine »evidente Theologie«.

Herr Wetzel hat heute Nacht eine Tochter bekommen.

Fräulein Klebs hat sich verlobt mit einem Chemiker, Dr. Schrader.[46]

Herr Hattingberg[47] ist in Cholm, hat sein letztes Manuskript »überwunden« und arbeitet an einem neuen über Affekte, Instinkte, Spaltung etc. –

---

40 Der jüdische Philosoph und Schriftsteller Martin Buber (1878-1965), der sich schon früh für die zionistische Bewegung engagierte, publizierte auf Grund eigener ekstatischer Erlebnisse u. a. Arbeiten zur Mystik, so 1909 das Buch *Ekstatische Konfessionen*. In zahlreichen Schriften und Vorträgen setzte Buber sich für das dialogische Prinzip und die Verbindung von Philosophie und Religion ein. 1930 erhielt er in Frankfurt a. M. eine Honorarprofessur und emigrierte 1938 nach Jerusalem.

41 Jaspers meint wahrscheinlich den Physiologen Johannes Müller (1801-1858), der die Naturwissenschaften und vor allem seine eigene Disziplin auf eine philosophische Basis zu stellen versuchte (»Über das Bedürfniss der Physiologie nach einer philosophischen Naturbetrachtung«, Antrittsrede 1824, in: Müller, *Zur vergleichenden Physiologie des Gesichtssinnes der Menschen und der Thiere*, Leipzig 1826).

42 Therese von Liseux (1873-1897), katholische Heilige und Karmeliterin.

43 Eugen Diederich verlegte in der Übersetzung von Richard Wilhelm von Laotse, *Tao Te King. Das Buch des Alten, vom Sinn und Leben*, Jena 1911. Jaspers behandelt Laotse ausführlich in den *Großen Philosophen*, München 1957, 898-933.

44 Jaspers lernte das Werk des dänischen Philosophen Sören Kierkegaard (1813-1855) um 1915 auf Hinweis seines Freundes Erich Frank in der ersten deutschen Übersetzung von Christoph Schrempf kennen.

45 Willy Mayer-Gross, der später zum engeren Kreis der Heidelberger Klinik gehörte.

46 Elsa Klebs, Tochter von Georg Klebs (1857-1918), seit 1907 Ordinarius für Botanik in Heidelberg, die den Chemiker Ernst Schrader heiratete, der 1917 in Heidelberg promoviert wurde.

47 Der Psychiater Hans von Hattingberg (1879-1944), der auch in Jura promoviert worden war, war seit der Heidelberger Assistenzzeit mit Jaspers persönlich bekannt;

Sie werden dick und bequem? Das ist schwer vorstellbar; aber jedenfalls gesund.
Herzliche Grüsse, auch von meiner Frau
Ihr K. Jaspers.

93. Hans W. Gruhle an Karl Jaspers

Feldpostkarte, hs.
Original: DLA Nl. Karl Jaspers

Im Felde geschrieben, den 20. III. 1917

Lieber Herr Jaspers,
bitte helfen Sie meinem feldzugszerstörten Gedächtnis. Es hat doch vor einiger Zeit jemand eine medizinische Psychologie oder Psychologie für Mediziner oder so ähnlich herausgegeben. Bitte schreiben Sie mir doch Autor und Verlag, wenn Ihnen beides einfällt. Schönen Dank und Gruss an Ihre Frau und Sie
von Ihrem
Hans Gruhle.

94. Karl Jaspers an Hans W. Gruhle

Brief, hs.
Original: MPI Nl. Hans W. Gruhle

Heidelberg 28/4 1917

Lieber Herr Gruhle!
Das Buch über medizinische Psychologie habe ich nicht finden können.[48] Ich finde auch dunkle Gedächtnisspuren, die mich auf einen oesterreichischen Autor leiten, aber ich finde es nicht. Meine Erinnerung sagt mir, dass das Buch untauglich war und daher vergessen wurde. Sollte ich es noch irgendwo entdecken, mache ich Ihnen Mitteilung.

Sie haben, wie ich höre, bei Ihrem letzten Hiersein auch noch von Nissl's Fortgang erfahren. Sie werden wohl, wie ich, auf Gaupp hoffen. Die Situation zeigt, dass es an ernst zu nehmenden Nachwuchs tatsächlich fehlt. Für Liepmann[49] sollte man auch Propaganda machen. Er ist doch ein Kopf und ein schlichter, anständiger Mensch (nur mit Exkardinaria-Paranoia).

---

später wirkte er in Berlin als Psychotherapeut. Zu seinen Publikationen gehören *Anlage und Umwelt* (Prien 1924), *Ist Nervosität eine Krankheit?* (Prien 1924), *Über die Liebe* (München 1936).

48 Es handelt sich wohl um *Grundzüge der Psychologie für Mediziner* (1914) von Heinrich Kahane.

49 Hugo Liepmann (1863-1925) leitete in Berlin von 1914 bis 1919 eine psychiatrische Landesklinik und wurde 1918 zum o. Professor ernannt. Seine Interessen galten vor allem der Aphasie und Apraxie.

Meine Frau ist auf einige Wochen bei Ihrem Vater und wird auch meine Eltern auf acht Tage besuchen.[50] Während des Alleinseins habe ich mich auf den Sommer vorbereitet. Ich halte Übungen nun ganz frech über Hegel. Das Kapitel über den »subjektiven Geist (= Hegels Psychologie) in der *Enzyklopädie*[51] lege ich zu Grunde. Es soll eine Übung über »Grundbegriffe der Psychologie« sein. Es ist nur technisch nötig, *ein Buch zur Lektüre zu haben*, da andernfalls immer nur der jeweilige Referent gelesen hat. Nun will ich, da es im Ganzen nur 80 Seiten sind, ein richtiges pädagogisches Seminar halten. Ich bin gespannt, wie mir das nach dem entgegengesetzten Versuch des vergangenen Semesters gelingt. Fredy Schmid[52] hatte sich hier reclamieren lassen. Die Fakultät bemühte sich, da seine vierstündige Vorlesung über griechische Philosophie unentbehrlich sei. Nun die Reclamation gelungen und die Militärbehörde einverstanden ist, schreibt er, dass er in München bleibt. Man ist etwas erstaunt. Aber man hat allgemein doch mächtig Respekt vor diesem Fredy Schmid.
Herzliche Grüsse
Ihr Karl Jaspers

95. Karl Jaspers an Hans W. Gruhle

Brief, hs.
Original: MPI Nl. Hans W. Gruhle

Heidelberg, 28/1 1918

Lieber Herr Gruhle!
Schönen Dank für Ihre Correkturbögen! Ich habe Ihr Buch durchgeflogen, eine genauere Lektüre des Einzelnen muss nach Erscheinen folgen.[53] Für jetzt habe ich immerhin einen Gesamteindruck. Im Vordergrund stehen für mich die zahlreichen sehr verständigen Erörterungen über das Praktische, die ich zwar nicht beurteilen kann, die mir aber als neu und ungewöhnlich auffielen. Sonst ist das Buch eben auf praktische Ärzte eingestellt und man kann billigerweise nicht darin suchen, was etwa mich am meisten interessieren würde: systematische Begriffsbildung, Ideen etc. Sie haben offenbar auf Einteilung, auf ein Bild des Ganzen keinen Wert gelegt. Der praktische Arzt als Leser wird den Nutzen von der Lektüre des Einzelnen haben. Die Einteilung, wenn man sie ernsthaft nimmt, kann, glaube ich, nur verweisen oder schafft wenigstens kein klares Bild der psychiatrischen Welt. Es sind nur äusserliche Fächer;

---

50 Die Familie Mayer lebte im nördlich von Berlin gelegenen Städtchen Prenzlau, die Eltern von Jaspers in Oldenburg.
51 Georg Wilhelm Friedrich Hegel, *Enzyklopädie der philosophischen Wissenschaften im Grundriss* (1830), hrsg. von Friedhelm Nicolin und Otto Pöggeler, Berlin 1966.
52 Friedrich Alfred Schmid-Noerr.
53 Hans W. Gruhle, *Psychiatrie für Ärzte*, Berlin 1918.

da sie aber doch zugleich mehr sind, wirken sie unklar. Verglichen mit *Bleulers'* Lehrbuch[54] finde ich allerdings Ihr Buch *sehr* klar. Von den kleinen Lehrbüchern empfinde ich es, wie es sich bei einem neuen Buche gehört, als das Beste. Aber ich gestehe, dass mir die ganze Gattung nicht angenehm ist. Es bleibt doch immer ein Compromiss zwischen Wissenschaft und den Bedürfnissen Ungebildeter. Diese lernen dadurch wohl praktisches Verhalten und, sofern sie sonst gesunden Menschenverstand haben, wird manches in ihrem Kopf sich nützlich festsetzen. Von der Problematik der Psychiatrie, von der eigentlichen Wissenschaft geht ihnen dadurch nicht viel auf. Dazu ist wohl ein Buch, auch das Ihre, zu bestimmt, zu formelhaft im Concreten. Trotz Ihres fortwährend skeptischen Tons: Ihre Skepsis bleibt immer eine empirische, geht nicht auf die Begriffsbildung selbst, wo sie doch erst fruchtbar wird und bewegt. Sie sind manchmal gleichsam ein Dogmatiker des Logischen. So ist im Ganzen für mich die Atmosphäre Ihres Buches eine wunderliche: verständige Praxis neben Ortodoxie in der prinzipiellen Begriffsbildung; skeptische neben apodiktischer Tonart; Ansätze zu sauberer, klarer Ordnung neben Chaos blossen Nebeneinanders des Heterogenen. –

Ganz persönlich möchte ich noch anmerken, dass ich die wenigen Bemerkungen über »Verständnis« in den drei Seiten der Einleitung für schief halte: 3/4 richtig aber 1/4 falsch. Doch darüber noch mündlich.

Ich schicke das Buch an Wilmanns weiter.

Wie ich höre, will die Fakultät keine neue Liste aufstellen, sondern nur Wilmanns vorschlagen.[55] Auch das ändert sich ja von Sitzung zu Sitzung.

Mit den besten Grüssen
Ihr Karl Jaspers

96. Hans W. Gruhle an Karl Jaspers

Brief, hs.
Original: DLA Nl. Karl Jaspers

E. H. O. I. 3. II. 18

Lieber Herr Jaspers,

Ihr Brief, für den ich Ihnen schön danke, überraschte mich mit seiner Kritik. Denn ich hatte ja die Bogen, nur auf Ihren Wunsch geschickt, keineswegs um eine Kritik aus Ihnen herauszulocken. Aber es interessiert mich natürlich sehr, was Sie schreiben. Sie begehen nur, glaube ich, einen Irrtum, wenn Sie von einem Buch für praktische Ärzte verlangen, dass es systematische Begriffsbildung usw. habe. Hier sind *nur* praktische

---

54 Eugen Bleuler, *Lehrbuch der Psychiatrie*, 2., erweiterte Auflage, Berlin 1918.
55 Karl Wilmanns übernahm 1918 von Franz Nissl, der an die Deutsche Forschungsanstalt für Psychiatrie nach München berufen worden war, den psychiatrischen Lehrstuhl in Heidelberg; er wurde 1933 aus politischen Gründen abgesetzt.

Gesichtspunkte maßgebend, und deshalb werden in dem kurzen allgemeinen Teil nur die wenigen Begriffe klargelegt, die die Praxis braucht. Dass Sie eine Mischung von skeptischer und apodiktischer Tonart finden, freut mich, denn so sollte es sein. Neulich hat hier jemand gesagt, dem ich etliche Bogen zu lesen gab, es müsste manches noch bestimmter herauskommen. Dieser dürfte recht haben, es wäre auch manches noch sicherer formuliert worden, wenn das Buch nicht teilweise unter peinlich säuselnden Granaten geschrieben worden wäre.

Was aber – vom Zweck des Buches abgesehen – Ihre sonstigen Bedenken anlangt, so vergessen Sie wohl im Augenblick, dass wir beide doch ganz verschiedene Entwicklungslinien entlang laufen. Ich bin überzeugt, je mehr wir beide schreiben und von einander kennen lernen werden, um so mehr wird sich bei Ihnen die Kritik über meine Arbeiten festsetzen: »total verfehlt«, während ich jedesmal denken werde: »wie schade, dass er diese Wege geht«. –

Davon abgesehen, dass ich über die Politik unglücklich bin, geht es mir gut. Ich bin immer wieder erstaunt und glücklich, welch seltsame Menschen und Schicksale das Leben über meinen Weg führt. Das Leben ist doch viel zu kurz, um alles das Interessante zu fassen.

Mit herzlichen Grüssen an Ihre Frau und Sie
Ihr
Hans Gruhle.

97. *Karl Jaspers an Hans W. Gruhle*

Brief, hs.
Original: MPI Nl. Hans W. Gruhle

Heidelberg, 5.2.1918

Lieber Herr Gruhle!
Schönen Dank für Ihren Brief. Wir überraschen uns gegenseitig. Ich hatte über die »Formalien« nicht weiter nachgedacht und mich einfach meiner natürlichen Reaktion überlassen. Ich muss mich also wohl sozusagen noch entschuldigen.

Nur auf eines möchte ich noch gern erwidern. Sie sprechen von den »zwei ganz verschiedenen Entwicklungslinien«, denen wir entlang laufen. Sie erwarten als meine zukünftige Kritik Ihrer Arbeit »total verfehlt«. Das entspricht alles durchaus nicht meinem Gefühl. Was meine Kritik betrifft, halte ich es für falsch, was Sie sagen. Was Ihre Auffassung meiner wissenschaftlichen Versuche (»schade, dass er …«) betrifft, so ist mir das eine persönliche Vorwegnahme zukünftiger Möglichkeiten. Es kann ja sein, dass es so kommt. Aber jetzt haben Sie doch über meine *Psychopathologie* freundlich geurteilt und dass Sie über zukünftige Publikationen jetzt schon eine Meinung haben, erscheint mir als ein Vorurteil, das leicht Ihre Auffassung, wenn einmal von mir etwas vorliegen sollte, trübt. –

Wie ich höre, werden Sie im Sommer in Heidelberg zur Vertretung sein. Das ist Ihnen nach dem, was Sie neulich sagten, gewiss angenehm. Ich hoffe, dass wir uns dann manchmal sprechen. Ihr heutiger Brief macht mich aber in einem unsicher. Erlauben Sie mir darum eine direkte Frage, die bei Ihrer Orientierung unserer »ganz verschiedenen Entwicklungslinien« nahe liegt: haben Sie dann noch Lust, sich mit mir über wissenschaftliche Dinge in extenso zu unterhalten? Ich zweifle eigentlich nicht daran, möchte es aber doch gerne ausdrücklich wissen. Sie können einen so unsicher machen.
Herzliche Grüsse, auch von meiner Frau
Ihr Karl Jaspers

98. Hans W. Gruhle an Karl Jaspers

Brief, hs.
Original: DLA Nl. Karl Jaspers

E. H. O. I. 22. 2. 18

Lieber Herr Jaspers,
also wir überraschen uns gegenseitig mit unseren Briefen. Wenn wir versuchen, aus allem etwas Gutes herauszufinden, kann es hierbei wenigstens das sein, dass wir uns gegenseitig nicht langweilen. Dass ich auf Ihren Brief vom 5. 2. erst heute schreibe, liegt an der Arbeit. Man hat mir jetzt 350 Betten gegeben und 2 Assistenten. Also wirklich ein thätiges Leben. Ob mich da heraus nun wirklich die Reklamation abruft? Ich fange beinahe an zu zweifeln, denn seitdem sie in Heidelberg beschlossen wurde, sind schon 3 Wochen vergangen. Aber ich freue mich sehr auf die Möglichkeit. Und ich freue mich vor allem darauf, wieder mit Menschen zusammen sein zu können, denn was hier herumläuft, kann auf diesen Namen im besseren Sinn kaum Anspruch machen. Und wenn es Ihnen und Ihrer Frau recht ist, werde ich oft zu Ihnen kommen und mir von Ihnen alles mögliche Interessante erzählen lassen. Ich komme sehr gern. Warum zweifeln Sie daran? Bin ich nicht jedesmal, mochte ich noch so kurz in H. sein, bei Ihnen vorbeigekommen? Aber – um auf unsern Punkt zurückzukommen – ich komme zu Ihnen wie zu einem nun etwa Germanisten und bin sehr froh, Neues zu hören. Denn der Einseitigkeit werden Sie mich wohl nicht zeihen. Oder um ein anderes Beispiel zu brauchen: ich komme zu Ihnen wie zu Freddi Schmid. Wirklich, der Vergleich ist eigentlich recht gut. Wir sitzen zusammen, ein Thema taucht auf, er sagt seinen Vers her, ich sage meinen Vers her. Er hält meinen Standpunkt für idiotisch, ich respektiere den seinen, ohne ihn irgendwie zu teilen. – Vielleicht bin ich gegenüber Ihrer Kritik meines Buches einen Moment etwas empfindlich gewesen. Das war dumm. Ich hätte mir eben gleich sagen sollen: so geht es immer, wenn jemand von einem Standpunkt aus einem *andern* Fach heraus eine Arbeit kritisiert. Eine solche Kritik braucht keineswegs falsch zu sein, ist vielleicht

sehr lehrreich, nur wird sie meist, ich möchte sagen, nicht sachverständig sein.

Das wäre denn der schönste Anfang zu einem [?] Mitternachtsmonolog. Ich hoffe bald auf eine mündliche Ausspinnung. Denn es wäre schon wirklich sehr schön, wenn ich den Sommer in H. verleben könnte. Das kommt mir jetzt so vor, als hätte mir im Frieden jemals jemand das Geld geschenkt, nach Indien zu fahren.

Ich werde sehr darnach streben, neue Menschen kennen zu lernen, werde sehr viel lesen und besonders viel im Garten arbeiten. Das ist sehr wichtig. Und wie wäre es, wenn ich in Ihr Colleg käme? Ich weiss zwar gar nicht, was Sie lesen, denke mir es aber sehr wohltuend für mich. Denn zu Rickert kann ich nicht gehen, der ist mir zu antipathisch. Und Lask,[56] der mir sonst sicher wieder einmal sehr gut gethan hätte, ist mir nun schon wie eine ferne, fast in der Jugend liegende Erinnerung geworden.

Nun leben Sie wohl, herzlichen Gruss Ihnen und Ihrer Frau
von Ihrem
Hans Gruhle.

99. Karl Jaspers an Hans W. Gruhle

Briefentwurf, hs.
Original: DLA Nl. Karl Jaspers

abgesandt 10.2.1919

Lieber Herr Gruhle!

Wundern Sie sich bitte nicht, wenn ich, um mich zu vergewissern, noch über einen mich persönlich angehenden Hauptpunkt unserer Besprechungen Ihnen schreibe. Ich möchte jedes Missverständnis hier für alle Zeit ausgeschlossen wissen. Und falls ich später einmal innerlich unruhig bin, möchte ich gern dieses nachlesen können, um mich von neuem zu vergewissern, um was ich Sie zu bitten nach unseren Verhandlungen legitimiert bin. Also:

Sie haben meine Situation anerkannt, dass ich bei irgendwelchen minimalsten Ansprüchen an den Körper entweder versagen oder bei meiner notwendigen Kräfteökonomie verzichten muss, weil es mich unverhältnismässig viele Opfer kostet.[57] Das ist so zu verstehen, dass Sie nicht nur bereit sind, alle materiellen Besorgungen und Einrichtungen für das In-

---

56 Der Philosoph Emil Lask (1875-1915), ein Schüler Heinrich Rickerts und Wilhelm Windelbands, lehrte seit 1913 als ao. Professor in Heidelberg, wo er zum engeren Kreis um Max Weber gehörte. Seine Werke zur philosophischen Logik und Kategorienlehre blieben unvollendet. Lask fiel 1915 in den Karpaten.

57 Das chronische Lungenleiden von Jaspers, das täglich mit starker, oft eitriger Sekretbildung einherging, machte jeden Tag mehrfache Pflege und Ruhezeiten unbedingt notwendig, so dass er schon in der Zeit als psychiatrischer Assistent nicht fähig war, eine normale Station zu führen.

stitut zu machen, sondern dabei auch in dauernder Fühlung mit mir zu bleiben (sodass ich, was Plan und Überlegung angeht, mitwirke) und dass Sie bereit sind, meine Wünsche bezügl. Einrichtung von etwaigen Bequemlichkeiten, Anfertigung von Tafeln und Tabellen, Beschaffung von Apparaten und dergl. zu erfüllen. Es ist selbstverständlich, dass bei kostspieligen. Dingen meinerseits ein Verzicht nötig sein kann; es handelt sich nur darum, dass Ihr guter Wille in diese Richtung geht, so dass Sie meine Wünsche wie Ihre eigenen behandeln. Das Verhältnis ist dadurch für Sie eventuell unbequem, als Ihnen – vermutlich allerdings wohl nur in der Zeit der Einrichtung der didaktischen Mittel – Mühe entstehen kann, die über Ihr Interesse hinausgeht, für mich peinlich, weil ich von Ihnen materiell abhängig bin und Sie bitten muss. Wenn darüber aber volle Klarheit ist und wir uns gegenseitig dessen bewusst sind, so scheint mir ein reibungsloser und legitimer Zustand doch möglich. Wenn ich darüber innerlich wirklich beruhigt bin, so kann ich mich für das Institut, ohne fortwährend [?] persönliche, körperliche Angst zu bekommen, rückhaltlos einsetzen, wie ich's ebenso täte, wenn mir zureichende Geldmittel zur Verfügung ständen – welche ich darum so [?] –, durch die ich auch fast alles vom Stuhl aus machen könnte.

Von mir ist nur zu erwarten, was im Sessel zu leisten möglich ist, d. h. ich hoffe durch Pläne und Vorschläge bezügl. vieler Einzelheiten nützlich mitzuwirken, das didaktische Material mit auszubauen, gemeinsame Unternehmungen im Institut, etwa psychologische Abende mitzumachen u. dergl. Dagegen ist nicht zu erwarten, dass ich Einfälle habe bezüglich Ausnutzung von Beziehungen, Auffindung von Quellen für Schenkungen. Von Korrespondenz solcher Art und Korrespondenz mit Geschäftsleuten nehme ich an, dass Sie dieselben vermöge der Ihnen zur Verfügung stehenden Schreibmaschinenkräfte übernehmen. Meinerseits käme, wo ich die Initiative habe, das Aufsetzen der Briefe in Betracht.

Ich vermute, dass Sie über diesen Brief erst mal so verwundert sind, wie Sie gestern Sinn und Motiv meiner »Denkschrift« missverstanden haben, deren Inhalt mir restlos richtig erscheint, deren formal bedingte falsche [?] ich aber einsehe. Ich hoffe jedoch, Sie begreifen es, dass mir eine Fixierung zwecks unzweideutiger Klarheit und Auffrischung meiner Erinnerung für später lieb sein muss. Darum bitte schreiben Sie mir, ob ich Sie richtig verstanden habe.

Mit besten Grüssen,
Ihr Karl Jaspers

100. Hans W. Gruhle an Karl Jaspers

Brief, ms.
Original: DLA Nl. Karl Jaspers

Heidelberg, den 13. Februar 1919.

Lieber Herr Jaspers!
Ich beurteile jetzt das Zustandekommen unseres psychologischen Instituts wesentlich skeptischer, hauptsächlich deshalb, weil Herr Professor Wilmanns, dem ich die Angelegenheit gestern vortrug, wenig zufrieden damit ist. Aber auch Ihre Bedenken und Ihr Misstrauen nehmen mir natürlich ein wenig die Lust. Für den Fall, dass doch noch etwas zustande kommt, erkläre ich hiermit ausdrücklich zu Ihrer beliebigen Verwendung folgendes, indem ich die Worte Ihres Briefes wesentlich aufgreife:

Ich bin nicht nur bereit, alle materiellen Besorgungen und Einrichtungen für das Institut zu machen, sondern dabei auch in dauernder Fühlung mit Ihnen zu bleiben. Ich bin ferner bereit, Ihre Wünsche bezügl. Einrichtung von etwaigen Bequemlichkeiten, Anfertigung von Tafeln und Tabellen, Anschaffung von Apparaten und desgl. möglichst zu erfüllen. Die hierfür nötige Mühe und Arbeit bin ich im Interesse der Sache gerne bereit auf mich zu nehmen. Auch bin ich bereit, alle Beziehungen auszunutzen, Quellen für Mittel und Lehrmittel zu erschliessen, die Korrespondenz dieser Arbeit zu leiten; alles das im dauernden Einvernehmen mit Ihnen. Dabei setze ich freilich voraus, dass Sie sich Ihrerseits bemühen, meine Stellung am Institut in beliebiger, aber klarer und dauernder Weise zu präzisieren, sodass es unmöglich ist, dass ich durch einen event. Nachfolger gleichsam zur Seite geschoben werde oder am Institut nur noch irgendwie geduldet werde. Wenn auch mein Interesse am Zustandekommen des Instituts im wesentlichen rein sachlich ist und wenn ich es auch durchaus begrüssen würde, wenn einmal in späterer Zeit ein hauptamtlich beschäftigter experimenteller Psychologe hierherkäme, so möchte ich mich doch dagegen sichern, dass es dann im Belieben dieses Herrn läge, mich vollständig kalt zu stellen.

Ich hoffe, damit alles das schriftlich niedergelegt zu haben, dessen Fixierung Sie ausdrücklich wünschen; und bin mit bestem Gruss Ihr
Gruhle.

101. Karl Jaspers an Hans W. Gruhle

Postkarte, hs.
Original: MPI Nl. Hans W. Gruhle

[Heidelberg 12.1.1922]

Lieber Herr Gruhle!
Die Zeitschrift L'Encéphale[58] möchte von mir ein Rezensionsexemplar meiner Psychopathologie. Es heisst in dem Brief: L'Encéphale, dont nous faisons le service à la clinique psychiatrique de l'université à Heidelberg ... Ich nehme an, dass das heissen soll: sie liefern an die Klinik die Zeitschrift *gratis*. Ist das der Fall? Man ist doch mit den Franzosen etwas vorsichtig. Vielleicht antworten Sie mir telephonisch und sagen mir auch gleich, ob Sie mal wieder zu uns kommen wollen.
Herzliche Grüsse Ihr Karl Jaspers

102. Karl und Gertrud Jaspers an Hans W. Gruhle

Brief, hs.
Original: MPI Nl. Hans W. Gruhle

Heidelberg 15.2.1922.

Lieber Herr Gruhle!
Aus der Klinik höre ich, dass Ihr Vater[59] gestorben ist und dass Sie heimgereist sind. Unsere Gedanken sind bei Ihnen in diesen Tagen, die doch einen grausamen, wenn auch unvermeidlichen Schnitt in Ihrem Leben bedeuten. Ihr Vater hat wohl sein Leben gerundet und in ein hohes Alter im eigentlichen Sinne vollendet. Für Sie wird es nun schwer sein, Ihre allein bleibende Mutter[60] zu schützen. Ich wünsche Ihnen von Herzen, dass das so gut als möglich gelinge.
Herzlichste Grüsse!
Ihr Karl Jaspers

Wenden!

Lieber Herr Gruhle,
man mag garnichts sagen beim Tode alter Leute, nachdem der Krieg so Furchtbares gebracht, nachdem die Grippe die jungen, kräftigen Menschen überwunden. –
Aber Vater und Mutter hat man nur einmal zu verlieren und der Verlust geht an die Wurzeln unserer Existenz. Ihre arme, kranke Mutter wird schwer getroffen sein. Erlauben Sie, dass ich herzlich Ihrer gedenke in diesen für Sie so schweren Tagen und Ihnen alles Gute und Tröstende für Ihre Mutter wünsche.
Gertrud Jaspers

---

58 *L'Encéphale. Revue de Psychiatrie Biologique et Thérapeutique*, 2. sér. (1906-1973).
59 Der kaiserliche Rechnungsrat Franz Karl Heinrich Gruhle (1841-1922).
60 Thekla Gruhle, geb. Schumann (1848-1932).

103. Hans W. Gruhle an Karl Jaspers

Postkarte, hs.
Original: DLA Nl. Karl Jaspers

[Heidelberg] 27.2.22

Lieber Herr Jaspers,
herzlichen Dank für Ihre freundlichen Worte beim Tode meines Vaters. Es war ein sanfter und stiller Abschied eines Mannes, der des Lebens und der Zeit schon lange müde war.

Ich würde gern einmal abends wieder kommen. Ist es Ihnen recht Montag, den 6.3.? Sonst würde auch Freitag dieser oder Mittwoch nächster Woche passen. Höre ich nichts, so nehme ich an, Montag sei recht.

Mit besten Grüssen Ihr
H. Gruhle

104. Hans W. Gruhle an Karl Jaspers

Brief, hs.
Original: DLA Nl. Karl Jaspers

Lieber Herr Jaspers,
würden Sie so gut sein und mir noch einmal die 3 Gedächtnisbände G.E. Müllers[61] leihen?

Ich möchte sie gerne für meinen Seminarbetrieb nochmals auf 3-4 Wochen haben. Wenn Sie nicht telephonisch absagen, lasse ich die Bände Samstag Vormittag holen.

Viel Glück zur Nachfolge des emotionalen M.![62]
Gruss
H.G.

105. Karl und Gertrud Jaspers an Hans W. Gruhle

Brief, hs.
Original: MPI Nl. Hans W. Gruhle

Heidelberg 11.5.1922

Lieber Herr Gruhle!
Zu Ihrer Vermählung wünsche ich Ihnen von ganzem Herzen alles Gute!
Ich bitte Sie, auch Ihrer Frau[63] meine besten Glückwünsche zu übermitteln. Wir würden uns sehr freuen, sie kennen zu lernen. Vom Aus-

---

61 Georg Elias Müller (1850-1934), Gründer der Deutschen Gesellschaft für Psychologie und seit 1881 Ordinarius für Psychologie in Göttingen, publizierte die Arbeit *Zur Analyse der Gedächtnistätigkeit*. 3 Bde., Leipzig 1913-1917.
62 Am 1.4.1922 übernahm Jaspers von dem nach Berlin berufenen Heinrich Maier (1867-1933) das zweite Ordinariat für Philosophie neben Heinrich Rickert.
63 Ada Gruhle, geb. Nodnagel (1897-1973).

sehen ist sie mir aus der Aufführung des Puppenspiels bei Brauns wohl bekannt.

Mit herzlichen Grüssen
Ihr Karl Jaspers

Lieber Herr Gruhle,
auch von mir einen herzlichen Glückwunsch und viele Grüsse auch an Ihre Frau, die kennen zu lernen ich mich freue.
Gertrud Jaspers

106. Karl Jaspers an Hans W. Gruhle

Brief, hs.
Original: MPI Nl Hans W. Gruhle

Heidelberg, 31.12.22

Lieber Herr Gruhle!
Haben Sie noch vielen Dank für Ihren Fall, der mich sehr interessierte. Vor allem durch die philosophischen Inhalte, weniger durch das Phaenomenologische in der Selbstschilderung. Dann danke ich Ihnen, dass Sie uns mal wieder besuchen wollen. Wollen Sie mit Ihrer Frau *Mittwoch, 3. Januar, abends nach dem Essen* möglichst früh bei uns sein? Zeitweise wollen sich doch Frauen und Männer für sich allein unterhalten! Dann verteilen wir uns auf zwei Zimmer.

Herzliche Grüsse,
auch Ihrer Frau, und gutes
neues Jahr! Ihr Karl Jaspers

107. Karl Jaspers an Hans W. Gruhle

Postkarte, hs.
Original: MPI Nl. Hans W. Gruhle

[Heidelberg 10.3.1924]

Lieber Herr Gruhle!
Haben Sie schönen Dank für Ihre Anfrage. Wir collidieren nicht. In den nächsten beiden Semestern plane ich keine psychologische Vorlesung (im Winter: Geschichte der Philos. von Kant bis zur Gegenwart. Sommer: philosophische Systematik).[64]

Hoffentlich sehen wir uns bald mal wieder!
Herzlichen Gruss Ihr K. Jaspers

---

64 Der exakte Titel der Vorlesung vom Sommersemester 1925 lautete »Philosophische Systematik. (Logik und Metaphysik)«. Vgl. das Verzeichnis von Jaspers' Lehrveranstaltungen 1914-1948 in: Joachim-Felix Leonhard (Hrsg.), *Karl Jaspers in seiner Heidelberger Zeit*, Heidelberg 1983, 103-106.

108. Karl Jaspers an Hans W. Gruhle

Brief, hs.
Original: MPI Nl. Hans W. Gruhle

Heidelberg 12. Juli 1924

Lieber Herr Gruhle!
Ihnen und Ihrer Frau danke ich herzlich für die Einladung. Als ich Sie heute 1/4 nach 1 Uhr in der Klinik erreichen wollte, waren Sie schon fort, darum der Brief. Meine Frau ist auch hier und noch ruhebedürftig. Darum kommen wir dieses Mal lieber *nicht*.
 Ihnen beiden alles Gute!
 Ihr Karl Jaspers

109. Karl Jaspers an Hans W. Gruhle

Brief, hs.
Original: MPI Nl. Hans W. Gruhle

Heidelberg 25. Juli 1924

Lieber Herr Gruhle!
Ihrer Frau und Ihnen wünsche ich von Herzen Glück. Wir erwarteten schon lange die Nachricht; meine Frau – wieder in Berlin – beauftragt mich, Ihrer Frau als Geschenk für Ihren Jungen[65] beiliegende Löffel zu schicken, die sie in Berlin in herzlicher Mitfreude besorgt hat,
 Alles Gute!
 Ihr K. Jaspers

110. Hans W. Gruhle an Karl Jaspers

Brief, hs.
Original: DLA Nl. Karl Jaspers

Heidelberg 30. XI. 28

Lieber Herr Jaspers,
Ihr r. h. Dekan[66] teilte mir heute früh mit, dass Sie hier bleiben. Ich habe Sie in den letzten Wochen nie gefragt, da ich mir denken konnte, wie unangenehm es ist, während schwebender Verhandlungen ausgequetscht zu werden. Nun freue ich mich natürlich sehr, dass Sie der Universität und uns erhalten bleiben. Aber dann bin ich auch wieder etwas traurig, dass Ihr Wunsch nicht erfüllt wird, einmal in eine andere geistige Atmosphäre zu kommen. Ob das in Bonn freilich sehr erschütternd gewesen wäre, ist wohl recht fraglich. Aber Preussen wird nicht gleich wieder fragen, und

---

65 Wolfgang Gruhle (geb. 1924), ao. Professor für Kernphysik in Köln.
66 Es handelt sich um Hermann Güntert (1886-1948), der in Heidelberg seit 1926 als o. Professor für vergleichende Indogermanische Sprachwissenschaft und Sanskrit wirkte.

so bliebe denn nur noch Berlin. Ich bin natürlich auf Manches neugierig und werde nächstens einmal anfragen, ob ich abends einmal auf eine Stunde kommen kann.

Ich höre, dass Herr Krieck,[67] dessen Ehrendoktor durch Ihre Fakultät ich noch immer nicht verschmerzen kann, an der Frankfurter Lehrerbildungsanstalt 24000 M bekommt. Mag Ihnen Gleiches geglückt sein. Also nochmals, ich bin sehr froh, dass Sie hier bleiben.
Meine Frau freut sich mit mir.
Schönen Gruss, auch an Ihre Frau von
Gruhles

111. Hans W. Gruhle an Karl Jaspers

Postkarte, hs.
Original: DLA Nl. Karl Jaspers

Rom, 11.4.29

Lieber Herr Jaspers,
wir denken Ihrer herzlich und besonders Ihrer Frau, die wir jetzt auch hier vermuten, ohne dass wir aber wissen, wie wir sie finden können. Vielleicht treffen wir uns noch einmal zufällig. Allerdings führen wir unser Leben etwas im Verborgenen. Auf dem Forum sind wir fast nie. Die frühchristlichen Kirchen haben es mir angetan. Manches viel Berühmte lässt uns kalt.
Herzliche Grüsse. Auf gutes Wiedersehn,
Ihr Gruhle

112. Hans W. Gruhle an Karl Jaspers

Brief, hs.
Original: DLA Nl. Karl Jaspers

Heidelberg 26.12.31

Lieber Herr Jaspers,
ich war neulich sehr unglücklich, als das grosse Paket von Springer kam, denn ich vermutete nur neue Arbeit. Als sich dann Ihre drei Bände[68] enthüllten, wandelte sich der Unmut in frohe Überraschung. Recht schönen Dank! Vorläufig bin ich nur bei Ihrem kleinen Bändchen,[69] die drei gros-

---

67 Der Volksschulpädagoge Ernst Krieck (1882-1947) erhielt 1933 ohne Promotion allein aufgrund seines Buches *Nationalpolitische Erziehung* (Leipzig 1932) ein pädagogisches Ordinariat in Frankfurt a. M., übernahm 1934 einen Lehrstuhl für Philosophie und Pädagogik in Heidelberg und war von 1937 bis 1938 Rektor der Universität. Er starb nach Kriegsende in einem Internierungslager.
68 Vgl. Karl Jaspers, *Philosophie*, 3 Bde. (1. Weltorientierung, 2. Existenzerhellung u. 3. Metaphysik), Berlin 1932.
69 GSZ 1.

sen kommen einmal später dran, in einem Stadium ruhiger Besinnlichkeit, die mir das Leben ja vielleicht auch noch einmal schenkt.

Ich wollte eigentlich mit der Barbara[70] schon in Dresden sein – meine Mutter hat sie noch nie gesehen –, da bekam sie plötzlich Fieber und Magenstörungen und nun warte ich, ob es überhaupt noch zur Reise kommt.

Verleben Sie mit Ihrer Frau behagliche Ferientage und gutes Neues Jahr und seien Sie beide von uns herzlich gegrüsst.

Mit vielem Dank Ihr
Gruhle

113. Hans W. Gruhle an Karl Jaspers

Brief, ms.
Original: DLA Nl. Karl Jaspers

Heidelberg, 15.7.1932.
Lieber Herr Jaspers!

Ein Philosophiedocent *Gehlen*[71] – so lese ich wenigstens seinen Namen – aus Leipzig hat sich an mich gewandt, ob ich so freundlich wäre, bei Ihnen eine Unterredung zu vermitteln. Der Herr ist vom 23.-24. ds. Mts. auf der Durchreise hier in Heidelberg. Nun weiß ich weder, wie ich zu der Ehre komme, daß sich dieser Herr Gehlen an mich wendet, noch weiß ich, warum er nicht selbst direkt an Sie schreibt. Er ist mir völlig unbekannt. Seien Sie nur so freundlich, mir vielleicht am einfachsten telephonisch zu sagen, ob ich dem betreffenden Herrn zu- oder abschreiben soll.

Mit besten Grüßen
Ihr
Gruhle

114. Karl und Gertrud Jaspers an Hans W. Gruhle

Brief, hs.
Original: MPI Nl. Hans W. Gruhle

Heidelberg 21.12.32
Lieber Herr Gruhle!

Sie haben Ihre Mutter verloren. Ich darf Ihnen ein Wort meiner Teilnahme schreiben: wenn ich denke, wie nah Sie Ihrer Mutter standen – meine Frau sagte manchmal: sie ist der einzige Mensch, den Gruhle nicht kritisiert. Es ist ja gewiss natürlich, dass unsere alten Eltern sterben; aber obgleich wir selbst schon alt sind, ist es doch wohl ein grosser Schnitt.

---

70 Tochter Barbara Gruhle (geb. 1928).
71 Arnold Gehlen (1904-1976) entwickelte eine philosophische und kultursoziologische Anthropologie; 1934 erhielt er ein Ordinariat in Königsberg, ging 1940 nach Wien und wirkte nach dem Krieg in Speyer und Aachen.

Man hat doch nur in den Eltern, und wohl eigentlich nur in der Mutter den Menschen, der bedingungslos ja zu einem sagt, bei dem man nie zu denken braucht, ob ihn das Eigene auch interessiert. – Hoffentlich hatte Ihre Mutter ein ruhiges Ende.
Mit herzlichen Grüssen
Ihr K. Jaspers.

Lieber Herr Gruhle,
ein ausgelebtes Leben, aber ein Schmerz trotzdem für ein Kind. Mit herzlichem Gruss
Gertrud Jaspers

115. Hans W. Gruhle an Karl Jaspers

Brief, hs.
Original: DLA Nl. Karl Jaspers

Heidelberg 2.10.33

Lieber Herr Jaspers,
nur zur Orientierung: Mit Sachsen ist es nichts. Nitsche[72] schreibt sehr viel Freundliches, aber dann Folgendes: »aus verschiedenen, zum grossen Teil in der augenblicklichen Lage beruhenden Gründen wird es wohl nicht möglich sein, Sie nach Sachsen zu bringen. Wenigstens ist das mein bestimmter Eindruck, dessen Bestätigung ich Ihnen nicht vorenthalten darf.«

Das ist wohl nur politisch gemeint, denn ich weiss, dass mich N. sonst schätzt. Er weiss, dass ich kein Parteimitglied bin.
Schönen Gruss Ihr
Gruhle

116. Hans W. Gruhle an Karl Jaspers

Brief, hs.
Original: DLA Nl. Karl Jaspers

Heidelberg 18.10.33

Lieber Herr Jaspers,
ich höre heute zufällig, dass der Psychologe der Karlsruher techn. Hochschule, Friedrich,[73] auch geht. Wenn aber noch Verhandlungen wegen

---

72 Paul Hermann Nitsche (1876-1948), der von 1918 bis 1928 die Landesheilanstalt Sonnenstein in Pirna und von 1928 bis 1940 die Landesheilanstalt Dösen leitete. Ab 1938 war er als Gutachter im »Reichsausschuß zur wissenschaftlichen Erfassung erb- und anlagebedingter schwerer Leiden« tätig und seit 1940 Obergutachter bei der »Aktion T 4«, deren Medizinischer Leiter er von 1941 bis 1944 war. Nitsche wurde am 7.7.1947 vom Landgericht Dresden zum Tode verurteilt und 1948 hingerichtet.

73 Adolf Friedrich (1892-1963) wechselte nach Saarbrücken und übernahm 1933 ein Ordinariat für Menschenführung im Betrieb an der Bergakademie in Clausthal.

der Handelshochschule schweben, so ergäbe sich vielleicht für den Mannheimer Privdoc. Meier,⁷⁴ der bei Ihnen war, die Möglichkeit, in Karlsruhe anzukommen?
Von mir nichts Neues. Fehrle⁷⁵ hat mich noch nicht empfangen.
Besten Gruss Ihr
Gruhle

117. Hans W. Gruhle an Karl Jaspers

Brief, hs.
Original: DLA Nl. Karl Jaspers

Heidelberg 12.12.33

Lieber Herr Jaspers,
nun muss ich Sie wieder plagen. Die Nachricht von Beringers Berufung nach Freiburg⁷⁶ hat meine Frau so alteriert, dass sich meine stillen Sorgen um sie plötzlich sehr verstärkten. Es geht so doch nicht weiter. Diese dauernde Spannung und Sorge um die Existenz zermürbt derart, dass ich meiner Frau nicht mehr sicher bin. Was nun thun?
Ich versuche abermals zwei Briefe und lege sie zu Ihrer Begutachtung bei. Vielleicht wären Sie so gut, auch Weizsäcker noch einmal anzurufen. Es sei Zeit.
In der Klinik haben alle alten Assist. gekündigt ausser einem und mir. 2 neue kommen dazu, sodass wir zu 4 sind. Ich werde nach dem 1.1. wohl wieder Nachtdienst machen müssen.
Besten Gruss von Ihrem
Gruhle

---

74 Eduard Meyer (1888-1977), Psychologe und Philosoph, war seit 1932 mit einem Lehrauftrag an der Mannheimer Handelshochschule tätig, von 1934 bis 1936 in Heidelberg.

75 Der unter der neuen Regierung ins Amt gekommene Hochschulreferent Eugen Fehrle (1880-1957) war 1931 der NSDAP beigetreten. Er wurde 1933 zum Leiter der Hochschulabteilung des Badischen Kultusministeriums ernannt und wirkte seit 1934 als Professor für Klassische Philologie und seit 1936 als Professor für Volkskunde in Heidelberg. 1942 wurde er zum Dekan der Philosophischen Fakultät und 1944 zum Prorektor der Universität gewählt. Fehrle setzte sich für die Gleichschaltung und personelle Säuberung der Hochschule ein, war von Ende 1945 bis 1947 interniert und erhielt 1956 den neugeschaffenen Lehrstuhl für Volkskunde in Heidelberg.

76 Kurt Beringer übernahm 1934 das Freiburger Ordinariat für Psychiatrie.

118. Hans W. Gruhle an Karl Jaspers

Brief, hs.
Original: DLA Nl. Karl Jaspers

Heidelberg 31.12.33

Lieber Herr Jaspers,
hier ein Brief von Achelis[77] und das Konzept meiner Antwort. Dazu noch ein seltsamer Brief aus Erlangen. Specht[78] will am 1.4. gehen. Soll dieser Brief eine taktvolle Mahnung sein, mir auf Erlangen keine Hoffnung zu machen?
Ich kenne den Schreiber persönlich gar nicht.
Aber ich gebe Ihnen schon wieder zu thun, seien Sie nicht böse. Mein Schnupfen ist beinahe vorbei. Vom Mittwoch an ist er sicher ganz weg. Vielleicht sind Sie so gut, am Mittwoch einmal 12-1 in der Klinik oder gegen 6 zu Hause anzuläuten.
Vielen Dank und gute Neujahrsgrüsse,
Ihr
Gruhle

119. Hans W. Gruhle an Karl Jaspers

Brief, hs.
Original: DLA Nl. Karl Jaspers

12.4.34

Lieber Herr Jaspers,
schon wieder einmal eine Bitte. Diesmal aus einem anderen Himmel.
Würden Sie so nett sein, meiner Tochter Barbara freundlicher Pate zu sein? Meine Frau hat nun endlich – unmittelbar vor Schuleintritt – zugestimmt, und Herr Frommel[79] will am kommenden Sonntag mittags ½1 Uhr in der Sakristei der Christuskirche seines Amtes walten. Wenn Ihnen aber die vielleicht kühle Kirche oder die Zeit lästig ist –: Paten brauchen, glaube ich, nicht dabei zu sein.
In freundlicher Erfüllung des alten Symbols habe ich mir Sie als Pate ausgedacht, während meine Frau sich Richard Benz[80] wählte.
Viele Grüsse von Haus zu Haus Ihr
Gruhle

---

77 Johann Daniel Achelis (1898-1963) war Physiologe, 1933/34 Ministerialrat im Preußischen Ministerium für Wissenschaft, Kunst und Volksbildung und wurde 1934 als Ordinarius für Physiologie nach Heidelberg berufen, wo er bis 1945, zuletzt als Dekan wirkte. Seine Forschungen galten dem Schmerz, dem Gehirn sowie philosophischen und historischen Fragen der Medizin.

78 Gustav Specht (1860-1940) war seit 1896 als ao. Professor und von 1906 bis 1934 als Ordinarius an der neu gegründeten Psychiatrischen Universitätsklinik in Erlangen tätig.

79 Otto Frommel (1871-1951), seit 1918 o. Honorarprofessor für praktische Theologie in Heidelberg, war zudem Pfarrer an der Heidelberger Christuskirche und nahm in seinen Predigten auch Stellung zu politischen Fragen.

120. Karl Jaspers an Hans W. Gruhle

Brief, hs.
Original: MPI Nl. Hans W. Gruhle

Heidelberg 13.4.34

Lieber Herr Gruhle!
Sehr gern bin ich Pate bei Ihrer Tochter und danke Ihnen, dass Sie an mich dachten.

Wenn ich nichts Anderes höre, bin ich also Sonntag 15. April ½ 1 Uhr in der Christuskirche, im blauen Anzug, und nehme an, dass ich bei dem feierlichen Akt nicht *lange* stehen muss, da das mein Herz nicht mehr leistet.

Herzliche Grüsse von uns beiden
an Sie beide
Ihr K. Jaspers

121. Hans W. Gruhle an Karl Jaspers

Brief, hs.
Original: DLA Nl. Karl Jaspers

8.9.34, Bonn. Nervenklinik

Lieber Herr Jaspers,
als ich neulich in H. war, habe ich bei Ihnen angeläutet, bekam aber keine Antwort. Ich vermutete Sie in Oldenburg. Hoffentlich trafen Sie die Eltern frisch an. Gegen den 18.9. komme ich wieder nach H., da werde ich es abermals versuchen.

Hier ist noch immer nichts entschieden, aber ich beurteile die Lage sehr pessimistisch.[81] Achelis soll weg und durch niemand ersetzt sein. Die Berufungen sollen jetzt direkt von der Reichsleitung ausgehen.

Alles weitere mündlich. Inzwischen Ihrer Frau und Ihnen
beste Grüsse von Ihrem
Gruhle

---

80 Richard Benz (1884-1966) lebte nach dem Studium der Germanistik und Philosophie als freier Wissenschaftler und Publizist in Heidelberg. Er wurde 1959 zum Honorarprofessor der Universität Heidelberg ernannt.
81 Gruhle bat 1934 um Beurlaubung in Heidelberg und wurde kommissarischer Direktor der Nervenklinik in Bonn.

Brief, hs.
Original: DLA Nl. Karl Jaspers

122. Hans W. Gruhle an Karl Jaspers

Bonn, 2.10.34

Lieber Herr Jaspers,
heute stellte sich mein Nachfolger hier vor, ein Medizinalrat aus Hildesheim.[82] Ich bleibe den Oktober noch hier. Ich muss nun also unterzukommen versuchen. Sie sind früher schon wiederholt so nett gewesen, meine Briefe zu überprüfen und abzuändern. Darum bitte ich Sie auch nun wieder. Ich werde eine ganze Anzahl Briefe schreiben müssen. Also verbessern Sie bitte darin, was Ihnen nicht gefällt. Ich will morgen auf einen Tag nach Heidelberg fahren, um meine Frau zu sehen. Aber zu einem Besuch bei Ihnen reicht die Zeit diesmal leider nicht.
Inzwischen beste Grüsse von Ihrem
Gruhle

123. Karl Jaspers an Hans W. Gruhle

Briefentwurf, hs.
Original: DLA Nl. Karl Jaspers

Heidelberg, 5.10.34

Lieber Herr Gruhle!
Ich finde Ihre Briefe ausgezeichnet: würdig und bescheiden, ohne Zudringlichkeit und für jeden Gutwilligen überzeugend. Es fehlt die »Pistole«, von der Sie sprachen. Das finde ich für jetzt richtig.
Im Einzelnen:
Im Brief an den Minister muss die Bezeichnung des Ministeriums noch exakt festgestellt werden. *Früher* hiess es: »Ministerium für Wissenschaft, Kunst und Volksbildung«. Wie es jetzt heisst, weiss ich nicht.
Der Satz: »Es wäre für mich sehr schwer ... mehr hätte« scheint mir so gut, dass ich ihn zwar an *der* Stelle streichen, aber als Anfang des letzten Absatzes verwenden würde, *vor* dem Satz: »Nicht nur aus Sorge ...«
Haben Sie bei den »Referenzen« Schneider[83] in Heidelberg absichtlich fortgelassen?

---

82 Hildesheimer Landesmedizinalrat war zu dieser Zeit August Jacobi (1898-1974), der zugleich als Oberarzt in der dortigen Heil- und Pflegeanstalt fungierte.
83 Carl Schneider (1891-1946) erhielt 1933 als Nationalsozialist den von Karl Wilmanns zwangsweise geräumten Heidelberger Lehrstuhl. Er versuchte vor allem, die Symptome der verschiedenen Schizophrenieformen neu zu klassifizieren und die Auswirkungen der Arbeits- sowie Schocktherapie auf diese zu verstehen. Schneider befürwortete die Krankentötungen im Rahmen der »Euthanasie« und nutzte sie für seine Forschungsinteressen. Nach Kriegsende beging er in der Untersuchungshaft Selbstmord. Jaspers kommentiert seine Schizophrenieforschung ausführlich in der *Allgemeinen Psychopathologie*. Vgl. AP 4, 490-495. Zu Carl Schneider und seinen Aktivitäten

Der Brief an *Sioli*[84] ist eindringlicher, wärmer, unwiderstehlicher. Das liegt daran, dass Sie den Adressaten kennen. Der Brief an den Minister ist sachlich schlagend, aber, wie mir scheint, kühler. Nach meinem ersten Eindruck machte ich Änderungsversuche: sie sind alle misslungen. Nun erscheint mir der Brief vorzüglich. Nur muss der Minister ihn einen Augenblick *besinnlich* lesen.
Herzliche Grüsse
Ihr K. Jaspers

124. Hans W. Gruhle an Karl Jaspers
Brief, hs.
Original: DLA Nl. Karl Jaspers

9.10.34. Bonn.
Lieber Herr Jaspers,
schönen Dank für die viele Arbeit, die Sie sich gemacht haben. Der Einwand gegen den Brief an Schneider usw. leuchtet mir sehr ein, ich werde entsprechend vorsichtig ändern, so dass nur der »Austritt als Assistent, nicht das Verlassen der Universität« hervorkommt.

Abschreiben konnte ich noch keinen Brief, denn es ergab sich Folgendes: der Rektor[85] war in Berlin, fragte nach mir und nach Herrn Jacobi, und niemand wusste Bescheid, ja nicht einmal den Namen Jacobi. Es geht also allein über die Partei. Freilich ist in Berlin z. Z. anscheinend niemand. Unser hiesiger Kurator[86] tritt wieder ins Kultusministerium zurück, wo er schon etliche Jahre war. Aber ob er das Personalreferat bekommt, wissen wir nicht. Nun habe ich einen kurzen höflichen Brief an Herrn Jacobi[87] geschrieben, ich bäte um Auskunft, ob seine Verhandlungen Erfolg gehabt hätten; ich müsse mich doch mit Wohnung usw. einrichten. Ich muss erst irgend etwas in der Hand haben, ehe ich

---

im Rahmen der »Euthanasie« vgl. Gerrit Hohendorf, Volker Roelcke und Maike Rotzoll, »Erbpsychologische Forschung im Kontext der ›Euthanasie‹. Neue Dokumente zu Carl Schneider, Julius Deussen und Ernst Rüdin«, in: FNP 66 (1998), 331-36; Klaus Dörner, »Carl Schneider, genialer Therapeut, moderner ökologischer Systemtheoretiker und Euthanasie-Mörder«, in: *Die Sprache des Verbrechens. Wege zu einer klinischen Kriminologie. Festschrift für Wilfried Rasch*, Stuttgart 1993, 200-205 und Maike Rotzoll, Gerrit Hohendorf u. a. (Hrsg.), *Die nationalsozialistische »Euthanasie«-Aktion« »T 4« und ihre Opfer. Geschichte und ethische Konsequenzen für die Gegenwart*, Paderborn 2010.

84 Franz Sioli (1882-1949) wirkte seit 1923 als psychiatrischer Ordinarius an der Medizinischen Akademie Düsseldorf. Zu seinen Publikationen gehört u. a. *Irrenwesen* (Jena 1922).

85 Wohl Friedrich Pietrusky (1893-1973), der 1930 als Direktor des Instituts für gerichtliche und soziale Medizin nach Bonn gekommen und von 1933 bis 1935 Rektor in Bonn war.

86 Wohl Alfons Proske (1888-1950), Mitglied der Zentrumspartei, von 1929 bis 1934 Kurator in Bonn.

87 August Jacobi, von Gruhle als der irrtümliche Nachfolger »Jacobi I« bezeichnet.

meine Ballons auffliegen lassen kann, sonst würde man sagen, ich habe nur infolge von Gerüchten gehandelt. Der Dekan hat hier den »Führer« der Dozentenschaft zu interessieren versucht, aber der kam gerade erst her (Kinderkliniker),[88] kennt mich noch nicht, soll aber gegen Jacobi ablehnend sein. Es ist eine blöde Verwirrung.

Ich halte Sie weiter auf dem Laufenden.
Viele Grüsse und Dank von Ihrem
Gruhle

125. Hans W. Gruhle an Karl Jaspers

Brief, hs.
Original: DLA Nl. Karl Jaspers

Heidelberg, 28.10.34

Lieber Herr Jaspers,

nur schnell zur Orientierung. Dass Jacobi-Hildesheim mir selbst schrieb, er »habe den Ruf nach Bonn abgelehnt«, wissen Sie, glaube ich, von meiner Frau. Daraufhin hat sich wer? an Jacobi-Magdeburg gewandt – vielleicht hat man diesen von Anfang an gemeint –, einen ehemaligen a. o. von Jena, Leiter der Nervenstation Magdeburg, der einige neurologische und röntgenologische Arbeiten geschrieben hat und ganz gut sein soll.[89] Ich selbst kenne ihn kaum, sah ihn einmal vor sehr vielen Jahren auf einem Kongress. Nach diesem fragte Berlin in Bonn an; die Fakultät gab immer Auskunft in der Meinung, man meine Jacobi I, so dass eine ungemeine Verwirrung entstand, über die man sich sehr amüsieren könnte, wenn man nicht Leidtragender wäre. Nun steht aber Jacobi II vielleicht morgen früh in Bonn, wenn ich dahin zurückkehre. Dann käme ich also kurz nach dem 1.11. endgültig zurück. – Wenigstens haben wir jetzt nicht mehr zwei Wohnungen, sondern nur noch den Friesenberg.

Eben war ich bei Steiner,[90] um Abschied zu nehmen. Wir waren beide etwas gerührt. Über 16 Jahre gemeinsame Arbeit! Er war bis zuletzt nett und charakterfest. Dienstag fährt er nach Amerika.

Frau Wilmanns war gestern bei uns, erzählte nett von Oldenburg.
Viele Grüsse auch an Ihre Frau von Ihrem
Gruhle

---

88 Hans Knauer (1895-1952) war nationalsozialistisch engagiert, wurde 1934 auf den Lehrstuhl für Pädiatrie in Bonn berufen und 1940 wegen gerichtlicher Falschaussage ohne Pension entlassen. »Führer« der Dozentenschaft in Bonn war allerdings zu dieser Zeit der Privatdozent Karl Schmidt (1899-1980), der 1935 zum Ordinarius der Augenheilkunde ernannt wurde.

89 Walter Jacobi (1889-1938) – oder »Jacobi II« – wurde in Jena 1924 zum ao. Professor für Psychiatrie und als Nationalsozialist 1934 auf den Greifswalder Lehrstuhl berufen.

90 Gabriel Steiner (1883-1965) leitete seit 1919 die histopathologische Abteilung der Heidelberger Klinik und emigrierte 1936, um der Judenverfolgung zu entgehen, in die USA, wo er bis 1954 eine neuropathologische Professur in Detroit innehatte.

126. Hans W. Gruhle an Karl Jaspers

Brief, hs.
Original: DLA Nl. Karl Jaspers

Bonn, 1.11.34. Bonn

Lieber Herr Jaspers,
also Herr Pohlisch[91] aus Berlin wird mein Nachfolger, er schrieb mir heute. Der eigentliche Grund ist sicherem Vernehmen nach ein Einspruch von Herrn Rüdin[92] gegen meine Person. Da dies so gut wie feststeht, muss ich darauf in meinem Gesuch an den Reichskulturminister[93] eingehen. Deshalb schicke ich Ihnen dies Gesuch nochmals mit der Bitte, es zu überprüfen. Sind es nur Kleinigkeiten, so ändern Sie bitte selbst und schicken Sie dann den Entwurf an Frl. F. Klewe in der psych. Klinik in Heidelberg.
Ich wickle hier die Geschäfte noch ab und hoffe am Montag nach Heidelberg kommen zu können.
Bis dahin viele Grüsse von Ihrem
Gruhle

127. Karl Jaspers an Hans W. Gruhle

Brief, hs.
Original: MPI Nl. Hans W. Gruhle

Heidelberg, 2.11.34

Lieber Herr Gruhle!
Ihr Manuskript – m. E. einwandsfrei – habe ich an Fräulein Klewe weitergeschickt.
Die nächste Zeit wird für Sie schwer und für die Nerven nach all den Enttäuschungen eine neue Belastung. Ich hoffe Sie bald zu sprechen. Von Ihrer Frau habe ich den Eindruck grosser Tapferkeit und Ruhe.
Herzliche Grüsse
Ihr K. Jaspers

---

91 Kurt Pohlisch (1893-1955) habilitierte sich in Bonn 1928 (*Über psychische Reaktionsformen bei Arzneimittelvergiftungen*), übernahm 1934 den dortigen Lehrstuhl für Psychiatrie und gründete das Rheinische Provinzialinstitut für psychiatrisch-neurologische Erbforschung. Er veröffentlichte Studien über die Ursache des Alkoholismus und die Genetik psychiatrischer Erkrankungen.
92 Ernst Rüdin (1874-1952) habilitierte sich 1909 in München (*Über die klinischen Formen der Seelenstörungen bei zu lebenslänglicher Zuchthausstrafe Verurteilten*) und leitete dort seit 1917 die Genealogisch-Demographische Abteilung der gerade gegründeten Deutschen Forschungsanstalt für Psychiatrie. 1925 wurde er Ordinarius in Basel, kehrte aber 1928 nach München zurück und setzte sich später aktiv für die nationalsozialistische Rassenhygiene ein. Auf Rüdin geht maßgeblich der Kommentar zum 1934 eingeführten »Gesetz zur Verhütung erbkranken Nachwuchses« zurück. Vgl. Matthias M. Weber, *Ernst Rüdin. Eine kritische Biographie*, Berlin 1993.
93 Reichskulturminister war seit dem 13. März 1933 Joseph Goebbels (1897-1945).

Brief, hs.
Original: DLA Nl. Karl Jaspers

128. Hans W. Gruhle an Karl Jaspers

Köln, 2.12.34

Lieber Herr Jaspers,
Sie werden erstaunt gewesen sein, nichts mehr von mir zu hören. Aber es gab ein blödes Zwischenspiel. Ich habe meine Frau am Freitag in die Ohrenklinik bringen müssen, wegen eines Gesichts (Nasen) furunkels. Diese Gesichtsfurunkel sind sehr gefährlich. Beck[94] liess mich aber reisen, da kein Fieber da war. Marie Baum[95] nahm mir beide Kinder netterweise ab und so fuhr ich in Gottesnamen los und zu meinem Vortrag in Essen. Heute bin ich bei Aschaffenburgs,[96] heute Nacht um 4 wieder in H. Dienstag muss ich nach Stuttgart ins Ministerium, wenn es Athas Zustand erlaubt.

Die Unterredung mit Pakheiser[97] am Do verlief im Café Schwehr[98] sehr freundlich, über 1 Stunde. Aber sehr unbestimmt. Ich konnte ihm in aller Ausführlichkeit alles sagen, was mir dienlich erschien. Er hörte sehr aufmerksam zu, hob aber immer wieder die Schwierigkeiten hervor. Man habe ihm schon die Übernahme von Küppers[99] sehr verdacht; nun abermals einen Professor einschieben, werde von den Landespsychiatern sehr schwierig aufgenommen werden. Zudem lägen Versprechungen für andere Herren vor usw. Aber er sähe meine prekäre Lage ein, werde alles, was möglich sei, thun und mir in einigen Tagen einen »Zwischenbescheid« geben!? Ich habe also kein grosses Zutrauen.

94 Karl Beck war seit 1931 Ordinarius für HNO-Leiden in Köln.
95 Marie Baum (1874-1964) wohnte neben Gruhles am Friesenberg in Heidelberg. Sie war promovierte Chemikerin und vertrat 1928-1933 eine Dozentur für soziale Fragen in Heidelberg. Wie Gruhle gehörte sie zum Kreis um Max und Marianne Weber.
96 Gustav Aschaffenburg (1866-1944) habilitierte sich 1895 in Heidelberg unter Emil Kraepelin (*Experimentelle Studien unter Associationen*) und erhielt 1904 die Kölner Professor. Seine Interessen galten den psychischen Auswirkungen von Medikamenten, dem Trinker- und Querulantenwahn sowie der forensischen Psychiatrie. Er gab von 1911 bis 1923 das *Handbuch der Psychiatrie* sowie von 1904 bis 1935 die *Monatsschrift für Kriminalpsychologie und Strafrechtsreform* heraus.
97 Theodor Pakheiser (1898-1969) wurde 1922 in Heidelberg promoviert (*Beitrag zum Rongalitweißbild der Hautnerven und Hautnervenendigungen*), trat 1930 in die NSDAP ein und fungierte seit 1933 als Staatskommissar für Gesundheitswesen im Badischen Innenministerium. Zudem war er Honorarprofessor für Rassenhygiene der Universität Freiburg i. Br., ab 1936 im Stab Stellvertreter des Führers und von 1937 bis 1945 wissenschaftlicher Leiter des Deutschen Hygienemuseums in Dresden. Dort war er bis 1948 interniert.
98 Café in Heidelberg.
99 Egon Küppers (1887-1980) war seit 1923 ao. Professor für Psychiatrie in Freiburg i.Br., später Anstaltsarzt der Heil- und Pflegeanstalt Illenau und ab 1940 Direktor der Städtischen Nervenklinik in Chemnitz.

Morgen muss ich den ganzen Tag herumhetzen, Dienstag bin ich in Stuttgart, Mittwoch von 5-½7 habe ich Praxis, aber ½7 werde ich einmal anläuten.

Viele Grüsse von Ihrem
Gruhle

129. Hans W. Gruhle an Karl Jaspers

Brief, hs.
Original: DLA Nl. Karl Jaspers

Serach bei Esslingen, 25.3.36

Lieber Herr Jaspers,
ich möchte nun doch Ihr freundliches Anerbieten aufnehmen und fragen, ob ich vom 31.3. an ein paar Nächte bei Ihnen oben wohnen kann. Meine Frau haust mit der Barbara in der Pension Graumüller, der Junge bei Frau Baum. Ich werde gewiss nicht stören, sondern ganz still sein.

Gestern war ich mit meiner Frau in Zwiefalten, von hier 89 km. Sehr schön gelegen, aber Wohnungs- usw. Verhältnisse wenig erfreulich. Davon erzähle ich noch. Heute nur noch viele Grüsse von
Ihrem
Gruhle

130. Karl Jaspers an Hans W. Gruhle

Brief, hs.
Original: MPI Nl. Hans W. Gruhle

Heidelberg 26.3.36

Lieber Herr Gruhle!
Das Zimmer steht für Sie am 31.3. frei, leider, wie ich Ihnen schon sagte, nur das kleine Gastzimmer, da im andern Frau Schlüter[100] wohnt. Ich freue mich, Sie zu sprechen. Meine Frau wird dann auch zurück sein; ich erwarte sie am 29. hier.

Mit herzlichen Grüssen,
Ihr K. Jaspers

Bitte, teilen Sie uns Ihre genaue Ankunft noch durch eine Karte mit.

---

100 Berthe Schlüter, eine Bekannte von Jaspers.

131. Hans W. Gruhle an Karl Jaspers

Brief, hs.
Original: DLA Nl. Karl Jaspers

Zwiefalten, 24.12.36

Lieber Herr Jaspers,
verleben Sie mit Ihrer Frau gute Weihnachtsferien, allem Ärger und Kummer entrückt. Wir freuen uns hier an den Kindern; mit grosser Mühe habe ich von Stuttgart [?] zwei Aquarien mit Pflanzen und Fischen für die Barbara hertransportiert. Der Wolfgang ist mit Radiobasteln beschäftigt, wie alle Buben. Meine Frau macht im Haushalt alles allein, selbst ohne Putzfrau. So hat sie bei 8 grossen Zimmern reichlich zu thun. Soeben waren wir in Wien; ich hatte einen Vortrag über das Gestaltproblem in der Psychopathologie, und sie hat mich begleitet. Es war schön, einmal wieder im Ausland zu sein, wieder einmal umgeben von debattierender Jugend, wie früher. Die Arbeit hier wächst, ich plane, eine Domäne mit 700 Morgen zur Arbeitstherapie hinzuzunehmen und eine Kinderstation einzurichten. Mit dem Personal gibt es unendliche Schwierigkeiten: die Arbeitsfront erzeugt ihm immer neue Ansprüche. Der kleine Ort beschäftigt sich nur mit Klatsch: unsere Zurückgezogenheit und die Unsichtbarkeit meiner Frau geben ihm gar nicht viel Nahrung, aber jede der vielen kleinen Strömungen und Gruppen sucht mich für Sonderinteressen einzufangen, sodass ich sorgsam und bedächtig überall durchschlüpfen muss! Bei vielen officiellen Veranstaltungen muss ich dabei sitzen. Der Bub, der mich neulich im Stillen beobachtete, sagte mir danach, ich hätte ganz glücklich ausgesehen. Mehr kann man doch nicht verlangen. [?] man bei den immer einförmig wiederholten Festen ganz in sich selbst und denkt an Gott weiss was. Gestern beim [?] Fahnen umrollten Christbaum im Freien wurden viele Lieder gesungen, in denen immer nur Marschieren und Waffen heraus und Vorwärts zum Sieg vorkam. Die einzige Berührung mit dem Christfest war die Verlesung eines Weihnachtsberichtes aus dem Felde, der davon handelte, dass der Christlich gerade erschossen worden war und dass sie das Fest ohne [?] gefeiert hätten.
Es gibt nur wenig Schnee, sodass ich mit unserem kleinen Wagen immer einmal irgendwohin ausreissen kann. Wenn wir zurückreisen, werden wir dann ganz Sibirien gewinnen können.
Herzliche Weihnachtsgrüsse Ihnen beiden von
allen
Gruhles

132. Karl Jaspers an Hans W. Gruhle

Brief, hs.
Original: MPI Nl. Hans W. Gruhle

Heidelberg, 1.1.1937

Lieber Herr Gruhle!

Ich danke Ihnen herzlich für Ihren Brief, mit dem Sie uns beiden eine grosse Freude gemacht haben. Was Sie uns erzählten, war so anschaulich und interessant, – und vor allem spürte man gern Ihre »Zufriedenheit« in Ihrem gegenwärtigen Reich. Für Ihre Frau ist es nicht leicht.

Bei uns hat sich nicht viel verändert. Ich halte noch meine Vorlesungen, mit gesteigerter Lust, da man ja das Ende erwarten muss, wenn auch noch nichts bekannt ist. Sie sind gut besucht. Im Seminar sind einige treffliche Leute. Von der Universität merke ich sonst nichts.

Weihnachten waren meine Schwester und Schwager[101] bei uns. Ihr Junge[102] ist ja auch (noch) hier am Theater als Correpetitor. So haben wir sonst stillen Leute ein recht lebendiges Haus. Den Eltern geht es gut – nur dass mein Vater jetzt wegen seines Stars nicht mehr lesen kann, aber dabei zufrieden ist und erklärt, es sei unvernünftig, sich gegen Naturgesetze auflehnen zu wollen.

Ich musste die Weihnachtsferien benutzen zum Abschluss einer Descartes-Arbeit, die ich für die revue philosophique in Paris versprochen hatte.[103] Ich habe jeden Tag gearbeitet und bin noch dabei. Daher schreibe ich auch nichts und schreibe auch jetzt nur kurz. Der Gegenstand interessiert mich sehr. Descartes ist – so wie ich die Philosophie verstehen möchte – das »Verhängnis«, der Anführer der »wissenschaftlichen« Philosophie. Man kann am Ursprung zeigen, wie gleich er schon auf der Sandbank sitzt. Die grosse historische Frage: wie konnte und kann eine solche Irrung so grosse Wirkung und Nachfolge haben? Es ist ein melancholischer Anblick, wenn man in die Geschichte sieht. Wo einmal Wahrheit erreicht ist, versteht zumeist die nächste Generation nicht mehr. Und es gibt fast keinen Unsinn, der nicht auf irgendeine Weise einen, wenn auch vergänglichen Sieg behauptet.

Für das kommende Jahr wünsche ich Ihnen, Ihrer Frau und Ihren Kindern herzlich alles Gute.

Für Sie alle von meiner Frau und mir herzliche Grüsse!

Ihr Karl Jaspers

---

101 Erna Margarete Jaspers (1885-1974) war mit dem Juristen Eugen Dugend (1879-1946) verheiratet.
102 Enno Dugend (1915-1980), Komponist, 1945-1947 Kapellmeister am Oldenburgischen Staatstheater.
103 Karl Jaspers, »La pensée de Descartes et la philosophie«, in: *Revue Philosophique de la France et de l'Étranger* 62 (1937), 39-148.

133. Hans W. Gruhle an Karl Jaspers

Brief, hs.
Original: DLA Nl. Karl Jaspers

Zwiefalten, 11.3.37

Lieber Herr Jaspers,
ich schicke Ihnen beiliegenden Brief nicht nur mit der Bitte um Kenntnis, sondern vor allem wegen der Adresse. Der Brief soll an den Referenten für die Hochschulen im Kultusmin., in Berlin gehen, soweit mediz. naturwis. Fakult. in Betracht kommen: *Herr Professor Jansen*.[104] Nun weiss ich aber nicht, ob Janssen nicht 2 ss oder mit einem s; auch weiss ich nicht, welche complizierten Titel der Kultusmin. jetzt hat. Seien Sie doch so nett, den Brief richtig an diesen Prof. Jansen zu adressieren. Schönen Dank.

Für den Brief im Januar herzlichen Dank. Man lebt so weiter. Anstaltsleben, Gartenbau, Viehzucht. Um nicht ganz einzuschlafen, war ich 8 Tage in der Schweiz, um die neue Insulinkur kennen zu lernen, die sich gegen die Schizophrenie zu bewähren scheint. Es gibt erstaunliche Besserungen. Es war schön, in der Schweiz einmal in einem Kreis junger interessierter Menschen hemmungslos bis in die Nächte hinein zu debattieren. Aber als ich in Bern Spasses halber in eine Stunde angebl. Fortbildung durch Univ. Professoren ging – sie machten ihre Sache keineswegs schlecht – da kam mir dieses ganze Univ. Wesen doch unendlich antiquiert vor, im höhern Sinne nicht mehr in unsere Zeit passend.

Meine Frau ist leider seit 4 Wochen im Riedlinger Krankenhaus wegen eines schweren Ischias. Sie wurde sehr geplagt, doch geht es jetzt besser. Meine ältere Schwester hilft hier aus. Die kleine Barbara muss nun ab Ostern auch schon in das Progymnasium in Riedlingen, täglich mit Autobus und Eisenbahn, was hilfts!

Nun aber noch viele Grüsse Ihrer Frau und Ihnen, mögen sie Sie wohl antreffen.
Ihr
Gruhle

---

104 Werner Jansen (1890-1943), 1914 in Medizin und Philosophie promoviert, 1933 ohne Habilitation zum o. Prof. für Medizin und 1934 zum Medizinalreferenten im Reichsministerium für Wissenschaft, Erziehung und Volksbildung ernannt; Autor zahlreicher Romane.

134. Karl Jaspers an Hans W. Gruhle

Brief, ms.
Original: MPI Nl. Hans W. Gruhle

Heidelberg, den 16. III. 1937

Lieber Herr Gruhle!
Ihren Brief habe ich adressiert und weitergeschickt. Ich fragte Herrn Kuhn, dieser fragte Krieck u. a.; es ergab: Professor Jansen ist noch im Ministerium, er hat keinen weiteren Titel; er schreibt sich mit einem »s«. Hoffentlich stimmt es. – – Möge Ihr Brief irgendwelchen Erfolg haben, zum wenigsten, dass Sie weiter beurlaubt werden und nicht ausscheiden (wenn dieser Zustand auch wohl wenig bedeutet).

Die Erkrankung Ihrer Frau hat Sie in arge Bedrängnis gebracht. Gut, dass Ihre Schwester da ist. Die Ischias, die nun schon oft recidivierte, lässt sich hoffentlich endgültig auskurieren oder bei Hygiene auf einem erträglichen Niveau halten.

Von uns ist wenig zu berichten. Wir warten der Dinge, die kommen. Meine Frau ist in besserer Verfassung als lange. Ich arbeite und halte das noch immer für wichtig – – anderes bleibt mir ja auch nicht zu tun. Von der Universität weiss ich kaum mehr wie Sie. Die Concentration auf die eigene Arbeit ist nicht nur erwünscht, sondern durch die Situation erzwungen. Ihre Gefühle in Bern verstehe ich. Aber liesse sich nicht doch fragen, ob dieser Massstab: was passt in eine Zeit? nicht doch sehr unbestimmt, ja zufällig ist. Fast immer war das, was uns an früheren Zeitaltern wertvoll ist und nun ihr Wesen für uns ausmacht, ihrer Zeit selber nicht »zeitgemäss«. Ferner darf man vielleicht hoffen, dass alle Institutionen, sofern sie Gehalte bergen, eine zukünftige Möglichkeit des Geistes bleiben, wenn er sich ihrer wieder bedienen will. Schliesslich nimmt uns die Weltgeschichte und der Gang der Dinge nicht ab, was jedem das Wesentliche ist. Jeder muss am Ende in seiner Zeit und seiner Lage tun, was er kann und ihm wertvoll scheint, ohne es an einem fremden Massstab zu messen – solange es ihm vergönnt ist. In diesem Sinne denke ich gern an Ihre Weise, in Ihrer Welt zu leben und sich um die Gegenwart nicht betrügen zu lassen. Sie brauchten früher oft das Wort, das ich später einmal ähnlich bei Voltaire las: il faut cultiver notre jardin.[105]

Es wäre schön, wenn irgend etwas Sie einmal wieder nach Heidelberg brächte!
Herzliche Grüsse von Haus zu Haus
Ihr Karl Jaspers

---

105 Mit diesem Satz endet der Roman *Candide* (1759) von Voltaire (1694-1778).

135. Karl und Gertrud Jaspers an Hans W. Gruhle

Brief, hs.
Original: MPI Nl. Hans W. Gruhle

Heidelberg 21.12.37

Lieber Herr Gruhle!
Vor einigen Tagen waren meine Frau und ich sehr froh, von Ihnen so Gutes zu hören. Endlich Sicherheit für die Familie und finanzielle Besserstellung. Nach der langen Odyssee, nach diesen Nervenproben und dieser Standhaftigkeit, die Sie bewahrt haben, kommt nun hoffentlich ein wenig verdiente Ruhe. Das wird auch dem grossen Buch zugute kommen, das Sie planen.[106] Nun kann man sich Sie wieder in einer Ihnen gehörigen Verfassung vorstellen – Gelehrter, Direktor, Gartenfreund – möge es bei allen Mängeln mit wenig Störungen verknüpft sein!

Wir feiern Weihnachten dieses Mal sehr still. Nur unsere Freundin Julia Gottschalk[107] erwarten wir für zwei Tage. Bis jetzt ist uns die Stille alle die Zeit hindurch recht wohltätig gewesen. Mir bekommt der Zustand gesundheitlich unerwartet gut. Besuche, früher eine ängstlich erwartete Überbelastung, werden jetzt eine Freude. Auch kurze Spaziergänge werden mir jetzt ein Vergnügen. Schade, dass ich Sie am Friesenberg nicht mehr antreffen kann!

Herzliche Weihnachtsgrüsse für Sie, Ihre Frau und Kinder
Ihr Karl Jaspers

Ein gutes neues Jahr und frohe Feiertage wünscht Ihnen beiden und den Kindern
Ihre Gertrud Jaspers

136. Karl Jaspers an Hans W. Gruhle

Brief, hs.
Original: MPI Nl. Hans W. Gruhle

Heidelberg, 16.3.40

Lieber Herr Gruhle!
Schönen Dank für Ihre Zeilen! Ich habe an Sie gedacht: Sie hatten für meinen Vater immer eine mir wohltuende Schätzung und haben manches gute Wort mit ihm gesprochen. Er ist im 90. Lebensalter mit der Würde gestorben, in der er gelebt hat.[108] Acht Wochen vor seinem Tode sagte er: ich fühle, der Tod steht neben mir – dann musste er, ohne bestimmte Krankheit, Woche für Woche das Schwächerwerden erleben. Er nahm

---

106 Vgl. Hans W. Gruhle, *Selbstmord*, Leipzig 1940.
107 Julia Gottschalk (1882-1970) studierte Medizin und emigrierte nach 1933 über die Niederlande nach Großbritannien.
108 Carl Wilhelm Jaspers starb am 24. Februar 1940.

Abschied und machte sich nichts vor. Seine Welt aber, da haben Sie recht, ist längst vergangen.

Es wäre schön, wenn es doch möglich würde, dass Sie Ostern mit Ihrer Frau nach Heidelberg kämen!

Herzliche Grüsse!

Ihr K. Jaspers

137. Hans W. Gruhle an Karl Jaspers

Brief, hs.
Original: DLA Nl. Karl Jaspers

Winnenden, 9.2.41

Lieber Herr Jaspers,

ich danke Ihnen für die Nachricht vom Tode Ihrer Mutter. Ich sehe sie noch lebhaft in Ihrem Wohnzimmer vor mir sitzen und höre ihr Sprechen und gedenke ihrer in herzlicher Verehrung, wie auch immer Ihres Vaters. Wird Enno, der Kapellmeister, wohl etwas von der alten Tradition bewahren? Aber er scheint, nach der Anzeige, unverheiratet. Man ist immer wieder traurig, wenn aus schöner alter Überlieferung nichts in die Zukunft weist.

Ich spürte in anderem Sinne von den guten alten Sitten einen rührenden Beweis, als höchst überraschend die beiden schönen Lionardobücher[109] heute ankamen, in der Mitte zwischen sich einen trefflichen Kuchen fassend. Ich vermute in Ihnen den Urheber, wenn nicht überhaupt des ganzen Planes und Glückwunsches, so doch der Bücherwahl. Ich habe natürlich schon darin herum geblättert und schon viel Köstliches darin entdeckt. Ich freue mich weiter darauf. Ich hatte ganz zufälligerweise wenige Tage zuvor mir die kleine Biographie des Michelangelo von Condivi verschafft,[110] und dies wiederum war angeregt durch das Sehen des seltsamen Michelangelofilms.[111] Das ist ein merkwürdiger Bildstreifen, auf dem sich gar nichts abspielt. Sondern nur Arbeitsstätten des Meisters ziehen an einem vorüber und zeitgenössische Porträts und dazwischen seine Werke sich von allen Seiten zeigend und sich so scheinbar bewegend, oft fast unheimlich, die mächtigen Leiber. Ein seltsamer eindrucksvoller Einfall. Nun werde ich mich ganz in beide Meister vertiefen und nachholen, was ich seinerzeit in Italien versäumt habe. Sehr schönen Dank!

Meine Frau und ich hörten von dem Abtransport von Mombert[112] und manchem anderen Schrecklichen aus Heidelberg. Wir haben viel

---

109 In dieser Zeit erschienen u. a.: Leonardo da Vinci (1452-1519), *Gemälde, Zeichnungen, Studien*, eingeleitet von Giorgio Nicodemi, Leipzig 1940 und *Tagebücher und Aufzeichnungen*, Leipzig 1940.
110 Ascanio Condivi, *Das Leben des Michelangelo Buonarroti*, Wien 1874.
111 *Michelangelo. Das Leben eines Titanen*, Regie Curt Oertel (1890-1960), Deutschland 1940.
112 Der Schriftsteller Alfred Mombert (1872-1942) lebte in Heidelberg und wurde

dorthin und Ihrer aller gedacht. Ich fahre etwa jeden zweiten Sonntag nach Weissenau. Natürlich beschlagnahmen mich die Kinder viel, vor allem mit Barbara muss ich allerlei spielen. Aber es bleibt doch immer noch genug Zeit, viel mit meiner Frau zu besprechen. Ihre heftig erregten Leidenschaften stürzen sich immer, wenn die Kinder zu Bett sind, auf die Aussprache mit mir – sie hat ja doch natürlich niemand anders – und es wird meist 1 Uhr nachts, ehe wir Ruhe finden. Dort habe ich ein prächtiges Arbeitszimmer mit allen meinen Büchern. Schade, dass ich es nur einmal auf ein, zwei Stunden benutzen kann.

Hier habe ich viel Zeit und arbeite viel. Vormittags sehe ich jeden Tag 2 bis 3 militärisch gescheiterte Existenzen und versuche sie irgendwie in eine verständige Bahn zu schieben. Aber nachmittags und abends habe ich fast immer Zeit, wenn ich nicht gerade nach Stuttgart vor Gericht muss. Das wird auch dem Lionardo zu Gute kommen. Ich denke und schreibe jetzt viel über das Problem der Biographie, und dabei kann ich Sie gleich einmal etwas fragen: Ich möchte eine grössere Biographie einmal psychologisch analysieren nach den angewandten Gesichtspunkten usw.[113] Wenn Sie so alle gelesenen Biogr. an Ihrem Gedächtnis vorüberziehen lassen: welche erscheint Ihnen wohl die beste? *Keine* Selbstbiogr. Schlechtweg, ohne Rücksicht auf Psychologie? – Sitze ich nicht an der Biographie, dann denke ich an Volksgeist, Volksseele und dergl. herum und habe mit Genuss die ersten Bände der alten Lazarus Steinthalschen Zeitschrift[114] und das Lykische *Volk* von Bachofen[115] gelesen.

Nun nur noch viele Grüsse, die Sie und Ihre Frau wohl antreffen mögen, und nochmals herzlichen Dank.

Ihr
Gruhle.

1940 mit 6500 anderen badischen Juden in ein französisches Internierungslager in den Pyrenäen deportiert. Schweizer Freunde kauften ihn 1941 frei.

113 Gruhle schrieb später die grundlegende Arbeit *Geschichtsschreibung und Psychologie*, Bonn 1953.

114 Die beiden deutsch-jüdischen Gelehrten Moritz Lazarus (1924-1903) und Hermann Steinthal (1823-1899) gaben gemeinsam die *Zeitschrift für Völkerpsychologie und Sprachwissenschaft* (1860-1890) heraus.

115 Der Baseler Rechts- und Kulturhistoriker Johann Jakob Bachofen (1815-1887) veröffentlichte 1861 sein Hauptwerk *Das Mutterrecht* und im Jahr darauf die kleine Abhandlung *Das Lykische Volk und seine Bedeutung für die Entwicklung des Altertums*.

138. Karl Jaspers an Hans W. Gruhle

Brief, hs.
Original: MPI Nl. Hans W. Gruhle

Heidelberg, 11.2.41

Lieber Herr Gruhle!
Ich danke Ihnen für Ihren Brief. Sie erinnern sich stets in mir wohltuender Weise an meine Eltern. Meine Mutter hatte einen schönen Tod. Sie fühlte sich schwach, setzte sich auf ihren Lehnstuhl. Eugen,[116] der allein bei ihr war, telephonierte an die Ärztin. Als er vom Telephon zurückkam, sagte meine Mutter, so, jetzt wird es schon besser – legte den Kopf zurück und war bewusstloss – dann röchelte sie noch etwas und war tot. Zwei Stunden vor ihrem Tod schrieb sie einen ausgezeichneten bis in die Nuancen auf den Empfänger abgestimmten Geburtstagsbrief für einen alten Freund des Hauses, der 80 Jahre alt wurde. In ihrem Schlafzimmer hatte sie seit 30 Jahren den Holzschnitt von Rethel »Der Tod als Freund«[117] – so ist sie nun wirklich gestorben.

Der Urheber des Planes, Ihnen etwas zu schenken, war ich *nicht*. Dass Ihnen diese Bücher Freude machen, ist schön. Mir schienen sie auch Kostbarkeiten. Lionardo ist grossartig, für Sie besonders ein lohnender Gegenstand: Einheit von Naturforscher und Künstler, ein anschauender Denker, unerhört unbefangen. – Den Michelangelo-Film möchte ich auch mal sehen. –

Sie fragen nach Biographien. Eine »beste« kenne ich nicht. »Biographie« ist ja ein Sammelbegriff für höchst verschiedene Sachen. In Erinnerung ist mir *Justi's* Winkelmann in 3 Bänden (in der vollständigen 1. Auflage): aber viel mehr Zeitalter als »Biographie«.[118] Vor kurzem las ich ein *kleines* Buch: Hans Böhm,[119] Goethe, Grundzüge seines Lebens und Werkes. Auf etwa 160 Seiten die Verdichtung der Goetheforschung. Offenbar eine aus langer Arbeit hervorgegangene Leistung, nicht original, aber sehr ergiebig. Vielleicht methodisch für Sie von Interesse. Erschien 1938 bei de Gruyter. –

Im November habe ich versäumt, Ihnen zu gratulieren. Nicht aus Vergesslichkeit, sondern weil in den Tagen gerade durch Gerüchte die äusserste Bedrohung schien, und viel überlegt wurde. Ich brachte die

---

116 Der Schwager Eugen Dugend.
117 Er stammt aus Alfred Rethels (1816-1959) weit verbreiteter Holzschnittfolge *Auch ein Totentanz*.
118 Carl Justi (1832-1912) übernahm nach dem Philosophiestudium 1901 den Lehrstuhl für Kunstgeschichte in Bonn. Sein besonderer Forschungsschwerpunkt waren am Werk orientierte Künstlerbiographien. Nach *Winckelmann, seine Werke und seine Zeitgenossen* (1866-72) widmete er sich besonders der spanischen Malerei mit Monographien zu *Velazquez* (1888) und *Murillo* (1892).
119 Hans Böhm (1876-1946), *Goethe. Grundzüge seines Lebens und Werkes*, Berlin 1936.

Besinnlichkeit nicht auf. Und später: der Tag ist nicht nach Belieben zu wählen, sondern er ist gegeben. Versäumt ist versäumt. Ich war sehr ärgerlich über mich.

Sie leben zur Zeit unter erfreulichen Bedingungen, nur etwas zu selten bei Ihrer Familie. Ob Ihr Weg auch mal wieder nach Heidelberg führt? Es wäre schön, Sie gelegentlich mal wieder zu sehen. Da könnte man auch über »Biographie« reden.

Herzliche Grüsse, von uns beiden,
für Sie und Ihre Frau
Ihr K. Jaspers

139. Hans W. Gruhle an Karl Jaspers

Brief, hs.
Original: DLA Nl. Karl Jaspers

Weissenau, 3.1.42

Lieber Herr Jaspers,
von Marie Baum höre ich zu meinem grossen Bedauern, dass Sie sehr krank waren und noch immer nicht ganz wiederhergestellt sind. So haben meine Neujahrswünsche heute den besonderen Inhalt – meine Frau schliesst sich herzlich an –, dass Sie recht bald wieder auf der Höhe sind und Ihr altes, nun so still gewordenes Leben der Forschung und Arbeit fortsetzen können. Sie haben ja, wie Sie mir bei unserem letzten Zusammensein erzählten, noch so viele große Pläne, dass ich Ihnen herzlich wünsche, dass Sie sie noch vollenden können. Ich war im letzten Jahre 2 mal in Heidelberg, ohne Sie sehen zu können. Das erste Mal klingelte ich an, erfuhr aber von einer unbekannten Frauenstimme am Telephon, dass Sie beide in Freiburg seien. Beim zweiten Mal war ich nur wenige Stunden in Heidelberg, um nach Marianne[120] zu sehen, von der ich hörte, dass sie eine kleine Depression habe. Ich fand sie schon leidlich und höre, dass es weiter aufwärts geht. Nun soll ich im Februar nach Heidelberg kommen, um einen der Sonntage bei Marianne zu bestreiten. An dem Sonnabend vorher komme ich, wenn es Ihnen passt, bei Ihnen vorbei und hoffe, Sie wieder ganz wohl zu finden. Wir waren natürlich – auch von Ihrer Erkrankung abgesehen – viel in Sorge um Sie und Ihre Frau, Gott sei Dank bisher ohne Grund. – Von uns ist nichts Wesentliches zu berichten, Frau und Kinder fühlen sich in Weissenau wohl, Wolfgang war grade noch einmal mit Ski in den Bergen und muss nun Ostern die Reifeprüfung machen. Was dann wird, ist noch unsicher, denn er ist dann erst 17¾. Freiwillig meldet er sich nicht. Ich selbst mache meine Lazarettarbeit und habe äusserlich wenig Abwechslung. Dienstlich war ich einmal

---

120 Marianne Weber. Nach dem Tod Max Webers 1920 belebte sie von neuem die gesellige Tradition eines Heidelberger Gesprächskreises, zu dem Gruhle wie Jaspers zählten.

3 Tage in Berlin und besuchte auch Bonhoeffer.[121] Ich hatte ihn immer gern; ein aufrechter Mann, über der Situation stehend. Sonst war Berlin wenig erfreulich. Ich lese und schreibe im Übrigen viel und habe dazu jeden Abend reichlich Zeit. Die Beschäftigung mit vielen »Kranken« aller Stände und Provinzen und besonders mit deren Angehörigen, das Zusammenkommen mit allerlei Leuten in Winnenden, Weissenau und auf den häufigen Bahnfahrten zwischen beiden Orten vermittelt mir eine lebhafte Anschauung davon, wie sich das Zeitgeschehen in den Köpfen der Leute spiegelt. Dazu bekomme ich monatlich etwa 20 Akten geglückter militärischer Selbstmorde.[122] Aus deren Durcharbeitung ergibt sich auch allerlei. Man muß – als Zeitgenosse – vielerlei gegeneinander abwägen, wenn man sich ein einigermassen getreues Bild von den Zeitströmungen und Stimmungen machen will. Dies bedenkend, möchte man fast daran verzweifeln, dass es einem später lebenden Historiker gelingen wird, der Wahrheit auch nur nahe zu kommen.
Benz' mancherlei[a]

Winnenden, 8. 1. 42

Die Kinder kamen gestürmt und wollten irgend etwas. Ich habe in Weissenau keine ruhige halbe Stunde. Aber das soll ja so sein. Meine Frau schüttet ihr politisches und hauswirtschaftliches Herz mit allen Sorgen aus, und die Kinder haben vielerlei, an dem ich teilnehmen muss. Barbara noch ganz kindlich, obwohl sie bald confirmiert wird, Wolfgang mit seinen recht intensiven Interessen für die Kunst des deutschen Mittelalters, er sammelt jedes Blättchen und versteht zu sehen. Ich habe ihn nur noch bis Ostern.

Ich wollte oben sagen, dass mich Benz' Bücher über die Romantik[123] zu mancher Lektüre angeregt haben. So las ich Steffens,[124] Reinhards

---

121 Karl Bonhoeffer (1868-1948) habilitierte sich 1897 für Psychiatrie in Breslau (*Der Geisteszustand der Alkoholdeliranten*) bei Carl Wernicke (1848-1905). Er war Ordinarius in Königsberg, Heidelberg und Breslau, bevor er von 1912 bis 1938 die Nervenklinik der Charité in Berlin leitete. Auf Bonhoeffer geht die Klassifizierung organisch bedingter Psychosen (1909) zurück. Vgl. Klaus Jürgen Neumärker, *Karl Bonhoeffer. Leben und Werk eines deutschen Psychiaters und Neurologen in seiner Zeit*, Leipzig 1990.
122 Vgl. Hans W. Gruhle, *Selbstmord*, Leipzig 1940.
123 Vgl. Richard Benz, *Geist der romantischen Malerei*, Dresden 1934; *Die deutsche Romantik. Geschichte einer geistigen Bewegung*, Leipzig 1937; *Die Kunst der deutschen Romantik*, München 1939; *Goethe und die romantische Kunst*, München 1940.
124 Henrik Steffens (1773-1845), Naturforscher und Naturphilosoph, der vor allem von F. W. J. Schelling (1775-1854) beeinflusst wurde, veröffentlichte u. a. *Grundzüge der philosophischen Naturwissenschaft* (1806), *Über die Idee der Universität* (1809) und *Anthropologie* (1821/22); sein Lebensrückblick *Was ich erlebte* (1840-44, Neudruck 1995/96) in 10 Bänden ist ein kulturgeschichtliches Dokument ersten Ranges.

Briefe,[125] das Leben von Perthes,[126] Weinbrenner[127] und Diltheys Schleiermacher.[128] Oft sind die langen einsamen Abende sehr schön und ergiebig, aber oft herrscht doch auch eine tiefe Unlust und die alte Frage: wozu das alles. Da hilft dann öfter die Musik in Stuttgart.

Nun leben Sie wohl, nehmen Sie mit Ihrer Frau meine besten Wünsche und Grüsse und hoffentlich bald auf gesundes Wiedersehen.
Ihr
Gruhle.

a Benz' mancherlei] *bricht ab*

140. Karl Jaspers an Hans W. Gruhle

Brief, hs.
Original: MPI Nl. Hans W. Gruhle

Heidelberg, 4.2.1942

Lieber Herr Gruhle!
Ich danke Ihnen herzlich für Ihren mir so freundlich gesinnten und inhaltsreichen Brief vom 3/8 Januar. Dass von Ihnen und Ihrer Familie wesentlich Gutes zu berichten war, freute mich, und gern spürte ich die alte Gelassenheit und Unbeirrbarkeit. Wolfgangs Weg wird nun in absehbarer Zeit zur Sorge für die Eltern, wenn nicht durch ein Wunder dieser Krieg rechtzeitig ein Ende nimmt.

Meine Erkrankung war unangenehm. Ich bin mit meiner Frau dankbar, dass eine freundliche Vorsehung mich diesmal am Leben erhalten hat. Die Reconvaleszenz geht langsam, aber stetig voran. Draussen bin ich noch nicht gewesen. Die Arbeit geht noch nicht recht. Auch die Temperatur war noch nicht ganz in Ordnung, heute zum ersten Mal. Sofort bin ich auch munterer und fange an, Briefe zu schreiben. Besuche hatte ich die letzten beiden Wochen schon oft und gern. Dank meiner bäuerlichen Verwandtschaft bin ich vortrefflich verpflegt worden: daher auch wohl die stetige Besserung und überhaupt der gute Verlauf.

---

125 Der Diplomat Karl Friedrich Graf von Reinhard (1761-1837) lernte Goethe 1807 kennen und trat mit ihm in regen Briefverkehr, der 1847 erstmals veröffentlicht wurde.
126 Der Verleger Friedrich Perthes (1772-1843) förderte den deutschen Buchhandel entscheidend. Vgl. *Friedrich Perthes' Leben. Nach dessen schriftlichen und mündlichen Mitteilungen aufgezeichnet von Clemens T. Perthes*, 3 Bde., Hamburg und Gotha 1848-1851.
127 Der klassizistische Architekt Friedrich Weinbrenner (1766-1826) verfasste eine Autobiographie *Denkwürdigkeiten aus seinem Leben von ihm selbst geschrieben* (Heidelberg 1829); weitverbreitet war auch Arthur Valdenaire, *Friedrich Weinbrenner. Sein Leben und seine Bauten*, Karlsruhe 1919.
128 Wilhelm Dilthey (1833-1911), dessen philosophische Verstenslehre für Jaspers wichtig wurde, verfasste *Das Leben Schleiermachers*, eine unvollendet gebliebene Biographie des Theologen, die 1922 aus seinem Nachlass ediert wurde.

Dass Sie noch im Februar nach Heidelberg kommen, ist schön. Ich bin immer und jeder Zeit für Sie bereit. Disponieren Sie auch eventuell so, dass Sie eine Abendmahlzeit bei uns nehmen. Ihren Vortrag würde ich natürlich gerne hören, aber es geht nicht. Ihr Thema, das mir Marianne berichtete, interessiert mich besonders, weil ich ein neues Kapitel »Biographik« in die 4. Auflage meiner Psychopathologie einfüge.[129] Ich glaube, dass ich Ihnen von dieser Neubearbeitung noch gar nicht erzählt habe. Vor meiner Erkrankung war ich intensiv dabei und hätte sie wohl fast fertig, wenn ich gesund geblieben wäre. Nun muss ich sehen.

Von Bonhoeffer las ich neulich wieder einiges. Immer anständig, sachlich, ergiebig und gut lesbar. Obgleich ich ihn nie gesehen habe, habe ich ihn gern und verstehe Ihren guten Eindruck.

Herzliche Grüße für Sie und Ihre Frau
von uns beiden
Ihr K. Jaspers

Noch etwas: Barbara wird konfirmiert. Ich möchte ihr gern eine Freude machen. Es ist nicht einfach, etwas zu finden, das ihr gefällt und das heute noch erreichbar ist. Ob Ihre Frau mir helfen kann durch Auffinden eines Wunsches? Um gleich das Mass zu haben: es sollte zwischen 50 und 100 Mark kosten.

141. Hans W. Gruhle an Karl Jaspers

Brief, hs.
Original: DLA Nl. Karl Jaspers

Winnenden, 25.2.42

Lieber Herr Jaspers,

Ihre nette Absicht, der Barbara was zur Konfirmation zu schenken, hat sich durch die Güte von Marie Baum verwirklichen lassen. Sie ist überall herum gelaufen und hat eine, wie ich höre, schöne Biedermeiertruhe gefunden, in die Barbara ihre künftigen Schätze hineinlegen kann. Das ist doch etwas sehr Nettes, das kann sie das ganze Leben haben. Vielleicht wird diese Truhe ihr einmal ihre ganze Aussteuer bergen. Ich hoffe, es findet ihre Zustimmung.

Ich lege die Quittung des Antiqu. Ladens bei. Wenn Sie das Geld schicken, so tun Sie es vielleicht durch die beiliegende Zahlkarte. Sobald ich dann die Truhe zu Hause sehe, berichte ich Ihnen und Ihrer Frau nochmals darüber.

Ich lege hier auch ein Referat bei, dem Sie den Titel des Buches, von dem ich Ihnen neulich erzählte, entnehmen können.

---

129 Vgl. Karl Jaspers, AP 4, 563-593.

Ich freute mich sehr, neulich wieder einmal bei Ihnen zu sein und bei Marianne lauter altbekannte Gesichter begrüssen zu können.
Viele Grüsse Ihrer Frau und Ihnen und herzlichen Dank dem Paten,
Ihr
Gruhle

142. Hans W. Gruhle an Karl Jaspers

Brief, hs.
Original: DLA Nl. Karl Jaspers

Winnenden, 1.1.43

Lieber Herr Jaspers,[130]
Wir haben, gemessen an den Massstäben des Lebenslaufes, ein gutes Stück des Weges zusammen durchmessen. Wir sehen wohl beide gern zurück in die Räume der Heidelberger psychiatrischen Klinik, wo wir uns zuerst begegneten und in wissenschaftlichem Streit manche Frage klärten. Später trennten sich Wege und Ziele. *Sie* bauten sich die Plattform immer höher, von der aus Sie das Treiben der Welt und ihrer wunderlichen Bewohner, weise differenziert, überschauten. *Ich* strudelte weiter unten umher, von dieser bunten Welt selbst ergriffen und in ihr dauernd praktisch beschäftigt, nur ab und zu einmal einen höheren Blickpunkt ersteigend. – Es ist ein schönes Bewusstsein, zu wissen, dass ein Türmer da ist, der stets Ausblick hält und den Überblick wahrt. Möge Ihnen diese Aufgabe noch lange gestellt sein, zu Ihrer und unserer Freude.
Ihr
Hans W. Gruhle

143. Hans W. Gruhle an Karl Jaspers

Brief, hs.
Original: DLA Nl. Karl Jaspers

Weissenau, 20.2.43

Lieber Herr Jaspers,
ich wünsche Ihnen einen recht schönen 60. Geburtstag. Mögen Ihnen die Gratulanten, die mit mehr oder weniger Würde ankommen werden, Freude oder doch Spass machen. Vor allem aber mögen ernste persönliche Sorgen diesem Tage und dem kommenden Jahr fern bleiben. Meine und meiner Frau beste Wünsche begleiten Sie und Ihre Frau dauernd auf Ihrem Lebenswege. Seltsamerweise sind Sie einer der wenigen, dem gegenüber *ich* mir älter vorkomme, so als wären wir 10 Jahre und nicht nur

---

130 Der Brief gehört in ein zusammengebundenes Konvolut handschriftlicher Briefe *Glückwunsch Herrn Professor Karl Jaspers zum 60. Geburtstag dargebracht von Freunden und Schülern 23. Februar 1943*.

zwei auseinander. Sie sehen, dass ich noch ein gutes Zutrauen in Ihre Gesundheit und in Ihr weiteres Schaffen habe. Möge es in eine freiere Zeit fallen!

Auch das Patenkind Barbara schliesst sich unsern Wünschen und Grüssen an.

Ihr
Gruhle.

144. Karl Jaspers an Hans W. Gruhle

Brief, hs.
Original: MPI Nl. Hans W. Gruhle

Heidelberg, 2.3.1943

Lieber Herr Gruhle!

Ich danke Ihnen, Ihrer Frau und Barbara für Ihre Glückwünsche. Sie haben mich durch Ihre Arbeit über das Portrait[131] überrascht und sehr erfreut. Noch konnte ich nicht lesen. Heute nur vorläufig mein Dank.

Sie machen mir ein grosses Compliment: dass sie mich als jünger einschätzen. Das ist in der Tat seltsam. Vielleicht hängt das auch damit zusammen, dass Sie vom Standpunkt Ihrer Wissenschaft in meinen Bemühungen vielfach ein kindliches Spiel sehen – keineswegs ganz mit Unrecht. Es tut mir wohl, wenn Sie dieses Spiel mit Ihren freundlichen Wünschen begleiten.

Neulich freuten wir uns, durch Ihre Frau Gutes von Wolfgang zu hören. Möge ihn ein freundliches Schicksal behüten.

Herzlich
Ihr Karl Jaspers

145. Karl Jaspers an Hans W. Gruhle

Brief, hs.
Original: MPI Nl. Hans W. Gruhle

Heidelberg 22. Juli 1943

Lieber Herr Gruhle!

Jetzt habe ich die Abhandlung gelesen, die Sie mir in so freundschaftlicher Gesinnung zu meinem Geburtstag geschenkt haben. Die Lektüre der Arbeiten habe ich sich lange hinziehen lassen. Ich begann mit meinen Schülern, zuletzt kommen nun die berühmten Leute. Ein neugieriges, schnelles Vorwegnehmen hatte ich mir verboten. So habe ich auch jetzt erst Ihre Widmung gelesen.[132] Ich kann Sie mir in Inhalt und Ton nicht schöner denken. Sie ist wahrhaftig. Ich danke Ihnen.

---

131 Die Abhandlung *Das Portrait* erschien, da die Festschrift ungedruckt blieb, erst 1948 separat in Freiburg i. Br.
132 Das Buch ist in der Jaspers-Bibliothek nicht erhalten.

Die Lektüre Ihrer Abhandlung war mir ein wirklicher Genuss. Sie treffen in Ihrer Kritik – wie ja meistens – das, was mir als richtig sogleich einleuchtet. Dieses durchweg Negative aber ist befriedigend, weil mit dem Verscheuchen aller Nebel von Pseudowissenschaft die Sache selber in ihrem Wunder nur um so reiner fühlbar wird. Sie erreichen das insbesondere auch dadurch, dass jede Seite voll ist von Anschauung. Die Erfahrung eines Lebens der Liebe zu Kunst und Natur ist als Stimmung gegenwärtig. Die ungemein natürliche Schreibweise bleibt ohne alle Schludrigkeiten, Übertreibungen, leere Füllungen, während sie sich lässig gibt, als ob alles ganz leicht und selbstverständlich sei und nur dieses Wortes bedürfe. Das Negative der Kritik ist weiter auch darum befriedigend, weil Sie die Kritik als Weg benutzen, um zu den Fragen zu kommen, die das Staunen aussprechen, ohne eine Antwort zu geben.

Am Ende der Abhandlung könnte man meinen: wie viel verbirgt der Verfasser! Was steckt alles an Erfahrung dahinter, die sich zwar in kein Geheimnis hüllt, aber in der Andeutung schweigt.

Von dieser Abhandlung habe ich erzählender Weise gehört, als Sie darüber Ihren Vortrag hielten! Wie aber bin ich verwundert, dass alle Erzählungen mir kein oder ein falsches Bild vermittelt haben! Wieder einmal habe ich mir gesagt, dass man sich auf die Berichte auch intelligenter Leute garnicht verlassen kann.

Meinerseits habe ich kaum Einwände. Sie bezögen sich als Frage nur auf das vorkommende Material. – Die Totenmaske Friedrichs des Grossen hat auf mich ganz anders als auf Sie gewirkt. Darüber lässt sich ja aber nicht eigentlich (ärztlich) diskutieren. Man kann nur versuchen, seine Eindrücke mitzuteilen. Wenn wir uns noch einmal sprechen, versuchen wir es vielleicht vor dem Bilde. – Das Ehepaar Arnolfino hielt ich bisher für die Darstellung des Verlobungs- oder Hochzeitsaktes. Die Frau wäre nicht schwanger, sondern hätte die durch die damalige Mode der nach vorn langen Röcke bedingte Körperhaltung. Vielleicht irre ich mich. Aber wenn Sie nicht gewiss sind, wäre vor Veröffentlichung eine Nachprüfung gut.[133]

Ich danke Ihnen, dass Sie mir Wilmanns' Geburtstag mitgeteilt haben.[134]

Mit herzlichen Grüssen

Ihr Karl Jaspers

---

133 Das Gemälde des flämischen Malers Jan van Eyck (1390-1441) hängt in der *National Gallery* in London. Heute wird angenommen, dass van Eyck die Bauchwölbung lediglich als Symbol der Fruchtbarkeit verstand und nicht als Indiz einer schon bestehenden Schwangerschaft.

134 Hans W. Gruhle, »Karl Wilmanns zu seinem 70. Geburtstag«, in: ZNP 176 (1943), 7-9.

146. Hans W. Gruhle an Karl Jaspers

Brief, hs.
Original: DLA Nl. Karl Jaspers

Winnenden, 9.3.45

Lieber Herr Jaspers,
lange ist es her, dass wir nichts mehr von einander gehört haben. Ehe die Möglichkeit der Correspondenz ganz abreisst, möchte ich doch wieder einmal von mir berichten und fragen, wie es Ihnen beiden geht. Finden Sie trotz allem Alarm die Ruhe zur Arbeit? Ich hatte immer gehofft, die Neuauflage Ihrer Psychopathologie eines Tages in Händen zu halten. Aber Gerüchte erreichen mich, dass das Erscheinen aus politisch persönlichen Gründen nicht möglich sei. Ist dem so, so thäte mir das sehr leid. Haben Sie einmal darüber nachgedacht, ob es sich dann nicht wenigstens empfiehlt, das Manuskript für die Zukunft sicher zu bewahren, etwa in einem Tresor der Univ.-Bibl.? Es hätte mich natürlich sehr gefesselt, Ihre heutigen Meinungen über psychiatrische Probleme zu hören, über die wir uns vor einem Menschenalter den Kopf zerbrochen haben. Meine Meinungen haben sich inzwischen nicht wesentlich gewandelt, aber Sie selbst werden ja das Manuskr. ganz umgestaltet haben, hoffentlich nicht so, dass es in Zukunft für den psychiatr. Fachmann zu schwierig geworden ist. Wenn ich selbst immer wieder einmal auf das stosse, was man so moderne Philosophie nennt und wofür ausser Ihnen immer Heidegger[135] und Nic. Hartmann[136] angeführt werden, so steigert sich leider, nun sich der Tag geneigt hat, immer mehr meine Hilflosigkeit. Nichts scheint mir verbindlich, nichts förderlich. Augenblicklich stosse ich wieder auf solche Gedanken bei der Lektüre von Bollnows Stimmungen.[137] Literatur! Wenn man häufig hört, dass der alt Werdende mehr der Geschichte und der Philosophie zuneigt, so trifft das bei der Geschichte auch auf mich zu. Ich habe jetzt den Misch über die Selbstbiogr.[138] und manches andere zu diesem Thema der Biographik mit grossem Interesse gelesen und selbst viel über die Biogr. geschrieben. Aber wenn ich mir

---

135 Martin Heidegger (1889-1976) bildete mit Jaspers in den Weimarer Jahren eine »Kampfgemeinschaft« in der Etablierung der deutschen Existenzphilosophie. Nach 1933 zerbrach ihre Freundschaft, obwohl nach 1945 noch Briefe gewechselt wurden.
136 Nicolai Hartmann (1882-1950) wirkte als Professor der Philosophie in Marburg (1922), Köln (1925), Berlin (1931) und Göttingen (1945). Er galt seinerzeit neben Martin Heidegger als bedeutendster Philosoph Deutschlands mit seiner *Grundlegung der Ontologie* (Berlin 1935), *Möglichkeit und Wirklichkeit* (Berlin 1938) und *Der Aufbau der realen Welt* (Berlin 1940).
137 Otto Friedrich Bollnow, *Das Wesen der Stimmungen*, Frankfurt a.M. 1941. Bollnow (1903-1991) lehrte philosophische Anthropologie und Pädagogik, seit 1939 in Gießen und Mainz und ab 1953 in Tübingen.
138 Georg Misch (1878-1965) lehrte in Göttingen seit 1916 Philosophie und verfasste seit 1907 eine vierbändige, klassisch gewordene *Geschichte der Autobiographie* (Leipzig u. Bern, 1907-1969)

denke, dass ich mich auch mit Philosophie beschäftigen sollte, so könnte mir nur vorschweben, es sei reizvoll zu sehen, wie ein Denker alles Menschliche in ein System geordnet hätte, ein System, das vielleicht von vornherein aus den Angeln zu heben, aber doch in sich folgerichtig sei. Ein sich selbst beständig in Frage Stellen wird von mir offenbar missverstanden als eine grundsätzliche Skepsis. Obwohl ich aber ein solches Missverständnis annehme, kann ich keinen andern Gedanken an die Stelle setzen. Ich habe immer erstaunt zugehört, wenn etwa Kurt Schneider oder jemand anders, den ich nicht für klüger halte als mich selbst, über Existenzialphilosophie redeten. *Ich* habe nie verstanden, was das ist. Aber mir ist etwas bange, wie das dann bei Leuten sein soll, die *weniger* über solche Probleme nachgedacht haben als ich. Ich habe schon seit den Zeiten, in denen ich noch Windelbands[139] Seminar besuchte, immer angenommen, dass es Leute gibt, die sofort alles verstehen und über alles vollkommen fehlerfrei reden können und die doch von nichts eine Ahnung haben. Aber es kann ja auch sein, dass bei mir da etwas verschüttet ist.

Ich habe viel gearbeitet in der letzten Zeit. 5½ Jahre bin ich nun vonhaus und von meinen Angehörigen weg. Anfangs konnte ich noch von 3 Sonntagen je 2 nach Hause kommen, aber bei immer erneuten und verschärften Bestimmungen wurde es immer schwieriger, und jetzt sind Zivilfahrten überhaupt ausgeschlossen, und ich kann nur noch bei Dienstreisen ab und zu einmal zu Hause nachsehen. Lange wird es ja nun nicht mehr dauern, aber was dann kommt, wissen die Götter. Wolfgang ist noch in Agram,[140] als einfacher Funker. Er hat Zeit und Ruhe und ist ein verständiger Junge, der sich jetzt ganz auf höhere Mathematik und Einstein gestürzt hat und wenigstens seine Zeit nützt. Barbara ist in Salem[141] – um zu vermeiden, dass sie in eine Fabrik musste – und kann Sonntags immer heimfahren, nur von unserer Angst begleitet, dass sie einmal unter die Tiefflieger gerät. Das Reisen ist jetzt schauerlich, ich musste bei einer Dienstfahrt neulich 15 km laufen, was bei schwerem Militärmantel und im Schnee über die windige Alb kein Vergnügen war. Die Gerichte laden mich verständigerweise nicht mehr vor, sondern lassen meine Gutachten nur verlesen. Anders ginge es gar nicht. Denn die militärischen Crimina häufen sich natürlich.

Die Flieger haben gestört.

Ich hatte es in den letzten Monaten schwer zu arbeiten, da das ganze Lazarett ungeheizt war und ich bei 8° bis 9° in Decken und Mäntel gewickelt wenig fertig brachte. Im Alter verträgt man die Kälte schwer.

---

139 Wilhelm Windelband gilt als wichtiger Vertreter der südwestdeutschen Schule des Neukantianismus und war einer der bedeutendsten Philosophiehistoriker. Er wurde 1876 zum Professor für Philosophie nach Zürich und 1903 nach Stationen in Freiburg i. Br. und Straßburg auf einen Heidelberger Lehrstuhl berufen.
140 Deutsche Bezeichnung für Zagreb.
141 Bedeutende Internatsschule in der Nähe des Bodensees, 1920 von dem Reformpädagogen Kurt Hahn (1886-1974) gegründet.

Selbst die elektr. Oefen waren verboten. Heute verdanke ich die behagliche Stunde dieses Briefes einem Oefchen, das in ein Zimmer einmontiert werden konnte. Aber diese gleichen Sorgen werden Sie natürlich auch haben.

Ich habe in der letzten Zeit eine Reihe von Aufsätzen geschrieben, die, mit einigen älteren zusammen, Koehler und Amelung gesammelt herausgeben wollten als »Studien zur verstehenden Psychologie«: Über Gemütskälte, Herders Charakter, Kunstbeschreibung, Symbolerlebnis usw.[142] Aber ich fürchte, die Russen werden schneller sein als die Leipziger Verleger, und der schöne Plan wird vereitelt werden. Von dem »Porträt« aus Ihrer Geburtstagsschrift las ich die Correktur, aber auch dafür wird wohl zur Papierbeschaffung kaum noch genügend Zeit bleiben. Besonders bei der »Kunstbeschreibung« war es reizvoll, Proben von Winckelmann,[143] Heinse,[144] Goethe, Krause,[145] Carus[146] mit einander zu vergleichen. Carus bringt mich auf Dresden. Die schönen kaum Vergleichbares habenden Dresdener Bauten sind nun auch zerstört. Die Dresdener Frauenkirche war mir besonders ans Herz gewachsen. Von meinen beiden alten Dresdener Schwestern ist die eine nun mit ihren 72 Jahren im Heer der Geflüchteten, irgendwo, ich kann ihr nicht einmal mehr schreiben. Und von der anderen hörte ich überhaupt nichts mehr. Wetzel geht es sehr schlecht. Geistig noch frisch, ist er körperlich eine Ruine. Jede Bewegung ist äusserst erschwert. Ganz siech. Und die Flieger sind an der Anstalt Goeppingen, wo er wohnt, ganz nahe vorbei gegangen, die Stadt zerstörend. Das nächste Mal kommt die Anstalt wohl auch dran. Seine Frau[147] ist rechtzeitig noch in ihre Danziger Heimat geflohen. Freilich konnte niemand recht sagen, warum. Mit Wilmanns geht es langsam zu Ende. Er ist geistig schon stark reduciert. – Meine Frau hat sich in Weissenau gut eingelebt. Jetzt haust sie nun freilich allein

---

142 »Gemütskälte« und »Symbolerlebnis« gingen später ein in: Hans W. Gruhle, *Einfühlen und Verstehen. Gesammelte Aufsätze*, Berlin 1953.

143 Johann Joachim Winckelmann (1717-1768) nahm mit *Gedanken über die Nachahmung der griechischen Werke in der Malerei und Bildhauerkunst* (1755) und *Geschichte der Kunst des Alterthums* (1764) entscheidend Einfluss auf die Entfaltung der Kunstwissenschaft und das klassisch-griechische Stilideal der Zeit. Er wirkte zuerst in Dresden und später die längste Zeit in Rom.

144 Der Schriftsteller Wilhelm Heinse (1746-1803) veröffentlichte im *Teutschen Merkur* 1776/77 mit breiter Wirkung seine kunsttheoretische Schrift »Über einige Gemälde der Düsseldorfer Galerie«; der ebenfalls in Briefform abgefasste Roman *Ardinghello* (1787), der die Kunst der Renaissance als gleichbedeutend neben die antiken Meisterwerke stellte, verstärkte seine Wirkung.

145 Vermutlich Karl Christian Krause (1781-1832), dessen ästhetische Schriften große Wirkung entfalteten.

146 Carl Gustav Carus (1789-1869) war Gynäkologe, Naturphilosoph und Maler. Er führte in seiner Schrift *Psyche* (1946) den Begriff des »Unbewusstseins« ein und veröffentlichte neben Studien zu Goethe, den Naturwissenschaften und der Medizin die vielbeachtete kunsttheoretische Schrift *Neun Briefe über Landschaftsmalerei* (1831).

147 Elfriede Wetzel, geb. Steffens (geb. 1886).

in den riesigen, schönen, eiskalten Klosterzimmern. Sie muss nun lernen, einsam zu sein. Es wird ihr schwer fallen, denn wir hatten uns in den letzten Jahren immer mehr aneinander angeschlossen. Sie lebt vom Hass. Von Heidelberg höre ich ab und zu durch Marianne und Marie Baum. Wenn Sie sich zu diesen lieben Stimmen aus alter Zeit einmal dazu gesellen wollen und mir von sich und Ihrer Frau berichten, wird es mich sehr freuen.

Für heute nur noch viele herzliche Grüsse Ihnen beiden und gute Wünsche.
Ihr
Gruhle

147. Hans W. Gruhle an Karl Jaspers

Brief, hs.
Original: DLA Nl. Karl Jaspers

Weissenau, 15.8.45

Lieber Herr Jaspers,

nur kurz persönlich das Wichtigste: Wolfgang ist frisch und gesund zurückgekehrt und arbeitet hier bei Prof. Regener[148] am Stratosphären Institut. Meiner Frau und Barbara geht es gut. Barbara lernt privatim Griech. u. Latein weiter und hilft nachmittags beim Bauern. Wolfgang will natürlich nach Heidelberg, sobald dort die Möglichkeit eines Physikstudiums wieder gegeben ist. Der Feldzug hat ihm nichts geschadet, er ist rege und hat die Zeit in Belgrad und in Agram genutzt, so gut er konnte. Meine Frau ist natürlich reichlich beschäftigt, uns alle zu füttern. Wie mag es bei Ihnen aussehen. In der Plöck sind Sie wohl durch Wohnungsbeschlagnahme und dergl. weniger gefährdet als die Villenbewohner. Wie gerne käme ich einmal hinüber, um nach Ihnen zu sehen. Hoffentlich wird die Genugtuung über die endliche Sprengung des geistigen Drucks nicht gestört durch die Sorgen des Alltags. Wir erfahren von Heidelberg noch nichts Direktes. Als Gerücht, dass sich Carl Schneider erschoss. Sonst hörte ich von einem Dekan der med. Fak. Bauer,[149] aber ich kenne weder ihn noch sein Fach. Werden Sie wieder lesen? Beteiligen

---

148 Erich Regener (1881-1955) leitete seit 1938 in Friedrichshafen am Bodensee die »Forschungsstelle für Physik der Stratosphäre in der Kaiser-Wilhelm-Gesellschaft«. Aus der Forschungsstelle entstand 1952 in Weißenau bei Ravensburg ein Max-Planck-Institut.

149 Der Chirurg Karl Heinrich Bauer, seit 1943 als Ordinarius in Heidelberg, war der erste Rektor der Heidelberger Universität nach ihrer Wiedereröffnung im August 1945. Mit Jaspers entwickelte er in dieser Funktion sachlich und persönlich ein sehr gutes Verhältnis. Vgl. Renato de Rosa (Hrsg.), *Karl Jaspers – K. H. Bauer. Briefwechsel 1945-1968*, Berlin 1983. Bauer begründete später das Deutsche Krebsforschungszentrum in Heidelberg. Umstritten sind allerdings die Vorlesungen, die er schon vor 1933 über die Rassenhygiene hielt.

Sie sich sonst wenigsten indirekt am Wiederaufbau? Wie vieles gäbe es zu fragen! Ich fürchte, es werden sich überall Kümmerlinge vordrängen, deren einziges Verdienst ist, nicht PG gewesen zu sein.

Auch Ihrer Frau denken wir mit herzlicher Freude, dass viele Sorgen und Ängste nun von Ihnen beiden genommen sind. Viele Grüße von Haus zu Haus von
Ihrem
Gruhle

148. Karl Jaspers an Hans W. Gruhle

Brief, hs.
Original: MPI Nl. Hans W. Gruhle

Heidelberg, 4. Oktober 1945

Lieber Herr Gruhle!

Ein freundlicher Bote will gleich einen Gruss für Sie mitnehmen. Ich danke für Ihren Gruss, den ich durch Marianne erhielt. Ihre Familie wohlbehalten, – wir sind es auch. Es ist wie ein Wunder. Wir sind noch täglich dankbar, wenngleich die Daseinssorgen wachsen. Es ist hier immer noch gut im Vergleich zu dem Stand in den Trümmerstädten. Was weiter wird, ist so dunkel. Man lebt weiter »vorläufig«.

Vielleicht interessieren Sie Berichte über die Universität. Die medizin. Fakultät macht im Winter auf, wahrscheinlich auch die theologische. Die anderen Fakultäten ruhen noch.[150] Die amerikanischen Offiziere wechseln schnell. Zur Zeit ist niemand für uns da. Solange ruht wieder alles. – Die Mediziner sind am weitesten. Sie lassen schon eine Reihe von Berufungen hinausgehen auf die vakanten Lehrstühle. Leider geht der Ruf nicht an Sie. Man hat sich grosse Mühe gegeben, Sie durchzusetzen auch unter Hinweis darauf, dass zu allem andern auch etwas von einer Rehabilitierung hinzukäme. Woran es gescheitert ist, weiss ich nicht. Es heisst: die Altersgrenze. Aber es wurde betont, wie jugendlich Sie seien. Mir persönlich ist es ein grosser Verlust, wenn Sie nicht nach Heidelberg kommen. Etwas von der alten Überlieferung hier beieinander zu haben, wäre so wohltätig. Die meisten, die jetzt hier lehren, wissen nichts mehr vom alten Heidelberg. Unsereiner muss sich vorkommen, wie ein Überlebender aus einer sonst versunkenen Welt.[151]

Marianne hat sich merkwürdig erholt. Sie ist kräftiger als vor einem Jahr. Aber sie hat auch viel Not, arbeitet körperlich mehr als in ihrem ganzen Leben. Sie wiegt knapp 90 Pfund und sieht mit grosser Sorge in

---

150 Die Medizinische und die Theologische Fakultät wurden im November 1945, die Gesamtuniversität im Januar 1946 wiedereröffnet.

151 Jaspers spricht – verschlüsselt im »man« – von sich selbst, hatte er doch mit diesen Argumenten versucht, die Berufung von Gruhle zu bewirken. In der nachfolgend abgedruckten Stellungnahme gegenüber dem Dekan zieht er ihn dem Wunschkandidaten der Universität, Kurt Schneider, vor.

den Winter wegen Frost und Hunger. Am besten ist es für die, die auf dem Lande an der Quelle leben, Holz zum Heizen haben und genügend Nahrung. Wir haben es noch relativ gut, weil in drei Jahren sorgsam gesparte Kohle vielleicht für den Winter genügt, wenn wir uns in der Heizung möglichst beschränken. Diese äusseren, primitivsten Dinge sind jetzt beherrschende Fragen.

Die grösste Sorge ist aber doch die wachsende Spannung zwischen Russland und den Angelsachsen. Ein neuer Krieg wäre ein vernichtendes Schicksal für Mitteleuropa und uns alle. –

Karl Schneider wurde zuletzt in Wimpfen auf der Flucht gesehen, klein, gehorsam und unterwürfig. Was aus ihm geworden ist, weiss hier niemand. Schmidthenner,[152] Fehrle, Krieck sind geflohen und in Haft. Odenwald,[153] Schmidhuber,[154] Duken[155] wurden verhaftet. Alle sind noch irgendwo gefangen. Die Bibliothek ist auch von den Amerikanern beschlagnahmt, auch das ganze Vorlesungsgebäude. Man muss mit allen Plänen sehr bescheiden werden. Das ganze Leben scheint wie ein »als ob«.

Herzliche Grüsse für Sie und Ihre Frau
Ihr Karl Jaspers

Herzliche Grüsse! Ich war glücklich zu lesen, dass Wolfgang zu Hause ist.
Ihre Gertrud Jaspers

Springer ist noch in Berlin, will seinen Verlag vielleicht nach München oder Heidelberg verlegen. Die Stertzsche Druckerei in Würzburg (sein Eigentum) steht heil. Meine Oldenburger Familie ist gesund, alle beieinander. Mein Onkel Theodor Tantzen (Bruder meiner Mutter) ist Landespräsident.[156]

152 Paul Schmitthenner (1884-1963) war seit 1934 Parteimitglied, übernahm nach Jaspers' Pensionierung Ende 1937 dessen Ordinariat, nun als Professor für Wehrpolitik und Wehrwissenschaft, war 1938-1945 Rektor der Universität und seit 1940 badischer Staatsminister. Nach Kriegsende blieb er bis 1948 interniert. Jaspers pflegte mit ihm einen diplomatischen Umgang.

153 Johann Karl Theodor Odenwald (1889-1970) war seit 1929 Ordinarius für systematische Theologie in Heidelberg, 1931/32 und von 1935 bis 1945 Dekan der Theologischen Fakultät. Nach der Entlassung durch die amerikanische Militärregierung unterrichtete er ab 1945 an einem Privatgymnasium.

154 Wohl Karl Friedrich Schmidhuber (1865-1967), der 1935 die Professur für Zahn-, Mund- und Kieferheilkunde in Heidelberg übernommen hatte und 1936 Führer der Dozentenschaft wurde.

155 Möglicherweise der Pädiater Johann Duken (1889-1954), habilitierte sich 1924, von 1933 bis 1937 Ordinarius für Kinderheilkunde in Gießen, von 1937 bis 1945 in Heidelberg, Mitglied der NSDAP, SA und SS, von 1945 bis 1947 interniert, danach pädiatrische Praxis in Heidelberg.

156 Theodor Tantzen (1877-1947) entstammte einer Politikerdynastie und fungierte in den ersten Jahren der Weimarer Republik als oldenburgischer Ministerpräsident und später im Reichstag als Abgeordneter der Deutschen Demokratischen Partei.

Anhang

Karl Jaspers an Karl Heinrich Bauer

Brief, ms.
Durchschlag: DLA Nl. Karl Jaspers

Heidelberg den 6. VII. 1945

An den Dekan der medicinischen Fakultät
Herrn Professor Bauer
Heidelberg

Sehr geehrter Herr Dekan!
Ich danke Ihnen für die Frage wegen der Besetzung des Lehrstuhls für Psychiatrie.[157] Vielleicht wissen Sie, dass ich durch meine wissenschaftliche Herkunft das lebhafteste Interesse für diesen Lehrstuhl habe.

Unter den in Betracht kommenden Persönlichkeiten steht neben Kurt Schneider[158] m. E. Hans W. Gruhle. Mit beiden – muss ich vorausschicken – bin ich persönlich befreundet. Ihnen ist gemeinsam eine umfassende Bildung, Humanität und Rechtlichkeit, gemeinsame wissenschaftliche Gesinnung und Methode, Abneigung gegen Phantasmen (die in der Psychiatrie ja leider eine so grosse Rolle spielen). Die wissenschaftlichen Leistungen beider sind unbestritten, einzelne ihrer Arbeiten,

---

Im Nationalsozialismus zog er sich auf sein Landgut zurück, was seine zeitweise Verhaftung nach dem 20. Juli 1944 nicht verhinderte. 1945 wurde er von der Militärregierung zum oldenburgischen Ministerpräsidenten ernannt.

157 Vgl. Bauers Schreiben vom am 5. Juli 1945: »Hochverehrter Herr Kollege! Die Fakultät steht vor der Frage der Wiederbesetzung des Lehrstuhles der Psychiatrie. Es läge uns so sehr daran, wenn Sie uns in dieser Frage mit zu beraten die große Liebenswürdigkeit haben würden. Ich würde die Bitte nicht wagen, wenn ich mir nicht gewiß wäre, daß Sie selbst größtes Interesse daran nehmen, daß für die Einzelfächer Männer mit der Blickrichtung auf die universellen Fragen gesucht werden.« Bauer war im Juni 1945 von den Amerikanern beauftragt worden, die Eröffnung der Medizinischen Fakultät vorzubereiten. Dies geschah am 15. August. Eine Woche zuvor war Bauer zum Rektor der Universität ernannt worden. Er kannte Jaspers seit dem 5. April, als sich die politisch unbelasteten Professoren bei diesem trafen, um auf Wunsch der Amerikaner die Neueröffnung der nach ihrem Einmarsch am 1. April geschlossenen Universität zu planen. Bauer war Ordinarius für Chirurgie. 1922 zum Privatdozenten und 1926 zum ao. Prof. in Göttingen ernannt, erhielt er 1933 einen Ruf nach Breslau und wechselte 1943 nach Heidelberg. Dort baute er nach der Neugründung der Universität das Deutsche Krebsforschungszentrum auf. Jaspers schätzte Bauer sehr, wie ihr über drei Jahrzehnte sich erstreckender Briefwechsel dokumentiert, dem das Zitat entnommen ist. Vgl. Karl Heinrich Bauer u. Karl Jaspers, *Briefwechsel 1945-1968*, hrsg. und erläutert von Renato de Rosa, Berlin 1983, 29.

158 Bauer hatte in dem bereits zitierten Brief vom 5. Juli 1945 den Wunschkandidaten der Universität klar benannt: »Wir selbst denken sehr an Kurt Schneider, München, und wären Ihnen zustimmendenfalls für eine kurze Stellungnahme dankbar. Wir sind Ihnen aber auch für andere Vorschläge und Anregungen zu besonderem Dank verpflichtet.«

über Jahrzehnte verteilt, haben allgemeines Ansehen gewonnen, die Zahl der Veröffentlichungen ist beträchtlich. Ihre Sprache ist kultiviert. Ihre Arbeiten sind durchweg angenehm zu lesen. Beider Arbeiten haben einen gewissen abgeschlossenen Charakter. Diese Persönlichkeiten sind nunmehr Wahrer einer zuletzt von ihnen selbst mit geschaffenen Überlieferung. Neue schöpferische Bewegung würde ich von keinem der beiden noch erwarten, wohl aber von beiden eine starke anregende Kraft zur Heranziehung einer neuen Forschergeneration, trotzdem beide einen gewissen skeptischen, resignierten Zug, zumal nach den bösen Erfahrungen der Vergangenheit tragen. Eine jüngere Forscherpersönlichkeit, der ich den berühmten Heidelberger Lehrstuhl gern anvertraut sehen würde, ist mir bisher nicht bekannt. Die Kraft der gefestigten Humanität dieser Älteren ist zunächst unersetzbar. Nun sind diese beiden aber einander auch sehr ungleich.

Gruhle hat Talent für die Verwaltung grosser Anstalten, ist juristisch und praktisch sehr erfahren. Er hat ein umfassendes psychiatrisches und psychologisches Wissen, auch in bezug auf die Geschichte beider Wissenschaften. Seine Begabung zu didaktisch wirksamer Darstellung wurde immer gerühmt. Seine Vorlesungen waren sehr besucht, gleichgiltig worüber er las, obgleich er kein Ordinariat bekleidete. Er wirkte von etwa 1907 bis zu seinem Abgang (nach der Ernennung Karl Schneiders) an der hiesigen psychiatrischen Klinik. Dass er nicht berufen worden ist, hatte nach 1933 politische Gründe,[159] wurde vorher durch verhängnisvolle Ungerechtigkeit mehrere Male verhindert. Diese Ungerechtigkeit wurde im Gespräch fast überall anerkannt. Sie beruhte auf einer manchmal uneingestandenen Abneigung gegen seine Kritik. Dafür wurde ihm aber auch gelegentlich der Charakter verliehen, er sei das Gewissen der Psychiatrie. Einer rationalistische Intoleranz, die niemanden, der geistig selbständig war, geschadet hat, ist längst einer Milde des reif gewordenen Menschen gewichen. Gruhle wäre eine leibhafte und vornehme Verkörperung der Überlieferung, die sich in Heidelberg von Kraepelin her über Nissl und Wilmanns fortgesetzt hatte, bis das Naziregime durch die

---

159 In diesem Gutachten verzichtete Jaspers darauf, die »politischen Gründe« auszuführen, während er drei Jahre später, als die Universität Bonn ein Gutachten über Gruhle wünschte, er ausführlich beschrieb, dass Ernst Rüdin, der führende Vertreter der Rassenhygiene in Deutschland, die Berufung verhindert habe, da ihm Gruhles scharfe Kritik an deren ideologischen Anspruch nicht genehm war. Der Grund für die Zurückhaltung von Jaspers liegt wahrscheinlich mit daran, dass K. H. Bauer als Adressat des Briefes selbst vor 1933 in Göttingen, nun berüchtigte Vorlesungen zur Rassenhygiene gehalten hatte, 1934 das von Rüdin konzipierte »Gesetz zur Verhütung erbkranken Nachwuchses« als »segensreich« gelobt und 1936 Mitautor eines Buches zur »Praxis der Sterilisationsoperationen« gewesen war. Diese Dinge kamen kurze Zeit später im Zuge der weiteren »Entnazifizierung« der Heidelberger Universität ins Gespräch mit amerikanischen Beamten wurden aber wieder fallen gelassen. Erst 1968 kam es erneut zu Auseinandersetzungen um die Vergangenheit des ersten Nachkriegsrektors der Heidelberger Universität.

unheilvolle Berufung Karl Schneiders alles abriss. Gruhle hat die Liebe zu diesem Hause, zu dem Geiste und zu den Menschen dieser Klinik, Kenntnis von Land und Leuten. Zugleich gehört er der geistigen Gesamt-Universität in Heidelberg an, war ein Freund Max Webers. Gegen ihn könnte sein Alter angeführt werden. Ich schätze ihn auf etwa 64 Jahre. Vor zwei Jahren habe ich ihn zuletzt gesehen. Damals war er unverändert jugendlich aktiv. Seine Briefe haben seitdem keinerlei Veränderung gezeigt.

Kurt Schneider steht mit seinem Interesse mehr auf der wissenschaftlichen Seite. Mir scheint, dass er eine vorwiegend contemplative Natur ist. Seine Arbeiten sind weniger zahlreich als die Gruhles, aber zum Teil gewichtiger und einflussreicher. Er ist feinsinnig in der Auffassung von Menschen. Seine Aufgeschlossenheit für fremde Standpunkte ist ungewöhnlich. Er neigt zum Anerkennen dessen, was irgendwie positiv zu werten ist. Seine Arbeiten sind ausgezeichnet durch den Sinn für das Wesentliche und Grundsätzliche. Wirkungsvoll hat er versucht, das Lebenswichtige in der psychiatrischen Wissenschaft den praktischen Ärzten zugänglich zu machen. Eine Anzahl erfolgreicher Schüler sind aus seinem Institut hervorgegangen. Trotz der Weichheit seines Hinhörens ist er unbeirrbar wie Gruhle. Nicht einen Augenblick ist er den zahlreichen Torheiten in der Psychiatrie, die im Laufe der Jahrzehnte Mode oder Staatsbefehl waren, verfallen.

Während ich für Gruhle persönlich befangen bin als Heidelberger und aus einer grossen gemeinsamen Erinnerung, ferner aus einer Neigung zum noblen, wissenschaftlichen Gegner, bin ich für Kurt Schneider befangen, weil er vor Jahrzehnten selbstlos als mein »Schüler« in der Psychopathologie öffentlich auftrat, meinen Ansätzen folgte und mir durch alle die Zeit wissenschaftlich und persönlich eine ungewöhnliche Treue bewahrt hat.

Würde ich befragt, wen ich vorziehen würde, so kann ich sachlich keine Entscheidung finden. Aber persönlich würde ich argumentieren: Kurt Schneider hat eine seinem Wesen angemessene Stellung in München (falls diese erhalten bleibt), wissenschaftlich wie didaktisch hat er alle Wirkungsmöglichkeiten. Gruhle ist als Anstaltsdirektor ausserhalb der Universitäten an einem ihm ungemässen Platz gestellt worden. Ein Unrecht wäre gut zu machen und eine für die Universitäten wertvolle Kraft zurückzugewinnen. Gruhles bedeutende Mitwirkung an der Blüte der Heidelberger psychiatrischen Klinik durch Jahrzehnte, sowie sein langjähriger psychologischer Unterricht erhielten eine verdiente Anerkennung.

[Karl Jaspers]

149. *Karl Jaspers an Hans W. Gruhle*

Brief, hs.
Original: MPI Nl. Hans W. Gruhle

Heidelberg 2.1.1946

Lieber Herr Gruhle,
Radbruch[160] gab mir Ihren Brief. Sie haben Böses hinter sich. Ich beglückwünsche Sie zu dem Erfolg dieser Operation. Mit Schrecken las ich davon, im Gedanken an Homburger.

Ob Sie wohl einen Brief von mir im Sommer erhalten haben, den Benz, der eine Gelegenheit hatte, an Sie weiterleitete? Ich dankte Ihnen darin auch für Ihre Briefe, die ich durch Marianne erhielt.

Sie regen an, Benz für die Universität zu gewinnen. Das würde m. E. gar keine Schwierigkeit machen, wenn Benz Wert darauf legte, Honorarprofessor zu werden. Nach Besprechung mit dem Dekan und dem Fachvertreter müsste ich, falls ich bei diesen volles Einverständnis fände, Benz fragen, ob er überhaupt will. Dann wäre die Aktion eingeleitet. Zur Zeit ist noch keine Berufung, keine Habilitation im Gange in unserer Fakultät. Man wartet, bis man weiss, wen die Amerikaner lassen. Erst dann wissen wir, aus wem die Fakultät besteht. Noch steht es nicht fest. Dann aber werden Neuberufungen nötig sein. Die Professur für neuere Literaturgeschichte scheint den gegenwärtigen Vertreter zu behalten. Absolut sicher ist auch das noch nicht.

Was Benz betrifft, so beginnt die Schwierigkeit, wie immer, mit der Geldfrage. Man kann beantragen, aber weiss nicht, ob die Regierung bewilligt. Noch hat zudem alles noch einen gewissen fiktiven Charakter. Eine Berufung von Benz wurde bei uns nach Gundolfs Tod[161] erörtert. Ich weiss noch, dass ich mich damals in der Commission für Benz aussprach. Panzers[162] Hinweis auf gewisse radikale Äusserungen von Benz von universitätsfeindlichem Charakter – ich erinnere nicht mehr deutlich, was es eigentlich war – und meine geringe Autorität bei den damals entscheidenden Leuten liessen den Vorschlag bald versinken. Über Benz' Rang ist ja gar kein Zweifel, heute noch weniger als damals. Dass er, wie Sie schreiben, »für die Institution nicht viel übrig hat«, ist nicht gerade ermunternd, aber kein Gegengrund, das letztere nur für eine Beteiligung an der Fakultät. Ihn als Honorarprofessor zu haben, wäre für die Universität nur eine Ehre.

Ich frage mich unwillkürlich, warum Sie nicht mir, sondern Radbruch in dieser Sache geschrieben haben. Da ich es denke, spreche ich es lieber

---

160 Gustav Radbruch (1878-1949), Jurist, seit 1926 Heidelberger Ordinarius und mit Jaspers befreundet. 1933 wurde er als Sozialdemokrat seines Amtes enthoben.
161 Der Literaturhistoriker Friedrich Gundolf (1880-1931), ein Schüler Stefan Georges (1868-1933), starb am 12.7.1931.
162 Friedrich Panzer (1870-1956), von 1919 bis 1936 Ordinarius für Germanistik in Heidelberg.

auch offen aus. Ich wäre Ihnen dankbar, wenn Sie mir nicht verschwiegen, falls es nicht reiner Zufall ist, was der Grund sei.
Vielleicht interessiert Sie beiliegendes Heft. Ich habe die Aufforderung zur Mitwirkung nicht abgelehnt. Arbeit und das Verdienst, falls die Sache gelingt, hat ausschließlich Sternberger.[163]
Herzliche Wünsche zum neuen Jahr und Grüsse für Sie und Ihre Frau, auch von der meinigen
Ihr K. Jaspers

150. Hans W. Gruhle an Karl Jaspers

Brief, hs.
Original: DLA Nl. Karl Jaspers

Weissenau, 15. 2. 46

Lieber Herr Jaspers,
schönen Dank für Ihre Briefe. Den einen vom Sommer bekam ich in Ulm im Krankenhaus. Den andern dann hier. Beide freuten mich sehr, zumal sie nur Gutes enthielten. Sie wunderten sich, dass ich den Brief über Benz an Radbruch und nicht an Sie schickte. Dass Radbruch mit Ihnen darüber sprechen würde, dessen war ich gewiss. Aber in zwei Zeitungen, die wir hier lesen, waren Sie als Rektor der H. Univ. bezeichnet. So stellte ich mir Sie als einen armen Verwaltungsmann vor, der entsetzlich viel Geschäfte und Besuche hat und der keineswegs mit peripheren Angelegenheiten geplagt werden soll. Nun schreibt mir Frau Baum, dass Sie nicht Rektor sind. Um so besser. Aber ich weiss ja jetzt die Sache Benz in Ihren Händen und denke, Sie werden schon eine Lösung finden, die Benz freut und der Universität nützt. – Ich danke Ihnen auch sehr für die Übersendung des Heftes 1 der *Wandlung*. Wir sind hier natürlich sehr dankbar für alles, was uns mit der Welt verbindet. Wenn die grosse amerikanische Zeitung kommt, will jeder sie immer zuerst haben. Das Heidelberger Heft bereitete uns keine reine Freude. Besonders der Artikel von Alfred Weber ist ja schlimmer als je. Das »tellurische Gesamt« ist bei uns schon sprichwörtlich geworden.[164] Ich wünsche Ihrer Zeitschrift sehr, dass sie etwas junges Blut gewinnt. Ihren eigenen Worten stimmte ich im Wesentlichen zu, nur blieb, wie mir schien, alles etwas unbestimmt. Es ist sehr schade, daß ich nicht ab und zu einmal eine Stunde bei Ihnen sitzen kann, um mir von Ihnen und Ihren Heidelberger Plänen

---

163 Dolf Sternberger (1907-1989) gab von 1945 bis 1949 in Heidelberg die Monatsschrift *Die Wandlung* heraus, Mitherausgeber waren neben Jaspers Alfred Weber, der Romanist Werner Krauss (1900-1976) und für ihn ab 1948 die Schriftstellerin Marie Luise Kaschnitz. Das erste Heft wurde am 30. 11. 1945 ausgeliefert. Jaspers steuerte neben dem »Geleitwort im Namen der Herausgeber« die im August 1945 gehaltene Rede »Erneuerung der Universität« bei.
164 Vgl. Alfred Weber, »Unsere Erfahrung und unsere Aufgabe«, in: *Die Wandlung* 1 (1945/56), 50-64.

erzählen zu lassen. Mir scheint – allgemein gesagt – das Anknüpfen an vor 1933 nicht glücklich. Diese damals schon sehr unerfreuliche Welt sollte nicht wieder beschworen werden. Sie ist vorbei.

Ob ich mich selbst noch einmal in das Univ[ersitäts]wesen einschalte, ist mir immer noch nicht klar. Die Leute in Bonn drängen. So will ich denn Anfang März einmal hinfahren, um die möglichen Modi des täglichen Lebens zu erkunden. Denn das ist jetzt die Hauptsache. Ich habe keine Lust, zu darben oder unter unwürdigen Alltagsverhältnissen zu leben. Hier geht es uns Gottlob allen gut. Auch mein Körperzustand ist wieder normal. Wolfgang bildet sich hier am Stratosphäreninstitut des Prof. Regener weiter in seiner Physik aus. Barbara besucht die Prima in Ravensburg. Ich selbst vertreibe mir neben meiner Tagesarbeit die Zeit durch eine Vortragsserie über allerlei psychologische Themen vor einem geladenen Kreis in Ravensburg.

Hat Ferdinand Springer Sie einmal besucht? Werden wir nun endlich auf die Neuauflage Ihrer Psychopathologie rechnen können? Ich höre von Kurt Schneider zu meinem Bedauern, dass er zwar Heidelberg angenommen habe, dass aber ernste Umzugsschwierigkeiten sein Kommen hinausschieben. Dass Radbruchs Gesundheit seine erneute Mitarbeit an der Univ. möglich macht, freut mich sehr.

Nehmen Sie mit Ihrer Frau auch von den meinen und mir viele Grüsse, die Sie wohl antreffen mögen. Herzlich Ihr
Gruhle

151. Hans W. Gruhle an Karl Jaspers

Brief, hs.
Original: DLA Nl. Karl Jaspers

Weissenau, 20. 3. 47

Lieber Herr Jaspers,
ich benutze die Radbruchanfrage, um Ihnen beste Grüsse zu senden, die Sie wohl antreffen mögen. Ich erhielt vor einiger Zeit ein zweites Exemplar Ihrer Psychopathologie. Da ich schon vom Nervenarzt ein Stück bekommen hatte, habe ich das zweite mit Zustimmung und Verrechnung von Springer für die Bibl. der Heilanstalt bestimmt. Ich freue mich, in den nächsten Wochen Ihr gewaltiges Buch durcharbeiten und für den *Nervenarzt* referieren zu können. Wenn dieses zweite Stück von Ihnen kam, was aus der Sendung nicht klar hervorging, so nehmen Sie recht schönen Dank dafür.

Ich verhandle nun mit sehr geteilten Gefühlen, wie Sie sich denken können, mit Berlin, da Bonn die Entschlusskraft nicht aufbringt, sich für Herrn Pohlisch[165] klar in posit. oder neg. Sinn zu entscheiden. Mich lockt Berlin, aber das Leben wird dort nicht leicht sein. Ich habe schon

---

165 Der Psychiater Kurt Pohlisch.

viele Erkundigungen eingezogen. Aber so schön hier in Natur und Garten alles ist, es wird mir zu eintönig. Ich will umfassender tätig sein.
Ich freue mich immer, in den Zeitungen hier und da von Ihrer Tätigkeit zu lesen. Ich hoffe, dass sie weiter in Gesundheit und Frieden schaffen.
Beste Grüsse von Haus zu Haus
von Ihrem
Gruhle.

152. Karl Jaspers an Hans W. Gruhle

Brief, hs.
Original: MPI Nl. Hans W. Gruhle

Heidelberg 28.3.47

Lieber Herr Gruhle!
Schönen Dank für Ihren Brief. Ihre Zusage für Radbruch gebe ich gleich an Jellinek[166] weiter.
Von Berlin höre ich erst durch Ihren Brief. Welche Munterkeit in Ihnen mit Ihrem Drang nach umfassender Tätigkeit! Ich glaubte – fälschlich –, Sie hätten Bonn abgelehnt, um in der Ruhe des Landes ohne Nahrungssorgen ein contemplatives Alter zu haben. Aber das gerade Gegenteil! – Von Berlin habe ich durch Regenbogen,[167] der es ernstlich in Erwägung zog, gehört, besonders aber durch Zeitungen. Vielleicht sind alle die negativen Momente für einen Direktor einer Klinik nicht relevant. Wer hingeht, hat jedenfalls eine grosse Aufgabe. Undurchsichtig und ungewiss ist deutsches Schicksal überall. Ob Sie sich mal von Spranger, der jetzt in Tübingen ist, informieren lassen, im Gespräch, in dem Sie ihn »explorieren«.
Meine Psychopathologie habe ich Ihnen nicht geschickt, da ich von Springer wusste, dass Sie ein Recensionsexemplar erhielten. Ich freue mich, dass Sie Lust haben, das Buch zu lesen und in das Licht Ihrer Kritik zu rücken. Es ist in der Tat ein neues Buch. Als ich es bearbeitete, war meine Jugendliebe wieder lebendig und mein Bedauern, infolge meiner Krankheit in die Philosophie als Berufsfach damals gehen zu müssen. Nun bin ich gespannt, wie immer in den Jahren 1910-1914, was *Sie* wohl zu dem sagen, was ich tue, und besorgt, dass das scharfe Nein erfolgt, – aber *heute* ist vielleicht bei Ihnen wie bei mir trotz unveränderter Grundgesinnung die Auffassungsweise gewandelt, der Horizont weiter oder wenigstens beweglicher, die Bereitschaft für an sich Fremdes geneigter.

---

166 Walter Jellinek (1885-1955), Jurist, Sohn des mit Max Weber befreundeten Heidelberger Staatsrechtlers Georg Jellinek (1851-1911).
167 Der klassische Philologe Otto Regenbogen (1891-1961) lehrte von 1925 bis 1959 in Heidelberg, von 1935 bis 1945 enthob man ihn aus politischen und rassischen Gründen seines Amtes; 1946 wurde er Dekan der Philosophischen Fakultät.

In meinem Buch entscheidend ist natürlich der Entwurf des *Ganzen*, des methodologischen Prinzips, der wie ich hoffe, durchgehende Zug, der bei entscheidendstem Empirismus das Nichtwissen doch nicht einfach leer lassen möchte, sondern davon betroffen ist. Darüber hinaus war viel Erinnerung lebendig und Liebe zu der Klinik und zu den Menschen, die damals dort zusammen arbeiteten. Ich fühlte mich recht zu Hause und gleichsam für eine Weile »heimgekehrt«, als ich dies Buch schrieb. Leider ist das Hauptexemplar des Manuskripts durch Bomben vernichtet. Das jetzige Druckmanuskript entbehrte zahlreiche handschriftliche Korrekturen, die ich nun nach Jahren nicht mehr nachholen konnte. Ich wäre glücklich, wenn Sie das Buch noch heute als ein Produkt unserer Heidelberger Klinik ansehen könnten, – aber ich fürchte ... nun, Sie werden sehen.

Zu den wunderlichsten Erfahrungen anlässlich der damaligen Arbeit gehört ein Besuch bei Carl Schneider. Ich ging zu ihm, um die Benutzung der Bibliothek zu erbitten, – in den alten Räumen, nun von Nazi's bevölkert. Schneider behandelte mich nicht nur mit ausgesuchter Höflichkeit – 1941 –, sondern behielt mich, trotzdem alle auf ihn warteten, eine Stunde da und sprach über die »Symptomverbände«[168] – damals noch nicht erschienen und über andere psychiatrische Dinge, – ungemein klug, in höchst lebendiger Diskussion, ganz bei der Sache. Ich kam verzweifelt nach Hause und sagte zu meiner Frau: so gescheite Leute sind Nazi's! Der Mann hat wirklich wissenschaftliche Interessen! – Da es mir durch das, was ich von ihm wusste, unmöglich war, ging ich nie wieder zu ihm. Aber ich würde nicht gemerkt haben, dass er ein Nationalsocialist war. –

Als Ihr Brief kam, wollte ich gerade meine letzte Publikation – eine Rede in Genf[169] – an Sie kouvertieren. Die geht nun gleichzeitig ab. – Über die Zeit und die heutigen Erfahrungen schreibe ich kein Wort. So anders, als man erhofft hatte, so trübe! Unsere Deutschen sind in jeder Gestalt so, dass man schwer mit Ihnen kann. Aber wir gehören dazu und sind selbst Deutsche.

Herzliche Grüsse
Ihr Karl Jaspers

Zusatz auf S. 1.
Ihre Thesen über Vererbung scheinen mit durchweg von erfrischender Richtigkeit. Nur leider, wie es in der Sache liegt, lauter nein's.

In der »Wandlung« bringen wir nächstens Dokumente über den Geisteskrankenmord.

Vorgestern besuchte mich Gregor, ein reizender alter Herrr, der für Sie vordem grossen Respekt hatte. Er ist jetzt Direktor in Wiesloch.

---

168 Carl Schneider, *Die schizophrenen Symptomverbände*, Berlin 1942.
169 EG.

153. Karl Jaspers an Hans W. Gruhle

Brief, ms.
Original: MPI Nl. Hans W. Gruhle

Heidelberg, 9. 3. 1948

Lieber Herr Gruhle!
Haben Sie herzlichen Dank für Ihren Brief und Ihre beiden Besprechungen.[170] Ich hatte sie schon vorher mit grösster Befriedigung gelesen. Diese Befriedigung ist in unserem Alter wesentlich eine persönliche. Was die Menschen im Allgemeinen sagen, wird einem ja immer gleichgültiger, aber dass Sie bei aller Differenz in Meinungen und Anschauungen, ja in der rationalen Denkungsart selber, mir mit diesem Verständnis begegnen, das knüpft an die ersten Beziehungen an, die uns in der Jugend verknüpften. Damals habe ich Ihnen ausserordentlich viel zu danken gehabt, durch Ihre eigenständige Kritik, durch Ihre Hilfe, mit der Sie mir die Arbeit ermöglichten und die Achtung, die Sie mir, dem Jüngeren und eigentlich im äusseren Sinn Hoffnungslosen, für mich ermutigend erwiesen.[171] Jetzt haben Sie mir bei aller Kritik so viel Ermutigendes gesagt, dass ich darauf fast das Goethewort anwenden könnte für mich: Was man in der Jugend wünscht, hat man im Alter die Fülle.[172] Darum danke ich Ihnen noch einmal; denn die alten Zusammenhänge unseres Lebens werden einem doch immer wichtiger.

Sie haben nun Bonn gewählt. Gewiss sind Sie einer der ganz wenigen, die zu Gunsten eines schönen Landes und eines schönen Gartens auf die ganze Universität verzichten könnten. Dass Sie trotzdem Bonn gewählt haben, ist jedenfalls für die Universität, in ihrem noch dauernden Niedergang, ein grosser Gewinn. Möchte es Ihnen gelingen, in dem letzten Lebensjahrzehnt durch Ihre wissenschaftliche Erziehung und den liberalen Geist einer von Ihnen geführten Klinik in einer jungen Generation das zu erwecken, was uns immer das einzig Lohnende an Universitäten erschienen ist.

Wenn nichts dazwischen kommt – gerade eben taucht etwas auf, woran die ganze Sache scheitern kann –[a], werden wir in etwa drei Wochen nach Basel übersiedeln. Die Sache ist noch vertraulich, denn mit Einwilligung der beiden Regierungen, werde ich den Ruf erst annehmen, wenn ich wirklich in Basel bin. Daher ist ein Sprechen über die Angelegenheit vorher unangebracht. Ich möchte unter keinen Umständen Heidelberg schaden. Es drängt mich auch nicht etwa hier fort. Aber die

---

170 Hans W. Gruhle, »Karl Jaspers. Allgemeine Psychopathologie«, in: *Der Nervenarzt* 18 (1947), 380-383.
171 Aufgrund seiner Lungenerkrankung war es Jaspers unmöglich, länger im klinischen Betrieb zu arbeiten, weshalb er auch 1917 das inoffizielle Angebot ablehnte, der Nachfolger Franz Nissls zu werden.
172 Vgl. Johann Wolfgang Goethe, *Aus meinem Leben. Dichtung und Wahrheit*, 2. Theil, Sophienausgabe 1. Abteilung, Bd. 27, Weimar 1889, 1 u. 276.

Anziehungskraft der Chancen, die Freiheit in Basel für meine Arbeit und für unser Leben ist so gross, dass ich den Ruf, der nicht zufällig, sondern im Zusammenhang mit dem ersten Ruf von 1940 erfolgte, jetzt wie einen Wink des Schicksals sah, und nicht abzulehnen wagte. Kühn ist es allerdings, wie Sie sagen. Mit dem Bewusstsein eines Wagnisses gehen wir. Wenn es mir körperlich nicht schlechter geht wie jetzt, habe ich Mut. Denn ich bin noch im Zuge und möchte die schon ziemlich weit fortgeschrittenen Werke gern vollenden. Dafür ist die Möglichkeit in Basel besser als hier. Aber man kann mit Recht sagen, was das für eine Illusion sei, seine Werke so wichtig zu nehmen. Das meine ich auch, aber es ist der Antrieb unseres Professorenlebens. Und es ist wunderlich, dass ich trotz allen Ironisierens meiner selber immer wieder daran glaube. Es ist gewiss etwas sehr Winziges, was ich bei allzu dicken Büchern zustande bringe. Aber dieses Winzige, für das mir die letzte Koncentration noch nicht gelungen ist, scheint mir so ungemein wichtig.

Ihrer Frau und Ihnen wünsche ich einen guten Umzug Anfang April. Sie haben dieselbe Not wie wir jetzt. Das Einreissen ist schrecklich.
Mit herzlichen Grüssen für Sie und Ihre Frau
immer Ihr
Karl Jaspers

a scheitern kann –] *hs. eingef.*

154. Hans W. Gruhle an Karl Jaspers

Brief, hs.
Original: DLA Nl. Karl Jaspers

Bonn, 2.1.50

Lieber Herr Jaspers,
nehmen Sie schönen Dank für Ihren Ursprung und Ziel der Geschichte,[173] das mir der Verlag in Ihrem Auftrag überwies. Es ist sehr schade, dass wir uns nicht ab und zu über dieses oder jenes aussprechen können. Am 26.9. machte ich den Versuch. Ich war mit meiner Frau in Basel. Wir telephonierten um 3 Uhr, sogar 2 mal hintereinander, aber niemand meldete sich am Apparat. Es that uns sehr leid. Auch meine Frau hätte Sie beide gern wiedergesehen, aber wir mussten am gleichen Nachmittag noch nach Bonn weiter, und auf der Rückreise fuhr meine Frau über den Bodensee, und ich hatte bis Abends in Zürich zu thun und nahm dann den Nachtzug. Ich war 14 Tage in der Münsinger Anstalt.[174] Und wir beide dann bei Geheebs auf dem Hasliberg. Wir freuten uns, Paulus noch munter und wie immer lebensbejahend anzutreffen und ihn

---

173 UZG.
174 Psychiatrisches Landeskrankenhaus des Kantons Bern. Gruhle war mit dessen Direktor Max Müller (1894-1980) seit 1938 befreundet und besuchte ihn regelmäßig.

und Edith wie immer im Gewusel der Kinder und Erwachsenen mitten drin zu sehen, immer fröhlich, immer helfend und immer in Geldnöten.[175] Von uns ist nicht viel zu berichten: Wolfgang macht seinen Dr. in Physik z.Z. in Köln und Barbara studiert hier Altphilologie mit einem trotz aller Lebenslust erstaunlichem Eifer. Ich selbst werde leider vom Alltag verschlungen. 13 Wochenstunden Vorlesung, Klinikführung, Gutachten, Erziehung von 18 Assistenten. Da bleibt an Kraft nicht mehr viel übrig. Nehmen Sie beide unser aller gute Neujahrswünsche und Grüsse. Sie mögen Sie bei guter Gesundheit antreffen.
Ihr
Gruhle

155. Karl und Gertrud Jaspers an Hans W. Gruhle

Brief, hs.
Original: MPI Nl. Hans W. Gruhle

Basel 10. Januar 1950

Lieber Herr Gruhle!
Schönen Dank für Ihren Brief mit den guten Nachrichten von Ihren Kindern. Barbara Altphilologin, das ist schön.

Dass wir Ihrer beider Besuch im September versäumt haben, tut uns sehr leid. Unser Telephon war nicht hörbar, wenn ich nicht in meinem Arbeitszimmer sass. Inzwischen ist eine laute Telephonklingel auf dem Corridor angebracht. Das nächste Mal wird es daran nicht scheitern.

Ja, ich spräche gern öfters mit Ihnen: Unsere Generation hat sich manches zu sagen, was mit Jüngeren nicht in gleicher Stimmung gesprochen werden kann. Auch Vorgänge der Zeit möchte man gerne bereden. Was sagen Sie dazu, dass die Mediziner in solchem Umfang der unverschämten Schwindelei der »Psychosomatischen Medizin« auf den Leim gehen? Auf dem Internistenkongress in Wiesbaden scheint – nach Bericht in der »Psyche«[176] – nur Ihr Bonner Martini[177] wirklich vernünftig gesprochen zu haben. Weizsäcker kennen wir ja. Er wirkt anscheinend so, dass andere Mediziner Sorge haben, sie könnten dumm oder befangen er-

---

175 Der Pädagoge Paul Geheeb (1870-1961) gehörte zu den Vätern der Landerziehungsheimbewegung und gründete 1910 mit seiner Frau Edith Geheeb, geb. Cassirer (1855-1982), die Odenwaldschule bei Heppenheim. 1934 emigrierte er aus politischen Gründen in die Schweiz und schuf in Versoix die École d'Humanité, die sich seit 1946 in Goldern-Hasliberg im Berner Oberland befindet.
176 Die *Psyche* veröffentlichte ein Sonderheft, das dem Kongress der Deutschen Internisten, der 1949 in Wiesbaden stattfand, und der Psychosomatik gewidmet war. Kurt Kolle, der darin auch vertreten war, hatte den Band an Jaspers geschickt. Allein die beiden Aufsätze über die Reichweite der Psychosomatik von Viktor von Weizsäcker und Alexander Mitscherlich sind mit Lesespuren versehen.
177 Paul Martini (1889-1964) war Ordinarius für Innere Medizin und Direktor der Medizinischen Klinik in Bonn. Besondere Beachtung fanden seine methodologischen Studien, z.B. *Methodenlehre der therapeutisch-klinischen Forschung* (1932).

scheinen, wenn sie ihm nicht irgendwie anerkennend folgen. Freud kommt mir angesichts dieses Weizsäcker-Betriebes noch reell vor. Es ist ein erstaunliches Phaenomen: dieses Absinken wissenschaftlichen Selbstbewusstseins und natürlicher Kritik bei den Medicinern! Oder irre ich mich? Ich weiss ja jetzt nur durch Lektüre davon.

Ihre Neujahrswünsche erwidern meine Frau und ich herzlich für Ihre Familie.

Hoffentlich sehen wir uns im neuen Jahr.

Ihr Karl Jaspers

Das ist zu schade, dass wir uns verfehlten! Wir waren sicher zu Hause – und ich hörte das Telefon nicht. Wann kommen Sie beide wieder? Bitte vorher eine Karte! Ich freue mich über die guten Nachrichten von Wolfgang und Barbara.

Herzliche Grüsse
Ihnen beiden
Gertrud Jaspers

156. Karl und Gertrud Jaspers an Hans W. Gruhle

Brief, hs.
Original: MPI Nl. Hans W. Gruhle

Basel 11.4.50

Lieber Herr Gruhle!

Eben kommt Ihr Brief vom 8.4. Ich freue mich sehr und danke Ihnen. Darf ich Sie also am Sonntag 16.4. etwa um $3^{1}/_{2}$ Uhr erwarten. Ich bin begierig, Sie zu sprechen.

Mit herzlichen Grüssen von Haus zu Haus
Ihr K. Jaspers

Natürlich um 3 Uhr, wenn es Ihnen reicht!
Ihnen beiden herzliche Grüsse!
Ihre G. Jaspers

157. Karl Jaspers an Hans W. Gruhle

Brief, hs.
Original: MPI Nl. Hans W. Gruhle

Basel, 14.6.50

Lieber Herr Gruhle!
Hellpach über Max Weber, die Stelle findet sich in: »Wirken in Wirren« Band I, Christian Wegner Verlag Hamburg, Seite 494-497.[178]
Entschuldigen Sie die Verspätung. Ich musste das Buch erst suchen und verschob es immer wieder.
Schönen Gruss für Sie und Ihre Frau
herzlich
Ihr Karl Jaspers

Darf ich einen Durchschlag Ihres Briefes, falls Sie schreiben, lesen?

158. Karl und Gertrud Jaspers an Hans W. Gruhle

Brief, ms. u. hs.
Original: MPI Nl. Hans Gruhle

Basel, den 2. November 1950

Lieber Herr Gruhle!
Zu Ihrem 70. Geburtstage denke ich an Sie mit meinen herzlichsten Wünschen und mit dankbaren Erinnerungen.
Es ist lange her, es war eine so andere Welt, als ich Sie um 1909 kennen lernte. Damals war Ihnen fast die Hauptsache: die wie eine Sache für wenige Eingeweihte behandelte neueste Kunst und Dichtung, dann kam die mit schärfster Kritik, aber auch mit dem Schwunge, ausserordentlichen Rätseln sich zu nahen, ergriffene Psychiatrie und schliesslich nicht zum geringsten die Pflege Ihres Gartens zwischen den Gemüsebeeten der Klinik. Auf jeden, der sich verheiratete, sahen Sie wie auf einen Abtrünnigen, kleideten sich sehr schön und sehr pretiös, suchten anscheinend bei der misera plebs der akademischen Welt Anstoss zu erregen, um sie desto mehr verachten zu können, und waren doch unangreifbar infolge des tadellosen Benehmens im Umgang mit jedem. Mit Nissl diskutierten Sie al pari, sachlich und sehr scharf, verletzten aber nie das Autoritätsverhältnis zum Chef. Es war ein schöner Geist des »Hauses«, neben Wilmanns wesentlich von Ihnen bestimmt. Es sind Jahre, an die ich mit reiner Freude zurückdenke, der ich damals am Rande dort mit Ihnen lebte. Sie eröffneten mir zuerst die Tore in die akademische Welt, brachten mich mit Max Weber zusammen: unvergesslich der Nachmittag, als Sie über Semon[179]

---

178 Willy Hellpach, *Wirken und Wirren. Eine Rechenschaft über Wert und Glück, Schuld und Sturz meiner Generation*, Bd. 1, 1877-1914, Hamburg 1948, 494-497.
179 Richard Semon (1859-1918), Evolutionsbiologe und Mitbegründer des Deut-

referierten, und Max Weber, Marianne, Jaffé,[180] Frau Jaffé,[181] Braus, Alfred Weber um den Tisch sassen. Eine Diskussion, wie man sie heute kaum noch erlebt! Universal, einmal intensiv sachkundig, dann übermütig dilettantisch, leidenschaftlich und nobel.

Die folgenden Jahrzehnte haben nicht gehalten, was damals die blühende Welt zu versprechen schien. Bei einem Gang am Neckar sprachen Sie vor Kriegsausbruch mit mir über das Unheil, das dann seit 1914 folgte und von einem Schlimmen zum anderen führte. Die Heidelberger Klinik aber hat heute noch von jenen Jahren her ihren Namen. Die deutsche psychiatrische Welt – wenigstens manche Leute – sehen dort so etwas wie ein traumhaftes wissenschaftliches Ideal. Dass heute an Ihrem Geburtstag offenbar so viele an Sie denken – wieder eine verborgene ungeplante Gesellschaft Eingeweihter –, scheint mir zugleich wie eine Erinnerung der Jüngeren an den nicht selber erfahrenen Ursprung der Denkweise, die Sie bis heute in der Gesinnung festgehalten haben, und der für Andere, die nicht dabei waren, einen Glanz hat, der ein Anspruch für sie ist. So schien es mir, als ich vor kurzem Jung[182] aus Freiburg sprach, der mir begründete, warum trotz Ihrer Abwehr, ein Heft des »Nervenarztes« Ihnen zu Ihrem Geburtstag gewidmet werden müsse, so unaufdringlich wie möglich.[183]

Von Ihrem letzten Besuch und Ihren Erzählungen her weiss ich, dass es Ihrer Frau und Ihren beiden Kindern gut geht. Dass die beiden mit ihrer Selbständigkeit Ihnen noch viel Freude machen, und dass Sie mit Ihrer Frau ein von guten Geistern beschütztes Alter erleben, das wünsche ich Ihnen herzlich. Sie sind noch in jugendlicher Verfassung. Möge es noch lange so bleiben!

Herzlichst
Ihr alter Karl Jaspers

Meine schlechte Handschrift forderte, dass mein Brief in die Maschine abgeschrieben wurde. Bitte entschuldigen Sie das!

---

schen Monistenbundes, der die These der Vererbbarkeit erworbener Eigenschaften (Lamarck) erforschte.

180 Edgar Jaffé (1866-1921) habilitierte sich 1904 in Heidelberg und gab gemeinsam mit Werner Sombart (1863-1941) und Max Weber ab 1904 die führende soziologische Zeitschrift, *Archiv für Sozialwissenschaft und Sozialpolitik*, heraus. Zudem war er am Aufbau der Handelshochschule in Mannheim beteiligt. 1910 übernahm er eine Professur in München.

181 Else Jaffé-Richthofen (1874-1973) wurde bei Max Weber promoviert und heiratete 1902 den Nationalökonomen Edgar Jaffé (1866-1921), von dem sie sich bald wieder trennte, um nach einigen Verwicklungen mit Alfred Weber zusammenzuleben. Auch für Max Weber hatte sie als Geliebte in den letzten Lebensjahren eine zentrale Bedeutung.

182 Richard Jung (1911-1986), der seit 1947 ao. und seit 1957 o. Professor der Klinischen Neurophysiologie in Freiburg war und die Universitätsklinik leitete.

183 Vgl. Anm. 68, S. 349.

Lieber Herr Gruhle,
Ihr 70. Geburtstag steht vor der Tür und doch erscheinen Sie mir noch jung, so wunderbar ist es Ihnen gelungen, Ihre geistige Richtung unbeirrbar durchzuführen durch erst harmlosere Wirrnisse des Lebens bis zu schlimmen Bedrohungen im Terrorsystem. Weit zurück gehen die gemeinsamen Erinnerungen, und wenn ich Sie sehe, leuchtet ein Heidelberg auf, das uns wie Ihnen teuer war und bleibt.

Es ist mir schmerzlich, dass ich Ihre Frau so lange nicht sah, eigentlich nichts mehr von ihr weiss als das wenige, das Sie bei unserer alten kurzen Berührung von ihr und den Kindern, die nun erwachsen sind, erzählten. Ich schliesse die Drei aber ganz ein, wenn ich Ihnen nun herzlich gratuliere zu Ihrem Geburtstage.

Ihre
Gertrud Jaspers

159. Karl Jaspers an Hans W. Gruhle

Brief, hs.
Original: MPI Nl. Hans W. Gruhle

Basel 7.5.51

Lieber Herr Gruhle!
Meine Frau und ich freuen uns herzlich, Sie wieder einmal zu sprechen. Am Mittwoch nachmittag habe ich Vorlesung, bin aber vor $^1/_2 7$ leider nicht da. Könnten Sie bei uns zu Abend essen? – oder reicht das nicht mehr, um noch nach Freiburg zu kommen. Meine Frau ist am Nachmittag für Sie auch vor $^1/_2 7$ da (sie versäumt dann gern dafür meine Vorlesung).

Bitte sagen Sie uns noch mit einem Wort, wie Sie disponieren.

Viele Grüsse von uns beiden
Ihr Karl Jaspers

Am Donnerstag bin ich frei.

160. Karl Jaspers an Hans W. Gruhle

Brief, hs.
Original: MPI Nl. Hans W. Gruhle

Basel 28. April 1952

Lieber Herr Gruhle!
Es wäre sehr schön, wenn wir uns wieder einmal sprechen könnten. Mit mir geht es zeitlich am Samstag um 4 Uhr leider nicht. Könnten Sie um 6 Uhr zu uns kommen, mit uns essen und die Nacht bei uns im Gastzimmer verbringen? Meine Frau würde sich mit mir sehr freuen. Bitte geben Sie Nachricht – hoffentlich gute.

Von uns beiden herzliche Grüsse
Ihr K. Jaspers

161. Hans W. Gruhle an Karl Jaspers

Brief, hs.
Original: DLA Nl. Karl Jaspers

Bonn, 17.2.53

Lieber Herr Jaspers,
Sie haben das Paket, das inzwischen hoffentlich in Ihre Hände gelangt sein wird, wohl nicht etwa als ein Geburtstagspaket aufgefasst. Es sollte Ihnen nur, wie üblich, einmal wieder meine Arbeiten bringen. Dabei war ich selbst unangenehm berührt von dem garstigen Aussehen, das das Lehrbuch hat. Aber es war einst bei Marhold herausgekommen und musste also nun in der russischen Zone erscheinen, was eine Fülle von Ärger und Schwierigkeiten mit sich gebracht hat.[184] Das, und die hässliche Ausstattung, war also nicht zu ändern.

Nun nehmen Sie zu ihrem siebzigsten Geburtstag meiner Frau, der Kinder und meine herzlichsten Glückwünsche. Mögen Sie gesund bleiben und am Leben noch manche Freude haben.

Ich hoffe wie immer eine Frühjahrsreise nach Münsingen zu machen und werde mich freuen, Sie und Ihre Frau dann wieder zu sehen. (April oder Mai)

Ich bin seit dem 1.11.52 pensioniert. Herr Pohlisch wurde mein Nachfolger.[185] Zwar ist das Wort pensioniert nur bedingt richtig, denn ich beziehe die Pension eines württ. Obermed Rates und dazu zahlt mir »in jederzeit widerruflicher Weise« die Düsseldorfer Regierung auf Drängen der Fakultät einen Lehrauftrag von 300 M. im Monat. So ist es knapp, wenn auch keineswegs eine Not. – Ich freue mich, der Verwaltungsarbeit u. dergl. enthoben zu sein, lese aber noch immer 7 Wochenstunden und habe mich auf eine grössere Monographie über den Rausch gestürzt, wobei mich weniger das toxikologische als die Bedeutung des Rausches im weitesten Sinn seit der Antike interessiert.[186] Barbara hilft mir bei den antiken Quellen sehr nett.[187]

Allerlei Sorgen macht die Wohnungsfrage. Aus der Dienstwohnung müssen wir natürlich in naher Zeit heraus. Die hiesigen Mietpreise sind für meine Einnahmen unerschwinglich, so gedenken wir mit Bausparkasse zu bauen und suchen sehr nach einem Bauplatz.

Nun leben Sie wohl! Nochmals gute
Wünsche! und beste Grüsse Ihnen und
Ihrer Frau von allen
Gruhles

---

184 Vgl. Hans W. Gruhle (Hrsg.), *Lehrbuch der Nerven- und Geisteskrankheiten*, 2. Aufl. Halle 1952. Die erste Auflage erschien unter der Herausgeberschaft von Wilhelm Weygandt 1935.
185 Kurt Pohlisch war 1934 auf den Bonner Lehrstuhl berufen worden, mit dessen Übernahme Gruhle aufgrund der politischen Verhältnisse nicht mehr rechnen konnte.
186 Es entstand keine monographische Publikation.
187 Barbara Gruhle hatte Altphilologie studiert.

162. *Karl Jaspers an Hans W. Gruhle*

Brief, ms.
Original: MPI Nl. Hans W. Gruhle

Basel, den 23. März 1953

Lieber Herr Gruhle!
Ich danke Ihnen sehr herzlich für Ihren Glückwunsch und für Ihren Beitrag in der Festschrift,[188] die man mir schenkte. Dieser Beitrag hat mich persönlich ganz besonders gefreut. Sie erinnern an die herrliche Zeit in der Heidelberger Klinik, die noble Stimmung dort, und sagen mit Recht, dass meine »Psychopathologie« dem Geist dieses Hauses und der Tradition und den Leistungen der Aerzte soviel verdankt, dass sie ohne das gar nicht möglich gewesen wäre. Dass Sie selbst dabei für mich ganz im Vordergrund stehen, habe ich nie ausgesprochen und möchte, wenn es mir noch vergönnt ist, einmal schildern, aber nicht heute in diesem Brief.[189] Ich selber habe seinerzeit für den Grundgedanken »Entwicklung einer Persönlichkeit oder Prozess« Wilmanns »Gefängnispsychosen« zitiert und möchte heute hinzufügen, dass dies Problem ein Hauptthema in den Diskussionen war.[190] Der Titel meiner Arbeit darüber setzt das Dasein dieser Fragestellungen als selbstverständlich voraus. In der Folge aber hat mancher Kritiker mich für den Erfinder erklärt. Andere Gedanken habe ich wohl meinerseits in die Klinik gebracht. Sie sind durchweg methodischen Charakters, wie Sie mit Recht betonen. Ihre Formulierung, dass ich den Aerzten gleichsam zusah und mir klarmachte, was sie taten, ist schön und gewiss nicht falsch. Vielleicht darf ich meinerseits noch hinzufügen, dass auch ich viele konkrete Untersuchungen machte und nicht bloss nachdachte. Mir wurde ein Zimmer angewiesen für Intelligenzprüfungen und Tests, mit denen es damals begann. Ich hatte den Vorteil, ausgewählte Fälle sehr gründlich zu untersuchen, wovon manches in meine Arbeiten gelangte. Ich machte Blutdruckuntersuchungen, bei denen allerhand herauskam, die ich aber versäumte zu publizieren. Sogar als Gutachter war ich wiederholt tätig. Doch das sage ich nur zur Ergänzung, denn die Beobachtung der Aerzte spielte eine ebenso grosse Rolle wie die meines eigenen Tuns, um zu den methodischen Klärungen zu kommen, deren Wert von Ihnen anerkannt zu sehen mir im Alter eine ganz besondere Freude ist.

---

188 Hans W. Gruhle, »Psychopathologie und akademischer Unterricht«, in: OH, 155-168.
189 In der *Philosophischen Autobiographie* schildert Jaspers unter der Kapitelüberschrift »Psychopathologie« ausführlich die Heidelberger Klinik und die inspirierende Rolle, die in seinen psychiatrischen Jahren Hans W. Gruhle in den fachlichen Diskussionen einnahm (S. 17-31, 18 f.).
190 Vgl. S. 620-622.

Ich habe Ihnen noch nachträglich zu danken für das grosse Lehrbuch[191] und die Sammlung Ihrer letzten kleineren Publikationen.[192] In dem Lehrbuch haben Sie wesentliche Kapitel selbst geschrieben.[193] Vieles habe ich gelesen und wiederum die ungemeine Klarheit, Übersichtlichkeit, Knappheit und Vernünftigkeit Ihrer Berichte und Urteile mit Zuneigung wahrgenommen. Was Ihre Haltung von jeher war, haben Sie nun im Alter zu einer schönen Reife gebracht mit einer erstaunlichen Souveränität Ihres Wissens. Sie mögen so etwas sich nur ungern sagen lassen. Entschuldigen Sie es in einem Dankbrief nach einem 70. Geburtstag.

Mit Unbehagen las ich von Ihrer Emeritierung und der nicht erfreulichen finanziellen Situation.[194] Es bleibt ein Skandal der Universitätsverwaltung, letzthin begründet in der Verwerfung durch die Nazis. Dass der Mann, der damals in Bonn statt Ihrer angestellt wurde, nun Sie wiederum ersetzt, ist grotesk. Aus Ihrem Brief geht hervor, dass Sie es mit Ihrem alten Gleichmut hinnehmen.

Ich freue mich sehr auf Ihren nächsten Besuch. Grüssen Sie Ihre Frau und seien Sie beide gegrüsst von meiner Frau und
Ihrem
Karl Jaspers

163. Karl Jaspers an Hans W. Gruhle

Entwurf, hs.
Original: DLA Nl. Karl Jaspers

Basel 18.4.53

Lieber Herr Gruhle!
Eben kommt Ihr Brief: Leider: am 28. habe ich meine erste Vorlesung, am 27. ging ein Vortrag vorher, und es geht dann weiter. In solchen Tagen muss ich mich – Sie wissen es ja – und mehr als sonst behandeln wie ein zerbrechliches Praeparat, liegen und nicht reden, damit die Sache funktioniert. Wie gerne aber würde ich Sie sprechen! Ob Sie auf der Rückreise anfragen könnten? Am Do Sa So habe ich normalerweise keine Vorlesungen (nur wird *ein* Do, ich weiss noch nicht welcher, wieder für einen Vortrag zur Verfügung stehen müssen). Entschuldigen

---

191 Hans W. Gruhle (Hrsg.), *Lehrbuch der Nerven- und Geisteskrankheiten*, begründet von Wilhelm Weygandt, Halle ²1952.
192 Hans W. Gruhle, *Verstehen und Einfühlen. Gesammelte Schriften*, Berlin 1953.
193 Neben der Herausgabe der zweiten Auflage verantwortete Gruhle im Buch folgende Kapitel: »Allgemeine Psychiatrie« (35 ff.), »Psychopathologie« (38-71), »Manisch-depressive Seelenstörung« (614-637), »Schizophrenie« (638-664), »Abnorme Reaktionen, Hysterie, Neurosen, Unfallneurose« (664-686), »Der Selbstmord« (716) und teilweise »Sexualpathologie« (716-720).
194 Gruhle musste lange um eine ordentliche Pension kämpfen.

Sie die Weitschweifigkeit. Sie bedeutet nur, dass, wenn es ginge, ich Sie doch sehen möchte.

Wenn es Ihnen bequem ist, können Sie bei uns wohnen.

Herzliche Grüsse für Ihre Frau und Sie auch von der meinen

Ihr Karl Jaspers

164. Gertrud Jaspers an Hans W. Gruhle

Brief, hs.
Original: MPI Nl. Hans W. Gruhle

Basel d. 31.X.1956

Lieber Herr Gruhle,
wir hatten eben beratschlagt, wie wir Ihnen unsere Freude über ein kurzes Wiedersehen zwar, aber doch ein Wiedersehen, mitteilen können, als ich sah, dass Sie ja Ihre nahe Berner Adresse geben.

Mein Mann freut sich sehr, und wir essen dann zusammen um $1/2$ 1, sodass ich Sie auch sehe.

Herzlich grüssend
Ihre Gertrud Jaspers

165. Hans W. Gruhle an Karl Jaspers

Brief, ms.
Original: DLA Nl. Karl Jaspers

Bonn, den 21.[11.1957-2.1958]

Lieber Herr Jaspers,
schon vor einigen Jahren hat der Dekan der Medizinischen Fakultät Bonn Sie geplagt, eine Äusserung über meine akademische Eignung abzugeben.[195] Heute muss ich leider nochmals mit dem langweiligen Kram kommen.

---

195 Jaspers hatte sich am 29. Juli 1948 sehr positiv über Gruhle geäußert (siehe Gutachten im Anhang). Eine gute Woche zuvor hatte ihn der Dekan, der Internist Paul Martini, gebeten, das Kulturministerium eindringlich auf die »besondere und ungewöhnliche Qualifikation von Herrn Gruhle« hinzuweisen. Begründend schrieb Martini: »Seit nun zwei Jahren kämpft meine Fakultät darum, dass Herr Prof. Gruhle zum Lehrstuhlinhaber und Ordinarius hier ernannt wird, bisher ohne Erfolg, es ist lediglich gelungen, ihn zum kommissarischen Direktor der Klinik zu ernennen. Das Kultusministerium wäre mit der Ernennung einverstanden, aber das Finanzministerium macht immer wieder erneute Schwierigkeiten, da Herr Gruhle das 67. Lebensjahr schon überschritten hat.« Auf das Bonner Argument, dass Gruhle 1934 das Ordinariat nach Einspruch von Ernst Rüdin verweigert worden sei, habe, laut Martini, das Finanzministerium geantwortet: »Herr Gruhle sei 1934 immerhin schon 53 Jahre alt gewesen und die Tatsache, dass er erst in diesem Alter eine Berufung auf einen Lehrstuhl erhalten habe, sei nicht gerade ein einleuchtender Beweis für eine wissenschaftlich überragende Qualifikation.« Vgl. Brief Paul Martini an Karl Jaspers, 20.7.1948, ms. Durchschlag, DLA

In meinem seit Jahren schwebenden Wiedergutmachungsprozess habe ich nach langfristiger Vertagung in erster Instanz verloren (1957 Stuttgart). Mein hiesiger Anwalt, Herr Dr. *Redeker*, rät mir dringend, die Berufung durchzuführen, erbittet aber dazu u. a. einige Äusserungen, daß ich – ohne Dazwischenkommen der national-sozialistischen Partei – mit großer Wahrscheinlichkeit Ordinarius an einer deutschen Universität geworden wäre, wie die Universität Bonn 1934 und 1946, Halle und Berlin im Krieg es wünschten. Mayer-Gross hat in diesem Sinn sehr nett geschrieben. Kurt Schneider hat aus seiner anankastischen [196] Wesensart heraus mannigfache Bedenken. Max Müller – Bern – wird wohl noch positiv schreiben. Es ist mir leid, daß ich Ihre Zeit beanspruchen muss, doch habe ich sonst Ihnen gegenüber gar keine Hemmungen. Ich bin Ihnen sehr dankbar, wenn Sie meine Bitte erfüllen.

Barbara hat vor wenigen Tagen ihr Examen als Studienassessorin bestanden. Wolfgang ist mit seiner Tätigkeit als Assistent am Max Planck-Institut in Heidelberg zufrieden. Wir haben uns ein kleines Haus in Bonn-Dottendorf, Lindenstraße 19 gebaut und sind am 1.10.57 eingezogen, in schöner Lage am aussichtsreichen Berghange, ganz unter Bäumen. Freilich hat meine Frau trotz der Kleinheit des Hauses mit ihm vielerlei zu tun.

Beste Grüße Ihrer Frau und Ihnen von uns dreien.
Ihr
Gruhle

166. Karl Jaspers an Hans W. Gruhle

Brief, ms.
Original: MPI Nl. Hans W. Gruhle

Basel, den 25. Februar 1958

Lieber Herr Gruhle!
Haben Sie Dank für Ihren Brief. Dass Sie mit solchen Argumentationen sich abgeben müssen, ist ein Skandal, den nur Ihre Gelassenheit ruhig hinnimmt, und unsere Welt ist nun ja so geworden, dass wir uns alle gegenseitig begutachten müssen.

NL. Karl Jaspers. Jaspers schrieb neben der offiziellen Antwort auch »einige persönliche und vertrauliche Zeilen«, die sehr kämpferische Sätze enthielten: »Wenn partikulare Finanzinteressen bestimmend werden statt gesamtdeutscher Solidarität des wissenschaftlichen Lebens, so trägt solche Verwaltung die grösste Mitschuld, falls ein weiterer Niedergang unserer Universitäten erfolgen sollte. Das liegt auf dem Wege jener schlimmen Ereignisse, auf dem am Ende nicht Fakultäten und Regierungen, sondern Wohnungsämter über Berufungen entscheiden. Hier nun scheint es sich um einen grundsätzlichen Kampf des Kultusministeriums gegen das Finanzministerium zu handeln. Man sollte den Herren ihre geistige Verantwortung klar machen, dass sie den Kampf durchfechten und zeigen, dass ein Ethos regiert.« Vgl. Brief Karl Jaspers an Paul Martini, 29.7.1948, ms. Durchschlag, DLA Nl. Karl Jaspers.

196 Med. Terminus für eine zwanghaft kontrollierte Persönlichkeit.

Sollten Sie etwas anderes formuliert oder hinzugefügt wünschen, schicken Sie mir bitte das Blatt mit Ihren Korrekturen zurück. Ich will es dann gleich in Ordnung bringen.
Mit herzlichen Grüssen, auch für Ihre Frau und Barbara,
Ihr
Karl Jaspers

[Gutachten][197]
Herr Professor Dr. Hans W. Gruhle hat [...] infolge des Eingriffs der nationalsozialistischen Partei seit 1933 keinen Lehrstuhl erhalten. Fakultäten haben seine Berufung gewollt (Bonn, Halle, Berlin). Aber man hörte [...] dass Professor Rüdin in München, der für die Partei der massgebende Mann in psychiatrischen Vererbungsfragen, und daher überhaupt die Autorität in psychiatrischen Fragen war, in einem Gutachten sich grundsätzlich gegen jede Berufung Professor Gruhles an einer Universität ausgesprochen hatte. Gruhle hatte in der ihm selbstverständlichen wissenschaftlichen Art sich wiederholt über die begrenzten Möglichkeiten und spärlichen Ergebnisse der Vererbungsforschung in der Psychiatrie kritisch und einleuchtend geäußert. Das war für Rüdin entscheidend.
Dass ohne die Machtergreifung der Partei Professor Gruhle bald einen Ruf erhalten hätte, scheint mir nicht nur wegen der schon vorliegenden faktischen Ansätze zu solchen Berufungen gewiss. Schon dass vor 1933 Berufungen nicht zustande gekommen sind, war damals eine von vielen Sachkundigen anerkannte, offenbare Ungerechtigkeit. Sie hat wohl ihren Grund in Gruhles absolut sachlicher, unnachgiebig kritischer Haltung. In einem Falle wurde mir damals durch Wilmanns, der es aus erster Quelle wusste, berichtet, dass in einem Falle die Berufung durch den Brief Professor Ludolf Krehls,[198] einer damals entscheidenden Autorität, eines Widersachers Gruhles in Heidelberg, verhindert wurde. Schon damals hatten Gruhles wissenschaftliche Leistungen ihn in die Reihe der wenigen besten Psychiater gebracht. Inzwischen ist für niemanden ein Zweifel möglich, dass er eine Autorität ersten Ranges ist. Diese beruht insbesondere auf dem, was fast einzig ihm eigen ist: die Universalität, die hohe Bildung, die kritisch geprüfte ausserordentlich grosse Erfahrung, die Sicherheit des Urteils in juristischen [...]. Es war einer der Flecken auf unseren Universitäten, dass ein Mann von diesem Range nicht schon vor 1933 berufen wurde, obgleich wirklich Sachkundige diese Berufung längst für geboten hielten. Dass dann aber die Berufung, als sie gerade

---

197 Die zwei kurzen Auslassungen sind Papierschäden geschuldet.
198 Der Internist Ludolf von Krehl (1861-1937) war seit 1907 in Heidelberg Ordinarius für Innere Medizin und leitete das Kaiser-Wilhelm-Forschungsinstitut für Innere Medizin. Neben seiner physiologischen Forschung setzte er sich stark für die Psychosomatik ein. Er gilt mit seinem Schüler Viktor v. Weizsäcker als einer ihrer maßgeblichen Begründer.

Wirklichkeit werden sollte, für 12 Jahre verhindert wurde, ist meines Erachtens einzig die Folge der Parteieinwirkung.
[Karl Jaspers]

Anhang

Karl Jaspers an Paul Martini

Brief, ms.
Durchschlag: DLA Nl. Karl Jaspers

Basel den 29. VII. 1948

An den Herrn Dekan der Medicinischen Fakultät
der Universität Bonn
Herrn Professor Martini

Sehr verehrter Herr Dekan!
Auf Ihre Frage nach der wissenschaftlichen Bedeutung Professor Gruhle's gebe ich gern auf Grund jahrzehntelanger Kenntnis Auskunft. Über die grosse Reihe seiner wissenschaftlichen Publikationen wissen Sie Bescheid. Sie sehen die ungemeine Fruchtbarkeit seit seinem Werk über die jugendliche Verwahrlosung[199] über zahlreiche, fast alle Themen der Psychiatrie berührenden Einzelarbeiten bis zu den Lehrbüchern (z. B. Psychiatrie für Ärzte)[200] und seine Monographien, wie die ganz hervorragende über den Selbstmord.[201] Sie wünschen eine Beurteilung, nicht ein Referat der ungemein zahlreichen Publikationen.

Ich glaube Ihnen mit meiner vollen Verantwortung versichern zu dürfen, dass diese Gesamtleistung, was wissenschaftliche Gründlichkeit, Umfang sachverständigen Interesses, Gewissenhaftigkeit, Beherrschung der mannigfachen Methoden der Psychologie und Psychiatrie anlangt, weiter auch an Rang geistiger Bildung, Klarheit und Geschmack des Stils unter den Psychiatern seiner Generation schlechthin unübertroffen, vielleicht nirgends erreicht ist. Der Einzige, der ihm überlegen ist durch Originalität und gewachsen ist an geistigem Rang, nicht aber an Klarheit und Selbstkritik, ist Kretschmer. Diesem gegenüber ist Gruhle, wie überhaupt in all den Jahrzehnten gleichsam das Gewissen der Psychiatrie durch seine unbefangene, in naturwissenschaftlicher Methode geschulte, verlässliche Kritik. Gruhle repräsentiert einen ausgezeichneten Typus einer allumfassenden, methodisch durchgebildeten, menschlich

---

199 Hans W. Gruhle, *Die Ursachen der jugendlichen Verwahrlosung und Kriminalität. Studien zur Frage: Milieu oder Anlage*, Berlin 1912.
200 Hans W. Gruhle, *Psychiatrie für Ärzte*, Berlin 1918.
201 Hans W. Gruhle, *Der Selbstmord*, Leipzig 1940.

und sachlich aufgeschlossenen Psychiatrie. Er ist gleich bedeutend als Psychiater und als Psychologe. Dazu ist er als hervorragender Lehrer mit hoher didaktischer Kunst, ärztlicher und socialer Verantwortlichkeit erwiesen. Es ist ein etwas äusserliches Merkmal für die wissenschaftliche Beurteilung Gruhle's, dass in der 5. Auflage meiner Psychopathologie die Zahl der Citate seines Namens nur durch Freud, Kretschmer, Jung übertroffen wird.

Sie nehmen, sehr verehrter Herr Dekan, Bezug auf den primo et unico loco Vorschlag Ihrer Fakultät vom Jahre 1934, durch den damals Herr Gruhle berufen [worden] wäre, wenn nicht die sachlich ungerechtfertigte, rachsüchtige Einsprache Rüdins erfolgt wäre. In der Tat gehört Gruhle zu den unbeirrbaren Psychiatern – deren es zur Ehre dieses Fachs eine Reihe gibt –, die dem Nationalsocialismus auch nicht den kleinen Finger gegeben haben. Gerade in der Vererbungslehre hat seine einfach richtige Kritik die Grenze gezeigt, die Rüdin und mit ihm die damals officielle nationalsocialistische Medicin überschritt. Gruhles Kritik vor 1933 gründlich zu bedenken, wäre heilsam gewesen.

1934 war es nicht das erste Mal, dass Herrn Gruhle Unrecht geschah. Ich erinnere mich nicht des Jahres – in den zwanziger Jahren –, als er in Halle vorgeschlagen war, und wie man damals hörte, durch persönliche unverantwortliche Einsprache Krehls (der gleichzeitig in Heidelberg Herrn Gruhle lobte) den Ruf nicht erhielt. Für Krehl war ein Mann wie Gruhle fast wie ein rotes Tuch. Denn Gruhle liess sich in seiner vornehmen Haltung nicht herbei, aus geheimrätlicher Rücksichtnahme seine sachliche Kritik zu beschränken. Er durchschaute Unklarheiten und wagte sie auszusprechen. Dies ist ein Zug seines Charakters von Jugend an, durch den er ebenso warme Freunde wie gehässige Gegner hat. Seine Unfähigkeit zu Compromissen in Fragen wissenschaftlicher Wahrheit hat zur Folge gehabt, dass in seiner Jugend, als er es längst verdient hätte, ein Ruf ausblieb. Damals hat jeder Sachverständige das schon als ein Unrecht angesehen.

Es ist zweifellos, dass an Herrn Gruhle vor allem die Zurücksetzung im nationalsocialistischen Wahn gutzumachen ist. Ihre Fakultät, die sich m.E. glücklich schätzen kann, einen so ungewöhnlichen Mann – ungewöhnlich durch wissenschaftliche Leistung, praktische Tüchtigkeit, Noblesse des Charakters – zu gewinnen, zumal Gruhle erstaunlich frisch und elastisch ist, hat gewiss recht gehandelt, als sie unter den Motiven für seine Berufung auch die Wiedergutmachung bedachte.

Ich halte Herrn Gruhle nächst Kretschmer und neben Kurt Schneider für einen dieser drei bedeutendsten lebenden Psychiater in Deutschland.

Mit den besten Empfehlungen und Grüssen
Ihr sehr ergebener
[Karl Jaspers]

Brief, hs.
Original: MPI Nl. Hans W. Gruhle

167. Karl Jaspers an Hans W. Gruhle

Basel 18.9.58

Lieber Herr Gruhle!
Leider, leider ist es nicht anders möglich, als Ihren uns so sehr erwünschten Besuch abzusagen. Ich muss am 28. Sept. in Frankfurt wegen Empfang des Friedenspreises der deutschen Buchhändler,[202] und am 1. Oktober in Wiesbaden vor den Naturforschern und Ärzten einen Vortrag halten.[203] Das ist ein grosses Abenteuer, zumal ich in Reconvalescenz einer bronchiektatischen Fieberattacke bin. So darf ich nicht das geringste riskieren, sperre mich ab und wende alle Kraft auf die Vorbereitung der Vorträge. Sie kennen ja die Sache bei mir und ich brauche kaum um Ihr Verständnis zu bitten.

Aber die Absage schmerzt uns. Den alten bewährten Freund nicht in jedem Fall zu sprechen, dabei ist uns nicht gut zu Mute. Die wenigen Überlebenden aus der Jugend sind unersetzlich. Ein Wiedersehen verschieben, ist in unserem Alter schlimm. Nun, hoffentlich sehen wir uns noch einmal. Denken Sie, bitte, das nächste Mal an uns.

Herzliche Grüße, auch von meiner Frau,
Ihr Karl Jaspers

---

202 Karl Jaspers, »Wahrheit, Freiheit und Friede«, in: Karl Jaspers u. Hannah Arendt, *Reden gehalten am 28. September 1958 in der Paulskirche zu Frankfurt a. M. anlässlich der Verleihung des Friedenspreises des deutschen Buchhandels*, München 1958.
203 Vgl. Karl Jaspers, »Der Arzt im technischen Zeitalter«, in: KW (1958), 1037-1043, später in: ATZ, 39-58.

Karl Jaspers – Willy Hellpach 1912-1953

168. Willy Hellpach an Karl Jaspers

Postkarte, hs.
Original: DLA Nl. Karl Jaspers

Karlsruhe 9. III. 12

Lieber Herr Kollege Jaspers,
»solamen miseris socios habuisse malorum«[1] – ich freue mich riesig, daß sie den Korrelationshumbug auch nicht verstanden haben, noch mehr aber, daß Sie es endlich offen u. gedruckt sagen.[2] Ich quäle mich schon lange vergeblich damit ab, dahinter zu kommen. Der alte Wundt hat es, wie ich merke (Phys. Psych. 6. Aufl. S. 597),[3] auch nicht kapiert, aber er wagt es nicht einzugestehen. Ich fürchte, die Erfinder des Koeffizienten wissen selber nicht recht, was sie damit meinen. Die feindlichen Brüder Algebra und Seelenwissenschaft werden nie zusammengehen, ohne daß einer den andern totschlägt.
  Mit freundlichen Grüßen
  Ihr Hellpach

169. Willy Hellpach an Karl Jaspers

Postkarte, ms.
Original: DLA Nl. Karl Jaspers

[Karlsruhe 15. 11. 13]

Verehrter Herr Kollege, ich lese, daß Sie einen Leitfaden der Allgemeinen Psychopathologie[4] veröffentlicht haben. Ich werde ihn gern im *Tag* anzeigen[5] (wenn Ihnen das nicht etwa unerwünscht ist) und ich wollte nur anfragen, ob der Verlag etwa die Rezensionsexemplare noch zu versenden begriffen ist, dann kaufe ich es nicht vorher – ich habe in letzter Zeit wiederholt Sachen gekauft, die mir nachher doch noch gratis zugingen.
  Mit besten Empfehlungen
  Ihr ergebener
  W. Hellpach

---

1 Lateinisches Sprichwort nach Horaz: »Trost den Elenden ist's, Genossen im Unglück zu haben.«
2 Vgl. Karl Jaspers, »Die Trugwahrnehmungen. Kritisches Referat«, in: ZNP. *Referate und Ergebnisse* 4 (1912), 289-354; auch in: GSP, 252-313.
3 Vgl. Wilhelm Wundt, *Physiologische Psychologie*, Leipzig 1874.
4 AP 1.
5 Willy Hellpach, »Ein moderner Leitfaden der Psychopathologie«, in: *Der Tag* (8.1.1914).

Brief, hs.
Original: DLA Nl. Karl Jaspers

170. Willy Hellpach an Karl Jaspers

Karlsruhe 16. VII. 21

Lieber Herr Jaspers!
Daß Sie die Nachfolge H. Maier antreten, hat für meine Betrachtung außer der rein persönlichen Freude, deren Ausdruck Sie in Gestalt eines herzlichen und warmen Glückwunsches entgegennehmen wollen, auch eine hohe fachliche Bedeutung. Einmal wird dadurch mit dem öden Schulprinzip, das so viele Berufungen im letzten Menschenalter vergiftet hat, gebrochen; ein »Außenseiter«, der völlig seinen originalen, sehr ungewöhnlichen Weg gegangen ist, tritt nun endlich wieder einmal eine der vornehmsten akademischen Lehrerschaften an. Sodann aber eröffnet auch die Art Ihrer Betrachtungsweise besondere Perspektiven: nämlich Perspektiven mit einer eigentlich geistesgeschichtlichen Ausweitung der immer noch zu tief in Spezialphilologie steckende Philosophie-Geschichte Ernst zu machen. Ich gebe mich dem angenehmen Glauben hin, daß wir in dieser Hinsicht jeder nach seiner Weise in einer grundsätzlich gleichartigen Richtung zu wirken entschlossen sind, wovon Ihnen, was mich betrifft, in Kurzem mehrere, nach langer Pause endlich erscheinende Publikationen Zeugnis geben werden. Fürs Wintersemester 1922/23 habe ich mir klar einen Prüfstein in dieser Hinsicht gestellt: ich will dann eine Vorlesung über »Die seelische Vorbereitung der europäischen Katastrophe« (1877-1914) lesen.

Wie Sie wohl wissen, ist auch meine Lehraufgabe seit vorigem Jahr in einen planmäßigen vorerst noch a. o. Lehrstuhl für allgem. und angewandte Psychologie fixiert worden. Auf- u. Ausbau macht mir große Befriedigung, ja Freude. Es würde mir zur doppelten Freude gereichen, wenn die persönlichen und sachlichen Fühlungen zwischen unseren nachbarlichen Lehrämtern sich zu einer gewissen Stetigkeit und Bewußtheit zu entfalten vermöchten.

Ich verbleibe mit herzlichen Grüßen und allen guten Wünschen
Ihr aufrichtig ergebener
Willy Hellpach

171. Karl Jaspers an Willy Hellpach

Brief, hs.
Original: GLA Nl. Willy Hellpach

Heidelberg, 20. Juli 1921

Lieber Herr Hellpach!
Haben Sie besten Dank für Ihren freundlichen Brief und für Ihren Aufsatz.[6] Ich habe mich sehr gefreut, von Ihnen zu hören und Ihre freundliche Gesinnung zu bemerken, die ich durchaus erwidere. Auch ich würde mich freuen, wenn wir gelegentlich in Fühlung treten würden. Mein Amt trete ich erst zum 1. April 1922 an, da H. Maier bis dahin noch hier bleibt.[7] Dann werde ich wegen der Prüfungen wohl manchmal in Karlsruhe sein müssen. Vielleicht ist das eine passende Gelegenheit, sich von Zeit zu Zeit zu sprechen.
Auf Ihre angekündigte Arbeit bin ich sehr gespannt.
Mit den besten Grüssen und der Hoffnung auf baldiges Wiedersehen
Ihr ergebener
Karl Jaspers

172. Willy Hellpach an Karl Jaspers

Postkarte, ms.
Original: DLA Nl. Karl Jaspers

[Karlsruhe 2.11.22]

Sehr verehrter, lieber Herr Jaspers!
Ihr spontaner Glückwunsch[8] war mir eine besondere Freude. Sie können sich vorstellen, daß der Entschluß, der mich inmitten einer Anzahl reifender wissenschaftlicher Pläne fand, nicht leicht war; dennoch glaubte ich eine Ablehnung nicht verantworten zu können. Gerade in den Volksschullehrerbildungsfragen erbitte ich schon heute Ihre Raterteilung, derentwegen ich Sie sehr bald einmal aufsuchen werde. Sehr würde es mich freuen, Sie in meinem morgigen Vortrag zu sehen, der ein wenig demonstrieren soll (aber dies war nicht seine Absicht; er steht ja schon seit dem Juni fest), daß ich auch im neuen Amt die Fühlung mit der forschenden Wissenschaft nicht zu verlieren hoffe.
Mit herzlichen Grüßen
Ihr ergeb.
W. Hellpach

---

6 Vielleicht Willy Hellpach, »Das fränkische Gesicht. Untersuchungen zur Physiognomik der deutschen Volksstämme«, in: *Sitzungsberichte der Heidelberger Akademie der Wissenschaften, Math.-Naturwiss. Klasse, Abt. B, Biolog. Wiss.* (1921).

7 Jaspers übernahm von Heinrich Maier, der nach Berlin ging, das zweite philosophische Ordinariat neben Heinrich Rickert.

8 Hellpach war von 1922 bis 1925 badischer Minister für Kultus und Unterricht.

173. Karl Jaspers an Willy Hellpach

Brief, hs.
Original: GLA Nl. Willy Hellpach

Heidelberg, 18.2.1923

Lieber Herr Hellpach!⁹
Sie an unsere heutige Unterhaltung erinnernd, möchte ich Sie noch einmal auf Dr. *Erich Frank* hinweisen, der sich kommende Woche bei uns für Philosophie mit einer Arbeit über »Plato und die sogenannten Pythagoreer« *habilitieren* wird.¹⁰ Er ist *Lehramtspraktikant* am hiesigen Gymnasium, ist schon länger für eine etatmässige Stellung fällig und auf seinen Wunsch als Praktikant in Heidelberg geblieben wegen der Universität. Er bemüht sich schon lange um eine etatmässige Stellung hier, ist bisher übergangen worden. *Gegenwärtig ist wieder eine Stelle am Gymnasium frei* und es wäre für ihn *sehr* wertvoll, wenn er diese bekommen und dadurch hierbleiben könnte.
Mit den besten Grüssen
Ihr sehr ergebener K. Jaspers

174. Karl Jaspers an Willy Hellpach

Briefentwurf, hs.
Original: DLA Nl. Karl Jaspers

Heidelberg, 10. Januar 1926

Sehr verehrter Herr Hellpach!
Gestatten Sie mir, dass ich Ihnen zu Ihrer Ernennung z. ord. Honorarprof. in Heidelberg meinen herzlichsten Glückwunsch ausspreche.¹¹ Ich freue mich, dass Sie Ihre Lehrwirksamkeit nach hier verlegen, und hoffe auf eine lebendige geistige Beziehung mit Ihnen. Sie werden, das wünsche ich von Herzen, Ihren Entschluss, nach Heidelberg zu kommen, nicht bereuen.
Mit den besten Grüssen und Wünschen
Ihr sehr ergebener
K. J.

---

9 In anderer Handschrift im Briefkopf: »1.) Min. Rat. Holzmann u. ORR. Kunzer sind verständigt. Frank bekommt die nächste freiwerdende Stelle in Mannheim (kann in Heidelberg wohnen). 2.) Nachricht nicht nötig. 3.) Z. d. A. Aubele«.
10 Erich Frank, *Plato und die sogenannten Pythagoreer. Ein Kapitel aus der Geschichte des griechischen Geistes*, Halle 1923. Erich Frank (1883-1949) lehrte als Privatdozent in Marburg. Er war mit Jaspers eng befreundet, wurde 1935 aufgrund seiner jüdischen Herkunft vom Amt suspendiert und emigrierte 1938 in die USA, wo er vor allem an der Universität von Bryn Mawr lehrte.
11 Hellpach wurde 1926 Honorarprofessor für Angewandte Psychologie an der Heidelberger Philosophischen Fakultät.

175. Willy Hellpach an Karl Jaspers

Brief, hs.
Original: DLA Nl. Karl Jaspers

Karlsruhe, 12.I.26

Lieber, hochverehrter Herr Kollege Jaspers!
Ihre herzliche Begrüßung ist mir eine ganz besondere Freude gewesen; ich danke Ihnen aufrichtig für Ihre Zeilen! Nach der Periode praktischen, im letzten Jahre fast unfaßlich gehäuften und gedrängten Erlebens, die mich von 1922 bis 1925 umfangen gehalten hat, trete ich in den neuen Lebensabschnitt der geruhigen Sammlung und Besinnung mit ebensoviel Dankbarkeit wie Hoffnungsfreudigkeit ein. Gerade Ihre Worte helfen besonders, manche Besorgnis, die noch auf mir lag, zu zerstreuen. Die Politik ist unerhört interessant, aber erbarmungslos häßlich; getreu ihren Gesetzen duldete sie leider auch nicht, daß dieser Schritt in ein neues Wirken »in Schönheit« vor sich ginge. Das hat mir unendlich leid getan, aber nun bin ich froh gestimmt, daß sich doch alles über die Erschwerungen hinweg, welche eine Phase brachte, zum Guten gewendet hat. Wie sehr ich mich auf die geistige und menschliche Berührung und Wechselwirkung mit Ihnen freue, kann ich brieflich nur schwer zum Ausdruck bringen. Wir kommen vom selben Boden (den ich auch als Politiker nie aufgehört habe, als die beste Schule zu preisen, durch die ein Mensch gehen kann),[12] und haben uns dann in derselben intellektuellen Himmelsrichtung, wenn ich so sagen darf, aber doch gleichsam radical auseinander strebend entwickelt. Es ist für mein Empfinden eine überaus glückliche Fügung für mich, daß unser Weg uns nun auf der reifen Lebenshöhe in solcher Berufsnachbarlichkeit wieder zusammenführt.
    Ich werde beim ersten Dortsein in der allernächsten Zeit mir die große Freude machen, Sie persönlich aufzusuchen.
    Mit herzlichem Dank und Gruß
    Ihr stets ergebener
    W. Hellpach

176. Willy Hellpach an Karl Jaspers

Brief, hs.
Original: DLA Nl. Karl Jaspers

Mönchhofplatz 1
23.II.43

Lieber Herr Jaspers,
soeben erfahre ich, daß Sie heute Ihr 60. Lebensjahr vollenden.
    Ihnen an diesem Tage mit einem konventionellen Gratulieren zu kommen, würde halb takt- u. halb geschmacklos sein. Das verflossene Jahr-

---

12 Hellpach wie Jaspers fühlten sich als Schüler und Kenner von Max Weber.

fünft hat Ihnen Hartes auferlegt – die Blätter des Glücks seien leere Blätter im Buch der Weltgeschichte, sagt Hegel – denn es ist für einen Hochschullehrer Ihres Ranges hart, vorzeitig dem Lehrberuf zu entsagen: aber Ihr Lebenswerk als Denker, der ja der Philosoph sogar dann bleiben sollte, wenn er es zum Professor der Philosophie gebracht hat, steht weiter fest gegründet – und wie es in meinem eigenen Leben der Vollendung rein wissenschaftlichen Werks zugute kam, daß ich vor guten zehn Jahren aus allen tages-öffentlichen [?] Verbindungen mich lösen mußte, so darf man ja auch hoffen, daß die Jahre erzwungener u. vielleicht doch fruchtbarer Besinnlichkeit nun, in dem noch einmal sehr produktiven siebten Jahrzehnt, neue Gedankenplanungen in Ihnen haben reifen lassen; Sie wissen selber am besten, wie viele in der Welt Ihren Ideen anhängen oder, wo sie denn nicht anhängen, durch Sie befruchtet worden sind.

So wünsche ich Ihnen fürs Philosophieren ein aufrichiges »primum vivere«. Hoffentlich auch in Ansehung Ihrer Gesundheit, die Sie ja trotz allem diesen Meilenstein nun doch passieren läßt: das Amtieren ist im Vergleich dazu wirklich eine cosa minima! Ich kann Ihnen als höchst bescheidene Gabe nur dies Bändchen senden, nehmen Sie es nachsichtig auf, so wie man an den Feiertagen des Lebens ja glücklicherweise gestimmt ist.

In alter Hochschätzung
Ihr
Willy Hellpach

177. Willy Hellpach an Karl Jaspers

Brief, hs.
Original: DLA Nl. Karl Jaspers

Mönchhofplatz 1
4. VI. 45

Lieber Herr Jaspers!
Ich höre erzählen, daß Sie mit Ausarbeitungen über eine Neugestaltung der Universität[13] befasst sind. Nicht um Ihnen irgendeine Auffassung »nahezulegen«, aber weil man ja in solchen Vorarbeiten manchmal auch ganz gerne diesen oder jenen *geistigen* Exkurs zum eigenen Thema kennt, sende ich Ihnen, was ich selber dazu geschrieben habe, als ich noch immer wähnte, das deutsche Volke werde *Geduld* und *Einsicht* genug haben, um sich dem NS. *nicht* in die Arme zu werfen.[14]

Nun ist das fürchterliche Erwachen aus der Hypnose da. Es hat immerhin auch Lichtseiten – z.B., daß Figuren Ihres Ranges der Hoch-

---

13 IU 2.
14 Möglich: Willy Hellpach, *Politische Prognose für Deutschland*, Berlin 1928, *Die Krisis der humanistischen Bildung und ihre Überwindung durch einen europäischen Realismus*, Rom 1932.

schule »in forma« wiedergegeben sind – *in re* haben Sie ja nie aufgehört, ihr anzugehören.

Was Sie, namentlich aber Ihre Lebensgefährtin, Jahre hindurch an hartem Leid getragen und durchgestanden haben, kann von uns andern *keiner* voll ermessen; ich glaube, das ermißt nur, wer es selber durchgemacht hat.

Die »geistige Situation der Zeit«? Die tiefste Sorge ist, ob Amerika, europafremd, sie wirklich erfaßt und nicht bloß den Rock, d. h. die Zwangsjacke *wendet*. Es wird saure Mühe kosten, das den Fremden klarzumachen. Begreifen sie es nicht, so steht die Anarchie davor. Nun, »Wir heißen euch hoffen« (Goethe, Symbolum!).

Ihr aufrichtig ergebener
Willy Hellpach

178. Willy Hellpach an Karl Jaspers

Postkarte, hs.
Original: DLA Nl. Karl Jaspers

Heidelberg, den 9. VIII. 46
Mönchshofplatz 1

Lieber Herr Jaspers!
Unsere beiderseitigen vortrefflichen Assistenten murcksen seit nunmehr vollen 4 Wochen an einem Unternehmen herum, das wohl die beiderseitigen Chefs rascher zuwegebringen werden. Es handelt sich darum, daß ich Lotze's Werke einsehen möchte wegen der Schrift »Seele und Seelenleben« von 1846.[15] Da nun mein Witte[16] noch dazu im Augenblick krank mit mehr als 39° liegt, so wende ich mich an Sie direkt mit der Bitte, mich doch zu verständigen, um welche Stunde an welchem Tage ich mich im Philosoph. Seminar einmal erfolgreich zu solcher Nachschau einfinden dürfte und Herrn Dr. Rossmann[17] sicher antreffen würde. – Mit herzlichem Grüßen Ihr
Hellpach

---

15 Rudolph Hermann Lotze, »Seele und Seelenleben«, in: *Handwörterbuch der Physiologie mit Rücksicht auf physiologische Pathologie*, hrsg. von Rudolph Wagner. Bd. 3, Braunschweig 1846, 142-264.
16 Wilhelm Witte (1915-1985) habilitierte sich 1944 in Heidelberg für das Fach Psychologie mit der Arbeit *Die Methodik der experimentellen Charakterologie* und erhielt 1954 einen Ruf nach Tübingen.
17 Kurt Rossmann (1909-1980), Philosoph und Schüler von Jaspers, der 1962 dessen Professur in Basel übernahm.

179. Karl Jaspers an Willy Hellpach

Brief, ms.
Original: GLA Nl. Willy Hellpach

Heidelberg, 7.1.1948

Lieber Herr Hellpach!
Ich habe Ihnen sehr zu danken für Ihren eingehenden und freundschaftlichen Brief vom 3.1. Sie haben sich wahrlich ungemein gründlich nach allen Richtungen in meine Situation versetzt.[18] Ich lese Ihren Brief wiederholt und vergegenwärtige mir alles, was Sie ausführen. Das Einzige, worin ich Ihnen nicht ganz folge, ist die ausserordentlich hohe Bewertung der Bedeutung meiner bescheidenen Person und damit auch in den Folgerungen, die damit zusammenhängen. Das hindert nicht, dass ich diese Meinung selber bei Ihnen als eine Tatsache hinnehme, die ich ebenfalls zu bedenken habe. In dem Wirrwarr der Motivationen, die mich hin und her reissen, bin ich noch nicht zum Entschluss gekommen. Auf alle Fälle bleibe ich innerlich und für die Erinnerung des kleinen Kreises, der von mir weiss, Heidelberger. Wenn ich denke, ich sollte hier Abschied nehmen, wird es mir beklommen zu Mute, und wenn ich den Ruf nach Basel ablehne, der im Zusammenhang einer langjährigen Beziehung der Humanität steht und der wie ein Finger des Schicksals, nicht als ein blosser Zufall wirkt, so wird mir auch beklommen. Nun, es wird sich entwickeln und hoffentlich mir eines Tages eindeutig werden. Ihren Brief werde ich bis dahin noch manchmal lesen. Haben Sie für die darin entgegengebrachte Gesinnung meinen herzlichsten Dank.
Möge Ihre Erkältung inzwischen völlig geschwunden sein.
Für das neue Jahr meine wärmsten Glückwünsche
Ihr sehr ergebener
Karl Jaspers

180. Karl Jaspers an Willy Hellpach

Brief, ms.
Original: GLA Nl. Willy Hellpach

Heidelberg, 25.2.1948

Lieber und sehr verehrter Herr Hellpach!
Wieder haben Sie die Güte, mir einen so gehaltvollen, persönlich mir wohltuenden Brief zu schreiben. Sie müssen bald ungeduldig werden und sind doch von der erstaunlichen Lebendigkeit, dass Sie sich nicht wiederholen, obgleich dies in den persönlichen Angelegenheiten doch so nahe liegt.
Besonders danke ich Ihnen, dass Sie mir ein Wort sagen zu jener Äusserung vor der Fakultät, die durch den ehrenvollen Brief des Dekans pro-

---

18 Jaspers hatte den Ruf auf einen philosophischen Lehrstuhl nach Basel erhalten, den er zum März 1948 annahm.

voziert war.[19] Sie sind der Erste, der mir dazu etwas sagt, und zwar gerade in dem Sinn, wie es gemeint war. Mögen wir auch unmodern sein, solange wir leben, leben wir zum mindesten, als ob es die alte gute Universität einer solidarischen und aristokratischen Geistesgemeinschaft gäbe. In einem gewissen Umfang gibt es sie doch in der Tat noch, wenn auch unverlässlich.

Ich danke Ihnen und Ihrer Frau und bin mit herzlichen Grüssen
Immer Ihr
Karl Jaspers

181. Willy Hellpach an Karl Jaspers

Brief, hs.
Original: DLA Nl. Karl Jaspers

Heidelberg 1.II.49

Lieber Herr Jaspers!

Ich bin Ihnen längst Dank schuldig für die kostbare Geschenkgabe Ihres I. Bandes der monumentalen Untersuchung über die »Wahrheit«,[20] die mir Ihr Verlag übermittelte. Und zu meinem Leidwesen, oder soll ich sagen: zu meiner Beschämung? kann ich Ihnen heute endlich diesen herzlichen und bewegten Dank neu sagen, ohne zu dem strotzenden Inhalt irgendwie Stellung zu nehmen. Ihr Werk traf kurz vor Weihnachten ein; die »12 Tage« vom 24.XII. bis zum 6.I. entrann ich der Erinnerungsschwere meines hiesigen Milieus, der ich mich nicht gewachsen fühlte, nach Oberbayern, wo ich in der östlichen Entrückung eine sehr schöne, still gesammelte und von Freunden mehrfältig umhegte Feierzeit verbrachte. Ich muß mir die Vertiefung in Ihr Werk nun schon für die Osterferienzeit aufsparen. Meine sehr bescheidene »Revanche« autobiographischen Genres[21] ist hoffentlich rechtzeitig in Ihren Besitz gelangt.

Es geht mir gesundheitlich gut, aber die innere Einsamkeit wird nur desto fühlbarer, je weniger man Anlaß hat, sich mit seinem physischen Menschen zu befassen. Natur, Musik und Geselligkeit sind keine Tröster; wohltätige Ablenkung von den dunklen Stunden schenkt nur das persönliche Schaffen und die Lehrpflicht, die eine wahre Wohltat bedeutet. Der II. Band »Wirken in Wirren« (1914-1925) soll Ostern herauskommen;[22] am 3. sitze ich noch »niederschreibend«; er ist natur-

---

19 Jaspers war gebeten worden, die Heidelberger Universität nicht zu verlassen. Dekan zu dieser Zeit war Otto Regenbogen.
20 Karl Jaspers, *Von der Wahrheit. Philosophische Logik*, Bd. 1, München 1947.
21 Willy Hellpach, *Wirken in Wirren. Lebenserinnerungen. Eine Rechenschaft über Wert und Glück, Schuld und Sturz meiner Generation.* Bd. 1, *1877-1914*, Hamburg 1948.
22 Willy Hellpach, *Wirken in Wirren. Lebenserinnerungen. Eine Rechenschaft über Wert und Glück, Schuld und Sturz meiner Generation.* Bd. 2, *1914-1925*, Hamburg 1949.

gemäß der schwierigste;²³ den Untergang der 1. deutschen Republik episch darzustellen, ist eine dornenvolle Aufgabe. Aber es beglückt mich zu erfahren, daß auch junge Menschen den 1. Band gern gelesen haben – u. Greiner hat ja in der Göttinger Univ.-Ztg. seinem Widerhall einen Ausdruck verliehen, dessen Enthusiasmus mich tief bewegt hat.²⁴

Ich hoffe, daß Sie sich immer mehr am Hochrhein einleben und dort so wirken, wie Sie sich es vorgestellt haben, als Sie den schweren Entschluß der Trennung von Heidelberg faßten!

Bitte empfehlen Sie mich Ihrer getreuen Lebensgefährtin und seien Sie herzlich gegrüßt von Ihrem
Hellpach

182. Karl Jaspers an Willy Hellpach

Brief, ms.²⁵
Original: GLA Nl. Willy Hellpach

Basel, den 22. April 1949

Lieber Herr Hellpach!

Für Ihren Brief und für den ersten Band Ihrer Erinnerungen danke ich Ihnen herzlich. Bitte, entschuldigen Sie mein langes Zögern. Es ist nicht allein durch meine Arbeitsconcentration verursacht, die allein bei meinen geringen Kräften mir meine bescheidenen Leistungen ermöglicht und wegen derer ich so Viele um freundliche Nachsicht bitten muss (des Berges unbeantworteter Briefe neben mir werde ich zu meinem Schmerze nicht mehr Herr). Vielmehr folgt das Zögern auch aus einer gewissen Ratlosigkeit. Denn befriedigt von der Lektüre bin ich nicht, und ich weiss nicht recht, wie ich es Ihnen zum Ausdruck bringen soll, wenn ich redlich bleiben und Sie auch nicht verletzen möchte. Kein Zweifel ist an dem Interesse, mit dem ich viele Ihrer anschaulichen Schilderungen lese, eine vergangene Welt an vielen Punkten vergegenwärtige und erinnere. Kein Zweifel ist auch an Ihrer vielfachen Erfahrung, an Ihrer Gabe zu berichten, an Ihrer Aufgeschlossenheit für eine grosse Mannigfaltigkeit, an Ihrem Willen zu gerechtem Abschätzen. Und doch befiel mich eine Traurigkeit und steigerte sich zum Schrecken, als ich die Seiten 494 ff. über Max Weber las. Und diese Seiten warfen für mich ein Licht zurück: dass sie für Sie möglich waren, macht mir verständlich, warum ich trotz

---

23 Ein dritter Band wurde nicht mehr publiziert.
24 Franz R. Greiner, Rezension zu: Willy Hellpach, *Wirken in Wirren. Lebenserinnerungen* (1948), in: *Göttinger Universitätszeitung* 4 (1949), 12.
25 Dieser Brief wurde zusammen mit Hellpachs Antwort vom 30.5.1949 sowie der Rückantwort von Jaspers vom 2.6.1949 erstmals 1977 mit leichten Kürzungen in der Wochenendbeilage der *Frankfurter Allgemeinen Zeitung* abgedruckt. Vgl. Christoph Führ, »Flammen der Liebe zur Wahrheit. Jaspers und Hellpach im Streit um Max Weber – Ein Briefwechsel«, in: *Frankfurter Allgemeine Zeitung* 22.10.1977, Nr. 246, 104.

des Umfangs der von Ihnen gezeichneten Welt schon traurig war, als ob bei so vielen (für meinen Blick) falschen Überschätzungen die Substanz der Zeit nicht fühlbar, sondern nur ihre Staubwolke sichtbar werde. Das ist nun sehr übersteigert ausgedrückt. Aber bei den Seiten über Max Weber kann ich Ihnen garnicht ganz deutlich sagen, was ich denke. Denn auch ohne dass ich eine Übersteigerung begehe, wird das Gesagte mich für Sie, fürchte ich, ganz unbegreiflich erscheinen lassen. Darum so wenig als möglich:

Eine Reihe von einfachen Unrichtigkeiten übergehe ich. Mehr als das, aber nicht wie Unrichtigkeiten für jedermann beweisbar, ist Ihre Behauptung von dem Bruch, von dem Pathologischen, von der Überwältigung des Genialen durch das Pathologische.[26] Max Weber schadet das nicht. Seiner Grösse bin ich so gewiss durch Anschauung der faktischen Leistungen (– um die die Deutschen wie um einen Berg herumgegangen sind, statt ihn zu ersteigen –, und bin, was eine Seite seiner Einsichten angeht, durch seinen Aufstieg in der angelsächsischen Welt bestätigt),[27] dass solche Bemerkungen von Ihnen mir nur für das gegenwärtige Deutschland und unser Heidelberg wichtig und hier nun allerdings erschütternd sind: solche Worte über den »grössten Deutschen« unseres Zeitalters und grössten Geist der Heidelberger Universität im letzten halben Jahrhundert![28] Gerade weil ich Sie kenne und weiss, dass nicht Bosheit, sondern eine gutwillige Blindheit Ihnen die Feder geführt hat, bin ich von neuem in den Zustand geraten, zu denken: der deutsche Geist, statt in einer Wiedergeburt sich zu erheben, zerstört sich selbst heute in seinen Resten.

Ich vermute, besser als irgend jemand und ganz concret über das Psychopathologische bei Max Weber unterrichtet zu sein,[29] und bekenne

---

26 Vgl. Hellpach, *Wirken in Wirren*, Bd. 1, 495: »Weber war geistig einer der bedeutendsten, aber auch seelisch einer der gebrochensten Menschen, denen ich begegnet bin. Ja, das Wort ›Bruch‹ ist das eigentlich Kennzeichnende: es war ein schwerer Bruch in seinem Wesen, das Pathologische überwältigte schließlich das Geniale seines Naturells.«

27 Der Harvard-Soziologe Talcott Parsons (1902-1979) verbreitete durch sein Werk *The structure of social action* (New York 1937) und mittels Übersetzungen Webers Denken im angloamerikanischen Bereich, bevor es in den 60er Jahren zu einer Weber-Renaissance in Deutschland kam. Vgl. Lawrence A. Scaff, *Max Weber in America*, Princeton 2011.

28 Hellpach, *Wirken in Wirren*, Bd. 1, 496: »Ich weiß nicht, ob Weber das Kriterium echter Grösse erfüllte [...] Er ist kaum bis zum wirklich Schöpferischen vorgedrungen; alle seine wissenschaftlichen Arbeiten blieben Bruchstücke, mit großem Atem anhebend, der ihnen [...] dann ausging; sie verloren sich schließlich, zumal die erkenntnistheoretischen, in einem Gestrüpp von Gedankenverfilzungen und Folgerungswidersprüchen, das durch immer riesigere, oft seitenlange Fußnoten nicht gelichtet, sondern eher noch verdunkelt ward.«

29 Weber, der um 1900 für einige Jahre an schwersten Konzentrations- und Schlafstörungen litt und 1902 seine Pensionierung beantragte, verfasste um 1910 für den Nervenarzt Johann Hoffmann (1857-1919), Leiter der Nervenabteilung und Ner-

Ihnen: das Gegenteil Ihrer These ist wahr, nämlich eine einzigartige Überwindung pathologischer Mitgift und ein Hineinwachsen in den hellsten menschlichen Raum von Vernunft und Liebe. Und zweitens: solche unbestimmten Redensarten wie »Bruch« – darüber würden wir bei näherer Erörterung wohl einig sein – sollte ein Psychopathologe nicht anwenden, wenn er nicht mit concret erfüllten Kategorien den Sinn eines solchen sonst nur herabsetzenden Wortes klar macht.

Wir Deutschen, die zu ihrem geringfügigen Teil um die Überlieferung eines geistigen Ethos bemüht sind, machen keinen Lärm. Das Kategoriennetz, das Sie brauchen (Jünger, Hingabe, Gehorsam), ist für die Welt, in der Max Weber und seine Freunde lebten, durchaus unangemessen.[30] Dass Marianne Weber »der einzige unerschütterliche treue Jünger« geworden sei, ist darum doppelt falsch: erstens weil es dort keinen Jünger gibt, zweitens weil ausser Marianne eine nicht geringe Zahl von Menschen in Max Weber den einzigen Mann in unserem Zeitalter gesehen haben, der ihnen das Mass gab für Grösse des Menschen und der sie durch seine Leistungen mehr als alle anderen belehrte nicht nur in Kenntnissen und Methoden, sondern in der Denkungsart des philosophischen Menschen.

Ich verdanke Max Weber nicht nur meine Psychopathologie in der Jugend, sondern die Möglichkeit meiner Philosophie. Mein Freund Gruhle hat – gerade vor wenigen Wochen – öffentlich in einer Widmung seines Hauptwerkes[31] bekannt, was uns seit 40 Jahren gemeinsam selbstverständlich war. Ich spreche nur von Heidelbergern und lasse die anderen.

venambulanz der Neurologischen Klinik in Heidelberg, eine genaue Selbstdarstellung seiner Symptomatik, die Marianne Weber nach Webers Tod 1920 Jaspers schenkte. Ihm erschien sie »einzigartig« durch ihren Grad an »Distanz zu sich selbst«. In der Zeit des Nationalsozialismus gab Jaspers das Manuskript an Frau Weber zurück, die es aus Sorge vor politischem Missbrauch später vernichtet haben soll. Vgl. Eduard Baumgarten, *Max Weber. Werk und Person. Dokumente ausgewählt und kommentiert von Eduard Baumgarten*, Tübingen 1964, 635-642, 641 f. und Joachim Radkaus große Biographie *Max Weber. Die Leidenschaft des Denkens* (München 2005), deren Argumentation sich stark an Webers Krankheit im kulturhistorischen Kontext orientiert. Zur psychiatrischen Diskussion von Webers psychischem Zustand und dessen Genese: Jörg Frommer u. Sabine Frommer, »Soziologische Aspekte der depressiven Struktur«, in: FNP 61 (1989), 161-171.

30 Hellpach, *Wirken in Wirren*, Bd. 1, 497: »Weber jedoch fand niemanden, der sich ihm auf Dauer unterwarf oder hingab; der Wesensbruch in ihm verwehrte ihm das im höchsten Sinne Schöpferische und wurde für die Mitarbeiter und die Freunde auf die Länge nur zum Unerträglichen. So ist seine bedeutende Gattin der einzige unerschütterlich getreue Jünger geworden, der persönlich und sachlich sich ihm ganz ergab.«

31 Vgl. Hans. W. Gruhle, *Verstehende Psychologie. Erlebnislehre*, Stuttgart 1949, V: »Dem sachverständigen Leser wird nicht der starke Einfluss entgehen, den Max Weber auf meine Grundstellungen gewann. Ihm, dem bedeutenden Menschen, dem persönlich nahezutreten mir das Schicksal vergönnte, gilt diese ganze Arbeit als Huldigung.«

Wir zwingen nicht auf, sondern erdulden und sagen, was wir sehen. Diese Seiten von Ihnen, erlauben Sie mir das böse Wort, sind eine Schmach für unsere Universität.

Das Weltforum, das ich spüre, ermutigt mich oft, mehr an den Weltbürger zu denken als an den Deutschen, aber nur vorübergehend. Denn ich bin so ganz und gar Deutscher, dass mir das Schicksal des deutschen Geistes identisch mit dem eigenen am Herzen liegt. Ihre Seiten über Max Weber werden mir Anlass zu radikalen Feststellungen über allgemeine Erscheinungen, unter denen ich Sie nicht gern subsumiert hätte, aber nun als belangreichsten lebenden Repräsentanten sehe.

Ich bin, wie Sie bemerken, sehr traurig und sehr böse. Seien Sie mir darob Ihrerseits nicht allzu böse.

Mit herzlichen Grüssen
Ihr
Karl Jaspers

Dank auch für die Sammlung Ihrer Aufsätze, die zu Ihrem 70. Geburtstag gesammelt sind![32]

183. Willy Hellpach an Karl Jaspers

Brief, ms.
Original: DLA Nl. Karl Jaspers

Heidelberg 30. Mai 1949

Sehr geehrter Herr Kollege Jaspers!

Wäre ich ein so ungezügeltes Naturell wie Ihr Abgott Max Weber, so läge es nicht ganz fern, auf einen Schelmen anderthalbe zu setzen und das injuriöse Wort »Schmach«, in dem Sie Ihre Vorwürfe an mich gipfeln lassen, mit dem gut berlinischen (und freilich immer noch harmloseren) Werturteil »Quatsch« abzufertigen, womit dann Ihre ganze Kapuzinade als diskussionsunwert erledigt wäre.

Aber ich tue das *nicht*, schon weil ich zeitlebens dawider gekämpft habe, daß der Deutsche (und er bedenkenloser, als es in jeder andern abendländischen und gar morgenländischen Nation vorkommt) abweichende Beurteilungen *moralisch diffamiert*. Seit anderthalb Jahren habe ich wiederholt Anlaß gehabt, solche Entgleisungen zurückzuweisen, die z. B. Ihnen galten; erst dicht vor dem Eintreffen Ihres Briefes vom 22. April hielt ich einem älteren auswärtigen Studierenden eine Philippika, weil er Ihre »Fahnenflucht« in die Schweiz als »eine Schande für die deutsche Philosophie« bezeichnete. Ich bemühte mich, ihm klarzumachen, daß alle solchen diffamierenden Ausdrücke endlich und endgültig

---

32 Willy Hellpach, *Universitas litterarum. Gesammelte Aufsätze. Zum 70. Geburtstag im Namen von Freunden und Kollegen*, hrsg. von Gerhard Hess und Wilhelm Witte, Stuttgart 1948.

aus unserm öffentlichen Leben verschwinden müßten, wenn wir jemals noch zu einer anständigen Auseinandersetzung mit dem anders Urteilenden gelangen sollten, was die Voraussetzung jedes gesunden und würdigen öffentlichen Lebens sei. Max Weber war in dieser Hinsicht ein besonders gefährliches »Vorbild«. Er »brillierte« geradezu in solchen abschätzigen Urteilen, setzte bedenkenlos an die Stelle von »Irrtum« »Schwindel«, von »verfehlt« »abscheulich«, von »bedauerlich« oder »unbegreiflich« »schändlich« oder »hundsföttisch«; ich weiß noch wie heute, daß er sich Anfang 1919 jede Wirkung auf die Korporationsstudentenschaften verdorben hat, weil er in öffentlichen politischen Versammlungen den Satz »Ein Hundsfott, wer jetzt Couleur trägt«,[33] immer wiederholte (während man doch höchstens sagen konnte: man kann darüber streiten, ob es in dieser Niederbruchslage der Deutschen noch einen Sinn hat und angezeigt ist, Couleur zu tragen); der verstorbene Bürgermeister Drach[34] hat mir händeringend erzählt, wie Weber sich damit jede Möglichkeit verscherzt habe, auf die Studenten irgendwie einzuwirken. Natürlich, wer läßt sich denn einfach beschimpfen, wenn er einen abweichenden Standpunkt vertritt!

In der Tat ist mir das, was Sie zum Fall Weber ausführen, so gut wie »unbegreiflich«. Doppelt unbegreiflich im gegenwärtigen Zeitpunkt, wo Sie selber sich eines vehementen Angriffs zu erwehren haben, der Sie abkanzelt, weil Sie gewagt haben, die Gestalt Goethes *kritisch* zu betrachten.[35] Sie setzen ja aber Ernst Robert Curtius[36] geradezu von sich aus ins Recht, wenn *Sie* eine Gelehrtengestalt, die doch wirklich an die menschheitliche Bedeutung Goethes nicht heranreicht, Ihrerseits mit dem Nim-

33 Vgl. Weber, *Max Weber*, 643 f.
34 Richard Drach (1873-1924) wurde 1914 und 1923 zum Bürgermeister Heidelbergs gewählt.
35 Karl Jaspers, »Unsere Zukunft und Goethe. Vortrag, gehalten anläßlich der Verleihung des Goethepreises der Stadt Frankfurt an den Verfasser am 28. August 1947 in Frankfurt am Main«, in: *Die Wandlung. Eine Monatsschrift* 2 (1947), 559-578; später als: *Goethe und unsere Zukunft*, Zürich 1948 und Bremen 1949. Jaspers plädiert in dieser Rede für eine kritische Aneignung Goethes, der kein Vorbild zur Nachahmung sein könne, da von ihm Gefahren ausgingen, denen er allerdings selbst nicht erlegen sei.
36 Der Romanist Ernst Robert Curtius (1886-1956) warf Jaspers 1949 in polemischem Ton öffentlich vor, dass seine Goethedarstellung selbstüberhebend und diffamierend, »subaltern« und »arrogant« sei: »Jaspers hat seit 1945 deutlich bekundet, dass er den vielumworbenen Posten eines praeceptor Germaniae anstrebt. Er hat unsere Kollektivschuld so sonnenklar erwiesen, daß wir nur noch mit schlechtem Gewissen weiterleben. Ein Wilhelm von Humboldt unserer Zeiten, hat er den deutschen Universitäten Richtlinien gegeben, bis er ihnen mit dem Rücken kehrte. Ein kommender praeceptor Helvetiae? [...] Er krönt diese volkserzieherischen Leistungen durch eine ›Kampagne in der Schweiz‹, die sich gegen Goethe richtet. Habemus papam!« Zitiert nach Saner, *Jaspers*, 59. Zum »Curtius-Jaspers-Streit« vgl. Gerhard Hay, *Als der Krieg zu Ende war. Literarisch-politische Publizistik 1945-1950*, Stuttgart 1973, 498-501. Vgl. weiter die Korrespondenz Karl Jaspers – Ernst Robert Curtius im Band *Politik, Universität* dieser Edition.

bus eines Postulates der kritiklosen Verehrungswürdigkeit und menschlichen Infallibilität umkleiden! *Jede Figur der Geschichte ist umkämpft;* kultische Vergötterung darf es Menschen gegenüber nicht geben, und sie wäre am allerwenigsten angebracht gegenüber einem Manne, der seinerseits in der Schärfe seiner absprechenden Werturteile über Dissenters unüberbietbar rücksichtslos gewesen ist. (Voriges Jahr wurde in der Schweiz ein so krasses Aperçu aufgewärmt, das er über Werner Sombart[37] getan habe, daß einer der mitzuhörenden Herrn bemerkte: er finde das nicht mehr zum Lachen, sondern schlechthin abscheulich). Sie halten ihn (wie Th. Heuß)[38] für den »größten Deutschen seines Zeitalters« und jedenfalls für den »größten Geist der Heidelberger Universität« im letzten halben Jahrhundert. Tausende von Beurteilern werden das bestreiten. Mir persönlich erscheinen, rein wissenschaftlich gesehen, etwa Windelband, Albrecht Dieterich,[39] Ernst Troeltsch,[40] Immanuel Bekker,[41] Albrecht Kossel,[42] Kraepelin, Nissl, Krehl, Gothein,[43] Salomon[44] ihm zumindest ebenbürtig, teilweise überragen sie ihn an bleibender Leistung; mehrere der Genannten empfinde ich als ihm *menschlich* überlegen, ungebrochener, geschlossener in ihrem Menschentum. Aber das alles ist doch eben *erörterungswert und erörterungsbedürftig.* Gerade wer ein wirksames Nachleben Webers bejaht, müßte *froh* sein, wenn es *kritisch* fundiert wird. Und man müßte meinen, der Philosoph, der den Anspruch erhebt, der Menschheit ein mehrbändiges Werk über die *Wahrheit* zu bescheren, müßte an der Spitze derer stehen, die nach der Wahrheit über eine Gestalt wie Max Weber *streben.* Jedoch, es scheint hoffnungslos zu sein, den Kreis, der sich *kultisch verhalbgottend* (ich vermeide das naheliegende, aber abschätzige Wort »vergötzend«!) um

---

37 Werner Sombart (1863-1941), Volkswirtschaftler und Soziologe.

38 Theodor Heuss (1884-1963), 1. Bundespräsident 1949-1959, kannte Max Weber über die Zusammenarbeit mit dem Politiker Friedrich Naumann.

39 Albrecht Dieterich (1866-1906) lehrte seit 1903 Klassische Philologie in Heidelberg.

40 Der systematische Theologe Ernst Troeltsch (1865-1923), führender Vertreter des Kulturprotestantismus, lehrte von 1894 bis 1915 in Heidelberg, bevor er 1915 dem Ruf auf einen philosophischen Lehrstuhl nach Berlin folgte.

41 Immanuel Bekker (1827-1916) vertrat seit 1874 in Heidelberg Römisches und Deutsches bürgerliches Recht.

42 Albrecht Kossel (1853-1927) fungierte seit 1901 als Ordinarius für Physiologie in Heidelberg, erhielt 1910 den Nobelpreis für Medizin und gründete noch 1924 das Institut für Eiweißforschung.

43 In dem von Jaspers gemeinten Sinn schreibt 1908 der Nationalökonom Eberhard Gothein (1853-1923), der 1904 Webers Lehrstuhl übernommen hatte: »Ich war eine Stunde bei Max Weber, er war voll Geist und Leben, er steckt doch alle, die sonst in Heidelberg sind, in die Tasche.« Vgl. Marie Luise Gothein, *Eberhard Gothein. Ein Lebensbild seinen Briefen nacherzählt,* Stuttgart 1931, 149.

44 Der Geologe Wilhelm Salomon (1868-1941) wirkte von 1913 bis 1933 als Ordinarius in Heidelberg, wo er 1921 das Geologische Institut gründete. Er emigrierte nach Ankara.

M.W. geschlossen hatte, irgendwie von der Notwendigkeit und Fruchtbarkeit solcher Kritik zu überzeugen. Dabei merkt dieser Kreis offenbar gar nicht, wie solcher Kult die interessante, mit all ihrem Bruch ins dämonisch Wilde und Ungezügelte reichende Gestalt Webers subaltern verkitscht und verwässert – und offenbar merkt es, vom Weihrauch dieses Kultes aus der Ziegelhäuser Landstraße 19 umnebelt,[45] auch *der* Denker nicht, der selber pathographische Studien über mehrere große Persönlichkeiten verfaßt hat, die alle mehr oder minder gebrochene Menschen gewesen sind – was doch mit dem Wert ihrer schöpferischen Leistung nichts zu schaffen hat![46] Aber es ist ja so bezeichnend: eine Würdigung (die *ich* keineswegs als unfehlbar oder endgültig beanspruche, so albern bin ich nicht), wie die meine, die damit anhebt, daß ich Weber eine der geistig bedeutendsten Persönlichkeiten nenne, denen ich begegnet bin, und damit schließt, daß ich ihm unbeirrbare Dankbarkeit bewahre, eine solche Würdigung wird vom Verfasser der Studien über Nietzsche, über Hölderlin, van Gogh, Strindberg, vom Verfasser der »Wahrheit«, mit Urteilen wie »*Blindheit*« und »*Schmach*« abgetan! Auch dieser Mann, namens Karl Jaspers, duldet nur kultische Verhimmelung seines Abgottes! Und dabei merkt Ihr Kultjünger gar nicht einmal, wie wenig Ihr *Geistjünger* Max Webers seid! Denn Ihr seid es ja alle nicht: weder Gruhle, noch der Graf Solms-Marburg,[47] noch Karl Jaspers-Basel, sie alle sind (Gott sei Dank) *ihre* selbständigen Wege gegangen und schleppen allenfalls ein kleines amulettisches Andenken wie den »Idealtypus« oder so etwas mit sich; man ist ja doch nicht, auch in Angelsachsen nicht, »Jünger«, wenn man sich mit Jemandem befaßt oder von ihm wirksam beeinflußt sich weiß! Aber Begriffsverdunkelung gehört ja wohl zu jedem Kult. Der Witwe Webers verüble ich diesen Kult selbstverständlich nicht; es wäre ebenso taktlos wie fruchtlos, mit der überlebenden Lebensgefährtin irgendeines Menschen über dessen Persönlichkeit zu streiten; aber von Männern wie Ihnen hatte ich freilich erwartet, daß sie sich ihr Urteil bewahren und den Weg zur *Wahrheit* auch in einem solchen Falle nur in einer vorurteilslosen *Diskussion* des Umstrittenen und Umstreitbaren suchen. Vollends die sittliche und geistige Grundlage einer Demokratie kann immer nur der geistige Meinungsaustrag in freier

---

45 Letzter Heidelberger Wohnsitz Max Webers, in dem Marianne nach seinem Tod weiterhin sonntägliche Teegespräche abhielt. Heute befindet sich in dem Haus ein Max-Weber-Studienzentrum. Vgl. Wolfgang Schluchter, Das Max-Weber-Haus in Heidelberg. Rede zu seiner Eröffnung am 17. Oktober 1992, in: *Unversöhnte Moderne*, Frankfurt a.M. 1996, 279-284.

46 Hellpach spielt an auf Jaspers' *Strindberg und van Gogh. Versuch einer pathographischen Analyse unter vergleichender Heranziehung von Swedenborg und Hölderlin.* (SuG)

47 Der Soziologe Max Graf zu Solms (1893-1968) begründete in Marburg institutionell nach 1945 die Soziologie und stand in der Tradition Max Webers und Ferdinand Tönnies' (1855-1936).

Auseinandersetzung und die *Überzeugung* des Andersmeinenden sein, nicht aber seine Abkanzelung, Verfemung und Beschimpfung.

Und hier, sehr geehrter Herr Kollege, bezeichne ich den Punkt, an dem Sie jeden noch möglichen Diskussionsboden verlassen haben: Schmach ist ein ganz gewöhnliches Schimpfwort, das Ihrer Feder niemals hätte entgleiten dürfen. Es schließt jede fernere persönliche Beziehung zwischen Ihnen und mir aus – wenn Sie es nicht in aufrichtiger Einsicht, daß es unangebracht war, tilgen. Um alles andere will ich über den umstrittenen Max Weber mit Ihnen rechten, aber dieses Wort müßte erst zwischen uns wieder fortgenommen sein.

Mehr habe ich Ihnen zu Ihrem Briefe nicht zu sagen.
Willy Hellpach

184. Karl Jaspers an Willy Hellpach

Brief, ms.
Original: GLA Nl. Willy Hellpach

Basel, den 2. VI. 1949

Lieber Herr Hellpach!
Eben erhalte ich Ihren Brief, bin erschreckt und nehme vor allem weiteren das »Schimpfwort« Schmach ohne Einschränkung zurück. Ich wollte selbstverständlich Sie weder beschimpfen, noch Sie kränken. Wenn Sie mich entschuldigen wollen, so bitte ich Sie zu bedenken, dass ich im ersten Zorn unmittelbar an Sie, nicht in der Öffentlichkeit, mich mitteilte, und dass ich einen Brief, in allzu grosser Selbstverständlichkeit eines langen von gegenseitigem Vertrauen getragenen Verhältnisses nicht sorgfältig abgewogen habe, wie es eine öffentliche Erörterung verlangt hätte. Doch weichen Sie darin von mir ab, dass mir im persönlichen – nicht öffentlichen – Verkehr drastische Wendungen als tragbar gelten, wenn hinter ihnen nicht böser Wille und kränkende Absicht stehen. Ich bedaure es sehr, dass Sie sich beleidigt gefühlt haben und dass ich dessen Ursache war.

Leider habe ich meinen Brief, den ich Ihnen schrieb, nicht zur Hand. Ich kann daher nicht an meinen Sätzen prüfen, was ich gesagt habe. Aber ich weiss, was ich habe sagen wollen. Es handelt sich um einen Vorgang an der Heidelberger Universität, der mein Herz ergriff und noch ergreift. Ich hatte die Hoffnung, dass Sie Ihrerseits einige Ihrer Sätze über Max Weber berichtigen würden, und habe in Unbesonnenheit nicht überlegt, dass dieser Weg der Anklage auch dafür nicht der richtige ist. Jetzt darf ich – ich hoffe mit Ihrem Einverständnis – sachlich formulieren, was ich gleich hätte tun sollen.

Vorher aber bitte ich Sie, meinen Brief an Sie nicht mit dem in vielen Zeitungen abgedruckten Aufsatz von Curtius zu parallelisieren. Nicht nur die Öffentlichkeit unterscheidet ihn. Aber das wäre ein anderes Thema. Ich bin mit Ihnen völlig einig, dass kein Mensch vergöttert oder vergötzt werden darf, dass jeder vielmehr Gegenstand der Kritik bleiben muss, auch und erst recht Max Weber. Es handelt sich nur darum, wie Kritik geübt wird, mit welchen Gründen und mit welchem Recht. Und auch die menschliche Persönlichkeit soll von der Kritik nicht ausgenommen sein. Meine Bemerkungen zu Ihrer Kritik schliessen sich der Folge Ihres Textes an.

1) Sie beklagen, »dass die psychopathischen Züge seiner starken Persönlichkeit es schwer möglich machten, mit ihm jahrelang auf dem Vertrauensfusse zu bleiben«.[48] Als Beispiel führen Sie Troeltsch an, mit dem er sich »unversöhnlich überworfen« habe. Das ist nicht richtig. Die beiden haben sich später versöhnt. Und wesentlich ist, weswegen der vorübergehende Abbruch eintrat. Wegen einer tiefgehenden Differenz über die Pflichten der Ritterlichkeit gegen die französischen Kriegsgefangenen. Weber als Leiter der Lazarette hatte auch ein Lazarett von französischen Verwundeten zu leiten. Troeltsch verlangte eine weniger rücksichtsvolle Behandlung (im Zusammenhang einer Wirksamkeit von Schneegans).[49] Beide waren sittlich empört. Im Einzelnen ist die Sache hier viel zu umständlich zu erzählen.[50] Damals als unmittelbar Mitwissender war ich tief ergriffen von dem Adel der deutschen Seele, der aus Weber sprach, und erschreckt über Troeltsch. Dass dabei Weber einmal die Tür zuschlug, hat er selbst beklagt. Es war bei dem, was da wirklich geschah und was symptomatisch für den Gang des sittlichen Verhängnisses in Deutschland war, gleichgültig und keineswegs als psychopathisch zu entschuldigen, sondern als Masslosigkeit der Äusserung einer so tief begründeten Empörung zu verantworten. Nach Ihrer kurzen Darstellung sieht es aus, als ob ein unleidlicher Mensch überall Krach bekomme. Es lässt sich aus der Anschauung begründen, dass der Kern dieser Vorgänge der ernsteste sittliche Wille war.

2) Sie schreiben: »Weber war einer der bedeutendsten, aber auch seelisch einer der gebrochensten Menschen, denen ich begegnet bin. Ja, das Wort ›Bruch‹ ist das eigentlich Kennzeichnende: es war ein schwerer Bruch in seinem Wesen, das Pathologische überwältigte schliesslich das Geniale seines Naturells.«[51]

Ich denke, dass Sie mit mir einig sind, dass diese Sätze keine wissenschaftlich gegründete psychiatrische Erkenntnis aussprechen. Begründet werden sie von Ihnen nur durch die »Schroffheit«, die nicht zu leugnen ist. Sie werden mir auch ein wenig psychiatrische Urteilsfähigkeit zutrauen und anerkennen, dass ich aus eigener Anschauung einiges von Max Weber weiss. Mein Urteil, das durch breitere concrete Darlegung

---

48 Hellpach, *Wirken in Wirren*, Bd. 1, 495.
49 Friedrich Schneegans (1867-1942) lehrte Romanistik in Heidelberg, ging 1915 in die französische Schweiz und erhielt nach 1919 eine Professur in Straßburg.
50 Marianne Weber erzählt diese Episode verschlüsselt in ihrer Biographie; vgl. Marianne Weber, *Max Weber. Ein Lebensbild*, München 1994, 531 f.
51 Hellpach, *Wirken in Wirren*, Bd. 1, 495.

begründbar wäre, ist: a) Ein »Bruch«, sofern ich mit dem Worte einen Sinn verbinden kann, ist nicht da, ausser in dem plötzlichen Versagen der Kräfte gegen die Jahrhundertwende, – dann folgte langsam Wiederherstellung in Schwankungen. Anfänglich konnte er überhaupt nicht mehr Bücher lesen. Die Diagnose ist gar nicht einfach. Unsere Kategorien reichen nicht aus. Von fern erinnert die Sache an Fechners Erkrankung,[52] die auch schwer fassbar ist und Möbius zur Erfindung einer neuen Krankheitskategorie veranlasste.[53] Der Ausdruck »seelisch gebrochener Mensch« scheint mir keine Einsicht, sondern ein nur herabsetzendes Werturteil auszusprechen. –

Max Weber ist nach dem, was ich gesehen habe, einer der wunderbaren Fälle, in denen die Humanität und der sittliche Wille eine Bewegung vollzogen, die ihn zu voller Überlegenheit über die schweren somatopsychischen Störungen kommen liess. Die grossartige »Gesundheit« des Wesens verscheuchte die Krankheitssymptome selber, oder wenn dies nicht völlig gelang, verwehrte ihre Auswirkungen. Es war ein ständiger Aufstieg bis zum letzten Lebensjahr. An Max Weber dachte ich, wenn ich einen bei völlig anderen Symptomen vergleichbaren Prozess bei W. v. Humboldt früher in meinen Vorlesungen darstellte: den Sieg der Humanität.

3) Die privaten Äusserungen des Temperaments und die öffentliche, ungemein scharfe Kritik von seiten Webers scheinen bei Ihnen zusammenzufliessen, wenn Sie von Lamprecht[54] berichten. Auch ich kenne seine Äußerungen über Lamprecht und viele analoge über andere Köpfe. Die Übersteigerung des Ausdrucks rechnete auf Vertraulichkeit, war stets corrigierbar, was das Mass betrifft. Nicht Lamprechts Wirtschaftsgeschichte hat er so beurteilt, sondern vor allem die drei Ergänzungsbände der deutschen Geschichte,[55] die »Reizsamkeit«, und überhaupt die Zeitalterschematik. Wiederum ist hier der Wille zur reinen Wissenschaft, zur Kritik des Wissbaren und zum geistigen »Niveau« das Massgebende. Sie schildern selbst – ausser dem schönen Bericht über den kräftigen Einsatz Max Webers zur Abwehr der Ungerechtigkeit und Bosheit, denen Sie ausgesetzt waren – auch trefflich, wie er im Gespräch Ihnen recht

---

52 Im Rahmen seiner Versuche zum Galvanismus und zur physiologischen Optik zog sich der Physiologe, Psychologe und Philosoph Gustav Theodor Fechner (1801-1887) ein Augenleiden zu, das ihn beinahe erblinden ließ.

53 Der Leipziger Psychiater Paul Julius Möbius (1853-1907) war ein Schüler von Fechner, seine pathographische Arbeit zu dessen Krankheit findet sich im 6. Band der *Ausgewählten Werke*, Leipzig 1905.

54 Karl Lamprecht (1856-1915) wurde als Schüler Wilhelm Roschers mit wirtschaftshistorischen Arbeiten bekannt, wirkte seit 1891 in Leipzig und schrieb dort eine großangelegte *Deutsche Geschichte*. Auf seine These der »sozialpsychischen Gesetzmäßigkeit« geht der »Methodenstreit« in der Geschichtswissenschaft zurück, an dem sich auch Max Weber beteiligte.

55 Die *Deutsche Geschichte* erschien in zwölf Bänden und zwei Ergänzungsbänden in Leipzig (1894-1909).

gab, nachdenklich nickte.⁵⁶ Dies war doch das Entscheidende: Max Weber war, wie nur wenige Menschen, denen ich begegnet bin, überzeugbar und fähig, in heftigstem Hin und Her mit dem Anderen und sich selbst voranzukommen. Man musste nur eine wahre Sache wahrhaft und auch schroff vertreten: das Wunderbare war das Herausspringen des Wahren durch den Kampf. Wer schwieg, wer beleidigt war, wer nicht zu antworten wusste in der Sache selbst – sondern abglitt auf die Form des Ausdrucks –, konnte das nicht erfahren. Sie haben es offenbar im Augenblick damals erfahren. Es würde viel zu lang werden, wenn ich Ihnen erzählen wollte, wie ich in einer eine dritte Person angehenden Sache Max Weber etwa 1912 angriff. Es war eine für ihn höchst erregende Angelegenheit. Aber die Reinheit im jugendlichen Willen, rücksichtslos über den Dritten erschreckende Dinge ihm klar zu machen, machte seine Freundschaft nur näher.⁵⁷

4) Sie schreiben: »kaum bis zum wirklich Schöpferischen vorgedrungen« ..., »alle Arbeiten blieben Bruchstücke« ..., »Gestrüpp von Gedankenverfilzungen« ...⁵⁸ Dem lässt sich in Kürze nicht beweisend das Rechte erwidern. Aber ich darf auf Grund meines mir ständig bewussten Durchdrungenseins von der Denkungsart, die mir in Max Weber aufgegangen ist, sagen: »Bruchstücke« – ja, wie bei allen grossen Fragmentariern, wie Lionardo, Michelangelo, Pascal ... aber schöpferisch, weil eine wirklich durchgeführte neue Conception geschichtlich-sociologischer Forschung vorliegt. Sie bewährt sich erst voll, wenn man sie an den höchsten Maßstäben misst und benutzt, etwa an Hegel, Marx und deren Kritik. Doch das ist, so kurz gesagt, eine blosse Behauptung, die auf meiner geistigen Erfahrung durch Jahrzehnte beruht. Gruhle, der ganz andere Wege gegangen ist als ich, ist in der gleichen Lage. Dieser so nüchterne, so zurückhaltende und unpathetische Mensch braucht in seiner Widmung, ausser der Bemerkung des starken Einflusses Webers auf seine Grundeinstellungen die Worte: »Ihm gilt diese ganze Arbeit als Huldigung«.

5) Die Arbeit über die protestantische Ethik gerät bei Ihnen in ein abwertendes Licht.⁵⁹ Das scheint mir nur möglich, weil Ihnen nicht in Er-

---

56 Hellpach, *Wirken in Wirren*, Bd. 1, 495 f.
57 Jaspers empörte sich über die s. E. »verdammenswerthe« außereheliche Beziehung zwischen Emil Lask und Lina Radbruch (1887-1970), die im Juli 1913 zur Scheidung ihrer Ehe mit Gustav Radbruch führte. Max Weber versuchte bei Jaspers auch Verständnis für den jungen Philosophen zu wecken, rhetorisch fragend: »Ob ich persönlich dem leidenschaftlichen Wollen einer schönen Frau immer Widerstand geleistet *hätte* oder leisten *würde* in *allen* äußeren und inneren Situationen – denn *diese* sind doch sehr entscheidend – – nun, ich weiß es *nicht*.« Vgl. Max Webers Briefe an Jaspers vom April und Mai 1913 in: Max Weber, *Briefe 1913-1914*, hrsg. von M. Rainer Lepsius u. Wolfgang J. Mommsen, Tübingen 2003, 209-212 u. 239-243, Zitat 242.
58 Hellpach, *Wirken in Wirren*, Bd. 1, S. 496.
59 Ebd.

innerung war, erstens, wie breit mit allen Mitteln der Forschung die These unterbaut wird, zweitens, wie bescheiden er von seinem Erfolg denkt, (dass hier ein Causalfaktor vorliege, habe er bewiesen, wie stark er sei, das habe er nicht bewiesen, er *halte* ihn für stark), und dass gerade die Bescheidenheit nicht persönliche Eigenschaft, sondern Element des methodischen Bewusstseins vom Geltungscharakter solcher historischen Einsicht ist. Hier steht er sachlich in vollem Gegensatz zu Lamprecht, nicht verwandt neben ihm.

6) Sie schreiben von Max Weber: »einer der übelsten Auswüchse ultraindividualistischer Geisteshaltung, die nur um das liebe Ich und sein Rechthaben kreiste.«[60] Dem muss ich aus einer Erfahrung von zehn Jahren im persönlichen Verkehr und aus der jederzeit zugänglichen Anschauung in seinen Schriften radikal widersprechen. Dass Max Weber sich selbst zum Erlöschen brachte, dass er gar nicht rechthaberisch war, hat mich ihn damals von den meisten Professoren unterscheiden lassen: welche Zuflucht bei ihm, wo man rückhaltlos alles von ihm Gesagte auch angreifen konnte, – nur musste man es auch tun und nicht formal, nicht plaudernd, sondern aus dem erfahrenen Ernst einer Wahrheit. Flammen der Liebe zur Wahrheit schlugen hoch in der Heftigkeit der Diskussion, wenn ihm einer so begegnete. Er war endlich einmal einer, bei dem man nicht vorsichtig zu sein brauchte.

7) Sie schreiben: »der Wesensbruch ... wurde für die Freunde auf die Länge nur zum Unerträglichen. So ist seine bedeutende Gattin der einzige unerschütterliche getreue Jünger geworden, der persönlich und sachlich sich ihm ganz gab.«[61] Das Wort »Jünger« passt gegenüber Max Weber nicht. Das gilt, wo Vergötterung einsetzt. Hier war jedes Verhältnis al pari gemeint und vollzogen – wobei mir die gewaltige Überlegenheit in der Capacität Max Webers natürlich im Vergleich zu meiner Person klar ist. Hier gibt es eben schlechthin keine Vergötterung. Hier gibt es Gründe in der Communication, aufmerksam machen, erwecken und steigern der hohen geistigen und sittlichen Motive, von denen Wissenschaft durchseelt sein muss, wenn sie Sinn hat. Sie aber meinen Jünger anders, als Einfluss, Nachfolge. Mir scheint, dass in meinen Schriften mehr unmittelbar sachliche Nachfolge ist als in Mariannens, die thematisch durchweg auf andere Gebiete gerichtet sind. Ihre Behauptung von dem einzigen Jünger ist insofern nicht richtig. In welchem Sinne die »Jüngerschaft« – ich verwerfe das Wort – gilt, ist aus meinen beiden Schriften über Max Weber – der Trauerrede von 1920 und der Schrift von 1932[62] über ihn – unmittelbar sichtbar, mittelbar aus allen meinen Werken. –

---

60 Ebd., 496 f.
61 Ebd., 497.
62 Karl Jaspers, *Max Weber. Rede bei der von der Heidelberger Studentenschaft am 17. Juli 1920 veranstalteten Trauerfeier*, Tübingen 1926; *Max Weber. Deutsches Wesen im politischen Denken, im Forschen und Philosophieren*, Oldenburg 1932.

Soweit über einzelne Sätze von Ihnen. Sie werden verstehen, denke ich, dass ich wie andere liebende und verehrende Menschen erschreckt bin, einen Mann, dessen überlegene Erkenntniskraft, dessen grosses Herz, dessen Adligen Geist ich gesehen habe, mit herabsetzenden Sätzen und Worten getroffen zu sehen. Jede wirkliche, begründete Kritik ist recht, aber in der Klarheit, die dem Manne und seinen Sachen angemessen ist. Da mir Max Weber mit einer Reihe anderer Männer »Heidelberg« bedeutet, – und da diese anderen wohl alle seine Größe gesehen und verehrt haben – hier neidlos die uns eigene professorale Gleichmacherei preisgebend – (wie Hampe, Gothein, Nissl, Radbruch, Gundolf,[63] Braus, Ludwig Curtius[64] – im Grunde mit einiger Überwindung am Ende auch Troeltsch in seinen entscheidenden Äußerungen)[65] – so ist mir, sofern ich Heidelberger bin und bleibe im Sinne eines Heidelbergs, das über die Jahrzehnte geht, die Diffamierung Max Webers (die ist doch durch Ihre Seiten in der gegenwärtigen Form und Ausdrucksweise geschehen) ein wirklicher Schmerz und scheint mir ein Ereignis in der Substanz Heidelbergs. Hier handelt es sich um das, womit und wofür wir eigentlich leben. Ich wäre sehr glücklich, wenn Sie Ihre Darstellung auf Grund neuer Besinnung nachprüfen und berichtigen könnten. –

Auf Ihre in der Form des Nichtsagenwollens ausgesprochenen Bewertungen meiner Stellung und auf die wunderlichen Worte, die Sie geradezu brauchen, gehe ich nicht ein. Ich habe sie wohl bemerkt, aber ich glaube, sie übersehen zu dürfen angesichts dessen, worum es sich eigentlich handelt.

Ich grüsse Sie mit der Hoffnung auf Klärung
Ihr Karl Jaspers

---

[63] Friedrich Gundolf habilitierte sich als Literaturhistoriker 1911 in Heidelberg, wirkte seit 1920 als Ordinarius und kannte Weber über seine lange Zugehörigkeit zum Kreis um Stefan George.

[64] Ludwig Curtius schreibt gleich Jaspers über die Heidelberger Gelehrtenwelt, in die er mit dem Tod Max Webers 1920 eintrat: »Dieser republikanischen Aristokratie entsprach es auch, daß sie keinen eigentlichen Führer hatte. Aber als ihr Heros Ktistes stand im Hintergrunde die gewaltige Figur von Max Weber.« Vgl. Ludwig Curtius, *Deutsche und Antike Welt. Lebenserinnerungen*, Stuttgart 1958, 239.

[65] Vgl. Ernst Troeltsch, »Max Weber«, (*Frankfurter Zeitung*, 20.6.1920), in: René König, Johannes Winckelmann, *Max Weber zum Gedächtnis* (*Kölner Zeitschrift für Soziologie und Sozialpsychologie*, Sonderheft 7), Köln 1963, 43-46.

185. Willy Hellpach an Karl Jaspers

Brief, ms.
Original: DLA Nl. Karl Jaspers

Heidelberg, 5. Juli 1949

Lieber Herr Jaspers!
Ich möchte Ihnen doch wenigstens kurz Dank sagen für den Eingang Ihres Antwortbriefes, durch den Sie die persönliche Entfremdung, die zwischen uns drohte, beseitigen. Es wäre mir eine solche Entfremdung nicht nur ganz persönlich leidvoll gewesen, sondern ich bin auch der Auffassung (und habe das in dem vielen Hin und Her über den Curtius-Jaspers-Zwist wiederholt zum Ausdruck gebracht), daß wir uns in Deutschland solche Entzweiungen der führenden Geister einfach nicht leisten können; bei allen Auffassungsdifferenzierungen muß eine geistgesittete Solidarität gewahrt bleiben, die persönliche Verfeindung ausschließt.

Den übrigen Text Ihres Briefes zu erwidern, werde ich wohl erst am Semesterschluß Zeit und Besinnlichkeit finden. Ich bin dadurch, daß man mir – im amtlichen Zurruhesetzungsalter! – auch noch das persönliche Ordinariat an der Karlsruher TH aufgebürdet hat, zwar ohne jede Lehrverpflichtung, aber doch (worum es hauptsächlich geht) mit vielen Sitzungen und Beratungen (über Studium Generale, Vereinigung mit der Mannheimer Hochschule, Besetzung der »allgemein bildenden« Fächer usw.), über die Grenze des Zulässigen hinaus belastet und muß für alle Privatkorrespondenz die Ferien abwarten. Haben Sie also ein wenig Geduld!
Mit aufrichtigen Grüßen
Ihr Hellpach

186. Willy Hellpach an Karl Jaspers

Brief, hs.
Original: DLA Nl. Karl Jaspers

Heidelberg, 23. II. 53

Sehr geehrter, lieber Herr Jaspers!
Wir sind uns gewiß darüber einig, daß die dekadischen Abschnitte des Menschenlebens weder biologische noch noëtische Einschnitte vorstellen – aber da wir nun einmal das Dezimalrechensystem haben, so werden sie nach eingebürgerten Brauch gefeiert – und so möchte auch ich unter denen nicht fehlen, die staunend davon Kenntnis nehmen, daß nun auch Sie in die Loge der »Siebziger« heute eintreten. Bei der hohen Labilität Ihrer physischen Gesundheit, der Sie ihr außerordentliches Lebenswerk abringen mußten, darf man Sie und mit Ihnen Ihre treue Lebensgefährtin ganz besonders dazu beglückwünschen, daß Sie diesen Tag in so ungebrochener Schaffenskraft erleben dürfen. Wohlgeprägter

Niederdeutscher, der Sie von Haus aus sind, haben Sie für die Krönungsphase des irdischen Lebens – denn das ist unser eigentliches Alter – den oberstdeutschen Schauplatz erkoren, der sich finden ließ, dort, wo man noch durchgängig bis auf diesen Tag allemannisches Dütsch redet, als in Ihrer Heimat friesisches Platt. Ganz verwinden werden wir es hier nie, daß Sie von uns fortgegangen sind, eigentlich fehlten Sie uns in jeder Fakultätssitzung! Wir Beide waren oft, keineswegs immer derselben Auffassung, auch wo wir differierten, bedeutete mir die Ihre – das ist keine Geburtstagsverklärung, sondern schlichte Tatsächlichkeit – die für die Auseinandersetzung wesentlichste von allen abweichenden. Lassen Sei mich keine vielen Worte machen: möchten Sie schaffensfroh und schaffensmächtig bleiben auch als Siebziger und Ihr großes Lebenswerk vollenden! Dies wünscht Ihnen herzlich und aufrichtig
Ihr
Willy Hellpach

187. Karl Jaspers an Willy Hellpach

Brief, ms.
Original: GLA Nl. Willy Hellpach

Basel, den 27. März 1953

Lieber Herr Hellpach!
Haben Sie herzlichen Dank, dass Sie den Impuls hatten, mir zu meinem siebzigsten Geburtstag einen so freundlichen Brief zu schreiben. Sie sprechen als Mediziner mit berechtigtem Erstaunen, dass ich mit meinen Bronchiektasien dieses Alter in einer immerhin so anständigen Verfassung erreicht habe. Als ich zwanzig Jahre alt war, las ich über meine Krankheit eine Abhandlung von Rudolf Virchow, in der es hiess, spätestens in den dreissiger Jahren ihres Lebens gingen diese Kranken an allgemeiner Vereiterung zugrunde.[66] Mit Fraenkels Hilfe fand ich die Therapie in einer nicht ganz einfach durchzuführenden hygienischen Lebensökonomie. Zwar kamen oft kritische Zeiten, viele Blutungen und bei Erkältungen wochen- und monatelange Arbeitsunfähigkeiten. Meine Frau und ich haben den Tag daher fast wie ein Wunder gefeiert. Medizinisch ist mir dabei vor einigen Wochen eine Abhandlung von erster akademischer Seite vor Augen gekommen, in der wiederum diese Krankheit beschrieben, mit vielen neuen Untersuchungen im einzelnen bestimmt wird, in der eine Fülle neuer therapeutischer Massnahmen angegeben werden, aber die zwei Hauptpunkte, durch die ich am Leben bin, völlig ignoriert, also wohl unbekannt sind. Der Autor hatte viele Todesfälle. Und das, worum es sich handelt, entstammt ausschliesslich

---

66 Vielleicht Rudolf Virchow (1821-1902), »Ueber die Verstopfung der Lungenarterie«, in: *Neue Notizen aus dem Gebiete der Natur und Heilkunde* 37 (1846), Sp. 5-31.

dem einfachen klinischen Blick hippokratischer Medizin und hätte zu Platos Zeiten genau so gemacht werden können wie heute. Es ist merkwürdig, dass die gewaltige Steigerung des medizinischen Könnens heute die einfache klinische Therapie chronischer Krankheitszustände aus den Augen verliert.

Gerne las ich Ihre freundlichen Erinnerungen an unsere gemeinsamen Fakultätssitzungen. Meine Frau und ich denken gern an Heidelberg. Aber Sie selbst hatten von vornherein das freundliche Verständnis für uns. Der persönliche Hauptpunkt hat sich als richtig erkannt erwiesen: in den fünf Basler Jahren bin ich fühlbar leistungsfähiger und gesunder geworden, ohne dass die Krankheit als solche natürlich eine Veränderung erfahren hat.

Sie sind mir, lieber Herr Hellpach, sechs Jahre voraus und noch in tüchtiger Arbeit. Ich wünsche Ihnen herzlich, dass das so weitergehen möchte. Sie sprechen auch das Wort aus, dass man im Alter Dinge begreifen kann, die nur dem Alter zugänglich sind. Wollen wir beide auf diesem Wege versuchen zu finden, was wir können.

Herzlich Ihr
Karl Jaspers

Karl Jaspers – Jakob Klaesi 1925-1950

188. Jakob Klaesi an Karl Jaspers

Brief, ms.
Original: DLA Nl. Karl Jaspers

Basel, den 16. Oktober 1925

Hochverehrter Herr Professor,
Es machte mir eine sehr grosse Freude, von Ihnen einen Kranken zugeschickt zu bekommen, und ich beeile mich, Ihnen für Ihr sehr grosses Vertrauen meinen herzlichsten Dank auszusprechen. Herr René Cesar Ley[1] ist bei mir erschienen und war sehr bald so vertrauensvoll und zugänglich, dass ich für die weitere Behandlung die besten Hoffnungen hatte. Leider erkältete er sich aber in seinem Hotel, wo er nicht gerade ein gutes Zimmer hatte, und da ihm unsere Stadt auch sowieso nicht zusagte, indem er sie düster und muckerisch fand und geeignet, jede Produktivität zu beeinträchtigen und zu zerstören, entschloss er sich zur Abreise und ging nach Freiburg i. Br., wo er mit seiner Mutter zusammentreffen wollte. Er hat nun mit dem Sanatorium Brunner in Küssnacht Verbindung gesucht, weil er gedenkt, allenfalls dorthin zu übersiedeln.

Er ist ein schizoider Psychopath, wenn nicht ein Schizophrener. Der Verdacht, dass sein im Kerker durchgemachter melancholischer Anfall ein schizophrener gewesen sei, ist stark begründet. Dessen ungeachtet möchte ich die Hoffnung aber doch nicht aufgeben, dass er sich nicht wieder nahezu vollständig erhole, weil der Anfall psychogen ausgelöst war und offenkundig eine sehr grosse neurotische Ueberlagerung hatte. Schlimm ist nur, dass Herr Ley jetzt trotz besserer Einsicht eine gewisse Neigung hat, sich immer wieder auf's neue einzureden, dass er schwer krank und unheilbar sei, um da eine Anklage zu machen dafür, dass man ihn so grausam behandelt und vernachlässigt habe und vielleicht auch, um auf diese Weise im Mittelpunkt eines gewissen Interesses zu bleiben, jetzt, wo die politische Rolle fast ausgespielt ist. Damit möchte ich freilich nicht behaupten, dass er bei seinem Vorgehen nicht uneigennützig genug, sondern von Eitelkeitsgründen geleitet gewesen ist. Sicher muss aber eine Behandlung, ob er Schizophrener sei oder nur Neurotiker, darauf trachten, ihn für einen neuen Wirkungskreis zu interessieren und ihn darin zu festigen. Ich hoffe nicht, dass er mir für immer entgangen sei und ich keine Möglichkeit mehr hätte, ihm, meinem herzlichen Wunsche entsprechend, wirklich zu helfen.

Indem ich Ihnen für Ihre Überweisung nochmals bestens danke und auch der Hoffnung Ausdruck gebe, Sie vielleicht an der nächsten Tübin-

---

1 René César Ley (1889-1943), elsässischer Nationalist.

ger Tagung² zu treffen, versichere ich Sie meiner vorzüglichsten Hochachtung und verbleibe mit höflichen Grüssen
Ihr sehr ergebener
Jakob Klaesi

189. Jakob Klaesi an Karl Jaspers

Brief, ms.
Original: DLA Nl. Karl Jaspers

Waldau-Bern, 27. Juli 1950

Hochverehrter Freund und Herr Kollege,
Es ist zwar lange her, seitdem wir uns in der Wanderversammlung südwestdeutscher Neurologen und Psychiater in Baden-Baden³ begegneten und kennenlernten, aber die Freude über die Bekanntschaft und gepflogene Aussprache ist mir noch in so frischer Erinnerung und noch so lebhaft, als ob es gestern gewesen wäre, und ich drücke sie auch so aus. Beigeschlossen sende ich Ihnen eine kleine, an unserer Klinik erschienene Arbeit über Ihren Einfluss auf die Psychopathologie von unserem ersten Assistenzarzt Dr. Hans Heimann, die Sie gewiss interessieren wird.⁴ Er fühlte sich zu einer Stellungnahme umso mehr berufen und genötigt, als wir uns hier bekanntlich zu Ihren Schülern zählen und unser ganzes Lehrgebäude und auch die Lehrart phänomenologisch gerichtet sind. Schon lange hatte ich vor, besonders seitdem Sie in Basel sind, Sie höflichst einzuladen, bei uns vor unseren Studenten (ich habe deren je nach Winter- oder Sommersemester 80-140) eine klinische Vorlesung mit Krankenvorstellungen zu halten, und wenn Sie dazu besonderer Vorbereitungen bedürften, bei mir für einige Tage Wohnung zu nehmen. Ich lasse diese Einladung heute ergehen in der Hoffnung, sie sei Ihnen willkommen und Sie könnten ihr folgen. Ich bin sicher, dass auch die Studenten das Ereignis herzlichst begrüssten und davon grössten Gewinn hätten.
Mit ergebensten Grüssen Ihr
J. Klaesi

2 Südwestdeutsche Psychiatertagung, Oktober 1925 in Tübingen.
3 Die Wanderversammlung Südwestdeutscher Neurologen und Psychiater wurde 1876 gegründet und tagte überwiegend in Baden-Baden, so auch im Jahr 1913; vgl. Hanns Ruffin (1902-1979), »Rückblick auf die Geschichte der Wanderversammlung Südwestdeutscher Neurologen und Psychiater«, in: *Deutsche Zeitschrift für Nervenheilkunde* 172 (1954), 111-127.
4 Hans Heimann, »Der Einfluss von Karl Jaspers auf die Psychopathologie«, in: MPN 120 (1950), 2-20. Der Sonderdruck trägt die Widmung. »Herrn Prof. Dr. K. Jaspers ergebenst übermittelt. Jakob Klaesi.« Heimann (1921-2006) arbeitete nach der Promotion unter Klaesi, habilitierte sich 1953, arbeitete als Leiter der Forschungsabteilung für Psychopharmakologie von 1964 bis 1974 an der Psychiatrischen Universitätsklinik in Lausanne und erhielt 1974 einen Ruf als Ordinarius für Psychiatrie und Psychotherapie in Tübingen. Vgl. Matthias Bormuth/Frank Schneider (Hrsg.), *Psy-*

190. Karl Jaspers an Jakob Klaesi

Brief, ms.
Durchschlag: DLA Nl. Karl Jaspers

Basel, den 3. August 1950

Sehr verehrter Herr Kollege,
Ihre freundschaftlichen Zeilen haben mich bewegt. Lange Jahre habe ich den Wunsch gehabt, einmal eine psychiatrische Klinik zu halten. Nun laden Sie mich dazu ein. Leider aber kann ich nun diese Aufgabe nicht übernehmen. Es würde mir bei meinen andern Verpflichtungen zu anstrengend sein. Vielleicht bin ich auch von der Praxis allzulange entfernt, wenn mir auch zumute ist, dass ich so etwas sofort wieder könnte. Aber ich muss vernünftigerweise verzichten.

Ungemein erfreut hat mich die Arbeit Ihres 1. Assistenzarztes Dr. Heimann. Er hat in der Tat meine »Psychopathologie« in dem für mich entscheidenden Sinn aufgefasst als methodologische Bewusstheit. Dass nur auf diesem Weg wirklich unbefangene Erkenntnis und allseitige Offenheit für Erkenntnismöglichkeiten gewonnen wird, ist mir heute noch gewisser als in meiner Jugend. Bitte sagen Sie Herrn Dr. Heimann meinen herzlichen Dank.

Es würde mir eine grosse Freude sein, Sie bei Gelegenheit einmal wieder zu sprechen und die Erinnerung an 1913, auf die Sie so freundlich Bezug nehmen, zu erneuern.
Mit herzlichen Grüssen
Ihr ergebener
[Karl Jaspers]

chiatrische Anthropologie. Zur Aktualität Hans Heimanns, Stuttgart 2013. Der Band enthält u. a. auch die Jaspers-Studie von Heimann.

Karl Jaspers – Ludwig Klages 1913-1914

191. Karl Jaspers an Ludwig Klages

Brief, hs.
Original: DLA Nl. Ludwig Klages

Heidelberg, 27. 11. 13

Sehr verehrter Herr Dr. Klages!
Aus äusseren Gründen kann ich leider heute Abend nicht zu Ihrem Vortrag kommen.[1] Sie wissen, dass mein Fortbleiben kein Zeichen mangelnden Interesses ist. Sollte es Ihre Zeit erlauben, mich in diesen Tagen zu besuchen, würde ich mich natürlich *sehr* freuen. Ich bin heute bis 6 Uhr, morgen den ganzen Tag zu Hause.
Mit den besten Empfehlungen
Ihr ergebener
Karl Jaspers

Telephon 1792
Handschuhsh. Ldstr. 38, 2 Treppen
Sollten Sie Lust haben, eine Mahlzeit bei uns einzunehmen, so brauchen Sie sich nur anzumelden. Meine Frau bittet Sie, es uns dann spätestens 1 Stunde vorher telephonisch zu sagen.

192. Ludwig Klages an Karl Jaspers

Brief, ms.
Original: DLA Nl. Karl Jaspers

München, 22. Dez. 1913

Lieber Herr Dr. Jaspers!
Trotz vieler Geschäfte (und dem Weihnachtsrummel noch überdies) will ich in aller Eile auf Ihr freundliches Schreiben vom 15. D. doch gleich noch ein paar Worte erwidern. Mein ausführlicher Brief, der sich auf die in Heidelberg besprochenen Fragen bezog, hatte nur den Zweck, Sie zu orientieren *für den Fall*, dass Sie *irgendwann einmal* in die Lage kommen sollten, mich und meine Bestrebungen offiziell zu befürworten. Keineswegs dagegen verband und verbinde ich mit dergleichen Meinungsaus-

---

[1] Jaspers hatte bei Klages während seiner Münchener Studienzeit 1902 graphologischen Privatunterricht genommen. Rückblickend heißt es: »Der Unterricht fand in seiner [Klages] Wohnung statt. Es waren ein paar kaum eingerichtete Zimmer, in denen ich etwas von dem Geist der Ungebundenheit zu spüren meinte. Ich war hingerissen. Dieser […] Mann war in seinem Enthusiasmus eine eigene helle Flamme. Ich hatte Scheu vor etwas Elementarem in ihm und blieb ihm fern als einem Unnahbaren. Denn trotz seiner ungemeinen Liebenswürdigkeit empfand ich etwas grossartig Seelenloses, das mich anzog und abstiess zugleich.« Aus dem Jaspers-Nachlass, zitiert nach: Saner, *Karl Jaspers*, 19.

tauschen *irgendwelche Erwartung*. Wenn Sie auch gar nie von meinen Angaben Gebrauch machen sollten, so würde das für mich doch keinerlei Enttäuschung bedeuten. Alles das war ohne jegliche Verbindlichkeit gemeint. – Sie kennen meinen Standpunkt dem akademischen Bereich gegenüber und wissen, dass ich zwar die Erleichterung nicht unterschätze, welche ich für die Ausbreitung meiner Gedanken allein durch die Tatsache des Mitwirkens an einem Universitätskörper gewänne; dass ich andrerseits aber auch Übelstände in Anschlag bringe, denen zufolge ich die Erlangung einer Dozentur *nicht zu meinen Lebenszielen rechne*. Die »Freiheit« in einem ausschweifenden Sinne ist eine conditio sine qua non meines Schaffens, weshalb ich mich zu keinem Eingekörpertwerden, und wäre es übrigens noch so praktisch, verstehen könnte, wenn ich nicht aus den Nebenumständen zum voraus die volle Gewissheit hätte, dass es mir jeden nur wünschenswerten Spielraum liesse. – Ich schreibe dies, damit Sie weder jetzt noch in der Folge jemals denken möchten, dass ich an unsere freundschaftlichen Besprechungen darüber irgendwelche Erwartungen geknüpft hätte. – Und damit genug von diesem.

Ihnen und Ihrer Frau Gemahlin recht frohe Feiertage! Sollte ich im Februar noch wieder durch Heidelberg kommen, so hoffe ich auf ein angenehmes Wiedersehen.
Mit herzlichen Grüssen
Ihr L. Klages

193. Karl Jaspers an Ludwig Klages
Brief, hs.
Original: DLA Nl. Ludwig Klages

Heidelberg, 24. 7. 14
Sehr verehrter Herr Klages!
Lange habe ich auf mich warten lassen, da ich immer Sie noch hier erwartete, erst im Februar, dann im Sommer. Hinzu kam, dass ich März / April in Italien war und dann wochenlang durch eine schwere Bauchoperation meiner Frau seelisch absorbiert war. Also entschuldigen Sie bitte.

Ich hatte Gelegenheit, mit einer massgebenden und orientierten Persönlichkeit über die Frage Ihrer Habilitation zu sprechen. Diese selbst war prinzipiell dafür, weil Ihre Arbeiten Sie nach seiner Meinung genügend legitimieren. Er hielt aber die Sache für wenig aussichtsreich. Ich kann Ihnen – selbstverständlich absolut *vertraulich* – erzählen, dass man vor längerer Zeit spontan an Sie gedacht hat, dass man sich schon nach Ihnen »erkundigte«, dass aber sich ein allgemeiner Widerstand gegen Sie erhob. Es handelte sich damals darum, ob man Sie zur Habilitation aufzufordern versuchen sollte. Die Fakultät hat im allgemeinen nach den mir gewordenen Mitteilungen Abneigung gegen Wagnisse.

Die Persönlichkeit, die mich informierte, meinte, es wäre *nicht völlig* ausgeschlossen, dass eine Initiative Ihrerseits doch zum Erfolg führen würde. Er selbst würde sich grundsätzlich *für* Sie verwenden, aber nicht gern, weil der Erfolg so sehr zweifelhaft ist und der Einfluss natürlich leidet, wenn man mit Ratschlägen in gewagten Angelegenheiten nicht durchdringt. Er würde aber für Sie eintreten, weil er das für eine Pflicht hält.

Von einem Entgegenkommen habe ich ausser von *einem* Fakultätsmitglied nichts erfahren können. Die entscheidende Persönlichkeit (Referent) habe ich nicht sprechen mögen, weil ich ihr zu fremd bin und selbst noch keinerlei Gewicht für Sie in die Waagschale werfen kann, höchstens mich nutzlos »verdächtig« mache. Ich würde hier vermutlich keine entscheidende Antwort bekommen, sondern würde etwa hören, ein Besuch Ihrerseits ohne Verbindlichkeit würde ihn interessieren etc.

Eine Habilitation mit Philosophie ist hier absolut aussichtslos, es ginge höchstens für Psychologie unter Ausschluss der Philosophie.

Das ist es, was ich hören konnte. Es ist wenig befriedigend. Gewissheit ist nur durch einen persönlichen Versuch Ihrerseits zu erlangen. Eine eventuelle Ablehnung würde m. E. in keiner Weise »ehrenrührig« sein. Doch das interessiert Sie nicht. Zuraten kann ich Ihnen nicht, weil immerhin der Misserfolg grössere Wahrscheinlichkeit hat.

Seien Sie bestens gegrüsst von Ihrem K. Jaspers

194. Karl Jaspers an Ludwig Klages

Brief, hs.
Original: DLA Nl. Ludwig Klages

Heidelberg 28.7.14.

Lieber Herr Dr. Klages!

Ich danke Ihnen herzlich für das Separatum zur Erinnerung an Ihren Wintervortrag. Ich freue mich, dass Sie uns im folgenden Winter wieder aufsuchen wollen.

Dass Sie das unbefriedigende Ergebnis der Untersuchung nicht enttäuscht hat, freut mich sehr. Vielleicht wird die Situation, wenn ein Personalwechsel eintritt, vielleicht auch einmal anders.

Auf die Akademiker sind Sie nicht gut zu sprechen, und das gewiss mit Recht. Aber so schlimm, dass es nur hier in Heidelberg 2 ordentliche gebe, ist es doch wohl nicht. Denken Sie an Lipps, den Sie wohl vermutlich wie ich verehren.

Allerdings sind diese Spitzen höchstens anständige Menschen mit Horizont, fast nie genial. Die Universität ist eine Institution für den Durchschnittsgeist, der kontinuierlich, methodisch übertragen wird, für alles Lehrbare, und darin liegt ihre Stärke. Sie ist ein Reservoir; sie *schafft* nicht Ideen. Man muss sich klar sein, dass man sich zu den bescheidenen, unpersönlichen, dienenden Geistern stellen will, wenn man diese Korporation betritt. Man steht notwendig auf einem principiell anderen Niveau, als Geister, die diese Fesseln sprengen, weil sie persönlicher, schaffender Art sind, wie von den Grossen etwa Schopenhauer oder Nietzsche.

Sie rechne ich nun zwar keineswegs zu den Grossen – verzeihen Sie –, aber es kommt mir doch nicht entsprechend vor, dass Sie gerade der officiellen Institution sich eingliedern wollen. Ich finde es für die Minorität sehr vorteilhaft, aber Sie würden vielleicht in Gefahr kommen, in Ihrem Wesen etwas Schiefes zu bekommen. Betonen Sie doch so sehr das Eigenwillige, Freie, persönlich Nuancierte. Oder ruht dahinter auch bei Ihnen vielleicht eine biedere und deutsche sachliche Gelehrtenseele, die nur durch Ihr besonderes Schicksal nicht in die Erscheinung getreten ist und jetzt in den Jahren noch ihre Ansprüche geltend macht.

Nun, wie es auch sein mag: ich bin nicht unbedingt traurig *für Sie*, dass es jetzt mit einer Habilitation nicht gelingt. Allerdings ist die Komik der Situation jene, dass Dutzende von Schwachsinnigen oder [?] erreichen, was Ihnen Schwierigkeiten macht. Sie können es auch ohne Schwierigkeit, wenn Sie so ein Jahr experimentelle Arbeiten machen und dadurch »officiell« werden!!

Seien Sie herzlich gegrüsst
von Ihrem Karl Jaspers.

195. Ludwig Klages an Karl Jaspers

Brief, ms.
Original: DLA Nl. Karl Jaspers

München, 29. VII. 1914

Mein lieber Herr Dr. Jaspers!

Ihre soeben zu Dank erhaltenen freundlichen Zeilen erheischen noch eine kleine »Berichtigung«. Schon aus unserer damaligen kurzen Korrespondenz hatte ich den Eindruck, den mir Ihr heutiges Schreiben bestätigt, dass Sie in mir den entschiedenen Wunsch nach Habilitation glaubten voraussetzen zu sollen. – Nun werden Sie sich aber erinnern, dass zuerst Sie es waren, der deswegen an mich eine Anfrage stellte, so wie ferner von mir eine Auswahl der etwa zu wählenden Vortragsgegenstände erbat, wohingegen ich in der ganzen Sache durchaus nur einer an mich geschehenen *Anregung* Folge gab. Völlig zutreffend freilich wäre Ihre Annahme, dass Ihrem so freundschaftlichen Interesse in mir etwas entgegenkam; allein Sie verkannten, wie es übrigens durchaus verständlich war, meine Motive, und darum halte ich es für geboten, sie Ihnen aufzudecken.

Aus noch viel stärkeren Gründen, als welche Sie in Ihrem Schreiben geltend machen, hatte ich mir viele Jahre hindurch den Gedanken an eine Habilitation *versagt* und hatte ich mir ferner zur Befriedigung eines fraglos vorhandenen Lehrtriebes auch abseits und zwar mit Erfolg ein Auditorium zu schaffen unternommen. Bedenklich wurde ich erst, als ich sah, dass meine bisher zwar nur spärlichen und mit zahlreichen Mängeln behafteten, aber nicht ganz ungewichtigen Schriften in offiziellen Kreisen auf taube Ohren trafen, und dass jeder Schritt öffentlicher Kundgabe meiner Forschungen gegen eine teils ausgesprochene, grösserenteils heimliche Opposition erst erkämpft werden musste. (Eine Ausnahme bildet nur Heidelberg und noch eine Universität). Darf ich einmal ganz offen sprechen, lieber Herr Jaspers, so mögen Sie wissen, dass mir weder an den Universitäten *noch aber auch an meiner Person* etwas liegt: dagegen wünsche ich der Menschheit einige Gedanken von Bedeutung zu vermachen und würde mich selbst zu Notausgängen und Umwegen entschliessen müssen, wenn es sich erwiese, dass mir auf dem geraden [Weg], welcher der meinige ist, deren *Hinüberrettung in die allein erst konservierende Oeffentlichkeit* versagt bleiben sollte. So erwog ich denn *unter anderem auch* eine Dozentur, umsomehr als ich die Bereitschaft und Fähigkeit dafür zu besitzen glaube. Nichtsdestoweniger darf ich Ihnen die Versicherung geben, dass es mir wie das Aufatmen von einem Drucke war, als ich einen ersten tastenden, sagen wir einmal Vorversuch – und hiermit meine ich Heidelberg – gescheitert sah!

Zum Schluss noch dieses: Ihre sicherlich diskutablen Anschauungen über Bedeutung und Zweck der Universitäten sowie über die Graduierung der Geister und deren Folgen teile ich nicht; allein, da gerieten wir in Weltanschauungsfragen prekärster Art, über die ich gleichwohl, sofern es Ihnen gefällig wäre, jede nur wünschbare Auskunft geben würde, aber mündlich! Wahrscheinlich indessen tragen Sie kaum ein Verlangen darnach und ich bin der letzte, der es Ihnen verdenken wollte!

Nochmals Dank und herzliche Grüsse

Ihres L. Klages

Karl Jaspers – Kurt Kolle 1926-1969

196. Karl Jaspers an Kurt Kolle

Brief, hs.
Original:: FA Oswalt Kolle

Heidelberg, 23. April 1926

Sehr geehrter Herr Doktor!
Sie hatten schon früher die Freundlichkeit, mir Ihre Arbeiten über die Körperbautypen[1] zuzusenden. Ich danke Ihnen dafür, wie für die beiden jetzt mir zugegangenen Separata.[2] Sie werden, auch ohne dass ich es sage, wissen, wie sehr ich Ihren gründlichen Methoden zustimme. In der Luft der gegenwärtigen Psychiatrie, die von Phantasterei und billiger Literatur mehr voll ist als je, sind Ihre besonnenen schlichten Leistungen eine Wohltat. Ich habe keinen Einwand.

Dass Sie liebenswürdig auf einige methodische Erörterungen von mir Bezug nehmen, freut mich natürlich. Ich danke Ihnen dafür.
Wenn ich mir ein Wort nicht der Kritik, sondern der Sorge erlauben darf: ich lese mit einigem Schrecken, dass Sie drei Jahre fast nichts Anderes zum Gegenstand hatten, als diese Körperbauprobleme. Nun, Ihre Arbeiten zeigen, dass Sie sich auch sonst umgesehen haben. Aber es wird Ihnen wohl selbst klar sein, dass die kritisch-negativen Leistungen zwar sehr wichtig und selbst zugleich positiv sind, dass aber das Ergreifen von Problemen, bei denen man selbst Neues findet, auf die Dauer das befriedigendere ist. Weil ich diese wirklich nicht häufige, eigentliche Forschergesinnung in Ihren Arbeiten wahrzunehmen glaube, fürchte ich, Sie könnten durch Kretschmer, wenn Sie diese Sache noch lange als *Haupt*sache betreiben, in eine Sackgasse geführt werden. Aber solche Bemerkung kommt mir eigentlich nicht zu.

Haben Sie nochmals vielen Dank! Ich wünsche Ihnen weitere fruchtbare Arbeit.
Mit den besten Empfehlungen
Ihr ergebener
K. Jaspers

---

1 Kurt Kolle, »Der Körperbau der Schizophrenen. Ein Beitrag zum Thema ›Körperbau und Charakter‹«, in: APN 72 (1924), 40-88; »Erwiderung auf die Bemerkung Kretschmers zu meiner Arbeit ›Der Körperbau der Schizophrenen‹«, in: APN 73 (1925), 139-144 und »Körperbauuntersuchungen an Schizophrenen«, in: APN 75 (1925), 21-66.
2 Kurt Kolle, »Grundsätzliches zur psychiatrischen Körperbauforschung«, in: KW 5 (1926), 595-599 und »Körperbaustudien bei Psychosen. Der Habitus der männlichen Zirkulären«, in: APN 76 (1926), 113-150.

197. *Kurt Kolle an Karl Jaspers*

Brief, hs.
Original: DLA Nl. Karl Jaspers

Kiel, 24.4.26

Sehr verehrter Herr Professor,
erlauben Sie mir, dass ich Ihnen meinen allerherzlichsten Dank für Ihren überaus freundlichen Brief ausspreche.

Vielleicht können Sie sich denken, dass ich – mit Ausnahme von ein paar ganz wenigen (Gruhle z.B.)[3] bisher kaum jemals Lobenswertes über meine Arbeiten zu hören bekam. Im Gegenteil: erst in den letzten Tagen wieder erhielt ich von einem der glühendsten Anhänger der von mir angefochtenen »Schule« einen von Unflätigkeiten triefenden Brief. So vergeht kaum ein Monat, in welchem man mich nicht öffentlich oder persönlich anpöbelt.

Möglicherweise haben Sie ja auch davon gehört, einer wie geschlossenen Front ich auf der letzten Tagung in Tübingen gegenübergestanden habe.

Da kann man ein Wort der Zustimmung wohl gebrauchen. Nehmen Sie also bitte meinen aufrichtigen Dank für Ihre wohlmeinenden Worte.

Nun sei mir noch ein Wort zu Ihren kritischen Randbemerkungen meine publizistische Tätigkeit betreffend verstattet.

Selbstverständlich verlasse ich dieses Arbeitsgebiet jetzt – um hoffentlich nach Jahrzehnten nochmals darauf zurückkommen zu können. Es erscheinen in den nächsten Monaten noch mehrere größere Arbeiten zu demselben Thema, welche dann den vorläufigen Abschluss bilden. Dass ich mich 3 Jahre und mehr nur mit demselben Problem beschäftigt habe, hat seinen Grund in Verschiedenem. Einmal glaubte ich es der Sache schuldig zu sein, das Problem von allen Seiten mit Gründlichkeit angehen zu müssen. Dass man meine bescheidenen Beiträge überhaupt beachtet hat, ist ja lediglich darauf zurückzuführen, dass ich nicht nach meiner ersten Publikation – wie es Kretschmer u.a. erwarteten – stillgeschwiegen habe.

Nun, da ich sehe, dass man kritischen Einwänden – in welcher Form auch immer vorgebracht – grundsätzlich feindselig gegenübersteht, versuche ich auch gar nicht mehr zu überzeugen.

Gewichtiger ist vielleicht ein anderer Grund, der mich bisher nur bei dieser engbegrenzten und relativ einfachen Fragestellung verharren liess. (Ihre liebenswürdige Anteilnahme scheint mich dazu zu berechtigen, darauf noch einzugehen.)

In allen psychiatrischen und philosophischen Dingen reiner Autodidakt, wage ich mich noch heute an manches Spezialproblem, welches

---

3 Hans W. Gruhle, »Konstitution und Charakter«, in: *Naturwissenschaften* 12 (1924), 969-975 und »Der Körperbau des Normalen«, in: APN 77 (1926), 1-31.

an sich mein grösstes Interesse erregt, nicht heran, weil ich fürchte, dort nicht ganze und vollwertige Arbeit leisten zu können. Solche allein aber gibt natürlich Befriedigung.

Sie werden es sicher verstehen, was ich im Sinn habe, wenn ich sage, dass Erkennntnistrieb allein – und sei es der tiefste – noch nicht ausreicht, wenn der hemmenden äusseren Einflüsse zu viele sind. Der jugendliche Forscher bedarf eben dann und wann weniger der führenden als der mahnenden und überprüfenden Hand eines Lehrers. Antriebe zum Forschen – ich meine die äusseren – fliessen ja von allen Seiten genug zu. Und endlich nicht zu vergessen der Unleidlichkeiten unseres heutigen lediglich auf Konkurrenz oder Kampf um die Macht eingestellten Hochschulbetriebes – manchmal durchaus zum Verzagen!

Ihre für mich anerkennenden Worte erlauben es schliesslich noch diese Inanspruchnahme Ihrer Zeit mit einem kurzen Bericht der bestimmenden Einflüsse zu gedenken, welche am Eingang meines psychiatrischen Daseins Taufpate gestanden haben.

Zuerst Ihre Allgemeine Psychopathologie – noch im alten Gewande – später die Psychologie der Weltanschauungen u. a. und fast gleichzeitig die Bekanntschaft mit den Schriften des grossen Max Weber, namentlich seine religionssoziologischen sind es gewesen, denen ich die kräftigsten Impulse zu danken habe.[4]

Möchte es trotz aller äußeren und inneren Schwierigkeiten gelingen, sich des nicht mühelos erarbeiteten Gutes durch eigenes Schaffen würdig zu zeigen!

Wenn – was dann und wann geschieht – ein Besuch im benachbarten Frankfurt mir einmal zu einem Abstecher nach Heidelberg Gelegenheit geben sollte, so würde ich dankbar sein, auch Ihre persönliche Bekanntschaft machen zu dürfen.

Mit dem Ausdruck meiner aufrichtigen Hochachtung
Ihr sehr ergebener
K. Kolle

198. Karl Jaspers an Kurt Kolle

Brief, hs.
Original:: FA Oswalt Kolle

Heidelberg, 26. April 1926

Sehr geehrter Herr Doktor!
Ihr Brief bewegt mich: Sie lassen mich einen Blick thun in die Schwierigkeiten Ihrer Situation, ich sehe wieder das Schicksal, das mir so oft gegenwärtig war: die Einsamkeit der freien und selbstbewussten Vernunft

---

4 Webers berühmte Schrift *Die protestantische Ethik und der »Geist« des Kapitalismus* erschien mit anderen, zuerst in Zeitschriften erschienenen Studien gesammelt 1920 in der dreibändigen *Religionssoziologie*.

in der Wolke der zu allen Zeiten sich instinktiv zusammenschliessenden gar nicht sie selbst seienden Menschen. Sie werden hoffentlich auch Menschen kennen gelernt haben, die nicht unter dem Konkurrenzkampf zu blinder Leidenschaft getreten, in der Wissenschaft den Moden und der Suggestion hingegeben – in Seele und Kopf benebelt – sind. Ich hoffe, dass Ihre Hartnäckigkeit und Ruhe, die aus Ihren Arbeiten spricht, durchhalten wird, und dass es Ihnen gelingt, im Äussern und Innern ans Ziel zu kommen. Die jetzige Wildheit, die gar nicht mehr auf Gründe hören kann, wird sich verlaufen wie früher die Lombroso'sche Welle,[5] und nachher wird man ebenso allgemein »klug« sein und die »Phantasie« verdammen (und dann ungerecht gegen sie werden), wie man jetzt von ihr beherrscht ist.

Dass Sie von Max Weber einen großen Eindruck haben, las ich mit Befriedigung. Gestatten Sie mir, dass ich eine vor 6 Jahren gehaltene Rede,[6] die gerade neu gedruckt wurde, Ihnen übersende. Sollte es Ihnen einmal möglich sein, nach Heidelberg zu kommen, würde ich mich sehr freuen. Vielleicht haben Sie die Freundlichkeit, sich vorher schriftlich anzumelden, damit wir uns nicht verfehlen und ich nicht durch Arbeiten, die drängen, zu sehr in Anspruch genommen bin.

Mit den besten Empfehlungen
Ihr sehr ergebener
K. Jaspers

199. Kurt Kolle an Karl Jaspers

Brief, hs.
Original: DLA Nl. Karl Jaspers

Kiel, den 27.5.1926

Sehr verehrter Herr Professor,
indem ich mich auf Ihre freundliche Zusage berufe, Sie gelegentlich eines Abstechers nach Heidelberg aufsuchen zu dürfen, erlaube ich mir nun die Anfrage, ob es Ihnen passen würde am Montag den 7. Juni. Das wann und wo bleibt selbstverständlich Ihnen überlassen. Ich würde mir gerne Ihre Vorlesung von 5-6 Uhr anhören. Vielleicht lässt es sich damit irgendwie verbinden, immer natürlich, soweit es Ihre Zeit erlaubt. Vormittags wollte ich den Herren in der psychiatrischen Klinik einen Besuch abstatten. Ich bin nämlich am 5ten mit meiner Frau[7] in Frankfurt, wo-

---

5 Der italienische Kriminalanthropologe Cesare Lombroso (1836-1909), Ordinarius für Psychiatrie in Turin seit 1896, entwickelte das Konzept des »geborenen Verbrechers« in *L'uomo delinquente* (1876). Sein Buch *Genie und Wahnsinn* (ital. u. dt. 1887) löste eine langanhaltende Diskussion aus.
6 Karl Jaspers, *Max Weber. Rede bei der von der Heidelberger Studentenschaft am 17. Juli 1920 veranstalteten Trauerfeier*, Tübingen 1921.
7 Hildegard Kolle (1898-1969), geb. Matusch, die Tochter des Psychiaters Felix Matusch (1856-1942).

selbst wir unseren kleinen Sohn[8] dem – schwer zu umgehenden Taufakt – unterwerfen müssen, um ihn alsdann nach hier zu verfrachten.

In der Hoffnung, dass es Ihnen nicht gar zu ungelegen kommt, und für einen ganz kurzen Bescheid dankbar,
Ihr sehr ergebener
Kolle

200. Kurt Kolle an Karl Jaspers

Brief, hs.
Orginal: DLA Nl. Karl Jaspers

Kiel, 11.6.26

Sehr verehrter, lieber Herr Professor,
eigentlich hatte ich vorgehabt, Ihnen gleich am Tag nach meinem Besuch in Heidelberg ein Wort des Dankes zu schreiben – aber ich fand in Frankfurt nicht die nötige Ruhe dazu.

Sie werden es – so hoffe ich – auch ohne dies gespürt haben, wieviel Sie mir gegeben haben in den wenigen Stunden des Austauschens. Soviel, dass ich mir nur wünsche, ich dürfte in jedem Jahr einmal zu Ihnen kommen und sprechen und hören – und es würde mir Antrieb genug sein für ein weiteres Jahr.

Es lässt sich das nicht in Worte fassen, es sei denn man liefe Gefahr, seine »Seele« zu prostituieren. Sie werden mich verstehen.

Nur soviel, um es anzudeuten: das erste Mal, dass ein von mir verehrter Lehrer und Führer im »Reiche des Geistes« mich nicht bei persönlicher Begegnung in irgendeiner Weise enttäuschte. Das klingt überheblich, wenn der Jüngere es zum Älteren sagt – und muss doch gesagt werden, weil es ein einmaliges Erlebnis ist, zu dem man sich ohne Scheu bekennen darf.

Auch das folgende könnte anmassend klingen, gebrauchte man es nicht lediglich als Vergleich: wenn Sie die einführenden Worte von Max Brahn (glaube ich) in die Sonderausgabe der Schopenhauer-Aphorismen kennen, so heisst's dort, dass der junge Schopenhauer im Umgange mit Menschen immer nur »Geist« suchte, aber überall nur Seichtheit fand.[9] So ging es mir, sodass ich schon seit Jahren gänzlich zurückgezogen lebe. Aber immer mit dem Wunsch im Herzen, es möchte mir eines Tages doch noch der Mensch begegnen, bei dem ich Geist *und* Seele – ich spreche der Einfachheit halber mit Klages[10] – fände.

---

8 Peter Kolle (1926-1985), Bruder von Oswalt Kolle (1928-2010) und Gert Kolle (geb. 1940).

9 Arthur Schopenhauer, *Aphorismen zur Lebensweisheit*. Einleitung und Erläuterung von Max Brahn, Leipzig 1923, 5-6: »Er suchte Geist nur Geist. [...] So war er zu geselligem Verkehr in größerem Kreis nicht geschaffen; dazu besaß er nicht die nötige Anpassung.«

10 Ludwig Klages fasste seine lebensphilosophische Lehre in den 1929-1932 erschienenen drei Bänden von *Der Geist als Widersacher der Seele* zusammen.

Dass es geschah, habe ich Ihnen zu danken. Sie dürfen mir diesen Dank nicht verwehren, er ist sozusagen unpersönlich.

Ich hoffe, dass ich im Laufe der nächsten Monate Gelegenheit haben werde, einiges aus meinem Werdegang etwas weniger fragmentarisch, als es neulich notgedrungen geschehen musste, zusammenzustellen und Ihnen zu schicken. Sollte ich dann – was ich annehme – im Spätherbst (Ende Oktober) nach Süddeutschland reisen, so wäre es schön, wenn Sie mir wieder einen Abend schenken könnten.

In Verehrung und Dankbarkeit
Ihr
Kurt Kolle

201. Kurt Kolle an Karl Jaspers

Brief, hs.
Original: DLA Nl. Karl Jaspers

Kiel, den 11. August 1926

Sehr verehrter Herr Professor!

Ihre unerwartete und überaus freundliche Teilnahme an meinem persönlichen Geschick brachte es mit sich, dass ich bei meinem Besuch bei Ihnen mehr von mir sprach, als ich es eigentlich gewollt hatte. Im ersten Impuls, der noch von der Wärme und Vertrautheit spendenden Atmosphäre unserer Unterredung genährt wurde, fragte ich Sie – töricht zu *fragen* – ob ich Ihnen gelegentlich einiges Literarische aus meinen »Sturm und Drang Jahren« zugänglich machen dürfte. Sie bejahten es und fügten auf einen Einwand meinerseits hinzu: nicht um des Geschriebenen willen, sondern aus Interesse für meine Person. Bei der Durchsicht der entsprechenden Schriftstücke nun, deren Ordnung ich alsbald vornahm, sagte ich mir, dass diese »Dokumente«, lose aneinandergereiht wie sie sind, Ihnen so nicht gut unter die Augen treten können. Ich entschloss mich daher, das Ganze durch einen Lebenslauf organisch zu verbinden. Überblicke ich nun das gesamte Material, so muss ich – mit einem lachenden und einem weinenden Auge – feststellen, dass es – auch in Anbetracht der Zahl der Lebensjahre des Schreibers – von stattlichem Umfang ist. Einzelnes davon Ihnen zu unterbreiten, wäre sinnlos; und andererseits einem Manne von Ihrer Arbeitslast die Durchsicht dieses höchst kuriosen Sammelsuriums zuzumuten, das kommt mir so wie eine – Max Weber hat einmal ähnliches geschrieben – »Distanzlosigkeit« zum eigenen Subjekt vor.[11]

Meine inzwischen aufgetauchten Bedenken gehen aber noch in anderer Richtung. Es scheint mir in diesem von mir angezettelten Unternehmen ein unerlaubtes Wichtignehmen der eigenen armseligen Person zu stecken. Ich kann das missbehagliche Gefühl nicht unterdrücken, als könnte meine Inanspruchnahme Ihrer Person Sie peinlich berühren, das

---

11 Vgl. Max Weber, *Gesammelte politische Schriften*, München ⁵1988, 546.

Empfinden einer nur zu lästigen Zudringlichkeit bei Ihnen auslösen. Sie waren so gütig, mir einige anerkennende Worte über wissenschaftliche Anfängerarbeiten zu sagen – und ich halse Ihnen dafür zum Dank das ganze »Geschmeiss« meines höchstpersönlichen Lebens auf, wonach Sie gar nicht gefragt haben.

Ja, wenn das so ist, können Sie mir erwidern, warum schreiben Sie mir diesen langatmigen Brief, den ich womöglich beantworten soll? Einfach darum, weil es mir nun unehrlich vorkäme, stille zu schweigen, nachdem ich von der Sache angefangen.

Der langen Rede kurzer Sinn: es wäre ein grosser Beweis des Vertrauens von Ihnen, sehr verehrter Herr Professor, wenn Sie mein Gewissen dadurch erleichtern würden, dass Sie mir – mit zwei Worten – mitteilten, ob ich Ihnen den Krempel schicken soll oder nicht. Um Ihnen keine Mühe zu machen, erlaube ich mir, eine fertige Postkarte beizufügen. Zutreffenden Falles würde ich mir das Zeug gelegentlich bei Ihnen persönlich abholen. Möglicherweise komme ich im Spätherbst einmal durch Heidelberg, vielleicht aber auch erst im nächsten Jahr. Wenn Sie erlauben, suche ich Sie dann auf.

In der Hoffnung, nicht missverstanden worden zu sein, bin ich mit dem Ausdruck meiner allergrössten Hochachtung
Ihr stets ergebener
Kolle

202. Kurt Kolle an Karl Jaspers

Brief, ms.
Original: DLA Nl. Karl Jaspers

München, den 12. Oktober 1927

Sehr verehrter Herr Professor!
Besitzen Sie vielleicht noch einen Sonderdruck Ihrer Arbeit über »Eifersuchtswahn« aus dem Jahre 1910,[12] den Sie mir überlassen könnten? Ich wäre Ihnen außerordentlich dankbar dafür, da ich mich, wie ich Ihnen glaube ich schon erzählte, z.Zt. mit einer umfassenden Untersuchung über paranoische Erkrankungen beschäftige. Da ich in den nächsten Monaten viel im Westen zu tun habe, komme ich möglicherweise auch einmal nach Heidelberg; gegebenenfalles würde ich mich rechtzeitig bei Ihnen anmelden.

Für die beiden anliegenden Arbeiten erbitte ich Ihr freundliches Interesse.[13]

Mit stets ergebensten Grüßen
Ihr
Kurt Kolle

---

12 Karl Jaspers, »Eifersuchtswahn. Ein Beitrag zur Frage ›Entwicklung einer Persönlichkeit‹ oder ›Prozess‹?«, in: ZNP 1 (1910), 567-637; später in: GSP, 85-141.

203. *Kurt Kolle an Karl Jaspers*

Brief, hs.
Original: DLA Nl. Karl Jaspers

Kiel 28.11.31

Sehr verehrter Herr Professor,
ich habe das Bedürfnis, wieder einmal mündlich in Gedankenaustausch mit Ihnen zu treten. Dazu würde sich Gelegenheit bieten während eines Weihnachtsaufenthaltes in Frankfurt. Darum erlaube ich mir die Anfrage, ob Sie in jener Zeit zu Hause sind und gewillt, mich entweder in der Woche vor oder kurz nach Weihnachten zu empfangen. Bejahendenfalls würde ich bezüglich Tag und Stunde des Besuchs vorher rechtzeitig bei Ihnen anfragen.

Dieser Anlaß scheint günstig, eine andere Bitte vorzutragen; ich rechne allerdings damit, dass sie von Ihnen aus Zeitmangel abgeschlagen wird. Nämlich: ich erbete mir Ihre Kritik eines Manuskriptes (120 Schreibmaschinenseiten), betitelt »Psychologische Einführung in den ärztlichen Beruf«.[14] Der a priori problematische Charakter eines solchen Versuches wird es Ihnen begreiflich erscheinen lassen, dass mir eine sachverständige Beurteilung unumgänglich scheint, bevor ich einer Veröffentlichung der Arbeit nahetrete.

Erlaubt es Ihre Arbeit – die Geneigtheit vorausgesetzt – dann verpflichten Sie mich zu großem Danke, wenn Sie mir gestatten, Ihnen die Handschrift zuzusenden.

Mit dem Ausdruck meiner steten Verehrung
Ihr sehr ergebener
Kurt Kolle

---

13 Die beiden bedeutenderen Aufsätze Kolles aus dem Jahr 1927 sind: »Zur Klinik und Vererbung der Degenerationspsychose«, in: ZNfP 45 (1927), 829ff. und »Forensische Bedeutung der sogen. Schizophrenen Reaktion«, in: *Deutsche Zeitschrift für die gesamte gerichtliche Medizin* 10 (1927), 498-513.
14 Das Manuskript blieb ungedruckt. Erst 1967 veröffentlichte Kolle eine *Psychologie für Ärzte*. (München).

Anhang

204. Karl Jaspers an Wilhelm Kolle

Brief, ms.
Original: FA Oswalt Kolle

Heidelberg, den 8. V. 1933

Sehr verehrter Herr Kollege![15]
Über die wissenschaftlichen Leistungen Ihres Sohnes teile ich Ihnen gern mein Urteil zur Verwendung bei Ihrer Eingabe an das preuss. Kultusministerium mit.[16] Ihr Sohn fiel in jungen Jahren auf durch seine ungewöhnlich kritischen, gründlichen und sachlich schlagenden Untersuchungen zur Frage »Körperbau und Charakter«.[17] Durch seine Untersuchungen, welche zwar vielfach bei Anhängern Kretschmers auf Ablehnung stiessen, scheint mir das haltbare Ergebnis der Kretschmerschen Arbeiten ebenso herausgearbeitet wie die methodische Besinnung wiederhergestellt. Die Arbeiten waren besonders wichtig, weil sie auf umfassenden Untersuchungen, nicht auf blossen Argumentationen beruhten. In der Folge ist dann eine materialreiche klinische Arbeit über die Paranoia zu einer dem Fachmann unentbehrlichen Monographie geworden.[18] Wenn auch keine wesentlich neuen Wege beschritten werden, so ist doch die fleissige Sammlung und Gruppierung des interessanten Materials Zeugnis einer wissenschaftlichen Tüchtigkeit, die unbezweifelbar ist. Zahlreiche kleine Aufsätze erweisen den Umfang der sachlichen Interessen Ihres Sohnes und den Rang seiner geistigen Bildung (so ein Aufsatz über den Nietzschefreund Rée).[19] Ich kenne keineswegs alle Arbeiten Ihres Sohnes, so dass ich zu einem Überblick über seine gesamte Leistung und einem umfassenden Urteil nicht fähig bin. Jedoch ist das mir Bekannte mehr als ausreichend, um den entschiedenen Wunsch zu begründen, dass diese wissenschaftliche Begabung ihre akademische Laufbahn fortsetzen könne.
In ausgezeichneter Hochachtung
Ihr sehr ergebener
K. Jaspers

---

15 Hs. Bemerkung am Briefrand, die wohl von der Familie Kurt Kolles stammt: »Brief von Jaspers an Prof. Wilhelm Kolle, Vater von K. Kolle«. Wilhelm Kolle (1886-1935), Pharmakologe, zuletzt in Frankfurt a. M. tätig.
16 Kurt Kolle wurde aus politischen Gründen an der Universität Kiel beurlaubt und strebte daraufhin die Umhabilitierung an die Universität Frankfurt a. M. an.
17 Vgl. den Brief Karl Jaspers' an Kurt Kolle, 23.4.1926, S. 212. Es geht Kolle um eine Kritik der Konstitutionslehre Ernst Kretschmers (1888-1964), wie dieser sie 1921 in *Körperbau und Charakter – Untersuchungen zum Konstitutionsproblem und zur Lehre von den Temperamenten* entwickelte.
18 Kurt Kolle, *Die primäre Verrücktheit. Psychopathologische, klinische und ge-*

205. Kurt Kolle an Karl Jaspers

Brief, ms.
Orginal: DLA Nl. Karl Jaspers

Frankfurt a. Main, 26.10.33

Sehr verehrter Herr Professor!
Die freundliche Anteilnahme, die Sie an meinem Geschick genommen haben, macht es mir zur Pflicht, Ihnen mitzuteilen, dass das preussische Kultusministerium meine Beurlaubung zurückgenommen und mir die Umhabilitation nach Frankfurt vorgeschlagen hat. Wenn auch der endgültige Fakultätsbeschluss hier noch nicht vorliegt, so nehme ich doch an, dass angesichts des besonderen ministeriellen Wunsches die Angelegenheit in Bälde glatt erledigt sein wird. Ich habe mich allerdings nicht entschließen können, die mir von Kleist[20] angebotene Assistentenstelle an seiner Klinik anzunehmen, sondern werde vorerst meine Existenz durch freie Praxis zu bestreiten versuchen. Dieses halbe Jahr völliger Ungewissheit war auch hart genug. Ich bin zufrieden, in Deutschland bleiben und arbeiten zu können.

Angesichts so viel menschlicher Niedertracht und Feigheit, die ich in diesem halben Jahr erlebt habe, kann ich nicht umhin, Ihnen noch besonders dafür zu danken, dass Sie sich nicht gescheut haben, mir mit Ihrer gewichtigen Stimme zur Seite zu stehen.
Mit dem Ausdruck meiner bleibenden Verehrung
Ihr dankbar ergebener
K. Kolle

nealogische Untersuchungen, Leipzig 1931 und *Über Querulanten. Eine klinische Studie*, Berlin 1931.

19 Kurt Kolle, »Notizen über Paul Rée«, in: *Zeitschrift für Menschenkunde* 3 (1927), 168-174. Jaspers zitiert den Aufsatz in seinem *Nietzsche*, Berlin 1936, 72.

20 Karl Kleist (1879-1960) war Schüler Carl Wernickes wie Emil Kraepelins, habilitierte sich 1909 mit »Untersuchungen an Geisteskrankheiten mit psychosomatischen Störungen«, wurde 1916 als o. Professor der Psychiatrie nach Rostock berufen und war seit 1920 Ordinarius und Direktor der Universitätsklinik für Nerven- und Gemütskranke in Frankfurt a. M. Seine Forschungen galten den Formen der Schizophrenie und den symptomatischen Psychosen sowie der Gehirnpathologie.

206. Kurt Kolle an Karl Jaspers

Brief, hs.
Orginal: DLA Nl. Karl Jaspers

Frankfurt a. M. 18.9.37

Sehr verehrter Herr Professor Jaspers,
ich lese soeben, dass Sie am 27./29.9 hier 3 Vorträge halten werden.[21] Sie würden meiner Frau und mir natürlich große Freude bereiten, wenn Sie mir die Ehre gäben, Sie auch einmal bei uns zu Gast zu sehen. Leider können wir Sie nicht bitten, bei uns abzusteigen, da wir kein Fremdenzimmer haben. Aber sonst verfügen Sie bitte über uns. Da ich nicht weiss, wie Sie sonst über die Zeit disponiert haben, möchte ich keinen bestimmten Vorschlag machen. Am nettesten wäre natürlich, wenn Sie abends nach einem Vortrag zu uns kämen, da mich tagsüber meine Praxis stark in Anspruch nimmt.
Mit der Bitte um Empfehlungen an Ihre Frau Gemahlin
Ihr sehr ergebener
Kolle

207. Kurt Kolle an Karl Jaspers

Brief, hs.
Original: DLA Nl. Karl Jaspers

8. XI. 43

Sehr verehrter Professor Jaspers!
Einer Arbeit von Beringer[22] entnehme ich, dass Sie in diesem Jahre Ihren 60. Geburtstag gefeiert haben. Wenn mein herzlicher Glückwunsch so verspätet kommt, bitte ich dies damit zu entschuldigen, dass ich seit Kriegsbeginn ununterbrochen im Felde stehe und somit den heimatlichen Ereignissen etwas fern gerückt bin. Ein Druck der 2. Auflage meiner *Psychiatrie* war Ihnen ohnedies angedacht und ist vielleicht bereits in Ihren Händen.[23] Bitte nehmen Sie Brief und Buch als Ausdruck meines Dankes für alles, was Sie mir fachlich und persönlich gegeben haben. Die Auseinandersetzung mit Ihrem Werk und der persönliche Gedankenaustausch, der sich aus dieser sachlichen Beziehung ergab, werden immer zu den wertvollsten und schönsten Erinnerungen meiner Lehrjahre zählen. Die wenn auch seltenen Besuche in Ihrem Arbeitszimmer werden immer als kostbare Feststunden in mir lebendig bleiben. Was Sie der Psychiatrie

---

21 Jaspers hielt im September 1937 auf Einladung des Germanisten Ernst Rudolf Beutler (1885-1960) am Freien Deutschen Hochstift in Frankfurt a. M. drei Vorlesungen zur *Existenzphilosophie*, die 1938 noch veröffentlicht wurden.
22 Kurt Beringer, »Antriebsschwund mit erhaltener Fremdanregbarkeit bei beiderseitiger frontaler Marklagerschädigung«, in: ZNP 176 (1943), 10-30. Die Widmung lautet: »Karl Jaspers zum 60. Geburtstag.«
23 Kurt Kolle, *Psychiatrie*, München ²1943.

gegeben haben, wissen Sie auch bei aller persönlichen Bescheidenheit selbst. Sicher wird es Ihnen auch anläßlich Ihres Geburtstages von vielen berufenen Fachgenossen erneut bestätigt worden sein.

Der unerbittliche Ernst der Gegenwart, die alle Kraft der Seele und des Geistes fordert, läßt es nicht zu, diesen Brief so auszugestalten, wie es mir am Herzen läge. Bleibt zum Schluss nur der Wunsch, dass diese Zeilen Sie bei ungeminderter Gesundheit und in tätiger Arbeit antreffen mögen.

Seien Sie, verehrter Lehrer und Meister, nochmals meiner Dankbarkeit und Verehrung versichert.

Ihr Kurt Kolle

208. Kurt Kolle an Karl Jaspers

Brief, ms.
Durchschlag: FA Oswalt Kolle

4./5. September 1947

Sehr verehrter Herr Jaspers!

Zu der hohen Ehre, die Ihnen durch Verleihung des Goethe-Preises zuteil wurde, gratuliere ich Ihnen herzlich. Sie wissen: für die, die Sie und Ihr Werk schon lange kennen und schätzen, hätte es all der hohen Auszeichnungen nicht bedurft. Meine Besorgnis ist, Sie möchten jetzt, da Sie so ins Licht der breiten Öffentlichkeit getreten sind, für die vielen Einzelnen, denen die persönliche Begegnung mit Ihnen wesentlich war, ganz unzugänglich sein. Mir jedenfalls gelang es nicht einmal, Sie zu begrüssen, da Sie sich nach Ihrem Vortrag[24] nicht wieder zeigten. So blieb die Freude, Sie in alter Frische zu sehen und zu hören. Ihr Vortrag mit den neuen Lichtern, die Sie auf Goethen setzten, sagte mir sehr zu. Leider war die Sache schlecht organisiert. Viele, die Sie gern gehört hätten, wussten überhaupt nichts von der Veranstaltung. Ich z. B. erfuhr durch einen blossen Zufall in letzter Stunde davon.

Sie hatten mich gebeten, Ihnen mitzuteilen, was ich an Ihrer Allgemeinen Psychopathologie auszusetzen habe. Es sind eigentlich mehr Wünsche als Einwände, die ich Ihnen auf den beiliegenden Blättern notiert habe. Sollte Ihnen zu einzelnen Punkten eine genaue Literaturangabe erwünscht sein, bin ich natürlich gerne bereit, sie Ihnen herauszuschreiben. Einige kritische Hinweise finden Sie in dem beiliegenden Manuskript, auf das ich gleich noch zurückkomme.

Ihre Besorgnisse bezüglich der Lehrbehandlung der Psychotherapeuten teile ich nicht. In der hoffentlich bald erscheinenden (fast ganz neu geschriebenen) dritten Auflage meiner Psychiatrie werden Sie dazu folgende Anmerkungen finden:[25] »Die Bedenken, die Jaspers (S. 679 ff.)

---

24 Karl Jaspers, *Unsere Zukunft und Goethe* (Vortrag. gehalten anlässlich der Verleihung des Goethepreises der Stadt Frankfurt am 28. August 1947), Bremen 1949.
25 Vgl. Kurt Kolle, *Psychiatrie*, 3. neubearbeitete Auflage. Berlin 1949, 411.

gegen die Lehrbehandlung als unumgängliche Forderung äussert, sind dann unbegründet, wenn die Lehrbehandlung ihrer Grenzen bewusst bleibt. Echte philosophische Selbsterhellung kann gewiss nur der Einzelne für sich vollziehen. Aber das Selbstdurchleuchten ohne jede fremde Hilfe dürfte nur ausnahmsweise möglich sein, sofern man die nur mittels Traumanalyse mögliche Aufdeckung des »Unbewussten« für unerlässlich hält. Billigt man den Unterschied, den Jaspers zwischen Tiefenpsychologie als Mittel der Existenzerhellung und Psychotherapie als ärztlicher Technik macht, lässt sich dann verhindern, dass zwischen Arzt und Patient eine existentielle Kommunikation auftritt? Jaspers gesteht zu, dass dieser Fall ›ohne Absicht und Willenszweck‹ eintreten kann. So sehr Jaspers grundsätzlich zuzustimmen ist, daß es »grotesk wäre, sich für die Leistung existentieller Kommunikation honorieren zu lassen«, so wenig sehen wir eine Möglichkeit, die leidige Honorarfrage auszuschalten. (Der Priester, der gewiss viel öfter als der Psychotherapeut in existentielle Kommunikation treten muss, wird schließlich auch für seine Leistung honoriert.) – Es ist Jaspers auch recht zu geben, dass Psychotherapie nicht mit dem Anspruch auftreten darf, sozusagen *die* Lebensschule zu sein, die jeder durchlaufen haben, ohne die er ein unfertiger Mensch bleiben müsse. Psychotherapie hat sich, wie wir bereits ausgeführt haben, auf Leidende zu beschränken. Allerdings ist die Not heute weit verbreitet und zahlreich sind die, die aus »Mangel an jeder echten Kommunikation, Zerfallensein mit der Umgebung, Glaubenslosigkeit einer entleerten Umwelt« zum Psychotherapeuten kommen. Sich solcher Menschen anzunehmen ist ärztliche Pflicht, die sich nicht dadurch hemmen lassen darf, dass der Philosoph sozusagen a priori Tiefenpsychologie und Psychotherapie voneinander trennt.«

Ihr absprechendes Urteil über die Psychoanalyse erscheint mir zu hart und im Hinblick auf die mächtigen Impulse, die von da ausgegangen sind, auch nicht gerecht. Ebenso glaube ich, dass Sie die Bewegung unterschätzen, die die Arbeiten von Ludwig Binswanger und v. Gebsattel ausgelöst haben.[26]

Alle diese Anstände berühren Ihr grossartiges Buch sozusagen nur an der Peripherie. Das Wagnis, sie vorzubringen, rechtfertigt sich allein aus dem Wunsch, Ihr Buch so vollkommen wie möglich, jedenfalls ohne greifbare Schönheitsfehler zu sehen.

---

26 Kolle meint die stark von Martin Heideggers Philosophie beeinflusste daseinsanalytische Psychotherapieschule um Ludwig Binswanger und Viktor Emil von Gebsattel (1883-1976), die Jaspers unter dem Begriff »konstruktiv-genetische Psychopathologie« knapp und kritisch abhandelt. Vgl. AP 4, 453-458. V. E. v. Gebsattel, Psychiater, wirkte lange als Psychotherapeut in Berlin und Freiburg i. Br. und erhielt 1950 den ersten Lehrstuhl für medizinische Psychologie in Würzburg. Er war Mitherausgeber des *Handbuchs der Neurosenlehre und Psychotherapie* (5 Bde., München 1959-61) und veröffentlichte u. a. *Prolegomena einer medizinischen Anthropologie* (Berlin 1954) und *Imago hominis. Beiträge zu einer personalen Anthropologie* (Schweinfurt 1964).

Wie ich Ihr Buch im Ganzen beurteile – ich schrieb es Ihnen schon –, ergibt sich aus dem erwähnten Manuskript, das bisher unveröffentlicht ist. Da auch nicht sicher ist, ob seine Publikation gelingen wird, schicke ich es Ihnen vorsorglich und erzähle Ihnen seine Geschichte. Ich hatte mir Ihr Buch von dem Redakteur[27] der Medizinischen Klinik zur Besprechung erbeten, weil ich mich als Ihr »geistiger« Schüler dazu berufen fühlte, Ihre Sache zu der Meinen zu machen. Der betreffende Herr hat es jedoch vorgezogen, Kretschmer das Referat zu überlassen.[28] Das Ergebnis war nicht anders, als ich erwartet hatte: keine Besprechung, sondern die gekränkte Reaktion eines (menschlich) kleinen Eiferers, der alle mit seinem Bannstrahl belegt, die seinen Ruhm gemindert haben. Ich erhob Einspruch gegen die unsachliche und einseitige Berichterstattung und verlangte: audiatur et altera pars. Dies wurde abgelehnt, weil Kretschmer, (der Mitherausgeber dieses Blattes ist), »darin wahrscheinlich auch eine Kritik seiner Besprechung sehen würde.« Ein anderer Schriftleiter[29] lehnte ab, weil »die vom Standpunkt des modernen praktischen Medizinforschers berechtigten Einwände Herrn Professor Kretschmers, welcher Mitarbeiter unserer Zeitschrift ist, kaum Berücksichtigung finden.« Also eine wahrhaft »verschworene Gemeinschaft«, die hier im Namen freier Wissenschaft handelt. Es scheint so, als ob Kretschmer die Ihnen zu Unrecht zugeschriebene päpstliche Rolle nun seinerseits zu übernehmen gedenkt. Nun wir den politischen Terror glücklich los sind, macht sich der Terror wissenschaftlicher Cliquen wieder breit. Verfallszeichen hier wie dort.
Mit den herzlichsten Grüssen
Ihr sehr ergebener
[Kurt Kolle]

209. Karl Jaspers an Kurt Kolle

Brief, ms.
Original: FA Oswalt Kolle

Heidelberg, 9.9.1947

Sehr verehrter Herr Kolle!
Haben Sie herzlichen Dank für Brief, Manuskript, Notizen und Separatum. Eine so freundliche und gründliche Äusserung zu meiner *Psychopathologie* ist selten und mir ungemein erfreulich. Ich kann Ihnen nicht genug danken. Sollte ich in die Lage kommen, nochmal eine Auflage zu arbeiten, sind mir Ihre Notizen von grösstem Werte. In diesem Fall würde ich mich an Sie wenden wegen exakterer literarischer Angaben.

---

27 Redakteur war der Mediziner Herbert Volkmann (1875-1974).
28 Ernst Kretschmer, »Rezension der 4. Aufl. der *Allgemeinen Psychopathologie*«, in: *Medizinische Klinik* 42 (1947), 564-565.
29 Schriftleiter war Viktor Emanuel Mertens (1875-1974).

Leider würde das alles zu einer weiteren Umfangsteigerung führen. Eine weitere Frage würde sein: Was lässt sich streichen?

Ihre grundsätzliche Zustimmung für das ganze Unternehmen ist mir von grosser Bedeutung. Ihre einzelnen Ausführungen werden mir Anlass geben zu weiterer Prüfung.

Etwas erschreckt bin ich durch die Auffassung, dass meine Kritik manchmal wie lähmend wirkt. Meine Absicht war, überall das Maximum von Wahrheit herauszuhören. Dabei aber ist der philosophische Impetus in der Tat überall auf das Nichtwissen im Wissen gerichtet. Mein Buch würde mir gefallen, wenn dieses Nichtwissen als ein Erfüllendes und nicht Ruinöses überall gegenwärtig wäre.

Mit der Psychoanalyse hoffe ich doch nicht so absprechend umgegangen zu sein, wie es nach Ihren Worten scheint. Eine weitgehende Bejahung im Besonderen habe ich doch vollzogen. Radikal nein sage ich zur Weltanschauung und zur Sekte. Hier ist eine blöde Ersatzphilosophie am Werke. Die Freiheit ist kein Forschungsgegenstand, sondern Sache der Philosophie.[30] Der Nervenarzt ist als Fachmann etwas anderes, wie als Philosoph und in der Praxis ist er geführt von seiner Philosophie, die keineswegs Sache der medizinischen Wissenschaft oder aus ihr herausgewachsen ist. Weil es mir so scheint, und weil dies Grunderfahrung meiner Jugend ist, werde ich so aggressiv gegen das, was mir falsche Philosophie scheint.

Dass man Ihre mir erwünschte Besprechung bisher nicht gedruckt hat, beklage ich sehr. Hoffentlich findet sich eine andere Zeitschrift. Kretschmer habe ich nicht ohne Vergnügen gelesen. Er ist doch immer geistreich. Dass er auf meine Argumente und Tatsachen nicht eingeht, sondern sich in allgemeinen Verurteilungen des auswärtsstehenden Philosophen ergeht, ist beklagenswert, aber bei ihm selbstverständlich. Ich hoffe nur, dass das nicht allgemeine Auffassung der Ärzte wird. Umso mehr muss ich wünschen, dass eine Stimme wie die Ihre zur Geltung kommt. Ich danke Ihnen herzlich und hoffe auf ein gelegentliches Wiedersehen.

Ihr sehr ergebener
Karl Jaspers

---

30 Vgl. AP 4, 646f. Zudem äußert sich Jaspers über die Psychoanalyse an folgenden Stellen des Werkes kritisch: AP 4, 299-302, 450-453 u. 679-681.

210. Kurt Kolle an Karl Jaspers

Brief, ms.
Original: DLA Nl. Karl Jaspers

19.2.1948

Hochverehrter Herr Jaspers!

Zu Ihrem 65. Geburtstag möchte ich in der sicher sehr zahlreichen Schar der Gratulanten nicht fehlen. Das Ihnen zugedachte Geschenk, die dritte Auflage meines Lehrbuches, wird allerdings erst später folgen, da das Buch sich noch im Druck befindet.[31] Ich wünsche Ihnen von Herzen volle Gesundheit und Kraft, Ihr grosses und vielfältiges Werk noch viele Jahre weiter führen zu können. Der Einfluss, den Sie auf die geistige Haltung vieler Einzelner genommen haben, mag zahlenmässig nicht sehr hoch zu beziffern sein. Dafür dürfte er qualitativ umso höher zu bewerten sein. Seitdem Sie die Güte hatten, sich vor nun bald fünfundzwanzig Jahren für meine Arbeiten zu interessieren, habe ich nicht wieder aufgehört, mich von Ihnen anweisen und korrigieren zu lassen. Aus Anlass Ihres Jubiläums gedenke ich dieser Tatsache voller Dankbarkeit.

Mit meiner Gratulation möchte ich meinen Glückwunsch zu dem ehrenvollen Ruf nach Basel verbinden. Soweit ich höre, haben Sie noch keine Entscheidung getroffen. Obzwar mir kein Rat in dieser Sache zusteht, will ich mich doch dahin äussern, dass ich wünschte, Sie folgten dem Ruf, so schmerzlich Ihr Verlust für uns alle wäre. Aber recht besehen ist es ja kein Verlust. Die engen nationalstaatlichen Grenzen haben heute keinen Bestand mehr. Es gibt nur noch, wie Sie selbst in Ihrer Genfer Rede[32] überzeugend ausgeführt haben, europäischen Geist, dem Sie in Basel besser als hier dienen können. Sie werden dort, wo Nietzsche und Jacob Burckhardt demselben Anliegen gehuldigt haben, auch dem deutschen Namen wieder zu der ihm gebührenden Ehre verhelfen. Deswegen würde ich mein schmerzliches Bedauern über Ihren Fortgang unterdrücken.

Mit herzlichen Grüssen und nochmaligen besten Wünschen für Ihr neues Lebensjahr
Ihr stets dankbar ergebener
K. Kolle

---

31 Kurt Kolle, *Psychiatrie*, 3. Aufl., Berlin 1949. Die erste Auflage erschien 1939.
32 EG.

211. Karl Jaspers an Kurt Kolle

Brief, ms.
Original: FA Oswalt Kolle

Basel, den 11. April 1950
Austrasse 126

Lieber und verehrter Herr Kolle,
ich bin sehr in Ihrer Schuld, dass ich noch immer nicht gedankt habe für die Reihe Ihrer freundlichen Zusendungen[33] und die 3. Aufl. Ihres Lehrbuches.[34] Ich darf sagen, dass die Lektüre Ihrer Sachen mich stets irgendwie befriedigt. Das Lehrbuch scheint mir ausgezeichnet. Die Würdigung meiner *Psychopathologie* in einer längeren Anmerkung hat mich natürlich gefreut. Möchten Sie Recht haben mit Ihrer Charakteristik.[35]

Mein Wunsch wäre, dass Sie endlich ein Ordinariat bekämen. Ich benutze manche Gelegenheit, Sie zu empfehlen, doch ist mein Einfluss gering. Sie selbst können es in Ruhe abwarten.

Mit den besten Grüssen und Wünschen
Ihr ergebener
Karl Jaspers

212. Kurt Kolle an Karl Jaspers

Brief, ms.
Original: DLA Nl. Karl Jaspers

Frankfurt a. M. 19.4.1950

Sehr verehrter, lieber Herr Jaspers!
Keine Nachricht konnte mich mehr erfreuen und ehren als Ihr Brief, in dem Sie sich anerkennend über meine Arbeiten aussprechen. Immer waren mir Ihre ermutigenden, oft auch kritischen Worte ein Ansporn. Bereits zur zweiten Auflage meines Lehrbuches, das ich Ihnen zu Ihrem 60. Geburtstag schickte, schrieben Sie mir ins Feld (1943 als sich ein düsteres Schicksal bereits deutlich abzeichnete) einen Brief, den ich zu meinen wertvollsten Schätzen zähle.

Nun rühren Sie wieder, wie schon zur Zeit unserer ersten Begegnung vor 25 Jahren in gütiger Weise mein persönliches Schicksal an. Damals schrieben Sie mir, der ich mich gerade in die heftige Fehde gegen Kretschmer eingelassen hatte: »Ihr Brief bewegt mich: Sie lassen mich einen Blick tun in die Schwierigkeiten Ihrer Situation, ich sehe wieder das Schicksal, das mir so oft gegenwärtig war: die Einsamkeit der freien

---

33 Nachweislich erhielt Jaspers von Kolle dessen Beitrag zum Wiesbadener Internisten-Kongress 1949 »Der Psychiater und die psychosomatische Problematik«, in: *Psyche* 3 (1949), 377f. Vielleicht auch Kurt Kolle, »Psychiatrie und Psychotherapie«, in: *Psyche* 2 (1948), 148-150 und »Für und wider die Psychotherapie. Ein offenes Wort zu ›Psychotherapeutische Probleme‹ von J. Zutt«, in: NA 20 (1949), 5-7.
34 Kurt Kolle, *Psychiatrie*, Stuttgart ³1949.
35 Vgl. den Brief Kurt Kolle an Karl Jaspers, 4./5.9.1947.

und selbstbewussten Vernunft in der Wolke der zu aller Zeit sich instinktiv zusammenballenden, gar nicht sie selbst seienden Menschen.«[36] Daran hat sich nichts geändert. Trotzdem sich mein alter Lehrer Stertz (der aus denselben Gründen wie Sie aus seinem Amt entfernt wurde[37] und jetzt seit drei Jahren Nachfolger Bumkes[38] ist) unermüdlich um mich bemüht, scheint die Aussicht gering, dass ich es noch zum Ordinarius bringe. Nur einmal im vorigen Jahr stand ich an zweiter Stelle auf der Düsseldorfer Liste. (1932 hatte mich die Berner Fakultät zweimal primo loco nominiert). In Frankfurt und Freiburg bin ich nicht einmal für würdig befunden, auf der Vorschlagsliste zu erscheinen. (Demnächst wird Würzburg frei, da Zutt den Ruf hierher angenommen hat.) Man macht den Einwand, ich sei der Klinik entfremdet. (Dass ich tatsächlich durch die Nazis aus der akademischen Laufbahn ausgeschlossen wurde, auch wenn ich später formal wieder zugelassen war, zählt heute schon garnicht mehr!) Die reichen Erfahrungen, die ich mir inzwischen auf dem Gebiet der Neurosen und der Psychotherapie angeeignet habe, werden nicht positiv bewertet. Abgesehen von Kretschmers unversöhnlichem Hass gegen den Mann, der seinen Ruhm beinahe untergraben hätte, liebt man heute in den medizinischen Fakultäten so unbequeme Leute weniger denn je. Diese Fakten zu Ihrer Orientierung. Übrigens im Vertrauen: ich weiss garnicht, ob ich unbesehen jeden Lehrstuhl, der mir angeboten würde, annehmen möchte. Denn die ärztliche Praxis, besonders die Psychotherapie befriedigt mich ausserordentlich. Aber Sie können sich denken, wie eine solche Praxis, wenn sie mit voller Hingabe an den Menschen ausgeübt wird, verschleisst. Die Zeit zu besinnlicher wissenschaftlicher Arbeit muss mühsam dem Alltag abgerungen werden. So bedauere ich es oft sehr, dass es einfach unmöglich ist, Zeit und Kraft für wissenschaftliche Arbeit frei zu bekommen. Diese Möglichkeit wiederzugewinnen, wäre das hauptsächlich Verlockende an einem Ordinariat. Wenn Sie freundlicherweise schreiben, ich könne es in Ruhe abwarten, muss ich leider zu bedenken geben, dass ich bereits 52 Jahre alt bin.

Ihr Brief hat erneut den Wunsch aufkommen lassen, Ihnen wieder auch persönlich zu begegnen. Wie ich der Zeitung entnehme, haben Sie für das SS 1950 Gastvorlesungen [a]in Heidelberg[a] zugesagt. Vielleicht liesse sich bei dieser Gelegenheit ein Treffen arrangieren. Eigentlich wollte ich jetzt an Ostern Ludwig Binswanger in Kreuzlingen besuchen, bekam aber leider keinen Pass. Sollte ich im Laufe des Jahres meine Ab-

---

36 Vgl. den Brief Karl Jaspers an Kurt Kolle, 26.4.1926.
37 Stertz verlohr 1937 seine Kieler Professur.
38 Oswald Bumke (1877-1950) war bis 1914 ao. Professor unter Alfred E. Hoche in Freiburg i. Br., dann Ordinarius in Rostock, Breslau, Leipzig und ab 1924 Nachfolger Emil Kraepelins in München. Bumke gehörte zu den polemischen Kritikern der Psychoanalyse, veröffentlichte ein mehrfach aufgelegtes *Lehrbuch der Geisteskrankheiten* (München ²1925, ⁷1948, 1. Aufl. u.d.T. *Diagnose der Geisteskrankheiten*, Wiesbaden 1919) und wurde 1923 als Arzt an das Krankenbett Lenins gerufen.

sicht zu diesem langgehegten Plan verwirklichen, würde ich mir erlauben, bei Ihnen anzufragen, ob ich Sie besuchen darf.

Mit der Versicherung meines herzlichen Dankes für Ihre Anteilnahme und den besten Wünschen für Ihre Arbeit (ich las mit *besonderem Genuss* Ihre Vorlesungen »Der philosophische Glaube«)[39] und Ihr persönliches Ergehen
Ihr stets dankbar ergebener
und getreuer
Kurt Kolle

Zu Ihrer Information erlaube ich mir ein Verzeichnis meiner wissenschaftlichen Arbeiten beizufügen.[40]

a in Heidelberg] *hs. eingefügt*

213. Kurt Kolle an Karl Jaspers

Brief, ms.
Durchschlag: FA Oswalt Kolle

14.6.1950

Sehr verehrter Herr Jaspers!
Der Freiburger Anatom Goerttler,[41] ein alter Freund von mir, erzählte mir anlässlich der Badenweiler Psychiaterversammlung[42] vertraulich, dass Sie für die Nachfolge Beringers[43] ein glänzendes Gutachten über mich abgegeben haben.[44] Herr Goerttler erzählte mir auch, dass er vom jetzigen Rektor Oehlkers auf Ihre Anregung hin ausdrücklich auf mich angesprochen worden sei. Ich habe Anlass, Ihnen aufs Herzlichste zu danken.

Ihre Bemühungen sind erfolglos geblieben. Ich bin nicht auf der Freiburger Vorschlagsliste.

Ende September werde ich am Bodensee einen kurzen Urlaub verbringen und versuchen, von dort aus einige Besuche in der Schweiz zu machen. Ich werde rechtzeitig bei Ihnen anfragen.

Mit den herzlichsten Grüssen
Ihr dankbar ergebener
[Kurt Kolle]

39 Karl Jaspers, *Der philosophische Glauben*, Zürich und München 1948.
40 Dem Brief liegt eine vierseitige Veröffentlichungsliste von Kolle bei.
41 Der Anatom Kurt Goerttler (1898-1983) lehrte vor der Berufung 1948 nach Freiburg i. Br. und akademischen Stationen in München, Kiel, Zürich und Hamburg von 1935 bis 1945 in Heidelberg. Er schrieb auch zu übergreifenden Themen: *Der unbegrenzte Horizont. Essays über Lesen, Bildung und Wissenschaft*, Mannheim 1966.
42 66. Wanderversammlung der südwestdeutschen Prychiater und Neurologen.
43 Ordinarius in Freiburg, 1949 verstorben.
44 Die Abschrift des Gutachtens erhielt Kolle Ende 1950, siehe Brief 216, Anhang.

214. Karl Jaspers an Kurt Kolle

Brief, ms.
Original: FA Oswalt Kolle

Basel, den 19. VI. 50
Austrasse 126

Lieber Herr Kolle,
schade, dass die Sache nicht gelungen ist! Wenn Sie Ende September in die Schweiz kommen, wird es mir eine Freude sein, Sie zu sprechen. Es kann jedoch sein, dass ich erst Ende September nach Basel zurückkehre. Nachricht würde mich vorher über meine Basler Adresse erreichen.
Mit herzlichem Gruss
Ihr
Karl Jaspers

215. Karl Jaspers an Kurt Kolle

Briefkarte, hs.
Original: FA Oswalt Kolle

Basel, 17.9.50

Sehr verehrter Herr Kolle!
Ich würde mich freuen, Sie zu sprechen. Eben komme ich aus St. Moritz nach Basel zurück, wo ich Ihre Karte finde. Würden Sie mir – vielleicht telephonisch von Binswanger aus – sagen, wann ich Sie erwarten darf. Es passt mir am besten nachmittags 5 Uhr.
Mit herzlichen Grüssen
Ihr
Karl Jaspers

216. Kurt Kolle an Karl Jaspers

Brief, ms.
Durchschlag: FA Oswalt Kolle

25.12.50

Sehr verehrter, lieber Herr Jaspers!
Fast wie ein Weihnachtsgeschenk flatterte mir Ihr Brief,[45] den Sie in der Freiburger Berufungsangelegenheit an Herrn Goerttler geschrieben hatten, auf den Tisch.

Goerttler, mit dem ich noch aus der Kieler Zeit her befreundet bin, hat ihn mir unaufgefordert zur Verfügung gestellt. Ich hoffe, Sie erblicken darin keine Indiskretion. Nun ich von Ihrem Urteil über mich Kenntnis erhalten habe, bin ich leicht schockiert, wie Sie ohne weiteres nicht ver-

---

[45] Vgl. die im Anschluss an den Brief abgedruckte Abschrift des Jaspers-Gutachtens zu Kurt Kolle.

stehen können. Es ist mir durch Ihren Brief zum Bewusstsein gekommen, wie weit ich mich von meinen eigentlichen wissenschaftlichen Neigungen entfernen musste. Zu wirklicher Forschung lässt eine Praxis einfach keine Zeit. Dass Sie meine Leistung so positiv einschätzen, freut und ehrt mich. Ich danke Ihnen vielmals für Ihre Gesinnung.

Es kommt mir aber durch Ihren Brief auch sehr stark zum Bewusstsein, wie sehr, wenigstens in Deutschland, die Neigung besteht, die Leistung geringer zu werten als andere persönliche Momente, die dann als Vorteile des Bewerbers erscheinen. Ich hätte jetzt in Würzburg Chancen gehabt, aber flugs verbreitete Herr Zutt üble und lügenhafte Gerüchte über mich, und so kam ich schon in der Fakultät nicht mehr zum Zuge. Derzeit ist Erlangen frei, da Scheller[46] nach Würzburg gekommen ist und Mainz wird wahrscheinlich frei, da Ruffin[47] den Ruf nach Freiburg erhalten hat.

Ich möchte diesen Anlaß benutzen, Ihnen für das kommende Jahr gute Gesundheit und fruchtbare Arbeit zu wünschen. Ich hoffe, dass es mir die Freude bringt, Sie dann nach mehr als 12jähriger Pause wieder zu sehen.

Indem ich bitte, mich Ihrer sehr verehrten Gattin auf das Angelegentlichste zu empfehlen, bin ich
Ihr stets dankbar ergebener
[Kurt Kolle]

Anhang

Karl Jaspers an Kurt Goerttler

Brief, ms.
Durchschlag: FA Oswalt Kolle

Basel, den 11.4.1950

Sehr geehrter Herr Kollege!
Sie fragen mich nach Prof. Kolle. Ich kenne ihn seit Anfang der zwanziger Jahre, habe ihn zwar nur selten gesprochen, aber seinen Weg verfolgt.

Seine wissenschaftliche Leistung scheint mir heute in Deutschland im Abstand nur von Kretschmer und Gruhle mit an der ersten Stelle zu stehen. Die grosse Reihe seiner Publikationen wird Ihnen bekannt sein. Solch lange Reihen haben zwar viele vorzuweisen. Aber Kolle scheint mir Ungewöhnliches und Bleibendes geleistet zu haben. Zunächst machten vor Jahrzehnten Aufsehen seine auf faktischen Untersuchungen,

---

46 Heinrich Scheller (1907-1972) war seit 1947 psychiatrischer Ordinarius in Erlangen.
47 Hanns Ruffin leitete seit 1951 die Freiburger Nervenklinik.

nicht auf blossen Überlegungen beruhenden kritischen Abhandlungen zu Kretschmers Lehren. Es war damals die gründlichste, gerechteste und zugleich produktivste Kritik, die ich gesehen habe. Dann sind wirkliche Ergebnisse bei seinen Studien über die sog. Paranoia gewonnen, sowohl eine klinische Anschauung, die sich weitgehend durchgesetzt hat, wie Untersuchungen über Vererbungszusammenhänge dieser Fälle, die lohnend waren. Durch diese und andere Arbeiten hat sich Kolle als zuverlässiger empirischer Forscher ausgewiesen.[48]

Darüber hinaus hat er die Gesamtheit psychiatrischen Wissens auf eine ungemein lebendige und vernünftige, anschauliche und kritische Weise in seinem Lehrbuch der Psychiatrie zur Darstellung gebracht (in dritter Auflage 1949). Das Buch ist voll eigener Beobachtungen, originell und souverän durchdacht.

So scheint mir Kolle ausgewiesen durch umfassende Beherrschung des Gebiets der Psychiatrie, durch praktische Aufgeschlossenheit für das, wodurch man helfen kann. Er ist undogmatisch und unbefangen. Seine zwar niemals gehässige, aber jederzeit freimütige Kritik in den Fragen der Forschung habe ich für ungewöhnlich gehalten, ebenso wie seine hohe Bildung. Sein Werk im ganzen scheint mir die deutsche Psychiatrie auf ihrem besten Niveau zu repräsentieren.

Dazu kommt noch ein heute wichtiger Vorzug. Kolle denkt in naturwissenschaftlicher Haltung, aber gerade dadurch vermag er mit Schärfe, Klarheit und kritischer Bescheidung das zu sehen, was in der Psychopathologie den naturwissenschaftlichen Methoden nicht zugänglich ist. Hier, wo heute so viel Torheit sich breit macht und manches Unheil wächst, scheint er mir ein ausgezeichneter Lehrer, weil er die Bemühungen der Psychoanalyse und alles dessen, was damit zusammenhängt, kennt, den Wahrheitskern herauszuholen sucht, aber vor den Entgleisungen und Fanatismen mit kritischer Begründung zu schützen vermag.

Sie werden wissen, dass er aus guter Tradition stammt. Sein Vater war der bekannte Serologe,[49] der mit Wassermann[50] zusammenarbeitete. Seine Frau, geborene Matusch, ist Tochter eines seinerzeit verdienten Direktors[51] einer psychiatrischen Landesanstalt, bei dem, soviel ich weiss, Kolle auch einen Teil seiner psychiatrischen Erziehung genossen hat.

Mit ausgezeichneter Hochachtung
Ihr sehr ergebener
gez. Karl Jaspers

---

48 Vgl. den Brief Karl Jaspers' an Wilhelm Kolle, 8. 5. 1933, S. 220.
49 Wilhelm Kolle.
50 August Paul von Wassermann (1866-1925), der unter Robert Koch (1843-1910) und Paul Ehrlich (1854-1915) gearbeitet hatte, wurde 1913 Direktor des neugegründeten Forschungsinstituts für experimentelle Therapie der Kaiser-Wilhelm-Gesellschaft in Berlin und gilt als einer der Begründer der modernen Immunologie.
51 Felix Matusch war von 1896 bis 1923 Direktor der Anstalt Sachsenberg.

217. Kurt Kolle an Karl Jaspers

Brief, ms.
Durchschlag: FA Oswalt Kolle

5.3.1951

Sehr verehrter Herr Jaspers!
Vom 29.4. bis 5.5. wirke ich in der von Speer[52] veranstalteten Lindauer Psychotherapiewoche als Vortragender mit.[53] Ich erlaube mir schon jetzt die Anfrage, ob Sie voraussichtlich um diese Zeit in Basel anwesend sein werden. Mein bisheriger Plan ist so, dass ich am 27.4. hier wegzufahren beabsichtige. Ich könnte Sie also entweder am Sonnabend, den 28.4. oder auch am Sonntag besuchen. Es hat natürlich vollkommen Zeit, wenn Sie mir Ihren endgültigen Bescheid erst im April geben.
 Bei dieser Gelegenheit fällt mir ein, dass Sie kürzlich Ihren 68. Geburtstag hatten. Nehmen Sie bitte nachträglich meinen herzlichsten Glückwunsch entgegen.
 Indem ich hoffe, dass es Ihnen und Ihrer verehrten Gattin gut geht, bin ich mit den herzlichsten Grüssen und Wünschen.
 Ihr stets ergebener
 [Kurt Kolle]

218. Karl Jaspers an Kurt Kolle

Brief, hs.
Original: FA Oswalt Kolle

Basel 7.3.51

Lieber Herr Kolle!
Schönen Dank für Ihre Zeilen vom 5.3. Ich freue mich, Sie im April zu sprechen. Zunächst notiere ich mir Samstag, 28.4., nachmittags 6 Uhr, falls Sie bei uns zu Abend essen wollen, sonst um 5 Uhr. Sie benachrichtigen mich noch rechtzeitig, nicht wahr?
 Mit herzlichen Grüssen von meiner Frau und Ihrem
 Karl Jaspers

---

52 Ernst Speer (1889-1964) initiierte ab 1950 die Lindauer Psychotherapiewochen als jährliche Fortbildungsveranstaltung. Der Tübinger Honorarprofessor war Mitherausgeber der *Zeitschrift für Psychotherapie* und veröffentlichte u.a. *Der Arzt der Persönlichkeit. Lehrbuch der ärztlichen Psychotherapie* (Stuttgart 1949).
53 Kolle hielt den Vortrag »Bildnerei in der Psychotherapie«.

219. Kurt Kolle an Karl Jaspers

Brief, ms.
Durchschlag: FA Oswalt Kolle

16.4.1951

Sehr geehrter Herr Jaspers!
In Erwiderung Ihrer freundlichen Antwort vom 7.3. erlaube ich mir mitzuteilen, dass es bei meinen ursprünglichen Plänen bleibt. Ich werde mir gestatten, Ihnen am Samstag, den 28.4. nachmittags 5 Uhr meinen Besuch zu machen. Ihre und Ihrer Gattin liebenswürdige Einladung zum Nachtessen, für die ich mich herzlichst bedanke, muss ich zu meinem grossen Bedauern ablehnen, da ich noch eine andere Verabredung habe.

Ich verbinde mit der Gelegenheit dieses Briefes ein Attentat auf Sie, das Sie aber leicht abwehren können. Es geht Ihnen gesondert ein kleines Manuskript *Psychotherapie* zu.[54] Wenn es Ihre Zeit erlaubt, in das Manuskript Einblick zu nehmen, wäre es schön. Wenn nicht, nehme ich es bei meinem Besuch wieder mit zurück, bzw. lasse es da, bis Sie Zeit dazu haben. Es war schon lange meine Absicht, Ihnen einmal eine Arbeit zu widmen. Dieses kleine Buch würde ich gerne mit Ihrer Widmung versehen. Aber dazu müsste ich die Gewissheit haben, dass Sie mit dem Inhalt einverstanden sind und die Widmung sozusagen zu Recht besteht.

Ich freue mich sehr auf das Wiedersehen nach so langer Zeit und bin bis dahin mit herzlichen Grüssen
Ihr stets ergebener
[Kurt Kolle]

220. Kurt Kolle an Karl Jaspers

Brief, ms.
Durchschlag: FA Oswalt Kolle

7. Mai 1951

Lieber, sehr verehrter Herr Jaspers!
Vielen Dank für Ihr Brieflein. Meine Freunde werden sich das geliehene Buch bei Gelegenheit wieder abholen.

Es war mir eine besondere Freude, Sie wiedersehen zu dürfen in unveränderter Aufgeschlossenheit, wie ich es auch nicht anders erwartet hatte. Aber es war doch schön, festzustellen, dass die vielen Jahre der Trennung der echten Kommunikation keinen Abbruch tun konnten. Sie können wahrscheinlich nur schwer ermessen, wieviel mir dieses Gespräch bedeutet. Denn ich lebe nicht nur hier in Frankfurt, sondern überhaupt sehr einsam, da ich nun einmal keiner Clique angehöre. Dies kam auch in Lindau sehr deutlich zum Ausdruck. Die Psychotherapeuten betrachten mich mit einem gewissen Recht nicht weniger kritisch als meine

---

54 Es wurde 1953 veröffentlicht.

psychiatrischen Fachgenossen. So empfand ich es als eine seltene Wohltat, bei Ihnen die gewohnte Unbefangenheit und Souveränität des Urteils wiederzufinden.

Haben Sie nochmals Dank dafür, dass Sie mir zwei Stunden gewidmet haben.

Mit der Bitte um viele Grüsse an Ihre verehrte Gattin und herzliche Grüsse für Sie selbst stets dankbar ergeben
Ihr
[Kurt Kolle]

NB. Ludwig Binswanger freute sich sehr über Ihre Grüsse und wird versuchen, Sie in der nächsten Zeit einmal zu besuchen.

221. *Karl Jaspers an Kurt Kolle*

Briefkarte, hs.
Original: FA Oswalt Kolle

Lieber Herr Kolle!
Mit herzlichem Dank schicke ich Ihnen das Buch von Schmaltz[55] zurück, das Sie mir freundlich geborgt haben.

Es hat mich interessiert als die ganz offene Identifizierung der Psychotherapie mit Heilslehren. Eine grossartige Konfusion unseres Zeitalters, redlich und mit Enthusiasmus von dem offenbar sympathischen Autor vertreten.

Herzliche Grüsse!
Ihr K. Jaspers

222. *Kurt Kolle an Karl Jaspers*

Brief, ms.
Durchschlag: FA Oswalt Kolle

1. Juni 1951

Lieber Herr Jaspers!
Das Buch von Schmaltz, das Sie mir zurückgeschickt haben, sollte eigentlich ein Geschenk sein, wenn auch, wie ich Ihnen schon sagte, ein Kuckucksei. Im Urteil über das Buch und seinen Autor gehen wir völlig konform.

Leider hat Herr Dr. Ferdinand Springer das ihm angebotene Manuskript *Psychotherapie* nicht abgenommen, weil er meint, dass schon ein

---

55 Gustav Schmaltz, *Östliche Weisheit und westliche Psychotherapie*, Stuttgart 1951. Schmaltz (1884-1959) wurde 1921 zum Dr. ing. promoviert, studierte 1928-30 analytische Psychologie bei C.G. Jung, verkaufte 1943 die unter seiner Leitung stehende Maschinenfabrik und widmete sich der Psychotherapie.

Überangebot an psychotherapeutischer Literatur vorhanden sei. Als ich mir gerade Springer als Verleger auswählte, leitete mich dabei die Idee, dass er ein Manuskript nicht ablehnen würde, dessen Widmung von Ihnen akzeptiert wurde. Ich möchte doch zu meinen Gunsten annehmen, dass Sie den Eindruck hatten, es handele sich um eine wertvolle Veröffentlichung, unbeschadet des Vorhandenseins vieler Schriften dieser Art oder gerade weil es ein so großes Schrifttum gibt. Es fragt sich, was man tun soll. Vielleicht darf ich Sie um einen kurzen Rat bitten.
Mit herzlichen Grüssen auch an Ihre verehrte Gattin
Stets Ihr
[Kurt Kolle]

223. Karl Jaspers an Kurt Kolle

Brief, ms.
Original: FA Oswalt Kolle

Basel, den 9. VI. 1951

Lieber Herr Kolle,
schade, dass Springer abgelehnt hat. Ich vermute fast, dass er denkt, warum der frühere Verleger Kolles diese Sache nicht übernommen habe. Doch ist das eine Vermutung. Helfen kann ich Ihnen leider nicht. Aber mir scheint, dass das Natürlichste ist, dass der Verleger, der mit Ihrem Lehrbuch solchen Erfolg hatte,[56] auch dieses Buch übernimmt.
Mit herzlichen Grüssen
Ihr
Karl Jaspers

224. Kurt Kolle an Karl Jaspers

Brief, ms.
Durchschlag: FA Oswalt Kolle

24.9.1951

Sehr verehrter, lieber Herr Jaspers!
Sie hatten die Liebenswürdigkeit, mich Herrn Professor Schilpp-Evanston[57] vorzuschlagen, und ich habe ihm zugesagt, ihm eine Arbeit über »Karl Jaspers als Psychopathologe« zu schreiben.[58] Es wird mir eine Freude und Ehre sein, dort Ihr Werk zu würdigen und mich mit Ihnen,

---

56 Die ersten vier Auflagen der *Psychiatrie* publizierte der Urban und Schwarzenberg Verlag in München, die weiteren der Georg Thieme Verlag in Stuttgart. Die *Psychotherapie* erschien 1953 bei Karger in Basel.
57 Paul Arthur Schilpp (1897-1993), Philosoph, lehrte damals an der Northwestern University in Evanston und gab die Reihe *Library of Living Philosophers* heraus, in der 1957 *The Philosophy of Karl Jaspers* mit rund zwanzig Arbeiten über Jaspers, seiner Antwort und der extra verfassten *Philosophischen Autobiographie* erschien.
58 Kurt Kolle, »Karl Jaspers als Psychopathologe«, in: KJ, 436-464.

soweit das notwendig ist, kritisch auseinanderzusetzen. Ich möchte aber nicht nur auf Ihre zusammenfassende Darstellung in den vier Auflagen Ihrer *Psychopathologie* zurückgreifen, sondern auch Ihre früheren Einzelarbeiten berücksichtigen. Es handelt sich dabei um folgende Arbeiten:
1. Heimweh und Verbrechen
2. Die Trugwahrnehmung
3. Zur Analyse der Trugwahrnehmungen (Leibhaftigkeit und Realitätsurteil)
4. Über leibhaftige Bewusstheiten usw.
5. Eifersuchtswahn. Ein Beitrag zur Frage: »Entwicklung einer Persönlichkeit oder Prozess?«
6. Ihre Arbeiten über die phänomenologische Forschungsrichtung in der Psychiatrie
7. Verständliche und kausale Zusammenhänge zwischen Schicksal und Psychose bei Dementia praecox
8. Ihr Referat Untersuchung der Intelligenz 1910[59]

Da ich annehme, dass Sie von allen diesen Arbeiten doch mindestens ein Stück besitzen, erlaube ich mir die Anfrage, ob Sie mir diese Arbeiten ausnahmsweise leihweise überlassen könnten, bis meine Arbeit im Frühjahr 1952 abgeschlossen sein wird. Wenn Sie mir die Sonderdrucke per Einschreiben übersenden, so ist glaube ich nur geringe Gefahr vorhanden. Es ist selbstverständlich, dass ich die Arbeiten schonsam behandeln und unbeschädigt zurückgeben werde.

Es ist mir leider noch nicht gelungen, einen Verleger für mein kleines Buch über Psychotherapie zu finden.[60]

Indem ich hoffe, dass es Ihnen und Ihrer Gattin gut geht, bin ich, mit der Bitte, meine Kürze zu entschuldigen,
stets Ihr
[Kurt Kolle]

225. Karl Jaspers an Kurt Kolle

Brief, ms.
Original: FA Oswalt Kolle

Basel, den 28. September 1951
Lieber Herr Kollege,
ich freue mich sehr, dass Sie von Prof. Schilpp die Sache übernehmen wollen. Gleichzeitig schicke ich Ihnen 6 Separata. Die andern habe ich leider nicht mehr. Es fehlt: der *Eifersuchtswahn* und das Referat über *Trugwahrnehmungen*. Die Separata darf ich Ihnen schenken.

---

59 Die Aufzählung beinhaltet alle psychiatrischen Arbeiten, die Jaspers neben der *Allgemeinen Psychopathologie* zwischen 1909 und 1913 verfasste. Sie erschienen 1963 als *Gesammelte Schriften zur Psychopathologie*.
60 Vgl. Kurt Kolle, *Psychotherapie*, Basel 1953.

Vor einiger Zeit schrieb mir Stertz aus München. Dort scheinen Sie ein ernsthafter Kandidat zu sein. Es wäre schön, wenn etwas daraus würde. Jedoch soll man sich keine Hoffnungen machen.
Mit herzlichen Grüssen
Ihr Karl Jaspers

226. Kurt Kolle an Karl Jaspers

Brief, ms.
Durchschlag: FA Oswalt Kolle

11.10.1951

Lieber Herr Jaspers!
Vielen Dank für Ihren Brief und die Übersendung der sechs Separata, über deren Besitz ich mich sehr freue. Ausserdem werden sie mir meine Arbeit sehr erleichtern.

Ich hörte schon indirekt, dass Sie, wohl auf eine Anfrage von Stertz, wieder in warmer Weise für mich eingetreten sind. Ich darf Ihnen für Ihre gute Gesinnung danken.

Ich habe inzwischen eine sehr angenehme Beziehung mit Herrn Klaus Piper[61] bekommen, der, wie ich höre, Sie Ende des Monats besuchen will. Er interessierte sich für mein Manuskript *Psychotherapie* und ich habe die Hoffnung, dass er es annehmen wird.

Für heute die herzlichsten Grüsse Ihres
stets dankbar ergebenen
[Kurt Kolle]

227. Kurt Kolle an Karl Jaspers

Brief, ms.
Durchschlag: FA Oswalt Kolle

13.12.51

Lieber Herr Jaspers!
In der Anlage schicke ich Ihnen den ersten Entwurf des Herrn Schilpp versprochenen Beitrages zu. In diesem Falle geht die Zumutung, das Manuskript zu lesen, nicht von mir aus; Sie haben ja den Plan des Herrn Schilpp gut geheissen und müssen ja am Schluss des Bandes mit den Autoren die Klingen kreuzen. Eine Zumutung ist es nur insofern, als ich die Bitte wage, Sie möchten das Manuskript überall da, wo Ihnen etwas nicht gefällt, mit Bleistiftnotizen versehen und mir dann wieder zustellen. Ich hoffe, dass Sie in den Weihnachtsferien Gelegenheit haben, das

---

61 Klaus Piper (1911-2000) war seit 1947 der Verleger von Jaspers und mit ihm gut bekannt. Vgl. Klaus Piper, »Erfahrungen aus verlegerischer Zusammenarbeit«, in: ders. u. Hans Saner (Hrsg.), *Erinnerungen an Karl Jaspers*, München 1974, 185-194. Kurt Kolle regte bei Piper die Festschrift zum 70. Geburtstag von Jaspers an.

nicht sehr umfangreiche und gut leserliche Manuskript einmal durchzusehen.

Ich darf diese Gelegenheit nutzen, Ihnen mitzuteilen, dass meine Chancen in München bis jetzt ausserordentlich gut sind. Ich bin, nicht zuletzt durch einen Vortrag, den ich vor der Fakultät hielt, Favorit auf der Vorschlagsliste der Fakultät. Dieses günstige und für mich auf jeden Fall ehrenvolle Ergebnis verdanke ich nicht zum wenigsten der Tatsache, dass Sie sich wiederum so warm für mich eingesetzt haben. Sehr herzlich danke ich Ihnen für Ihre freundschaftliche Gesinnung.

Zum Schluss erlaube ich mir, Ihnen und Ihrer sehr verehrten Frau Gemahlin einen glücklichen Verlauf der Festtage zu wünschen und bin mit herzlichen Grüssen,
Ihr
[Kurt Kolle]

228. Karl Jaspers an Kurt Kolle

Brief, ms.
Original: FA Oswalt Kolle

Basel, den 4. Januar 1952

Lieber Herr Kolle,
gleichzeitig schicke ich eingeschrieben Ihr Manuskript zurück. Haben Sie herzlichen Dank. Im Anfang habe ich Ihrem Wunsch entsprechend ein wenig korrigiert. Ihre Einwände gegen Ende, die einen erfreulichen Anlass geben, mich dazu zu äussern, habe ich natürlich nicht in meinem Sinne korrigiert oder abgeschwächt. Das ganze scheint mir eine treffliche Information für die Amerikaner. Ihre Erörterungen in Ihrem Lehrbuch scheinen mir noch manches zu enthalten, was hinzugehören könnte. Wenn Sie Ihr endgültiges Manuskript abschicken und ein überflüssiges Exemplar haben, so wäre ich Ihnen dankbar für dessen Zuschickung. Für meine Antwort ist es viel bequemer, wenn ich die deutsche Fassung zur Verfügung habe.

Mit herzlichsten Wünschen denke ich, dass die Münchener Sache für Sie zu gutem Abschluss komme. Ausserordentlich wäre meine Freude. Es sässe doch wieder ein unabhängiger Kopf auf einem der wichtigsten psychiatrischen Lehrstühle. Sie würden, nachdem Sie im Betrieb Fuss gefasst haben, die Arbeiten verteilt und Ihrer ständigen Kontrolle zugänglich gemacht haben, noch einmal einen Schwung zur wissenschaftlichen Forschung bekommen. Möchten Ihnen dann selbständige Mitarbeiter und originelle Köpfe, denen Sie freien Raum lassen, zuwachsen.

Mit schönen Grüssen auch von meiner Frau
Ihr
Karl Jaspers

229. Kurt Kolle an Karl Jaspers

Brief, ms.
Original: DLA Nl. Karl Jaspers

27. 2. 1952

Lieber Herr Jaspers!
Ich habe nun meinen Beitrag für die Sammlung Schilpp noch einmal durchgearbeitet und neben den von Ihnen vorgeschlagenen kleinen Änderungen noch einige grössere Zusätze gemacht. Es handelt sich im Wesentlichen um eine Fussnote auf Bl. 20, die Blätter 21-23, 25/26 und 38, 38a.

Wie Sie sehen, habe ich nochmals in Ihren Büchern gelesen und Positives wie Kritisches herausgefischt. Ich schicke Ihnen anliegend den Durchschlag und halte das Original, das an Herrn Schilpp gehen soll, solange zurück, bis ich Ihre Antwort in Händen habe. Falls Sie irgendeinen groben lapsus entdecken, teilen Sie es mir doch bitte mit, damit ich ihn gegebenenfalls abändern kann.

Ich würde mich sehr freuen, wenn Sie mir *Ihre Antwort*, die Sie ja verfassen sollen, auch *im Durchschlag* zugänglich machen könnten.

Bei dieser Gelegenheit erlaube ich mir folgenden Vorschlag:
Ich würde gerne meine Arbeit, die ja sonst völlig in obskuren amerikanischen Bänden verschwindet, *auch in Deutschland, z. B. im »Studium generale«,* veröffentlichen. Wie wäre es, wenn Sie *Ihre Replik auch zur Verfügung* stellten? Ich glaube, dass es für viele deutsche Leser, besonders für die jüngeren, doch wichtig wäre, sie wieder einmal auf Ihre psychopathologischen Arbeiten hinzuweisen. Ich bin sicher, dass dann doch der Eine oder Andere seine Scheu überwindet und Ihre Werke im Original studiert.

Meine Chancen in München sind gut. In eingeweihten Kreisen wird mit Sicherheit damit gerechnet, dass in den nächsten Tagen die Berufung erfolgt. Sobald ich etwas Positives in Händen habe, werde ich mir erlauben, Ihnen davon Kenntnis zu geben.

Ich benutze weiter den Anlass, Ihnen nachträglich zu Ihrem 69. Geburtstag meine aufrichtigen Glückwünsche zu sagen.

Bleiben Sie weiter so frisch und leistungsfähig und aufgeschlossen, wie bisher und präparieren Sie sich gut auf ein glückliches achtes Dezennium!

Mit der Bitte um viele Grüsse an Frau Gertrud Jaspers und den herzlichsten Grüssen und Wünschen
Stets Ihr
Kurt Kolle

230. Kurt Kolle an Karl Jaspers

Brief, ms.
Original: DLA Nl. Karl Jaspers

Frankfurt a. M. 26.4.1952

Vertraulich!
Lieber Herr Jaspers!
Da Sie sich in München so warm für mich eingesetzt haben, möchte ich Ihnen doch einmal Bericht geben über den Stand der Angelegenheit. Anscheinend war schon vor längerer Zeit meine Berufung sozusagen fix und fertig. Da gelang es meinen werten Feinden, zu denen, wie Sie wissen, Herr Zutt und leider auch Herr Kurt Schneider in Heidelberg gehören, mit ihren alten Verleumdungen bis zum Minister vorzudringen. Diese verleumderischen Behauptungen sind a) ich sei ein Gegner der katholischen Kirche, b) ein unverträglicher Mensch, c) der Klinik entfremdet. Stertz schrieb mir vor einiger Zeit nur, die Sache würde sich nun wahrscheinlich hinauszögern, er hoffe aber immer noch auf einen guten Ausgang. Die von der Fakultät gebilligte einstimmige und vom Senat bestätigte Liste enthält ausser meinem Namen nur noch ehrenhalber die dreier älterer, wegen ihres Alters nicht mehr berufungsfähiger Kollegen. Es ist also praktisch eine Einerliste und es ist nun zu befürchten, dass der Minister die Liste an die Fakultät zurückgeben wird zur Ergänzung. Der derzeitige Rektor Schmauß[62] ist übrigens katholischer Theologe. Unter seinem Vorsitz hat der Senat die Liste gebilligt. Dem Rektor waren die verleumderischen Anwürfe gegen mich bekannt. Durch zahlreiche gedruckte Äusserungen von mir sind die Behauptungen, die sich auf meine angebliche Gegnerschaft gegen die katholische Kirche beziehen, einwandfrei zu widerlegen.
So stehen die Dinge nun und ich verschmähe es meinerseits, hinter die Kulissen zu treten. Ich bin ausser zu einem von der Fakultät erbetenen Vortrag nie in München gewesen, habe nie versucht, auf die ministeriellen Entscheidungen Einfluss zu nehmen. Auch habe ich nie versucht, die wenigen mit mir konkurrierenden Kandidaten durch lügnerische Verdächtigungen unschädlich zu machen. Es ist die Frage, ob ich mich richtig verhalte oder ob ich nicht doch, um der Sache willen, irgendetwas unternehmen sollte, so sehr es mir widerstrebt. Meine Sache selbst ist ja in so guten Händen, wie sie nur sein kann. Die Fakultät steht geschlossen hinter mir.
Ich hoffe, dass es Ihnen und Ihrer Gattin gut geht, und bin mit herzlichen Grüssen
Stets Ihr
Kurt Kolle

---

62 Der systematische kath. Theologe Michael Schmaus (1897-1993) lehrte als Ordinarius seit 1933 in Münster und ab 1946 in München.

231. Karl Jaspers an Kurt Kolle

Brief, ms.
Original: FA Oswalt Kolle

Basel, den 3. Mai 1952

Lieber Herr Kolle,
Ihre Mitteilungen vom 26. April sind in jeder Beziehung sehr unerfreulich. Zuerst und vor allem weil Ihre Berufung in Frage gestellt ist, dann wegen des Tatbestandes dieser Vorgänge. Die einstimmige Billigung seitens der Fakultät scheint mir doch von grossem Gewicht. Die Verleumdungen zu bekämpfen, ist offenbar notwendig. Wie das zu machen ist, das müssen Ihre Münchener Freunde eruieren. Das Beste wäre, wie mir scheint, wenn ein unverbindliches Treffen der beim Ministerium entscheidenden Herren mit Ihnen auf geselligem Boden stattfände. Man muss Sie kennen, um sich zu überzeugen. Kann Stertz in Verbindung mit seinen Kollegen nicht etwas derartiges veranlassen?

Der Inhalt der Verleumdung ist von einer Art, dass Beweis wie Widerlegung, wegen des gänzlich unbestimmten Sinnes solcher Worte, nicht möglich sind. »Gegner der katholischen Kirche« kann man von jedem sagen, der nicht katholisch ist. »Ein unverträglicher Mensch« kann man von jedem sagen, der einem unbequem ist. »Der Klinik entfremdet« besagt auf ebenso pejorative Weise nichts als den Tatbestand, dass Sie seit langer Zeit nicht an einer Klinik arbeiten. Das besagt für jemanden, der Sie kennt, gar nichts. Besonders schmerzlich ist es mir, dass sich Kurt Schneider gegen Sie ausgesprochen hat.

Wie ich Ihnen selber helfen könnte, das sehe ich im Augenblick nicht. Ich vermute, dass meine Initiative eher ungünstig wirken könnte. Sollte ich von einer der verantwortlichen Stellen angefragt werden, hoffe ich den für die Sache und für Sie richtigen Brief zu schreiben. Aber ich gelte ja selber törichterweise für einen Feind des Katholizismus. Die Stellung des Rektors Schmauss, von dem ich übrigens ausgezeichnete Schriften gelesen habe,[63] ist erfreulich. Hoffentlich setzt er sich aktiv für Sie ein. Aber immer wieder gilt dasselbe: man muss Sie einmal persönlich gesehen haben. Ich würde es gar nicht übel finden, wenn Sie einfach nach München fahren und mit Stertz reden. Natürlich kann Ihnen von Ihren Feinden solch Verhalten wiederum als zudringlich und ungehörig ausgelegt werden. Da kommt es bei jedem einzelnen Schritt auf Vorsicht und Takt an und vor allem auf die Arrangements Ihrer Münchener Freunde. Vielleicht wäre es das Beste, wenn einer, der sich für Sie interessiert, den Ministerialreferenten veranlasst, Sie zu einem unverbindlichen

---

63 Vor allem war Schmaus mit seiner zwischen 1938 und 1941 verfassten *Katholischen Dogmatik* bekannt geworden.

Besuche einzuladen. Die Sache ist empörend. Hoffentlich geht sie doch noch gut.

Mit herzlichen Grüssen von meiner Frau Ihr
Karl Jaspers

232. Kurt Kolle an Karl Jaspers

Brief, ms.
Original: DLA Nl. Karl Jaspers

Frankfurt a. M. 12. Mai 1952

Lieber Herr Jaspers!
Vielen Dank für Ihren herzerfrischenden Brief, der mir wohlgetan hat. Inzwischen haben gute Freunde eine wichtige Aktion für mich eingeleitet, die vor allen Dingen zum Ziel hat, die törichten Gerüchte zu widerlegen, ich sei ein Gegner der katholischen Kirche. Ob das erfolgreich ist, weiss ich nicht. Ich bin skeptisch, zumal wenn, wie ich aus der Zeitung entnehme, Hundhammer[64] wieder bayrischer Kultusminister werden sollte. Die Fakultät steht nach wie vor geschlossen hinter mir und weigert sich, andere Vorschläge zu unterbreiten. Dies ist natürlich das wertvollste Aktivum der Sache.

Im Nachgang zu meinem vorigen Bericht möchte ich noch einmal kurz auf meine vertrauliche Mitteilung bezüglich des Herrn Kurt Schneider zurückkommen. Sein Verhalten ist umso perfider, als unsere persönlichen Beziehungen sich auf drei oder vier flüchtige Begegnungen beschränken. Er hat andererseits in Wort und Schrift meine Arbeiten, besonders mein Lehrbuch als vorzügliche Leistung herausgestellt. Er hat bereits die zweite Auflage in der Deutschen Medizinischen Wochenschrift geradezu glänzend besprochen. Ich lege Ihnen die Abschrift bei.[65] Anlässlich der dritten Auflage schrieb er mir den in Abschrift beigefügten Brief.[66] Ich weiss auch, dass er regelmässig in den Vorlesungen mein Buch empfiehlt.

Doch ich möchte ausdrücklich noch einmal bitten, alle diese Mitteilungen als nur für Sie bestimmt zu betrachten. Es liegt mir, wie Sie

---

64 Alois Hundhammer (1900-1974) gehörte 1946 zu den Gründern der CSU und war 1946-50 Kultusminister und später Landtagspräsident, Landwirtschaftsminister und stellvertretender Ministerpräsident in Bayern.

65 Darin heißt es: »Dass dies neue Lehrbuch in so kurzer Zeit eine zweite Auflage erlebte, ist nicht verwunderlich. Es verbindet die gründliche Vermittlung des Stoffes mit einer ungewöhnlich lebendigen, unterhaltenden und warmherzigen Darstellung.« Kurt Schneider, »Rezension zu: Kurt Kolle, Psychiatrie, München ²1942«, in: *Deutsche Medizinische Wochenschrift* 9 (1943), 902.

66 »Abschrift Prof. Kurt Schneider, Heidelberg, 24. 10. 1949. Sehr geehrter Herr Kolle Ihre *Psychiatrie* ist nun da und ich bedanke mich bestens. Ich werde das Buch ganz sicher regelmässig den Studenten empfehlen. Es ist an Lebensnähe und Anschaulichkeit von keinem anderen erreicht. Und es enthält auch manches, was in der Vorlesung zu kurz kommt.«

wissen, völlig fern, nun meinerseits als unverantwortlicher Intrigant aufzutreten. Aber gerade, weil dies nicht der Fall ist, hielt ich mich doch für verpflichtet, Ihnen noch diese Einzelheiten mitzuteilen.

Ich bedanke mich wie immer für Ihre freundschaftliche und freie Gesinnung und bin mit herzlichen Grüssen auch an Ihre verehrte Frau
stets Ihr
[Kurt Kolle]

233. Kurt Kolle an Karl Jaspers

Brief, ms.
Original: DLA Nl. Karl Jaspers

Frankfurt a. M. 29. 10. 52

Lieber Herr Jaspers!
Nur kurz die Mitteilung, daß ich den Ruf nach München erhalten habe. Dieses Ergebnis wäre ohne Ihr entschiedenes Eintreten für mich nicht möglich gewesen. Ich danke Ihnen von Herzen für die mir seit Jahrzehnten erwiesene freundschaftliche Gesinnung. Es wird mir eine Verpflichtung sein, mein neues Amt so zu verwalten, daß es Ihnen stets zur Ehre gereichen möge, sich für mich eingesetzt zu haben.

Ich hoffe, daß wir uns im Laufe der nächsten Monate einmal sehen werden. Bitte grüßen Sie Ihre verehrte Gattin und nehmen Sie die herzlichsten Grüsse.

In Dankbarkeit und Verehrung stets Ihr
Kurt Kolle

234. Karl Jaspers an Kurt Kolle

Telegramm
Original: FA Oswalt Kolle

Tief befriedigt. Herzlichste Glückwünsche für humane klinische Wirksamkeit und Erziehung einer neuen Generation
Jaspers

235. Kurt Kolle an Karl Jaspers

Brief, ms.
Original: DLA Nl. Karl Jaspers

München, den 9. Januar 1953

Lieber Herr Jaspers!
Der Eintritt in ein neues Kalenderjahr soll den Anlass bilden, Ihnen zu berichten.

Diese schöne Klinik, vollkommen unzerstört, die ich im November übernommen habe, ist mit dem klinischen Betrieb, wie Sie ihn vor dem ersten Weltkrieg unter Nissl in Heidelberg kennen lernten, kaum mehr vergleichbar. Die für höchstens 180 Kranke gebaute Klinik ist mit beinahe 400 Betten belegt. Im letzten Jahr waren 6000 stationäre und 10000 ambulante Kranke zu versorgen. Bei meiner Amtsübernahme zählte ich 73 Ärzte. Horribile dictu! Ich habe einige tüchtige ältere Oberärzte, aber sonst fehlt es ganz gewaltig an wissenschaftlich qualifiziertem Nachwuchs. Dieses Problem bereitet mir grosse Sorge. Wenn Sie also je auf einen qualifizierten jungen Kollegen stossen, dann bitte ich herzlich, mich darauf aufmerksam zu machen.

Ich stecke, wie Sie sich denken können, noch ganz im Organisatorischen. Mein verehrter alter Lehrer und Amtsvorgänger war leider in den letzten Jahren durch eine Sehnervenerkrankung sehr stark behindert. In einem solchen Riesenbetrieb wirkt sich das sofort nachteilig aus. So muss ich jetzt bemüht sein, mit sanfter, aber fester Hand die Zügel wieder allein in die Hand zu nehmen. Die grosse und schöne Aufgabe, die mir nun auf meine alten Tage zugefallen ist, wird mich, glaube ich, auf die Dauer doch sehr befriedigen.

Die Fakultät, in der sehr viele emeritierte Herren über 70 Jahre noch ihre Ämter verwalten, hat mich auf das Freundlichste aufgenommen, wofür ich dankbar bin, wie ich denn überhaupt die vorbildliche Haltung der Fakultät rühmen muss. Ohne das feste Zusammenstehen dieses Gremiums wäre es wohl nicht gelungen, die Bedenken zu zerstreuen, die dem Herrn Minister von anderen Seiten eingeflösst waren. Das Bestreben der Fakultät ist darauf gerichtet, diesen alten, traditionsreichen Stätten ärztlicher Lehre und Forschung wieder ein ihrer würdiges Gesicht zu verleihen. Ich bin stolz, an dieser Aufgabe mitwirken zu dürfen.

Sie verübeln es mir nicht, wenn ich bei dieser Gelegenheit wiederum voller Dankbarkeit Ihres persönlichen Wohlwollens gedenke. In wenigen Wochen vollenden Sie Ihr 7. Lebensjahrzehnt. Da, wie ich durch Ihre Gattin höre, dieser Tag ganz der Familie gehören soll, will ich Sie dann weder mündlich noch schriftlich behelligen. Aber es würde mir eine grosse Freude sein, Anfang März, wenn ich aus beruflichen und persönlichen Gründen ohnedies in die Schweiz fahre, mit Ihnen wieder ein Plauderstündchen verbringen zu dürfen. Ich werde mich rechtzeitig bei Ihnen anmelden.

Bis dahin bin ich mit den herzlichsten Wünschen und Grüssen, auch an Ihre verehrte Frau,
stets treulich Ihr
Kurt Kolle

236. Karl Jaspers an Kurt Kolle

Brief, ms.
Original: FA Oswalt Kolle

Basel, den 16. Januar 1953

Lieber Herr Kolle!
Herzlichen Dank für Ihre Zeilen vom 9. Januar. Ich erwidere wärmstens Ihre Neujahrswünsche. Mit lebhaftem Interesse lese ich von Ihren ersten Eindrücken bei Ihrer neuen Tätigkeit. 73 Aerzte, das klingt erschreckend. Wie lange brauchen Sie, um diese überhaupt kennenzulernen. Der moderne Grossbetrieb stellt ganz andere Anforderungen, als ich sie in der Jugend erlebt habe. Das sprechen Sie mit Recht aus. Ich denke mir jedoch, dass, wenn der Betrieb einmal läuft und Sie überall sich auf die Initiative der ärztlich Verantwortlichen verlassen können und nur einen Blick dorthin behalten müssen, sich von selbst der Raum besinnlicher Forschung entwickelt. Ohne das wäre ja das Ganze sinnlos. Der Mangel an qualifiziertem Nachwuchs, man hört es überall, ist furchtbar. Wenn nur die wenigen Leute von Qualität entdeckt würden. Sollte mir je einer vorkommen, werde ich Sie sogleich in Kenntnis setzen.

Sehr freue ich mich darauf, mit Ihnen im März ein Plauderstündchen zu haben. Da werden wir uns ausfragen können. Bitte teilen Sie mir möglichst rechtzeitig mit, wann Sie hier sind, damit keine Kollision mit andern Besuchen eintritt. Ich bin vom 9. März ab verfügbar, die letzte Woche vorher noch sehr besetzt durch Universität und andere Aufgaben. Dass Sie zu meinem Geburtstag nicht persönlich kommen, ist mir lieb. Es wäre zu schade, wenn wir uns kaum sprechen könnten. Da ich von meinen Familienangehörigen Besuch bekomme und einige Basler Freunde bei uns feiern werden, ist bei meinen geringen Kräften der Tag völlig besetzt. Zu meinem Glücke ist an dem gleichen Tage Basler Fastnacht, in gewissem Sinne das grösste Fest des Jahres hier, sodass ich gleichsam beschützt bin. Aber schriftlich mir Glück zu wünschen, das dürfen Sie nicht ganz unterlassen. Eine Zeile von Ihnen muss wenigstens da sein.

Mit herzlichen Wünschen für Sie, auch von meiner Frau,
Ihr
Karl Jaspers

237. Kurt Kolle an Karl Jaspers

Brief, ms.
Original: DLA Nl. Karl Jaspers

München, den 21. Februar 1953

Lieber, sehr verehrter Herr Jaspers!
Nun werden Sie siebzig Jahre alt. Mir aber scheint es, als sei es noch gar nicht so lange her – in Wirklichkeit sind es bald dreissig Jahre –,

dass ich zum ersten Mal bei Ihnen in Ihrem Arbeitszimmer in Plöck 66 sass. Wenn ich Ihre Erinnerung auffrischen darf: Ich hatte damals einige kritische Arbeiten gegen Kretschmer geschrieben und sie Ihnen zugeleitet.[67] In einem ungemein freundlichen Brief haben Sie mir dann gedankt und mich aufgefordert, Sie zu besuchen. Ich habe Ihnen wohl ziemlich ausführlich gedankt. Bald darauf bekam ich einen zweiten Brief (der jedenfalls in Abschrift erfreulicherweise erhalten geblieben ist), in dem Sie mir Mut machten, den eingeschlagenen Weg kritischer Besonnenheit, die nicht rechts oder links schaut, nicht zu verlassen. Unsere erste Begegnung – ich hatte vorher Ihre Kollegstunde mit angehört – hat mir grossen Eindruck hinterlassen. Sie, der um 15 Jahre ältere, schon damals berühmte Mann, haben sich mir wie einem Ihnen ebenbürtigen Gesprächspartner zugewandt. So ist es geblieben.

Im Jahre 1933, als ich meine Stellung in Kiel verloren hatte und Sie unmittelbar darauf besuchte, waren wir beide gleich bestürzt und ratlos. Dann muss wohl eine kleine Pause eingetreten sein, verständlicherweise, denn ich war mit der Abwehr von Angriffen, die nach dem Tode meines Vaters 1935 sich noch verschärften, und dem Umbau meiner äusseren Existenz viel zu beschäftigt.[68] Aber ich erinnere doch sehr genau, als ich dann 1936 wieder bei Ihnen war, wie Sie mit aller Gespanntheit eines wirklich Fragenden schon gleich nach der Begrüssung wissen wollten, ob sich etwas geändert hatte bei mir, denn Sie hatten ja inzwischen Ihre diesbezüglichen Erfahrungen gemacht. Nun, Sie wissen inzwischen längst, dass sich nichts geändert hatte.

Als ich Ihren 60. Geburtstag im Drange meines schrecklichen Kriegsgeschäftes in Russland vergessen hatte, habe ich Ihnen nachträglich mein Buch geschickt und gratuliert.[69] Der Brief, mit dem Sie mir dafür gedankt haben, ist für mich ein wertvolles Dokument. Ich hoffe, Sie werden nicht böse sein, dass ich mir erlaubt habe, einen markanten Abschnitt aus diesem Brief in meine kleine Arbeit »Pathologie des sozialen Kontakts« hineinzuverarbeiten, die in dem Ihnen gewidmeten Piper-Festband enthalten ist.[70]

Mit Ihnen, dem nachdenklichen und immer zum offenen Gespräch bereiten Mann, in einer persönlichen Verbindung zu stehen, war mir eine der wichtigsten Erfahrungen meines Lebens. Ich schätze mich glücklich, dass das so ist, und wünsche mir nun ganz egoistisch zunächst, dass es noch lange so bleiben möge. Sie, lieber Herr Jaspers, sind nicht von der

---

67 Vgl. S. 212 ff.
68 Kolle musste wegen seiner sozialdemokratischen Überzeugung nach akademischen Tätigkeiten in Jena und Kiel, wo er sich 1928 habilitiert hatte, auch die Arbeit an der Münchener Forschungsanstalt für Psychiatrie aufgeben. Er begründete in Frankfurt eine nervenärztliche Praxis und wurde dort auch zum außerordentlichen Professor ernannt, bevor man ihn 1952 nach München berief.
69 Die zweite Auflage der *Psychiatrie*.
70 Vgl. Kurt Kolle, »Pathologie des sozialen Kontaktes«, in: OH, 169-180.

Art eines Schulenbildners. Glücklicherweise gibt es keine Proselyten oder Epigonen. Aber Sie sind vielen Einzelnen teils nur durch Ihr Werk, teils auch persönlich begegnet in einer Weise, die mir einmalig erscheint. Wie sehr Ihr Forschen und Philosophieren uns alle und mich persönlich anregt, befruchtet, manchmal auch zum Widerspruch herausgefordert hat, das wissen Sie aus vielen meiner Publikationen.

Während ich diesen Brief (den ich ausschliesslich aus Gründen der Höflichkeit für den Empfänger in die Maschine diktiere) schreibe, blickt Ihr Bild, das vergrössert hier in meinem Arbeitszimmer in der Klinik hängt, zu mir hinüber. Es kommt mir noch immer ein wenig unwahrscheinlich vor, dass ich nun hier in demselben Zimmer amtiere, in dem Kraepelin so lange gewirkt hat. Ohne Ihren die Sache fördernden Zuspruch wäre der grosse Wurf nicht gelungen. Für mich selbst bedeutet das neue Leben noch immer ein Wagnis. Aber ich will jetzt nicht von mir sprechen. Ich hoffe sehr, dass Sie um den 15. März herum ein Plauderstündchen für mich übrig haben. Meine Frau würde dann gern auch der Ihrigen so lange Gesellschaft leisten. Am 1. März fahren wir nach Lenzerheide, von wo ich nochmals bei Ihnen anfragen werde.

Für heute wünsche ich Ihnen und Ihrer lieben Frau im Kreise der Verwandten einen harmonischen Verlauf des Geburtstages.

In dankbarer Verehrung und in Herzlichkeit
Stets Ihr
Kurt Kolle

238. Kurt Kolle an Karl Jaspers

Telegramm, ms.
Original: DLA Nl. Karl Jaspers

23.2.1953

Die Nervenklinik der Universitaet Muenchen und die Deutsche Forschungsanstalt fuer Psychiatrie (Max Planck Institut) beglueckwuenschen Karl Jaspers den Begruender einer wissenschaftlichen Psychopathologie aufs Herzlichste zu seinem 70. Geburtstag und wuenschen ihm auch weiterhin erfolgreiche Jahre Kurt Kolle Willibald Scholz[71] Werner Wagner[72]

---

71 Willibald Scholz (1889-1971) leitete seit 1935 das Neuropathologische Institut der Deutschen Forschungsanstalt für Psychiatrie in München.
72 Werner Wagner (1904-1956) wurde 1949 als Nachfolger von Kurt Schneider Leiter der Klinischen Abteilung der Deutschen Forschungsanstalt für Psychiatrie.

239. Kurt Kolle an Karl Jaspers

Brief, ms.
Original: DLA Nl. Karl Jaspers

z. Zt. Hotel Monte Verità, Ascona / Tessin, 17. 10. 53

Lieber Herr Jaspers!

Leider wird es nun mit einem Wiedersehen in diesem Herbst nichts mehr. Das miserable Wetter vertreibt uns vorzeitig und wir kehren auf kürzestem Wege nach München zurück. Aber ich komme bestimmt im März wieder in die Schweiz und hoffe sehr, daß Sie dann für ein Gespräch, zu dem es mich sehr drängt, Zeit haben werden.

Ich hätte gern von Ihnen gewußt, wie weit die Publikation für Herrn Schilpp gediehen ist. Haben Sie jetzt in diesen Herbstferien alle Manuskripte für Ihre Replik zusammen? Mich interessiert natürlich am meisten, was Sie zu meinem Beitrag zu sagen haben. Ich würde gern, wie ich Ihnen schon sagte, meinen Beitrag mit Ihrer dazugehörigen Antwort in einer deutschen Zeitschrift, vielleicht im *Studium Generale*, veröffentlichen. Herrn Schilpp habe ich davon bereits vor längerer Zeit Kenntnis gegeben und er hat keine Einwände erhoben. Mein Beitrag wurde inzwischen von unserem Freunde Wilhelm Mayer,[73] früher Tübingen und München, jetzt New-York – es ist derselbe, der die Paraphrenien von Kraepelin nachuntersuchte – ins Englische übertragen. Leider habe ich das englische Manuskript, das ich mir zur Kontrolle erbeten hatte, noch nicht in Händen, da Herr Schilpp ein merkwürdiger, schreibfauler Mann zu sein scheint.

Die neue Fassung meiner *Psychiatrie* macht mir viel Schmerzen. Die erste Auflage[74] begann ich vor genau zwanzig Jahren. Seit dieser Zeit hat sich doch manches geändert, hauptsächlich in meiner eigenen Auffassung. Das Buch soll aber doch das bleiben, was es war: ein Leitfaden für Lernende. Daraus ergeben sich mancherlei Schwierigkeiten, über die ich auch gerne mit Ihnen gesprochen hätte.

Nun etwas ganz anderes. Ich hatte mir für die Ferien die soeben erschienene *Einführung in die Metaphysik* von Heidegger mitgenommen.[75] Abgesehen davon, dass ich persönlich mit dieser Art Philosophie nur wenig anfangen kann, hat mich ein Satz darin bestürzt. Auf Seite 152 dieser Schrift heisst es: »Was heute vollends als Philosophie des Nationalsozialismus herumgeboten wird, aber mit der inneren Wahrheit und Größe dieser Bewegung (nämlich mit der Begegnung der planetarisch

---

73 Wilhelm Mayer (geb. 1872) ließ sich nach Jahren an der Tübinger Klinik 1919 als Nervenarzt in München nieder und wanderte später in die USA aus. Aus seiner zeitweisen Mitarbeit an der 1917 von Emil Kraepelin gegründeten Deutschen Forschungsanstalt für Psychiatrie in München resultierte die Arbeit »Über paraphrene Psychosen«, in: ZNP 71 (1921), 187-206.
74 Kurt Kolle, *Psychiatrie*, München 1939.
75 Martin Heidegger, *Einführung in die Metaphysik*, Tübingen 1953.

bestimmten Technik und des neuzeitlichen Menschen) nicht das Geringste zu tun hat, das macht seine Fischzüge in diesen trüben Gewässern der Werte und der Ganzheiten.« ªDer Satz in Klammern scheint mir unverständlicher Unsinn! Kann man einen Philosophen, der sich im Jahre 1953 ausdrücklich zu dieser 1935 vertretenen Ansicht bekennt, noch ernst nehmen?[76] Über dieses Thema Heidegger – sein »Wesen« geht heute wie eine Seuche in der Psychopathologie um – hätte ich auch gern ein Gespräch mit Ihnen gehabt.ª

Doch nun wünsche ich Ihnen ein fruchtbares Semester und überhaupt Wohlergehen.

Bitte grüssen Sie Ihre verehrte Frau und nehmen Sie Beide von meiner Frau und mir die herzlichsten Wünsche
stets Ihr
Kurt Kolle

a-a *hs. Randbemerkung*

240. *Karl Jaspers an Kurt Kolle*

Brief, ms.
Original: FA Oswalt Kolle

Basel, den 23. Oktober 1953

Lieber Herr Kolle!

Schade, dass das schlechte Wetter Sie aus dem Tessin verjagt und auf dem kürzesten Weg nach München geführt hat. So sind wir um das Gespräch gekommen. Ich hoffe auf das Frühjahr. Es wird manches zu erörtern geben. Vor allem bin ich begierig auf Ihre weiteren Berichte über den Gang der Dinge in Ihrer Klinik.

Ich habe jetzt an Schilpp meine philosophische Autobiographie und die Antwort an die Autoren abgeschickt.[77] Sämtliche Aufsätze bis auf einen (22) lagen mir vor. Es war eine merkwürdige Sache, darauf überhaupt eine einigermassen knappe Antwort zu finden. Einfach eine Arbeit nach der andern zu besprechen, war literarisch eine unmögliche Form. So hat es sich ergeben, dass derselbe Autor an verschiedenen Stellen vorkommt (mit einigen Ausnahmen). Darum ist es nicht möglich, etwa die Antwort an einen Mitarbeiter herauszunehmen; es wäre unmöglich, ein solch herausgenommenes Stück für sich zu publizieren. Dagegen würde ich es ausserordentlich begrüssen, wenn Ihre schöne Arbeit selbständig

---

76 Vgl. hierzu Jürgen Habermas' Rezension der Schrift, die sich ebenfalls an dem Zitat entzündete: »Mit Heidegger gegen Heidegger denken. Zur Veröffentlichung einer Vorlesung aus dem Jahre 1935«, in: *Frankfurter Allgemeine Zeitung* (25.7.1953), später in: *Philosophisch-politische Profile*, Frankfurt a. M. 1981, 65-72.
77 Karl Jaspers, »Philosophische Autobiographie« und »Antwort«, in: KJ, 1-79 u. 750-852. Die Neuausgabe von 1977 enthielt das Kritische Kapitel zu Martin Heidegger, dessen Publikation Jaspers vermieden hatte.

in einer der deutschen Zeitschriften erscheinen würde. Ich habe heute entsprechend an Schilpp geschrieben und ihn gebeten, an Sie direkt zu antworten. Meinerseits habe ich den dringenden Wunsch geäussert für diese deutsche Publikation und gesagt, es wäre eine Beeinträchtigung nicht nur für Sie, sondern auch für mich, wenn diese Publikation noch lange auf sich warten lassen müsste. Das habe ich geschrieben, weil ich weiss, dass Schilpp seine gesamte Serie – es sind bisher acht Bände – auf Grund eines Vertrages mit Kohlhammer, den ich im Original gesehen habe, auch in Deutschland erscheinen lassen will. Als erster kommt der Einstein-Band. Die weitere Reihenfolge ist noch nicht bestimmt. Es sollen im Laufe von drei Jahren je zwei Bände erscheinen. Wann mein Band herauskommt, steht also nicht fest. Ich schreibe Ihnen aber die Situation.

Dass Sie Ihre *Psychiatrie* von neuem bearbeiten, ist wunderschön. Sie stehen nun ganz auch in der grossen Praxis und sprechen von einer Stelle in Deutschland, von der her Sie gewiss noch ganz anders gehört werden als bisher. Es muss Sie beschwingen, aus Ihrem Buche das Beste zu machen, zumal da es bisher schon so ausgezeichnet war.

Über Heidegger wollen wir lieber mündlich sprechen.

Heute komme ich noch mit einem Wunsche. Ein Dr. Saubidet[78] schreibt einen Brief, den ich Ihnen beilege. Er hat vor Jahren meine *Psychopathologie* ins Spanische übersetzt;[79] sie ist dort in zwei dicken Bänden erschienen (in Buenos Aires): Die 1. Auflage ist ausverkauft. Mir wurde gesagt, dass die Uebersetzung sehr gut sei. Aus dem Brief entnehmen Sie den Wunsch dieses Mannes. Ich weiss nicht, ob Sie ihm helfen können. Vielleicht ist es Ihnen möglich, ihm eine Position mit freier Wohnung und Station anzubieten. Darüber hinaus wird vermutlich kaum etwas möglich sein. Dass er an Kurt Schneider denkt, beruht gewiss auf seiner unzureichenden Information. Würden Sie die Güte haben, Dr. Saubidet Ihrerseits direkt zu schreiben und, wenn es möglich ist, mir einen Durchschlag zukommen lassen?[80]

Mit herzlichen Grüssen für Sie und Ihre Frau
von meiner Frau und
Ihrem
Karl Jaspers

---

78 Roberto O. Saubidet (1919-2003), Mediziner am Hospital Nacional de Alienados in Buenos Aires in Argentinien.

79 Karl Jaspers, *Psicopathología General*. Traducción de Roberto O. Saubidet y Diego A. Santillán, 2. Bde., Buenos Aires 1950-1951. Die Neuauflage erschien 1955 in einem Band, zuletzt als 6. revidierte Auflage 1993.

80 Am 27. 10. 1953 antwortet Kolle: »Der Sache des Dr. Saubidet werde ich mich annehmen. Ich habe gerade einen Brief an das Rektorat diktiert, diesem Herrn ein Stipendium zu geben, damit er sich ein Jahr hier an meiner Klinik aufhalten kann. Wenn ich etwas Genaues darüber weiss, dann schreibe ich nochmals. Durchschlag meines Briefes an Herrn Dr. Saubidet füge ich Ihrem Wunsch gemäss bei.«

241. *Karl Jaspers an Kurt Kolle*

Brief, ms.
Original: FA Oswalt Kolle

Basel, den 26. März 1954

Lieber Herr Kolle!
Ich freue mich sehr, Sie am Samstag, den 10. April, nachmittags um halb sechs sprechen zu können. Wenn Sie Lust haben, können Sie abends bei uns essen. Dann würden wir uns vielleicht erst um sechs treffen und müssten nach dem Essen bald Schluss machen, Es ist schön, dass Sie kommen. Kommt Ihre Frau mit?
Mit herzlichen Grüssen
Ihr
Karl Jaspers

Ihre Antrittsvorlesung[81] habe ich mit grosser Freude gelesen. Herzlichen Dank!

242. *Kurt Kolle an Karl Jaspers*

Brief, ms.
Original: DLA Nl. Karl Jaspers

5. August 1954

Lieber Herr Jaspers!
Mit Ende des Wintersemesters wird Kurt Schneider entpflichtet, wie ich einem Schreiben des Heidelberger Dekans entnahm, der bei mir wegen der Nachfolge angefragt hat. Ich möchte, wie ich Ihnen schon bei meinem letzten Besuch sagte, hier vor allem für Herrn von Baeyer eintreten.[82] Ich habe Herrn v. B. veranlasst, Ihnen ein Verzeichnis und auch möglichst viele Originale seiner Arbeiten zuzuschicken, damit Sie sich selbst ein Urteil über seine Qualität machen können. Sollte dieses Urteil günstig ausfallen, dann würde ich Sie bitten, Ihre alten Heidelberger Beziehungen auszunutzen und Herrn v. Baeyer zu empfehlen. Leider will Herr Kurt Schneider selbst Herrn von Baeyer nicht, sondern seinen

---

81 Kurt Kolle, *Das Bild des Menschen in der Psychiatrie. Öffentliche Antrittsvorlesung an der Universität München am 25.11.1953*, Stuttgart 1954.
82 Walter von Baeyer (1904-1987) erhielt tatsächlich 1955 den Ruf auf den Heidelberger Lehrstuhl. Nach der Promotion 1928 (*Zur Psychologie verkrüppelter Kinder und Jugendlicher*) und Assistentenjahren in Breslau und Heidelberg bei Karl Wilmanns ging er 1934 an die Genealogische Abteilung der Deutschen Forschungsanstalt für Psychiatrie nach München, war später beratender Psychiater der Wehrmacht und habilitierte sich aus politischen Gründen erst nach 1945. Er leitete ab 1947 die Psychiatrische Abteilung des Städtischen Krankenhauses in Nürnberg. Von 1950 bis 1975 war v. Baeyer Mitherausgeber der Zeitschrift *Der Nervenarzt* und veröffentlichte u.a. mit Heinz Häfner und Karl Kisker *Die Psychiatrie der Verfolgten* (Berlin 1964).

früheren Oberarzt Kranz,[83] jetzt in Mainz. Nun habe ich persönlich garnichts gegen Kranz, den ich aus seiner Frankfurter Zeit gut kenne und als Mensch und Arzt schätze. Aber wissenschaftlich rangiert er ohne Zweifel weit hinter von Baeyer.

Ganz neuesten Datums hat sich Herr v. Baeyer leider einfangen lassen, auch ein wenig in der geschwollenen Sprache der sog. Daseinsanalytiker zu reden. Gerade habe ich die Lektüre einer kleinen Arbeit über »Freiheit und Verantwortlichkeit von Geisteskranken« beendet.[84] Wenn man diese hübsche Analyse auf das richtige Mass zurückführt, dann muß man sagen, das ist in dem guten Sinne, wie Sie es gefordert haben, verstehende Psychopathologie. Man kann auch bis jetzt bei v. B. sagen, es ist eine verfeinerte phaenomenologische Psychologie.

Was wir allerdings in Baden-Baden[85] von Herrn Zutt zu hören bekamen, macht verständlich, dass Kurt Schneider, den ich im Vestibül traf, sich nur schüttelte und ausrief, er könne jetzt diesen Aufguss aus fünfter Hand nicht mehr hören. Doch das führt vom eigentlichen Thema meines Briefes ab.

Ganz im Vertrauen: am liebsten würde ich ja selbst für Heidelberg kandidieren. Der Münchener Betrieb ist einfach so gross, dass ich auch bei reduzierter Bettenzahl in Arbeit ersticke. Das ist übrigens schon Kraepelin so gegangen, der anfangs eine Klinik von 120, später 180 Betten hatte. Er hat gesagt: »Ich bin froh, daß ich in Heidelberg Psychiatrie gelernt habe. In München wäre mir das nicht mehr möglich gewesen!«

Mein Lehrbuch wird nun im Anfang des Wintersemesters in vierter, wesentlich umgearbeiteter und erweiterter Form vorliegen.[86] Ich werde mir erlauben, Ihnen zu gegebener Zeit ein Exemplar zu überreichen. Meine kleine, Ihnen gewidmete *Psychotherapie* gibt es demnächst in einer englischen Ausgabe.[87]

In einigen Wochen bekommen Sie auch den Entwurf des Lebensbildes, den ich über Sie verfasst habe.[88] Das kleine Buch, das bei Georg Thieme erscheinen wird und 20 solcher Lebensbilder umfasst, soll nächstes Jahr herauskommen. Leider fand ich nun doch niemand, der Nissl bearbeiten will.[89] So wird er also in diesem Büchlein fehlen.

---

83 Heinrich Kranz (1901-1975) hatte 1948 in Heidelberg eine außerordentliche Professur erlangt und 1951 den Mainzer Lehrstuhl übernommen.
84 Walter v. Bayer, »Freiheit und Verantwortlichkeit von Geisteskranken«, in: NA 25 (1954), 265 ff.
85 Tagung der Wanderversammlung Südwestdeutscher Psychiater und Neurologen.
86 Kurt Kolle, *Psychiatrie*, München ⁴1955.
87 Die Widmung lautet: »Karl Jaspers Doktor der Medizin Professor der Philosophie in Basel zu eigen.«
88 Kurt Kolle, »Karl Jaspers«, in: *Große Nervenärzte*, Bd. 1, hrsg. von Kurt Kolle, Stuttgart 1956, 145-152. Die Bände 2 und 3 folgten 1959 und 1962.
89 Den Aufsatz zu Franz Nissl übernahm Hugo Spatz. »Franz Nissl«, in: Große Nervenärzte, Bd. 2, Stuttgart 1959, 13-31.

Ich hoffe, dass es Ihnen und Ihrer verehrten Gattin gut geht. Ob Sie die Ferien wieder im Engadin zubringen können? Ich habe mich wie jedes Jahr zuerst in den hohen Norden, auf die Insel Sylt zurückgezogen und wir haben sogar das Glück, seit heute Sommerwetter zu haben.
Mit den herzlichen Grüssen von Haus zu Haus
stets Ihr
Kurt Kolle

243. Karl Jaspers an Kurt Kolle

Brief, ms.
Original: FA Oswalt Kolle

Basel, den 18. September 1954

Lieber Herr Kolle!
Haben Sie herzlichen Dank für Ihr Manuskript, das ich Ihnen beifolgend zurückschicke.[90] Selbstverständlich korrigiere ich da nicht hinein. Nur an zwei Stellen, wo es sich um Tatsächlichkeiten handelt, habe ich korrigiert: Seite 1 statt »Frau jüdischer Abstammung« habe ich »Jüdin« geschrieben, Seite 12 habe ich statt »wiederholt angetragenes Amt« »einmal angetragenes Amt« gesetzt. Ich möchte hinzufügen, dass es damals keine Anfrage seitens des Ministeriums war, sondern nur eine Anfrage des Dekans im Laufe der Verhandlungen über die Vorschlagsliste. Doch war die Anfrage so gemeint, dass ich im Falle meiner Zustimmung primo loco vorgeschlagen wäre. Der Dekan war der Pharmakologe Gottlieb.[91]

Inzwischen bekam ich die Arbeiten von Herrn von Baeyer. Ich habe sie zu gutem Teil gelesen und bin der Meinung, dass man ihn mit bestem Gewissen empfehlen kann. Ich schreibe an Herrn Schneider. Ausserdem will der Zufall, dass ich Herrn Bauer[92] Mitte Oktober in Basel spreche, da lässt sich mündlich einiges sagen, was schriftlich kaum ginge. Leider bin ich über die sonstigen möglichen Kandidaten nicht mehr im Bilde. Daher kann ich ein vergleichendes Urteil kaum geben, will mich aber mit Wärme für Herrn von Baeyer aussprechen.
Mit herzlichen Grüssen
Ihr
Karl Jaspers

---

90 Das Lebensbild von Jaspers, das Kolle für die *Großen Nervenärzte* schrieb.
91 Rudolf Gottlieb (1864-1924) war seit 1898 Professor für Pharmakologie in Heidelberg gewesen und 1917/18 Dekan der Medizinischen Fakultät.
92 Der Chirurg Karl Heinrich Bauer setzte sich nach dem Hinweis von Jaspers in der Fakultät für v. Baeyer und Hans Jörg Weitbrecht ein.

244. Kurt Kolle an Karl Jaspers

Brief, ms.
Durchschlag: FA Oswalt Kolle

München, den 21. September 1954

Lieber Herr Jaspers!
Vielen Dank für die prompte Rücksendung des kleinen Manuskriptes, das zu gegebener Zeit wohl noch einmal von mir durchgearbeitet werden wird.

Ich freue mich, dass Sie in Ihrem günstigen Urteil über Herrn von Baeyer mit mir übereinstimmen. Da ich auch noch persönliche Beziehungen nach Heidelberg habe, wird es mit Ihrer gütigen Unterstützung vielleicht gelingen, ihn dort in die vordere Reihe zu bringen. Ich habe der Fakultät als zweiten Kandidaten Herrn Jörg Weitbrecht aus Göppingen genannt, der Ihnen vielleicht durch seine guten psychopathologischen Arbeiten bekannt ist.

Vielleicht interessiert es Sie, zu hören, dass in den nächsten zwei Jahren noch die Lehrstühle in Göttingen, Marburg und Tübingen frei werden. Düsseldorf ist zur Zeit überhaupt unbesetzt. Der wirklich qualifizierte Nachwuchs ist mit der Laterne zu suchen. Ich bin am 1. und 2. Dezember zur Tagung der Schweizer Gesellschaften für Psychiatrie und Neurologie in Basel und werde mir erlauben, noch rechtzeitig vorher anzufragen, ob ein Plauderstündchen bei Ihnen für mich dabei herausspringen kann.

Mit herzlichen Grüssen
Ihr
[Kurt Kolle]

245. Kurt Kolle an Karl Jaspers

Brief, ms.
Original: DLA Nl. Karl Jaspers

München, den 6. Dezember 1954

Lieber Herr Jaspers!
Beiliegend, wie versprochen, der Brief von Schilpp.

Es war sehr schön, Sie zu sehen, nur leider viel zu kurz. Ich freue mich, Sie frisch wie eh und je zu sehen.

Ich vergass zu fragen, ob Sie sich nicht doch entschliessen könnten, einmal im nächsten Sommer hier bei mir eine Gastvorlesung zu halten. Ich würde Ihnen selbstverständlich mein Auto schicken und Sie auch wieder mit Auto nach Basel bringen lassen. Bitte überlegen Sie doch diesen Fall gründlich und wohlwollend.

Beim Festessen sass ich neben dem Dekan der medizinischen Fakultät, dem Anatomen Wolf-Heidegger.[93] Wir kamen angenehm ins Gespräch.

---

93 Der Anatom Gerhard Wolf-Heidegger (1910-1986) war jüdischer Herkunft, ging 1935 von Bonn nach Basel, wo er 1954 auf ein Ordinariat berufen wurde.

Er erzählte mir, dass 80% der jungen Mediziner irgendeine Ihrer Vorlesungen hören. Die jungen Leute seien nicht nur begeistert, sondern würden auch nach seiner Auffassung gründlich geschult und – was er besonders anerkennend hervorhob – nicht etwa ihrer naturwissenschaftlichen Grundhaltung entfremdet. Er, Wolf-Heidegger, habe Ihnen das noch nicht erzählt, weil er sich gescheut habe in der Besorgnis, das könne ihm als eine unterwürfige Schmeichelei ausgelegt werden. Umso mehr freue ich mich nun, Ihnen dieses Faktum mitteilen zu können.

Nun wünsche ich geruhsame und fruchtbare Weihnachtsferien und das Allerbeste für das neue Jahr, selbstverständlich auch Ihrer lieben Frau.

Treulich und dankbar
Ihr
K. Kolle

246. Kurt Kolle an Karl Jaspers

Brief, ms.
Durchschlag: FA Oswalt Kolle

München, den 23. Februar 1955

Lieber Herr Jaspers!

Darf ich Sie wohl um die Freundlichkeit bitten, unter das beiliegende Bild, das seit Jahren in meinem Zimmer hängt, Ihre Unterschrift zu setzen und es mir dann wieder zuzusenden. Erstens würde ich mich selbst freuen, das Bild mit Ihrem Namenszug zu besitzen, und zweitens möchte ich Sie um die Erlaubnis bitten, es meinem kleinen Aufsatz für das von mir herauszugebende Buch *Lebensbilder grosser Nervenärzte*, den Sie ja schon kennen, voranstellen zu dürfen.

Darf ich bei der Gelegenheit auf meine vor einiger Zeit an Sie gerichtete Anfrage zurückkommen, ob Sie bereit wären, einmal im Sommer eine Gastvorlesung hier bei mir zu halten. Ich würde Sie, wenn Sie das vorziehen, im Wagen holen und zurückbringen lassen.

Mit herzlichen Grüssen
Ihr
[Kurt Kolle]

247. Karl Jaspers an Kurt Kolle

Brief, ms.
Original: FA Oswalt Kolle

Basel, den 4. März 1955

Lieber Herr Kolle!

Beifolgend schicke ich Ihnen die Photographie mit meiner Namensunterschrift zurück. Sie wollen mir wieder eine grosse Ehre erweisen. Leider habe ich nicht das Recht, über die Veröffentlichung dieser Photographie zu verfügen. Es bedarf der Zustimmung des Photographen Spreng[94] in Basel. Das Bild ist übrigens vom Artemis- und Piper-Verlag schon wiederholt verwendet. Es ist sechs Jahre alt. Es wäre die Frage, ob Sie für Ihren Zweck nicht ein neueres Bild vorziehen würden. Da würde ich die letzte Aufnahme, die in der Zeitschrift *DU* (ein Philosophieheft) publiziert wurde, empfehlen. Dieses Bild können Sie bei der Photographin Frau Claire Roessiger, Basel, Augustinergasse 1 beziehen. Dieses neuere Bild ist in jener Zeitschrift ohnehin versunken und noch nicht weiter verwendet worden.

Entschuldigen Sie, dass ich wegen der Gastvorlesung Ihnen nicht gleich geantwortet habe. Es ist rührend, dass Sie mich im Wagen nach München holen und zurückbringen wollen. Und es wäre mir natürlich eine grosse Freude, bei Ihnen in Ihrer Klinik das Wort zu ergreifen. Jedoch werden Sie verstehen, dass ich mir solche Unternehmungen nicht zumuten kann ohne beträchtliche Störungen meiner Arbeit. Mein Krankheitszustand hat doch die Folge einer ungemeinen Labilität. Die gute Fassade wird eben nur durch unerbittliche hygienische Lebensführung und ständige Verzichte ermöglicht. Ich mache wohl gelegentlich Ausnahmen wie im letzten September durch meinen Vortrag in Ragaz.[95] Diese Ausnahmen bestätigen mir jedesmal die Grösse des Opfers und des Risikos. Bitte, seien Sie mir nicht böse. Im Grunde wissen Sie ja Bescheid.

Mit herzlichen Grüssen
Ihr
Karl Jaspers

248. Kurt Kolle an Karl Jaspers

Brief, ms.
Durchschlag: FA Oswalt Kolle

z. Zt. Kampen auf Sylt, 14. 8. 56

Lieber Herr Jaspers!
Ich komme mit zwei kleinen Bitten:
1. bitte ich um Durchsicht und Kritik des beiliegenden Referates über das Buch von v. Weizsäcker.[96]

---

94 Robert Spreng (1890-1969) führte ein Portraitatelier in Basel.
95 Auf Einladung der Schelling-Gesellschaft hielt Jaspers anlässlich des 100. Todestages von F. W. J. Schelling (1775-1854) in Bad Ragaz, dem Ort, an dem der Philosoph beerdigt wurde, den Vortrag »Schellings Größe und Verhängnis«, abgedruckt in: *Studia Philosophica* 14 (1954), 12-38, auch in: Jaspers, *Aneignung und Polemik*, München 1968, 251-277.
96 Kurt Kolle rezensierte das letzte Buch Viktor v. Weizsäckers, die *Pathosophie*, in: *ZfNP* 138 (1956/57), 321 f., u. a. heißt es: »Alle in langen Jahrhunderten mühsam erworbenen und gehüteten wissenschaftlichen Regeln werden über Bord geworfen. Philosophische Selbst-Besinnung, die dem Verf. reichlich zu Gebote steht, wird gemischt

2. Wer ist Fr. Josef Brecht, eine mir bis vor wenigen Tagen ganz unbekannte Grösse.[97] Er hat ein kleines Buch *Denken* geschrieben und daraus ersehe ich, dass er Ihnen zu Ihrem 60. Geburtstag auch einen Festartikel gewidmet hat.[98] In diesem werden Heidegger und Freud gleichermassen verherrlicht. Das macht mich ein wenig misstrauisch. Bitte nur drei Worte über ihn.
Mit herzlichen Grüssen von Haus zu Haus
Ihr
[Kurt Kolle]

249. Karl Jaspers an Kurt Kolle

Brief, ms.
Original: FA Oswalt Kolle

Basel, den 17. August 1956

Lieber Herr Kolle!
Ihr Referat über Weizsäcker kann ich, weil ich das Buch selbst nicht kenne, nicht mit Sicherheit beurteilen. Jedoch scheint mir, dass Sie ihm erstens durch den vollen Abdruck der Inhaltsübersicht Genüge geleistet haben und zweitens, dass Sie die zweifellos notwendige Kritik in eine respektvolle Form gekleidet haben. Die Härte einer solchen Kritik, die Ihre Frau beanstandet, besteht, aber Weizsäcker muss meines Erachtens sich das gefallen lassen. Ich würde wahrscheinlich erheblich schärfer geschrieben haben.[99]
Brecht kenne ich gut. Er ist ursprünglich klassischer Philologe und Gymnasiallehrer gewesen; zur Zeit ist er Philosophieprofessor an der Mannheimer Handelshochschule und zugleich Dozent in Heidelberg. Er ist ein Schwamm, der aufsaugt und wiedergibt, im Grunde kritiklos und immer geneigt, dem zur Zeit in der Welt Gültigen einen gehörigen Tribut abzustatten. Das ist nicht Opportunismus, aber die Weichheit eines Mannes ohne eigentliche Überzeugungen und mit der Neigung zu predigerhaften Vorträgen. Soweit es sich um Tatsachen handelt, kann

---

mit einfallsreichen psychologischen Aperçus und glänzenden Beobachtungen aus anderen Bereichen empirischer Forschung [...] Fast alles bleibt im Zwielicht fragwürdiger Aussagen, wenn nicht gar völlig im Dunkel tiefsinniger, aber ohne Kommentar unverständlicher, ja geheimnisvoller Andeutungen.«

97 Franz Josef Brecht (1899-1982) erhielt 1941 in Heidelberg eine außerplanmäßige Professur, bevor er 1951 als Ordinarius an die Wirtschaftshochschule Mannheim berufen wurde.

98 Vgl. Franz Josef Brecht, *Vom menschlichen Denken. Beiträge zur Grundlegung einer philosophischen Anthropologie*, Heidelberg 1955. Der Aufsatz »Denken und Dichten« (161-186) ist Martin Heidegger zum 60. Geburtstag gewidmet. In einer Fußnote (169) weist Brecht auf seinen Beitrag »Über Hegels Gedicht ›Eleusis‹« zur unveröffentlichten Festschrift zum 60. Geburtstag von Jaspers 1943 hin, der erst 1949 in seiner Aufsatzsammlung *Vom lebendigen Geist des Abendlandes* (Wuppertal) erschien.

99 Vgl. 565, Anm. 5 u. 570, Anm. 12.

man sich bei ihm informieren. Er ist, wie man zu sagen pflegt, ein guter Kerl. Philosophisch ärgert mich natürlich seine unkritische Art, zumal ich ihn einst habilitiert habe.[100]
Herzliche Grüsse auch von meiner Frau und für die Ihrige
Ihr
Karl Jaspers

250. Kurt Kolle an Karl Jaspers

Brief, ms.
Durchschlag: FA Oswalt Kolle

München, den 3. September 1956

Lieber Herr Jaspers!
Vielen Dank für Ihr freundliches Briefchen vom 17. August in Sachen Besprechung Weizsäcker und Auskunft über Brecht.

Wahrscheinlich werde ich mich bei der Besprechung des Buches von Weizsäcker darauf beschränken, den Inhalt wiederzugeben. Ich möchte den alten Herrn nicht kränken. Ich glaube, dass mir das Zentralblatt die Besprechung in dieser Form gar nicht abnehmen wird. Aber die Entscheidung liegt bei dem derzeitigen Redakteur, Herrn H. H. Meyer[101] in Heidelberg.

Ich schicke Ihnen das Buch von Weizsäcker, wenn Sie es Ihrer Bibliothek einverleiben wollen.[102] Wenn nicht, hole ich es mir im Herbst wieder bei Ihnen ab.

Herzlichen Dank für die erschöpfende Auskunft über Brecht, die ich natürlich ganz für mich behalte.

Mit herzlichen Grüssen von Haus zu Haus
Ihr
[Kurt Kolle]

---

100 Brecht habilitierte sich 1932 bei Jaspers mit der Studie *Bewusstsein und Existenz. Wesen und Weg der Phänomenologie* (als Buch 1948 in Bremen).
101 Hans-Hermann Meyer (1909-2001), ein Schüler Karl Bonhoeffers und später Kurt Schneiders in Heidelberg, zugleich Pionier der Pharmakotherapie, ging 1958 nach Homburg/Saar, wo er 1962 zum Direktor der Universitätsnervenklinik ernannt wurde; viele Jahre war Meyer Schriftleiter des *Zentralblatts für die gesamte Neurologie und Psychiatrie*.
102 Viktor von Weizsäckers *Pathosophie* befindet sich in Jaspers' Bibliothek.

251. Kurt Kolle an Karl Jaspers

Brief, ms.
Durchschlag: FA Oswalt Kolle

München, 5. Sept. 1956

Lieber Herr Jaspers!
Darf ich Sie bitten, auch noch von meiner Besprechung der »Verstehenden Psychologie« von Gruhle[103] Kenntnis zu nehmen.
  Mit herzlichen Grüssen
  Ihr
  [Kurt Kolle]

252. Karl Jaspers an Kurt Kolle

Brief, ms.
Original: FA Oswalt Kolle

Basel, den 14. September 1956

Lieber Herr Kolle!
Schönen Dank für Ihre Gruhle-Besprechung.[104] Die wenigen Sätze halte ich für ausgezeichnet. Gruhle hat dieses Urteil verdient. Hoffentlich wirkt Ihr Wort mit, dass Gruhle als der so ungewöhnlich gebildete, wissenschaftlich absolut verlässliche Mensch noch mehr anerkannt wird.
  Mit herzlichen Grüssen
  Ihr
  Karl Jaspers

253. Kurt Kolle an Karl Jaspers

Brief, ms.
Durchschlag: FA Oswalt Kolle

München, den 19. Dezember 1956

Lieber Herr Jaspers!
Nun liegt der Band über Sie vor.[105] Als ich ihn zuerst in die Hand nahm, dachte ich: Das ist doch ein bisschen viel, beinahe tausend Seiten über Jaspers; denn schließlich sollen die Menschen den Jaspers selbst lesen. Aber je näher ich mich mit dem Buch befasste, umso angenehmer war ich doch überrascht über die Vielseitigkeit der Beiträge, in denen sich nun Ihr gesamtes Lebenswerk aufs Vortrefflichste spiegelt. Dann habe ich ein wenig in der Autobiographie[106] geblättert und dachte zuerst: nun das kennst Du ja alles schon. Dann aber wurde ich durch einzelne Sätze so

---

103 Hans W. Gruhle, *Verstehende Psychologie*, Stuttgart ²1956.
104 Rezension nicht ermittelt.
105 KJ.
106 KJ.

gefangengenommen, dass ich den Text von Anfang bis zu Ende mit steigender Faszination durchgelesen habe. In dieser konzentrierten und gegliederten Straffung ist mir Ihre persönliche und geistige Entwicklung noch einmal deutlich vor die Augen getreten. Ich beglückwünsche Sie zu dieser Leistung.

Die Antworten habe ich natürlich nur bruchstückweise bis jetzt lesen können. Ich habe mich selbstverständlich zunächst mit Ihrer Antwort auf meine bescheidenen Einwände befasst. Sie haben es ja selbst im Anfang gesagt, dass gar keine grundlegenden Meinungsverschiedenheiten zwischen uns bestehen.

Viele einzelne Bemerkungen liessen dann meine Gedanken in die Vergangenheit zurückschweifen; ich habe in meinen Papieren gestöbert und dabei zwei Briefe von Ihnen aus meiner wissenschaftlichen Anfängerzeit[107] gefunden und einen, den Sie mir als Antwort auf meine Glückwünsche zum 60. Geburtstag ins Feld geschrieben haben. Aus diesem letzten Brief kennen Sie schon einen Passus, der in meinem Beitrag in der Ihnen zum 70. Geburtstag gewidmeten Festschrift wiedergegeben wurde.[108] Ich möchte heute zum Ausdruck bringen, dass diese beiden Briefe, die Sie mir seinerzeit nach Kiel geschrieben haben, für mich von entscheidender Bedeutung waren. Ohne diesen ermutigenden Zuspruch des von mir verehrten, aber – wie Sie in Bezug auf Max Weber schreiben – nicht vergötterten Mannes, dem ich so viel geistige Anregung verdankte, hätte ich wahrscheinlich meinen akademischen Weg, der, wie Sie wissen, dann beschwerlich genug verlief, nicht weiter verfolgt. Eigentlich wollte ich im Anfang dieses Monats zur Neurologentagung nach Bern fahren. Aber Unpässlichkeit und Ungunst der Witterung haben mich davon abgehalten. Jetzt angesichts des bei uns frühlingshaften Witterungscharakters plane ich so im Stillen einen kleinen Abstecher in der ersten Januarwoche in die Schweiz. Sollte mein Vorhaben zustande kommen, werde ich mich rechtzeitig zu einem Besüchelchen bei Ihnen anmelden.

Ich hoffe, dass Sie ebenso wie Ihre verehrte Frau bei guter Gesundheit und voller Arbeitsfähigkeit sind. Bald muss ja wohl Ihr Buch über die grossen Philosophen[109] erscheinen. Es wird sicher nicht nur von mir, son-

---

107 Karl Jaspers' Briefe an Kurt Kolle, 23.4.1926 und 26.4.1926.
108 Kurt Kolle, »Pathologie des sozialen Kontaktes«, in: OH, 179. In Hinblick auf eine »sachgerechte und lebensnahe Psychotherapie« zitiert Kolle die »Mahnworte, die Karl Jaspers einst aus besonderem Anlaß dem Verfasser mit auf den Weg gab: ›Was geht uns im Verkehr mit Patienten als unbemerkt vorüber an Tiefe und Schwierigkeiten, von denen wir nichts ahnen, wenn wir alles in unseren Kategorien auffassen, subsumieren und mehr oder weniger darüber Bescheid zu wissen meinen! Nicht nur Nietzsche und Kierkegaard konnten für ihre Person keinen entsprechenden Arzt finden. Es gehört zu meinen schmerzlichsten Erinnerungen, was ich *nicht* bemerkt habe und *nicht* gefragt habe, weil mir im Augenblick die volle menschliche Gegenwärtigkeit fehlte. Diese bleibt ja doch die Hauptsache und all das dürftige Wissen nur ein Mittel.‹« (Nicht erhalten gebliebenes »Handschreiben« von Jaspers an Kolle, 21.11.1943)
109 Karl Jaspers, *Die großen Philosophen*, München 1957.

dern von den vielen Menschen, die sich Ihnen in der Gesinnung und der geistigen Haltung verbunden wissen, mit Spannung erwartet werden.
    Ich darf mir erlauben, Ihnen beiden auch im Namen meiner Frau ein geruhsames und frohes Fest mit gutem Übertritt in das neue Jahr zu wünschen.
    In steter Dankbarkeit und Verehrung
Ihr
[Kurt Kolle]

254. Karl Jaspers an Kurt Kolle

Brief, ms.
Original: FA Oswalt Kolle

Basel, den 29. Dezember 1956

Lieber Herr Kolle!
Ich danke Ihnen herzlich für Ihre freundlichen Worte anlässlich Ihrer Lektüre des Schilpp-Bandes. Nun schicken Sie mir auch noch Abschriften meiner alten Briefe von 1926 und 1943. Diese haben mich natürlich interessiert. Nur eine dunkle Stimmungserinnerung, dass ich Ihnen damals geschrieben hatte, war bei mir geblieben. Nun brauchen Sie meine Ermunterung nicht mehr, an der wir uns nachträglich jetzt beide freuen dürfen.
    Mit herzlichen Grüssen und Wünschen für das neue Jahr für Sie, Ihre Frau und Ihre Kinder[110] auch von meiner Frau
Ihr
Karl Jaspers

Auf einen Besuch Anfang Januar freue ich mich natürlich. Bitte nehmen Sie wieder wie früher den späteren Nachmittag oder ein Abendessen bei uns in Aussicht. Wir verabreden dann rechtzeitig den Tag.

255. Kurt Kolle an Karl Jaspers

Brief, ms.
Durchschlag: FA Oswalt Kolle

München, den 16. April 1957

Lieber Herr Jaspers!
Da ich nicht weiss, ob Sie die *Frankfurter Allgemeine Zeitung* ständig lesen, erlaube ich mir mit gleicher Post die Ausgabe von Montag, 15.4.57 wegen der grundsätzlichen Wichtigkeit der Atomfragen zu übersenden.[111]

---

110 Peter, Oswalt und Gert Kolle.
111 Der Leitartikel ist überschrieben »Scharfe Spannung nach der Göttinger Erklärung. Adenauer wendet sich abermals gegen die Atomforscher«. Es ging um die Erklä-

Ich hoffe, Sie erhielten meinen Geburtstagsglückwunsch und auch meine kleine Schrift über den Wahnkranken.[112]

Anfang Mai werden wir die Freude haben, Herrn Hans Kunz, den ich persönlich noch nicht kenne, zu einem Vortrag an meinem Klinischen Abend hier zu hören. Wenn der gute Mann doch nur etwas einfacher und klarer schreiben würde! Er hat mir einen an sich lesenswerten Artikel über experimentelle und philosophische Psychologie[113] zugeschickt, dessen Stil man nur mit Grausen vereinnahmen kann.

Mit herzlichen Grüssen
Ihr
[Kurt Kolle]

256. Karl Jaspers an Kurt Kolle

Brief, ms.
Original: FA Oswalt Kolle

Basel, den 26. April 1957

Lieber Herr Kolle!

Schönen Dank für die *Frankfurter Allgemeine* und leider sehr verspäteten Dank für Ihren Geburtstagsglückwunsch und Ihre Schrift über den Wahnkranken. Entschuldigen Sie bitte.

Ich bin gespannt, welchen Eindruck Sie von Herrn Kunz haben werden. Seine Vorträge sind manchmal recht gequält, aber er ist ein vortrefflicher Mann, redlich und zuverlässig.

Mit herzlichen Grüssen
Ihr
Karl Jaspers

257. Kurt Kolle an Karl Jaspers

Brief, ms.
Original: DLA Nl. Karl Jaspers

München, den 21. Juni 1957

Lieber Herr Jaspers!

Zwei ganz grossartige Geschenke finde ich nach der Rückkehr von der Wanderversammlung Südwestdeutscher Psychiater und Neurologen in Baden-Baden hier vor: die *Atombombe*[114] und den I. Band *Die grossen Philosophen*. Sie haben mir eine ganz grosse Freude mit diesen Geschen-

---

rung von 18 führenden deutschen Atomphysikern, die sich am 12.4.1957 gegen die atomare Bewaffnung der Bundeswehr ausgesprochen hatten.

112 Kurt Kolle, *Der Wahnkranke im Lichte alter und neuer Psychopathologie*, Stuttgart 1957.

113 Hans Kunz, »Experimentelle und philosophische Psychologie, in: *Studia philosophica* 16 (1956), 37-56.

114 AZM.

ken gemacht. Ich werde, wenn wir im September zum Internationalen Psychiaterkongress in Zürich sind – wir werden uns rechtzeitig zu einem Besuch anmelden –, Sie bitten, mir beide Arbeiten mit einer Widmung zu versehen.

Ich werde mich demnächst mit einer bescheideneren Schrift über Kraepelin und Freud revanchieren.[115]

Ich hoffe sehr, dass es Ihnen und Ihrer verehrten Gattin gut geht. Wir werden uns glücklich schätzen, in der ersten Septemberwoche bei Ihnen wieder zu einem Plauderstündchen Einkehr halten zu dürfen.

Darf ich zum Schluss noch einmal meiner Bewunderung Ausdruck geben vor der rein technischen Leistung, die Herr und Frau Jaspers hier vollbracht haben. Und das ist nur der erste Band mit seinen tausend Seiten! Zwei weitere sollen folgen!

Mit nochmaligem Dank
in Verehrung
Stets Ihr
K. Kolle

258. Kurt Kolle an Karl Jaspers

Brief, ms.
Durchschlag: FA Oswalt Kolle

München, den 18. November 1957

Lieber Herr Jaspers!

Ich schicke Ihnen in der Anlage eine Schüler-Zeitschrift, an der mein jüngster, 17½jähriger Sohn massgeblich beteiligt ist. Von ihm stammt auch der kleine Aufsatz »Was ist Existenzialismus«?[116] Ich denke, es wird Ihnen Vergnügen machen, die Ausstrahlung der Philosophie bis ins Königliche Theresien-Gymnasium zu sehen.

Ich lese immer am Wochenende in den Grossen Philosophen. Gestern habe ich mich mit Sokrates, Plato und Kant beschäftigt. Die Lektüre befriedigt mich sehr.

Mit herzlichen Grüssen
Ihr
[Kurt Kolle]

---

115 Kurt Kolle, *Kraepelin und Freud. Beitrag zur neueren Geschichte der Psychiatrie*, Stuttgart 1957.
116 Gert Kolle, »Was ist Existenzialismus?«, in: *Schülerzeitschrift des Theresien-Gymnasiums* 1957.

259. *Karl Jaspers an Kurt Kolle*

Brief, hs.
Original: FA Oswalt Kolle

Basel, 6. Februar 1958

Lieber Herr Kolle!

Sie werden morgen 60 Jahre alt. Von mir aus gesehen, sind Sie so jung wie von jeher – und 60 Jahre erscheinen mir nicht viel. Vielleicht das schönste Jahrzehnt liegt noch vor Ihnen. Aber der Tag ist doch der erste Geburtstag, den die Welt feiert als den Tag, an dem man in die Altersjahrzehnte tritt, geehrt als ein Mann, dessen Leistung und Leben und Wesen als Ganzes ein Gesicht hat.

Mit Ihnen verbinden mich Erinnerungen aus Jahrzehnten und ausschliesslich erfreuliche. Ich sehe Sie noch fast als Jüngling, denke an meine Freude an Ihrem damaligen ebenso kritischen wie sachlich forschenden Arbeiten. Spürte ich doch den Geist, der das Positive will, wo immer es zu finden ist und sich im Feuer der Kritik in irgendeinem fasslichen Sinn halten kann, diesen Geist, der sich nicht düpieren lässt, aber sich aneignet, was wahr und fruchtbar ist. Ich denke an Ihre zusammenfassenden originalen Darstellungen in dem grossen Lehrbuch,[117] das frischer ist als alle anderen, und an Ihre Psychotherapie.

Jetzt haben Sie eine ungeheure Belastung als Klinik-Chef. Wohl haben Sie seither alle Jahre schöne Aufsätze geschrieben. Aber die eigentliche Forschungsarbeit mit langem Atem musste zurückstehen. Sie kennen ja die Wendung: Will man einen Mann unproduktiv machen, so muss man ihn zum Chef eines grossen Institutes und Ordinarius machen. Nun, ich hoffe, dass Sie nach Einübung in dieser bedeutenden Stellung dahin gelangen, wo Sie diesen Satz durch die Tat widerlegen. Dazu möge Ihnen ein freundliches Geschick helfen. Denn Ihr Wille wird ohnehin dahin drängen.

Aber so wichtig das auch sein mag, noch mehr wünsche ich Ihnen persönlich mit Ihrer lieben Frau ein gesegnetes Alter und Freude an Ihren Kindern, – und dazu das Gelingen Ihrer Klinikleitung, so wie Sie es begehren. Mögen Ihnen Mitarbeiter zuwachsen, die Ihren Bestrebungen entgegenkommen und den »Geist eines Hauses« begründen, in dem gegenwärtige Wirklichkeit[a] ist, weil alle sich auf Sie verlassen können. Das ist am Ende noch wichtiger als alle wissenschaftliche Arbeit.

Bleiben Sie mir wohlgesinnt wie bisher.

Herzliche Grüsse für Sie und Ihre Frau! Meine Frau schliesst sich an in herzlicher Gesinnung für Sie Beide.

Ihr Karl Jaspers

---

a gegenwärtige Wirklichkeit] *hs. eingefügt*

117 Kurt Kolle, *Psychiatrie*, München ⁴1955.

260. Kurt Kolle an Karl Jaspers

Brief, ms.
Durchschlag: FA Oswalt Kolle

München, den 24. Februar 1958

Lieber, hochverehrter Freund!
So darf ich Sie nennen, nachdem Sie mir erst jüngst aus Anlass meines 60. Geburtstages einen so überaus gütigen Beweis Ihrer freundschaftlichen Gesinnung haben zukommen lassen. Ich will Ihnen gleich am Anfang dieses Geburtstagsbriefes herzlich für dieses mir hochwillkommene Handschreiben danken, das in meinem kleinen Familienarchiv, zusammen mit vielen früheren Bekundungen Ihrer wohlwollenden Gesinnung, meinen Nachkommen überliefert werden soll.

Diesen Geburtstagsbrief diktiere ich in ein kleines Gerät, das mir die Klinik zum Geburtstag geschenkt hat. Diese Platte wird dann von meiner vertrauten Sekretärin abgehört. So hat das Schreiben zwar nicht jenen persönlichen Charakter, den ein handgeschriebenes Dokument bildet, aber es ist doch auch wieder eine ganz persönliche Angelegenheit, diese Zwiesprache, die ich jetzt mit Ihnen in meinem Arbeitszimmer am Sonntag, dem Tage Ihres Geburtstages, halten darf.

Sie schreiben mit Recht, dass unsere Beziehungen Jahrzehnte zurückgehen. Wenn ich das ganz genau fixieren darf: vor 32 Jahren empfing ich Ihren ersten Brief, in dem Sie mir für die Übersendung von Sonderdrucken dankten.[118] Meine Verbindung zu Ihnen war viel älter, kannte ich doch schon als Student Ihre Schriften, besonders Ihre *Allgemeine Psychopathologie* und die *Psychologie der Weltanschauungen*. Etwa im Sommer 1926 durfte ich Sie zum ersten Mal besuchen. Im Herbst des Jahres folgte wohl ein zweiter Besuch und dann in unregelmässigen Abständen bis kurz vor dem Krieg. Es war wohl im Jahre 38, damals hat mich – soweit ich mich erinnere – auch meine Frau begleitet, da habe ich zum letzten Male bei Ihnen in Plöck 66 gesessen. Dann kam der schlimme Krieg, aber meine Gesinnung war unverändert geblieben, wie Sie wissen, und so durfte ich Ihnen zu Ihrem 60. Geburtstag – damals lagen wir in schlimmen Verhältnissen auf der Halbinsel Krim – meinen Glückwunsch schicken, dazu mein Lehrbuch, und Sie haben mir wie bekannt freundlich geantwortet. Ein Satz aus jenem Brief findet sich in meiner kleinen, Ihnen gewidmeten Arbeit in der Festschrift zu Ihrem 70. Geburtstag.[119] Dann war glücklicherweise alles das vorbei und Sie waren wieder der Mann, der öffentlich sprechen und schreiben durfte; nun über die Nachkriegsjahre brauche ich mich jetzt nicht zu äussern. Sie haben mich nun nicht nur innerlich, sondern auch äusserlich gefördert. Wenn ich jetzt hier seit 6 Jahren der grossen, schönen und berühmten Münchener Kli-

---

118 Vgl. Karl Jaspers' Brief an Kurt Kolle, 23.4.1926.
119 Die Festschrift erschien nicht im Druck.

nik vorstehen darf, dann ist das nicht zum geringsten Ihrem Gutachten zu verdanken, das Sie einmal bei einer Kandidatur für mich dem Rektor der Universität Freiburg übermittelt haben. Wie es so geht mit den Dokumenten, dieses Gutachten ist mir später bekannt geworden und ist ein ehrenvolles Zeugnis für mich und wert, aufbewahrt zu werden.

Darf ich das mit voller Genugtuung zurückgeben, was Sie in Ihrem Geburtstagsbrief mir sagen. Die Erinnerungen, die mich mit Ihnen verbinden, sind ausschliesslich erfreuliche, ja hocherfreuliche. Wenn man wie Sie nun auf einen 75-jährigen Lebensweg zurückblickt, dann kann es wohl nicht ausbleiben, dass man auch an die unerfreulichen Erinnerungen gemahnt wird. Aber ich möchte denken, dass doch bei Ihnen gerade die erfreulichen Erinnerungen imstande sind, alles Ungute, das Ihnen von Menschen begegnete, nicht zu verdrängen, aber doch zurücktreten zu lassen. Ihr Philosophieren ist immer den schöpferischen, den lebensbejahenden Kräften zugewandt gewesen. Mir kam beinahe das Wort positiv, aber das wäre wohl eine arge Verwechslung, wenn man Sie im Sinne der klassischen Philosophielehren als Positivisten einschätzen wollte. Also, was ich sagen wollte, ist, so wie Sie sich immer den schöpferischen Kräften, die den Menschen bewegen, zugewandt haben, werden Ihnen auch schöpferische Kräfte entgegengeströmt sein. Diese Begegnung mit Menschen, die Sie in dem zentralen Begriff Ihrer Philosophie als Kommunikation bezeichnen, das ist es in der Tat, was eine Besonderheit Ihres Daseins ist. Mit Wahrhaftigkeit und Ernst, mit Leidenschaft und Kritik haben Sie mich als jungen Menschen angesprochen und mit eben dieser Gesinnung, dieser geistigen Haltung, sprechen Sie auch heute noch zu mir.

Lieber, sehr verehrter Herr Jaspers, ich wünsche Ihnen von ganzem Herzen, dass Sie auch im nächsten Jahrfünft Ihres nun schon jetzt ganz ausgefüllten Lebens diese Fähigkeit behalten, mit anderen zu philosophieren, um die Wahrheit zu ringen. Ich bin sicher, dass die geistige Macht, in deren Dienst Sie stehen, Ihnen die Kraft dazu geben wird, mit den Menschen aller Altersklassen weiterhin in Kommunikation zu bleiben. Dazu wird Ihnen auch das Glück verhelfen, das Ihnen durch Ihre Lebensgefährtin widerfahren ist. Meine Frau und ich wünschen Ihnen Beiden, dass es Ihnen erhalten bleibt.

Mit tausendfältigem Dank für Sie persönlich
bin ich in grösster Verehrung und Herzlichkeit
Ihr
[Kurt Kolle]

Meine Frau und ich haben gemeinsam Ihren handgeschriebenen Brief studiert und die beiliegende Abschrift gefertigt.[120] Aber es ist faktisch unmöglich, zwei wichtige Worte zu entziffern. Würden Sie so gut sein, diese in die Abschrift einzufügen, mir aber auch das Original wieder zu schicken?

---

120 Vgl. Karl Jaspers' Brief an Kurt Kolle, 8.2.1958.

261. Kurt Kolle an Karl Jaspers

Brief, ms.
Durchschlag: FA Oswalt Kolle

München, den 26. Juni 1958

Lieber Herr Jaspers!
Sie haben mir wieder die grosse Freude bereitet, mir Ihr neues Buch über die Atombombe zu schenken.[121] Ich danke Ihnen herzlich dafür. Zunächst werde ich keine Zeit haben, es zu lesen, weil ich ungemein beschäftigt und zu allem Ueberfluss auch noch zum Dekan erkoren bin.

Ich hatte mir etwas Sorge gemacht, weil Sie meinen Aufsatz, den ich Ihnen zum 75. Geburtstag gewidmete habe,[122] gar nicht bestätigten. Ich nehme aber an, dass Sie einfach auch nur überlastet sind.

Zu unser aller Freude werden Sie bei der Hundertjahr-Feier der Gesellschaft deutscher Naturforscher und Aerzte im September in Wiesbaden den Festvortrag halten.[123]

Wenn es Ihnen recht ist, mache ich Ihnen in den letzten Julitagen ein Stippvisitchen. Ich bin am 25. und 26. Juli in Zürich zum Neurochirurgentag. Ich werde mich noch rechtzeitig anmelden.

Mit herzlichen Grüssen von Haus zu Haus
Ihr
[Kurt Kolle]

262. Karl Jaspers an Kurt Kolle

Brief, ms.
Original: FA Oswalt Kolle

Basel, den 4. Juli 1958

Lieber Herr Kolle!
Entschuldigen Sie, dass ich Ihren Aufsatz zu meinem 75. Geburtstag nicht bestätigt habe. Natürlich ist das nur die Folge meiner in der Tat grossen Ueberlastung, deren ich mit meinen geringen Kräften nur Herr werde, wenn ich allzuviel Gehöriges und Erwünschtes vernachlässige. Sie werden mir deswegen nicht böse sein.

Auf Ihre »Stippvisite« freue ich mich.
Mit herzlichen Grüssen
Ihr
Karl Jaspers

---

121 AZM.
122 Kurt Kolle, »Die Opfer der nationalsozialistischen Verfolgung in psychiatrischer Sicht«, in: NA 29 (1958), 148-158. Die Widmung lautet: »Karl Jaspers zum 75. Geburtstag.«
123 Jaspers sprach zum Thema »Der Arzt im technischen Zeitalter«, zuerst veröffentlicht in: KW 36 (1958), 1037-1043, zuletzt in: ATZ, 39-58.

263. Karl Jaspers an Kurt Kolle

Brief, hs.
Original: FA Oswalt Kolle

Basel 30.12.58

Lieber Herr Kolle
Vor einigen Stunden kam Ihr Buch über grosse Nervenärzte, zweiter Band.[124] Es verführte mich gleich zum Lesen. Ich wurde so gefesselt, dass ich meine Arbeit vergaß. Jetzt unterbreche ich, weil gleich das Abendessen kommt, um ihnen zu danken. Es ist Ihnen gelungen, Ihre Mitarbeiter durchweg zu interessanten, knappen Aufsätzen zu bringen, und vor allem solchen, die erquicken und erwärmen. Die Welt der Naturforscher und der Ärzte ist doch eine herrliche, wo sie durch große Männer vertreten wird. Das Buch, denke ich, muss, wie Sie erwarten, für Studenten beschwingend sein. Es ist für die älteren Leute, die doch meist nur einen Bruchteil der grossen Gestalten kennen, nicht weniger wichtig. Mir persönlich war natürlich Nissl der nächste.[125] Was für wunderbare, bescheidene, verlässliche Männer. Ich werde weiter darin lesen, bisher las ich Gaupp, Wernicke, Alzheimer, Helmholtz und flüchtig bei anderen, – eigentlich immer zufrieden.

Ihnen und Ihrer Frau und Ihrer Familie herzlich alle guten Wünsche für das neue Jahr, auch von meiner Frau, – und auf Wiedersehn!
Ihr Karl Jaspers

264. Kurt Kolle an Karl Jaspers

Brief, ms.
Original: DLA Nl. Karl Jaspers

München, den 17. Februar 1960

Lieber Herr Jaspers!
Zu Ihrem 77. Geburtstag darf ich Ihnen, auch im Namen meiner Frau, die herzlichsten Glückwünsche übermitteln. Ich hoffe, dass es Ihnen gesundheitlich gut geht und Sie mit Ihrer Arbeit zufrieden sind.

Durch Herrn Georgi,[126] der unlängst hier eine Gastvorlesung gehalten hat, hörte ich, dass Sie einen imponierenden Eindruck gemacht haben im Senat, als die Frage der Einladungen zur 500-Jahr-Feier diskutiert wurde. Und von anderer Seite vernahm ich, dass Sie mit Ihrer lieben Gattin zusammen deren 80. Geburtstag gefeiert haben sollen.

Wir haben lange nichts von einander gehört. Ich war auch lange nicht

---

124 Kurt Kolle (Hrsg.), *Große Nervenärzte*, 2. Bd., Stuttgart 1959. Der abschließende dritte Band erschien 1963.
125 Vgl. Korrespondenz Karl Jaspers – Hugo Spatz, S. 549-554.
126 Felix Georgi (1893-1965) war seit 1955 Professor der Neurologie in Basel und arbeitete über Themen der Psychosomatik und multiple Sklerose.

in der Schweiz. Sollte dies im Jahre 1960 der Fall sein, würde ich mich wieder zu einem Plauderstündchen bei Ihnen anmelden.

Der beiliegende kleine Sonderdruck wird sicher Ihre Anteilnahme finden. Der wirklich hübsche Vortrag des Herrn Cerletti[127] wurde von mir in ein, wie ich hoffe, einwandfreies Deutsch übersetzt.

Seien Sie nochmals mitsamt Ihrer verehrten Frau herzlich beglückwünscht und gegrüsst

in steter Verehrung
Ihr
Kurt Kolle

265. Kurt Kolle an Karl Jaspers

Brief, ms.
Original: DLA Nl. Karl Jaspers

München, den 18. April 1961

Lieber Herr Jaspers!

Ich schicke Ihnen mit gleicher Post ein Buch von Ludwig Binswanger[128] und wäre herzlich dankbar, wenn Sie sich der Mühe unterziehen würden, dieses Büchelchen schnell in der Diagonale durchzulesen. Ich würde gern Ihr Urteil hören, und zwar mündlich. Die für den Februar geplante Gastvorlesung bei Herrn Georgi ist nun auf Montag, den 29. Mai, verschoben worden. Ich hätte also gut Zeit, Sie entweder am Sonntag, 28. Mai, spät nachmittags oder am Montag, 29. Mai, spät nachmittags für ein Stündchen zu besuchen.

Mit herzlichen Grüssen
Ihr
K. Kolle

---

127 Ugo Cerletti (1877-1963) studierte u. a. in München bei Emil Kraepelin und Alois Alzheimer sowie in Heidelberg bei Franz Nissl. 1928 erhielt er den Lehrstuhl für Psychiatrie und Neurologie in Rom, wo er die Elektroschocktherapie entwickelte. Bei dem erwähnten Aufsatz handelt es sich um »Erinnerungen an Frans Nissl«, in: MMW 51 (1959), 2368-2371.
128 Wahrscheinlich: Ludwig Binswanger, *Melancholie und Manie. Phänomenologische Studien*, Pfullingen 1960.

266. Karl Jaspers an Kurt Kolle

Brief, ms.
Original: FA Oswalt Kolle

Basel, den 26. April 1961

Lieber Herr Kolle!
Zunächst habe ich Ihnen sehr zu danken für die neue Auflage Ihres Lehrbuches.[129] Ich beglückwünsche Sie herzlich zu dem grossen Erfolg, dass hier eine Auflage nach der andern erscheint, ein sicheres Zeichen, dass das Buch von Studenten gelesen wird. Beim Blättern habe ich wieder Ihre mir schon bekannte Charakteristik meiner *Psychopathologie*[130] gelesen, mit Freuden und mit Dank.

Dass wir uns im Mai sprechen können, ist schön. Ich bitte Sie und Ihre verehrte Frau, am Sonntag nachmittag, 28. Mai, zu uns zu kommen. Von 5 Uhr ab stehen wir zur Verfügung. Montag kann ich leider nicht. Es ist der einzige Tag der Woche, an dem ich noch Vorlesung halte.

Mit herzlichen Grüssen für Sie beide von uns beiden
Ihr
Karl Jaspers

267. Kurt Kolle an Karl Jaspers

Brief, ms.
Original: DLA Nl. Karl Jaspers

München, den 3. Juni 1961

Lieber Herr Jaspers!
Für Ihre liebenswürdige Dedikation des Buches Die Idee der Wissenschaft danke ich herzlich.[131]

Wir waren sehr glücklich, mit Ihnen Beiden zusammen sein zu dürfen, und wünschen uns, dass wir einen solchen Besuch bald wiederholen dürfen. Ich habe inzwischen bereits in Basel Ihre Broschüre studiert, zu der ich einige Einwände habe. Aber ich will Sie nicht mit langen Schreiben behelligen; ich hoffe, dass wir das in einem freien Gespräch besser machen können.

Meine Frau dankt der Ihren vielmals für die Rücksendung des vergessenen Tuches.

Wir wünschen Ihnen alles Gute.
getreulich stets
Ihr K. Kolle

---

129 Kurt Kolle, *Psychiatrie*, Stuttgart ⁵1961.
130 Vgl. den Brief Kurt Kolle an Karl Jaspers, 4./5. 9. 1947, S. 223 ff.
131 Kolle meint: *Die Idee der Universität, für die Gegenwart entworfen von Karl Jaspers und Kurt Rossmann*, Berlin 1961.

268. Kurt Kolle an Karl Jaspers

Brief, ms.
Original: DLA Nl. Karl Jaspers

München, den 26. Februar 1962

Lieber, sehr verehrter Herr Jaspers!

Ihr Geburtstag ist nicht vergessen; durch ein Versehen ist nur versäumt worden, diesen Glückwunsch rechtzeitig abzuschicken.

Ihnen und Ihrer lieben Frau wünsche ich im neuen Lebensjahr Gesundheit und volle Schaffenskraft. Alle Ihre Freunde wünschen sich doch so sehr, Ihnen im nächsten Jahr zu Ihrem 80. Geburtstag ihre Grüsse und Wünsche bringen zu können. Wir alle warten voller Spannung auf den II. Band der *Grossen Philosophen* und sicher noch manches andere.

Ich las in diesem Wintersemester zum ersten Mal für die ganz jungen Mediziner eine »Psychologie für Aerzte«.[132] Da müssten Ihnen oft die Ohren geklungen haben. Jetzt bin ich dabei, den III. Band der Grossen Nervenärzte abzuschliessen, in dem ich selbst Flemming,[133] Strümpell[134] und Gruhle bearbeitet habe.[135]

Doch will ich *Ihre* kostbare Zeit nicht mit Schilderungen aus meinem Leben in Anspruch nehmen – höchstens noch der Hinweis, dass Sie einen Blick tun sollten in ein soeben erschienenes Buch von Kurt Hildebrandt Ein Weg zur Philosophie.[136] Dieser Mann war sehr begabt und anregend durch seine Jugendwerke Norm und Entartung des Menschen und Norm und Verfall des Staates.[137] Dieses Alterswerk, von dem ich sprach, will mir gar nicht gefallen.

Noch etwas: Aus Anlass jener oben erwähnten Vorlesung habe ich mich mit Jakob Burckhardt und Nietzsche befasst. Sie kennen sicher die neueren wichtigen Forschungen von Edgar Salin[138] und

---

132 Später erschienen als: Kurt Kolle, *Psychologie für Ärzte*. Zwölf Vorlesungen, München 1967.

133 Carl Friedrich Flemming (1799-1880) setzte sich seit 1825 für die Anstaltspsychiatrie in Mecklenburg ein, wurde 1830 leitender Arzt der neueröffneten Psychiatrischen Klinik in Schwerin, die als eine der ersten großen Anstalten in einem parkähnlichen Gelände lag und heute seinen Namen trägt. Er plädierte für eine somatische Therapie der Geisteskrankheiten unter Beachtung sozialer Aspekte.

134 Adolf von Strümpell (1853-1925) wirkte die meiste Zeit in Leipzig als Ordinarius für Innere Medizin und war vor allem bekannt durch sein *Lehrbuch der speziellen Pathologie und Therapie der inneren Krankheiten* (2 Bde., Leipzig 1883/84, ^{32}1934).

135 Kurt Kolle, *Große Nervenärzte*, 3. Bd., Stuttgart 1963.

136 Der Psychiater und Philosoph Kurt Hildebrandt (1881-1966) wirkte erst klinisch in Berlin, bevor er 1934 in Kiel ein Ordinariat für Philosophie übernahm. Er gehörte zum Kreis um Stefan George und schrieb eine Pathographie Nietzsches. *Ein Weg zur Philosophie* erschien 1962 in Bonn.

137 Kurt Hildebrandt, *Norm und Entartung des Menschen*, Dresden 1920; *Norm und Verfall des Staates*, Dresden 1926.

138 Edgar Salin, *Jakob Burckhard und Nietzsche*, Heidelberg ^{2}1948, Salin (1892-1974) lehrte von 1927 bis 1962 Staatswissenschaften in Basel.

Schlechta;[139] beide Forscher rühmen Ihre vorsichtige Zurückhaltung in Ihrem Nietzsche-Buch.[140] Wenn ich auf Grund meiner ärztlichen Erfahrung den Verlauf der Krankheit bei Nietzsche überdenke, dann kommen mir doch grosse Zweifel an der Diagnose Paralyse. Nach dem akuten Zusammenbruch im Januar 1888 hat er doch noch zwölf Jahre lang gelebt – für eine unbehandelte Paralyse ein ganz ungewöhnliches Vorkommnis.[141]
Noch einmal: Alles Gute für Sie Beide, auch von meiner Frau, und die herzlichsten Grüsse
Ihres Ihnen immer zugetanen
Kurt Kolle

269. Kurt Kolle an Karl Jaspers

Brief, ms.
Original: DLA Nl. Karl Jaspers

München, den 2. November 1962

Lieber Herr Jaspers!
Sie waren so gütig, mir ein Stück Ihres neuesten Buches zu dedizieren.[142] Ich danke herzlich für dieses schöne Geschenk. Ich habe sogar schon mir wichtig erscheinende Abschnitte des Buches gelesen. Hoffentlich ergibt sich in absehbarer Zeit wieder einmal Gelegenheit zu einer kleinen Aussprache. Ich bewundere Ihre Arbeitskraft und hoffe nur, dass Sie durch solche Sonderbotschaften nicht zu sehr von Ihrem Hauptwerk Die Grossen Philosophen abgezogen werden.
Mit vielen herzlichen Grüssen von Haus zu Haus
stets Ihr
K. Kolle

270. Karl Jaspers an Kurt Kolle

Brief, ms.
Original: FA Oswalt Kolle

Basel, den 30. Januar 1963

Lieber Herr Kolle!
Ich danke Ihnen herzlich für Ihren dritten, vorläufig letzten Band des schönen Werkes. Darin zu lesen ist wieder eine Freude. Diesmal habe ich natürlich mit besonderem Interesse Ihre Darstellung Gruhles gelesen.[143]

139 Karl Schlechta, *Der Fall Nietzsche*, München 1959.
140 N.
141 Vgl. die grundlegende Arbeit: Pia Daniela Volz, *Nietzsche im Labyrinth seiner Krankheit, Eine medizinisch-biographische Untersuchung*, Würzburg 1994.
142 1962 publizierte Jaspers in Buchform allein *Der philosophische Glaube angesichts der Offenbarung.*
143 Kurt Kolle, »Hans Gruhle«, in: ders. (Hrsg.), *Große Nervenärzte*, 3. Bd., Stuttgart 1962, 69-76.

Sie zeigen einige wesentliche Seiten dieses redlichen, noblen, gewissenhaften, unendlich fleissigen und hochgebildeten Mannes. So ist gesorgt, dass er nicht vergessen werde.

Mir wurde wieder klar, dass ich die Darstellung nicht hätte schreiben können. Ich hätte die vielen neueren umfangreichen Werke studieren müssen. Doch wichtiger ist, dass ich in jener Zeit mit ihm im geistigen Schicksal so sehr verknüpft war im Miteinander und Gegeneinander, dass darüber zu schreiben, zumal in Zusammenhang mit dem fast tragischen Verhängnis,[144] das er so grossartig auf sich nahm, mir persönlich fast unmöglich gewesen wäre. Es wäre indiskret und persönlich, in beidem ungehörig geworden. Er selbst brauchte gern das Wort »gehörig«. Ich habe ihm sehr viel zu verdanken, angefangen damit, dass ich durch ihn Max Weber kennenlernte[145] (was zu erzählen gewesen wäre) bis zu den kritischen Prügeln, die mich ungemein schlugen und ermunterten (worüber aber nicht zu berichten wäre). Ich hätte erzählen müssen (und wieder wäre das kaum angängig), wie ich meine Grundgedanken in vielen Gesprächen in der Klinik erprobte, dann, was meine Psychopathologie sachlich dem gemeinsamen Geist[a] dieser Klinik verdankt: z.B. die Auffassung »Entwicklung einer Persönlichkeit oder Prozess« hat Wilmanns in seiner »Gefängnispsychose« zuerst veröffentlicht.[146] Die Unterscheidung gehörte zum täglich verwendeten begrifflichen Rüstzeug aller. Jetzt wird der Gedanke, obgleich ich seine Herkunft angab, mir zugeschoben. Die Ungerechtigkeit der Überlieferung, die gibt, was einem nicht gehört, und nimmt, was einem gehört, ist erstaunlich. Aber wie gleichgültig wird das jetzt schon nach kurzer Zeit. Bestand hat, hoffe ich, für die historische Erinnerung der Geist der damaligen Heidelberger Klinik (seit 1933 völlig zerstört und trotz guten Willens nicht von neuem wiedererstanden), dem u.a. mein Buch erwachsen ist. Ihre Darstellungen haben dazu beigetragen, die Erinnerungen an diese Klinik aufrecht zu erhalten. Das ist Ihnen sehr zu danken.

Mit herzlichen Grüßen
Ihr
Karl Jaspers

a Geist] *hs. eingefügt*

---

144 Gruhle erhielt nach 1933 vornehmlich aus politischen Gründen kein Ordinariat, welches ihm dann erst 1948 in Bonn zugesprochen wurde. Darüber hinaus musste er lange um ein entsprechendes Ruhegeld kämpfen. Vgl. S. 173-177.
145 Im Jahr 1909 über eine Einladung zu den sonntäglichen Jours im Hause Weber, an denen Gruhle regelmäßig teilnahm.
146 Vgl. S. 171 u. 620-622.

271. Kurt Kolle an Karl Jaspers

Brief, ms.
Original: DLA Nl. Karl Jaspers

München, den 18. 3. 1963

Lieber Herr Jaspers!
Sie waren so freundlich, mir durch den Verlag ein Exemplar Ihrer gesammelten Schriften zur Psychopathologie[147] zugehen zu lassen. Ich danke Ihnen vielmals für dieses wertvolle Geschenk. Sie wissen: alle Ihre Arbeiten habe ich schon vor Jahr und Tag im Original studiert. Wie hätte ich sonst über Ihr wissenschaftliches Werk ausführlich berichten können! Umso mehr freue ich mich, nun alle diese Aufsätze gesammelt bei mir zu haben.

Ich weiss immer noch nicht, ob mein in der alten Bonhoeffer'schen Monatsschrift – jetzt Psychiatria et Neurologia – gedruckter Geburtstagsglückwunsch Ihnen zur Kenntnis gelangt ist; ich selbst habe das entsprechende Heft noch nicht in Händen.[148] Aber ich hoffe, dass sowohl mein persönliches Glückwunschtelegramm wie auch das Telegramm der Lehrstuhlinhaber der Bundesrepublik Sie erreicht haben. In der Fülle der Glückwünsche und Telegramme werden Sie ja wahrscheinlich beinahe erstickt sein. Ich hoffe, Sie verlebten einen angenehmen Geburtstag.

Mit vielen herzlichen Grüssen
stets Ihr
K. Kolle

272. Kurt Kolle an Karl Jaspers

Brief, ms.
Durchschlag: FA Oswalt Kolle

München, 13. November 1963

Lieber Herr Jaspers!
Sie haben in Ihrem Nietzsche-Buch meine kleine Jugendarbeit über Rée liebenswürdigerweise citiert.[149] Deswegen wird Sie der beiliegende Brief vielleicht interessieren. Ich hatte mich an Herrn Schlechta[150] gewandt wegen eines Nietzsche-Citates, einer Aeusserung von Nietzsche über Heine. Ich habe dann dieses Citat selbst gefunden in Fröhliche Wissen-

---

147 GSP.
148 Kurt Kolle, »Karl Jaspers zum 80. Geburtstag«, in: *Psychiatria et Neurologia* 145 (1963), 65 f.
149 Vgl. S. 220 f.
150 Karl Schlechta hatte in den 30er Jahren die Werke Nietzsches aus dem Weimarer Nachlass ediert; in den 50er Jahren erschien seine dreibändige Nietzsche-Ausgabe samt Registerband im Hanser Verlag. Ab 1951 lehrte er Philosophie in Darmstadt.

schaft. Sie bekommen zu gegebener Zeit einen Sonderdruck meiner kleinen Studie über Heine zugeschickt.[151]
Bitte keine Antwort – und, wie immer, herzliche Grüsse!
Ihr
[Kurt Kolle]

273. Kurt Kolle an Karl Jaspers

Brief, ms.
Original: DLA Nl. Karl Jaspers

München, 14. Januar 1964[a]

Lieber Herr Jaspers!
Die anliegende Arbeit über Nietzsche ist in den *Aerztlichen Mitteilungen* erschienen,[152] einem Blatt, das alle bundesdeutschen Aerzte zugeschickt bekommen, also etwa 90000 Leser. Soll man darauf eingehen? Sie wären natürlich der richtige Mann dafür. Ich persönlich könnte nur übernehmen, was in Ihrem Nietzsche-Buch steht.[153] Wenn ich dazu noch etwas Fachliches sagen darf, so ist mir persönlich mehr als zweifelhaft, ob es sich bei Nietzsche überhaupt um eine Paralyse gehandelt hat; ein hirnatrophischer Prozess[154] war es sicher.

Ich hoffe, dass es Ihnen und Ihrer lieben Frau gut geht, und bin mit herzlichen Grüssen
Ihr
K. Kolle

a 1964] *im Original:* 1963

---

151 Kurt Kolle, »Die Krankheit von Heinrich Heine«, in: *Der Hautarzt* 15 (1964), 162-164. Er zitiert dort allerdings auf der letzten Seite Nietzsches *Götzen-Dämmerung*, einige Worte auslassend: »Kein geringerer als Friedrich Nietzsche nannte Heine ein europäisches, nicht bloss ein lokales Ereignis«. Vgl. Friedrich Nietzsche, *Sämtliche Werke. Kritische Studienausgabe*, Bd. 6, München 1980, 125.
152 Erich Podach, »Die Krankheit Friedrich Nietzsches«, in: DÄ 61 (1964) (4./11.1.), 43-48 und 99-104. Podach (1894-1967) war in Stuttgart Honorarprofessor für Wissenschafts- und Kulturgeschichte.
153 Jaspers geht von einer plötzlichen Psychose mit vorher nicht beobachtbaren Wahnsymptomen aus und vermutet diagnostisch: »Es handelt sich um eine organische Hirnerkrankung, mit überwiegender Wahrscheinlichkeit um die progressive Paralyse, jedenfalls um einen durch zufällige äußere Ursachen, sei es durch Infektion, sei es [...] durch Mißbrauch von Giften entstandenen Zerstörungsprozess, nicht um eine in Nietzsches Konstitution und Wesen begründete und als solche vererbliche Krankheit.« Vgl. N., 92 f.
154 Untergang von Nervenzellen, die durch Bindegewebe ersetzt werden.

274. Karl Jaspers an Kurt Kolle

Brief, ms.
Original: FA Oswalt Kolle

Basel, den 28. Januar 1964

Lieber Herr Kolle!
Ich danke Ihnen herzlich für den Podach über Nietzsches Krankheit. Der Autor hat grosse Verdienste durch Dokumenten-Publikationen in seinen Büchern über Nietzsche (besonders Lou).[155] Man weiss realistisch durch ihn mehr als früher, aber er ist Sammler, Antiquar, Philologe grosser Genauigkeit, nicht ein Mann von Urteilskraft in den hohen geistigen Dingen. Da begnügt er sich mit banalen Massstäben, »dem gesunden Menschenverstand«, was gegenüber vielen Scharlatanerien unserer Zeitgenossen angemessen und das genügende Verhalten ist. Auch in diesen Aufsätzen scheint mir eine gewisse Konfusion darin zu liegen, dass es sich um zu mannigfache Zusammenstellungen handelt.

Wirklich interessant ist das Dokument auf S. 100, rechts unten: eine Niederschrift aus der Zeit vor Basel.[156] Es handelt sich um die schreckliche Gestalt hinter dem Stuhle und ihre Stimme. Ich weiss nicht, wo das steht und in welchem Zusammenhang. So klingt es wie Selbstschilderung einer Erfahrung. Aber könnte es auch ein dichterischer Entwurf sein? Man müsste Herkunft und Ort kennen.

Ihre Erwägung, es brauche sich bei Nietzsches Erkrankung am Ende keineswegs um eine Paralyse zu handeln, überrascht mich. An was für einen atrophischen Hirnprozess denken Sie? Dass es ein organischer Prozess ist, ist zweifellos. Und sind diese organischen Hirnprozesse nicht in den Grundzügen diagnostisch bekannt? Am Ende ist wohl, wie ich schon in meinem Buche schrieb, für die biographische und sachliche Auffassung Nietzsches die Diagnose keine so wichtige Sache. Entscheidend ist, ob es sich um einen biologischen, organischen Vorgang handle. Daran zweifelt wohl doch niemand. Diagnosen sind gebunden an die jeweiligen zeitgenössischen Kategorien. Nur die organischen Diagnosen haben eine Bestimmtheit. Wenn man von Schizophrenie redet, ist doch wohl eine klare Grenzbestimmung schwierig. Es wäre schön, wenn Sie

---

155 Jaspers erwähnt in seinem *Nietzsche* (1936) in Bezug auf die Nietzsche-Freundin Lou Andreas-Salomé (1861-1937) Erich Podachs Buch *Nietzsches Zusammenbruch, Beiträge zu einer Biographie auf Grund unveröffentlichter Dokumente*, Heidelberg 1930; dann weiterhin »Nietzsches Krankengeschichte (Abdruck der vollständigen Jenaer Krankengeschichte)«, in: *Die medizinische Welt* 4 (1930), 1452-54.

156 Dort heißt es: »Gewisse Äußerungen Nietzsches waren schon vor 1880 der Verstehbarkeit entrückt und bekundeten pathologische Zustände. So ist ein Zettel aus der Zeit vor der Übersiedlung nach Basel (1869) erhalten: ›Was ich fürchte, ist nicht die schreckliche Gestalt hinter meinem Stuhle, sondern ihre Stimme: auch nicht die Worte, sondern der schauderhaft unartikulierte und unmenschliche Ton jener Gestalt. Ja, wenn sie noch redete, wie Menschen reden!‹«

Zeit fänden zu Podachs Aufsatz[a] zu schreiben.[157] Ich kann es leider nicht. Die Kräfte reichen nicht, um derartiges beiläufig zu machen. Dazu muss man jünger sein. Ich vertrage immer schwerer die Ablenkungen.

Übrigens halte ich Podach für einen netten, etwas kuriosen Mann, der sich mit dem Auffinden wichtiger Dinge, nicht nur bei Nietzsche beschäftigt. Ich habe ihn einmal kennengelernt. Er verdient es, wenn man ihn kritisiert, freundlich und ernst genommen zu werden, auch wenn dieser Aufsatz sehr unergiebig und voll billiger Urteile aus einer vermeintlichen Überlegenheit ist, mit der er, wie ich schon meinte, nur jenen Scharlatanen unserer Zeit angemessen gegenübertritt.[158]

Mit herzlichen Grüssen
Ihr
Karl Jaspers

a zu Podachs Aufsatz] *hs. eingefügt*

275. Kurt Kolle an Karl Jaspers

Brief, ms.
Durchschlag: FA Oswalt Kolle

München, 17. Februar 1964

Lieber Herr Jaspers!
Schon wieder ist ein Jahr vergangen – Sie feiern Ihren 81. Geburtstag. Ich hoffe, Sie sind gut beieinander und können Ihre Arbeit verrichten.

Sie haben sich unnötig viel Mühe gemacht mit Ihrer Antwort wegen Nietzsche. Ich kann es nun doch nicht lassen und werde wahrscheinlich nach ausgiebigen literarischen Studien eine neue Version der psychiatrisch wirklich sehr interessanten Krankheit von Nietzsche offerieren.[159]

Ich hoffe, dass auch Ihre liebe Frau gut bei Kräften ist. Ich muss unbedingt mal wieder in die Schweiz kommen und Ihnen einen Besuch machen.

Für heute sei es gesagt.

Wie immer – Ihnen herzlich zugetan und mit den allerfreundlichsten Wünschen für Sie Beide und Ihre Arbeit
Ihr
K. Kolle

---

[157] Vgl. den Brief von Kurt Kolle an Karl Jaspers, 17.2.1964.
[158] 1965 bittet Podach Jaspers brieflich um ein Empfehlungsschreiben für eine Dokumentation zum »kranken Nietzsche«, die er im Piper Verlag veröffentlicht sehen möchte, was Jaspers diplomatisch für »gar nicht nötig« hält. Vgl. den Brief von Erich Podach an Karl Jaspers, 29.1.1965, und Karl Jaspers an Erich Podach, 24.5.1965, beide DLA Nl. Karl Jaspers.
[159] Kurt Kolle, »Nietzsche. Krankheit und Werk«, in: *Aktuelle Fragen der Psychiatrie und Neurologie* 2 (1965), 106-121.

276. Karl Jaspers an Kurt Kolle

Brief, ms.
Durchschlag: DLA Nl. Karl Jaspers

Basel, den 12. Mai 1964

Lieber Herr Kolle!
In Ihrem trefflichen Leitfaden[160] habe ich gern gelesen. Wieviele Beobachtungen und gute Ratschläge ohne Pedanterie! Sie geben den Sinn für Niveau auch dann nicht preis, wenn Sie mit gesundem Menschenverstand das Nützliche erörtern. Das Büchlein wird, vermute ich, wesentlich denen helfen, die schon auf dem rechten Wege sind, und hier deutlich wiederfinden, was sie z. T. schon taten.

Es scheint mir charakteristisch für unsere Zeit, dass eine solche Schrift gemeinsam mit dem Verleger verfasst werden kann. Wenn der verlegerische Beitrag auch wesentlich das Technische (sehr wichtige) betrifft, so ist doch das Ganze ein Symbol dafür, wie verlegerischer Wille heute in die Form des Schrifttums selber eingreift. Soll man es begrüssen oder beklagen? Würde es mit den Autoren in Ordnung sein, wäre der Eingriff nicht nötig.

Fast mit gleicher Post kam ein Bericht über Ihre Rede in Lindau.[161] Ich lege den Bericht bei. Vielleicht ist die Zeitung nicht in Ihre Hände gelangt. Das ist herrlich: so einfach und anschaulich und einprägsam zu verbreiten, was fundamental und für die Urteilskraft jedes Menschen wichtig ist.

Herzliche Grüsse für Sie und Ihre Frau
Ihr
[Karl Jaspers]

277. Kurt Kolle an Karl Jaspers

Brief, ms.
Original: DLA Nl. Karl Jaspers

München, 6. Juli 1964

Lieber Herr Jaspers!
Es ist rührend von Ihnen, dass Sie mir wegen Nietzsche einen Brief geschrieben haben.[162] Ich muss noch versuchen, ihn genau zu entziffern. Heute nur die Mitteilung, dass Sie das Manuskript selbstverständlich ein paar Wochen bei sich behalten können.

Zu Ihrer Anfrage über Professor Gerhard Schmidt müsste ich eigentlich wissen, wozu Sie mein Urteil wünschen. Er ist Schüler von Kurt Schneider und wird von diesem sehr gelobt. Kein produktiver Mann mit

---

160 Kurt Kolle, *Leitfaden für Verfasser wissenschaftlicher Arbeiten*, Berlin 1964.
161 Kurt Kolle, »Erklären und Verstehen in der Psychotherapie«, in: Adolf Friedemann (Hrsg.), *Die Begegnung mit dem kranken Menschen*, Bern 1967, 9-24.
162 Brief ist nicht überliefert.

eigenen Einfällen und Untersuchungen. Aber ein fleissiger Mann, der sehr gute Sammelreferate geschrieben hat. Schneider lobt ihn auch als Charakter sehr, während man auch Anderes über ihn hören kann. Aber Schneider ist in solchen Urteilen leider unzuverlässig und beeinflussbar.

Ich bin wohl ziemlich sicher Ende Oktober in der Schweiz, weil da mein Freund Grünthal 70 Jahre alt wird.[163] Ich werde mich rechtzeitig bei Ihnen melden.

Viele herzliche Grüsse!
Ihr
K. Kolle

278. Kurt Kolle an Karl Jaspers

Brief, ms.
Durchschlag: FA Oswalt Kolle

München, 4. Dezember 1964

Lieber Herr Jaspers!

Wenn ich zeitlich dazu komme, dann höre ich immer mit Vergnügen am Mittwoch Abend umd ½ 8 Uhr Ihre Stimme im Radio. Ihre kleine Philosophie ist ausgezeichnet, wenn wahrscheinlich auch für die Masse der Hörer zu hoch. Aber ich höre sie gern, und ich hoffe, dass eines Tages Ihre Vorträge auch als Buch erscheinen.[164]

Ich hoffe, dass es Ihnen und Ihrer lieben Frau gut geht, und bin mit herzlichen Grüssen
Ihr
[Kurt Kolle]

279. Kurt Kolle an Gertrud Jaspers

Brief, ms.
Durchschlag: FA Oswalt Kolle

München, 20. September 1965

Sehr verehrte gnädige Frau!

Auf der Urlaubsreise fiel mir das beifolgende Büchelchen in die Hand.[165] Verfasserin ist die Witwe des nach dem 20. Juli 1944 hingerichteten

---

163 Als Deutscher jüdischer Herkunft musste Ernst Grünthal (1896-1972), der sich über die Alzheimer'sche Krankheit habilitiert hatte, seine weitere psychiatrische Laufbahn in Deutschland 1934 abbrechen und erhielt in der Berner Klinik Waldau die Möglichkeit, neuroanatomisch zu forschen sowie seinen philosophischen und psychiatrischen Interessen nachzugehen.
164 Vgl. Karl Jaspers, *Kleine Schule des philosophischen Denkens*, München 1965. Die 13 Vorlesungen wurden im Herbst 1964 im Studienprogramm des Bayerischen Rundfunks gesendet.
165 Emmi Bonhoeffer, *Zeugen im Auschwitz-Prozeß. Begegnungen und Gedanken*, Wuppertal 1965.

Pastor Bonhoeffer, einem Sohn des Psychiaters.[166] Ich denke sicher, dass Ihr Mann daran Anteil nehmen wird.

Wir haben lange nichts von einander gehört. Ich hoffe, das ist von Ihrer Seite aus kein schlechtes Zeichen. Ich selbst war allerdings im Frühjahr viele Monate sehr krank.

Ich bitte um sehr herzliche Grüsse an Ihren lieben Mann.
Stets Ihr
[Kurt Kolle]

280. Karl Jaspers an Kurt Kolle

Brief, ms.
Original: FA Oswalt Kolle

Basel, den 4. Oktober 1965

Lieber Herr Kolle!

Darf ich Ihnen statt meiner Frau herzlich danken für die eindrucksvollen Auesserungen der Witwe Bonhoeffers zu den Auschwitz-Prozessen.

Wir ahnten nicht, dass Sie viele Monate sehr krank waren. Hoffentlich sind Sie inzwischen gesund geworden. In Ihrem Alter, so jung, erwartet man noch keine Krankheiten. Bei uns ist es anders. Ich hatte zweimal in diesem Jahre profuse Darmblutungen auf Grund von Divertikeln im Kolon descendens, die mit Bluttransfusionen überwunden wurden. Von ihnen habe ich mich gut erholt, das Gewicht hat wieder zugenommen und ich hoffe, bei sehr sorgfältiger Diät, dass sich das nicht so bald wiederholt. Ausserdem hatte ich einmal einen Herzanfall, der auch nicht wiederkehrte. Zur Zeit das Unangenehmste ist eine chronische Polyarthritis, die mir seit Februar scheussliche Schmerzen macht, oft schlechtes Befinden, manchmal Fieber und jetzt durch Cortison wenigstens in Schranken gehalten wird. Die Arbeitskraft ist gering geworden. Meine Frau hatte zweimal eine Bronchopneumonie, von der sie sich ebenfalls nach Monaten wieder gut erholt hat. So leben wir beide noch ganz munter und freuen uns des Daseins.

Grüssen Sie bitte Ihre liebe Frau, auch von der meinen.
Wir beide grüssen Sie herzlich.
Ihr
Karl Jaspers

---

166 Kolle irrt sich. Der evangelische Theologe Dietrich Bonhoeffer (1906-1945) wurde erst am 6. April 1945 im KZ Flossenbürg hingerichtet; er war verlobt mit Maria von Wedemeyer. Dagegen war Emmi Bonhoeffer (1905-1991), die Tochter des Historikers Hans Delbrück (1855-1922), die Frau seines Bruders Klaus Bonhoeffer (1901-1945), eines Juristen. Dieser und zwei Schwiegersöhne von Karl Bonhoeffer, Hans von Dohnanyi (1902-1945) und Rüdiger Schleicher (1895-1945), wurden auch als Männer des Widerstands gegen Hitler hingerichtet.

281. Kurt Kolle an Karl Jaspers

Brief, ms.
Original: DLA Nl. Karl Jaspers

München, 15. Februar 1966

Lieber, sehr verehrter Meister und Freund!
In wenigen Tagen vollenden Sie Ihr 83. Lebensjahr. Ihnen für Ihr neues Lebensjahr so viel Gesundheit zu wünschen, wie Sie es für Ihre Schaffenskraft benötigen, ist mir ein aufrichtiges Bedürfnis. Dass in diese Wünsche Ihre liebe Frau mit eingeschlossen ist, versteht sich von selbst. Die meinige schliesst sich meinen Grüssen und Wünschen an.

Ich hatte leider in der letzten Zeit sehr viel Musse, mich in Ihre kleinen politischen Schriften zu vertiefen[167] – leider, weil ich wieder viele Wochen lang ans Bett gefesselt war. Aber dem steht der Gewinn gegenüber, mit Ihnen auch von der Ferne aus lebhaftes Gespräch geführt zu haben. Ihre Grundhaltung führt mich um mehr als 45 Jahre zurück. Nach dem ersten Weltkrieg war ich sehr beeindruckt von dem Sozialpädagogen Friedrich Wilhelm Foerster[168] – er ist vor kurzem 96-jährig in einem Züricher Sanatorium gestorben. Ich glaube, es gibt von ihm ein Buch, das nennt sich »Politische Ethik«.[169] Sein berühmtestes und berüchtigtstes Buch *Mein Kampf gegen das militaristische und nationalistische Deutschland*,[170] das mir grossen Eindruck gemacht hat, habe ich leider in der Panikstimmung des Frühjahrs 1933 verbrannt.

Ich schicke Ihnen als Geburtstagsgeschenk das Buch *Literatur und Selbstmord* von Hans Jürgen Baden,[171] das mir nicht nur für den Psychiater, sondern auch für den Philosophen sehr wichtig scheint. Wir Psychiater neigen, wie Sie wissen, dazu, die uns anvertrauten Menschen in ein Diagnosenschema einzuordnen. Da gibt es dann den Selbstmord als Reaktion, und dann gibt es den Selbstmord bei der Depression oder viel-

---

167 Karl Jaspers, *Hoffnung und Sorge. Schriften zur deutschen Politik 1945-1965*, München 1965.
168 Friedrich Wilhelm Foerster (1869-1966) lehrte seit 1914 als Professor für Philosophie und Pädagogik in München. 1920 ließen ihn die Angriffe gegen seine pazifistischen Anschauungen das Lehramt niederlegen, er ging zunächst nach Zürich, 1927 nach Frankreich, emigrierte 1940 nach der deutschen Okkupation erst nach Portugal, dann in die USA, von wo er 1963 in die Schweiz zurückkehrte.
169 Friedrich Wilhelm Foerster, *Politische Ethik und Politische Pädagogik. Mit besonderer Berücksichtigung der kommenden deutschen Aufgaben*. 3., stark erweiterte Auflage der *Staatsbürgerlichen Erziehung*, München 1918.
170 Friedrich Wilhelm Foerster, *Mein Kampf gegen das militaristische und nationalistische Deutschland. Gesichtspunkte zur deutschen Selbsterkenntnis und zum Aufbau eines neuen Deutschland*, Stuttgart 1920. Am 28.2.1966 schreibt Kolle kurz an Jaspers: »Beim Aufräumen in meiner Bibliothek entdecke ich das in meinem Geburtstagsbrief erwähnte Buch von Foerster. Es ist wohl seine letzte Dedikation an mich. Ich schicke es Ihnen hiermit. Wenn Sie es nicht wollen, dann verschenken Sie es.«
171 Hans Jürgen Baden, *Literatur und Selbstmord. Cesare Pavese, Klaus Mann, Ernest Hemingway*, Stuttgart 1965.

leicht noch bei einem anderen organischen Prozess. Zwischen diesen Diagnosen klafft eine grosse Lücke. Es ist, glaube ich, das Verdienst dieses mir bis jetzt unbekannten Autors, an Hand von repräsentativen Modellfällen da hineingestossen zu haben.

Ich füge diesem Geschenk noch ein kleines Buch des jüngst verstorbenen Ludwig Binswanger bei.[172] Wenn Sie es durchblättert haben, dann schmeissen Sie es bitte in den Papierkorb. Dieser gute Mann hat mit seiner Daseinsanalyse doch recht viel Wirrnis über uns gebracht, besonders wenn man jetzt die Epigonen anschaut, die nur den Heidegger aus zweiter und dritter Hand für uns schmackhaft machen wollen.

Dann füge ich noch zwei ganz anspruchslose Sonderdrucke von mir hinzu.[173]

Um von mir noch ein Wörtchen zu berichten: Meine Erholung macht so gute Fortschritte, dass ich in der letzten Zeit doch wieder arbeiten konnte. Es ist die 6. Auflage meines Lehrbuches fällig, ein schweres Geschäft, wenn man den Ehrgeiz hat, dieses Buch, mit dem ich nun seit mehr als dreissig Jahren verbunden bin, wieder auf den neuesten Stand zu bringen. Bei der kleinen »Einführung«, die ich Ihnen sicher auch geschickt habe, ist es etwas einfacher; die kommt jetzt in der 4. Auflage heraus.[174]

Nochmals alles Gute und gesegnete Arbeit!
Getreulich stets Ihr
K. Kolle

282. Kurt Kolle an Karl Jaspers

Brief, ms.
Durchschlag: FA Oswalt Kolle

Starnberg, 30. März 1967

Lieber, sehr verehrter Herr Jaspers!
Sie waren wieder so freundlich, mir Ihr Buch Antwort[175] zukommen zu lassen. Vielen Dank für Ihr Geschenk. Ich bewundere zunächst Ihren Fleiss. Dann bestaune ich die Kühnheit, mit der Sie politische Prognosen stellen. Ich habe Ihr Buch ziemlich sorgfältig durchgelesen. Leider bin ich ein so unpolitischer Mensch, dass ich eben im Zweifel bin, ob sich das lohnt und ob nicht gerade Ihre Arbeitskraft bei den Grossen Philosophen wichtiger wäre.

---

172 Binswanger starb am 5.2.1966. Das letzte Buch nach 1960 war: *Wahn. Beiträge zu einer phänomenologischen und daseinsanalytischen Erforschung*, Pfullingen 1965.
173 Vielleicht Kurt Kolle, »Nietzsche, Krankheit und Werk«, in: *Aktuelle Fragen der Psychiatrie und Neurologie* 2 (1965), 106-121.
174 Kurt Kolle, *Einführung in die Psychiatrie*, Stuttgart 1960, ⁴1966.
175 Karl Jaspers, *Antwort. Zur Kritik meiner Schrift Wohin treibt die Bundesrepublik*, München 1967.

Ich habe nur einen Einwand. Sie sollten die Tatsache, dass Kiesinger damals 1933 Parteigenosse geworden ist, nicht zu schwer bewerten.[176] Darf ich Sie daran erinnern, dass einige vortreffliche Leute 1933 begeistert waren und es noch ziemlich lange geblieben sind. Ich gebe nur zwei Beispiele, von denen das eine Ihnen gewiss sehr geläufig ist: das eine ist Claus Schenk Graf von Stauffenberg,[177] der Attentäter vom 20. Juli 1944, und das andere ist Fritz-Dietlof Graf von der Schulenburg,[178] der nach dem 20. Juli auf dem Schafott endete. Darf ich Ihnen zwei Literaturangaben zur Verfügung stellen. Wahrscheinlich sind Sie ausserstande, das zu lesen. Aber sie sollen doch wenigstens wissen, wo man das findet. Das eine ist Annedore Leber, Das Gewissen steht auf, Mosaik-Verlag Berlin-Frankfurt am Main, 1954, das andere Albert Krebs, Fritz-Dietlof Graf von der Schulenburg mit dem Untertitel »Zwischen Staatsraison und Hochverrat«, Lobschitz Verlag Hamburg, 1964.

Da ich aber aus Ihrem Buch ersehe, dass Sie so grossen Wert darauf legen, wie man sich im Frühjahr 1933 verhalten hat, noch einmal zwei Zeitungsartikel, die mich betreffen. Sie wissen sicher auch ohne diese Zeitungsartikel, wie es mir ergangen ist; Sie haben sich ja liebenswürdigerweise damals für mich verwandt, wenn auch leider ohne Erfolg.[179]

Ich habe vor kurzem ein erschütterndes Buch gelesen, von dem Sie wenigstens auch Kenntnis erhalten sollten:

Jean-Francois Steiner, Treblinka, die Revolte eines Vernichtungslagers, Stalling-Verlag, Oldenburg-Hamburg 1966.[180] Ihrer lieben Frau sollten Sie dieses Buch allerdings vorenthalten.

Vielleicht führt mich mein Weg Mitte Juni zur Versammlung der Schweizer Gesellschaft für Psychiatrie nach Bern. Ich werde mir erlauben, vorher bei Ihnen anzufragen, ob Sie zu Hause und gut beieinander sind. Es würde mich freuen, Sie nach so langer Zeit wieder besuchen zu dürfen.

[Kurt Kolle]

176 Kurt Georg Kiesinger (1904-1988) war seit 1933 Mitglied der NSDAP und später Mitarbeiter im Auswärtigen Amt. Nach 1945 Mitglied der CDU, fungierte er von 1958 bis 1966 als Ministerpräsident Baden-Württembergs; 1966 wurde er für drei Jahre Bundeskanzler der Großen Koalition von CDU/CSU und SPD.
177 Claus Schenk Graf von Stauffenberg (1907-1944) stand wie andere Mitglieder des literarischen George-Kreises deutschnationalen Kreisen um 1933 nahe und wurde ab 1938 Teil des militärischen Widerstandes gegen Hitler. Dieser überlebte das Bombenattentat vom 20. Juli 1944; Stauffenberg wurde am 21. Juli standrechtlich erschossen.
178 Fritz-Dietlof Graf von der Schulenberg (1902-1944) trat 1932 der NSDAP bei und bekleidete hohe Partei- und Staatsämter. Nach Kriegsbeginn distanzierte er sich vom Nationalsozialismus, trat dem militärischen Widerstand bei und wurde nach dem gescheiterten Attentat vom 20.7.1944 am 10.8.1944 hingerichtet.
179 Vgl. den Brief Karl Jaspers an Wilhelm Kolle, 8.5.1933. Kolle war als Sozialdemokrat einer publizistischen Hetzkampagne an der Kieler Universität ausgesetzt, die zu seiner Beurlaubung führte.
180 Jean-François Steiner, *Treblinka, die Revolte eines Vernichtungslagers*. Mit einem Vorwort von Simone de Beauvoir, Oldenburg 1966.

283. Kurt Kolle an Karl Jaspers

Brief, ms.
Original: DLA Nl. Karl Jaspers

Starnberg, 13. April 1967

Lieber Herr Jaspers!
Als ich wieder einmal die von Marianne Weber verfasste Biographie über Max Weber studierte, stiess ich auf die Stelle, wo sie sich auf ein Gespräch mit Ihnen bezieht. Da das Buch für Sie gewiss griffbereit ist, nenne ich Ihnen einfach: Seite 580 unten.[181] Es würde mich verlocken, jetzt mit Ihnen ein Gespräch zu führen, nicht über Max Weber, sondern über Karl Jaspers. Mein Urteil über den verehrten Meister würde nicht so hart ausfallen wie das Ihre über Max Weber. Sie wissen aus Gesprächen und Briefen, mit welcher Sorge ich Ihre Neigung zur Politik verfolge. Meine Besorgnis findet nun in der Aussage des damals etwa 35jährigen Jaspers eine unerwartete und deswegen umso gewichtigere Stütze.
Mit herzlichen Grüssen
stets Ihr
K. Kolle

284. Karl Jaspers an Kurt Kolle

Brief, hs.
Original: FA Oswalt Kolle

Basel, 15.4.67

Lieber Herr Kolle!
Noch habe ich Ihnen für Ihre freundlichen Zurufe zu danken.
Heute stimme ich Ihnen völlig zu. Ich denke, dass ich kein Wort mehr über Politik schreiben werde. Es lohnt sich nicht. Fast bin ich hoffnungslos. Es ist sinnvoll, an die kommende Katastrophe zu denken, in Deutschland, in der ganzen Welt, und an die unausdeutbare Katastrophe, auf die wir zuzugehen scheinen. »Eschatologisches« Denken ist heute einem gemässer als je – nämlich als reales, nicht als spirituelles Denken.
Herzliche Grüsse
Ihr Karl Jaspers

---

181 Vgl. Marianne Weber, *Max Weber*, 580. Dort zitiert sie einen ihrer Briefe an Max Weber aus der Zeit, als Weber 1918/1919 in Berlin politische Aufgaben suchte: »K. Jaspers war vorgestern Abend bei mir, und wir sprachen wie oft, viel von Dir. Er sieht Dich mit so ›großen Augen‹ – als neuen Typus, der die Kraft habe, ungeheure Spannungen seines Selbst und die Widersprüche des Lebens außer ihm, trotz völliger Illusionslosigkeit zusammenzuhalten und zu überbauen, daß es sich sogar leisten könne, krank zu sein oder gar sich eventuell zu blamieren. Nun macht es mir den Eindruck, daß Jaspers, der freilich Erkenntnis- und Wahrheitsstreben für den höchsten Lebenswert hält, sagt: ›Es ist schade um jeden Tag, den dieser Max Weber für politische Dinge verschwendet, statt sich selbst zu objektivieren‹.«

285. Karl Jaspers an Kurt Kolle

Brief, hs.
Original: FA Oswalt Kolle

Basel, 4. Mai 1967

Lieber Herr Kolle,
wie oft schon hätte ich Ihnen zu danken gehabt, dass Sie an mich denken, mir Zeitungsausschnitte schicken und jetzt den Vortrag,[182] von dem ich schon wusste. Sie denken an meinen Geburtstag und jedes Jahr kommt zu diesem Tag Ihr Gruss.

Ihr »otium cum dignitate« gefällt Ihnen offenbar. Sie können nun in völliger Freiheit leben, ohne den ständigen Druck der enormen Arbeit. Ich hoffe, dass es Ihnen weiter gefallen wird.

Mit herzlichen Grüssen auch von meiner Frau und für die Ihrige
Ihr
Karl Jaspers

286. Karl Jaspers an Kurt Kolle

Brief, ms.
Original: FA Oswalt Kolle

Basel, 23. Juni 1967

Lieber Herr Kolle,
schade, dass wir uns diesmal nicht sprechen können; noch mehr aber, dass Ihr Herzzustand es verhindert. Man kann ja heute einiges tun, aber ich höre nicht gern, dass Sie solche Symptome haben.

Schönen Dank für Ihre Rede[183] und für das bald zu erwartende Exemplar Ihrer 6. Auflage.

Den Lichtblick, den Sie sehen, meine auch ich zu sehen. Die Ungeheuerlichkeit der Gefahr eines globalen Atomkriegs verhindert den Krieg. Ob wir am Ende zu einem Dauerfrieden gelangen, dadurch, dass die Technik des Krieges den Krieg selber ausschliesst, das wäre eine grossartige Entwicklung. Die moralische Interpretation kann dann nachfolgen.

Ihr Alterssitz sieht reizend aus. Da kann man wohl gut wohnen.[184]
Mit herzlichen Grüssen für Sie und Ihre Frau
von uns beiden
Ihr
Karl Jaspers

---

182 Kurt Kolle, »Emil Kraepelin und die Psychiatrie in München. Einführung zur Emil-Kraepelin-Gedächtnisvorlesung«, in: MMW 108 (1966), 1916-1919.
183 Wahrscheinlich der im Brief vom 4. Mai 1967 erwähnte Vortrag.
184 Kolle war nach der Emeritierung nach Salzburg gezogen.

287. *Karl Jaspers an Kurt Kolle*

Brief, hs.
Original: FA Oswalt Kolle

Basel 1. September 1967

Lieber Herr Kolle!
Die sechste Auflage traf ein.[185] Ich beglückwünsche Sie.
Natürlich habe ich gleich hineingesehen und hier und da gelesen. Sie schreiben vorzüglich: einfach, klar, lebendig. Der Leser muss gleich hineingenommen werden in die geistige Atmosphäre, die das Ganze durchdringt. Ihre Unbefangenheit vermag mit treffendem Urteil der Dinge Herr zu werden. Da fehlt jede Wichtigtuerei und Sensation. Der Leser fühlt sich vernünftig belehrt. Er wird durch Ihre Denkweise interessiert. Es ist eine Leistung, nie langweilig zu werden.

Vielleicht könnte man fragen, wie Sie in dem Abschnitt »Normal und abnorm« (Seite 41-43) der Sache ganz gerecht geworden seien. Diese Seiten scheinen mir etwas schematisch geblieben zu sein. Die grosse alte und immer neue Frage »Genie und Irrsinn« wird in Bedeutung und Antworten, wie mir scheint, nicht in genügender Tiefe existent.

Mit herzlichen Grüssen und allen guten Wünschen für Sie
Ihr Karl Jaspers

288. *Kurt Kolle an Karl Jaspers*

Brief, ms.
Original: DLA Nl. Karl Jaspers

Starnberg, 2. Februar 1968

Hochverehrter, lieber Meister und Freund!
Wie Sie wissen, hat mir Ihr Arzt Dr. Bernstein,[186] dessen Anschrift ich Herrn Nissen verdanke, einen ausführlichen Krankheitsbericht übermittelt. Diesem Brief entnehme ich zu meiner Freude, dass Ihr Zustand erträglich ist und Sie jedenfalls an der geistigen Arbeit nicht hindert. Mit lebhafter Anteilnahme las ich die von Ihrem Assistenten herausgegebenen biographischen Notizen.[187] In Kürze jährt sich zum 42. Male der Tag, da ich im Plöck 66 Ihre Bekanntschaft machen durfte, für mich ein denkwürdiger Tag.

Ich hoffe, dass mein Geschenk zu Ihrem Geburtstag rechtzeitig bei Ihnen eintrifft und wohlwollender Aufnahme gewiss sein darf. Die äusseren Umstände, die uns beide fesseln, lassen es leider nicht zu, Ihnen persönlich zu gratulieren. Aber Sie wissen, dass freundschaftliche Gesin-

---

185 Kurt Kolle, *Psychiatrie*, Stuttgart ⁶1967.
186 Adolf Bernstein (1918-1992), promoviert in Medizin in Basel 1944, war der Hausarzt von Jaspers in Basel.
187 SchW.

nung und Ehrerbietung vor dem Menschen, Forscher und Philosophen an diesem Tage zu Ihnen wandern. Wäre ich ein frommer Mann, würde ich sagen: Gott erhalte uns den Mann noch recht lange. Aber man kann diesen Wunsch wohl auch säkularisiert formulieren. Verehrtester Freund, bleiben Sie noch lange bei uns, erfreuen Sie uns noch durch Ihre Schriften und bewahren Sie Ihren Freunden Ihre Zuneigung. Nichts Besseres kann ich mir wünschen, der ich in wenigen Tagen mein 70. Lebensjahr vollende.

Ich schicke diesen Brief schon vorzeitig ab, weil ich vermute, dass Sie am 23. Februar eine Fülle von Glückwünschen empfangen werden. Meine Gratulation soll doch nicht ganz untergehen in dieser Masse.

In diesem Glückwunsch ist selbstverständlich - wie schon beim 80. Geburtstag - Ihre verehrte Gattin eingeschlossen. Ebenso selbstverständlich ist, dass meine Frau sich meinen Wünschen für Karl Jaspers und Frau Gertrud herzlichst anschliesst.

In herzlicher Verbundenheit und Verehrung
stets Ihr
K. Kolle

289. Kurt Kolle an Karl Jaspers

Brief, ms.
Original: DLA Nl. Karl Jaspers

z. Zt. München 15, Mozartstr. 4, Hotel Ambassador, 19. Februar 1969

Hochverehrter, lieber Meister und Freund!
Ich habe lange geschwankt, ob ich es wagen sollte, Ihnen an Ihrem 86. Geburtstag einen kurzen Besuch abzustatten, nachdem mir Dr. Saner[188] mitteilte, dass Ihr Gesundheitszustand sich in der letzten Zeit gebessert hat. Sehr ungünstige Flugmöglichkeiten nach Basel bei zudem unsicherer Wetterlage sind nicht der einzige Hinderungsgrund. Meine liebe Frau liegt wieder seit Monaten in der Klinik, und ich entferne mich nur ungern für mehrere Tage von ihr, obschon der Zustand keineswegs zu akuter Besorgnis Anlass gibt. Wie Sie dem Briefkopf entnehmen können, bin ich seit Monaten einsamer Hotelgast und - wie Sie verstehen werden - nicht gerade in günstiger Verfassung. So muss es fürs erste bei einem schriftlichen Gruss bleiben.

Ich brauche Ihnen nicht zu sagen, wie herzlichen Anteil ich an Ihrer Krankheit nehme und wie sehr es mich bewegt, dass auch Ihre verehrte

---

188 Hans Saner (geb. 1934) war der letzte wissenschaftliche Assistent von Karl Jaspers, der ihm angesichts der nachlassenden Kräfte auch in vielen persönlichen Dingen hilfreich zur Seite stand. Nach dem Tod von Jaspers übernahm er die editorische Betreuung des Nachlasses.

Frau von Krankheit nicht verschont blieb. So hoffe ich innigst, dass das liebe Paar den 23. Februar bei leidlicher Gesundheit vorfindet.

Dr. Saner bitte ich, Ihnen diesen Brief mit einem Blumenstrauss zu überbringen.

Mich selbst muss ich glücklich preisen, dass ich nach wie vor meiner Leidenschaft zu schreiben huldigen kann. Zur Zeit bin ich dabei, letzte Hand an meine Autobiographie[189] zu legen, ein schweres Geschäft für einen Mann, dessen Lebenswerk nicht in die grosse Geschichte der Psychiatrie eingehen wird.

Meine Gedanken, meine Wünsche werden am 23. Februar bei Ihnen und Ihrer lieben Frau weilen.

In großer Herzlichkeit und Dankbarkeit
Ihr
Kurt Kolle

---

[189] Kurt Kolle, *Wanderer zwischen Natur und Geist. Das Leben eines Nervenarztes*, München 1972.

Karl Jaspers – Ernst Kretschmer 1950

290. *Ernst Kretschmer an Karl Jaspers*

Brief, ms.
Original: DLA Nl. Karl Jaspers

Tübingen, den 5. Dez. 1950

Sehr geehrter Herr Kollege!
Ihren Aufsatz »Zur Kritik der Psychoanalyse«[1] habe ich mit grossem Interesse gelesen. Vor allem begrüsse ich Ihre entschiedene Stellung gegen die Lehranalyse und deren Begründung. Darf ich Sie bitten, mir einen Sonderabdruck zugehen zu lassen.

Sie werden in einem der nächsten Hefte des »Nervenarztes« ein kurzes Autoreferat von mir über die Lehranalyse finden, das einen Vortrag auf einem hiesigen Psychotherapiekurs wiedergibt.[2]
Mit verbindlichen Empfehlungen!
Ihr ergebenster
E. Kretschmer

PS: Auch für andere Ihrer Aufsätze zu diesem Thema würde ich Ihnen dankbar sein, soweit Sie Sonderdrücke davon haben.

291. *Karl Jaspers an Ernst Kretschmer*

Brief, ms.
Durchschlag: DLA Nl. Karl Jaspers

Basel, den 8. XII. 1950
Austrasse 126

Sehr geehrter Herr Kollege,
ich danke Ihnen sehr für Ihre freundlichen Zeilen und Ihr Interesse an meinem kleinen Aufsatz im »Nervenarzt«. Ich freue mich Ihrer Zustimmung zu dem, was ich über die Lehranalyse sage. Gern will ich Ihnen einen Sonderdruck schicken. Jedoch sind die Separata noch nicht in meiner Hand. Darum bitte ich Sie, noch ein wenig Geduld zu haben.

Ihr Vortrag über die Lehranalyse würde mich natürlich sehr interessieren. Doch kommt der »Nervenarzt« mir nicht in die Hand, so dass ich Sie freundlich um ein Separatum bitten müsste.[3]

---

1 Vgl. ATZ, 59-67.
2 Ernst Kretschmer, »Zur Frage der Lehranalyse und der Analyse Gesunder«, in: NA 22 (1951), 112.
3 Im Bibliotheksnachlass von Jaspers findet sich allein folgender Sonderdruck von Kretschmer, zweimalig und jeweils gewidmet »In aufrichtiger Hochschätzung« und »Mit besten Grüssen Kr.«: Ernst Kretschmer, »Sigmund Freud im Lichte

Andere Aufsätze von mir zu diesem Thema gibt es nicht.
Mit den besten Grüssen
Ihr sehr ergebener
[Karl Jaspers]

---

der Geschichte«, in: ders. (Hrsg.), *Vorträge des Kongresses der Allgemeinen Ärztlichen Gesellschaft für Psychotherapie in Freudenstadt im April 1956*, Stuttgart 1956, 1-6.

Arthur Kronfeld – Karl Jaspers 1913-1932

292. Arthur Kronfeld an Karl Jaspers

Postkarte, hs.
Original: DLA Nl. Karl Jaspers

Hdbg., 1.3.13

Sehr geehrter Herr Jaspers,
Dr. Buek[1] schreibt mir eben, er stimme mit Freuden meiner Anregung zu, Sie um einen Beitrag für die »Geisteswissenschaften«[2] zu bitten, der in einem Referat Ihrer Ansichten über seelisches Verstehen bestehe. Die Zeitschrift soll erst zum Oktober erscheinen. Dr. Buek wird Ihnen alsbald persönlich schreiben. Da die Mitarbeiter nach einem (mir unbekannten) Auswahlprinzip gesucht werden, so bittet er Sie, vorläufig noch nichts darüber verlauten zu lassen. Ich schreibe Ihnen, weil ich Montag nachmittag verreise. – Kennen Sie das Buch von Hugo Bergmann[3] über die Evidenz der inneren Wahrnehmung? Methodisch könnte Ihre Psychologie, glaube ich, hierdurch fundiert werden. (Ich kann es Ihnen leihen).
  Beste Grüsse
  Ihres ergebenen Kronfeld

293. Arthur Kronfeld an Karl Jaspers

Brief, hs.
Original: DLA Nl. Karl Jaspers

Dalldorf, 20. XII. 13

Sehr verehrter Herr Kollege,
durch einen Zufall[4] erfahre ich von Ihrer Habilitation[5] und möchte Ihnen aufs aufrichtigste Glück dazu wünschen! Es ist schön, dass Sie einen *phi-*

---

  1 Otto Buek (1873-1966) war Übersetzer und Herausgeber spanischer und russischer Autoren; er gehörte zu den Mitunterzeichnern des pazifistischen Manifests *Aufruf an die Europäer* (1914, veröffentlicht 1917).
  2 *Die Geisteswissenschaften* erschienen vom Oktober 1913 bis zum Juni 1914 als Wochenschrift und widmeten sich den verschiedensten kultur- und sozialwissenschaftlichen Themen.
  3 Hugo Bergmann (1883-1975) war nach dem Philosophiestudium Bibliothekar in seiner Heimatstadt Prag und ab 1920 Direktor der Hebräischen Nationalbibliothek in Jerusalem. Seine Forschung galt dem Verhältnis von Wissenschaft und Philosophie; bei dem erwähnten Buch könnte es sich handeln um: Hugo Bergmann, *Das Werk Bernard Bolzanos*, Halle 1909.
  4 Kronfeld arbeitete von 1909 bis 1913 mit Jaspers als Assistent an der Heidelberger Psychiatrischen Klinik unter Franz Nissl und wechselte Ende des Jahres an die Berliner »Irrenklinik Dalldorf«, die heutige »Karl-Bonhoeffer-Nervenklinik in Berlin-Wittenau«. Vgl. Ingo Wolf Kittel: *Arthur Kronfeld zur Erinnerung*, Konstanz 1986, 8 f.
  5 Jaspers habilitierte sich als Psychologe in der philosophischen Fakultät; die Gutachten über die *Allgemeine Psychopathologie* schrieben Franz Nissl, Oswald Külpe

losophischen Lehrstuhl erhalten haben und dadurch die nahe Beziehung unserer speziellen Probleme zum Zentrum allen Erkennens und Wertens symbolisch darstellen. Und es passt das auch zu Ihrem Streben und Ihrer Leistung besonders gut.

Ich werde mich freuen, wenn ich meine Hoffnung realisieren könnte, mit Ihnen wenigstens der Arbeit und der Leitideen nach auch künftig in Rapport zu bleiben. Wenn Ihr Weg Sie einmal herführt, machen Sie mir die Freude, Dalldorf einmal anzusehen.

Meine Wahnarbeit – anknüpfend an den Fall Scheifele –, die ich für wertvoller als meine früheren Arbeiten halte, ist zwar schon längst gedruckt und fertig, aber kann wegen Überfüllung der Bonhoefferschen »Monatsschrift« nicht vor März 1914 erscheinen.[6] Eben habe ich eine Arbeit über intentionale Gefühlsstrukturen beendet, die ins Archiv f. d. ges. Psychol. kommt. In dieser habe ich Sie in Ihren methodologischen Behauptungen angegriffen.[7] In meinem Methodenbuch wird es Ihnen noch viel schlimmer ergehen![8] Davon wird dasjenige viel Wichtigere, was ich als Ihr eigentliches Verdienst in diesen drei letzten Arbeiten aufs freudigste habe bejahen können, natürlich in keiner Weise berührt: das eigentliche Produktive Ihrer Arbeit, jenseits der methodologischen Dissense.

Ich habe eine immanente Widerlegung der Schelerschen[9] Lehre vom primären Fremdverstehen und ihrer theoretischen Begründung (Sympathiegefühle S. 118-145) gefunden.[10] Ich kann Ihr »Verstehen«[11] jetzt auch weiteranalysieren, über die bisherigen Einfühlungs- und Analogieschlusslehren hinaus. Eine »letzte Erkenntnisquelle« ist es nicht. Geben

---

(München) und Max Weber. Seine Antrittsvorlesung hielt Jaspers am 13.12.1913 über das Thema »Die Grenzen der Psychologie«.

6 Arthur Kronfeld: »Das Erleben in einem Fall von katatoner Erregung. Mit Bemerkungen zum psychopathologischen Mechanismus von Wahnbildungen«, in: MPN 35 (1914), 275-306. Eingangs heißt es: »Was ihm seinen ungewöhnlichen Wert verleiht, ist die deskriptive psychologische Präzision seiner Selbstschilderung, die uns eine Fülle von Einblicken in die *Erlebnisweisen* des Katatonikers gestattet, und zwar des Katatonikers in seiner akuten Psychose. Warum uns die Erkenntnis dieser Erlebnisweise von großer Bedeutung ist, hat in letzter Zeit besonders *Jaspers* in seinen Arbeiten nachgewiesen; und er hat auch die Forderung einer psychologisch bis in Einzelheiten genauen ›phänomenologischen‹ Kasuistik zuerst erhoben und erfüllt.«

7 Wahrscheinlich Arthur Kronfeld, »Zur Abwehr«, in: AgP 33 (1915), 45-52.

8 Vgl. Arthur Kronfeld, *Vom Wesen der psychiatrischen Erkenntnis*, Berlin 1920, 224f., 359f. und 411f.

9 Max Scheler (1874-1928) lehrte von 1919 bis zur Berufung nach Frankfurt a.M. 1928 in Köln Soziologie und Philosophie. Seine Schriften begründeten die phänomenologische Philosophie mit.

10 Max Scheler, *Zur Phänomenologie und Theorie der Sympathiegefühle und von Liebe und Hass*, Halle 1913.

11 Vgl. Karl Jaspers, »Kausale und ›verständliche‹ Zusammenhänge zwischen Schicksal und Psychose bei der Dementia Praecox (Schizophrenie)«, in: ZNP. *Originalien* 14 (1912), 158-263, wiederabgedruckt in: GSP, 329-412.

Sie – auf Grund meiner schon in der Kastil-Kritik[12] angedeuteten Erörterungen, Ihren Evidenzbegriff für das genetische Verstehen[13] auf?
Verzeihen Sie dieses Durcheinander; ich habe eine manische Erschöpfungspsychose. Ich mute Ihnen auch keine Antwort zu. Und verbleibe
mit freundlichen Grüssen
Ihr ergebener
Kronfeld

294. Arthur Kronfeld an Karl Jaspers

Brief, hs.
Original: DLA Nl. Karl Jaspers

Dalldorf, 21.II.14

Lieber Herr Jaspers,
haben Sie freundlichen Dank für Ihren mir sehr wertvollen Brief. Freilich bin ich etwas bestürzt über das Faktum, dass Sie, der Forscher, an dessen Verständnis und Überzeugung mir eigentlich bei Abfassung der kleinen Arbeit[14] am meisten gelegen war, für die mir so klaren Feststellungen unzugänglich sind. Der Fehler muss doch wohl an meiner Darstellungsweise liegen. Für heute nur soviel: Für mich besteht der Gegensatz zwischen »Verstehen« und »rationalem Erklären« genetischer Entwicklungen im Seelischen *nicht* in der Methode Ihrer Vergegenwärtigung, sondern in der Verschiedenheit des *Gegenstandes* und der Art, wie er mir *vor* aller Aktivität meinerseits *gegeben* ist. Wenn ich für einen Moment Ihre Termini (zum Klarwerden) übernehmen darf:[15] ist mir der Gegenstand als ein Bewusst-sein gegeben – so ist er durch diese Art des Gegebenseins »verständlich«. Ist er mir als ein Sein gegeben – so ist er wie alles Ausser-mir-sein und nicht anders.

Diese beiden Arten psychischer Tatsachen unterliegen aber, wie *alle* Tatsachen, derjenigen Bearbeitung im Sinne einer Wissenschaft, die allein zu *Gesetzen* zu führen vermag: 1. Der logisch-abstraktiven zur Bildung generischer Einheiten (Begriffe), 2. der induktiven zur Bildung genetischer Einheiten (Gesetze).

Woher es kommt, dass mir ein Teil der psychischen Phaenomene und Abfolgen als ein Bewusst-sein, ein anderer als Sein schlechthin gegeben ist, und dass ein und dasselbe Phaenomen mir *sowohl* als Bewusstseinsphaenomen *wie* als Phaenomen für das Wissen gegeben sein kann: darüber muss in einem besonderen Kapitel gehandelt werden, das vom

---

12 Vgl. Arthur Kronfeld, »Rezension von A. Kastil: Jakob Friedrich Fries' Lehre von der unmittelbaren Erkenntnis. Eine Nachprüfung seiner Reform der theoretischen Philosophie Kants, Göttingen 1912«, in: AgP 29 (1913), 1-20.
13 Vgl. GSP, 331f. und AP 1, 13.
14 Vielleicht Arthur Kronfeld, »Über Windelbands Kritik am Phänomenalismus«, in: AgP 26 (1913), 392-413.
15 Vgl. AP 1, 12ff.

Begriff der Tatsache im Seelischen ausgeht. Nur andeuten kann ich hier zweierlei: einmal, dass dies Problem nur ein Teilproblem des grossen Kapitels der Gegenstandstheorie überhaupt ist und ein vollständiges Analogon zum Problem des physischen Gegenstands bildet, der mir ebenfalls zweifach – als ein »In mir Sein« und als ein Sein schlechthin gegeben ist. Und zweitens, dass diese Art des Gegebenseins – und mithin die »Verständlichkeit« des Psychischen ein *vor*wissenschaftlicher Zustand ist, der nicht Ergebnis, sondern *Voraussetzung* wahrer Psychologie ist.

Denn, wie Sie schon aus meinen Andeutungen ersahen, die Methode wahrer Psychologie ist mir die alles empirischen Wissens: die induktive. Ich lehne die Weber-Rickertschen Aufstellungen über das Wesen des Gesetzes, über die Notwendigkeit besonderer kategorialer Formen für historisches – (oder individualpsychisches) – Begreifen, über den idealtypischen Begriff etc. mit Gründen ab, die ihrerseits natürlich nicht mehr in die Domäne der Psychologie fallen.[16]

Ich möchte noch sagen: schon die Bezeichnung eines Phaenomens durch Sprachsymbole ist *immer* zugleich seine (mehr weniger weitgehende) Entbildlichung, Verbegrifflichung; das liegt im Wesen der Sprachsymbole, deren keines einen individuellen Gegenstand trifft (ausser Namen); und da gibt es keinen Kompromiss. Psychologisches Verstehen als ein evidenter Vollzug ist sprachlich unbezeichenbar; mithin bleibt nur übrig, seine anschauliche Unmittelbarkeit durch begriffliche Eindeutigkeit in der Darstellung zu ersetzen, um analoge Präzision der Erfahrungsmöglichkeit für den Anderen zu gewährleisten. Mischprodukte wider Willen sind Arbeiten wie die Gefühlsarbeit Willy Mayers.[17] Und ich finde mich immer wieder praktisch gerechtfertigt, wenn man an Ihrem schönen und mir lieb gewordenen Buch – die »*begriffliche Klarheit*«[18] lobt – wie der treffliche Bumke erst jetzt wieder. Ihr Buch ist so schön geworden trotz Ihrer irrigen methodischen Voraussetzungen, weil Sie *instinktiv* den Weg echten psychologischen Erfahrens und Übermittelns darin gehen.

---

16 Kronfeld bezieht sich in *Das Wesen der psychiatrischen Erkenntnis* auf Max Weber, »Die ›Objektivität‹ sozialwissenschaftlicher und sozialpolitischer Erkenntnis«, in: *Archiv für Sozialwissenschaft und Sozialpolitik* 19 (1904), 22-87, auch in: *Wissenschaftslehre*, Tübingen 1922/1985, 1-213, sowie Heinrich Rickert, *Die Grenzen der naturwissenschaftlichen Begriffsbildung. Eine logische Einleitung in die historischen Wissenschaften*, Tübingen 1902. Die Kritik an der idealtypischen Erkenntnistheorie und der Rezeption durch Jaspers findet sich bei Kronfeld, *Psychiatrische Erkenntnis*, 222-224.

17 Willy Mayer-Gross, »Zur Phänomenologie abnormer Glücksgefühle«, in: *Zeitschrift für Psychopathologie* 2 (1914), 588-610.

18 Vgl. Oswald Bumkes Rezension der *Allgemeinen Psychopathologie* in: ZNP 9 (1914), 50f., zitiert nach Saner, *Jaspers in der Diskussion*, 11: »Philosophische Schulung und insbesondere begriffliche Klarheit vereinigen sich mit einem unbeugsamen Respekt vor den Tatsachen und mit der grundsätzlichen Verleugnung aller Spekulation.«

Dass Ihr Standpunkt in der Frage des »statischen« und »genetischen« Verstehens als »letzter Erkenntnisquellen« irrig ist,[19] habe ich Ihnen ja schon oftmals sagen wollen. In Ihrem Werke rechtfertigen Sie ihn nicht ausreichend. Sie meinen dort, letzte Erkenntnisquellen könne man eben nicht »beweisen«. Die Anfechtbarkeit dieser *einzigen* Argumentation *für* Ihre Behauptung der »Letztheit« des Verstehens steckt in dem Terminus »beweisen«. Lesen Sie Kant, KdrV, das Kapitel von der Deduktion (in der *ersten* Auflage),[20] noch einmal genau.

Sie müssten, um ein genetisches Verstehen des Fremdichs als primäre Erkenntnisweise zu behaupten, *ohne* damit einfach etwas Unbewiesen-Dogmatisches zu tun, schon die metaphysische Theorie Schelers vom transindividuellen psychischen Continuum, aus dem Ich und Du erst sekundäre Abdifferenzierungen an der Hand werdender Erfahrungen des einzelnen *Leibes* sind, übernehmen.[21] Sonst können Sie Ihre Position niemals rechtfertigen. Aber diese Theorie leidet an einem unbehebbaren Widerspruch: das Subjekt der inneren Leibeserfahrungen, an deren Hand sich Ich und Du abdifferenzieren sollen, muss, um diese Erfahrungen allererst möglich zu machen, schon *vorausgesetzt* werden. Es gibt hier für Sie keinen Ausweg, lieber Herr Jaspers; nur weil ich das schon immer sah, kam ich zu meinen methodenkritischen Erwägungen, die mich von Ihrer Seite fortführten. Nur nebenbei will ich noch die Schwierigkeit erwähnen, die Ihnen Ihre Lehre von der *Evidenz* verständlicher Genese machen muss. Sie können hier zweierlei meinen: Entweder die Evidenz der *Erkennbarkeit* genetischer Zusammenhänge. Hierbei gerät das Merkmal der *Evidenz* in immanenten Widerspruch zu dem des *Genetischen*: der zeitlichen Sukzession. Zeitliche Sukzessionen *als Zusammenhang* bestehen immer für das *reflektierende*, also *evidenzlose* Bewusstsein; sind nie *unmittelbar* bewusst-erkannt. Oder Sie meinen mit Evidenz ein Merkmal des genetischen Zusammenhangs selber als besonderer Art des Psychischen, das zusammenhängt. Dann aber braucht das *Verstehen* des Zusammenhangs – als Erkenntnis desselben, noch nicht Evidenz zu haben. Und ob eine solche Evidenz als Merkmal psychischen Zusammenhangs möglich ist, das muss die Erörterung der besonderen kategorialen Formen, die für Individualpsychisches gelten sollen, erst ergeben.

Ich könnte so stundenlang fortfahren. Aber seien Sie versichert, lieber Herr Jaspers: ich schreibe das alles weiss Gott nicht *gegen Sie*, oder um es wieder mal anders und besser zu wissen – wie manche andere Seite immer zu verstehen gab. Ich beneide Sie sogar ein wenig um die Schönheit und die Ordnung Ihres wissenschaftlichen Ackerlandes, das Ihnen so wertvolle Frucht zeitigen kann. Ich vermag mich nicht zufrieden zu geben

---

19 Vgl. insbesondere AP 1, 13-15 und 145-150.
20 Kronfeld bezieht sich auf Immanuel Kant, *Kritik der reinen Vernunft*, Riga 1781, 275 ff. Vgl. Kronfeld, *Psychiatrische Erkenntnis*, 207.
21 Vgl. Scheler, *Zur Phänomenologie und Theorie der Sympathiegefühle*, Halle 1913.

mit der halben Richtigkeit und dem Gewinnst an Sachlichem – auf Kosten der anderen Hälfte der Wahrheit. Aber darum trete ich Ihnen nicht so restlos bei, wie das nach Herrn Bumke und Hellpach nun wohl bald jeder Schwätzer in unserer Wissenschaft für »modern« halten wird zu tun.²²

Und was ich Ihnen hier schrieb – zum Versuch einer Rechtfertigung methodischer Sonderpositionen –, das ist alles, sehr ausführlich begründet ebenso wie diese Positionen selber – in den vollendeten Teilen meines Buches »Über die wissenschaftlichen Grundlagen individueller Psychologie«²³ niedergelegt, das, hoffe ich, noch in diesem Jahre zum Abschluss kommt. Ein Abrégé daraus erscheint als Vorbemerkungen zu meiner Gefühlsarbeit.²⁴ Diese, schon zum Abschluss fertig, habe ich aber noch zurückgehalten, um auf Wunsch Liepmanns²⁵ das Verhältnis der objektiven zur subjektiven Gegebenheit im Psychischen und die Stellung von Assoziation und Akt zueinander genauer zu erörtern. Sie müssen daher noch ein wenig Geduld mit mir haben. Es wird bald fertig sein. Das Schöne ist, dass ich hier frei von dem Stachel äusseren Ehrgeizes, frei von dem Ressentiment ungerechter Kränkung durch Menschen, die ich bei aller ihrer äusseren Überlegenheit weniger wertvoll weiss als mich, in der ländlichen Ruhe der Anstalt an einer grossen Sache arbeiten kann, mehr als je vorher.

Mein Brief hat nur und ausschliesslich den *einen* Zweck, lieber Herr Jaspers: Sie zu bitten, mit dem Urteil »logische Spitzfindigkeiten« – das ich ja fürchten muss und gerade von Ihnen nicht haben will – noch zu warten.²⁶ Ja, ich möchte Sie bitten zu bemerken, dass die wenigen Seiten theoretischer Synthese in meiner Arbeit mehr an geistiger Arbeit erfordert haben, als in den meisten Publikationen dieser Art stecken dürfte; und dass sie ihr inneres Zentrum haben – wenn es auch vielleicht nicht klar in die Darstellung tritt. Ich glaube auch trotz Ihrer freundlichen Zeilen fest, dass Sie das Ziel meines Arbeitens sehr genau sichten: denn wie aus meinen Darlegungen hervorgeht, ist es die reine vortheoretische Deskription in Begriffen – wobei der Unterschied der verständlich-gegebenen Inhalte von den objektiven noch erhalten ist – und die theoretisch-induktive Synthesis – wobei er fällt. Ich glaube auch, dass bei der Lösung

---

22 Vgl. Oswald Bumke, »Rezension der Allgemeinen Psychopathologie«, in: ZNP 9 (1914), 50f., und Willy Hellpach, *Ein moderner Leitfaden der Psychopathologie*, in: *Der Tag* (8.1.1914).
23 Vgl. Kronfeld, *Psychiatrischen Erkenntnis*, 113-236.
24 Arthur Kronfeld, »Zur Abwehr«, in: AgP 33 (1915), 45-52.
25 Hugo Liepmann (1863-1925), wurde 1918 zum o. Professor ernannt und war von 1914 bis 1919 Direktor der Städtischen Irrenanstalt Herzberge in Lichtenberg (Berlin). 1915/16 war Liepmann Vorsitzender der Berliner Gesellschaft für Psychiatrie und Neurologie. Kronfeld widmete ihm sein psychiatrisches Hauptwerk von 1920 »in herzlicher Verehrung und Dankbarkeit«.
26 Ein entsprechender Brief von Jaspers ist nicht erhalten.

dieser Aufgabe in meiner Arbeit einiges Neue herauskam. Endlich erinnere ich Sie an ein gutes Wort, das Sie einmal sagten: »Wir denken noch immer nicht scharf genug.« Das sagte der Phaenomenologe! Ich werde eben dabei bleiben, dass Ihr Forscherinstinkt echter ist als Ihre ganze Phaenomenologie-Methode.

Verzeihen Sie meine Geschwätzigkeit. Aber Sie wissen ja, wie wichtig mir die *Sache* ist, um die es sich handelt.

Ich bitte Sie Nissl und Wilmanns sehr zu grüssen, und verbleibe mit freundlichem Gruss und Dank
Ihr Kronfeld

295. Arthur Kronfeld an Karl Jaspers

Brief, hs.
Original: DLA Nl. Karl Jaspers

Dalldorf, 24. II. 14

Lieber Herr Jaspers,
haben Sie freundlichen Dank für Ihren Brief! Ich glaube, wir tun am besten, vorerst die Diskussion abzubrechen und jeder dem eigenen Ziele weiter zu folgen.

Ich möchte nur eine Nebensächlichkeit Ihres schönen Briefes aufnehmen, um ja kein Missverständnis aufkommen zu lassen. Sie schreiben, ich scheine in verbitterter Stimmung gegen die Heidelberger Klinik zu sein. Aber das ist nicht richtig!! Ich habe für die Klinik und fast alle Herren dort nur Gefühle des Dankes und äusserst erfreuliche Erinnerungen. Es gibt eine Ausnahme,[27] das wissen Sie, deren unedle Gesinnung mich in der Tat verbittert hat und letzten Endes der Grund meines Fortgangs war, da ich sie nicht fassen und ihren Einfluss nicht zerbrechen konnte. Warum Sie meinen (persönlich bedingten, aber ethisch begründeten) Hass gegen diesen einen Menschen – welcher sich nur auf Grund seiner äusseren Ohnmacht zuweilen allerdings in gehässigen Bemerkungen entlädt – mit einer Animosität gegen »die Klinik« identifizieren, verstehe ich nicht. Herr Gruhle ist doch nicht die Klinik! Ebenso: dass Sie Ihre Apologie der »Gelehrten« an der Klinik und ihrer Arbeiten hielten, finde ich schön und offen, aber es trifft mich nicht![28] Denn was die Arbeiten aller

---

27 Kronfeld lag im Streit mit Hans Gruhle.
28 Jaspers beschreibt in der *Philosophischen Autobiographie* begeistert die »Reihe erlesener Ärzte« und den gemeinsamen »Geist eines Hauses« (PhA, 18 f.). Arthur Kronfeld wird nicht erwähnt, sondern ohne Namensnennung scharf als neukantianischer Widersacher der *Allgemeinen Psychopathologie* kritisiert: »Andere Kritik war feindselig. Ein gleichaltriger Assistent machte einen Vorwurf, der mir in vielen Gestalten, später meinem Philosophieren gegenüber, immer wieder begegnet ist. Ich wollte die Seinsdogmatik auflösen zugunsten kritischer Erhellung aller Forschungsmöglichkeiten; dabei gerieten die Theorien in die Schwebe bloßer Gleichnisse. Dazu sagte er: ›Ohne eine durchgehende Theorie ist keine Wissenschaft, erst durch die Theorie wird

Herren dort anlangt, so habe ich deren echte Gesinnung und synthetischen Ernst nie angezweifelt, sondern stets empfunden; und was die bisherigen Arbeiten Herrn Gruhles anlangt, so hat mich Ihre generelle Apologie nicht im Mindesten überzeugt: ich bestreite nach wie vor die innere Berechtigung jeder einzelnen dieser Arbeiten.

Ich spreche als ein tief und für das ganze Leben Verletzter; aber ich spreche sachlich und gerade weil ich Verletzter bin, mit schärferem Blicke als Sie. Mein Urteil wird von manchem geteilt, der keinen Grund hat, das zu sagen. Meine Genugtuung ist, dass es im Wesen dieses Menschen und seiner Leistung liegt, sich selbst zu developpieren. Er selbst bereitet sich unerbittlich sein Schicksal. Schon manchem hat es begonnen zu dämmern! Und er wird das Strohkönigtum eines langsam abbröckelnden und gelangweilten Kreises noch mühselig amtieren, wenn uns unsere *Arbeit* Früchte trägt. – So, dies die »restlose Analyse meines Ressentiments«! Ihre Zeilen nötigten mich, unverdienten moralischen Einwendungen so ausführlich zu begegnen.

Viele Erholung in Rom!
Besten Gruss Ihres Kronfeld.

296. Arthur Kronfeld an Karl Jaspers

Brief, hs.
Original: DLA Nl. Karl Jaspers

Neustrelitz, Tiergartenstr. 10, 7. I. 26

Sehr verehrter Herr Jaspers!
Herzlich danke ich Ihnen für die gütige Übersendung Ihres »Strindberg und van Gogh« im neuen Gewande.[29] Ihre freundliche Gabe erreicht mich hier in einem recht elenden Nervenzustande.[30] Ihr Werk, das mir wie nur ganz wenige andere ans Herz gewachsen ist, in der Stille hier nochmals zu studieren, wird mich wieder froh machen.

Gelegentlich werde ich von meinem Daheim den schwachen Versuch machen, mich für Ihr freundliches Gedenken durch einige neuere, noch im Ausbrüten befindliche kleinere Eier eigener Kreszenz zu revanchieren.

Mit verehrungsvollen Grüßen wie stets
Ihr ergebener
Kronfeld

---

sie Wissenschaft. Sie sind Relativist. Sie zerstören die Festigkeit des ärztlichen Standpunkts. Sie sind ein gefährlicher Nihilist.'« (PhA, 28).

29 Vgl. Karl Jaspers, *Strindberg und van Gogh. Versuch einer pathographischen Analyse unter vergleichender Heranziehung von Swedenborg und Hölderlin*. Zweite, ergänzte Auflage, Berlin 1926. Die erste Auflage erschien 1922 in der Reihe »Arbeiten zur angewandten Psychiatrie« in Bern, während Jaspers die zweite Auflage in seiner eigenen Reihe *Philosophische Forschungen* mit verändertem Vorwort herausbrachte.

30 In dieser Zeit eröffnete Kronfeld nach mehrjähriger Mitarbeit im Berliner Institut für Sexualwissenschaft des Mediziners und Sexualwissenschaftlers Magnus Hirschfeld (1868-1935) eine nervenärztliche Privatpraxis.

297. Arthur Kronfeld an Karl Jaspers

Brief, hs.
Original: DLA Nl. Karl Jaspers

Berlin, 25.12.32

Geehrter und lieber Herr Jaspers!
Für die gütige Übersendung Ihrer Darstellung Max Webers möchte ich Ihnen meinen herzlichen Dank sagen.[31] Ich habe das Buch gestern abend gelesen, in wahrhaften Feierstunden. Sie haben, sehr verehrter Herr Jaspers, uns allen gerade in dem verflossenen Jahre so überreiche Gaben Ihres Philosophierens geschenkt, dass wir in tiefer Dankbarkeit eine Bereicherung und Vertiefung unseres eignen Lebens empfinden, wie wir solche, in dem unglücklichen letzten Jahrzehnt, sonst niemandem anderen auch nur annähernd schulden. Vielleicht darf ich Ihnen dies sagen, der nun schon 25 Jahre lang Ihren Weg begleitet hat.[32] Ich wünsche Ihnen herzlichst für das neue Jahr Gesundheit und Kraft zur Fortsetzung Ihres grossen und vorbildlichen Wirkens in unserer Zeit.
Mit verehrungsvollen Grüssen Ihr
ergebener
Kronfeld

---

31 Vgl. Karl Jaspers, *Max Weber. Deutsches Wesen im politischen Denken, im Forschen und Philosophieren*, Oldenburg i. O. 1932.

32 Es wird angenommen, dass Jaspers zusammen mit Kronfeld zumindest 1910/11 in einem »gemeinsamen Arbeitskreis erkenntniskritisch« über die Psychoanalyse diskutierte, wobei Kronfeld insbesondere seine psychoanalysekritische Arbeit ins Gespräch brachte. Vgl. Kittel, *Arthur Kronfeld*, 10f., und Thomas Henkelmann, »Zur Geschichte der Psychosomatik in Heidelberg. V. v. Weizsäcker und A. Mitscherlich als Klinikgründer«, in: ZPPP 42 (1992), 176. Jaspers soll Kronfeld aus einem »naturphilosophischen Zirkel« kennen, den er zumindest sporadisch ab 1908 besucht habe. Zu diesem Kreis gehörte neben dem später emigrierten Nobelpreisträger Otto Meyerhof (1884-1951) auch zeitweise Viktor v. Weizsäcker; maßgeblichen Einfluss übte auf Arthur Kronfeld der Neukantianer Leonard Nelson (1882-1927) aus. Vgl. Thomas Henkelmann, *Viktor von Weizsäcker (1886-1957). Materialien zu Leben und Werk*, Berlin 1986, 43.

Karl Jaspers – Willy Mayer-Gross 1927-1960

298. Willy Mayer-Gross an Karl Jaspers

Brief, hs.
Original: DLA Nl. Karl Jaspers

Hdlg. 15.9.27

Sehr verehrter lieber Herr Professor,
in der Hoffnung, dass Sie erholt und völlig wieder hergestellt von Ihrer Reise zurückgekehrt sind, möchte ich Sie bitten, einen Blick in das beiliegende Programm einer kleinen neuen Zeitschrift zu werfen, welche ich mit einigen Kollegen ab 1.1.28 im Verlag Springer herausgeben will.[1] Ich hätte schon vor Ihrer Abreise gerne mit Ihnen darüber gesprochen und bitte Sie um die Freundlichkeit, mir telephonisch mitteilen zu lassen, wann Sie mir eine kurze Rücksprache gewähren können.
Mit den besten Grüssen
Ihr dankbar ergebener
Mayer-Gross

299. Willy Mayer-Gross an Karl Jaspers

Brief, hs.
Original: DLA Nl. Karl Jaspers

Dumfries 9.3.53
(Schottland)

Lieber Herr Professor Jaspers,
Leider entdecke ich, dass ich mit meiner Gratulation zu Ihrem 70. Geburtstag zu spät komme; aber ich hoffe & weiss, dass Sie meine verspäteten, herzlichen Wünsche für viele weitere Jahre glücklichen Lebens & befriedigender Arbeit freundlich aufnehmen werden. Sie kommen von einem Schüler, der Ihnen heute in tiefer Verehrung so zugetan ist wie vor 40 Jahren.[2] Das Jugendbild, das Wetzel seinerzeit von Ihnen machte, mit den alten Bänden der Heidelberger Klinikbibliothek im Hintergrund, hängt an der Wand meines Arbeitszimmers hier – hat mich alle Zeit begleitet. Das Zimmer liegt bei dem Laboratorium meiner Abteilung, in dem aber nicht Psychopathologie, sondern organische Chemie und Neurophysiologie betrieben werden.[3] So haben mich die Interessen der letzten 15 Jahre zwar von dem psychologischen Anfang weg zu somatischen

---

1 Das Vorhaben wurde nicht verwirklicht.
2 Das Medizinstudium hatte Mayer-Gross in Heidelberg 1914 beendet; dort war er seit 1913 an der Psychiatrischen Universitätsklinik unter Nissl tätig, der ihn auch – thematisch im Sinne von Jaspers – mit der Arbeit »Zur Phänomenologie der Glücksgefühle« promoviert hatte.
3 Mayer-Gross war seit 1939 am Department of Clinical Research des Chrichton Royal Hospital in Dumfries tätig.

& mehr technischen Forschungsproblemen geführt – hauptsächlich weil die neuen Methoden mehr direkten Zugang zu dringenden Problemen der Psychiatrie versprechen. Dies ist eine große Anstalt mit über tausend Patienten, & klinische Aufgaben beeinflussen die Forschung.

Wie notwendig das ist, wenn man nicht im leeren Betrieb landen will, hat mich meine Zugehörigkeit zum anglo-amerikanischen Arbeitskreis deutlich genug gelehrt. Wo ich wäre ohne die klaren Richtlinien & die sauberen Unterscheidungen Ihrer »Psychopathologie« ist schwer zu sagen. Dies ist jedenfalls eine Gelegenheit, Ihnen zu danken, die ich gerne ergreife.

Mit den herzlichsten Grüssen für
Sie & Ihre Gattin bin ich
Ihr stets verbundener
W. Mayer-Gross

300. Karl Jaspers an Willy Mayer-Gross

Brief, ms.
Durchschlag: DLA Nl. Karl Jaspers

Basel, den 24. Dezember 1954

Lieber Herr Mayer-Gross!
Mit grosser Freude und herzlichem Dank erhielt ich Ihr grosses Werk »Clinical Psychiatry«.[4] Ich gratuliere Ihnen, dass Sie mit einem solchen Lehrbuch in die Öffentlichkeit gelangen. Meinerseits konnte ich natürlich nur blättern. Ich habe den Eindruck an Stichproben, dass das Buch knapp und anschaulich informiert. Manche mir unbekannte Dinge aus den letzten Jahrzehnten, statistische und andere, kamen mir schon vor. Ich will noch weiter darin lesen. Ich wünsche Ihnen und Ihren Mitarbeitern den verdienten Erfolg. Die eigentümliche Brüchigkeit in so manchen selbstverständlichen Voraussetzungen unserer psychiatrischen Wissenschaft wird einem bei jeder Lektüre wieder offenbar. Sie wissen, zumal als alter Heidelberger, gut darüber Bescheid.

Von Ihnen persönlich weiss ich leider gar nichts ausser Ihre Position in der grossen Anstalt.

Ihnen und Ihrer Frau von uns beiden herzliche Grüsse und gute Wünsche für das neue Jahr
Ihr
[Karl Jaspers]

---

4 Willy Mayer-Gross, Eliot Slater und Martin Roth (Hrsg.), *Clinical Psychiatry*, London 1954.

301. Willy Mayer-Gross an Karl Jaspers

Brief, ms.
Original: DLA Nl. Karl Jaspers

Birmingham 4. Januar 1955

Lieber Herr Jaspers,
nehmen Sie herzlichen Dank für Ihre freundliche Antwort auf die Sendung unseres Buches, das ich Ihnen als Weihnachtsgabe zugedacht hatte, da Sie daran, wie an so manchen Seiten meiner Arbeit, einen erheblichen Anteil haben. Das Buch scheint einem Bedürfnis zu entsprechen. Über 1200 Exemplare des fetten Bandes sind hier und im übrigen Europa schon verkauft, ehe noch eine Besprechung in der medizinischen oder Fachpresse erschienen ist. In U.S.A. wird das Buch erst im Frühjahr ausgegeben.

Die Idee, eine internationale Psychiatrie, gegenüber den nationalen und anderen Schulen, zu schreiben, ist 9 Jahre alt und wurde mit dem älteren meiner Mitarbeiter, Slater,[5] konzipiert. Er ist vorwiegend psychiatrischer Genetiker, kennt die deutsche Psychiatrie, da er einige Jahre mit Rüdin arbeitete, und ist, neben manchem anderen, für den klaren flüssigen Stil unseres Buches verantwortlich. Roth ist wesentlich jünger, Mitte der 30, einer meiner Mitarbeiter in Dumfries, ein ungewöhnlich begabter, besonders in Neurologie und Neurophysiologie ausgebildeter und interessierter Mann.[6] Er kam erst vor 2 Jahren in die Autorengemeinschaft, hat aber an allen Teilen befruchtend mitgearbeitet.

Was mich mehr und mehr in das Schreiben einer speziellen Psychiatrie, die das Buch darstellt, hineinzog, war der Versuch, die Beobachtungen und Erkenntnisse unseres Faches auf naturwissenschaftlicher Grundlage darzustellen, so weit das möglich ist. Alles Ausweichen ins »Historische«, »Daseinsanalytische«, »Soziologisch-Anthropologische«, »Ontologische«, das von dem Positivismus moderner Naturwissenschaft wegführt, haben wir bewusst gemieden. Ich habe auf diese Weise ent-

---

5 Der Mediziner und Psychologe Eliot Slater (1904-1983) arbeitete in den 30er Jahren in der Genealogischen Abteilung der Deutschen Forschungsanstalt für Psychiatrie in München unter Ernst Rüdin, kehrte 1935 nach England zurück, beschäftigte sich vor allem mit der Genetik der Geisteskrankheiten und veröffentlichte die Studie »German eugenics in practice«, in: *Eugenics Review* 27 (1935/36), 285-295. 1971 erschien ein *Autobiographical Sketch*.
6 Sir Martin Roth (1917-2006) kam als junger Emigrant aus Ungarn nach England, war 1956-77 Professor für Medizinische Psychologe an der University of Newcastle, 1971-75 Präsident des Royal College of Psychiatrists und 1977-85 Professor der Psychiatrie in Cambridge. Seine Forschungen galten geistigen Erkrankungen im Alter wie Alzheimer, Depression, Angstzuständen. Seine Monographie *The reality of mental illness* (Cambridge 1986) stellt eine kritische Reaktion auf die Antipsychiatrie dar. 1986 verlieh ihm die Deutsche Gesellschaft für Psychiatrie und Nervenheilkunde die Goldene Kraepelin-Medaille.

deckt, wie viele psychologische Feinheiten und Varianten einer quantitativ-statistischen Behandlung zugänglich sind und wie sehr die entsprechenden Methoden hier und in Amerika von Psychologen und Mathematikern entwickelt worden sind. So gut wie andere Teile der Biologie und Medizin sollte, so meine ich, es möglich sein, die Psychiatrie wissenschaftlich zu entwickeln und darzustellen, nicht als ein Kreuzungspunkt von Kultur- und Naturwissenschaft, mit dem Doppelgesicht, das ihre Grundlagen so brüchig macht, wie Sie selbst sagen – sondern mit den Kräften und Werkzeugen der Naturwissenschaft, deren Wahrheitssinn und Verantwortlichkeitsgefühl das stärkste Ethos der heutigen Welt darstellt, das ich kenne.

Ich weiss wohl, dass unser Buch von einem solchen Ziel weit entfernt ist, wollte Ihnen aber doch sagen, was dahinter steht. Ich halte es heute für verfehlt, psychiatrische Anschauungen und Behandlungen durch einen Schuss Existential-Philosophie zu »humanisieren«, wie mir Ludwig Binswanger jüngst schrieb. Nur die Anwendung und Anpassung wissenschaftlicher Begriffe und Methoden auf unsere Probleme kann dazu führen, dass sie menschlich werden und uns und unseren Patienten helfen. –

Ich hoffe, Sie verzeihen mir dieses Geständnis, das ich mit Ihrer Hilfe, im Gespräch, sicher besser formulieren könnte. Vielleicht führt uns eine unserer Reisen bald einmal in die Schweiz. Gruhle hat mich oft ermuntert, Sie doch zu besuchen. Ich wurde mit 65 in der schottischen Anstalt zu Ruhe gesetzt und bin vor einem Monat einer Einladung an die hiesige Universität gefolgt, wo ein Psychiater und Pharmakologe an Problemen arbeitet, die mich früher und in der letzten Zeit wieder beschäftigt haben, die Biochemie der centralnervösen Vorgänge und besonders der psychotischen Symptome. Die Loslösung von unserem ländlichen Leben in Schottland war nicht ganz leicht, aber wir bauen jetzt hier ein kleines Haus und freuen uns an lang entbehrten, städtischen und akademischen Seiten des Lebens.

Mit allen guten Wünschen für Sie und Ihre Frau im Neuen Jahr
und herzlichen Grüssen
von Ihrem
W. Mayer-Gross

302. Karl Jaspers an Willy Mayer-Gross

Brief, ms.
Durchschlag: DLA Nl. Karl Jaspers

Basel, den 14. Januar 1955

Lieber Herr Mayer-Gross!
Sehr habe ich mich über Ihre eingehenderen Mitteilungen gefreut. Aber mit Betroffenheit las ich, dass Sie schon im Ruhestande sich befinden, während ich mit 72 Jahren noch die Frechheit habe, zu amtieren. In der Erinnerung scheinen Sie mir so viel jünger, dass ich jetzt erst merke, dass der Abstand, der in der Jugend beträchtlich scheint, in späteren Jahren fast bedeutungslos wird. Sie haben aber auf alle Fälle sich freundliche Lebensumstände und interessante Tätigkeit bewahrt.

Dass ich den Motiven und Zielen Ihres psychiatrischen Unternehmens durchaus zustimme, das wissen Sie.

Es wäre mir eine ganz ausserordentliche Freude, wenn Sie mich bei Ihrer Reise in die Schweiz besuchen würden. Wir würden, was doch unersetzlich ist, über längst vergangene Zeiten miteinander aus gemeinsamer Erinnerung sprechen können, und mir würde es zudem noch ungemein interessant sein, aus Ihrer gegenwärtigen angelsächsischen Welt zu hören. Vor allem aber würden wir beide uns leibhaftig von unserem Dasein noch überzeugen können.

Mit herzlichen Grüssen
Ihr
[Karl Jaspers]

303. Willy Mayer-Gross an Karl Jaspers

Brief, hs.
Original: DLA Nl. Karl Jaspers

29.9.55

Lieber Herr Jaspers,
darf ich Ihre Freundlichkeit und Hilfe in folgender Frage in Anspruch nehmen: Es handelt sich um die deutsche Übersetzung unseres Buches »Clinical Psychiatry«. Obwohl es ursprünglich für den angelsächsischen Psychiater geschrieben ist (– und hier auch Erfolg hatte – die Erste Auflage von 3000 Exemplaren ist vergriffen –), finde ich jetzt, dass ein Buch dieser Art und Einstellung in Deutschland sehr nötig wäre. Leider zögert Springer, bei dem wir es am liebsten erscheinen lassen möchten, wegen einer neuen Auflage des Lehrbuches von Bleuler,[7] das in diesem Jahr erscheinen soll. Das ist ein Buch für den Studenten, während *Clinical Psychiatry* sich an den Arzt und den Fachmann richtet. Als Übersetzer

---

[7] Eugen Bleuler, *Lehrbuch der Psychiatrie*, Göttingen ⁹1955.

hat sich Werner Scheid, der Ordinarius in Köln, mit seinem Oberarzt angeboten.

Könnten Sie ein Wort an Springer richten, in dem Sie ihm Ihre Ansicht über das Buch, seine wissenschaftliche Haltung und Bedeutung sagen und über die Notwendigkeit eines solchen Buches für die deutsche Psychiatrie sich äußern?

Ich hoffe, dass es Ihnen und Ihrer verehrten Frau gut geht. Wir haben hier ein kleines Haus bezogen und versuchen uns an das Leben in einer Industriestadt anzupassen.

Mit herzlichem Dank im Voraus
und den besten Grüssen, auch von meiner Frau, –
Ihr
W. Mayer-Gross

304. Karl Jaspers an Willy Mayer-Gross

Brief, ms.
Durchschlag: DLA Nl. Karl Jaspers

Basel, den 4. November 1955

Lieber Herr Mayer-Gross!

Wegen einer Reise und einer inzwischen überstandenen Bronchitis antworte ich Ihnen auf Ihr freundliches Schreiben vom 22.9. erst so spät. Bitte entschuldigen Sie das. Ihren Wunsch habe ich mir hin und her überlegt. Ich komme zum Schluss, dass es unzweckmässig ist, wenn ich Springer gegenüber die Initiative ergreife. Er würde sich ohne Zweifel, wenn er nicht selber anfragt, kaum darum kümmern. Zudem weiss ich aus Unterhaltungen mit ihm, dass er an sich sehr geringe Neigungen hat, in seinem Verlag Übersetzungen zu übernehmen. Er tut es zwar von Zeit zu Zeit, aber doch sehr selten und unwillig. Das Lehrbuch von Bleuler ist zudem in Deutschland das einmal eingeführte und gültige. Meines Erachtens ist natürlich eine Kenntnis der Tatbestände und Auffassungsweisen, die Sie in der angelsächsischen Welt zur Darstellung bringen, in Deutschland sehr erwünscht. Ich würde aber nicht wagen, bei dem durchschnittlichen geistigen Tiefstand der Psychiater einem Verlag zu sagen, dass er mit dem Buche den gehörigen Absatz haben würde. Schliesslich scheint mir, dass Prof. Scheid eine mehr als genügende Autorität ist. Ich bitte Sie aus den Gründen, für die ich Ihr freundliches Verständnis erwarten darf, auf einen Brief von mir an Springer zu verzichten.

Mit herzlichen Grüssen, auch von meiner Frau, für Sie beide
Ihr
[Karl Jaspers]

305. Willy Mayer-Gross an Karl Jaspers

Brief, hs.
Original: DLA Nl. Karl Jaspers

München, 12.6.58

Lieber Herr Jaspers,
Herr Kolle, bei dem ich 2 Monate als Gastprofessor der Forschungsgemeinschaft zubringe, hat mich an Ihren 75. Geburtstag erinnert, und ich ergreife gern die Gelegenheit, Ihnen meine herzlichsten Wünsche in dankbarer Verbundenheit zu senden. Zum 1. Mal bin ich nach 25 Jahren mit meiner Frau zurück in Deutschland – in den Gesprächen mit Kolle kommt Ihr Name so oft vor, dass es mich drängte, Ihnen einen Gruss zu schicken als Zeichen der Verehrung und Freundschaft –
Ihres
W. Mayer-Gross

306. Willy Mayer-Gross an Karl Jaspers

Brief, hs.
Original: DLA Nl. Karl Jaspers

Birmingham, 30.6.60

Lieber Herr Jaspers,
nächste Woche bin ich in Basel zu einem Kongress über »Psycho-Pharmakologie«[8] – von Sonntag abend bis Donnerstag 7.7. Vielleicht lassen Sie mich wissen, ob und wann ich Sie für ein Stündchen besuchen könnte. Ich wohne im Hotel »Kraft« am Rhein –
Mit den herzlichsten Grüssen für Sie und Ihre verehrte Gattin
Ihr
W. Mayer-Gross

307. Willy Mayer-Gross an Karl Jaspers

Brief, hs.
Original: DLA Nl. Karl Jaspers

Birmingham, 18.7.60

Lieber Herr Jaspers,
seit der schönen Stunde bei Ihnen und Ihrer Frau, an die ich noch oft dankbar denke, hörte ich zwei Dinge, die Sie vielleicht interessieren: Müller in Bern hatte vor einiger Zeit eine offizielle Nachricht von Moskau, dass Arthur Kronfeld 1941 dort verstorben sei.[9] (Gerüchte von

---

8 2. Kongress des »Collegium Internationale Neuro-Psychopharmacologicum«, 1960 in Basel.

9 Dies berichtet der Schweizer Psychiater Max Müller, Direktor des Berner Psychiatrischen Landeskrankenhauses, der mit Kronfeld befreundet war und mit ihm in

Suicid bei der Annäherung von Hitlers Armee waren vorher verbreitet worden – und mögen wahr sein).

Frau Gruhle, über die wir auch sprachen, schrieb an meine Frau, wie sehr sie sich auf die Übersiedlung von Wolfgang nach Köln freue, der sich in einer Vorstadt ein Haus baue. Sie selbst ist im Begriff, zu einem internationalen Hilfswerk nach Calabrien zu gehen, offenbar unternommen von der »Weltbürgerschaft-Vereinigung«.

Mit herzlichem Dank, allerbesten Wünschen und Grüssen für Sie selbst und Frau Jaspers. –

Ihr
W. Mayer-Gross

P.S. Hönig[10] traf ich vor ein paar Tagen, er hält sich an seinen Termin.

---

der Emigration noch in brieflichem Kontakt stand. Vgl. Max Müller, *Erinnerungen. Erlebte Psychiatriegeschichte 1920-1960*, Berlin 1982, 202.

10 Julius Hönig (1916-2009) übersetzte Jaspers ins Englische (1963). Er emigrierte nach der Promotion von Prag 1939 nach England, arbeitete als Psychiater in verschiedenen Krankenhäusern und übernahm nach Aufenthalten in Indien und Ceylon eine Professur für Social and Clinical Psychiatry in Canada an der Memorial University of Newfoundland.

Karl Jaspers – Alexander Mitscherlich 1942-1952

308. Alexander Mitscherlich an Karl Jaspers

Brief, hs.
Original: DLA Nl. Karl Jaspers

Heidelberg, 19. VIII. 42

Sehr verehrter Herr Professor,
noch eingesponnen in den Gedankengang des nachmittäglichen Gesprächs danke ich Ihnen für das Glück einer solchen menschlich-geistigen Begegnung.[1] Es lässt sich gewiss nicht verbergen, dass Ihr Gesprächspartner hinter Verve und Temperament ein »Blender«[2] ist. Trotzdem nimmt er den Kampf mit seiner karmischen Figur ernst genug, um Ihr Angebot, weiter mit Ihnen sprechen zu dürfen, festzuhalten. Einen Zug von Hochstaplertum werden Sie ihm drum – umso eher, als Sie gewarnt sind –, wenn er sich unversehens zeigt, nachsehen. Mit Ihren Worten zu sprechen: nicht ohne tieferen Bezug wählt man sich die geistigen Teufel seiner Epoche zu positiven Lehrmeistern.

Je näher das Thema der Gespräche ans Wesentliche heranrückt, desto erwartungsvoller harre ich der kommenden.

Im Eifer vergass ich eine Pflicht: mein Freund Dr. Schottländer – Psychotherapeut in Stuttgart, auch ein Schüler der »Wiener Schule«[3] [hs. Bemerkung am untern Rand] – bittet, Sie kennenlernen zu dürfen. Er ist von Freitag-Sonntag abends bei mir zu Gast. Nur wenn sein Besuch jetzt und überhaupt erwünscht ist, bitte ich um Ihren telephonischen Bescheid. Ein späteres Treffen lässt sich leicht arrangieren.

In unserem Briefstil vermisse ich eine Formel, in der sich Innigkeit des Dankes mit zeremonieller Distanz verbindet: weshalb ich Sie allein mit aufrichtiger Ergebenheit begrüssen kann!
Stets Ihr
Alexander Mitscherlich

1 In seiner Autobiographie schreibt Mitscherlich: »Ich hatte Jaspers durch einen Kreis von Anti-Nazis kennengelernt. Wir bereiteten damals eine Fluchtunterkunft für Frau Jaspers vor, auf die sie sich wahrscheinlich gefahrlos jederzeit hätte zurückziehen können. Den Krieg hindurch bin ich an vielen Donnerstagnachmittagen zu einem ein- oder zweistündigen Gespräch zu Jaspers gegangen. [...] Überschattet war unsere Beziehung aber durch Jaspers' frenetische Verachtung der Psychoanalyse.« Vgl. Alexander Mitscherlich, *Ein Leben für die Psychoanalyse*, Frankfurt a.M. 1982, 123 f.
2 Mögliche Anspielung auf ambivalenten oder schizoiden Charakterzug, da auf den Zürcher Psychiater Eugen Bleuler die Begriffsbestimmungen Ambivalenz und Schizophrenie zurückgehen. Vgl. Eugen Bleuler, *Über die Psychologie der Dementia praecox. Ein Versuch*, Halle 1907 und *Dementia praecox, oder Gruppe der Schizophrenien*, Leipzig 1911.
3 Felix Schottlaender war mit Hans Trüb (1889-1919) und Wilhelm Bitter (1893-1971) ein Vertreter der »Stuttgarter Schule«, die sich zwar auch psychodynamisch verstand, sich aber von der Psychoanalyse absetzte, indem sie eine an Martin Buber philosophisch-humanistisch orientierte Psychotherapie des Dialogs vertrat.

309. Alexander Mitscherlich an Karl Jaspers

Brief, hs.
Original: DLA Nl. Karl Jaspers

27. II. 43

Sehr verehrter Herr Professor,
es ist vielleicht doch nicht so, daß dieses Kindheitsgefühl von der ausgezeichneten Besonderheit und Bedeutung der eigenen Person auf einfache Art abzulegen ist. Man muss es – sicher. Aber dieser Akt, den Sie fordern, ist mehr als Bescheidung und Einsicht in die Heterogenität des eigenen Wesens und des schöpferischen Geistes. Woher wissen wir denn von diesem Unterschied auf eine so umfassende Weise, daß wir nicht allein uns als die Nicht-Schöpferischen kennen und dazu noch wissen, was das Schöpferische ist? Von ihm haben wir doch nicht nur literarische oder sonst mittelbare Kenntnis.

Ich sehe deutlich, daß es eine Art Paradiesvertreibung aus der Sphäre des Schöpferischen gibt, die jeder durchlebt. Vergleichsweise, bildlich könnte man sagen, es sei karmisch bedingt, wann sich das Wesen erfüllt, wenn es sich einstellt, daß einer von ihm nicht mehr unmittelbar auszusagen vermag. Nur, weil auch mir der Zugang zum Schöpferischen offengestanden hat und durch mein Verfallen in Schuld verschlossen wurde, ist meine Depression verständlich.

Bestände eine solche anfängliche Caesur, wie Sie es aussprachen, zwischen den schöpferischen und den übrigen geistigen Menschen, ich hätte vielleicht Neid, oder Sehnsucht – nicht aber jene besondere Trauer über einen Verlust, eine Entscheidung, die nun für mein Leben Gültigkeit haben wird, nicht aber »notwendig« war. Während ich mir dies überlegte, wurde mir ein neuer Sinn des Wortes »Sünde« einsichtig – Sünde als Faktum im aussermoralischen Verstande.

Der Besonnenheit Ihres Zuspruchs steht mein Rütteln an der zugefallenen Tür gegenüber. Ihr Trost kommt bereits tief aus der neuen Tatsächlichkeit, während ich noch fassungslos dem Ton des Zuschlagens nachhorche und seinen Sinn abmesse. –

Noch etwas darf ich Ihnen mitteilen, das Ihnen vielleicht psychologisch wissenswert ist. Was sich in unserem gestrigen nachmittäglichen Gespräch vollzog, war einer psychotherapeutischen Sitzung vergleichbar. Es wird in der analytischen Schule öfter davon gesprochen, daß die Annahme der Hilfe des Psychotherapeuten beim Patienten schlechtes Gewissen erzeuge. Ich hatte das nie begriffen, bis ich es heute erlebte. Es ist selbstverständlich schwer, dem Therapeuten in den fraglichen Gegenständen so grossen Vorsprung gewähren zu müssen. Man wird sich auf sehr heilsame Weise bewusst, daß man trotz aller Widerstände beginnen muss, wenn man überhaupt die Hoffnung, den anderen langsam nahe zu kommen, nicht aufgeben will. Die Überlegenheit lähmt, ehe sie befeuert. Aber das Unbehagen, das ich mit »schlechtem Gewissen« meine, hat noch anderen Grund. Und zwar scheint es mir ein entscheidendes Motiv darin zu haben, daß das Gespräch nicht den in ihm unabdingbar geforderten Anspruch auf Dialektik erfüllt. Ich hatte gestern keine dialektische Position inne, sondern sah auf mich durch das Medium des Gesprächspartners. Damit benutzte ich den Anderen als Mittel zum Zweck. Wenn im Verhältnis Psychotherapeut-Patient ersterer vielleicht auch Gewinn aus solcher Unterredung ziehen mag, dann aber doch nur mittelbar, etwa dadurch, daß er einen Zuwachs an Erfahrung hat. Nicht aber belebt er sich aus dem Inhalt des Gespräches selbst – aus der Kommunikation über einen Stoff. Weshalb ich auch zum ersten Mal eine Ermüdung durch unser Gespräch bei Ihnen beobachtete. (Eine Ermüdung, die ich bei vielen Therapeuten sah.) Offenbar reagiert eine als innere Stimmung und Gewissen, nicht noch näher zu bezeichnende Wahrnehmung auf diesen Missbrauch sehr fein. Im Gespräch wirft und empfängt man Bälle – so gut man es eben vermag – in der psychotherapeutischen Sitzung wirft man die Bälle gegen eine Wand; in einer bestimmten Hinsicht ist dieses Beispiel treffend. Man hat die Dialektik verletzt, weil man sich selbst zurückempfängt. Es besteht eben ein grosser Unterschied zwischen Gespräch und Selbstgespräch; letzteres sollte man nicht zu zweit führen müssen. In meinem Fall war dadurch ein grosses Geschenk zu erhalten, daß ich mich durch Ihr Medium sehen durfte. Trotzdem möchte ich für die Zukunft Gespräche wie dieses gerne ersparen.

Zugleich stelle ich fest, wie richtig Freuds Forderung nach Lehranalyse ist. Ohne sie fehlten dem Psychotherapeuten für die Behandlung seiner Kranken unerlässliche Erfahrungen. Allerdings entsteht aus der Tatsache, daß er zumindest nicht im klinischen Sinne krank ist, erneut die grösste Schwierigkeit. Denn man muss offenbar einen guten Schuss moral insanity haben, um sich systematisch zu einer derartigen Gesprächsführung zu verstehen.

Ich fühle mich – wie gesagt – sehr beschenkt und danke Ihnen für Ihre Hilfe!

Zur weiteren Verständlichmachung des zu Anfang Gesagten ein Gedicht (aus dem Jahre 1940).
Ihr ergebenster
Alexander Mitscherlich
Sobald der fragliche Aufsatz fertig ist, melde ich mich.

Christus
Nun erst versteh ich's,
Daß du in diesen Jahren
Sterben musstest,
Da ich heranwuchs zu
Deinem Alter.
Denn jetzt treten die Dinge
Hervor,

Mit jeglicher Jahreszeit
Stehen sie fester
Und ohne Bedingung
Und verlangen nicht mehr
Gebraucht zu werden
Von unseren Händen.
Denn die kindliche Sprache,
Mit der wir sie riefen,
Sie trifft nicht mehr.
Und irrend kehrt sie zurück.
Sie aber schieben sich vor in
Unermesslicher unverständlicher
Feindschaft
Und folgen den weichenden
Träumen
Über alle Pfade, immer weiter vor
In die heimliche Gemarkung,
In der wir uns auflebend
Entdeckt.
Es ist schön fort und fort
Sie wachsen zu sehen
Und alle Waffe zu verlieren
Ohne bittre Erinn'rung.
Aber dann einmal
Stehen Sie allzu drohend
Und nah neben uns und
Der herbstliche Tag
Ist von ihrer Wache verstellt.
Wir gehen im Drillich
Der Verlornen
Hinaus auf die Äcker
Hinter den Rossen zu pflügen
Das Fremde.
Und jener Horizont,
Der einst die Flucht trug,
Am Ende der Zeilen
Steht dicht wie Gestein.
Und wir lassen's.
Näher dem Wirkenden gestellt,
Der Wüste, der Macht und
Dem einen einzigen Traum
Warst du als Kind schon
Und hast die Händler
Vom Heiligen gepeitscht.
Aber dann kamen diese Jahre

Nach allen Wundern,
In denen Hoffnungen zerreissen
Gleich dem Gestein im Frost
Und fortgehen am Grunde der Gießbäche,
die so herrlich gerauscht,
Damals
Als wir sein wollten wie sie.
Nun war eines zu lernen,
Und auch du musstest dies,
Daß ihre Gewalt aus dem Toten
Und fraglos Irdischen stammt.
Wusstest du nicht, daß die
Herzen der Alten
Versteint waren.
Geröll erst
Mit hartem Klang
Und Sand
Am Ende
Eines Verweilens, das auch
Dein Vater nicht hebt
Zu ewigem Dasein.
Langsam dringt nun
Das Fremde
Ins Herz uns.
Und der heillose Spott,
Der einst die Dornenkrone
In die längst schmerzende Stirn
Dir geschlagen,
War Deiner Verzweiflung ein
Klägliches Abbild,
Doch näher noch
Als dieser Aufwind in die Himmel
Und alter Rückkehrzauber.
Du warst am Ende
Und ich bete wie du
Vor der Blindheit
Der kommenden Nacht.

310. Alexander Mitscherlich an Karl Jaspers

Brief, hs.
Original: DLA Nl. Karl Jaspers

16.V.43

Sehr verehrter Herr Professor,
die Güte, mit der Sie mir entgegenkommen, hat den wohltätigsten Einfluss auf mich. Es ist gewiss anspruchsvoll, Ihnen dies mitzuteilen. Aber es drängt mich doch sehr, Ihnen dafür zu danken, daß Sie mich ernst genommen haben.

Daß Sie die Gedanken meiner Arbeit geordnet haben, hatte zu Folge, daß ich heute den ganzen Tag damit zubrachte, mir eine Disposition zu dem geplanten Buch zu machen.[4] Eine Beschäftigung, die mir zwar nicht neu ist, die mir aber noch nie so gelungen ist wie heute. Das Ergebnis wird mir die receptive Arbeit der nächsten Wochen und Monate sehr erleichtern. Ich wäre glücklich, wenn ich Ihnen mit dem Buch eine kleine literarische Freude bereiten könnte. Ihre Mithilfe werde ich mir frank und frei erbitten.
In der aufrichtigsten Verehrung
Ihr
Alexander Mitscherlich

311. Alexander Mitscherlich an Karl Jaspers

Brief, hs.
Original: DLA Nl. Karl Jaspers

16./17.I.1946

Aufrichtig verehrter Herr Professor,
es ist zwar schon fast wieder Morgen, aber ich möchte Ihnen doch noch vor dem Schlaf sagen, wie gefesselt und glücklich ich während Ihres Eröffnungskollegs[5] gestern war. Das was ich mir in all den Monaten von der Universität, und besonders von Ihnen erwartet habe, ist nun zu erfüllen begonnen worden. Akademisches Gespräch – im sokratischen Sinne –

---

4 Vgl. Alexander Mitscherlich, *Freiheit und Unfreiheit in der Krankheit*, Hamburg 1946, später in: *Gesammelte Schriften*, Bd. 1, Frankfurt a.M. 1983, 7-135. Im »Vorwort« (21.12.1944) heißt es zu dem »tastenden Versuche zu einer reinen Anthropologie«: »In der kargen Zeit, die ein Arzt während des Krieges zwischen überfüllten Sprechstunden für sich finden konnte, sind die folgenden Notizen niedergeschrieben worden. [...] Den tiefsten Dank schuldet der Verfasser dem Werke Sigmund Freuds, dessen Tiefblick auch die Finsternis der vergangenen Jahre zu durchwandern half.«

5 Jaspers hielt seine Vorlesung *Die geistige Situation in Deutschland* im Rahmen der wiedereröffneten theologischen Fakultät ab November 1945. Wahrscheinlich meint Mitscherlich deren Fortsetzung ab Januar 1946 im Rahmen der zuletzt am 7.1.1946 wiedereröffneten philosophischen Fakultät. Die Vorlesung erschien dann auszugsweise als *Die Schuldfrage*.

frisch weg von der Leber zu den Redenden der Strasse ein Zuruf, der sie aufhorchen lässt. Man, die Jüngeren, war dabei während der ganzen Stunde. Eine Stunde wie diese bringt sie weiter auf dem philosophischen und Lebensweg als viele cerebral bleibende Thesen. Selbst Sie werden es nach dieser Stunde (z. B. im Gegensatz zum Vortrag über den lebendigen Geist ...)[6] gespürt haben, daß die grösste Denkanstrengung keine wahrhaft mitteilbaren Ergebnisse bringt, wenn man nicht noch die Kraft dazu hat, im Überschuss, die, zu denen man spricht, hinauf zu heben, zu erheben zu der eigenen Höhe. Diesmal konnten Sie es – es war befreiend. Mögen Sie jetzt die Kraft haben, einen weiten Bogen zu errichten und zu halten.

Mit vielem Dank
stets trotz aller Unruhe
Ihr getreuer
Alexander Mitscherlich

PS: Mr. Emmet,[7] der überstürzt nach Amerika abreisen musste, bat mich, Ihnen seine Abschiedsgrüsse zu sagen. Er hat 2 Briefe von Curtius[8] mitgebracht. Haben Sie sie erhalten?

---

6 Jaspers eröffnete mit dem Vortrag »Vom lebendigen Geist der Universität« am 11.1.1946 eine öffentliche Vortragsreihe Heidelberger Professoren, die zur demokratischen Erneuerung der Deutschen beitragen sollte. Vgl. Karl Jaspers und Fritz Ernst, *Vom lebendigen Geist der Universität und vom Studieren. Schriften der Wandlung*, Bd. 1, Heidelberg 1946, 7-40.

7 Thomas A. Emmet war »Special Agent vom CIC (Counter Intelligence Corps)« und Vertreter der amerikanischen Militärregierung in Heidelberg. Sofort nach der Besetzung Heidelbergs Anfang April 1945 organisierte er die Suche nach politisch unbelasteten Professoren und Bürgern. Vgl. Ralf Kardereit, *Karl Jaspers und die Bundesrepublik Deutschland*, Paderborn 1999, 77. Über den universitären »Wiederaufbau 1945/46« und Jaspers' Rolle informiert insbesondere der Essay Renato de Rosas: »Politische Akzente im Leben eines Philosophen. Karl Jaspers in Heidelberg 1901-1946«, in: Karl Jaspers, *Erneuerung der Universität. Reden und Schriften 1945/46*. Heidelberg 1986, 301-423.

8 Der Archäologe Ludwig Curtius war mit Jaspers seit Antritt seiner Heidelberger Professur 1920 befreundet. Vgl. Ludwig Curtius, *Deutsche und antike Welt. Lebenserinnerungen*, Stuttgart 1950, zitiert nach der Sonderausgabe, Stuttgart 1958, 243-244.

312. Alexander Mitscherlich an Karl Jaspers

Brief, hs.
Original: DLA Nl. Karl Jaspers

27. II. 1946

Sehr geehrter Herr Professor,
Dank für Ihre Zeilen.⁹ Es ist sehr schwer, nichts – gar nichts zu wissen. Und noch schwerer wird es sein, diese Erkenntnis nicht wieder lässig zu vergessen.
Meiner Frau und meine Grüße Ihnen und Ihrer Frau Gemahlin!
Ihr
Alexander Mitscherlich

313. Alexander Mitscherlich an Karl Jaspers

Brief, ms.
Original: DLA Nl. Karl Jaspers

Heidelberg, 3. Mai 1946

Sehr verehrter Herr Professor,
beiliegend sende ich Ihnen, wie vereinbart, die Denkschrift für die Errichtung eines Instituts für Psychotherapie.¹⁰ Nach Rücksprache mit Prof. v. Weizsäcker und Vogel¹¹ habe ich das Exposé an sämtliche Fakultätsmitglieder, also auch an Herrn Prof. Schneider¹² geschickt.¹³

---

9 Der entsprechende Brief war nicht im Alexander-Mitscherlich-Archiv der Stadt- und Universitätsbibliothek Frankfurt a. M. auffindbar.
10 Zur Geschichte der 1949 unter der Leitung von Mitscherlich in einer Vorform gegründeten Heidelberger Psychosomatischen Klinik vgl. Thomas Henkelmann, »Zur Geschichte der Psychosomatik in Heidelberg. V. v. Weizsäcker und A. Mitscherlich als Klinikgründer«, in: ZPPP 42 (1992), 175-186 und Bormuth, *Lebensführung in der Moderne*, 197-232. Martin Dehli behandelt in seiner biographischen Studie von den Heidelberger Verhältnissen ausgehend im Kapitel »Von Weizsäcker zu Freud« vor allem Mitscherlichs Bedeutung für die Entfaltung der Psychoanalyse in Deutschland nach 1945. Vgl. Martin Dehli, *Leben als Konflikt. Zur Biographie Alexander Mitscherlichs*, Göttingen 2007, 176-216.
11 Der Neurologe Paul Vogel (1900-1979) war ein Schüler von Viktor v. Weizsäcker, dem er 1941 als Leiter der Nervenabteilung der Heidelberger Inneren Klinik folgte, die er bis 1968 zur eigenständigen Neurologischen Klinik ausbaute. Vogels Interesse galt neben der klinischen Neurologie auch den wissenschaftlichen Anfängen Freuds. Vgl. Eberhard Bay, »Paul Vogel (1900-1979)«, in: *Journal of Neurology* 222 (1980), 139-144.
12 Der Psychiater Kurt Schneider nahm eine äußerst skeptische Haltung gegenüber der psychoanalytischen Theoriebildung ein, der er als »Dichtung« wissenschaftlichen Wert absprach. Vgl. insbesondere seinen Brief an Jaspers vom 18.12.1941. Vgl. auch die Kritik an der psychoanalytisch orientierten Psychosomatik in der Rektoratsrede von 1951: Kurt Schneider, *Psychiatrie heute*, Stuttgart 1952, 14-16.
13 Mitscherlich setzte 1945/46 mit und unter seinem klinischen Mentor Viktor v. Weizsäcker den Gründungsbeschluss einer psychotherapeutischen Abteilung gegen den Widerstand Kurt Schneiders in der medizinischen Fakultät durch. In diesem Kon-

Wenn Sie mit ihm in dieser Angelegenheit sprechen wollten, wäre ich Ihnen zu sehr grossem Danke verbunden. Was Sie mir über die »Blutrache« der Institute gesagt haben, hat mir die Augen geöffnet für traditionelle Elemente, die ich als akademischer Neuling nicht wahrgenommen hätte. Es wäre wirklich schade, wenn Herr Prof. Schneider auf mich Antipathien übertragen würde, die mir persönlich gar nicht gelten, dies umso mehr, als mir selbst Krehl[14] von jeher unsympathisch war und ich mich nicht zur Schule rechnen würde, da der einzige Krehl-Schüler, der mich etwas angeht, v. Weizsäcker, schliesslich eine ganz selbständige Entwicklung genommen hat.

Dem Entnazifizierungsausschuß bin ich nun schweren Herzens beigetreten, nachdem Herr Rektor Bauer mit mir gesprochen hat wie Zeus mit einem attischen Bauern (um einen hübschen Ausspruch eines Freundes zu plagiieren).

Ihr dankbarer
Alexander Mitscherlich

314. Alexander Mitscherlich an Karl Jaspers

Brief, ms.
Original: DLA Nl. Karl Jaspers

Heidelberg, den 10. Mai 1946

Sehr verehrter Herr Professor,
Herr Prof. Schneider hat auf mein Exposé[15] geantwortet. Ich lege Ihnen eine Abschrift[16] seiner Erwiderung bei.

---

flikt fungierte Jaspers als entscheidender Senatsgutachter. Aus der 1949 eingerichteten Abteilung für allgemeine Therapie am Lehrstuhl v. Weizsäckers entwickelte sich die nachmalige Psychosomatische Klinik, der Mitscherlich bis zu seiner Berufung auf einen Philosophischen Lehrstuhl der Universität Frankfurt a. M. 1967 vorstand. Zum »Kampf um die Klinik« als Anfang der Bedeutung, die Mitscherlich für die weitere Profilierung der Psychoanalyse in der Bundesrepublik errang, vgl. neben Dehli auch: Tobias Freimüller, *Alexander Mitscherlich. Gesellschaftsdiagnosen und Psychoanalyse nach Hitler*, Göttingen 2007, 134-151.

14 Der Internist Ludolf Krehl führte in Heidelberg u.a. psychosomatische Perspektiven in die Innere Medizin ein. Viktor v. Weizsäcker war zwar ein enger Schüler Krehls, ihr Verhältnis hatte sich aber nach v. Weizsäcker aufgrund seiner Sympathien für die Psychoanalyse ab 1927 sehr verschlechtert. Vgl. Martin Klein. *Die Weizsäckers. Geschichte einer Familie*, 451-494, und Thomas Henkelman, *Viktor von Weizsäcker (1886-1957). Materialien zu Leben und Werk*, Berlin 1986, 70-75.

15 Mitscherlich hatte zu einem ersten Exposé *Vorschlag zur Errichtung eines Institutes für biographische Medizin* (6.3.1946) eine revidierte Fassung als *Vorschläge zur Errichtung eines Institutes für Psychotherapie* für den medizinischen Dekan Ernst Engelking (1886-1975) am 3.5.1946 verfasst. Darin heißt es: »Unter Psychotherapie wird hier im eigentlichen und strengen Wortsinn die angewandte Psychologie des Unbewussten verstanden. Seit Ihrer Begründung durch Sigmund Freud sind 50 Jahre intensiver Forschung vergangen – 50 Jahre der Forschung ausserhalb, ja lange gegen den

Erlauben Sie mir, daß ich Ihnen als einem durch so viele Jahre gütigen, väterlichen Freunde offen gestehe, daß mich das Niveau dieser Antwort tief enttäuscht hat. Selbstverständlich kann man die Silbe »psych«, wenn es Herr Sch. wünscht, vermeiden. Ich würde dann vorschlagen, obwohl ich kein Purist bin, von Seelenheilkunde zu sprechen. Daß aber die Silbe »psych« nur in Verbindung mit der Irrenheilkunde gebraucht werden darf, dies finde ich schon eine Zumutung, die mich erzürnt. Was wirklich schön gewesen wäre, das wäre die Diskussion mit dem Organiker gewesen. Aber sie scheint nicht möglich zu sein. Geradezu gehässig ist endlich die Bemerkung am Schluss des Briefes, daß er seine Vorlesungen den behandelnden Psychologen verschliessen müsse. Meines Wissens haben gerade Juristen, Kriminalpsychologen etc. immer Zutritt zu psychiatrischen Kollegs gehabt. Aus meinem Exposé geht deutlich hervor, daß ich behandelnde Psychologen nur bei voller akademischer Ausbildung anerkennen will.

Es hat aber gar keinen Reiz, über einen derartigen Brief viel Worte zu machen, und ich muß es immerhin den übrigen Mitgliedern der Fakultät hoch anrechnen, daß auch sie die Stellungnahme von Sch. enttäuschend finden. Soweit ich absehe, wird er sich in der nächsten Fakultätssitzung einer ziemlich geschlossenen Front gegenübersehen. Aus sachlichen Gründen bedauere ich dies ganz aufrichtig.

Ihr dankbar ergebener
Alexander Mitscherlich

Widerstand der Hochschule. [...] Eine derart in Theorie und Praxis breit in die gesamte Klinik hineingewachsene Forschung darf nicht mehr länger vom akademischen Lehrbetrieb ausgeschlossen sein.« Vgl. PA Mitscherlich, UA Heidelberg.
16 In Kurt Schneiders Erwiderung vom 6.5.1956 an den medizinischen Dekan heißt es: »Insbesondere wäre es untragbar, wenn auf irgendeinem Weg meiner Klinik und Poliklinik die psychogenen Zustände und Psychopathien noch weiter entzogen würden, als das durch das Bestehen einer eigenen Nervenabteilung und Poliklinik schon jetzt der Fall ist. [...] Der Errichtung eines Institutes für Psychotherapie kann ich daher nur *dann* zustimmen, wenn es sich ausschließlich auf die Beratung und Behandlung nicht-psychiatrischer Zustände beschränken und keinesfalls psychogene Zustände (missverständlicher Weise vielfach ›Neurosen‹ genannt) annehmen würde.« Vgl. PA Mitscherlich, UA Heidelberg.

315. Karl Jaspers an Alexander Mitscherlich

Brief, hs.
Original: AUF Nl. Alexander Mitscherlich

Heidelberg 12.5.1946

Lieber Herr Mitscherlich!
Neulich habe ich mit Prof. Schneider über die Fragen gesprochen. Dann kam Ihr Brief mit Abschrift der Erklärung Schneiders an die Fakultät.[17] Die Sache ist nicht einfach, sie kann durch fast alle Urteile, Bewertungen schwer gefördert werden. Man muss die sachlichen Gründe auf beiden Seiten verstehen und in Zusammenhang bringen. Schneider ist wirklich ohne Ranküne, sachlich und amtlich. Eine persönliche Antipathie spielt gar keine Rolle. Falls eine Lösung gelingen sollte, sehe ich keinen anderen, als den Zusammenhang des psychotherapeutischen Institutes mit der Psychiatrischen Klinik. Aber mir scheint auf beiden Seiten eine Steifigkeit zu bestehen. Wenn Sie mit mir darüber sprechen möchten, müsste es telephonisch sein – leider sind die Ferien zu Ende, die so viel Zeit dafür ermöglicht hätten. Ich habe zwei Tage eine etwas stärkere Bronchialblutung gehabt und muss, wenn irgend möglich, morgen meine Vorlesung beginnen.
Das Zustandekommen eines Instituts wäre mir für Sie sehr erwünscht. Ich möchte tun, was ich kann. Aber ich kann kaum etwas Wesentliches tun.[18] Eine Öffnung bringt nur sachliche Unausweichlichkeiten. Ausbildung von Nichtmedizinern in einem Klinischen Institut ist jedenfalls eine schwere Sache. Das würde ich vorläufig auch ablehnen. Man braucht ja auch nicht alles auf einmal zu tun. Falls solche Laienpsychologie unentbehrlich wäre, würde man die Frage besser zunächst vertagen.
Mit herzlichen Grüssen
Ihr Karl Jaspers

316. Alexander Mitscherlich an Karl Jaspers

Brief, hs.
Original: DLA Nl. Karl Jaspers

Heidelberg, 10.VII.46

Sehr verehrter Herr Professor,
heute kam das beiliegende Buch für Sie bei mir an. Ich hätte es Ihnen gerne selbst gebracht. Vor allem um Ihnen zu sagen, daß mich Ihr Buch über die Schuldfrage sehr tief angesprochen hat, daß es nicht allein

---

17 Vgl. S. 317, Anm. 12.
18 Kurze Zeit später wurde Jaspers als Vertreter des Senats der Gesamtuniversität aufgefordert, ein Gutachten »Über die Errichtung eines Instituts für Psychotherapie« vorzulegen. Ein Exemplar des Manuskripts befindet sich im Nachlass Jaspers. Zu diesem »Plädoyer für eine Psychoanalyse unter Mitscherlich« vgl. Bormuth, *Lebensführung in der Moderne*, 212-217.

säubernd, klärend wirken wird, sondern darüber hinaus Stellen von wirklicher politischer Weisheit enthält.

Aber ich lege mir im Augenblick persönlich die grösste Reserve auf. Das ist auch sachlich ganz gut so; es hätte wenig Erspriessliches, wenn ich mir meinen Groll auf das beklagenswerte menschliche Niveau gewisser Repräsentanten der Universität gerade bei Ihnen vom Herzen redete – der Sie sich solche Mühe geben, dieser verendenden Institution neue geistige Kraft einzuflössen.

In den Ferien falle ich Ihnen gewiss einmal eine Stunde zur Last, aber dann nicht so schwer, wie ich es im gegenwärtigen Moment müsste.

Seien Sie mit herzlicher und aufrichtiger
Zuneigung gegrüsst von
Ihrem freundlich ergebenen
Alexander Mitscherlich

317. Alexander Mitscherlich an Karl Jaspers

Brief, ms.
Original: DLA Nl. Karl Jaspers

Heidelberg, den 16.7.46

Sehr verehrter Herr Professor,
die beiden Gespräche, die wir am Sonntag und heute hatten, bewegen mich zu sehr, um nicht noch den Versuch zu machen, wenn nicht Sie zu überzeugen, so doch meinen Standpunkt Ihnen verständlich auszudrükken. Ich wiederhole deshalb in Stichworten, worauf es mir entscheidend ankommt. Ich teile Ihnen dies wie im Selbstgespräch mit:

1. Sachlich halte ich Ihre Stellungnahme zur Frage der Psychoanalyse[19] als einer innerhalb der Universität vertretenen Forschungsrichtung im allgemeinen und im speziellen für nicht treffend.

a) Im allgemeinen ist die Psychoanalyse eine Forschungsweise, welche über eine empirisch gesicherte Erfahrung verfügt, die gross genug ist, um ihr nunmehr die Möglichkeit zu geben, im Wettstreit der Heilmethoden den in der Universität vertretenen angefügt zu werden.[a] Ich muss es als präoccupiert bezeichnen, wenn von der Wirksamkeit der Psychoanalyse

---

19 Das Senatsgutachten von Jaspers »Über die Errichtung eines Instituts für Psychotherapie« spricht von der Psychoanalyse als »weltanschaulicher Bewegung«, die angesichts der »grossen Erscheinungen der verstehenden Psychologie – Kierkegaard, Nietzsche, Augustin, Hegel u.a.« eine »schlechte Philosophie« sei. Eine »Institutsgründung« unter »Berufung auf dies Gesamtphaenomen« wäre nach Jaspers »vielleicht ein Verhängnis«, wenn nicht Mitscherlich »Persönlichkeit von geistigem Rang« wäre. Denn: »Jeder einzelne, der aus den Erfahrungen und Gedanken dieser Welt sich genährt hat, ist nur trotzdem, weil man sich von ihm überzeugt hat, zu fördern, in der Hoffnung, auf wirkliche Verwandlung und Aneignung der echten Ergebnisse an Wahrheit, die dort gewonnen sind.« Im Anhang an den Briefwechsel wird das Gutachten abgedruckt. Vgl. 352-359.

nur die negativen Seiten in Ihrem Gutachten und nicht auch die positiven hervorgehoben werden.

b) Im speziellen ist es so, daß an ausserdeutschen Universitäten, z. B. der Schweiz, eine Feindschaft zur Psychoanalyse von psychiatrischer Seite nicht besteht.[20] Ferner ist darauf abzuheben, daß es eine psychotherapeutische Fachausbildung de facto bereits gibt und dass es nur ein formaler Akt ist, wenn diese Fachausbildung im Rahmen der Universitätskliniken und nicht anderswo erworben wird. Die bereits arbeitenden Psychotherapeuten (Lehranalytiker, psychotherapeutische Polikliniken) drängen mit Recht auf einen neuen Zusammmenschluss. Dieser wird sich umso weniger verhindern lassen, als die Fachanerkennung nicht von der Universität, sondern von den ärztlichen Standesvertretungen ausgesprochen wird. Ist diese einmal geschehen, ohne die vorherige Aufnahme der Psychotherapie (im Sinne der Tiefenpsychologie) in den Lehrplan und Forschungsplan der auf den Universitäten repräsentierten wissenschaftlichen Medizin, dann sehe ich keine Möglichkeit, wie das Schisma später noch überbrückt werden soll.

2. Nach reiflicher Überlegung kann ich doch mich nicht davon überzeugen, daß die Art Ihrer Stellungnahme zur psychoanalytischen Forschung jene sachliche Kühle besitzt, die ich als angemessen betrachten würde, wenn Sie im Rahmen der Kollegialität der Universitätsmitglieder zu einem Problem Stellung zu nehmen genötigt werden, dem gegenüber Sie Grund genug zur Skepsis zu haben glauben, dem Sie aber die Existenzberechtigung deshalb nicht abstreiten.

Ihre Stellungnahme ist eindeutig feindlich und, wie ich glaube beweisen zu können, einseitig, also unobjektiv.

Ich sehe wohl ein, daß es Spielregeln gibt, die das Leben der Universität bestimmen. Ich kann aber nicht und niemals einsehen, daß man persönliche Rücksichtnahmen über die Objektivität bzw. über die Erfordernisse, welche aus der Forschung erwachsen, stellt. Da es sich im vorliegenden Fall um eine therapeutische Methode handelt, es also um eine Form mitmenschlicher Hilfe geht, gewinnt in meinen Augen diese kollegiale Rücksichtnahme, die auf Kosten leidender Menschen zu gehen droht, den Charakter des Unethischen und damit Unverantwortlichen.

3. Freud gegenüber empfinde ich mich bei allem Fortschritt, der inzwischen geschehen ist, in der Qualität, der Produktivität, der umfassenden, echt humanistischen Bildung, als inferior. Das gleiche gilt für die Leistung v. Weizsäcker's. Wenn Sie beide Forscher, den einen ausdrücklich im Gutachten,[21] den anderen mehrmals im Gespräch, prinzipiell in

---

20 Mitscherlich studierte zwischen 1935 und 1937 in Zürich Medizin, wo er Freundschaft mit dem Psychoanalytiker Gustav Bally schloss, der ihm nach Kriegsende klinische Studienaufenthalte in der Schweiz ermöglichte.

21 Es heißt im Senatsgutachten: »Freud [...] ist weder wissenschaftlich noch sittlich eine Erscheinung, die ein Fach oder einen Institutstypus tragen könnte, wie die

Frage stellten, so entsteht in der Konsequenz die Möglichkeit der Duldung oder Unduldsamkeit. Ich kann Ihnen jedoch nicht folgen, wenn Sie mich, den Unbedeutendsten, der Universität empfehlen, meine Lehrer jedoch ablehnen, und zwar mit ausdrücklichen Werturteilen, gipfelnd in der Formulierung von der schlechten Philosophie, die Sie vertreten. Da ich im Falle einer Ablehnung des Institutes durch die Fakultät, die sich auf Ihr Gutachten stützt, eine rückläufige Beleuchtung in meiner wissenschaftlichen Herkunft erfahre, denn ich bin ja, wie auch Sie hervorheben, mit einer psychoanalytischen Arbeit[22] habilitiert worden, finde ich es doch angemessen, in diesem Fall meine Dozentur niederzulegen, da ich sonst in den Verdacht komme, sie mir in einem politisch zwielichtigen Augenblick erschlichen zu haben.

Zusammenfassend möchte ich nur nochmals wiederholen, daß es sich bei der in Frage stehenden Institutsgründung um eine therapeutische, und nicht um eine weltanschauliche Notdurft handelt. In Fragen der Therapie, der empirischen Erfahrung im Umgang mit Kranken, die psychoanalytisch behandelt werden, kann ich nicht Ihre Kompetenz anerkennen.

Ich habe ganz schroff und ohne Maskierung gesprochen, da es sich ja um ein ganz privates Gespräch zwischen Ihnen und mir handelt. Ich bitte Sie, keine persönliche Verletzung daraus ableiten zu wollen, mindestens keine grössere, als ich sie durch die tendenziöse Beleuchtung, in welche Sie die Analyse gestellt haben, erfuhr.

Ihr stets ergebener
Alexander Mitscherlich

a werden] *hs. Notiz von Jaspers*: ja, aber das bedeutet *nicht* Institutsgründung

---

grossen Philosophen die Philosophie, oder wie Winckelmann die Archäologie, oder wie die grossen Internisten und Chirurgen des 19. Jahrhunderts ihre Fächer. Die Behauptung seiner Grösse ist unbegreiflich.« Vgl. S. 357.

22 Mitscherlich habilitierte sich am 16. März 1946 über eine psychosomatische Fragestellung, die er teilweise psychoanalytisch zu beantworten suchte. Die Arbeit wurde 1947 unter dem Titel *Vom Ursprung der Sucht* bei Ernst Klett in Stuttgart veröffentlicht; später in: Alexander Mitscherlich, *Gesammelte Schriften*, Bd. 1, Frankfurt a.M. 1983, 141-406. Jaspers schreibt, Mitscherlich sei »aufgrund von Arbeiten psychoanalytischen Charakters, ohne naturwissenschaftlich medizinische oder neurologische Forschungsarbeiten« habilitiert worden. »Diesem Akt, einem novum in der Universitätsgeschichte, der die Unbefangenheit und Weitherzigkeit der Fakultät zeigt, müsste konsequent der zweite folgen: Herr Mitscherlich muss auf dem von ihm geförderten Gebiete forschen und lehren können. Dazu ist notwendig eine Abteilung und ein Ambulatorium.« Vgl. S. 353.

318. Karl Jaspers an Alexander Mitscherlich

Brief, ms.
Durchschlag: DLA Nl. Karl Jaspers

Heidelberg, den 20. VII. 1946

Lieber Herr Mitscherlich!
Erlauben Sie mir als Antwort auf Ihren Brief nur kurz einige Sätze, die ich meist aus unseren Gesprächen wiederhole:

1) »Tendenz« und Vorschläge meines Gutachtens gehen klar und entschieden darauf hinaus, Ihnen den freien Wettstreit in der Heilmethode freizugeben.

2) Die Auswirkung der tiefenpsychologischen Therapie und die Breite von Forschung und Therapie in dem von Ihnen geplanten Ausmass ist keineswegs gebunden an eine besondere Institutsgründung, die nach Lage der Dinge in der medizinischen Fakultät wohl nicht gelingen kann.

3) Wenn die Chance faktischer Verwirklichung gegeben ist, scheint mir, muss man diese Verwirklichung ergreifen und dann weiter sehen. Eine grundsätzliche Frage daraus zu machen, dass eine »Richtung«, »Bewegung« oder wie man sich ausdrücken will, durch eine eigene Institutsgründung vertreten werde, scheint mir dem Geist der Korporation zu widersprechen. Man fügt sich und arbeitet weiter, ohne die eigene Überzeugung aufzugeben. Etwas auf Biegen und Brechen zu treiben, statt Kompromisse auf dem Wege zu vollziehen, ist – analog der politischen Sphäre, wo es gegen den Geist der Demokratie ist – gegen den Geist der Solidarität, die auch die Gegner in der Universität noch verbindet.

4) Aus einer Hochschätzung bestimmter Persönlichkeiten, der eigenen Lehrer, ein Bekenntnis zu machen, scheint mir philosophisch unmöglich. Angriffen gegen von mir verehrte Persönlichkeiten entgegne ich, wenn der Angreifer mir verbunden ist, – oder wenn in der Öffentlichkeit mir dazu ein Anlass scheint. Aber ich ziehe nicht die Konsequenz, dadurch selber abgelehnt zu sein und – wie Sie ins Auge fassen – die Dozentur niederzulegen. Ich bitte Sie herzlich, vor der Verwirklichung eines solchen Entschlusses mündlich mit mir zu sprechen, und meine Gründe noch einmal bereitwillig anzuhören und zu prüfen. Wegen einer Verdachtsmöglichkeit aber – an die ich übrigens nie gedacht hätte, und die mir sehr wunderlich erscheint – solche vorbeugende Massregel zu ergreifen, wird nicht Ihre festgehaltene Absicht sein.

5) Soweit es sich um eine Frage der medizinischen Therapie handelt, bin ich mit Ihnen einig. Daher befürworte ich ja rückhaltlos und unterstreiche die notwendige Konsequenz der Fakultät: Ihnen die Chance zu geben.

6) Ich bitte Sie, auch weiterhin mir rückhaltlos Ihre Meinungen auszusprechen. Das ist ja zwischen uns selbstverständlich. Persönliche Ver-

letzung, das wissen Sie längst, ist mir ziemlich fremd. In mir sind solcher Art Ehrbegriffe kaum noch lebendig. Dass Sie aber eine persönliche Verletzung, wenn auch geringen Grades, durch meine Bewertung der Analyse in Freud und den meisten seiner Nachfolger nach Ihrer Andeutung erlitten haben, ist mir schwer verständlich. Sie urteilten immerhin über mich, ich nicht über Sie, sondern über andere. Durch ein Schlussverfahren, das dann auf Sie selber zu beziehen, ist nach allem, was ich Ihnen gesagt und wie ich mich verhalten habe, gegen meinen Sinn. Das wäre so, als ob ich verletzt sein müsste, wenn Sie höchst negative Urteile über das Werk Kants oder Max Webers fällen würden.

7) Dass ich die Analyse in »tendenziöse Beleuchtung« rücke, dass ich sozusagen apriori feindselig sei, ist mir noch zweifelhaft. Ich müsste nicht nur ein Skotom[23] haben, sondern auch noch Wahnbilder sehen. Das müssten Sie mir konkret zeigen. Die Thesen eines Gutachtens sind für eine solche Behauptung keine genügende Basis. In meiner *Psychopathologie*, die 1942 abgeschlossen wurde, finden Sie dieselben Urteile, begründet auf dem Hintergrunde einer positiven Darstellung der verstehenden Psychologie und dem Hintergrunde immerhin der Andeutung eines philosophischen Bildes des Menschen.[24] Diese Psychopathologie ist ein Zusammenhang an sich. Ich bin begierig, von Ihnen »Tendenz« aufgezeigt zu erhalten, um sie zu corrigieren. Denn Tendenz ist in der Tat der Feind aller Vernunft.

8) Dass Sie mir Kompetenz abstreiten – einverstanden, daraus folgt nichts, sofern ich Gründe vorbringe. Aber ich mache keinen Anspruch auf Autorität. Nicht weil ich etwas sage, ist etwas für andere richtig. Sondern was ich sage, ist, wenn ich gefragt werde, zu prüfen im Zusammenhang mit dem, was die anderen sagen. Daher würde ich am liebsten meine *Psychopathologie* beilegen. Aber die wird erst in zwei Monaten da sein.

9) Ich habe in dieser Sache nicht zu entscheiden, sondern einen Rat zu geben, falls der Senat sich überhaupt mein Gutachten zu eigen macht. Sie werden, so hoffe ich, anerkennen, dass ich diesen Rat für die praktische Verwirklichung nach Lage der Dinge so positiv entwickle wie möglich. Und Sie werden nicht erwarten, dass ich gegen meine Einsicht – mag sie auch falsch sein – und gegen Herrn Schneider für eine Institutsgründung plädiere, die, auch wenn ich das täte, doch nicht zustande kommt, wenn Herr Schneider dagegen ist.

10) Mein Urteil über die Gesamterscheinung der Psychoanalyse – im Einzelnen erkenne ich selbstverständlich Verdienste an, wie ausführlich meine *Psychopathologie* zeigt, kann m. E. für Sie viel weniger kränkend sein (weil es grundsätzlich anders ist) als das Urteil, das Nissl, wie ich

---

23 Medizinischer Terminus für einen umschriebenen Ausfall im Blickfeld des Auges.
24 Vgl. AP 4, 641-651.

sein Assistent war, eines Tages über meine Tätigkeit fällte: Schade, dass der Jaspers sich mit lauter Unsinn beschäftigt, – er ist doch ein intelligenter Mensch, – oder ein andermal, als ich zur Visite kam: Wie sehen Sie blass aus, Herr Jaspers, Sie treiben zuviel Philosophie, das können die roten Blutkörperchen nicht aushalten.[25] Ich wünschte, dass Sie aus meiner viel massvolleren Kritik – denn ich bejahe doch Ihre Bemühungen – dieselbe Ermunterung für ein Wirken innerhalb der Klinik erfahren, wie ich damals. Und – wenn Sie mir die Unbescheidenheit gestatten – dass eines Tages nicht nur Anhänger der Psychoanalyse als geistiger Bewegung, sondern auch ich Ihren Arbeiten mit dem Enthusiasmus gegenüberstehe, wie einst nach Jahren Nissl[26] den meinigen.

Mein Gutachten hatte ich nach unserem Gespräch noch modifiziert und erweitert, aber nicht in dem von Ihnen beanstandeten Punkte, von der im Vergleich zu Kierkegaard, Nietzsche, Augustin, Hegel schlechten Philosophie Freuds und der Psychoanalytiker. Das muss nun dahin, ich kann es nicht zurückverlangen – es ist wörtlich im Zusammenhang zu verstehen, die zwei Worte dürfen nicht herausgerissen werden. Auch die psychologische Popularphilosophie des 18. Jahrhunderts – eine gewaltige Literatur, über die z.T. Dessoir berichtet,[27] war in diesem Sinne schlechte Philosophie.

Herzlich immer
Ihr
[Karl Jaspers]

319. Alexander Mitscherlich an Karl Jaspers
Brief, hs.
Original: DLA Nl. Karl Jaspers

Hdlg. 13.X.46
Sehr verehrter Herr Professor,
mit Staunen und Dank habe ich den grossen Band der Allg. Psychopathologie mit Ihrem Gruss empfangen.

Gewissermassen mit der Bewunderung eines Naturmenschen stehe ich vor der gewaltigen Arbeitsleistung, überschaue noch keineswegs die Grundgedanken, bohre mich hier und dort ein – bleibe aber immer auf der Strecke. Mir ist ganz ausgesprochen nicht wohl zumute, wenn ich in dem Buch lese – ein Urteil, das sich keineswegs von der Lektüre der

---

25 Vgl. die ausführliche Version dieser Geschichte in: PA, 28f.
26 Franz Nissl leitete die Heidelberger Psychiatrisch-Neurologische Klinik zwischen 1904 und 1918.
27 Vgl. Max Dessoir, *Abriss einer Geschichte der Psychologie*, 4. Bde., Heidelberg 1909-1911. Der Philosoph und Mediziner Max Dessoir (1867-1947) erhielt 1897 den Lehrstuhl für Psychologie in Berlin, verlor 1933 die Lehrbefugnis und nahm 1945 noch kurze Zeit einen philosophischen Lehrstuhl in Frankfurt a.M. ein.

Stellen über Psychotherapie[28] ableitet, denen ich noch gar nicht wiederbegegnet bin. Der enzyklopädische Schematismus, die formale Routine in der Einordnung jedes Problems stören mich ausserordentlich. Ich glaube nicht, dass das Buch – was ich mir so von ihm erhofft hatte – uns über Zäune sehen lässt, vor denen wir wissbegierig stehen. Es ist einfach zu dick für die Leistung eines Menschen.

Ich formuliere etwas scherzhaft aggressiv – meine die Einwände aber ganz ernst.

In den kommenden Monaten werde ich es immer wieder zu Rate ziehen – vielleicht darf ich Ihnen später nochmals berichten.

Es bedrückt mich, dass ich im Zweifel bin, ob ich Ihnen für das Exemplar Die Schuldfrage[29] schon gedankt habe oder nicht – es liegen mehrere Reisen dazwischen. Hier empfand ich die begriffliche Schärfe, die Distanz und Anteilnahme gleichermassen wohltuend und bereichernd. Es ist ein Buch, das einem nahe geht – obgleich es die grosse Frage offen lässt: Was wird aus der Schuld?

Sie wissen, dass ich fast mit den Besorgnissen eines Sohnes Ihre Wiederherstellung erwarte und baldigst erhoffe.

Stets Ihr widerständiger, aber zugewandter
Alexander Mitscherlich

320. Alexander Mitscherlich an Karl Jaspers

Brief, ms.
Original: DLA Nl. Karl Jaspers

Heidelberg, 19.3.47

Sehr verehrter Herr Professor!
Nach Abschluss einer seelenquälenden Quellenarbeit zum Nürnberger Prozess[30] liege ich malade zu Bett und habe zuallererst Ihren Genfer Vortrag, den ich schon mit grossem Interesse französisch gelesen hatte,

---

28 Jaspers hatte 1941/42 die *Allgemeine Psychopathologie* neu verfasst, währenddessen mit Mitscherlich wohl öfter über neuere Entwicklungen der Psychotherapie und Psychoanalyse gesprochen und sich aber dann nicht an dessen Revisionsvorschläge für die psychoanalysekritischen Textpassagen gehalten. So jedenfalls erinnert sich Mitscherlich empört in seiner Autobiographie. Vgl. Mitscherlich, *Ein Leben für die Psychoanalyse*, 124f.
29 Mitscherlich dankte Jaspers im Brief vom 10.7.1946.
30 Mitscherlich leitete im Auftrag der westdeutschen Ärztekammern eine Beobachtergruppe beim Nürnberger Ärzteprozess und verfasste 1947 und 1949 gemeinsam mit Fred Miehlke folgende Dokumentationen: *Das Diktat der Menschenverachtung* (Heidelberg 1947) und *Wissenschaft ohne Menschlichkeit* (Heidelberg 1949). Diese publizistische Tätigkeit war in der Ärzteschaft heftig umstritten: vgl. Thomas Gerst, »'Nürnberger Ärzteprozess' und Ärztliche Standespolitik. Der Auftrag der Ärztekammern an Alexander Mitscherlich zur Beobachtung und Dokumentation des Prozessverlaufs«, in: DÄ 91 (1994, 22/23), 1200-1210.

nochmals gelesen. Haben Sie sehr vielen Dank dafür, dass Sie sich meiner immer erinnern, wenn Sie eine neue Arbeit den Lesern übergeben. Es ist gewiss nicht nur mein augenblickliches Elendsempfinden, das mich mit einer an Rührung grenzenden Erinnerung der stillen Nachmittage in Ihrem Haus, diesen Vortrag erschüttert lesen liess. Die »unfassliche Unbetroffenheit« auch unserer Zeitgenossen, von der Sie sprachen, ist in der Tat für mich im letzten halben Jahr, vor allem angesichts der Nürnberger Tatsache, der völligen Reaktionslosigkeit auch unter Fachgenossen zu einer kaum erträglichen Belastung meines eigenen Daseins geworden. »Das Versinken im Bewusstseinsverlust« einerseits, die furchtbare Einsicht, »wie wenig oder nichts der Einzelne am Gang der Dinge ändert«,[31] die bösartige Provinzialität jeder sogenannten kulturellen Regung werden mich nun doch wohl vertreiben. Um so glücklicher war ich, für eine Stunde wieder etwas vom Aroma der grossen geistigen Welt aus Ihren Worten spüren zu dürfen.

Ich danke Ihnen auch für die Max-Weber-Broschüre.[32]

Bei meiner Rückkehr um den 15. April werde ich bei Ihnen anrufen, vielleicht erlauben Sie mir dann, Sie noch in den Ferien zu besuchen.

Mit nochmaligem Dank auch von meiner Frau und mit höflichster Verbeugung vor Ihrer Frau Gemahlin
bin ich Ihr treu ergebener
Alexander Mitscherlich

PS: Das aus der tiefsten Diktaturzeit stammende Rundschreiben vom 11. März 47 von Rektor und Senat konnte ich nicht unwidersprochen annehmen. Hoffentlich finden Sie meine Antwort formal unanstössig. Nachdem ich nunmehr seit Januar vorigen Jahres »stellenlos« bin, d. h. vom badischen Staat keinerlei Gehalt empfange und man in Karlsruhe es nicht nötig findet, vom Fakultätsbeschluss über die Gründung eines psychotherapeutischen Instituts irgendwelche Notiz zu nehmen, habe ich heute den ebenfalls beiliegenden Brief an Ministerialrat Thoma[33] geschrieben, von dem ich flüchtig Kenntnis zu nehmen bitte.

---

31 Vgl. EG, 20.
32 Vgl. Karl Jaspers, *Max Weber. Politiker, Forscher, Philosoph*, Bremen 1946. Zuerst als: *Max Weber. Deutsches Wesen im politischen Denken, im Forschen und Philosophieren*, Oldenburg 1932. Vorbemerkend heißt es auf S. 5: »Die Schrift über Max Weber ist hier neu gedruckt ohne jede Streichung oder Hinzufügung, so wie sie 1932 erschienen ist. Nur den Untertitel [...] habe ich geändert. Damals sollte die Schrift, im Ansturm des Nationalsozialismus, an echte deutsche Grösse erinnern.«
33 Vgl. den Brief Mitscherlichs an Ministerialrat Thoma vom 19.3.1947, DLA Nl. Karl Jaspers. Im Schreiben bringt er mit diplomatischem Geschick standespolitische und zeitgeschichtlich-biographische Bezüge seiner Person zur Geltung: »Infolge mehrerer wissenschaftlicher Vortragsreisen ins Ausland, zuletzt durch den Auftrag sämtlicher deutscher Universitäten und der deutschen Ärzteschaft, die Leitung einer Ärztekommission bei dem Nürnberger Ärzte-Prozess zu übernehmen, war ich längere Zeit von hier abwesend. Ich muss aber offen gestehen, dass ich auch noch andere Gründe

321. Alexander Mitscherlich an Karl Jaspers

Brief, ms.
Original: DLA Nl. Karl Jaspers

Heidelberg, 8. 5. 47

Hoch verehrter Herr Professor!
Es fällt mit schwer, mich mit einer Bitte persönlicher Art an Sie wenden zu müssen. Ich wage es aber doch, weil ich glaube, dass es sich um grössere allgemeine als persönliche Interessen dabei handelt. Herr Prof. Büchner, der Pathologe der Universität Freiburg, hat mich wegen seiner Nennung und einer Formulierung im *Diktat der Menschenverachtung*[34] der böswilligen Verleumdung bezichtigt und durch einstweilige Verfügung das Buch verbieten lassen.

Ich erlaube mir, Ihnen den gesamten Aktenvorgang zuzustellen, und möchte nur noch hinzufügen: Dass ich Herrn Prof. Büchner nicht böswillig diffamieren wollte, brauche ich wohl kaum zu bemerken. Es setzt mich allerdings in Erstaunen, dass Herr B. ohne vorher sich mit mir in Verbindung gesetzt zu haben, mich sofort verklagte. Ich halte dies für ihn nicht nur taktisch für unklug, sondern für unkollegial in hohem Mass. Unverständlich bleibt mir weiterhin, wie ein deutsches Gericht ohne das allgemeine Interesse in Rechnung zu stellen, eine einstweilige Verfügung erlassen konnte, durch die die Schrift vorläufig verboten wird.

Nachdem Herr Prof. Büchner sogar die Presse von diesem Verbot verständigt hat, ist im Augenblick eine Vermittlung kaum noch möglich – eine Vermittlung, die im Falle eines Briefes von Herrn Prof. Büchner an mich eine Leichtigkeit gewesen wäre. Denn wenn ich nun einlenke, was ich gerne täte, weil ich sehr wohl verstehe, dass es für jedermann unangenehm ist, im Zusammenhang mit den Dachauer und Strassburger Experimentatoren genannt zu werden, dann wird dies bei allen »heimlichen Gegnern« den Eindruck erwecken, dass die Arbeit eine bestellte Propagandaschrift ist.

---

des Zögerns hatte, denn in dem Land, in dem ich vor 14 Jahren eine eben begonnene Universitätslaufbahn abbrechen musste, aus dem ich aus Gewissensgründen auswandern und von dem ich mich einkerkern lassen musste, das mir alle Freunde durch Mord nahm, kann ich nicht mehr bitten. Befürchten Sie nicht, dass ich fordere. Ich warte und ziehe nach einiger Zeit unter Umständen die Konsequenz, zum zweiten Male zu gehen.«

34 Mitscherlich berichtete in der *Dokumentation* der Nürnberger Ärzteprozesse von 1946/47 u. a. von Unterkühlungsversuchen an Gefangenen des Konzentrationslagers Dachau, deren Ergebnisse auf der Tagung »Ärztliche Fragen bei Seenot und Winternot« im Oktober 1942 in Nürnberg vorgestellt wurden. Büchner, der unter den Anwesenden war, protestierte gegen Mitscherlichs Kommentar: »Keiner der 95 Teilnehmer der Tagung, unter ihnen namhafte Vertreter der Wissenschaft, hat über die Versuchsanordnung weitere Aufklärung verlangt, oder gegen sie Protest erhoben.« Zudem empörte sich Büchner über die von Mitscherlich unkommentierte Nennung seines Namens in einem Brief zur Hepatitis-Forschung an Gefangenen. Vgl. Mitscherlich/Mielke, *Das Diktat der Menschenverachtung*, 42 und 71.

Herr Zutt,[35] der mich vertritt, sagt sehr richtig, Herr Büchner sei schlecht beraten gewesen. Er wie Dr. Kleine,[36] wie Lambert Schneider[37] neigen zu der Auffassung, dass man das Unberechtigte seines Einspruchs klar erweisen muss. Sachlich dürfte dies wohl auch nicht schwer sein. Zumal ich in der Lage bin zu beweisen, dass Herr Büchner tatsächlich in der anschliessenden Diskussion nach den Vorträgen Prof. Holzlöhner's und Dr. Rascher's[38] gesprochen hat, und zwar zur Sache, aber nicht zu der sträflichen Art, wie diese betrieben wurde! Ich erwähne dies noch ausdrücklich, weil dieser Punkt in meiner beiliegenden Antwort noch nicht enthalten ist. Die entsprechende Aktenstelle vom 13. Februar – also vor dem Abschluss unserer Arbeit – ist mir jetzt erst wieder in den Sinn gekommen. Ich wäre also bei der umstrittenen Formulierung auf S. 42 durchaus in der Lage gewesen, Herrn Büchner wörtlich zu zitieren als einen der Teilnehmer, der sich an der Diskussion beteiligte, ohne zu protestieren oder Aufklärung zu verlangen.

Als Psychologe ist es mir erlaubt, den »Brechdurchfall«, an dem Herr Büchner am Abend des Verhandlungstages erkrankte, zu interpretieren. Und zwar in dem Sinne, dass er tatsächlich damals einen schweren Gewissenskonflikt durchgemacht hat, aber er war zu schwach, um dieser Stimme des Gewissens zu folgen – Büchner ist Katholik strengster Observanz – und hat sich statt dessen in ein organisches Symptom geflüchtet. Ich bin der Letzte, der ihn dafür anzuklagen bereit wäre. Aber es fällt mir offengestanden schwer, nun, in der Sprache der Psychologie weitergesprochen, einen zweiten Entlastungsversuch in Form einer Projektion auf mich widerspruchslos hinzunehmen. Jedenfalls jetzt nicht mehr, nachdem er diesen Weg eingeschlagen hat.

Dr. Zutt sagt, dass man aus der Tatsache, dass das Freiburger Gericht ohne vorherige mündliche Verhandlung die einstweilige Verfügung erlassen habe, schliessen müsse, dass es sich in seinem Urteil bereits weitgehend festgelegt habe. Er bat mich deshalb, einige autoritative Urteile über die Schrift zu sammeln, um sie dem Gericht vorlegen zu können.

---

35 Wilhelm Zutt war Mitscherlichs Rechtsanwalt in Heidelberg.
36 Redakteur des Verlags Lambert Schneider.
37 Der Verleger Lambert Schneider (1900-1970) führte 1925-1932 erstmals seinen gleichnamigen Verlag, leitete zwischenzeitlich auch den jüdischen Schocken Verlag (1931-1938), bevor er im November 1945 mit der Zeitschrift *Die Wandlung* seinen eigenen Verlag neu begründete. Vgl. Lambert Schneider, *Rechenschaft 1925-1965. Ein Almanach*, Heidelberg o. J.
38 Der Direktor des Physiologischen Instituts der Universität Kiel Ernst Holzlöhner (1899-1945), veröffentlichte 1940 die Studie *Über Bildungswerte der Biologie* und leitete die Forschungsgruppe zu den Unterkühlungsversuchen, die der Militärmediziner Dr. Sigmund Rascher (1909-1945) 1942/43 in Dachau alleine durchführte. Er beging im Juni 1945 Selbstmord. Vgl. Mitscherlich/Mielke, *Das Diktat der Menschenverachtung*, 37 und 43.

Aus ihnen müsste hervorgehen der Wert der Publikation im Ganzen und, wenn möglich, eine Beurteilung, ob Herr B. nach Meinung des Urteilenden zu dieser Art des Widerspruchs berechtigt ist.

Ich weiss nicht, ob Sie in dieser leidigen Angelegenheit das Wort ergreifen wollen. Für die Sache wäre es von grösster Wichtigkeit, persönlich schäme ich mich, Ihnen die Zeit zu stehlen.

Mit dem Gefühl aufrichtiger Ergebenheit und Verehrung
bin ich Ihr
Alexander Mitscherlich

322. *Karl Jaspers an Alexander Mitscherlich*

Brief, ms.
Durchschlag: DLA Nl. Karl Jaspers

Heidelberg
9.5.1947

Lieber Herr Mitscherlich!

Gern spreche ich es aus, dass Ihre Dokumentenveröffentlichung über die dem Nürnberger Ärzteprozess zugrunde liegenden Verbrechen von sehr grossem Werte ist. Wir müssen wissen, was geschehen ist, und dürfen es keinen Tag vergessen. Gegenüber der sich schon verbreitenden Neigung, von diesen Dingen möglichst wenig zu sprechen, mit Gründen wie etwa dem, man solle den Ärztestand nicht diskreditieren,[39] und der Neigung, dieses Schweigen zu befördern, ist Ihre rückhaltlose Darbietung der Dokumente eine Tat, die, trotz ihrer Selbstverständlichkeit, heute eine ganz besondere Zustimmung verdient.

Wir wussten nur einen kleinen Teil und haben geschwiegen. Wir wissen jetzt mehr und dies zugleich mit dem Bewusstsein: hätten wir es gewusst, so hätten wir auch geschwiegen. Was daraus folgt, ist eine der Grundvoraussetzungen unserer Erneuerung. Jeder Deutsche bedarf dessen für sich selbst. Ich konnte es nicht aushalten, Ihre Schrift in einem Zuge zu lesen, ich musste mich zwingen, zu anderer Stunde weiter zu lesen. Ich danke Ihnen für diesen Zwang.

Dann fragen Sie mich nach meiner Auffassung der Art des Widerspruches von Professor Büchner. Diese Frage zu beantworten scheint mir nicht ganz leicht. Denn es handelt sich dabei zugleich um unseren gegenwärtigen öffentlichen Zustand, um das faktisch bei uns herrschende Ethos. Wie man selber reagieren würde, kann man endgültig nur sagen, wenn man in die gleiche Lage wie Professor Büchner käme. Meine Auffassung darf ich Ihnen in der Folge einzelner Punkte aussprechen:

---

39 Zu Jaspers' Stellung zur Beteiligung der deutschen Ärzteschaft an den NS-Verbrechen: Matthias Bormuth, »Karl Jaspers zur Aufklärung über Medizin und Psychiatrie im Nationalsozialismus«, in: *Jahrbuch der Deutschen Gesellschaft für Nervenheilkunde*, Würzburg 2000, 75-91.

1. Dass Sie persönlich Professor Büchner böswillig haben angreifen wollen, ja dass Sie ihm überhaupt eine Beschuldigung haben anhängen wollen, halte ich nach meiner langjährigen Kenntnis Ihrer Persönlichkeit für vollkommen ausgeschlossen. Ich vermag auch aus der Art Ihrer Veröffentlichung keinerlei Anzeichen dafür zu entdecken. Ich halte es für völlig unbegründet und daher auch rechtlich für ungerechtfertigt, Sie wegen Verleumdung zu belangen.

Etwas anderes ist es, ob Sie nicht eine Lässigkeit haben walten lassen – wie sie bei einer solchen Dokumentenveröffentlichung gegenüber so vielen Namen fast unvermeidlich ist. Die Wiedergabe des Briefes, in dem der Name Büchners vorkommt,[40] ohne jeden Kommentar, ist vielleicht bei sorgfältiger Vergegenwärtigung eine Handlung, die bei strengsten Massstäben unserer Humanität nicht völlig entspricht. Zwar ist klar, dass die Veröffentlichung auf Seite 71 bei einem historisch kritischen Leser aus der Gesamtheit Ihrer Mitteilungen heraus nicht den Schluss zulässt, Professor Büchner habe an den Humanversuchen teilgenommen. Aber die unmittelbare Lektüre für einen Durchschnittsleser kann scheinbar eine Belastung etwa im Sinne einer Mitwissenschaft vom Tun der anderen in dem Brief genannten Namen bewirken. Wegen dieses, bei einem unkritischen Leser naheliegenden Missverständnisses würde Professor Büchner, wie mir scheint, mit Recht wünschen, dass der in dem Buch fehlende Kommentar jetzt durch eine Erklärung Ihrerseits in der Presse ersetzt wird.[41]

---

40 Vgl. Mitscherlich/Mielke, *Das Diktat der Menschenverachtung*, 71: Dort dokumentiert Mitscherlich die briefliche Diskussion der Humanversuche: »Diesen Brief Gutzeits beantwortet Haagen am 27.6.1944 in folgendem Passus: ›Ihre Anfrage betr. der Humanversuche kann ich vorläufig noch nicht endgültig beantworten. Wie Sie wissen, arbeite ich mit Herrn Kalk, Herrn Büchner und Herrn Zuckschwerdt zusammen. Besonders mit Herrn Kalk habe ich natürlich bereits vereinbart, dass wir mit unserem Material derartige Versuche anstellen werden.«
41 Diesen Absatz hatte Jaspers auf Mitscherlichs Wunsch folgend umformuliert und noch einen neuen, kleinen Absatz nachgefügt: »Etwas anderes ist die Frage, ob die Wiedergabe des Briefes, in dem der Name Professor Büchners vorkommt, aus Gründen menschlicher Rücksicht hätte unterbleiben, oder ob die Namen durch Buchstaben hätten ersetzt werden können. Zwar ist klar, dass die Veröffentlichung auf Seite 71 bei einem kritischen Leser nicht den Schluss zulässt, Professor Büchner habe an den Humanversuchen teilgenommen. Aber die blosse offenbar unbestreitbare Tatsache, dass Professor Büchner mit den fragwürdigen Personen zusammen gearbeitet habe, braucht, so kann man zu denken versuchen, nicht unbedingt bekannt gemacht zu werden. Das ist eine Frage, die nur an Massstäben strengster Humanität gestellt werden könnte. Es scheint verständlich, dass Professor Büchner einen Kommentar wünschen möchte, in dem ausdrücklich von Ihnen gesagt würde, was allerdings der vernünftige Leser ohnehin bemerkt. Ich selber habe, als der Name Professor Büchners vorkam, da ich von ihm schon seit Jahren so Vorteilhaftes gehört hatte, überhaupt nicht daran gedacht, ihn auf Grund dieses Briefes mit den Verbrechen zusammen zu bringen. Einen Augenblick gestutzt habe ich trotzdem: Auch eine Persönlichkeit solchen Ranges hat doch nicht jede Art der Zusammenarbeit mit Leuten jenes Typus abgelehnt. Und mir wurde klar, in der gleichen Lage hätte ich es wohl ebenso gemacht. Ich komme zu dem Ergebnis,

2. Die Reaktion Professor Büchners scheint mir Ihrem Lapsus gegenüber, wenn man eine Unterlassung des Kommentars an jener Stelle so nennen will, unentsprechend und masslos. Sie haben meines Erachtens keinerlei Zeichen eines bösen Willens oder auch nur einer Beschuldigung ihm gegenüber gegeben. Daher konnte man sich ohne weiteres mit Ihnen in Verbindung setzen, um den Kommentar nachzuholen. Mir scheint, dass unser Wille zur Erweckung einer neuen Solidarität zwischen uns nicht stark genug sein kann. Es scheint mir eine Forderung zu sein, dass wir unter allen Umständen den friedlichsten Weg bevorzugen und erst nach dessen Scheitern den Rechtskampf unternehmen dürfen. Ohnehin immer am Rande der Verzweiflung über unseren öffentlichen geistigen Zustand bin ich von der masslosen Reaktion eines hochgeachteten Kollegen schwer betroffen.

3. Ihr Text auf Seite 42 scheint mir rechtlich und sittlich keinerlei Beeinträchtigung Professor Büchners zu bedeuten. Sie nennen seinen Namen nicht, sprechen von 95 Teilnehmern der Tagung und meinen für einen unbefangenen Leser offenbar ein Verhalten auf dieser Tagung selber, wenn Sie schreiben, »keiner habe über die Versuchsanordnung weitere Aufklärung verlangt oder gegen sie Protest erhoben.«[42] Der Tatbestand nachträglicher privater Proteste bei einzelnen Personen steht dazu nicht in Widerspruch.

4. Dass Professor Büchner zu denen gehört, die in ihrer Seele und in ihrem Sprechen niemals auch nur eine leise Annäherung an die Anschauung des Nationalsozialismus vollzogen haben, und dass er auch – in seiner Rede über den Eid des Hippokrates[43] – im allgemeinen ausgesprochen hat, dass der Arzt nicht morden dürfe, dass Professor Büchner ferner nach dem Nürnberger Vortrag privat dem Vortragenden und Anderen seine radikale Ablehnung mitgeteilt hat, das alles kann ihn und seine Freunde wohl veranlassen, seinen Namen mit einem unwilligen Er-

---

dass eine Unterlassung der Veröffentlichung solcher Briefe und die Verschleierung von Namen eine starke Beeinträchtigung der Dokumentation geworden wäre. Das allgemeine Interesse an dem genauen Bericht steht dagegen.« Vgl. den Brief Mitscherlichs an Jaspers vom 12.5.1947.
42 Vgl. S. 329, Anm. 34.
43 Büchner hielt am 18.11.1941 in Freiburg i.Br. »in der Aula der Universität Freiburg einen öffentlichen Vortrag mit dem Titel *Der Eid des Hippokrates. Die Grundsetze der ärztlichen Ethik*, der nach dem Krieg veröffentlicht wurde«. Vgl. Karl-Heinz Leven: »Hippokrates: Ärztliches Selbstbild, Idealbild und Zerrbild«, in: ders. und Cay Rüdiger Prüll: *Selbstbilder des Arztes im 20. Jahrhundert*, Freiburg i.Br. 1994, 39-96, 65-74. Büchner postuliert im bewussten Gegensatz zu Bindings und Hoches Formel vom »lebensunwerten Leben«: »*Der einzige Herr, dem der Arzt zu dienen hat, ist das Leben. Der Tod ist, ärztlich gesehen, der große Gegenspieler des Lebens wie des Arztes.* Würde man dem Arzt zumuten, die Tötung unheilbar Erkrankter anzuregen und durchzuführen, so hieße das, ihn zu einem Pakt mit dem Tode zu zwingen. Paktiert er aber mit dem Tode, so hört er auf, Arzt zu sein.« Vgl. Franz Büchner: »Der Eid des Hippokrates«, in: *Der Mensch in der Sicht der modernen Medizin*, o.O. ²1985, 147.

staunen im Kreise der Verbrecher zu finden. Doch es scheint mir, dass solcher Schein ertragen werden muss, wenn man mit solchen Leuten überhaupt einmal auch nur zuhörend und als Sachverständiger anwesend zusammengesessen und mit ihnen, wenn auch im einzelnen einwandsfreie, gemeinsame Arbeit geleistet hat. Solches Verhalten hat eben die Folge, dass solche Briefe, wie der auf Seite 71 publicierte, möglich werden und eine scheinbare Belastung bringen. Eine solche Scheinbelastung scheint mir eine geringe Busse, die wir alle bei Gelegenheit zu dulden haben ohne Zorn, und die man friedlich nach Kräften gemeinsam mit dem, der ohne Absicht belastete, in Ordnung bringen sollte.

5. Die Begründung, ein öffentlicher Protest sei nicht möglich gewesen, weil die Ausführungen des Vortragenden für »doppelt geheim« erklärt worden waren, hat mich befremdet. Erstens handelt es sich in Ihren Sätzen doch um die Frage des Protestes in der geheimen Sitzung selber – dieser Protest hätte ja nicht gegen die Geheimhaltung verstossen. Und zweitens setzt die Begründung voraus, dass solche Forderungen über Geheimhaltung im nationalsozialistischen Staat irgend eine sittliche oder rechtliche Kraft gehabt hätten. Der Staat war verbrecherisch. Es handelte sich doch nur um die Frage, ob ich meinen sicheren Tod will, den die öffentliche Erklärung zur Folge gehabt hätte, oder ob ich es auf mich nehmen will zu schweigen. Wir alle, die wir überleben, haben geschwiegen. Deswegen haben wir uns gegenseitig weder anzuklagen noch zu rechtfertigen. In keinem Falle haben wir Grund, danach stolz und selbstgerecht zu sein, vielmehr in jeder Situation scheint es sich für uns alle zu ziemen, zum Maximum von Friedlichkeit und Humanität zu drängen.

6. Dass Ihre unentbehrliche Schrift aus dem Buchhandel verschwinden sollte, weil jener Brief darin enthalten ist, das will mit garnicht in den Sinn. Es schiene mir geradezu grotesk. Diese Schrift hat eine viel zu grosse allgemeine Bedeutung. Die Frage kann meines Erachtens nur sein, wie die Sache durch eine öffentliche Erklärung Ihrerseits in Ordnung gebracht wird. Auch zu einer solchen Erklärung Ihrerseits, so selbstverständlich sie mir scheint, besteht meines Erachtens keine rechtliche Forderung.

Falls Sie es für angemessen halten, ermächtige ich Sie, diesen Brief an geeigneter Stelle vorzulegen. Ich habe nur den einen Wunsch, dass diese für alle Beteiligten so peinliche Sache baldmöglichst beigelegt wird; im Vertrauen von Mensch zu Mensch, von Kollege zu Kollege.

Sollte es aber zu einem gerichtlichen Austrag der Sache kommen, so wird dessen Ausgang ein der gesamten Öffentlichkeit wichtiges und folgenreiches Zeichen für den Gang unserer Rechtsprechung sein. Der Sinn der Rechtsentscheidung wird dadurch bestimmt, welche sittlichen Kräfte, welche bösen und welche guten, im Herzen der Menschen sich durch sie ermutigt sehen.

Mit herzlichem Gruss
[Karl Jaspers]

323. Alexander Mitscherlich an Karl Jaspers

Brief, ms.
Original: DLA Nl. Karl Jaspers

Heidelberg, 12.5.47

Sehr verehrter Herr Professor!
Ihr Brief an mich in der Angelegenheit Büchner hat mich aufrichtig erschüttert, und ich danke Ihnen dafür nicht nur, weil Sie mich in diesem Augenblick unterstützen, sondern weil es mir in der neuerlich wieder erstehenden Einsamkeit unendlich wohlgetan hat, Ihre Stimme zu hören.

Den selben Eindruck hatten Herr Zutt und Herr Schilling.[44] Sie melden jedoch einige juristische Bedenken an, die ich Ihnen, wie Sie es mir erlaubt haben, sagen darf. Sie schreiben auf S. 2 Ihres Briefes, dass ich möglicherweise bei der Wiedergabe des Briefes, in welchem Prof. Büchner erwähnt ist, eine Lässigkeit walten liess, die »fast unvermeidlich« gewesen sei. Nach juristischem Gesichtspunkt muss sie aber vermieden werden, und wenn sie doch geschieht, besteht die *Pflicht* zur Korrektur. Ich darf bemerken, dass für mich der Brief völlig klar war, nämlich, dass Herr Büchner mit Herrn Haagen[45] zusammengearbeitet hat, dass aber weder ich noch meine Mitarbeiter auf den Gedanken kamen, dass er die Humanversuche mitgemacht hat. Überrascht hat uns die Zusammenarbeit Büchner's mit dem höheren SS-Führer Haagen allerdings nicht, nachdem wir sein Verhalten aus dem Jahr 1942 kannten.

Im selben Absatz fahren Sie dann fort, dass für einen »Durchschnittsleser« das Missverständnis, Büchner wäre an den Humanversuchen beteiligt gewesen, entstehen könnte. Juristisch zielt unsere ganze Verteidigung daraufhin ab, dass das Buch eben nicht für den Durchschnittsleser bestimmt ist, oder vielmehr, dass der Durchschnittsleser ein Arzt ist. Für sie allein habe ich die Dokumentenpublikation vorgenommen, wie ich ja auch von ihnen beauftragt bin. Ich darf an dieser Stelle hervorheben, dass ich noch vor Abschluss der Arbeit Teile derselben an die *Deutsche Med. Wochenschrift* gesandt habe und einen Mitarbeiter ausdrücklich nach München zur *Medizinischen Klinik* sandte, weil ich den Plan hatte, die Dokumente als Sondernummern dieser Zeitschriften herauszubringen. Beide Zeitschriften haben in höflicher Form, oder vielmehr verschleiert, dieses Ansinnen abgelehnt, weil sie nur die Aufgabe hätten, den Ärzten wissenschaftliche Ergebnisse zu vermitteln. Danach blieb also gar kein anderer Weg als die Veröffentlichung in Broschürenform. Wenn nun auch andere Leute das Buch lesen, so ist das ausdrücklich nicht meine Schuld. Ich halte es deshalb nicht für einen juristischen Kniff, wenn ich

---

44 Wolfgang Schilling (1908-1992), der Jaspers juristisch beriet und der mit anderen die Arbeit *Die Rechtsprechung der Nürnberger Militärtribunale* 1952 veröffentlichte.
45 Eugen Haagen (1898-1948), seit 1941 Professor für Bakteriologie in Straßburg, der in Natzweiler tödliche Fleckfieberversuche durchführte.

heute sage, dass das Urteil des »unkritischen Durchschnittslesers« für die Beurteilung dieser Briefstelle nicht ins Gewicht fällt.

Die Rechtsanwälte glauben wohl mit Recht nach dem bisherigen ausgesprochen unfreundlichen Verhalten des Freiburger Gerichtes, dass der Richter nur diese Stelle auf S. 2 zur Kenntnis nehmen und gegen uns ausnützen würde.

Ich weiss nicht, ob ich Ihnen eine Korrektur zumuten darf. Sie werden verstehen, dass ich den allergrössten Wert darauf legen würde, dass der Richter diesen Ihren Brief mit seiner souveränen Beurteilung der Situation zu Gesicht bekäme. Es sind also nur prozesstaktische Gründe, die mich zu meiner Bitte veranlassen, und ich würde es durchaus verstehen, wenn Sie aus sittlichen Gründen es ablehnen müssen, den Brief zu ändern.

Ich werde im übrigen vor Gericht erklären, dass ich nach Abweisung der Klage von mir aus die Gelegenheit wahrnehmen werde, nochmals vor der Öffentlichkeit ausdrücklich darauf hinzuweisen, dass es niemals unsere Absicht war, irgend jemanden einer Schuld zu bezichtigen oder in schlechten Ruf zu bringen, sondern, dass wir allein von dem Gedanken ausgingen, nach bestem Können Klarheit über die historische Wirklichkeit zu schaffen. In einer solchen Erklärung kann ich durchaus Herrn Büchner und Herrn Heubner namentlich erwähnen. Ich werde dies im übrigen auch in einem Aufsatz tun, den ich der *Neuen Züricher Zeitung*[46] zugesagt habe.

Verzeihen Sie bitte die nochmalige Belästigung. Da bereits in der nächsten Woche Termin sein soll, wäre ich sehr dankbar, wenn ich Ihren Brief bald haben dürfte – vorausgesetzt, dass Sie mit meinen Vorschlägen einverstanden sind.

Ich bin fest davon überzeugt, dass mich der Brief mehr erschüttert hat als manchen allzu Selbstgerechten, und deshalb erlauben Sie mir, Ihnen nochmals von Herzen zu danken.

In aufrichtiger Ergebenheit bin ich
Ihr
Alexander Mitscherlich

P.S. Ich lege Ihnen einen Durchschlag unseres Schriftsatzes für das Gericht zur Ortientierung bei und verweise besonders auf den letzten Abschnitt des Absatzes III.

---

46 Vgl. Alexander Mitscherlich, *Zur Krise der Menschlichkeit in der Heilkunde*, in: Neue Zürcher Zeitung (1947) (27. u. 30. 11.).

324. Karl Jaspers an Alexander Mitscherlich

Brief, hs.
Original: AUF Nl. Alexander Mitscherlich

Heidelberg, 12. Mai 1947

Lieber Herr Mitscherlich!
Beifolgend übersende ich Ihnen: 1. Die zwei von Ihnen übersandten Akten in der Sache Büchner. 2. einen Brief an Sie darüber und einen Durchschlag.
  Mit herzlichen Grüssen
  Immer Ihr Karl Jaspers

325. Alexander Mitscherlich an Karl Jaspers

Brief, hs.
Original: DLA Nl. Karl Jaspers

15.XII.47

Sehr verehrter Herr Professor Jaspers,
mit der mir eigenen langen Reaktionszeit in Dingen zeremonieller Höflichkeit begreife ich erst jetzt meine ungute Unterlassung, Ihnen am Samstag am Telephon nicht sofort meine Glückwünsche zu der Berufung nach Basel[47] gesagt zu haben. War es ein »Widerstand«, frage ich mich als Psychologe? Vielleicht, ich müsste mich dann aber seiner schämen, denn nach langem Überlegen – vorher – habe ich mir doch diesen Ruf für Sie wirklich gewünscht. Und nur der Neid kann mich gehindert haben, gleich meiner Freude Ausdruck zu geben. Dafür bitte ich besonders um Verzeihung. Mögen die Verhandlungen noch rasch und erfolgreich beendet werden! Und möge es Ihnen leicht fallen, sich in die patrizialische Luft Basels einzuleben. Mir sagt sie immer zu (den Eingeborenen erdrückt sie oft – aber man bleibt dort auf eine angenehme Weise »Fremder« und geniesst, wie ein witziger Freund sagte, »Schwabenfreiheit«). Leider bin ich soweit, dass mich nun auch zu wenig hier hält, als dass ich bliebe, wenn sich mir eine Chance des Fortgehens eröffnete – aber dies nur als Bekenntnis, um den Neid etwas verständlicher zu machen.
  Mit herzlichen und dankbaren Grüssen in der Erinnerung an die Stunden hier in Ihrem Haus und in der Hoffnung, auch in Basel noch einmal bei Ihnen einkehren zu dürfen,
  bin ich stets
  Ihr
  Alexander Mitscherlich

---

47 Jaspers übernahm im März 1948 ein philosophisches Ordinariat an der Universität Basel; sein Weggang sorgte an der Heidelberger Universität für Empörung.

326. Alexander Mitscherlich an Karl Jaspers

Brief, hs.
Original: DLA Nl. Karl Jaspers

30. I. 48

Sehr verehrter Herr Professor,
nach dem gestrigen Telephongespräch lässt es mir doch keine Ruhe, dass Sie weder die Zeitschrift[48] noch mein Durstbuch[49] besitzen. Erlauben Sie mir, dass ich Ihnen beides sende – zur Diskussionsgrundlage. Die Arbeiten der *Psyche* sind z. B. Beweismittel (nach meiner Auffassung wenigstens) für die Weiterentwicklung der Psychoanalyse – allerdings noch längst nicht das, was ich mir weiter erwarte.

Es war gestern sehr schön, mich so lange mit Ihnen unterhalten zu dürfen.

In herzlicher Ergebenheit
Ihr
Alexander Mitscherlich

327. Alexander Mitscherlich an Karl Jaspers

Brief, hs.
Original: DLA Nl. Karl Jaspers

23. 2. 1948

Lieber, verehrter Herr Professor,
zufällig traf es sich, dass ich gerade heute einen Epitaph für Freud beendet habe, in dem ich mit scharfer Feder Ihre Kritik (in der Allgemeinen Psychopathologie) zurückgewiesen habe.

Nach getaner Arbeit ist er mir ein umso herzlicheres Bedürfnis, Ihnen zu Ihrem Geburtstag zu gratulieren. Ganz selbstisch wünsche ich mir das Vergnügen in Zukunft oft an der Tür Ihres Basler Hauses anklopfen zu dürfen – zu neuen Streitgesprächen.

Wenn man 65 geworden ist, mag einen das Geschreibsel, mit dem die Welt pflichtschuldig die Referenz erweist, mehr Mühe als Genuss sein. Ich mache es deshalb kurz – meiner Frau und meiner aufrichtigen Zuneigung dürfen Sie ja sowieso gewiss sein. »Many happy returns« – sagt man im Englischen.

Stets Ihr Ihnen dankbarer
Alexander Mitscherlich

---

48 Gemeint ist die *Psyche*. Anfänglich wollte Mitscherlich »eine Fusion der Ideen auf dem Felde der Psychotherapie« erreichen; später, so sein Rückblick, wurde die Zeitschrift nach dem »Wechsel der Mitherausgeber« zum »Organ der deutschsprachigen Psychoanalye«. Vgl. Mitscherlich, *Ein Leben für die Psychoanalyse*, 162 f.

49 Es handelt sich um Mitscherlichs Habilitationsschrift: *Vom Ursprung der Sucht. Eine pathogenetische Studie*, Stuttgart 1947.

328. Karl Jaspers an Alexander Mitscherlich

Brief, ms.
Durchschlag: DLA Nl. Karl Jaspers

Heidelberg, 25.2.1948

Lieber Herr Mitscherlich!
Haben Sie schönen Dank für Ihren Glückwunsch. Basel ist, was die Amerikaner betrifft, immer noch nicht klar.[50]
Ihnen und Ihrer verehrten Frau meine herzlichsten Grüsse
[Karl Jaspers]

329. Alexander Mitscherlich an Karl Jaspers

Brief, ms.
Original: DLA Nl. Karl Jaspers

Zürich 44, Schmelzbergstr. 44
z. Zt. Ascona-Saleggi, La Capanna
31. März 1948

Sehr verehrter, lieber Herr Professor Jaspers,
soeben habe ich mir schöne fette Röstkartoffeln gebraten mit einem Spiegelei und sie mit Vergnügen verzehrt. Die bauchige Chianti-Flasche steht neben mir und wird mir beim Schreiben noch Dienste erweisen. Es ist absolut still um mich her. Seit Tagen sitze ich in dem Ein-raum-haus meiner Freunde am Lago Maggiore, rauche Pfeife und meditiere. Tagsüber ist mein Denken unter den Spatzen, die im Bambus lärmen; jetzt ist nur ein weisser Kater bei mir, der mir zugelaufen ist, ein freundlich verhungertes Tier – eine gute Erinnerung daran, dass nicht überall fette Bratkartoffeln verzehrt werden.
Erst vor wenigen Tagen bekam ich durch Herrn Salin[51] Ihre neue Adresse und erfuhr von Ihrer inzwischen geglückten Traversierung aus dem Niemandsland in eine – sit venia verbo – stehende Front. Ich hätte Ihnen gleich meinen Kranz schicken sollen mit der Inschrift »Herzlich Willkommen«. Aber Sie wussten, dass Sie meines Mitfühlens während dieses friedlichen Abenteuers sicher waren. Ich hoffe aufrichtig, dass der Orts- und gewaltige Klimawechsel Ihrer Gesundheit wie Ihrem Lebenswerk zuträglich sein möge. Dabei nehme ich mit Ihnen diese Umsiedlung ganz »unsymbolisch« als die jedermann erlaubte Freiheit, von den Chancen, die ihm das Schicksal anbietet, Gebrauch zu machen. Ich bewundere Ihre Entschlusskraft und bin mit Ihnen froh, dass Sie nicht ungeschützt wie ein Einsiedlerkrebs oder Diogenes zu wandern brauchten, sondern

---

50 Jaspers benötigte für den Umzug, da er die größten Teile der Bibliothek mitnehmen wollte, die Hilfe der amerikanischen Besatzungsmacht.
51 Der Staatswissenschaftler Edgar Salin kannte Jaspers aus seinen Heidelberger Jahren 1920-1927. Anschließend übernahm er eine Professur in Basel.

dass Sie Ihr Gehäuse mitnehmen durften. Die Tonnenzahl Ihrer Bibliothek hat mich dabei – als das Transportproblem auftauchte – überrascht. Es ist ganz lehrreich für unsereinen – ich sagte schon, einen Spatzen – zu sehen, wie technisch armiert doch heute auch das Philosophieren ist. Nun, die Technik hat überraschenderweise Zahn in Zahn gegriffen – Sie und Ihre verehrte Frau Gemahlin sind da. »Auf geht's«, sagt man bei uns in Bayern. Auf möge es gehen, ich lärme spatzenhaft als Zeichen des Vergnügens und hoffe mich einmal bei Ihnen aufs Fensterbrett setzen zu dürfen – vorausgesetzt, dass ein paar Krumen abfallen.

Heute bekam ich Ihre Erklärung in der R-N-Z[52] gesandt, zugleich lese ich sie in den Basler Nachrichten. Das beweist mir, dass trotz Ihres Abwehrens die in unserer Zeit schon legendäre »Freizügigkeit« für die Menschen, die davon Kenntnis bekommen, auch etwas *bedeutet*. Sie zeigten mir ein ähnliches Schriftstück schon in Heidelberg; jetzt will mir diese endgültige Fassung gar nicht gefallen. Da ich nächste Woche auf der Reise nach London mich einige Tage in Heidelberg aufhalten werde, Sie vorher vielleicht nicht mehr sehen kann, möchte ich Ihnen doch meine Meinung dazu sagen. Ich werde sicher in Gespräche gezogen werden, die Ihren Weggang zum Inhalt haben, und da möchte ich, um jede Zwischenträgerei zu vermeiden, Sie wissen lassen, wo und wo nicht ich Ihre Partei ergreifen werde. Da, wie mir gesagt wird, sogar Ihr erster Paladin K.H. Bauer inzwischen sich zum Ikonoklasten[53] entwickelt hat, scheine ich in eine sogenannte leidenschaftliche Diskussion zu kommen. Ich weiss natürlich zwei Dinge: 1. dass man keine Aufregung an einer Universität überschätzen soll; alles beruhigt sich wieder, sogar rasch. 2., dass von Leidenschaft keine Spur vorhanden ist, dass es sich vielmehr um Ressentiment handelt.

Warum enttäuscht mich (und wie ich sehe auch andere Leser) Ihre Abschiedsadresse? Weil sie eigentlich nichts sagt; nämlich nichts zum Problem, das Sie mit Ihrem Entschluss den Leuten aufgegeben haben, nichts zu den entscheidenden, ausschlaggebenden Motiven. Sie ist eine vorzügliche diplomatische Note, sie warnt vor Missdeutungen und verbirgt den Schlüssel zur Deutung. Deshalb steht auch darin, dass Sie sich »unverschleiert« zeigen; Sie hätten das lustige Geschrei meiner Freunde in der Bambushecke hören sollen. Sie wissen, dass ein Autor Ihrer Dignität

---

52 Vgl. *Rhein-Neckar-Zeitung* vom 24.3.1948. Es heißt in der Erklärung: »Die Entscheidung habe ich getroffen im Blick auf die Sache, für die ich ein Leben hindurch tätig war. Meine Aufgabe ist die Philosophie. Ich möchte meine Pflicht dort, wo ich bin, erfüllen im Dienst einer schlechthin übernationalen Aufgabe. Mein Hierbleiben wäre kein Bekenntnis wie auch mein Fortgang nach Basel kein Bekenntnis ist.«

53 Gemeint ist der erste Nachkriegsrektor und seitdem Jaspers auch persönlich verbundene Chirurg Karl Heinrich Bauer, der, wahrscheinlich wie viele andere Universitätsangehörige, enttäuscht, dass Jaspers dem »unterschwelligen Appell an seine Verpflichtung, in Heidelberg zu bleiben«, nicht nachgekommen war, sich kritisch über Jaspers äußerte. Vgl. Saner, *Karl Jaspers*, 55 f.

einer Persönlichkeitsverdoppelung unterliegt: er ist er selbst und »Persona«. Die Leser der *Schuldfrage*,[54] des »Neuen Geist der Universität«[55] müssen erstaunen, wenn ihr Autor seine Position schweigend aufgibt und wenn der Privatmann sie freundlich mahnt, Messungen mit »einem ihm fremden Massstab« zu unterlassen. Es wäre für diese Leser gerade wichtig gewesen zu erfahren, wo sich die persönliche Argumentation mit »schlechthin menschlichen, unbedingten Verpflichtungen« schneidet.[56]

Wie ist es? Sie wurden von Ihrem Land einst Ihres Amtes entbunden. Unter dem Applaus der Mitläufer und derer, die sich heute entlastet fühlen. Fremde Völker kamen und brachten Sie wieder zur Geltung. Nun haben Sie einen Fehler begangen (den man nicht verschleiern darf und den ich selbst durchaus zu spät erkannte und dann unziemlich als Vom-Ruhm in-die-Knie-gezwungen-werden bezeichnet habe). Sie haben nämlich nicht nur Ihren Philosophielehrstuhl wieder angetreten und im übrigen langer Hand abgewartet, was Ihre Landsleute tun würden, wenn sie könnten, was sie wollten; sondern Sie haben unter Protektorat die Rolle eines Mentors und die Rolle eines Praeceptor universitatis übernommen; Sie haben die angebotenen Ehren – z.B. den Goethe-Preis[57] – nicht ausgeschlagen. Alles Akte, die, wie man jetzt sieht, einen grossen Gehalt an Opportunität in sich bargen. Die Ehren galten nicht nur Ihnen, sondern in Ihnen wurde etwa dem Ausland oder universitätsungläubigen Kreisen ein unzweifelhafter Aktivposten vorgewiesen.

In der Diplomatie – oder sagen wir lieber, in der Opportunitätspolitik der Deutschen – geht es aber nach dem Satz: do ut des. Wenn Sie nun nach all diesen von Ihnen naiv-erfreut hingenommenen Ehrungen (wie dem Goethe-Preis) oder den Ihnen auch zweifelhaften weggehen, dann

---

54 Jaspers hielt im Winter 1945/46 in der Alten Aula der Universität Heidelberg eine Vorlesungsreihe zur »Geistigen Situation in Deutschland«, die in weiten Teilen 1946 unter dem Titel *Die Schuldfrage* bei Lambert Schneider in Heidelberg publiziert wurde. Eingangs vertritt Jaspers den »Anspruch«, dass »jeder für sich an seiner Stelle mitwirke, dass Wahrheit offenbar werde.« Zitiert nach: Karl Jaspers, »Die Schuldfrage«, in: *Reden und Schriften 1945/46*, 113-213, 113.

55 Jaspers' Rede »Erneuerung der Universität«, gehalten am 15.8.1945 zur Eröffnung der Fortbildungskurse für Jungärzte in Anwesenheit von amerikanischen und deutschen Behördenvertretern im Hörsaal der Ludolf Krehl-Klinik. Mitscherlich kannte die Rede, da er vorbereitet war, im Krankheitsfalle von Jaspers, das Manuskript vorzulesen. Vgl. Brief Karl Jaspers an Karl Heinrich Bauer, 13.8.1945, in: Jaspers – Bauer Briefwechsel, 33. Das Manuskript erschien zuerst gekürzt am 5.9.1945 in der *Rhein-Neckar-Zeitung* und anschliessend im 1. Heft der von Jaspers seit Ende 1945 mit herausgegebenen Zeitschrift *Die Wandlung* (66-75). Darin vertrat Jaspers abschliessend die Position: »Uns bleibt, unser Verhängnis [die Schuld an dem Geschehenen, M.B. u. D.v.E.] schlicht auf uns zu nehmen, und dann zu tun, was noch möglich ist: Harte Arbeit auf lange Sicht, mit wenig Hoffnung auf unmittelbares Glück, aber mit dem Segen des Dienstes in der Idee [der Universität].« Zitiert nach: Jaspers, *Reden und Schriften 1945/46*, 93-105, 105.

56 Vgl. *Rhein-Neckar-Zeitung* vom 24.3.1948.

57 Jaspers erhielt 1947 den Goethepreis der Stadt Frankfurt a.M.

empfinden die Bauer e tutti quanti das als Defraudation eines, wie sie meinen, von ihnen mit kreierten Kapitals. Jetzt spreche ich unverhüllt, aber es hat keinen Sinn, feinere Argumente ins Feld zu führen, wenn die Leute (wie man sieht) nicht feiner sind. Ihre Argumentation hätte jetzt freier, überzeugender sein können, wenn Ihre Rolle in den letzten 3 Jahren nicht den Deutschen, die nicht wie ich Zutritt zu Ihrem persönlichen Vertrauen hatten, den Eindruck erwecken musste, dass Sie die »schlechthin menschlichen, unbedingten Verpflichtungen« unter den Deutschen zu erfüllen versuchten. Offenbar denken nicht nur die Deutschen so, denn vor einigen Tagen sagte mir ein sehr bedeutender ausländischer Professor, der hier seine Ferien verbringt: »man stelle sich vor, Fichte wäre weggegangen.«

Hätten Sie also keinerlei Schriften und Reden zur Zeit verfasst, sondern gewartet, bis die Schicksalsweisung aus Basel Sie traf, dann wäre jetzt eine einheitlichere Linie der Argumentation gegeben gewesen. Sie hätten sagen können: Mein Vaterland hat mich zum Schweigen gebracht, in meinem Vaterland lebt man heute unter Verhältnissen, die nicht abzuschätzen gestatten, wie sehr es ihm mit meinem Denken heute wieder erwünscht bin. Ich bin alt, meine Lebensaufgabe der Philosophie verbindet mich keinem einzelnen *Volk*[58] so unbedingt, dass ich nicht dorthin gehen könnte, wo man mich in wirklicher Freiheit der Entschlüsse als Lehrer zu haben wünscht. Ich bin deshalb denen in Deutschland, die mich durch den Wechsel der Zeiten hören mochten, nicht ferner und nicht näher. – Das wäre dann eine Adresse gewesen (und zugleich eine Lehre), die zum Verständnis Ihrer Entscheidung für jedermann ausgereicht hätte.

Da Sie anders gehandelt haben, mussten Sie – wenn immer es Ihnen wirklich ernst war mit Ihrer Erklärung und wenn sie nicht nur eine diplomatische Deckung sein sollte – Ihr Fortgehen gerade an diesem Punkt Ihrer politischen Wirksamkeit wahrhaft aufdecken.

Dies taten Sie nicht; und da Sie im Bewusstsein unserer so rasch idealtypisierenden Zeit zur ethisch unfehlbaren Persönlichkeit normiert sind, traut Ihnen niemand eine augenblicksbedingte allzumenschliche Verblendung zu (und Sie selbst entschleiern diese auch nicht, wie gesagt, – sachlich; Ihre verbatim betonte Decouvrierung dient im Gegenteil dem idealistischen Missverständnis). Infolgedessen empfinden die jüngeren, wirklich an Idealen sich zu disziplinieren suchenden Menschen – die andere Gruppe also neben den Bauers – Ihr Weggehen entweder als Schwäche oder als Eingeständnis dessen, dass Sie die Partie in Deutschland für verloren geben. Also im letzteren Fall doch als symbolischen Akt. Es nützt eben nichts, den Leuten zu sagen, man dürfe ein Ereignis nicht als Symbol nehmen, man muss auch faktisch durch Aufhellung der Sachverhalte den Weg in die Symbolisierung ungangbar machen. Ansonsten ist

---

58 Hs. Marginalie: »Staat«.

eine Erklärung wie Ihre der Deutung ausgesetzt (mit vollem empirischen Recht) wie die Krankheit eines Diplomaten. Wenn ich Ihre Wirksamkeit als Schriftsteller der Zeit ernst nehme, dann muss ich sagen, dass mich Ihre Erklärung und das Schweigen zu den entscheidenden Punkten beleidigt. Sie wissen, dass Hunger unter anderem auch scharfsichtig macht. Diese Missachtung Ihrer bisherigen, schicksalsmässig Ihnen zugewiesenen Umgebung, dass Sie sie nämlich nicht ernst genug nehmen, um sie wahrhaftig anzusprechen, sondern, dass Sie sie diplomatisch behandeln, und das heisst taktisch, werden Ihnen viele Freunde in Deutschland nicht so rasch verzeihen, jedenfalls nicht so rasch als die Bauers Sie vergessen werden. Und das ist der Punkt, an dem ich Sie werde nicht verteidigen können. Ich fand schon die lange Verschleierung Ihres Entschlusses (gewiss durch die Umstände motiviert und durch Ihre vorsichtige Lebenstaktik) nicht sehr aufrichtig. Auch hierüber kursieren Episoden, die immerhin verschattend wirken. (Z. B., dass Ihre Frau Gemahlin am gleichen Tag, an dem Ihre Erklärung dem Oberbürgermeister gegenüber, dass Sie noch keinen Entschluss gefasst hätten, in der Zeitung stand, einer Bekannten am Telephon den Bescheid gab, sie könne nicht mehr empfangen, da die Gardinen schon abgenommen seien und die Koffer gepackt würden.) Das Publikum, mit dem eben der Mensch öffentlicher Geltung zu rechnen hat, sieht sich durch derlei Ausweichen vor der echten Diskussion einer Entscheidung hintergangen und ist – mit Recht, wie ich meine – beleidigt.

Ich mache mir Vorwürfe, dass ich Ihnen diese Ueberlegungen, in so präziser Form, nicht schon in Heidelberg vorgetragen habe. Denn nun spiele ich etwas den propheta ex eventu.[59] Das kommt daher, weil ich zu sehr auf Ihrer Seite stehe, weil mir nationale Belange (besonders, wenn sie sich erst recht in der Ressentimentphase fühlbar machen) nichts bedeuten.

Hinter all dem steht aber noch einmal ein anderes Problem, das bei der Beurteilung Ihres Entschlusses sicher oft mitschwingt und zu dem Sie vielleicht auch das Wort hätten ergreifen sollen. Es gibt doch eine unformulierbare Solidarität mit dem Schwachen. Kaum ein Mitleid, keine heroische Gebärde; vielmehr ein menschliches Erfahrungsfeld, das die Geschichte geschaffen hat, eine Möglichkeit zur illusionsärmeren Empirie über die Grundfrage: Was ist der Mensch, was ist Geschichte?

Die magere Katze schläft längst, der Chianti geht zu Ende. Ich schwelge in der Zeit und treibe Unfug mit der Ihren. Summa summarum: Es ist schwer, Professor – noch dazu der Philosophie – zu sein. Vielleicht behält einer der von mir am meisten geliebten Menschen recht, wenn er prophezeit, dass bei der nächsten Revolution die Professoren an der Reihe wären beim Köpfen. Ich würde dieses Schauspiel in den meisten

---

[59] Lat. Fachausdruck: Prophet, der etwas vorhersagt, was eigentlich schon eingetreten ist.

Fällen ziemlich gelassen aufnehmen. Ihnen würde ich das Habit eines meiner Spatzen bringen. Wäre gespannt, wie Sie es tragen würden.
Herzlichst Ihr
Alexander Mitscherlich

330. Alexander Mitscherlich an Karl Jaspers

Brief, hs.
Original: DLA Nl. Karl Jaspers

Saas-Fee, 7.3.50

Sehr verehrter Herr Professor Jaspers,
Ihr sehr gütiger und teilnehmender Brief hat mich sehr erfreut – es war ein besonderes Geschenk, dass Sie mir hier herauf geschrieben haben. Während meine Frau[60] und ich mit einem menschlich besonders wohltuenden und in seiner menschlichen Schlichtheit bezwingenden Skilehrer) Touren im Gebiet der hier zahlreichen 4000er Berge machen, liegt Heidelberg und die Universität in jedem Sinne tief unter uns. Sie werden sagen, das ist wieder einmal auf respektlose Mitscherlich'sche Manier das Kind mit dem Bad ausgeschüttet. Es ist nur so heiter gemeint, wie man hier heroben inmitten von Schnee, Eis, Frühlingshitze und tiefblauem Himmel wird. Wesentliches und Unwesentliches scheidet sich wirklich unter den Menschen dieses uralten, friedlichen Dorfes sehr deutlich und lehrreich.

Da es mir immer um Sachen geht (weil ich sehr neugierig bin) und nicht um eine akademische Karriere, hat mich der Entscheid der Notgemeinschaft[61] mehr faktisch gereizt als geärgert. Ich habe natürlich gleich gemerkt, dass mit der in akademischen Kreisen wohl selten deutlichen Ablehnung meiner Person ein Wink an die Rockefeller Foundation erteilt werden sollte, mir bei dieser Einschätzung in der akademischen Welt Deutschlands keine Unterstützung zu gewähren.

Dirigenten der Notgemeinschaft (mediz. Abt.) sind z.B. der Onkel des in Nürnberg verurteilten Becker-Freyseng,[62] Prof. Martini Bonn – im Hintergrund (Stiftungsrat) Sauerbruch,[63] Heubner[64] etc.

---

60 Die Pianistin Georgia Wiedemann (1902-1986) war Mitscherlichs zweite Frau, bevor er 1955 die Medizinerin Margarete Nielsen (1917-2012) heiratete, die nach der psychoanalytischen Ausbildung ab 1967 am Frankfurter Sigmund-Freud-Institut aktiv war.
61 Die *Notgemeinschaft der Deutschen Wissenschaft*, gegründet 1920, war 1945 aufgelöst, 1949 wiedergegründet und 1951 mit einer zweiten Wissenschaftsorganisation, dem *Forschungsrat* zur *Deutschen Forschungsgemeinschaft*, umbenannt worden. Vgl. Kurt Zierold, *Forschungsförderung in drei Epochen. Deutsche Forschungsgemeinschaft, Geschichte, Arbeitsweise, Kommentar*, Wiesbaden 1968, 275-283.
62 Hermann Becker-Freyseng (1910-1961), Stabsarzt bei der Luftwaffe, organisierte tödlich verlaufende Versuche an Gefangenen des Konzentrationslagers Dachau; er wurde in den Nürnberger Ärzteprozessen zu 20 Jahren Haft verurteilt.

Dies in Kombination mit *Diktat der Menschenverachtung* und *Wissenschaft ohne Menschlichkeit* erklärt die Intensität der Diffamierung.

Inzwischen hat aber die Rockefeller Foundation – deren ärztlicher Leiter Alan Gregg[65] einer der grossartigsten grand old man ist, die ich je kennen lernen durfte – eine Stiftung gemacht mit der ausdrücklichen Zusatzbemerkung, dass die Foundation im Falle meines Ausscheidens nur verpflichtet ist, noch für das laufende Budgetjahr zu bezahlen. Zu der delikaten Nuance, die Sie in Ihrem Brief mit Ihrem Gutachten erwähnen, kommt eine neue, die ich als blamable Blossstellung der Notgemeinschaft empfinden muss. So werden Martini et tutti quanti aber sicher nicht empfinden. In der Unberührtheit ihres deutsch-akademischen Hochgefühls werden sie die Entscheidung der R.F. als ein »weiteres« Zeichen der Dummheit der Amerikaner auslegen. Mich berührt es nicht – ich schrieb nur halb aus Lust an Pointen, halb, weil ich Ihre innere Anteilnahme am Geist der Universität (und notgedrungen auch an ihrem Ungeist) kenne.

Was mir wichtig ist, ist die Tatsache, dass ich mit den R.F.-Geldern 4 Vollassistenten und 10-12 Volontärassistenten (bezahlt) über badisches Niveau hinaus haben kann. Und da ich immer wieder beglückt bin vom Geist mancher Studenten und Assistenten, so gehe ich wirklich mit Freude an die Arbeit und einem wahren Ballonkopf voller Ideen (die sich hoffentlich nicht durchweg als Luftballons erweisen werden). Sollte mir ein neues Katastrophengeschehen das Angefangene aus den Händen nehmen, so will ich bescheiden und geduldig bleiben und nach einem Ort suchen, wo ich ein neues Haus für meine Familie auf Erden errichten darf.

Meine Frau schliesst sich ganz meinen herzlichsten und verehrenden Grüssen an.

Stets Ihr (oft rebellischer)
Alexander Mitscherlich

---

63 Ferdinand Sauerbruch (1875-1951) vertrat bei Kriegsende die Medizin im Reichsforschungsrat. Er hatte eine Reihe neuer Operationstechniken entwickelt und genoß als Direktor der Chirurgischen Klinik der Charité Weltruhm.

64 Wolfgang Heubner (1877-1957) war seit 1932 pharmakologischer Ordinarius an der Charité in Berlin.

65 Alan Gregg (1890-1957) war 1922-1930 Associate Director in der Division of Medical Education, 1930-51 Director der Division of Medical Sciences und 1951-56 Vice-President der Foundation.

331. Karl Jaspers an Alexander Mitscherlich
Briefentwurf, hs.
Original: DLA Nl. Karl Jaspers

z. Z. St. Moritz
1. Sept. 1950

Lieber Herr Mitscherlich!
Schönen Dank für Ihren Brief, die Fragen und die Zusendung.[66] Öffentlich möchte ich in diesem Zusammenhang nicht gern antworten. Aber Ihnen persönlich darf ich meine Meinung sagen, und erlauben Sie, bitte, ganz kurz:

1) *Kastration* bei sexuellen Perversitäten, die dem Betroffenen oder Anderen unerträglich oder gefährlich sind, halte ich – unter Voraussetzung langer Beobachtung und freien Entschlusses und dauernden Verlangens des Kranken – für gehörig. Das ist wiederholt geschehen, unter sorgfältigen Klärungen.

2) Die *günstige Wirkung* bei den Patienten von Boss[67] ist vermutlich auf die *Kastration als solche* zurückzuführen, d. h. auf die Herabsetzung der sexuellen Impulse. Alles Drum und Dran und das tiefsinnige Verstehen und die verwickelten Formulierungen sind überflüssig. Die Therapie ist ein barbarischer, ungemein simpler Vorgang in der Not, in der man nichts Besseres kann – wie so oft in der Medizin. Von »Tragik« würde ich hier nicht sprechen. Tragisch ist etwas ganz anderes.

3) Ihre *beiden Fragen* vermag ich nicht zu trennen. »Allgemein ärztlich« und »psychotherapeutisch«, das steht doch unter denselben Massstäben, – oder: Psychotherapie ist ein falsches Wort, meint dann Seelsorge und ist nicht mehr medizinisch.

4) Boss schreibt sehr gewandt. Seine Darlegungen aber sind wie die Ihrigen für meinen schwachen Kopf kein Ausgangspunkt für Diskussion. Ich kann nicht ohne klare und bestimmte und festgehaltene Trittplätze für den Gedanken etwas begreifen. Wenn Sie mir einen unfreundlichen Vergleich gestatten: Es kommt mir vor, als ob zwei Töpfe mit Pflaumenmus sich gegenseitig bewerfen, – da kann nichts anders werden, – auf beiden Seiten bleibt das Mus, erwächst kein klares Bauwerk, – da kann

---

66 Umfrage in der *Psyche* im Jahre 1950 zu möglicher Therapie von Sexualstraftätern. Vgl. Frank Töpfer, *Verstümmelung oder Selbstverwirklichung?: Die Boss-Mitscherlich-Kontroverse*, Stuttgart 2012.
67 Vgl. Medard Boss, *Sinn und Gehalt der sexuellen Perversionen. Ein daseinsanalytischer Beitrag zur Psychopathologie des Phänomens der Liebe*, Bern 1947. Medard Boss (1903-1990) entwickelte in der Auseinandersetzung mit der Philosophie Martin Heideggers die Grundlagen einer daseinsanalytischen Medizin; Psychologie und Psychotherapie. Er war von 1934 bis 1939 Chefarzt am Nervensanatorium Schloss Kronau, eröffnete später eine Praxis und erhielt 1954 eine Titularprofessur für Psychotherapie in Zürich. Vgl. Urta Paulat, *Medard Boss und die Daseinsanalyse*, med. Diss. Lübeck 2000.

ich nicht mitwirken, weil ich in solcher vollständigen Beweglichkeit des Unfesten bei der Schwäche meines endlichen Verstandes einer Wahrheit nicht mehr inne werde. Darum ist es mir lieber, in solcher Diskussion als ein Aussenstehender nicht mitzuwirken. Was ich formulieren kann, passt nicht in den Zusammenhang solcher Weise der »Kommunikation«, – da müssen Sie sich wohl unter sich allein helfen und unsereins darf zuschauen mit Verwundern.

Ich weiss, dass Sie meine Sachen der Routine, der Lebensferne, der Kenntnislosigkeit usw. bezichtigen. Schön, dass wir bei der Ferne unserer sachlichen Bemühungen uns persönlich verbunden sein können! Das wird vielleicht ein jeder von uns beiden zugunsten seiner eigenen Sache deuten. Macht nichts, wenn nur das Faktum stimmt, woran ich nicht zweifle.

Es war mir wohltuend, Sie und Ihre Frau wiederzusehen und zu sprechen. Grüssen Sie sie herzlich von mir und meiner Frau. Ihr
Karl Jaspers

332. Alexander Mitscherlich an Karl Jaspers
Brief, ms.
Original: DLA Nl. Karl Jaspers

Heidelberg 28. Oktober 1950

Sehr verehrter Herr Professor Jaspers,
Verzeihen Sie, dass ich auf Ihren Brief vom 1. September erst heute antworte und mich bedanke. Ich war lange Zeit in Frankreich und anschliessend hatten wir hier eine kleine Arbeitstagung, die mich ganz mit Beschlag belegt hat, so dass ich nicht zur Bearbeitung der Rundfrage zum Vorgehen von Kollegen Boss gekommen bin.

Ich habe nun Ihren Brief gelesen, der ja für Herrn Boss und mich nicht gerade sehr schmeichelhaft ist. Trotzdem läge mir sehr viel daran, Ihre Stellungnahme – jedenfalls die Punkte 1, 2 und 3 – als kurze Bemerkungen veröffentlichen zu dürfen. Es wäre doch sehr misslich, wenn ich Ihre Stimme nicht unter den Antworten hätte, nachdem Sie in der Liste der Anfragen genannt werden müssen, da doch sämtliche Beteiligten einen gleichlautenden Brief erhalten haben. Ihre Stellungnahme ist ja eine auch absolut präzise. Wenn Sie es aber wünschen, dass Ihr Unwillen über diesen Streit überhaupt in Erscheinung tritt, so bin ich selbstverständlich auch bereit, den Punkt 4 Ihres Briefes in die Veröffentlichung aufzunehmen.

Ich erlaube mir deshalb, eine Abschrift des Briefes, in dem eine Stelle unter Punkt 4 nicht genau zu entziffern war (ich habe sie rot angekreuzt), beizufügen mit der Frage, ob Sie mit meinem Vorschlag einverstanden sind. Bejahendenfalls bitte ich um Rücksendung, sonst um eine kurze Anweisung, in welcher Form ich Ihren Wunsch, nicht Stellung zu nehmen, in die Psyche aufnehmen soll.

Ich darf mir aus der alten und von mir mit grossem Dank empfundenen Beziehung zu Ihnen heraus erlauben, Ihnen zu sagen, dass mich der Ton Ihres Briefes gekränkt hat. In solcher Weise habe ich jedenfalls noch zu Ihnen nie über Sie gesprochen, wie Sie es in diesem Brief tun. Aber auch von meiner Seite soll dies, wie gesagt, die persönliche Zuwendung zu Ihnen nicht trüben.

Erlauben Sie, dass ich noch meine besten Empfehlungen an Ihre Frau Gemahlin auch im Namen meiner Frau anfüge.

Stets Ihr
Alexander Mitscherlich

333. Karl Jaspers an Alexander Mitscherlich

Brief, ms.
Durchschlag: DLA Nl. Karl Jaspers

Basel, den 2. Nov. 1950

Vertraulich
Lieber Herr Mitscherlich!
Sie haben Recht. Bitte entschuldigen Sie meinen Übermut. Was vielleicht im Gespräch, wo Ton und Gebärde zugleich mässigen und korrigieren, sagbar ist, wirkt auf dem Papier anders. Bitte, betrachten Sie meinen Brief als nicht geschrieben!

In der Sache Ihrer Diskussion möchte ich, wie ich Ihnen schrieb, keine öffentliche Erklärung abgeben. Wenn Sie, nachdem Sie meinen Namen auf eine bekannt werdende Liste gesetzt haben, nach Ihrer Meinung etwas mitteilen müssen und nicht einfach mein Ausbleiben stillschweigend übergehen können, genügt da nicht: Auf ihre (seine) Stellungnahme zu verzichten hat (haben) gebeten: ... (ich werde doch kaum der einzige sein? Sonst aber: Jaspers hat gebeten, auf seine Stellungnahme zu verzichten.)

Bitte, haben Sie ein freundliches Verständnis dafür, dass ich – über den mitgeteilten Grund hinaus – so gar keine Neigung zu derartigen öffentlichen Erklärungen habe. Und das heisst: auch nicht zu einer öffentlichen Erklärung, warum ich nicht erkläre. Ich weiss, dass diese Methode der Rundfragen heute üblich ist. Schon wiederholt habe ich abgesagt. Aber niemand hat mich bisher gezwungen, die Nichterklärung öffentlich zu erklären, (ausser einem Redaktor, der unverantwortlich meinen Absagebrief abdruckte). Bitte lassen Sie mich schweigen!

Ihr
[Karl Jaspers]

Wegen meiner schlecht lesbaren Schrift (auch in Ihrer Abschrift meines Briefes waren noch Sinnfehler) habe ich die Schreibmaschine gewählt. Bitte auch das zu entschuldigen.

334. Alexander Mitscherlich an Karl Jaspers

Brief, ms.
Original: DLA Nl. Karl Jaspers

Heidelberg, 20. 11. 1950
Voßstr. 2

Sehr verehrter Herr Professor Jaspers,
herzlichen Dank für Ihren Brief vom 2. November, der mir mit einer kleinen Verspätung zugegangen ist.

Ich danke Ihnen aus echter herzlicher Zuneigung dafür, dass Sie nicht auf Ihrer Formulierung in dem vorangegangenen Brief bestehen bleiben. Die Frage ist eine mir zu ernste und zu sachlich gerechtfertigte, als dass diese Form des Scherzes von mir hätte ausgegangen sein können. Ich habe also den Brief, wie Sie es wünschen, ganz und gar vergessen. In der Rundfrage wird Ihr Name an keiner Stelle auftauchen.

Wie immer Ihr Ihnen aufrichtig ergebener
Alexander Mitscherlich

335. Aexander Mitscherlich an Karl Jaspers

Brief, ms.
Original: DLA Nl. Karl Jaspers

Heidelberg, 18. 3. 1951

Sehr verehrter Herr Professor Jaspers,
seit Monaten bin ich Ihrem Aufsatz »Zur Kritik der Psychoanalyse«[68] aus dem Weg gegangen. Ich wollte ihn nicht lesen. Jetzt schickt mir – in anderem Zusammenhang – Herr Kretschmer ein Autoreferat eines Vortrags über die Lehranalyse,[69] in dem er sich auf Sie bezieht. Nun war ich aus redaktionellen Gründen gezwungen, Ihren Aufsatz zu lesen. Ich war über das Mass an Unkenntnis der faktischen Inhalte noch mehr verblüfft wie über das Mass an Hass, welches Ihre Diktion bestimmt. Ich weiss, dass für Ihre Arbeit die Psychoanalyse eine ephemere Bedeutung besitzt (vielleicht nur zu besitzen scheint). Für mich persönlich hat sie auch keineswegs eine mein Denken zentral beherrschende Stellung; aber ich habe sie immerhin ex officio zu verteidigen. Und da implicite mein Institut von Ihnen attackiert wird (an dem ich die Lehranalyse fordere), konnte ich Ihren Aufsatz nicht unwidersprochen lassen. Die Schärfe Ihres Angriffs hat meine Replik bestimmen müssen. Die Rezension erscheint im

---

68 Der Aufsatz erschien 1950 zum 70. Geburtstag von Hans Gruhle, der mit Jaspers seit der gemeinsamen Zeit an der Heidelberger Klinik befreundet war, in: NA 21 (1950), 465-468; wiederabgedruckt in: ATZ, 59-67.

69 Ernst Kretschmer, »Zur Frage der Lehranalyse und der Analyse Gesunder«, in: NA 22 (1951), 112.

nächsten Heft der *Psyche*⁷⁰ – Herr Zutt hätte sie wohl kaum im *Nervenarzt* aufgenommen.⁷¹

Einmal sind mir Repliken, Berichtigungen etc. lästig, ich halte nicht viel davon, selbst wenn man sich dabei sehr »vernünftig« verhält. Dann hatte ich einen doppelten Widerwillen in diesem Fall. Meine Erinnerungen an Plöck 66 im Krieg sind lebendig – und ich bin Ihnen nach wie vor sehr dankbar für diese stillen Stunden.⁷² Darin ändert sich für mich nichts, auch wenn Sie und ich jetzt in der Öffentlichkeit als feindlich geschieden erscheinen. Ich bin sicher, dass Sie dies nicht als private Abschwächung meiner publizistischen Gegnerschaft auffassen, sondern so, wie es gemeint ist: als Zeichen herzlicher Verbundenheit trotz aller möglichen sachlichen Divergenz. Und da ich nun einmal vor der Autorität keine Angst habe, zumal wenn sie kurios in die Irre geht, sage ich das, um mir die Beziehung, auf die es mir ankommt, die menschlich erfühlte, nicht vergällen zu lassen.

Ich fahre in einigen Stunden für 6 Monate nach USA – und wollte Ihnen das nur noch vorher schnell gesagt haben.

Bitte empfehlen Sie mich herzlichst Ihrer Frau – wie sich auch meine Frau meinen Grüssen anschliesst.

Ihr
Alexander Mitscherlich
i. A. Gerdes Sekr.

336. Alexander Mitscherlich an Karl Jaspers

Brief, ms.
Original: DLA Nl. Karl Jaspers

Heidelberg, den 15. Sept. 1952

Sehr verehrter Herrr Professor Jaspers,

beiliegend erlaube ich mir, Ihnen ein Heft der *Psyche* zu übersenden, in dem ein Aufsatz von Oskar Pfister,⁷³ Zürich, enthalten ist, der sich mit Ihrer Stellung zu Freud beschäftigt. Ich nehme gewiss an, dass für Sie die Arbeit nicht uninteressant sein wird.

Wenn einige Schärfen in ihr enthalten sind, so bitte ich dies gerechterweise hinzunehmen, da ja auch Sie in Ihrer Haltung Freud gegenüber nicht mit Schärfe gespart haben. Ich möchte sehr hoffen, dass der Aufsatz nicht nur polemisch, sondern im Sinne einer wirklichen Klärung der Standpunkte verstanden wird, und in dieser Hinsicht sind mir auch bereits Äusserungen zugegangen.

---

70 Alexander Mitscherlich, »Politik oder Kritik?«, in: *Psyche* 4 (1951), 241-254.
71 Der Psychiater Jürg Zutt stand der Psychoanalyse skeptisch gegenüber. Er war zwischen 1936 und 1966 Mitherausgeber des *Nervenarzt*.
72 Jaspers' Heidelberger Adresse ab 1923 war Plöck 66.
73 Oskar Pfister, »Karl Jaspers als Sigmund Freuds Widersacher«, in: *Psyche* 6 (1952), 241-275.

In der Hoffnung, dass es mir bald einmal wieder erlaubt ist, Ihnen einen Besuch machen zu können, und dass Ihnen ein solcher Besuch, bei dem ich Ihnen von einigen interessanten Entwicklungen an unserer Universität berichten möchte, auch recht ist, bin ich mit unverändert aufrichtiger Ergebenheit
Ihr
Alexander Mitscherlich

337. Karl Jaspers an Alexander Mitscherlich

Brief, ms.
Durchschlag: DLA Nl. Karl Jaspers

Basel, den 20. Septembe 1952

Lieber Herr Mitscherlich,
ich danke Ihnen herzlich für die Freundlichkeit, mir das Psycheheft mit dem Aufsatz von Pfister zu schicken. Natürlich hat mich der Aufsatz interessiert.

Leider kann ich öffentlich weder Ihnen noch Pfister antworten, da meine Zeit nicht reicht, wenigstens vorläufig nicht. Es muss genügen, dass ich mein Wort gesagt habe. Herrn Pfister, der sich die grosse Mühe gemacht hat, will ich einen persönlichen Dankesbrief schreiben. Merkwürdig ist, dass Schultz-Hencke,[74] Binswanger[75] und nun Pfister[76] über mich biographisch Erfindungen mitteilen, die der noch Lebende leicht aufzeigen kann.[77]

---

74 Der Berliner Psychoanalytiker und Mediziner Harald Schultz-Hencke (1892-1953) unterstellt Jaspers rhetorisch ein Ressentiment in der Kritik an der Psychoanalyse: »Geht es ihm allzu nahe, daß er vor vier Jahrzehnten als begeisterter Freudianer analytische Versuche machte, die ihm damals mißlangen? Hat auch er wie mancher andere seiner wissenschaftlichen Generation damals in der Psychoanalyse die Chance seines Lebens gesehen, und erschüttert es ihn nun, daß etwa Jüngere und Vorsichtigere das zu vollenden beginnen, was er einst fallen ließ, weil es nicht so rasch und eindeutig gelang, wie er hoffte?« Vgl. Harald Schultz-Hencke, »Zur Verteidigung der Psychoanalyse«, in: *Der Monat* 3 (1950), 338-440, 440.

75 Jaspers bezieht sich auf folgenden Passus in Ludwig Binswangers Beitrag zur ungedruckten Festschrift 1943: »Wenn Karl Jaspers nicht bei der Psychiatrie geblieben ist, so lag das nicht an ihm – der mit Leib und Seele Psychiater war – sondern daran, dass die Psychiatrie ihn nicht ›gewollt‹ hat‹. Infolgedessen sah er sich veranlasst, die ihm angebotene Professur für Philosophie in Heidelberg anzunehmen. Karl Jaspers ist eine der grössten verpassten Möglichkeiten in der Psychiatrie.« Vgl. Ludwig Binswanger, »Karl Jaspers und die Psychiatrie«, in: *Schweizer Archiv für Psychiatrie und Neurologie* 51 (1943), 1-13, 2. Seine Sicht, dass er 1917 die von der Fakultät angetragene Nachfolge Nissls als Ordinarius für Psychiatrie in Heidelberg aus gesundheitlichen Gründen abgelehnt habe, schildert Jaspers in der Autobiographie wenige Jahre später. Vgl. PA, 30f.

76 Pfister zitiert in seinem Aufsatz den angeführten Passus von Schultz-Hencke.

77 Im Brief an Pfister korrigiert Jaspers die biographischen Angaben von Binswanger und Schultz-Hencke. Vgl. S. 396f.

Es würde mich natürlich ausserordentlich freuen, wenn Sie mich wieder einmal besuchen würden. Gern höre ich von Heidelberg, hoffentlich nicht allzu böses.

Mit herzlichen Grüssen Ihr
[Karl Jaspers]

Anhang

338. Gutachten von Karl Jaspers

Typoskript, ms.
Durchschlag: DLA Nl. Karl Jaspers

[Juli 1946]
Über die Errichtung eines Instituts für Psychotherapie

Die Verlegenheit der medicinischen Fakultät scheint verständlich. Der Ernst und die Gründlichkeit der niedergelegten Erörterungen muss in der Tat das Interesse der Gesamtuniversität finden. Es ist ein ermunterndes Zeichen des wachsenden Sinns der Einheit der Universität, dass eine Fakultät alle andern in der Gestalt des Senats um Rat anspricht.[78]

Wenn die Frage des Gesamtinteresses der Universität zu klären ist, so steht dieses doch in untrennbarer Einheit mit den concreten Verwirklichungen der Fakultäten. Auf Grund der Memoranden aus der medicinischen Fakultät[79] erlauben wir uns daher, beides in einem zu erörtern.

Es scheint zu trennen die Frage nach der Schaffung eines Wirkungsraumes für Herrn Mitscherlich, und die Frage der Gründung eines psychotherapeutischen Instituts überhaupt.

1) Herr Mitscherlich, eine Persönlichkeit von geistigem Rang, umfassender Bildung und ärztlicher Leidenschaft des Helfens, ist in der medi-

---

[78] Im Frühjahr 1946 forderten Viktor von Weizsäcker, der seit Anfang des Jahres eine Professur für »Allgemeine klinische Medizin« bekleidete, und sein habilitierter Assistent, Alexander Mitscherlich, in verschiedenen Denkschriften von der Medizinischen Fakultät, das psychosomatische und tiefenpsychologische Denken durch eine Institutsgründung institutionell zu verankern. Als v. Weizsäcker die Psychoanalyse als Leittheorie bezeichnete, erreichte es Kurt Schneider als psychiatrischer Ordinarius im Juli, dass die Entscheidung darüber von der Fakultät auf die Ebene der Gesamtuniversität gehoben wurde, da es sich um eine weltanschauliche Frage handele, die ohne philosophisches Votum nicht zu beantworten sei. Als Gutachter wurden Karl Jaspers und Gustav Radbruch bestellt, wobei der Jurist sich in seiner Stellungnahme dem Gutachten des Philosophen weitgehend anschloss. Zur Untersuchung des Vorganges vgl. Bormuth, *Lebensführung in der Moderne*, 197-222 u. Thomas Henkelmann, »Zur Geschichte der Psychosomatik in Heidelberg. Viktor von Weizsäcker und Alexander Mitscherlich als Kliniksgründer«, in: ZPPP 42 (1992), 175-188.

[79] Die Stellungnahme von Jaspers bezieht sich besonders auf die beiden Positionen, die v. Weizsäcker und Mitscherlich am 3. und 26. Mai bezogen.

cinischen Fakultät habilitiert worden auf Grund von Arbeiten psychoanalytischen Charakters,[80] ohne naturwissenschaftlich medicinische oder neurologische Forschungsarbeiten. Diesem Akt, einem novum in der Universitätsgeschichte, der die Unbefangenheit und Weitherzigkeit der Fakultät zeigt, müsste konsequent der zweite folgen: Herr Mitscherlich muss auf dem von ihm geförderten Gebiete forschen und lehren können. Dazu ist notwendig eine Abteilung und ein Ambulatorium. Beides ist zu beschaffen entweder durch die Neugründung eines Instituts, im Rahmen einer übergeordneten Klinik unter Leitung durch deren Chef, – oder durch Übertragung einer Abteilung an ihn als Assistenten derart, dass auf diese Abteilung für seine Forschung und Therapie geeignete Fälle gelegt werden, und durch seine Teilnahme an der zugehörenden Poliklinik, von der ihm die ambulatorisch zu behandelnden Fälle überwiesen werden.

Der erste Weg, die Institutsgründung, ist offenbar nur möglich bei Einmütigkeit aller für die Sache durch ihr Fach interessierten Ordinarien, also hauptsächlich der Psychiater und Internisten. Der zweite Weg kann durch den Chef einer Klinik verwirklicht werden ohne ausdrückliche Institutsgründung. Es bedarf nur der Beantragung von Geldmitteln bei der Regierung zur Bezahlung von Hilfskräften, die bei den langwierigen psychotherapeutischen Verfahren mitwirken. Bei Nachwuchs zuverlässiger Psychotherapeuten könnte der Assistent als Oberarzt seinerseits einen oder mehrere Assistenten haben.

Die Gründung eines Instituts für Psychotherapie würde sachlich angemessen im Rahmen der psychiatrischen Klinik geschehen.[81] Die Unerlässlichkeit psychiatrischer Erfahrung und aller möglichen Weisen psychiatrischer Auffassung würden den Psychotherapeuten ständig gegenwärtig bleiben.

Die Entscheidung ist zuletzt eine persönliche. Sie kann nur innerhalb der Fakultät durch Übereinkommen, nicht durch Abstimmen gelöst werden. Vom Standpunkt der Gesamtuniversität kann nur vertreten werden, dass Persönlichkeiten, die Vertrauen verdienen, auch ihre Chance gegeben werden soll. Sie auszuschliessen bedeutet immer einen unersetzlichen Verlust. Herrn Mitscherlichs Forschungsleistungen sind noch begrenzt, seine Persönlichkeit ist mehr als die Leistungen, die in veröffentlichten Schriften vorliegen. Er wird sich weiter bewähren müssen. Wenn

---

80 Alexander Mitscherlich, *Vom Ursprung der Sucht. Eine pathogenetische Untersuchung des Vieltrinkens*, Stuttgart 1947, heute in: *Gesammelte Schriften*, Bd. 1, hrsg. von Klaus Menne, Frankfurt a. M. 1983, 139-382.

81 Unter der Überschrift »Die öffentliche Organisation der Psychotherapie« würdigte Jaspers 1941/42 die nach 1933 in Berlin erfolgte Institutionalisierung der Psychotherapie, auf die sich Mitscherlich in seinem Antrag beruft, ebenfalls nur unter dem Vorbehalt: »Etwas grundsätzlich Neues geschah 1936, als das ›Deutsche Institut für psychologische Forschung und Psychotherapie‹ in Berlin unter Leitung von M. H. Göring gegründet wurde. [...] Der Hauptmangel dieser ersten Institution ist ihre Trennung von der psychiatrischen Klinik.« Vgl. AP 4, 678 f., 678.

die Institutsgründung jetzt ausbleibt, so könnte, nachdem auf dem zweiten Wege durch Herrn Mitscherlich eine Wirklichkeit an Therapie und an sichtbaren Forschungsergebnissen geschaffen ist, eine Institutsgründung später gleichsam bestätigend nachgeholt werden. Die Gesamtuniversität kann nur überall ihr Interesse aussprechen, dass bei der Armut an Menschen, die etwas können und persönlich reif sind, niemand der Universität verloren gehe, der einen offenbaren geistigen Rang hat und der Universität zu dienen entschlossen ist.

2) Die Gründung eines *psychotherapeutischen Instituts* überhaupt – ohne Rücksicht auf eine gerade zu Verfügung stehende Persönlichkeit – ist nach Ansicht der medizinischen Fakultät eine Frage, die über die Fakultät hinausreicht.[82] Da es eine erste Universitätsgründung dieser Art wäre, ist sie von höchster Bedeutung und zwar durch die Weise der Gründung.

Die Psychotherapie ist eine Realität unseres Zeitalters, die an die Tore der Universität klopft. Einlass hat sie in der Tat längst gefunden, nämlich immer dann, wenn ein Fachvertreter sich ihrer in irgend einer Weise annahm. Etwas anderes ist es aber, ob sie als gesondertes Fach in einem eigenen Institut zur Geltung kommen soll, und ob, wenn sie es soll, die Zeit dafür reif ist.

Amerikanische Universitäten sind uns hierin kein Vorbild.[83] Sie sind leicht zu Eingliederungen der mannigfachsten Weisen der Praxis bereit,

---

82 In der »auszugsweisen Abschrift aus den Sitzungsprotokollen der Medizinischen Fakultät« heißt es für den 4.7.1946 in Sachen Institutsgründung: »Da eine Einigung über den Antrag Mitscherlich nicht erzielt werden konnte, beschliesst die Fakultät auf Antrag Schneider mit 8 zu 3 Stimmen die Anrufung des Senates. Alle in dieser Frage abgegebenen Memoranden sollen dem Senat zugänglich gemacht werden. In der »Stellungnahme« zur beantragten Institutsgründung, gerichtet an den Dekan Enkelking, schreibt Kurt Schneider abschließend: »Psychoanalyse macht den Anspruch, als Wissenschaft vom Unbewussten nicht nur der Psychiatrie, sondern der ganzen Medizin und weitgehend auch der Soziologie und den Geisteswissenschaften zu dienen. Ihre Beschäftigung mit psychischen Abnormitäten ist nur ein Ausschnitt ihres Anspruchs. [...] Die Frage, ob die Fakultät die Psychoanalyse in Form eines Instituts in die Universität einlassen will, übersteigt die Zuständigkeit meines Fachs. Wenn es sich um Psychoanalyse im Sinne von Freud handelt, so könnte ich die Errichtung eines psychoanalytischen Instituts nicht billigen. Ich anerkenne die Verdienste der Freudschen Psychoanalyse vor allem um die Sexualpathologie. Ich halte aber ihre Lehre, aus einer Sexualtrieb-Lehre alles Geistige abzuleiten, für eine Verirrung. Und ich kann der Fakultät nicht empfehlen, einer solchen Welt-Anschauung ein Institut einzurichten.« Brief Kurt Schneider an Dekan Enkelking, 13.6.1946, UA Heidelberg, PA Mitscherlich.

83 Jaspers schreibt im Blick auf die »Vorschläge zur Errichtung eines Institutes für Psychotherapie«, die Mitscherlich dem Dekan am 3.5.1946 unterbreitete: »Die Psychologie des Unbewussten hat einen Siegeslauf durch die ganze Welt angetreten. Sie ist in Amerika bereits durch Spezialkliniken vertreten; so besitzt die Harvard-Universität eine Klinik zur Erforschung psycho-somatischer Beziehung, die von einem Schüler Freuds geleitet wird. Es besteht die Gefahr, dass wir, denen grosszügige Experimentalforschung wegen Beschränkung der Mittel künftig in vielen Fällen nicht mög-

da sie einer führenden Universitätsidee entbehren, sich daher Zerstreuung und versuchende Mannigfaltigkeit leisten. Sie können auch schnell wieder abschaffen und den beteiligten Personen kündigen.
Bei uns ist der Versuch eines selbständigen, von der Universität getrennten Instituts in Berlin gemacht worden.[84] Fast alle namhaften Psychotherapeuten aller drei Schulen (Freud, Adler, Jung) sammelten sich unter Professor Göring[85] und organisierten eine Lehre. In einer Zeitschrift kann man lesen, was dort getan, geplant und geleistet ist.[86] Das bisherige Ergebnis scheint keineswegs ermutigend. Die Gründung war eine politisch bedingte. Es war die Form der Rettung der Psychoanalyse im nationalsocialistischen Staat unter Preisgabe der jüdischen Namen Freud und Adler, in Vereinigung der drei sich gegenseitig in der Gesinnung ausschliessenden, nur im praktischen Compromiss vereinigten Sekten, wobei jede hoffte, dereinst die andere zu schlucken. Von einer wissenschaftlichen Forschung, einer wirklichen Auseinandersetzung ist wenig geschehen. Die überlegene Persönlichkeit von I. H. Schultz,[87] keiner dieser Schulen angehörend, ausgewiesen zudem durch reale, allgemein anerkannte Forschungsergebnisse, der Psychoanalyse wie allen psychotherapeutischen Bemühungen gegenüber frei und unbefangen, ist

---

lich sein wird, auch auf diesem mit einem relativ geringen Kostenaufwand verbundenen modernen Forschungszweig die Führung verlieren, die wir bisher inne hatten.« Vgl. Brief Alexander Mitscherlich an Dekan Enkelking, 3. 5. 1946, UA Heidelberg, PA Mitscherlich.

84 Jaspers bezieht sich wiederum auf die »Vorschläge«, in denen Mitscherlich das Berliner »Göring-Institut« trotz seines außeruniversitären Charakters als strukturell beispielhaftes Lehrinstitut anpries: »Es wurde 1934 in Berlin ein alle Lehrmeinungen umfassendes Deutsches Institut für psychologische Forschung und Psychotherapie gegründet, in dem insbesondere die Schulen Freuds, Adlers und Jungs vertreten waren. Auch dieses Institut war nicht der Universität angeschlossen. [...] An diesem Institut existierte ein sehr ins einzelne gehender Lehrplan, der von allen Ausbildungskandidaten absolviert werden musste. Die Ausbildung dauerte 3-4 Jahre! Erst nach ihrem Abschluss wurden die Kandidaten als ordentliche Mitglieder in das Institut aufgenommen. Diese Mitgliedschaft ist dem Wert eines Facharztes gleichzusetzen – aber eines Facharztes, der bisher nur ausserhalb der Hochschule erworben werden kann.«

85 Matthias Heinrich Göring (1879-1945), Psychotherapeut und Vetter des Reichsmarschalls Hermann Göring (1893-1946). Er leitete das »Deutsche Institut für psychologische Forschung und Psychotherapie« in Berlin, das auch »Göring-Institut« genannt wurde.

86 Das »Deutsche Institut für psychologische Forschung und Psychotherapie« wurde 1936 gegründet. Die bisherigen Institutionen wie das große »Berliner Psychoanalytische Institut« und die Ausbildungsstätten anderer Psychotherapierichtungen wurden aufgelöst. Vgl. Elisabeth Brainin und Isidor J. Kaminer, »Psychoanalyse und Nationalsozialismus«, in: Hans Martin Lohmann (Hrsg.), *Psychoanalyse und Nationalsozialismus. Neuausgabe*, Frankfurt a. M. 1994, 86-105 und speziell zum Göring-Institut Geoffry Cooks, *Psychotherapy in the Third Reich*, Oxford 1985, 176-230.

87 Jaspers stand Johannes Heinrich Schultz, der als Begründer des Autogenen Trainings im Berliner Institut wirkte, seit dem gemeinsamen Medizinstudium in Göttingen Anfang des Jahrhunderts persönlich nahe. Vgl. Korrespondenz Karl Jaspers – Johannes Heinrich Schultz, S. 531-541.

wohl nahezu ein unicum. Die Pläne des Instituts waren zum Teil gut. Aber das Ganze hatte durchaus nicht den Charakter eines werdenden Universitätsinstituts.

Sieht man von allen Vorbildern ab, so könnte die Psychoanalyse als solche zu einer Neugründung Veranlassung sein. Darüber sind die Meinungen nun völlig entgegengesetzt.

Dass ein »eiserner Bestand des Wissens«[88] vorliege und eine zweifellos erfolgreiche Therapie, beides ist von hervorragenden Forschern bestritten. Das »Wissen« hat den Charakter einer verstehenden Psychologie, die grundsätzlich anderen Quellen als naturwissenschaftlicher und biologischer Forschung entstammt. Diese Psychologie entbehrt notwendig einer methodischen, in klarem Fortschritt sich aufbauenden, in breiter Gemeinschaft vieler Mitarbeiter stattfindenden Forschung. Die Therapie hat nach Bezeugung durch hervorragende Nervenärzte, die psychoanalysierte Patienten in grosser Zahl gesehen haben, in zahlreichen Fällen auch äusserst unerwünschte Wirkungen gehabt. Wie es offenbar falsch ist, jenes psychologische Wissen mit anderem medicinischen Wissen auf gleiche Ebene zu bringen, so ist es auch falsch, missglückte Psychoanalysen mit missglückten chirurgischen Operationen zu vergleichen. Einige eindrucksvolle Persönlichkeiten aus dem Kreise der Psychoanalyse halten jedoch diese Behauptungen für falsch. Sie weisen hin auf bedeutende Heilerfolge und auf Tatsachenfeststellungen, die durch psychoanalytische Therapie zweifellos geworden seien.

Es scheint trotzdem nicht zwingend zuzugeben, dass hier ein grosses Forschungs- und therapeutisches Gebiet vorliegt, das die Probe einer Bewährung bestanden hat. Vielmehr handelt es sich darum, eine fragwürdige Sache an der Universität zu fördern mit der Hoffnung auf Klärung und Transformation in haltbare, allgemein anerkennbare Verfahren und Ergebnisse, unter Anknüpfung an die kritisch herauszusondernde, in der Tat bei einzelnen Nervenärzten vorliegende Erfahrungen.

So wie in Literatur und persönlicher Vertretung das Gesamtgebiet der Psychoanalyse heute aussieht, handelt es sich vorwiegend um weltanschauliche Bewegungen, durchweg um eine Philosophie, die, gemessen

---

88 Jaspers knüpft kritisch an eine Behauptung an, die Viktor von Weizsäcker in einem Schreiben an den Dekan (25.5.1946) gemacht hatte: »Auf allen Kulturgebieten ist die gelegentliche völlige Trennung einer neuen Bewegung von der akademischen Institution nicht schädlich, ja oft erwünscht gewesen. [...] Auch die Psychoanalyse hätte sich innerhalb der Wiener Universität nicht ohne Schaden entfaltet. Dann kommt eine Zeit, in der die Hochschulen daran gehen müssen, die frei gewachsenen Geistestaten ihrem Bestande einzufügen, denn sie sollen die wesentlichen Güter der Vergangenheit zu einer Tradition integrieren, stammen sie, woher sie mögen. Die Hochschule darf zögern, um klar zu sehen, was eine Folge gehabt hat, was die Probe bestanden hat, um zum eisernen Bestand gezählt zu werden. Dieser Zeitpunkt ist für die aus der Psychoanalyse erwachsene Psychotherapie gekommen und eine Entscheidung ist fällig, nach meinem Dafürhalten sogar überfällig.« Vgl. Brief Viktor von Weizsäcker an Dekan Enkelking, 25.5.1946, UA Heidelberg, PA Weizsäcker.

an den grossen Erscheinungen der verstehenden Psychologie – Kierkegaard, Nietzsche, Augustin, Hegel u. a. – als schlechte Philosophie anzusprechen ist.[89] Unter Berufung auf dies Gesamtphaenomen ohne weiteres eine Institutsgründung zu machen, wäre vielleicht ein Verhängnis für die Reinheit und Kraft des wissenschaftlichen Geistes der Universität. Nicht in Beziehung auf dieses Phaenomen, sondern in Beziehung auf Herrn Mitscherlich ist eine Gründung zu rechtfertigen. Das Phaenomen an sich bringt Gefahren, die, wenn sie einmal wirklich geworden sind, schwer zu bändigen sind, weil alles Bodenlose, Zauberhafte, Kritiklose heute bei dem Tiefstand des Denkenkönnens zahlreicher junger Menschen nach zwölfjähriger Erziehungsversäumnis eine grosse Chance hat.[90] Sobald die Psychoanalyse in ihrem gegenwärtigen Zustand ein eigenes Fach wird, vertreten durch Psychoanalytiker, die medicinisch nichts als dieses sind, könnte auch der ganze Strom des Unsinns mit dem Massenschrifttum der Psychoanalyse mit einfliessen. Man müsste übrigens auch die grössten Bedenken etwa gegen das Fach der Philosophie haben, wenn wir nicht die wirklich grossen Philosophen des Abendlandes hätten, deren historisches Studium allein genügt, um wenigstens etwas für die Überlieferung Wertvolles zu tun. Freud dagegen, der fast alle Einfälle gehabt hat, zu dem wenig hinzugekommen ist (ein Zeichen des nicht eigentlichen Forschungscharakters seines ganzen Verfahrens), ist weder wissenschaftlich noch sittlich eine Erscheinung, die ein Fach oder einen Institutstypus tragen könnte, wie die grossen Philosophen die Philosophie, oder wie Winckelmann die Archäologie, oder wie die grossen Internisten und Chirurgen des 19. Jahrhunderts ihre Fächer. Die Behauptung seiner Grösse ist unbegreiflich. Man braucht nur an Stichproben in dem als grundlegend geltenden Werk über Traumdeutung,[91] an seinem Bannfluch gegen abtrünnige Schüler[92] (ein typisch intolerantes Sektenphaenomen) oder an den Absurditäten seines letzten Buches über Moses[93] sich zu informieren. Jung, der übrigens die nach seiner Meinung

---

89 Entsprechend argumentierte Jaspers seit der 2. Auflage der *Allgemeinen Psychopathologie*.

90 Ähnlich kritisch äußerte sich Jaspers im Gutachten, das er Ende 1945 zur Frage der Freiburger Universität abgab, ob man Heidegger die Lehrerlaubnis erteilen könne. Allerdings bildete hier dessen anfängliches Engagement für den Nationalsozialismus den Grund für die ablehnende Einschätzung: »[M.E. kann] ein solcher Lehrer nicht vor die heute innerlich fast widerstandslose Jugend gestellt werden. Erst muss die Jugend zu selbständigem Denken kommen.« Vgl. *Heidegger – Jaspers Briefwechsel*, 269-273, 272.

91 In Jaspers' Bibliothek findet sich die dritte Auflage der 1900 erschienenen *Traumdeutung* aus dem Jahr 1911; sie zeigt keine Lesespuren.

92 Vgl. Sigmund Freud, »Zur Geschichte der psychoanalytischen Bewegung« (1914), in: *Gesammelte Werke* Bd. 10, Frankfurt a. M. 1950, 43-113.

93 Sigmund Freud, *Der Mann Moses und die monotheistische Religion. Drei Abhandlungen*, Amsterdam 1939, heute in: *Gesammelte Werke*, Bd. 16, Frankfurt a. M. 1950, 101-246. Vgl. Jaspers in ATZ, 59: »Er [Freud, Hrsg.] macht in der Geistes-

grossen Mängel Freuds bald nach 1933 aus dessen jüdischer Artung erklärte,[94] kommt gegenüber dem immerhin geistesmächtigen Freud, diesem in seiner Art vergleichsweise grossen Philosophen aus dem Hass, nicht in Frage. Doch über all das lässt sich sehr viel sagen und in Kürze nicht entscheiden. Die Diskussionen haben durch Jahrzehnte stattgefunden. Dass sie von den Vertretern der Psychoanalyse her so selten zu wirklichen Diskussionen geworden sind, ist wissenschaftlich verdriesslich. Man redet von »Schulmedicin, Schulpsychiatrie«[95] und stellt sich selbst als die andere Grossmacht dem gegenüber. Die Psychiatrie aber in solchem Sinne gibt es nicht, sondern die vieldimensionale Forschung, in der, was Psychoanalyse geleistet hat, Platz hat, soweit sie begründbar und beweisbar ist, nicht soweit sie Weltanschauung und nicht soweit sie ein sich auf sich beschränkender, alles andere ignorierender Betrieb einer praktischen Philosophie ist. Es ist angesichts der Realitäten eines halben Jahrhunderts der Entfaltungen der Psychoanalyse begreiflich, dass Forscher wissenschaftlich misstrauisch sind, wenn jemand aus diesem Kreise ihnen begegnet. Jeder einzelne, der aus den Erfahrungen und Gedanken dieser Welt sich genährt hat, ist nur trotzdem, weil man sich von ihm überzeugt hat, zu fördern, in der Hoffnung auf wirkliche Verwandlung und Aneignung der echten Ergebnisse an Wahrheit, die dort gewonnen sind.

Was aber für die Gesamtuniversität vielleicht die Hauptsache ist, das ist Folgendes. Wie das Reichsinstitut in Berlin gezeigt hat und wie an dem hier in Heidelberg wieder auftretenden Vorschlag der Ausbildung von Laienpsychotherapeuten[96] sichtbar wird, liegt im Programm dieser

---

geschichte aufmerksam auf unbeachtete Möglichkeiten, aber kommt immer schnell zu ahnungslosen, ja, frechen Gedanken (wie im Mosesbuch u. a.).«

94   C. G. Jung unterschied im Zuge des politischen Wandels 1933 zwischen einem »jüdischen und arischen Unterbewussten«. Vgl. C.G. Jung, *Gesammelte Werke*, Bd. X, Olten 1974, 518 f. Von Ernst Kretschmer übernahm er den Vorsitz der *Internationalen Allgemeinen Ärztlichen Gesellschaft für Psychotherapie* und die Herausgabe des *Zentralblattes für Psychotherapie*. Über Jungs Rolle im Nationalsozialismus vgl. Cooks, *Psychotherapy in the Third Reich*, 127-135, und Ludger M. Hermanns, »John F. Rittmeister und C.G. Jung«, in: Lohmann (Hrsg.), *Psychoanalyse und Nationalsozialismus*, 137-145.

95   So Viktor von Weizsäcker im Brief an den Dekan Enkelking (25. 5. 1946): »Als wichtigster Widerstand [gegen die Psychoanalyse, Hrsg.] hat sich der Schulpsychiater herausgestellt.« UA Heidelberg, PA Weizsäcker.

96   Mitscherlich schreibt an den Dekan Enkelking (3. 5. 1946): »Die Bedeutung des sogenannten ›Laienanalytikers‹ wird in Arztkreisen häufig unterschätzt. Seine Leistungen bei der Behandlung sowohl der grossen Neurosen als in der Sozialpsychologie, etwa der Erziehungsberatung, der Fürsorgeerziehung etc., sind unbestritten hervorragende. Der Berufszweig, für dessen Approbation, wie gesagt, das Berliner Institut garantierte, wird nicht mehr aus der Welt zu schaffen sein; was überdies keineswegs wünschenswert wäre. Das hier vorgeschlagene Hochschulinstitut für Psychotherapie hätte demgemäss auch die Ausbildung der Laienanalytiker zu übernehmen, d.h. also insbesondere auch Studenten der philosophischen und sozialwissenschaftlichen Fakul-

weltanschaulichen Bewegungen eine Eroberung des Geistes der socialen Fürsorge, der Kriminalistik, der philosophischen Gesinnung. Weit über die Medicin hinaus werden alle Menschen einbezogen in das Feld dieser Bemühungen. Wenn das anfänglich zurückgestellt wird, so ist das eine Politik wie die der Vereinigung der drei sich in der Tat gegenseitig radikal verneinenden Sekten innerhalb dieser Bewegungen. Vertrauen kann man erst gewinnen, wenn durch persönliche Verwirklichung die Nüchternheit, Klarheit, medicinisch-naturwissenschaftliche Verlässlichkeit offenbar geworden sind und damit die fraglose Begrenzung auf echte medicinische Aufgaben der Therapie gesichert ist.

3) Zusammenfassend:

1) Für Herrn Mitscherlich eine Forschungs- und Wirkungsmöglichkeit zu schaffen, ist dringend erwünscht. Seine Berührung mit der psychiatrischen Klinik scheint das sachlich Ergiebigste, gerade auch wegen der zu überwindenden Schwierigkeiten.

2) Eine Institutsgründung für Psychotherapie unabhängig von Herrn Mitscherlich ist heute noch abzuraten, wenn sie nicht im Rahmen der psychiatrischen Klinik gelingt.

3) Die Entwicklung der Wirklichkeit, wie sie durch Herrn Mitscherlich stattfinden wird, wird später die Frage einer Institutsgründung neu zu stellen erlauben. Bis dahin müsste der Chef einer Klinik Herrn Mitscherlich Arbeits- und Wirkungsraum schaffen, was ohne Institutsgründung und ohne Fakultätsbeschluss möglich scheint, allerdings Geldmittel für einige zusätzliche Assistentenstellen erfordert.

4) Eine Ausbildung psychotherapeutischer Ärzte würde möglich sein durch Teilnahme an den Arbeiten Mitscherlichs für solche, die das medicinische Staatsexamen bestanden haben. Sie würden das Recht zum Facharzt erwerben durch einige Jahre solcher Tätigkeit analog anderen medicinischen Fächern. Einige Assistentenstellen wären für Herrn Mitscherlich notwendig.

Falls wider alles Erwarten ein Antrag der medicinischen Fakultät mit sich widersprechenden Memoranden an die Regierung gehen sollte, ersucht der Senat auch dieses sein Memorandum beizufügen mit dem Bemerken, dass die Vertretung der Philosophie in Heidelberg gegebenenfalls in dieser Sache von der Regierung gehört zu werden bittet, da die Psychoanalyse – grundsätzlich anders als die übrigen medicinischen Fächer – selber eine unentwickelte ihrer selbst nicht klar bewusste Philosophie ist und daher die Verwalter der philosophischen Überlieferung unmittelbar angeht im Gesamtinteresse des lebendigen Geistes der Universität.

[Karl Jaspers]

---

tät während und nach ihrem Studium eine Fachausbildung zu gewährleisten.« UA Heidelberg, PA Mitscherlich.

Karl Jaspers – Rudolf Nissen 1953-1967

339. Karl Jaspers an Rudolf Nissen

Brief, ms.
Durchschlag: DLA Nl. Karl Jaspers

Basel, den 1. Februar 1953

Sehr geehrter Herr Kollege!
Herzlich danke ich Ihnen für die Publikation,[1] die ich Ihnen beifolgend zurückgebe. Das ist in der Tat ein interessantes Dokument. Man braucht nicht anzunehmen, dass diese Leute eine grössere Rolle spielen, zumal sie sich in offenbarer Gegnerschaft zu der Gesamtheit der gegenwärtigen Hochschule befinden. Aber sie bewahren ihre unverwüstliche Energie und den alten, uns bekannten Ton betrügerischen Redens mit pathetischen Wendungen und gelegentlich plausiblen Scheinargumenten. Namen fehlen völlig. Offenbar wagen die Herren nicht, ihre Berichte einer Untersuchung auszusetzen. Was mir das Bedenklichste scheint, ist das gute Papier, die Organisation, die auf beträchtliche Geldmittel schliessen lassen. Vielleicht liegt die Sache auf derselben Bahn, auf der die heutigen sogenannten Wirtschaftsführer wiederum genau so wie früher ihre grossen Geldmittel fliessen lassen zugunsten der nazistischen Denkungsart.

Haben Sie nochmals vielen Dank. Beste Grüsse, auch von meiner Frau, an Sie und die Ihrige
Ihr
[Karl Jaspers]

340. Rudolf Nissen an Karl Jaspers

Brief, ms.
Original: DLA Nl. Karl Jaspers

Basel, den 2.1.1957

Sehr verehrter Herr Jaspers,
als ich kürzlich in Hamburg war, traf ich bei einem Freund einen sehr bemerkenswerten Mann, den Professor Gerhard Schmidt, Chefarzt der psychiatrischen Abteilung des Lübecker Krankenhauses. Von seiner Persönlichkeit war ich ebenso stark beeindruckt wie von seiner Stellungnahme zu den psychologischen Problemen unserer Zeit und Menschheit. Im Laufe der Unterhaltung ergab es sich, dass Prof. Schmidt begründete Aussichten hat, eine Stellung am Max-Planck-Institut in München zu erhalten. Da er mir sagte, dass der Generalsekretär der Max-Planck-Gesellschaft, Herr Dr. Benecke[2] (Göttingen, Merkelstr. 19) sich für ihn

---

1 Nicht ermittelt.
2 Otto Benecke (1896-1963), 1921-28 Mitarbeiter des Preußischen Kultusministeriums, 1956-1961 Generalsekretär des Max-Planck-Instituts, mitverantwortlich für

einsetzen wolle, fragte ich ihn, ob ich irgend etwas in seiner Sache tun könne. Er liess daraufhin durchblicken, dass *Ihr* Urteil bei der Planck-Gesellschaft grosses Gewicht habe und dass Sie mit einem Teil seiner Arbeiten bekannt seien.

Meine Frage geht infolgedessen dahin, ob es Ihnen möglich ist, einige empfehlende Worte an Herrn Dr. Benecke zu schreiben.

Indem ich Ihnen für das neue Jahr alles Gute wünsche, bin ich mit den besten Grüssen, auch für Ihre Frau,
Ihr
Rud. Nissen

P.S. Eine Aufstellung von Prof. Schmidt's Arbeiten und einige Sonderabdrucke lege ich bei.

341. Rudolf Nissen an Karl Jaspers

Brief, ms.
Original: DLA Nl. Karl Jaspers

Basel, 9. 1. 1957

Sehr verehrter Herr Kollege Jaspers,
ich möchte Ihnen recht herzlich danken für die grosse Mühe, die Sie sich genommen haben, Herrn Schmidt für München zu empfehlen.
Mit besten Grüssen
Ihr
Nissen

342. Rudolf Nissen an Karl Jaspers

Brief, hs.
Original: DLA Nl. Karl Jaspers

[Riehen] 10. 1. 59

Sehr verehrter Herr Kollege,
für Ihren liebenswürdigen Brief und die beiden Vorträge danke ich Ihnen recht herzlich.

Ich kannte beide schon – den einen im Auszug,[3] den anderen aus der Lektüre der klinischen Wochenschrift.[4] Umso dankbarer bin ich Ihnen, sie als Separata zu besitzen.

---

die Reform des deutschen Hochschulwesens, Wegbereiter der studentischen Selbstverantwortung.

3 Karl Jaspers, »Die Idee des Arztes. Vortrag, gehalten am Festakt des Schweizerischen Ärztetages vom 6. Juni 1953 in Basel«, in: *Schweizerische Ärztezeitung* 34 (1953), 253-257, zuletzt in: ATZ 7-18.

4 Karl Jaspers, »Der Arzt im technischen Zeitalter. Vortrag gehalten auf der 100. Tagung der Gesellschaft Deutscher Naturforscher und Ärzte 1958 in Wiesbaden«, in: KW 36 (1958), 1037-1043, später in: ATZ, 39-58.

Die Skepsis über den Weg der modernen Medizin teile ich voll; sie wirkt umso nachdenklicher, als sie ausgesprochen wurde inmitten eines Feuerwerkes von Überschätzung des bisher Erreichten – ein bedenkliches Kennzeichen der heutigen medizinischen Kongresse im allgemeinen – besonders aber der in Deutschland. Was Sie über die psychotherapeutischen Methoden sagen, habe ich herzhaft genossen – umso mehr, als ich erst kürzlich von einem ihrer Vertreter heftig zerzaust wurde wegen einiger Bemerkungen, die ich in einem Vortrag »Vom Geist des Krankenhauses«[5] machte.

Nochmals vielen Dank für die schöne Zeit, die Sie mir mit dem Lesen Ihrer Vorträge gemacht haben.
Herzlichst
Ihr
Rud. Nissen

343. Karl Jaspers an Rudolf Nissen

Brief, ms.
Durchschlag: DLA Nl. Karl Jaspers

Basel, den 31. Dezember 1960

Sehr verehrter Herr Kollege!
Sie waren so freundlich, mir vor Monaten Ihren an Beobachtungen und Beurteilung so reichen Aufsatz über soziologische, psychologische und

---

[5] Rudolf Nissen, »Vom Geist des Krankenhauses«, in: MMW 99 (1957), 869-872: »Die größte Gefahr für die Aufrechterhaltung eines persönlichen Verhältnisses zwischen Arzt und Kranken sehe ich allerdings – so paradox es klingen mag – in der Stellung, die Psychotherapie und Psychoanalyse eingenommen haben. Es gibt kein Leiden, das nicht auch psychische Rückwirkungen hat, und die klare Einschätzung dieser Tatsache ist eine Voraussetzung, die jeder Arzt für erfolgreiche Behandlung besitzen muß. Das war eine Selbstverständlichkeit bis zu dem Moment, da man den psychologischen Faktor der organischen Krankheit für sich allein zu betrachten begann und eine Spezialität schuf, die in dieser Einseitigkeit genauso bedenklich wurde, wie die rein körperliche Betrachtung des Leidens. Wenn aber einmal eine Spezialität mit so vielversprechenden Namen wie Psychoanalyse und Psychotherapie vorhanden ist, dann wirkt sie suggestiv auf das Publikum, und es ist vielleicht der bedenklichste Irrweg der modernen Medizin, daß sie glaubt, ein Teil der Ärzte sei nur für organische Behandlung körperlicher Leiden da, ein anderer nur für die Beeinflussung der seelischen Rückwirkungen des Krankheitszustandes. Darüber hinaus kann man die Psychoanalyse und die Psychotherapie nicht von dem Vorwurf freigesprochen werden, daß sie kleine seelische Abwegigkeiten, die – ich möchte sagen – zum normalen Gefüge des Lebens gehören, unnötig stark in den Vordergrund rückt. Man hat auch ein Recht, skeptisch zu sein gegen die sogenannte ›Befreiung von der Tyrannei des Unbewußten‹, diesen eindrucksvollen Kampfruf der Psychoanalytiker. Glücklicherweise hat in den europäischen Ländern die Entwicklung nicht jene maßlose Form angenommen, wie in den angelsächsischen, aber die Tendenz dazu besteht und mit ihr die Gefahr, daß durch die Psychotherapie mehr Psychopathen gezüchtet als geheilt werden.«

juristische Probleme des Arztes zu senden.[6] Allzu spät bedanke ich mich heute, vielleicht am besten dadurch, dass ich einiges dazu erzähle.

Zur Aufklärung von Patienten und Angehörigen über den Sinn therapeutischer Massnahmen: In meiner Jugend war ich mit ärztlichen Freunden gemeinsam auf die maximale Humanität bedacht, zu der auch die Mitteilung des Sinns der Massnahmen an den Patienten gehörte. Eines Tages berichtete mir ein befreundeter Gynäkologe betrübt, wie es ihm mit der Aufklärung gehe. Ein Odenwaldbauer kommt mit seiner Frau in die Klinik. Mein Freund stellt eine Tubagravidität fest. Er wollte den Mann unterrichten, etwa so: Bei Ihrer Frau hat sich das befruchtete Ei im Eileiter statt in der Gebärmutter festgesetzt. Der Eileiter ist ein dünner Schlauch, der vom Eierstock zur Gebärmutter führt. Wächst nun die Frucht im Eileiter, so wird die Wand immer dünner, schliesslich platzt sie und Ihre Frau würde verbluten, ohne dass man es sieht, denn alles Blut flösse in die Bauchhöhle, der Tod wäre gewiss. Um das zu vermeiden muss man operieren, um die Frucht aus dem Eileiter zu entfernen. Der Bauer: Ah, so, ja, aber warum ist denn die Operation nötig? Mein Freund bringt noch einmal geduldig auf etwas andere Weise dasselbe vor. Wieder die Antwort: Warum ist denn die Operation nötig? Worauf mein Freund ruhig: Sehen Sie, das ist ganz einfach, es handelt sich um eine Extrauteringravidität, die gehört sich operiert. Darauf der Bauer: Ah, so, ja, da muss operiert werden.

Sie schildern die Katastrophe, wenn ein Mensch, der sich noch gesund fühlt, erfährt, dass er an einem Karzinom leidet, nicht einmal ein Philosoph sei dem gewachsen. Der Arzt müsse schweigen. Das stimmt nicht immer: Simmel, damals Philosoph in Strassburg,[7] erfuhr mehr als ein Jahr vor seinem Tode, dass er einen Leberkarzinom habe und nicht zu operieren sei. Simmel lebte in heiterer Ruhe, schrieb noch eine seiner schönsten kleinen Schriften[8] und starb gelassen. Aber Sie haben am Ende insofern doch Recht, als das Nichtsagen bei dem, der wissen will und kann, nur den Zeitpunkt seines faktischen Wissens verschiebt, während ein Arzt für die seelische Katastrophe durch unangemessenes Sprechen die Verantwortung nicht übernehmen will. Schön aber, und das Ideal scheint es mir doch zu bleiben, wenn Arzt und Patient in solchen Fällen, gleichsam als Schicksalsgefährten, die sie als Menschen sind, sich vertrauen, der eine auf die Wahrhaftigkeit seines ärztlichen Freundes, der andere auf die Kraft des Tragenkönnens. Mir ist es unvergesslich, dass mein Vater, der

---

6 Rudolf Nissen, »Die Konsequenzen der Ehrfurcht vor dem Leben für Medizin und Chirurgie«, in: *Fünfzig Jahre erlebte Chirurgie. Ausgewählte Vorträge und Schriften*, Stuttgart 1978, 229-234.
7 Georg Simmel (1858-1918), Kulturphilosoph und Mitbegründer der Deutschen Gesellschaft für Soziologie, erhielt erst 1914 ein Ordinariat in Straßburg; zu seinen bedeutenden Veröffentlichungen gehören *Philosophie des Geldes* (Leipzig 1900) und *Soziologie* (Leipzig 1908).
8 Georg Simmel, *Lebensanschauung, Vier metaphysische Kapitel*, München 1918.

mit 62 Jahren heftige Blutungen durch Duodenalgeschwüre hatte,[9] überzeugt war, ein Karzinom zu haben, den Aerzten ja mit Grund nicht glaubte, dass sie ihm die Wahrheit sagen würden, aber auch mir nicht glaubte, obgleich ich alle Gründe der Diagnose klarzumachen versuchte und als getreuer Sohn ihm meine Zuverlässigkeit versicherte. Ich war in der Tat entschlossen, ihm die Wahrheit zu sagen, falls sich auf dem Boden des Ulkus ein Karzinom entwickeln sollte (übrigens wurde mein Vater nach einer Konsultation bei Garré 1912 in Bonn nicht operiert und wurde trotz heftiger Wiederholungen der Blutungen 90 Jahre alt; Garré sagte, man könne operieren, notwendig aber sei es nur, wenn der Magenausgang, der jetzt noch einen Durchlass von Bleistiftdicke habe, verstopft sein würde).

Was Sie von gewissen Juristen sagen, schien mir erfreulich treffend. Ein solcher Jurist verhält sich mit seinen Abstraktionen wie ein Elephant im Porzellanladen.

Wie sehr übrigens das Wissen des Karzinomkranken vom Wissenwollen abhängt, zeigte sich extrem bei einem der Vorgänger Bauers in Heidelberg (der Name ist mir entfallen), der an Karzinom starb. Obgleich Chirurg, entwickelte er, unterstützt von seinen Assistenten, die Theorien, nach denen er sich überzeugte, dass es kein Karzinom sei, und in dieser Ueberzeugung starb er.

Man kann Geschichten erzählen, die zeigen, wie es absolute Gewissheit im mathematischen Sinne bei einer Prognose nicht gibt. Man könnte fast sagen: ein Recht, prognostisch zu wissen, habe nur der, der faktisch dieses letzte Minimum von Ungewissheit nicht preiszugeben die Kraft habe. Das eindrücklichste Beispiel habe ich 1926 oder 27 erlebt: bei der Frau meines nächsten Freundes, eines Arztes, wurde perniziöse Anämie im fortgeschrittenen Stadium diagnostiziert.[10] Mein Freund schrieb voller Verzweiflung. Ich wagte zu antworten, was unserer gemeinsamen Einsicht entsprach: Die Diagnose ist gewiss, aber man weiss nie, was noch geschieht. So lange ein Mensch lebt, so war immer sein ausgesprochenes Prinzip, darf ein Arzt die Hoffnung nicht aufgeben. Einige Wochen später kam durch eine private amerikanische Beziehung die Nachricht von der Lebertherapie. Die Kranke, die wusste, woran sie litt, musste nun rohe, nur ganz wenig angebratene Leber essen. Sie tat es in einem Raum für sie allein und es gelang ohne Unterbrechung. Die schnelle Besserung wirkte phantastisch. Noch ein Jahr später sagte mir ein nicht unbekannter Internist in Heidelberg,[11] wohl auch geärgert, dass so etwas aus Amerika kam, man wisse ja gar nichts über die Zusammenhänge und zudem liesse sich solche Therapie, das Essen roher Leber, ja ohnehin nicht durchführen. Bald wurde die Therapie schon sehr

---

9 Vgl. S. 100-102.
10 Ella Mayer, die Frau von Jaspers' Schwager Ernst Mayer.
11 Wohl Ludolf v. Krehl.

bequem. Die Frau lebt heute noch, 72 Jahre alt, kräftig und frisch, aber alle ihre Angehörigen sind tot.

Nun habe ich mehr als genug erzählt von dem, was einem alles bei der Lektüre Ihres lebendigen Aufsatzes einfallen kann. In einem Buche über Einstein las ich, dass Sie bei ihm, anlässlich einer Operation, das Aneurysma der Aorta festgestellt haben, an dem er 7 Jahre später starb.[12] Es wird aber nicht berichtet, ob Einstein durch Sie informiert worden ist. Es ist wohl sehr indiskret, auch nach seinem Tode, wenn es mich interessiert, wie das damals gewesen ist.

Als Gegengabe erlaube ich mir eine kleine Schrift zur deutschen Politik[13] zu schicken, nicht damit Sie dadurch kostbare Zeit verlieren, aber vielleicht für einen gelegentlichen Einblick in einer Minute.

Mit den besten Grüssen und Empfehlungen
Ihr ergebener
[Karl Jaspers]

344. Rudolf Nissen an Karl Jaspers

Brief, ms.
Original: DLA Nl. Karl Jaspers

Basel, den 5.1.1961

Sehr verehrter Herr Kollege Jaspers,
für die freundlichen Zeilen, die Sie mir zum Jahresanfang geschickt haben, danke ich Ihnen aufs allerherzlichste. Ich wünsche Ihnen, ebenso Ihrer Frau, dass das neue Jahr Sie frei von Krankheit lässt, dann braucht man sich um das berufliche Schaffen sicher nicht zu sorgen.

Ihre Beobachtungen zu der Frage Krankenaufklärung haben mich natürlich sehr interessiert, umso mehr als es unmöglich ist, in einer so vielschichtigen Angelegenheit einen orthodoxen Standpunkt einnehmen zu können. Aber im allgemeinen hat man meist Recht, wenn man annimmt, dass die Menschen im Durchschnitt solche Eröffnungen wie die Unheilbarkeit eines Zustandes nicht mit der philosophischen Ruhe hinnehmen, wie Simmel es getan hat. Es findet sich eine sehr nette Geschichte darüber in den Hoche'schen biographischen Notizen; ich weiss nicht, ob in den Jahresringen oder in dem Büchlein Aus der Werkstatt.[14] Aber

---

12 Nissen operierte Einstein am 31. Dezember 1948 während der Emigrationsjahre im jüdischen Krankenhaus von Brooklyn. Über die Operation las Jaspers wohl in Carl Seelig (Hrsg.), *Helle Zeit – dunkle Zeit. In memoriam Albert Einstein*, Zürich 1956, 40, oder in Carl Seelig, *Albert Einstein – Leben und Werk eines Genies unserer Zeit*, Gütersloh 1960.

13 FW.

14 Alfred E. Hoche, *Jahresringe. Innenansichten eines Menschenlebens*, München 1934 und *Aus der Werkstatt*, München 1935. Hoche (1865-1943) war seit 1902 Ordinarius der Psychiatrie in Freiburg i. Br. Im Blick auf die »Euthanasie« im Dritten Reich hatte die gemeinsam mit dem Juristen Karl Binding (1841-1920) verfasste Schrift *Die*

selbstverständlich sollte man immer dann eine wahrheitsgetreue Darstellung vornehmen, wenn für die Heilung die Mitarbeit des Patienten notwendig ist, wie z. B. bei Herzkrankheiten, der Lungentuberkulose usw. In der Tat ist es so, wie Sie an dem Beispiel des Heidelberger Chirurgen erfahren haben, dass bei einem grossen Teil der Ärzte ein Selbstschutzmechanismus vorhanden ist. Sie, die am ehesten in der Lage sind, das Vorhandensein einer Krebskrankheit bei sich selbst zu erkennen oder zu vermuten, wehren sich gegen eine solche Diagnose, und ich habe das in sehr eindrucksvoller Weise bei einem Hamburger Chirurgen erlebt, der Anfang der 30er Jahre mit einer von aussen tastbaren Krebsgeschwulst des Magens und Metastasen der Leber zu mir zur Untersuchung kam. Ich war damals noch sehr jung und in meinem Gesichtsausdruck wahrscheinlich so unbeherrscht, dass er aus meinen Mienen die Diagnose ablas. Er lachte und sagte: »ich weiss schon, dass Sie an Carcinom denken; das ist es nicht, ich habe ein grosses Magengeschwür, das gelegentlich blutet, genau so wie bei meinem Vater, und ich gehe jetzt nach dem Süden, um mich zu erholen.« Glücklicherweise erlag er dort einer massiven Blutung.

Das, was Sie über die Möglichkeiten diagnostischer Irrtümer schreiben, ist einer der wichtigsten Gründe, die Euthanasie auch dort abzulehnen, wo sie uns z. B. wegen eines weit fortgeschrittenen malignen Tumors für annehmbar erscheinen könnte. Ich lege einen kurzen Sonderabdruck bei, der zum 85. Geburtstag von Albert Schweitzer erschienen ist.[15]

Einstein habe ich seinerzeit den Befund des Aneurysmas nicht mitgeteilt, und ich glaube nicht, dass er ihn von irgend einer anderen Seite erfahren hat, da wir die Zahl derer, die informiert wurde, sehr klein gehalten haben. Ich habe es deswegen nicht getan, weil in medizinischen Übersichtsreferaten die durchschnittliche Lebenserwartung eines voll ausgebildeten Aneurysmas der Bauchaorta mit 1 1/2 Jahren angegeben wird. Einstein hat diese Feststellung Lügen gestraft, denn er hat noch 7 Jahre damit gelebt. Als das gefürchtete Ereignis der Perforation des Aneurysmas dann eintrat – es ist ein Zustand, der sich gewöhnlich über einige Tage hinzieht, waren inzwischen die Möglichkeiten der operativen Entfernung solcher Aneurysmasäcke technisch geschaffen worden. Er hat dann aber jedes Ansinnen des Versuchs einer Operation von sich gewiesen, wie ein Mann, der schon seit langem auf seinen Tod vorbereitet war.

Ich sehe erst jetzt beim Durchlesen des Briefes, dass ich ganz vergessen habe, Ihnen für die Schrift Freiheit und Wiedervereinigung zu danken.

Freigabe der Vernichtung lebensunwerten Lebens (1920) eine unheilvolle Wirkung. Hoche lehnte die Psychoanalyse ab.

15 Rudolf Nissen, »Die Konsequenzen der Ehrfurcht vor dem Leben für die Medizin«, in: *Universitas* 15 (1960), 83-88.

Inhalt des Vortrages und die spätere Diskussion habe ich seinerzeit sehr aufmerksam verfolgt und Ihren Standpunkt[16] in allen Einzelheiten geteilt. Vielleicht sollte noch stärker die Gefahr unterstrichen werden, die darin liegt, dass das Zusammenfinden der beiden Reichsteile wieder geeignet sein kann, die aggressiven Instinkte zu kultivieren und zur praktischen Ausführung zu bringen, die die Welt schon zweimal ins Unglück gestürzt hat.

Mit besten Grüssen, auch von meiner Frau und für Ihre Frau, bin ich Ihr sehr ergebener
Nissen

345. Karl Jaspers an Rudolf Nissen

Brief, ms.
Durchschlag: DLA Nl. Karl Jaspers

Basel, den 13. Januar 1961

Sehr verehrter Herr Kollege!
Auf Ihre freundlichen Zeilen und für Ihren Aufsatz[17] darf ich Ihnen noch einmal danken. Sie finden trotz Ihrer gewaltigen Arbeit immer wieder Zeit, über grundsätzliche Dinge nachzudenken. Was Sie hier über die Ehrfurcht vor dem Leben sagen und die Konsequenzen, die der Arzt daraus zu ziehen habe, ist gewiss unangreifbar. Wenn ich mir trotzdem nicht etwa Einwände, die als allgemeine unmöglich sind, erlaube, so in dem Sinne, dass alle allgemeine Einsicht Grenzen hat. Das Leben geht vielleicht aus einem Grunde, der es verbietet, alles aus allgemeinen Prinzipien begründen oder verwerfen zu wollen.

Zur Illustration erzähle ich Ihnen: Als ich Medizinalpraktikant war, erlebte ich, wie der Oberarzt, der später mein Freund wurde,[18] eines Tages eine Scopolaminspritze mit tödlicher Dosis einem Paralytiker gab. Er wusste nicht, dass ich zufällig bemerkt hatte, wie er die Spritze füllte. Der Kranke war im elendesten Zustand, kroch wimmernd auf dem Boden herum, lag in der Unruhigenabteilung. Eine Beziehung zu ihm war nicht mehr möglich. Zuweilen kam ein unverständliches Wort, immer das

---

16 Jaspers wandte sich strikt gegen das politische Ziel der »Wiedervereinigung«, die in der Bundesrepublik auf der Idee beruhe, »den Bismarckstaat wiederherzustellen«. Auf die Frage von Thilo Koch im Fernsehinterview, ob dies meine, man solle auf die »Forderung nationaler Einheit« verzichten und anerkennen, »daß der Krieg Deutschland in der damals bestehenden Form vernichtet hat und daß das nicht wiederherstellbar wäre«, antwortete Jaspers: »Ich bin in der Tat der Meinung. Und ich finde gar nicht, daß ein Sinn heute darin besteht, was im 19. Jahrhundert Sinn hatte und einmal eine große Chance bedeutete, die verspielt worden ist durch das Hitlerreich. [...] es hat nur einen Sinn, daß man für unsere Landsleute wünscht, sie sollen frei sein!« Vgl. FW, S. 110f.
17 Rudolf Nissen, »Ehrfurcht vor dem Leben. Medizinische Konsequenzen«, in: *Universitas* 5 (1960), 83-88.
18 Hans W. Gruhle.

gleiche: Misabuck. Er litt offenbar heftige Schmerzen. Die Wärter waren gewohnt, dass er wegen seiner Unruhezustände Spritzen bekam, daher fiel die neue Spritze gar nicht auf. Der Oberarzt sprach mit niemandem davon. Ich habe später in mehreren Lebenssituationen seine ungemeine Güte und Humanität beobachtet und selber erfahren. Ueber seine Handlung dachte ich nach und sagte mir folgendes: Juristisch vollzieht er einen Mord und würde, wenn es bekannt würde, zweifellos nach dem Strafgesetzbuch verurteilt werden und das Urteil wäre richtig. Denn, wenn man den Satz aufstellt, ein Arzt ist unter Umständen berechtigt, aus Humanität einen fürchterlich leidenden Menschen zu töten, so haben Sie ja völlig recht, dass ein solches allgemein ausgesprochenes Prinzip unfehlbar die grösste Inhumanität zur Folge haben muss. Daher ist mit dem schlechthin nicht Gültigen das Wagnis verknüpft, sei es objektiv mit den Gewalten des Rechtsstaates, sei es subjektiv mit dem Gewissen. Wenn jemand dann doch eine solche Handlung aus offensichtlicher Humanität begeht, so darf sie nicht als Vorbild allgemeingültig aufgestellt werden. Aber ich gestehe, dass ich den grössten Respekt hatte und sowohl den Mut wie die Güte zugleich bewunderte. Wie waren wir in Heidelberg empört, als kurz nach dem ersten Weltkrieg der Psychiater Hocher [sic!] und der Jurist Binding eine kleine Schrift verfassten über das lebensunwerte Leben.[19] Darin konstruierten sie, wie mit allen Kautelen eine Kommission das Recht haben solle, unter Geisteskranken oder auch in andern Fällen die Euthanasie zu vollziehen. Die beiden Autoren waren rechtschaffene Leute, aber ahnungslos in ihrem Rationalismus. Ob ohne diese Schrift die hitlerischen Morde aus Gründen der Euthanasie stattgefunden hätten, kann man bezweifeln.

Der Fall des nicht allgemein gültig zu Beurteilenden kommt auch sonst vor. Jede Revolution ist rechtswidrig und ihre Täter werden im Falle des Misslingens als Verbrecher bestraft, wie sie im Falle des Erfolges als Begründer neuen Rechtes verherrlicht werden. Mir scheint es völlig vergeblich, wenn Juristen früher das sogenannte Widerstandsrecht konstruierten, oder das Recht zur Revolution irgendwie allgemeingültig begründen wollten. Auch die moralische Begründung reicht nicht aus. Es gibt keinen allgemeinen Satz, auf den sich der Revolutionär stützen könnte. Hier geschieht etwas geschichtlich Einmaliges, das sich der allgemeingültigen Auffassung entzieht, wenn man wahrhaftig bleiben will.

Man könnte noch andere Fälle heranziehen, die das Geheimnis zeigen, das in der Substanz unseres Lebens liegt, das nicht aus Allgemeinheiten deduziert werden kann. Doch will ich Sie nicht länger aufhalten, bitte vielmehr um Entschuldigung, dass ich so wunderlich geschrieben habe.

Was die Verzögerung des Lebens durch den Arzt angeht, liegt, soviel ich weiss, die Sache bei heftigen Schmerzen offenbar völlig unheilbar

---

19 Karl Binding und Alfred E. Hoche, *Die Freigabe der Vernichtung lebensunwerten Lebens. Ihr Maß und ihre Form*, Leipzig 1920.

gewordener Geschwülste, bei denen der Tod schon nahe ist, das ärztliche Verhalten manchmal so: die schmerzlindernden Spritzen steigern sich, dass der Patient nicht mehr zu eigentlichem Bewusstsein kommt. Man hält ihn im Schlafzustande. Der Unterschied zwischen der schmerzstillenden Spritze und der tödlichen ist nicht mehr objektiv erkennbar, aber es wird riskiert, die Grenze zu überschreiten. Selbst dies zu etwas Allgemeinem, nach dem man sich verhalten könne, zu machen, würde ich mit Ihnen verwerfen, aber ich denke, dass doch auch die Schmerzlinderung bis zur Vertreibung der Schmerzen zu den Aufgaben des Arztes gehört. Ein Anspruch an den Patienten, auszuhalten, was ihm Gott nun einmal geschickt habe, kommt mir vor als eine christliche Verkehrtheit.

Nochmals meinen herzlichen Dank für Ihre Aufsätze, mit denen Sie einen philosophierenden Mann zur Besinnung anregen.

Mit freundlichen Grüssen von Haus zu Haus
Ihr sehr ergebener
[Karl Jaspers]

346. Karl Jaspers an Rudolf Nissen

Brief, ms.
Durchschlag: DLA Nl. Karl Jaspers

Basel, den 27. März 1962

Sehr verehrter Herr Kollege Nissen!
Haben Sie vielen Dank für Ihren Beitrag zur Salin-Festschrift. Endlich hat einer der prominentesten deutschen Aerzte zu den Verbrechen der Nazizeit das richtige Wort gesagt, leider nun so versteckt in einer Festschrift.[20] Ich erinnere mich lebhaft, was in Heidelberg meine übrigens hochgeschätzten Kollegen damals schon über die Veröffentlichung Mitscherlichs sagten. Mitscherlich, den ich leider wegen seiner psychosomatischen Verirrungen nicht loben kann, war und ist ein mutiger Mann. Er veröffentlichte damals rücksichtslos wesentliche Dokumente und liess auch Namen nicht aus, die als Mediziner und Wissenschaftler einen guten Ruf hatten. Sie waren ebenso leicht beteiligt dadurch, dass sie in Kommissionen, oder bei Versammlungen dabei sassen, sachlich

---

20 Abschließend heißt es im Sinne der schon 1945 betriebenen Apologie der naturwissenschaftlichen Medizin, in der Jaspers Psychosomatikern wie Mitscherlich und von Weizsäcker vorgehalten hatte, durch ihren Geist der Objektivierung die Verbrechen an Kranken gebahnt zu haben: »Aber gewiß ist es nicht naturwissenschaftliche Objektivierung gewesen, die den ärztlichen Untaten im 3. Reich zugrunde lag. Die bestialischen Experimente an Menschen waren meist noch sinnlos, ihre Urheber so weit von dem entfernt, was man gemeinhin als Wissenschaftler bezeichnet.« Vgl. Rudolf Nissen, »Der hippokratische Eid in unserer Zeit«, in: Erwin Beckerath, Heinrich Popitz, Hans Georg Siebeck und Harry W. Zimmermann (Hrsg.), *Antidoron. Edgar Salin zum 70. Geburtstag*, Tübingen 1962, 194-199, 198.

berieten und nicht protestierten. Die Veröffentlichung erschien damals in Heidelberg allen als ein Akt gegen die ärztliche Solidarität, mit dem Argument, das Vertrauen der Bevölkerung zum Ärztestand würde dadurch untergraben. Sogar ein mutiger Psychiater[21] war dieser Auffassung, der selber, als er von den Kommissionen hörte, die in die Kliniken kamen, um die Auswahl der zu tötenden Geisteskranken vorzubereiten, zu seiner Behörde ging und erklärte in aller Bescheidenheit: dass er davon gehört habe, es eigentlich für ausgeschlossen halte, aber doch vorsorglich mitteilen möchte, dass er, im Falle eine solche Kommission in seine Klinik käme, aus Gewissensgründen gezwungen sei, sein Amt sofort niederzulegen. In der Tat ist niemals in seine Klinik eine Einwirkung erfolgt in Richtung auf Tötung von Geisteskranken. Es ist eine merkwürdige Solidarität. Ich fürchte, wenn das, was Sie hier sagen, in einer der verbreiteten Zeitungen stünde, man gegen Sie mit ähnlichen Gefühlen reagieren würde. Das Problem gehört zu den vielen anderen der notwendigen Selbstbesinnung in Deutschland. Sie ist im ganzen ausgeblieben.

Darf ich mir erlauben, als Gegengabe meinen Beitrag zur Festschrift[22] Ihnen zu schicken.

Mit freundlichen Grüssen
Ihr sehr ergebener
[Karl Jaspers]

347. Rudolf Nissen an Karl Jaspers

Brief, ms.
Original: DLA Nl. Karl Jaspers

Basel, den 5.4.1962

Sehr verehrter Herr Kollege Jaspers,
für Ihre freundlichen Zeilen danke ich Ihnen herzlich.

Vielleicht ist es Ihnen entgangen, dass Mitscherlichs Buch von Fischer-Frankfurt neu herausgegeben wurde.[23] Ich hatte damals Fischer darauf aufmerksam gemacht, der sofort zugriff.

Die Reaktion der Heidelberger auf das Buch ist mir bekannt. Eigentümlicherweise war es, als Fischer danach suchte, aus fast allen Bibliotheken entschwunden.

---

21 Jaspers denkt an Kurt Schneider. Vgl. seinen Brief an Schneider vom 19.3.1947.
22 Karl Jaspers, »Bemerkungen zu Max Webers politischem Denken«, in: Beckerath u.a. (Hrsg.), *Antidoron*, 200-214.
23 Im S. Fischer Verlag erschien 1960 *Medizin ohne Menschlichkeit. Dokumente des Nürnberger Ärzteprozesses*. Das Buch stellte die um ein Vorwort ergänzte Neuauflage der 1949 publizierten und von den Ärztekammern kaum vertriebenen *Wissenschaft ohne Menschlichkeit. Medizinische und eugenische Irrwege unter Diktatur, Bürokratie und Krieg* (Heidelberg 1949) dar.

Es wird Sie wahrscheinlich enttäuschen, dass ein anderer Heidelberger, Prof. K. H. Bauer, ein widerwärtiges Buch über die Sterilisation (zusammen mit von Mikulicz)[24] veröffentlichte (1934)[25] und dass er jahrelang die Naziideologie in diesem Bereich »wissenschaftlich fundamentierte«.[26]

Ihre Skepsis über die fehlende Selbstbesinnung in Deutschland ist nur zu berechtigt. Kleine Ansätze sind unter dem Einfluss der wissenschaftlichen Prosperität im Sande verlaufen. Der Geist von 1933 ist in den Fakultäten wieder recht lebendig.

Ich habe übrigens die Reaktion auf unangenehme Wahrheiten schon einmal zu fühlen bekommen, als ich vor 2 Jahren in der Deutschen Medizinischen Wochenschrift einen Artikel (siehe Beilage)[27] veröffentlichte, der Ähnliches enthielt.

Ihren Beitrag über Max Weber habe ich mit Genuss gelesen. Ich hatte ihn in der Erinnerung als einen hemmungslosen Nationalisten; das ist nun sicher nur bedingt richtig.

Nochmals herzlichen Dank für Ihren interessanten Brief.
Mit besten Grüssen bin ich
Ihr sehr ergebener
Nissen

348. Rudolf Nissen an Karl Jaspers

Brief, ms.
Original: DLA Nl. Karl Jaspers

Basel, den 9. 5. 1966

Sehr verehrter Herr Kollege Jaspers,
für einen Vortrag über »Stil und Ausdruck in Sprache und Schrift«, den ich vor einem Jahr gelegentlich der Schlussfeier des kantonalen Lehrerseminars hielt und der jetzt im Radio wiedergegeben werden soll, habe ich ein Zitat aus einem Ihrer Bücher benützt. Es lautet: »Die Naturwissenschaft hat in ungeheurer Expansion den bisherigen Rahmen gesprengt und die anderen Fakultäten überrundet; die Theologie lebt in einem bescheidenen Winkel, und die Philosophie ist zu einer Verlegenheit für alle geworden.«[28]

---

24 Felix von Mikulicz-Radecki (1892-1966) war seit 1932 Professor der Gynäkologie in Königsberg und seit 1953 an der Freien Universität in Berlin.
25 Das gemeinsam mit Felix von Mikulicz-Radecki verfasste Buch *Die Praxis der Sterilisierungs-Operationen* erschien 1936.
26 Schon in den Weimarer Jahren als Privatdozent in Göttingen hielt Bauer rassenhygienische Vorlesungen für Hörer aller Fakultäten. Vgl. Karl Heinrich Bauer: *Rassenhygiene. Ihre biologische Grundlage*, Leipzig 1925.
27 Nicht nachgewiesen.
28 Das Zitat stammt nicht von Jaspers, sondern aus einer Gedächtnisrede auf den Physiker Heinrich Hertz (1857-1894). Vgl. *In memoriam Heinrich Hertz. Gedächtnisreden von Maximilian Steiner, Walther Gerlach*, Bonn 1961, 27.

Leider finde ich die Publikation nicht, aus der das Zitat stammt. Können Sie mir dabei helfen?

Mit bestem Dank für Ihre Bemühung und freundlichen Grüssen bin ich
Ihr
Nissen

349. Rudolf Nissen an Karl Jaspers

Brief, ms.
Original: DLA Nl. Karl Jaspers

Basel, den 17. 5. 1966

Sehr verehrter Herr Kollege Jaspers,
ich danke Ihnen recht herzlich für Ihre freundlichen Zeilen vom 10. Mai 1966[29] und ganz besonders für das Buch, von dem ich schon Vordrucke gelesen habe und das mich nun in der zusammenhängenden Darstellung[30] noch tiefer beeindruckt.

Sie schreiben, dass Sie es als Torheit empfinden, dass Sie viel zu viel geschrieben haben. Dann möchte ich wünschen, dass Sie diese »Torheit« noch recht häufig und intensiv dokumentieren.

Ihr Buch ist jedem, der sich um Deutschland sorgt, aus dem Herzen geschrieben.

Mit den besten Grüssen und Empfehlungen bin ich
Ihr sehr ergebener
Nissen

350. Rudolf Nissen an Karl Jaspers

Brief, ms.
Original: DLA Nl. Karl Jaspers

Basel, 7. November 1967

Sehr verehrter Herr Kollege Jaspers,
ich bin Ihnen sehr dankbar für die Freundlichkeit, mir das neue autobiographische Buch[31] zu schicken. Natürlich habe ich den Bericht über Ihre Krankheit mit besonderem Interesse gelesen. Bei der Erwähnung der Ursache der Bronchiektasen haben Sie vielleicht nicht richtig die Bedeutung der Adenoide eingeschätzt. Es kommt bei so ausgesprochener Adenoidwucherung, wie Sie sie im Nasen-Rachenraum gehabt haben, durch »post-nasal-drip« zu chronisch-eitriger Bronchitis, und wenn das mehrere Jahre in intensiver Form angehalten hat, kann es zur Entwick-

---

29 Brief nicht erhalten.
30 Karl Jaspers, *Wohin treibt die Bundesrepublik. Tatsachen, Gefahren, Chancen*, München 1966.
31 SchW.

lung von Bronchiektasen kommen. Bezweifeln möchte ich, ob die Bronchiektasen wirklich in beiden Lungenflügeln extensiv entwickelt sind. Das ist heute in Ihrem Fall eine rein akademische Frage. Es ist doch recht unwahrscheinlich, dass doppelseitige, ausgedehnte Bronchiektasen noch im Alter von über 80 Jahren, wo doch ein Emphysem unvermeidlich ist, eine befriedigende Lungenfunktion zulassen – und die ist doch zweifellos vorhanden.

Mit Albert Fraenkel ist es Ihnen gegangen wie jedem, der mit ihm passiv oder aktiv zu tun hatte. Man musste beeindruckt werden durch die Klugheit des Herzens, seinen Takt und seine ärztliche Opferbereitschaft. Ich habe ihn öfters als Konsiliarius erlebt.

Nochmals vielen herzlichen Dank für das Buch. Mit den besten Grüssen und Wünschen bin ich
Ihr sehr ergebener
Rud. Nissen

351. Karl Jaspers an Rudolf Nissen

Brief, ms.
Durchschlag: DLA Nl. Karl Jaspers

Basel, 26. November 1967

Sehr verehrter Herr Kollege Nissen,
haben Sie Dank für Ihren Dank. Sie haben meine Krankheitsgeschichte gelesen und teilen mir Ihre Beurteilung meines Krankheitszustandes mit, die mir natürlich ungemein wichtig ist. Die letzte Röntgenaufnahme durch Dr. Braunschweig in Heidelberg 1937 zeigte Pünktchen, die den Lauf der Bronchialerweiterungen andeuteten. Ich machte mir die vielleicht törichte Vorstellung, die ich bis heute beibehalten habe: Meine Bronchialbäume wären morphologisch insgesamt mässig erweitert. Daher können sich weit verteilte Sekrete ansammeln, wie es seit meiner Kindheit geschehen ist. Lokale besondere Erweiterungen seien gar nicht da. Allerdings ist regelmässige Expektoration notwendig, sonst bekomme ich schnell leichte Temperaturen. Ich kann Sie nicht bitten, mich noch einmal vor den Röntgenschirm zu stellen. Mein körperlicher Zustand verhindert dies völlig. Ich gehe nicht mehr auf die Strasse. Infolge einer Polyneuritis ist das Gehen in der Wohnung schon mühsam.

Mit wiederholtem Dank und herzlichem Gruss
Ihr sehr ergebener
[Karl Jaspers]

352. Rudolf Nissen an Karl Jaspers

Brief, ms.
Original: DLA Nl. Karl Jaspers

Basel, 5. Dezember 1967

Sehr verehrter Herr Kollege Jaspers,
ich danke Ihnen für Ihre freundlichen Zeilen vom 26.11.67.

Man hat damals wahrscheinlich keine Bronchographie gemacht, um die Frage, diffuse oder lokalisierte Bronchiektasen zu beantworten. Inzwischen haben Sie aber, glaube ich, die Frage für die mehr harmlosen, lokalisierten Bronchiektasen selbst entschieden, denn Erscheinungen der Ateminsuffizienz haben ja wohl nie in merkbarem Umfang bestanden. Hoffentlich geht die Polyneuritis bald vorüber.

Eventuell komme ich dann später, wenn es Ihnen recht ist, einmal zu Ihnen und sehe mir das Röntgenbild aus dem Jahre 1937 an.

Mit den besten Grüssen und Empfehlungen bin ich
Ihr sehr ergebener
Rud. Nissen

Karl Jaspers – Franz Nissl 1913-1914

353. *Franz Nissl an Karl Jaspers*

Brief, hs.
Original: DLA Nl. Karl Jaspers

Heidelberg, 10. Oct. 1910

Lieber Herr College!
Ihren Brief habe ich in München erhalten und danke Ihnen dafür.[1]

Ich wünsche Ihnen und Ihrer Frau Gemahlin Alles Gute; möchten Sie in Ihrer Ehe viel Glück finden!

Zur Zeit habe ich hier den Kurs für Bezirksaerzte. Im Übrigen geht alles seinen bisherigen Gang.

Es grüßt Sie herzlichst
Ihr
ganz ergebenster
F. Nissl.

354. *Karl Jaspers an Franz Nissl*

Briefentwurf, hs.
Original: DLA Nl. Karl Jaspers

Heidelberg 13.12.13

Sehr verehrter Herr Professor!
Bei meinem heutigen Besuche wollte ich Ihnen noch eins sagen, das ich nun doch besser schreibe: wie sehr ich meinem Schicksal danke, das mich an Ihr Institut und in Ihre Hände geführt hat. Ich weiss, Sie lieben keinen Dank und keine Redensarten. Aber im gegenwärtigen Augenblick, in dem meine wissenschaftliche Tätigkeit in ein neues Stadium tritt, habe ich doch das starke Bedürfnis, Ihnen wenigstens einmal aus innerstem Herzen meine Dankbarkeit auszusprechen. Ohne die Freiheit, die Sie mir gelassen haben, und ohne die Mittel der Klinik, an der Sie mich arbeiten liessen, wäre ich kaum in befriedigende wissenschaftliche Bahnen gekommen. Dass Sie meine wis. Entwicklung ungehindert haben vor sich gehen lassen, dafür muss ich Ihnen erst recht dankbar sein, weil Sie es in den ersten Jahren *trotz* offensichtlicher Ablehnung meiner gesamten wis. Bestrebungen getan haben. Dass Ihre wissenschaftliche Art und damit zusammenhängend der Geist der Heidelberger Klinik für mich etwas in unserer Zeit einziges ist, das darf ich Ihnen doch einmal mit wirklicher Dankbarkeit aussprechen.

Ihr
Karl Jaspers

---

[1] Jaspers war als Assistent der Heidelberger Klinik verpflichtet, Franz Nissl als deren Direktor seine Verheiratung mit Gertrud Mayer mitzuteilen.

355. *Karl Jaspers an Franz Nissl*

Briefentwurf, hs.
Original: DLA Nl. Karl Jaspers

Oldenburg 8.8.1914

Sehr verehrter Herr Professor!
In dieser Kriegszeit fühle ich, wie schon so oft, von neuem meine Unbrauchbarkeit für die Praxis. Ich habe das Bedürfnis, Sie wenigstens wissen zu lassen, wo ich bin. Aber ich biete mich Ihnen nicht zur Arbeit in der Klinik an, da ich aus Erfahrung weiss, dass ich als Arbeitskraft überhaupt praktisch nicht in Betracht komme und von Herrn Gruhle unterrichtet bin, dass der Betrieb der Klinik für Kriegszeiten durch genügend Ärzte gesichert ist. So bin ich schon in der Zeit, als der Krieg drohte, in die Ferien zu meinen Eltern gefahren.

Es ist jetzt deplaziert, an anderes zu denken. Sonst hätte ich die Absicht, Ihnen mal in Heidelberg am Schluss des Semesters zu erzählen, was ich wis. gearbeitet habe und vorhabe. Das verschiebe ich nun auf die Zeit nach beendigtem Krieg.

Mit den ergebensten Grüssen
Ihr Karl Jaspers

Karl Jaspers – Curt Oehme 1945-1953

356. Curt Oehme an Karl Jaspers

Brief, hs.
Original: DLA Nl. Karl Jaspers

Heidelberg, 28. IV. 45

Sehr verehrter Herr Jaspers,
Sie haben in der letzten Sitzung[1] unter Herausstellung wahrhaft großer Ideen und anknüpfend an große deutsche Vergangenheit so erhebende Worte über Zukunftsziele der deutschen Universität gefunden, daß es mir ein Bedürfnis ist, Ihnen meine fast begeisterte Zustimmung – trotz einiger ausgedrückter praktischer Bedenken – noch einmal auszusprechen. Ich denke, Sie haben meine Gesinnung bereits bemerkt. Freilich komme ich erst heute Abend nach getaner Wochenarbeit dazu, sie Ihnen auszudrücken. Erlauben Sie mir dies bitte ganz persönlich und durchaus ohne Hinblick auf das Gremium, in dem ich mit Ihnen in Berührung treten durfte. Und so streng persönlich genehmigen Sie bitte auch das Folgende, auf das ich ausdrücklich bitte, sich nicht mit einer Antwort zu bemühen. Finden Sie nicht, daß Ihr Hinweis auf die geistige Haltung von ca 1805 oder 1810 zur Wahrung der Freiheit in Lehre und Forschung, als man, wie Sie etwa sagten, ablehnte, sich auf die akademische Würde festzulegen, und sich vielmehr auf den Inhalt des (Straf-)Gesetzbuches bedeutend substantieller berief, bereits einen bedenklichen Widerspruch andeutet zu dem, was eingangs der Sitzung grade auch unter Gebrauch des Begriffes der akademischen Würde zur Richtschnur erhoben wurde? Es schien mir niemand zu bemerken, und ich wollte die schon recht lange Diskussion nicht aufhalten. Es Ihnen gegenüber nachträglich hiermit wieder auszugraben, läge gar kein Grund vor, wenn nicht die Unterhaltung mit einem andern Herrn, nicht des Gremiums, über Wesen und Begriff der Rasse mir gezeigt hätte, wie nahe uns und unserer Zukunft schon wieder die Gefahr liegt, daß gewisse, durch die jüngste Vergangenheit belastete Dinge gar nicht mehr mit der wünschenswerten *Freiheit* behandelt werden können, sondern als verpönt geltend von vornherein beinahe ausschalten. Ihre Erinnerung an das Freiheitsgefühl des deutschen Idealismus und der Glaube an eine völlige Übereinstimmung darin gerade mit Ihnen ermutigt mich zu diesem vielleicht etwas vordringlichen Schreiben, insbesondere aber die Überzeugung, daß selbst in

---

1 Die Alliierten schlossen die Universität am 1. April 1945 und beriefen den sogenannten »Dreizehnerausschuss«, dem u. a. auch Jaspers und Oehme angehörten, ein. Die Aufgabe des Ausschusses war es, die Wiedereröffnung der Universität zu befördern, wozu Jaspers Ende April einen Entwurf *Zur Frage der Wiederherstellung der alten Einheit der philosophischen Fakultät* einbrachte. Dieser sah eine Integration aller Fächer unter Führung der Philosophie im Sinn der Humboldt'schen Universitätsidee vor.

solchen kleinen Zirkeln wie unserem Arbeitskreis nicht alle Dinge fruchtbar diskutiert werden können, sondern daß das Wirken für sie einem geheimen Gleichklang in der Gesinnung wie einer unterirdisch waltenden Kraft überlassen bleiben muß.
Genehmigen Sie den Ausdruck meiner besonderen und vorzüglichen Verehrung.
Ihr ergebenster
C. Oehme

357. Curt Oehme an Karl Jaspers,
Brief, hs.
Original: DLA Nl. Karl Jaspers

Heidelberg, 22. VI. 46

Verehrter Herr Professor Jaspers,
Herzlichen Dank für die Zusendung der Idee,² von der wir leben. Ich habe mich vor 23 Jahren bei der Lektüre der *ersten Idee*,³ selbst noch im idealistischen Kampfe des Aufstiegs, schon mit Ihnen geistig verbunden gefühlt, damals noch jugendlicher begeistert; wie sollte ich es nicht, an dieser noch viel grösseren Schwelle der Zeiten und des persönlichen Lebens, mehr im Rückblick schon als vorwärts gewandt.
Moses, der *nicht* in das gelobte Land sieht, ist auch *Einer*, einer unter vielen, der Kommunikation und des Zusammenschlusses bedürftig. Also herzlichen Dank.
Ihr
aufrichtig ergebener
C. Oehme

358. Curt Oehme an Karl Jaspers
Brief, hs.
Original: DLA Nl. Karl Jaspers

Heidelberg, 4. VIII. 46

Sehr verehrter Herr Jaspers,
Mit meinem wärmsten Danke für die mich ebenso erfreuende wie mitziehende Zusendung Ihrer grundlegenden Schrift über die Schuldfrage⁴ habe ich absichtlich bis zur Entspannung des ersten freien Tages gezögert, weil ich das Ganze, erst nur bruchstückhaft aufgenommen, noch einmal auf mich wirken lassen wollte. Denn das Wenigste, was Sie auf eine so aus der Tiefe kommende und das Tiefste berührende, ja erregende

---

2   IU 2.
3   IU 1.
4   Sch.

Gabe erwarten können, ist mindestens mehr als ein unindividueller Dank. Wie es dem Philosophen zukommt, zielen Sie mehr auf jene als auf diese Welt, und wenn es Ihr Anliegen war, und das scheint mir so, uns, die deutsche Welt – (die andere ist hoffnungslos) –, sichtlich aufzurütteln und womöglich zu bessern, so spüre ich lebhaft und dankbar, daß mir die Einwirkung zu einer Anleitung dazu zu teil geworden ist. Auch in anderen Bereichen wüßte ich kaum einen zur Frage beizubringenden Gedanken, der nicht in Ihrem Büchlein entfaltet wäre. Ich habe sehr viel daraus gelernt! Ich danke Ihnen aufrichtig!

Da aber Aufrichtigkeit kein Verschweigen duldet, müssen Sie mir auch, gerade als einzige Dankesgegengabe, erlauben, anzudeuten, daß ich, wenigstens zur Zeit, auf etwas anderen innen- und außenpolitischen Positionen stehe, als diejenigen sind, welche ganz ohne Zweifel an einigen Stellen der sonst mehr ethischen Darlegung unterliegen oder mit ihr verbunden sind. Aber vielleicht vermögen Sie meiner hierüber noch übergeordneten Meinung zuzustimmen, daß das Politische – wenn es nur in der *realen* Welt gut gemacht wird – dem anderen nicht nur unterstellt, sondern auch gar nicht so wichtig ist. Nur bin ich einer Vermengung dieser Schichten in der *Praxis* abhold, so groß auch meine Spannung ist, mit der ich seit Jahrzehnten eine Lösung des Problems erwarte, oder wenigstens eine teilweise Verbesserung dieser diesbez. Erkenntnis, in wie weit die für das Individuum gültige Ethik mit unsern Handlungen aus Gemeinschaftsinteressen in Übereinstimmung sein kann und muß, also das Verhältnis des einzelnen zu einem kollektiven Gewissen, das m. E. auch eine Realität ist. Ich bin natürlich viel zu sehr Mediziner, um in allen diesen Fragen den *realen* Boden leicht aufzugeben, und gegenüber einer asketischen Forderung, die Ihre Schrift fraglos an unser Volk richtet, sehe ich meine Aufgabe und Pflicht darin, sofort auf die andere Seite zu springen, so sehr Sie mich sonst, wie Sie wissen, im Gefolge für die Suprematie des Geistes – zumal bei dieser (materialistischen!) Verrohung unseres Ärztestandes – immer hinter sich haben.

Diese Zeilen erreichen Sie erst nach Ihrer Rückkehr. Ich erhoffe Sie gesundheitlich im besten Zustande, und bedaure, daß ich mir nicht rechtzeitig die Frage erlaubt habe, ob ich – mit schwachen Kräften und Möglichkeiten – nicht etwas für Ihre akadem. Ferien in dieser Richtung hätte wirken können.

Unser gemeinsamer jüngerer Freund, v.d. Groeben,[5] wendet sich nun – und ich glaube wohl in Abwendung von mir – zur Psychiatrie bei Kurt Schneider, und ich sehe darin eine nicht so häufige, umso nützlichere (auch gerade fachlich) Entwicklung, als er noch Hoffnung läßt, später wieder zur inneren bzw. allgemeinen Medizin zurückzukehren.

---

5 Jobst von der Groeben (1915-1981) emigrierte 1948 als Arzt in die USA. Er gehörte zum Heidelberger Freundeskreis, der für Jaspers' Ehefrau im Falle der akuten Bedrohung ein Versteck vorbereitet hatte.

Eine Verbindung mit den Mitscherlichschen Bestrebungen herzustellen, deren Problemlage ich umso stärker unterstützen muß als leider in Ihrem Gutachten[6] alle Negativen, Lauen, Zweifelnden ziemlich viel Nahrung finden werden, würde nicht nur am Persönlichen scheitern, sondern scheint mir auch grade im Sinne der Ausführungen verkehrt, die Sie mir neulich über die Stellung der »Psychiatrie naturwissenschaftlich gesehen« machten und die mich sehr überzeugt haben. Unterstützen muß ich aber die Sache Mitscherlich auf Lebhafteste nicht nur wegen der zeitlichen Problemlage in der prakt. Medizin, sondern weil mir darin eine wesentliche Möglichkeit im Kampfe gegen die Verrohung des Ärztestandes (bis in seine höchsten spezialistisch-technischen Spitzen gelegentlich) gegeben scheint. Ich gebrauche mit viel Grund u. absichtlich zwei Mal diesen starken Ausdruck.

Indem ich bitte, einige formale Mängel des Schreibens zu entschuldigen, verbleibe ich mit nochmaligem herzlichen Danke Ihr
Verehrungsvoll ergebener
Oehme

359. Curt Oehme an Karl Jaspers

Brief, hs.
Original: DLA Nl. Karl Jaspers

Heidelberg, 11.X.46.

Sehr verehrter Herr Prof. Jaspers,
Würden Sie die Güte haben, dem Boten das Manuskript aushändigen zu lassen? Verzeihen Sie evtl. Störung in der Tätigkeit.

Und dürfte ich mir die Bitte erlauben, Ihren Rat zu hören, ob ich das Manusk.[7] Herrn Sternberger für die *Wandlung* anbieten könnte? Sie gehören ja zu den Mitherausgebern! Selbstverständlich hat die Antwort Zeit, da ich Sie so wie so anlässlich meiner Bemerkung in der Senatssitzung gern einen Augenblick gesprochen hätte, wenn Ihnen dazu Zeit bleibt – nächste Woche, gegen Abend? Sonnabend Spätnachmittag könnte ich auch, Sonntag früh leider nicht. Mich treibt leibärztliches Interesse in Verbindung mit einem allgemeinen. Entschuldigen Sie die Aufdringlichkeit.
Ihr verehrungsvoll ergebener
Oehme.

---

6 Vgl. S. 352-357.
7 Curt Oehme, »Das medizinische Experiment am Menschen«, in: *Die Wandlung* 2 (1947), 484-491.

360. Curt Oehme an Karl Jaspers

Brief, ms.
Original: DLA Nl. Karl Jaspers

Heidelberg, den 10. Januar 1947

Hochverehrter Herr Jaspers!
Für Ihre Psychopathologie habe ich Ihnen zwar formal schon einmal gedankt, fühle mich aber doch, nachdem ich mich näher mit ihr beschäftigt habe, gedrängt, Ihnen noch einmal im besonderen zu sagen, wie sehr ich die Behandlung des Stoffes in Ihrem philosophischen Rahmen geniesse und bewundere.[8] Sie werden das gewiss von allen Seiten hören, und meine Stimme kann ja nur die eines halben Fachmannes sein.

Wenn ich mir erlaube, zu dem auch in Ihrem Werk berührten Thema beiliegenden Vortrages ein Separatum[9] zu übersenden, so bitte ich, mir zu glauben, dass dies nicht Anlass und Zweck der Zeilen ist.

Noch nachträglich alles Gute für den Inhalt des begonnenen Jahres, insbesondere für Ihre Gesundheit.

Mit Empfehlung Ihrer Frau Gemahlin
Ihr verehrungsvoll ergebener
Oehme

361. Curt Oehme an Karl Jaspers

Brief, hs.
Original: DLA Nl. Karl Jaspers

Heidelberg, 16. III. 47

Sehr verehrter Herr Prof. Jaspers,
Für Ihre abermalige Freundlichkeit, mir eine schoene Schrift zu schikken, was ich als Auszeichnung empfinde, danke ich Ihnen verbindlich. Mit besonderer Befriedigung muss es uns erfüllen, dass in dem Convent des europaeischen Geistes Ihre Stimme als eine deutsche führend zu vernehmen war. Wir können nur wünschen, dass bei der Umbildung des internationalen Bewusstseins diejenigen, d. h. die Philosophen, noch mehr gehört werden, welche am besten noch einen Einfluss auf die ethischen Massstäbe der grossen Lebenseinheiten und auf die sittliche Verantwortbarkeit der hierin immer so schwachen Kollektivitäten haben können. Wenigstens wollen wir das – hoffnungslos – hoffen.

Den Wilhelmshavener Doktor, den ich wegen eigener Krankheit nicht

---

8 Jaspers hatte den sechsten Abschnitt »Das Ganze des Menschseins« unter anthropologischen und erkenntnistheoretischen Perspektiven ganz neu für das Buch verfasst.
9 Vielleicht Curt Oehme: »Über Altern und Tod«, *Sitzungsberichte der Heidelberger Akademie der Wissenschaften, mathem.-naturwiss. Klasse, 1944, 1*, Heidelberg 1944.

sah und dessen Namen mir im Moment nicht gegenwärtig ist, will ich gerne, so gut es geht, versorgen.
Besten Dank.
Mit besten Empfehlungen und Grüssen
Ihr
Verehrungsvoll ergebener
Oehme.

362. Curt Oehme an Karl Jaspers

Brief, hs.
Original: DLA Nl. Karl Jaspers

Heidelberg, 1. IX. 47.
Hochverehrter Herr Prof. Jaspers,
Zu der schoenen, Ihnen widerfahrenen Ehrung in Frankfurt, über die ich mich sehr teilnehmend gefreut habe, meinen und meiner Frau herzlichen Glückwunsch. Hoffentlich finden Sie nach Basel nun auch eine erfreuliche Erholung!
Ihr
Sehr ergebener
Oehme

363. Curt Oehme an Karl Jaspers

Brief, ms.
Original: DLA Nl. Karl Jaspers

Heidelberg, 12. X. 47
Sehr verehrter Herr Jaspers,
Erst heute habe ich erfahren, dass Sie nach Basel berufen sind und angenommen haben. Ich beglückwünsche Sie aufrichtig, auch für meine Frau und mit Einbezug Ihrer verehrten Gattin. Für uns ist der Verlust natürlich schmerzlich! Und für das Ganze weiß ich nicht recht, ob ich Sie lieber als internationalen deutschen Stern auf einem Aussenposten oder in der Heimat sehen soll. Nun, es ist nicht meine Sache, und Leibärzte werden Sie dort in bester Qualität finden. Das Trockenklima des Engadin sollten Sie mehrmals im Jahre länger aufsuchen. Für Bronchiektasen ist das ausgezeichnet. Ich habe mich in letzter Zeit wiederholt gefragt, ob man Ihnen nicht einmal zu evtl. wiederholten Sulfonamidstössen, vielleicht sogar zu einer Penicillinbehandlung, raten sollte, um eine – wahrscheinlich allerdings nur vorübergehende – Sterilisierung Ihres chronischen Katarrhs zu versuchen.
Antworten Sie mir nicht! Sie brauchen Ihre Zeit zu Besserem. Sollten Sie die letzten Gedanken zu diskutieren wünschen, so citieren Sie mich bitte telephonisch! Mit herzlicher Empfehlung, Ihr
Verehrungsvoll ergebener Oehme.

364. *Curt Oehme an Karl Jaspers*

Brief, ms.
Original: DLA Nl. Karl Jaspers

Heidelberg, 21. Februar 1948

Hochverehrter lieber Herr Jaspers!
Dass Sie die Freundlichkeit hatten, auf meine paar Seiten mit einem Brief einzugehen,[10] sollte mich zur Sparung Ihrer Zeit nicht dazu ermutigen, nochmals vorstellig zu werden. Aber, es darf mir doch wohl daran liegen, dass Sie mich richtig kennen? Ich bin von den Naturwissenschaften ausgegangen und stehe noch ganz auf diesem Boden, aber ich sehe seit langem viel zu sehr, welches Unheil die Doktoren anrichten, denen die nötige geistige Erweiterung fehlt. Die Medizin muss wieder einen neuen grossen Seitenstrom bekommen. Zu diesem Ziel bringt die Psychotherapie – die Psychiatrie versagt! – sicher nur einen kleineren Beitrag von, auch meiner Ansicht nach, höchst zweifelhaftem Wert. Leider haben die äusseren Umstände den, auch von mir in der Fakultät stark gestützten, Plan bisher noch immer nicht zur Ausführung kommen lassen, dass Herr Mitscherlich besonders die psychische Behandlung gewisser somatischer Erkrankungen (z.B. Ulcus, Hochdruck, Angina pectoris) und ihre Möglichkeiten und Aussichten erforschen könnte. Diese Frage scheint mir für die allgemeine und innere Medizin ganz vordringlich, obwohl ich dem Ergebnis mit grösster Skepsis entgegensehe. – Aber es bleibt daneben das grössere Ziel, die geistige Beziehung des ärztlichen Standes zu heben.
Beide Absichten werden, meines Erachtens, nicht gut erfüllt durch die Uebertreibungen und Einseitigkeiten, wie sie sich etwa in den Richtungen geltend machen, die ich mit den Namen Prof. v. Weizsäcker, Kütemeyer u.s.w. nur andeuten will.[11] Diese entfernen sich meines Erachtens schon wieder zu sehr von der natürlichen Geistigkeit, infolge einer intellektuellen Ueberspitzung.
Darf ich Ihre Zeit noch mit einem zweiten Punkte in Anspruch nehmen? Ich dachte von Ihnen belehrt zu werden, ob die Verbindung der Logik und des Wahrheitsbegriffes in meinem Gedankengang Ihre Billigung oder Ihre Kritik erfahren würde.
Das ist aber wohl, angesichts der Grösse des Gegenstandes, eine unerfüllbare Zumutung. Ich hoffe jedoch aus Ihrer »Logik«, deren Vor-

---

10 Oehme nimmt Bezug auf die seit 1946 mit Unterbrechungen andauernde Heidelberger Diskussion um ein »Institut für Psychotherapie«, das von Alexander Mitscherlich geleitet werden sollte und dessen Einrichtung sich verzögerte.
11 Wilhelm Kütemeyer (1904-1972), Kierkegaard-Übersetzer, Schriftsteller und Arzt, gehörte nach 1945 zum Schülerkreis um Viktor v. Weizsäcker, der am »Lehrstuhl für Allgemeine Medizin« ein psychosomatisches und philosophisch-anthropologisches Verständnis der Medizin suchte; so in den Studien *Die Krankheit Europas* (1951) und *Die Krankheit in ihrer Menschlichkeit* (1963).

anzeige ich zu Gesicht bekommen habe, das schöpfen zu können, was aus der Fassung des Wahrheitsbegriffes hierzu zu sagen ist. Durch eine Besprechung des Heideggerschen Plato-Buches, die ich kürzlich für die Psyche vorzunehmen hatte, kam ich ebenfalls in eine tiefe Verwicklung mit der von Heidegger, wie mir scheint, übernommenen Platonischen Verschmelzung von Wahrheit und Wirklichkeit.

Verzeihen Sie, dass ich mir die Freiheit zu so weitläufigen Andeutungen genommen habe, die wohl eher einem Gespräch, als einem Briefe hätten vorbehalten bleiben sollen. Aber solange wir Sie noch in unserer Nähe wissen, muss den Wissensbedürftigen doch auch erlaubt sein, davon Gebrauch zu machen.

Mit verbindlichen Empfehlungen an Ihre verehrte Frau Gemahlin und herzlichen Grüssen

Ihr verehrungsvoll ergebener

Oehme

365. Curt Oehme an Karl Jaspers

Brief, hs.
Original: DLA Nl. Karl Jaspers

Heidelberg, 23. Februar 1948

Sehr verehrter, lieber Herr Jaspers,

beiliegender Brief[12] war Sonnabend fertig, als ich durch die Presse von Ihrem 65. erfuhr.

Nun legen Sie ihn, wie soeben ich, bitte beiseite für kommende Tage und erlauben mir nur mit schlichtem Wort, Ihnen die Wünsche zu meinem kleinen Teile darzubringen, die heute über Ihren engeren Kreis weit hinaus alle für Sie hegen, welche Ihr Walten und Wirken zur eigenen tiefen Bereicherung, zur Wiederaufrichtung, wenn sie gebeugt waren, zur Wegweisung, wenn sie irrten, zur Gewinnung eines Lebensinhaltes, wenn er ihnen noch fehlte, erfahren und erlebt haben.

Aufs herzlichste.

Ihr

stets verehrungsvoll ergebener

Oehme

---

12 Oehmes Brief vom 21.2.1948.

366. Curt Oehme an Karl Jaspers

Brief, ms.
Original: DLA Nl. Jaspers

Heidelberg, 18. IV. 49.

Hochverehrter und lieber Herr Prof. Jaspers,
Mit Anteilnahme habe ich Ihre Besprechung des Hamburger Gutachtens zur Hochschulreform im soeben erschienenen Heft der Wandlung gelesen.[13]

Da unsereiner in solchen Dingen, die einem vielleicht mit am meisten am Herzen liegen, nie zu Wort und Zug kommt, erlauben Sie mir Ihnen, der darin wol mehr zu sagen und Gehör hat, meine volle Zustimmung zu Ihrer Kritik und Haltung auszusprechen. Ich halte das Hamburger Elaborat für einen der schlimmsten parteipsychologischen Angriffe gegen die Freiheit und Stellung des deutschen Professors, dessen Schwächen auch mir mehr als bekannt, auf diese Weise aber nicht zu bessern sind. Jeder »Freie« wird sich bedanken, seine [?] in ein solches Gebilde, das geplant ist, hinein zu hängen.

Gestatten Sie mir, meine herzliche Anteilnahme an Ihrem persönlichen Ergehen bei diesem Anlaß zum Ausdruck zu bringen.
In alter Verehrung
Ihr
Sehr ergebener
Oehme.

Schon an dieser Wirkung auf mich können Sie sehen (da ich als persönlicher Interessent altersmäßig ja nicht mehr in Frage komme), wie unpsychologisch im individuellen Sinne das Gutachten ist.

367. Curt Oehme an Karl Jaspers

Brief, ms.
Original: DLA Nl. Jaspers

Heidelberg, 17. XI. 49

Sehr verehrter Herr Professor Jaspers,
Sie hatten die Güte, mir in diesen Tagen durch den Verlag ein Exemplar Ihres neuen geschichtsphilosophischen Werkes[14] zugehen zu lassen. Ich sage Ihnen dafür herzlichsten Dank. Das Buch erinnert mich an die Zeit, wo Sie noch hier waren, insofern ich seine Anfänge in Ihrem letzten Akademievortrag hier miterleben durfte. Inzwischen hat sich in Deutschland manches zu wandeln begonnen, was sich rein aeusserlich, aber doch

---

13 Karl Jaspers, »Hochschulreform. Das Gutachten des Hamburger Studienausschusses für Hochschulreform«, in: *Die Wandlung* 4 (1949), 349-357.
14 UZG.

meist wesentlich, z. B. darin bemerkbar macht, dass wir in diesem Winter zum ersten mal wieder, wenigstens bisher, eine ordentlich geheizte Wohnung haben. Aehnlich in der Ernährung, manches andere, zum Teil viel Wichtigeres, hat sich hinwiederum nicht geändert oder tut es nur sehr langsam, z. B. das Denken der Massen. An Ihrem Werk ist mir sein deutscher Charakter (im Grunde) deshalb besonders wohltuend, weil wir jetzt in Zeitschriften von Propaganda auch geschichtsphilosophisch, mehr noch auf anderen Gebieten, mit dem angelsächsischen Empiricopragmatismus überschwemmt werden. Ich habe mich dagegen etwas in Max Webers »Kapitalismus und kalvinistische Ethik« gerettet.

Darf ich bitten, mich Ihrer verehrten Frau Gemahlin zu empfehlen, und genehmigen Sie nochmals den Ausdruck wärmsten Dankes von Ihrem stets verehrungsvoll ergebenen
C Oehme.

368. Curt Oehme an Karl Jaspers
Brief, hs.
Original: DLA Nl. Karl Jaspers

Heidelberg, den 25. II. 1951

Sehr verehrter und lieber Herr Jaspers,
die dankbaren Erinnerungen können nur auf meiner, unsrer Seite sein, und Sie haben sie durch Ihre freundliche Zusendung neu erweckt und verfestigt.

Wenn ich mir in den nächsten Tagen eine kleine Erwiderung erlaube, so bin ich mir bewußt, daß jeder nur mit den Mitteln danken kann, über die er verfügt.

Ihrem Aufsatz zu Herrn Gruhles Ehrung und Ihrer grundsätzlichen Warnung stimme ich zu.[15] Da ich durch die Erwähnung der Internistentagung 1949 persönlich einbezogen bin,[16] muß ich Sie mit folgenden Bemerkungen behelligen und erlaube mir auch, den Text meiner Eröffnungsansprache,[17] die leider ungewöhnlich lang und anspruchsvoll geraten mußte, demnächst mitgehen zu lassen.

---

15 Hans W. Gruhle wurde anlässlich des 70. Geburtstags am 7.11.1950 ein Heft des *Nervenarztes* gewidmet, zu dem Jaspers den Artikel »Zur Kritik der Psychoanalyse« beitrug (NA 21 [1950], 465-468).

16 Im Hinblick auf die Resonanz der psychoanalytischen Psychosomatik, wie sie Viktor v. Weizsäcker und Alexander Mitscherlich 1949 als ein Thema auf dem Internistentag in Wiesbaden vorstellten, schreibt Jaspers in »Zur Kritik der Psychoanalyse«: »Das Mass der Anerkennung in der Diskussion seitens der Nichtanalytiker, die Vorsicht, als ob etwas daran sein könnte, die Sorge, durch radikale Verwerfung von Unwissenschaft sich zu blamieren, zeigt, wie tief die Wirkung dieser Glaubensweise geht.« Vgl. ATZ, 67.

17 Curt Oehme, »Eröffnungsansprache der 55. Tagung der Deutschen Gesellschaft für innere Medizin in Wiesbaden. 1. Verhandlungsthema Psychosomatische Medizin. 25. April 1949«, in: *Psyche* 3 (1949), 321-330.

Trotz meiner – soweit ich ihn bisher erfaßt und durchdacht habe – vollkommenen Zustimmung zu Ihrem Aufsatz kann ich doch weder auf die Seite derjenigen treten, die Sie gleichsam in Schutz nehmen, und damit meine ich zunächst die Psychiatrie der letzten Jahrzehnte, noch zu denen mich stellen, vor denen Sie warnen.

Ein Urteil über *die* (!) Psychiatrie steht mir gewiß nicht zu. Aber ich muß bekennen, daß ich eine allerdings kleine, aber symptomatisch wesentliche Zahl von Erfahrungen mit ihr habe, welche mir von ihrer Humanität einen geringen Begriff vermittelt haben. Auch an Gruhles »verstehender Psychologie«[18] bewunderte ich außer der Klugheit und dem enzyklopädischen Wissen nur sehr wenig. Und Herrn Kretschmers Tendenzen sind ja ganz durchsichtig.[19]

Viel wichtiger aber ist mir folgendes: wenn ein Mann Ihrer Importanz indirekt und ohne es zu wollen den so wie so (wie mich jeder Tag und fast jedes zu besprechende Medizinbuch lehrt) kaum zur Knospe gediehenen Ansätzen in den Augen des ärztlichen Standes und besonders der Fakultäten (welche nach unserer Erfahrung der eigentliche Faktor der Sturheit sind), den Ansätzen, das Bild vom Menschen in der Medizin *radikal* zu erneuern – ich sage nochmals: *ohne es zu wollen* –, einen Frühlingsfrost schickt, so halte ich es für mein Geschäft, den Philosophen darüber aufzuklären, und ich bin vollkommen im vorhinein überzeugt, daß Sie mir das nicht übelnehmen, sondern im Gegenteil. Denn was Sie z.B. in den Schlußsätzen und stellenweise durchblicken lassen,[20] das wird von denen, die es anginge, überhört werden, und dieser Weg wird auch widerlegt durch die Geschichte. Denn die Generationen der klassischen naturwiss. Medizin besaßen ohne Zweifel das, was Sie als *andere* – sittliche etc – Seite fordern, und *trotzdem* ist es zu diesem Verfall trotz allen »Fortschrittes« gekommen. (Natürlich liegt das nur z.T. in der Medizin selber, aber auch nicht nur außerhalb derselben).

Nach allem, was ich aus England, Amerika und auch der Schweiz höre, ist die materialistische Décadenz der Medizin dort nicht kleiner, eher größer, als bei uns, wo immer noch die Notlage des Nachwuchses neben der allgemeinen eine relative Entschuldigung im Einzelfall abgibt. Grade aber, was der arme Mann in dieser Welt noch leisten könnte, wäre eine

---

18 Hans W. Gruhle, *Verstehende Psychologie. Ein Lehrbuch*, Stuttgart 1948.
19 Vgl. Ernst Kretschmer, »Zur Frage der Lehranalyse und der Analyse Gesunder«, in: NA 31 (1950), 112. Kretschmer stand der psychoanalytischen Ausbildungsform der Lehranalyse skeptisch gegenüber.
20 Der Schlussabsatz lautet: »Die Psychoanalyse in denjenigen ihrer Erscheinungen, an die hier gedacht wurde, ist ruinös für das eigentlich ärztliche Wesen. Aber sie ist wie ein Fanal zur Beschwörung der ärztlichen Selbstbesinnung. Man darf diese Selbstbesinnung sich nicht zu leicht machen. Die Unwahrheit des alles echte Arzttum zerstörenden Gegners wird nicht bekämpft durch selbstzufriedene Wissenschaftlichkeit, sondern nur durch das Ganze des Ethos, in dem auch die Wissenschaftlichkeit selbst erst zuverlässig bleibt.« Vgl. ATZ, 67.

Besinnung auf Dinge, auch in der Medizin, welche grade Deutschland früher einmal der Welt beigesteuert hat. Ich brauche nicht zu sagen, daß ich der erste bin, von mediz. Büchern zu fordern, daß sie zunächst einmal die deutsche Medizin auch im Leiblich-praktischen auf die westliche Weltebene heben.

Zweitens aber werden Sie mir, ganz abzusehen von meiner Fernkenntnis Ihrer Persönlichkeit, das Gesagte sicherlich auch deshalb nicht übel nehmen, weil Sie ja gerade aus der Dürftigkeit meiner Bestrebungen in der zwischen den beiden »Parteien« laufenden Richtung die Notwendigkeit Ihrer Wirkung und Mitwirkung erkennen werden, wofür eben das demnächst folgende genügenden Beweis geben wird. Im Gegensatz zu breiten, aber nicht hinreichend breiten und zugkräftigen (überzeugenden) Kreisen halte ich eben dafür, daß mit der Christlichkeit *alleine* die verlorene Humanität, zumal in der Medizin, nicht wiederzugewinnen ist.

Verzeihen Sie die lange Bemühung und seien Sie nochmals, nicht ohne Hinzufügung herzlicher Wünsche für Ihr Befinden, aufrichtig bedankt von
Ihrem stets verehrungsvoll
ergebenen
C. Oehme
Beste Empfehlungen an Ihre verehrte Gattin.

369. Karl Jaspers an Curt Oehme

Brief, ms.
Durchschlag: DLA Nl. Karl Jaspers

Basel, 3.3.1951

Lieber und sehr verehrter Herr Oehme,
haben Sie herzlichen Dank für Ihren Brief und für die Schriften. Selbstverständlich ist mir jeder Einwand und jedes Urteil Ihrerseits nur erwünscht. Sie können gewiss sein, dass ich es in keinem Falle übel nehme, so wenig wie ich denke, dass Sie mir meine Antwort verwehren würden.

Ihr Einwand ist wesentlich ein taktischer, nämlich dass etwas, das an sich wahr sei, eine schlechte Wirkung haben könnte für Versuche, die man pflegen müsse. In der Sphäre der Wissenschaft und aller Praxis, die sich auf Wissenschaft gründet, scheint mir dieser Einwand nicht stichhaltig. Man darf erwarten, dass gute Sachen sich hier bewähren, gerade wenn Angriffe in Bezug auf bestimmt nennbare Dinge stattfinden. In unserm Falle haben aber die Unternehmungen, die ich meine, einen solchen Erfolg und eine solche Bekanntheit in der Welt und geniessen sie eine solche Propaganda, dass ein klares und entschiedenes Wort mir in diesem Fall gut schien. Ich meine, ich habe klar unterschieden zwischen den Bemühungen der Psychotherapie überhaupt und diesen ganz bestimmten, handgreiflichen, für mich empörenden Erscheinungen.

Dass ich mit Ihren Intentionen übereinstimme wie Sie mit den meinen, ist mir kein Zweifel. Wenn man meine eigenen Auffassungen über die psychotherapeutischen Möglichkeiten kennenlernen will, muss man in der letzten Auflage meiner »Psychopathologie« S. 661-686 lesen. Es ist charakteristisch, dass die gesamte psychoanalytische Welt diese eingehenden Erörterungen ignoriert hat, zu denen dann die Kapitel über das »Ganze des Menschseins« hinzukämen. Was ich in dem kurzen Aufsatz sage, ist nicht ein beiläufiges Geärgertsein im Augenblick, sondern der Versuch, nunmehr durch etwas wie eine kleine Bombe aufmerksam zu machen. Zahlreiche Zuschriften von Ärzten aus Deutschland, Österreich und der Schweiz lassen mich eine leise Hoffnung haben, dass die Vernunft und Wissenschaft, der ich diene, ein klein wenig gehört wird.

Sie sprechen vom Bild des Menschen, das Voraussetzung für jede humane Therapie sein muss. Sie haben so vollkommen recht, dass ich mich nur freuen kann. Als ich in meiner Jugend die Zerstörung der Humanität in der inneren Medizin durch Krehl wahrnahm, wurde der Grund gelegt zu den Auffassungen, die ich heute vertrete. Ich habe Krehl als Medizinalpraktikant sechs Monate in seiner Klinik aus der Nähe beobachtet. Er hat nicht geahnt, welche Laus er sich in seinen Pelz gesetzt hat. Als ich gelegentlich, vor vielen Jahren, Weizsäcker einmal ein paar konkrete Dinge erzählte, antwortete er: das möge wahr sein, aber man dürfe es nicht sagen. Wenn die Mediziner in Deutschland Mitscherlichs Veröffentlichung über die Menschenexperimente im Interesse des Vertrauens der Patienten und des Prestiges des Ärztestandes ablehnten, bin ich leidenschaftlich für Mitscherlich eingetreten, in einer Senatssitzung und in einem Gutachten.[21] Mir scheint immer weniger, dass in unseren Kreisen Taktik ein Recht habe. Es muss öffentlich bis zum äussersten diskutiert werden. Widersprechen möchte ich Ihnen nur in dem einen Punkt: wir brauchen kein neues Menschenbild, sondern nur die Aneignung des längst wirklich Gewordenen. Wir dürfen uns nicht einbilden, etwas so Grandioses schaffen zu können und zu wollen. Die Psychoanalytiker im weiten Umfang scheinen mir an der Zerstörung des Menschenbildes mitzuarbeiten. Es wird immer schwerer, einen vernünftigen Arzt zu haben, – doch ich komme sehr ins Weite.

Halten wir unsere Gesinnungsgemeinschaft aufrecht. In den taktischen Fragen sind Differenzen unerheblich.

Ich danke Ihnen noch einmal herzlich und grüsse Sie und Ihre Frau von uns beiden.

[Karl Jaspers]

---

21 Vgl. S. 352-357.

370. Curt Oehme an Karl Jaspers

Brief, hs.
Original: DLA Nl. Karl Jaspers

Heidelberg, 10.III.51

Sehr verehrter, lieber Herr Jaspers,
Ihr Brief, für den ich Ihnen herzlich danke, gab mir sehr zu denken. Schade, daß die mündliche Aussprache, zu der ich früher seltene, dankbar erinnerte Möglichkeiten hatte, abgeschnitten ist. Schriftlich Ihnen mit dem Meinigen oder Angenommenen aufzuliegen, kommt mir anspruchsvoll vor. Indessen einiges bitte ich doch, mir zu erlauben.

1. Die Verbindung von Denken und Handeln, das Hinsehen auf die Wirkung, worunter auch fällt, was Sie als Taktik bezeichnen, gehört wohl zu uns Medizinern, Ärzten besser, in besonderem Maße. Schließlich, in großem Sprung, könnten wir uns ja auch mit dem Supremat der praktischen Vernunft denken. Aber ich verstehe natürlich Ihren Einwand, und er beeindruckt mich.

2. Wenn das Wort »unser Menschenbild« fiel, so natürlich ohne alle Vermessenheit, nur im Sichabsetzen zur vorausgegangenen Epoche. Im Rahmen uralter Weisheit und Erfahrung macht schließlich jede Zeit ihr eigenes, und kaum jemand trägt mehr dazu bei als die großen Philosophen, als Werke wie die Ihrigen.

3. Ich habe Sie mit meinen Bemerkungen über *den* Geist der Psychiatrie, welche die Medizin (nach unsres verehrten Kurt Schneider wiederholter Aussage) aufs Leibliche beschränken will und sehr resigniert (wie die Schüler sagen), ohne zu wollen auch etwas den Kreis derer verletzt, bei denen Ihr Anfang lag. Ich meinte nicht, daß Sie diese Auffassung teilen, Ihre von mir in den angegangenen Abschnitten wiederholt studierte Psychopathologie, die wir mit Fraenkel ja schon im Jahre 1913 so bewunderten, schien mir immer das Gegenteil zu beweisen. Nun ziehen Sie die Erinnerungen an Krehl heran, in die Sie mir freundlicherweise schon ein Mal Einblick gewährten, deren tiefe Wurzel ich aber nicht kenne. Ich habe an Krehl natürlich nur aus seiner *späten* Zeit Erfahrungen und für mich nur günstige machen können, trotzdem glaube ich gegen ihn nicht unkritisch zu sein. Aber in dem großen, die Fakultät durchziehenden Parteistreite, auf dessen anderer Seite H. Wilmanns stand, habe ich mich nicht aus Taktik beiseite gehalten, sondern schon in Göttingen in meinen ersten Wanderjahren habe ich in ähnlicher Lage meine Freiheit zu wahren gelernt.

4. 1949 auf dem Kongreß waren die Diskussionsredner nach verschiedenen Seiten verteilt, die Einwände gegen die Tiefenpsychologen traten erheblich, internistisch und herbeigebeten auch psychiatrisch hervor. Das war wenigstens der Eindruck der Hörer, die Grundtendenz, der *Menschlichkeit* im Arztsein wieder mehr Raum zu verschaffen, grade auch angesichts der gewaltigen, z.T. *sehr* nützlichen, doch aber wie-

derum an den Kranken große Anforderungen stellenden Neuerungen (Herzkatheter zu *reinen* Forschungszwecken) besonders aus dem Ausland, – diese Grundtendenz ist der ärztlichen Standes»leitung« jetzt zwar stärker ins Bewußtsein gekommen, *durchgedrungen* in die Praxis ist sie keineswegs. Ein Schüler, der eine Fellowship in Edinburgh hat, schreibt mir: dort mache man noch mal mehr als bei uns Operationen etc. wegen der Pfunde.

Nun, ich will nichts verwischen, Sie werden Grundgedanken wie naheliegende Einwände herausfühlen, wie ich sie meine. Ich will nicht länger Ihre kostbare Zeit besetzen und nur sagen: ich werbe* nochmals, soweit Sie sich überhaupt noch mit solchen Dingen beschäftigen und gelegentlich Ihre Aufmerksamkeit der Medizin zuwenden, um Ihre Mitwirkung, daß wie der Arzt so das Publikum, das doch meist 30-50 Jahre nachhinkt, von einer Auffassung vom Menschen loskommen auch in der Medizin, die andererseits natürlich unter keinen Umständen ganz verlassen werden darf. Die Wandlungen der Psychotherapie, die schon vorliegen, können m. E., wenn man gegen sie wachsam und kritisch bleibt, etwas dabei helfen, aber nur etwas. Hingegen muß man die unreinen Herzen auf der Seite mit oder auf der ohne Lehranalyse erkennen. Was ich von Jüngern beider Richtungen höre, scheint mit dafür zu sprechen, daß diese Methode nicht *nur* die Gefahren hat, die sie eindrucksvoll darstellen. Wäre es so, so würde ich mich selbstverständlich vollkommen mit Ihrer Haltung identifizieren. 1949 wollte ich nur zur Diskussion stellen, sie scheint mir angesichts der Lage in USA noch nicht abgeschlossen.

Verzeihen Sie, daß ich nochmals repliziert habe, ich meine: *nicht* widersprochen.

Vielen herzlichen Dank nochmals für die Güte Ihres persönlichen Schreibens. Ich habe seinen Inhalt auch meinem engeren Schülerkreise (der mit Psychotherapie im Speziellen gar nichts zu tun hat) vermittelt, und es gab viel Anregung und Diskussion. So haben Sie auch auf diese Weise gewirkt. Alles Gute Ihnen.

Ihr verehrungsvoll ergebener
Oehme.

---

* Natürlich ist das überflüssig, wo ja vieles Berührte bereits auf S. 661 d. Psych. path. anhebt! (Punkt 1 = dort Überschrift von a)

371. Karl Jaspers an Curt Oehme

Brief, ms.
Durchschlag: DLA Nl. Karl Jaspers

Basel, 14.3.51

Lieber und sehr verehrter Herr Oehme,
ich danke Ihnen, dass Sie noch einmal die Lust gehabt haben, mir zu schreiben. Es wäre in der Tat schön, wenn wir das Gespräch mündlich fortsetzen könnten. Jetzt kann ich nur sagen, dass ich in der Grundstimmung mich mit Ihnen durchaus einig fühle. Die konkreten Formulierungen und Forderungen bleiben beweglich.

Sie haben gewiss recht, dass ich, wenn ich von der Psychiatrie spreche, jene Welt meine, die ich in der Klinik bei Nissl und Wilmans liebte und in der ich meinen Boden fand. Dass ich damit den Somatikern folgen würde, ist ausgeschlossen. Kurt Schneider, den ich mit Ihnen hochschätze, sagt viel, was ich nicht billigen kann. Aber z.B. eine so einfache und schwierige Sache wie die scharfe Trennung des schizophrenen Prozesses von allem sog. Schizoiden und Psychopathologischen hält er mit realistischem Blick und objektiv zwingender Begründung gegen die heutige Konfusion fest.

Ich wünsche Ihnen und Ihrer verehrten Frau eine gute Gesundheit und hoffe auf ein Wiedersehen zu weiteren Gesprächen.
Mit herzlichem Gruss
Ihr
[Karl Jaspers]

372. Curt Oehme an Karl Jaspers

Brief, ms.
Original: DLA Nl. Karl Jaspers

Heidelberg, den 17. Februar 1953

Hochverehrter Herr Professor Jaspers,
zu Ihrem 70. Geburtstag habe ich die Ehre, Ihnen die Glückwünsche der Heidelberger Akademie der Wissenschaften in herzlicher Verehrung darzubringen.

Die Akademie denkt Ihrer an dem Tage, den die wissenschaftliche Welt innerhalb und ausserhalb Ihres Vaterlandes mit Gedächtnis, Ehrungen und Wünschen begeht, bewegt durch die Gedanken und Gefühle, die Ihrem jahrzehntelangem, ruhmgekrönten Wirken in unserer Mitte, an unserer Universität, in unserer Stadt entspringen, wo Sie Ihren Ausgang noch als Lernender genommen, Ihren Aufstieg als Forscher und Lehrer begonnen und den Durchbruch aus Ihrem ursprünglichen, engeren Felde, der Psychiatrie, über die Psychologie der Weltanschauungen in die Weite des totalen Geistes als universaler Denker vollzogen haben; wo Sie, zwar einem engeren Kreise stets verbunden und ohne Unterbrechung Ihres persönlichen Wirkens und Ihrer eigentlichen, tieferen Wirkung im Stillen, aber doch jahrelang gleichsam in der Verbannung wie eine geheime Geisteskraft gelebt und gelitten haben, um schliesslich nach der Befreiung, welche die Ihre wie die unsere war, uns im Wiederaufbau wieder zu uns selbst zurückzuführen und Beistand zu leisten.

Wir sind stolz darauf, dass Sie auch in der Ferne der Unsere geblieben sind und das Fortbestehen der alten Bande in dieser äusseren Form in den letzten Jahren durch Gastvorträge an unserer Universität selbst bekräftigt haben.[22]

Für dies alles und mehr hat Ihnen die Akademie aus Anlass Ihres Eintritts in das Alter menschlicher Weisheit tiefempfundenen Dank auszusprechen, und sie kann ihn nur zusammenfassen in dem aufrichtigen Wunsch, dass der Rückblick auf den grossen von Ihnen durchschrittenen Weg und seine unvergänglichen Marksteine eine Segnung des Vorblicks auf das Kommende verbürge und Ihr persönliches Ergehen noch lange eine Fortdauer alles dessen ermögliche, was Sie uns sind, was Sie der Welt bedeuten.

Erlauben Sie mir, meine herzlichsten persönlichen Glück- und Zukunftswünsche in alter, anhänglicher Verehrung anzufügen.

Ihr ganz ergebener
Oehme

---

22 Jaspers hielt im Juli 1950 in der überfüllten Heidelberger Neuen Aula, wie er Hannah Arendt schrieb, drei Vorlesungen, in denen er neben dem Marxismus auch die Psychoanalyse als potentiell totalitäre Ideologie scharf kritisierte. Vgl. Karl Jaspers, *Vernunft und Widervernunft in unserer Zeit*, München 1950.

Karl Jaspers – Wolfgang Pauli 1956-1958

373. Karl Jaspers an Wolfgang Pauli

Brief, ms.
Durchschlag: DLA Nl. Karl Jaspers

Basel, den 16. November 1956

Sehr geehrter Herr Kollege!
Mein trefflicher Buchhändler Werthmüller[1] hat sich wegen Ihres Vortrags, den ich suchte, an Sie gewendet. Durch ihn erhielt ich Ihre freundliche Antwort. Sollte die Publikation noch allzu lange dauern, würde ich Ihr freundliches Anerbieten, mir einen Durchschlag Ihres Vortrages[2] zu schicken, gern annehmen. Dann würde ich mich wieder melden.

Der Grund meines Interesses liegt darin, dass ich vor einigen Wochen einen Vortrag am Radio über die Atombombe[3] gehalten habe. Nun arbeite ich den Vortrag zu einer kleinen Broschüre aus und sehe mich um, was bisher dazu etwa gesagt wurde. Natürlich interessiert mich dabei die Stimme der Naturforscher, die über das wissenschaftliche Problem hinaus an die philosophischen Fragen geraten.

Mit den besten Empfehlungen und vielem Dank
Ihr sehr ergebener
[Karl Jaspers]

374. Wolfgang Pauli an Karl Jaspers

Brief, ms.
Original: DLA Nl. Karl Jaspers

Zürich, 30. September 1958

Sehr geehrter Herr Kollege,
Sie können sich denken, dass Ihr Buch *Die Atombombe und die Zukunft des Menschen*, das Sie mir so freundlicherweise als Geschenk senden liessen, auf das grösste Interesse bei mir gestossen ist. Nachdem ich es nunmehr zum grössten Teil gelesen habe, darf ich wohl wagen, mich bei Ihnen hierfür zu bedanken.

Zwischen der allgemeinen Einstellung des Philosophen und der des Naturforschers gibt es wohl charakteristische Unterschiede, die Sie selbst auch deutlich gefühlt haben. Da Sie meinen eigenen kleinen Beitrag, meinen Mainzer Vortrag von 1955, für genügend wichtig hielten, um ihn zu zitieren (p. 280),[4] möchte ich hier den Versuch machen, das Gemeinsame

---

1 Hans Werthmüller (1912-2005) gründete 1955 in Basel eine Buchhandlung und widmete sich zudem der Moosbotanik.
2 Wohl Wolfgang Pauli, »Phänomen und physikalische Realität«, in: *Dialectica* 11 (1957), 36-48.
3 Vgl. 56, Anm. 6.
4 Jaspers schreibt im Blick auf Pauli: »Wieder anders weist Pauli auf einen lang

und den Unterschied unserer Einstellungen zu dem allgemeinen, durch die zugespitzte Lage der Gesamtkultur unserer Zeit aufgeworfenen Problem noch weiter zu klären.

Gemeinsam scheint mir neben wichtigem Religionsphilosophischem (p. 356) vor allem eine auf die Wandlung des Menschen gerichtete Tendenz. Was ferner das Mystische betrifft, so bin ich mir darüber klar, dass für den alten Typus des Mystikers (wie z.B. Meister Eckehart) nach dem geistigen Erleben des naturwissenschaftlichen Zeitalters (seit dem 17. Jahrhundert) kaum noch eine Möglichkeit in unserer Kultur vorhanden ist.

Gerade als heutiger Naturwissenschaftler kann ich aber, ausserhalb eines mehr oder weniger eng begrenzten Gebietes, für Vernunft und Denken *nicht dasjenige Primat annehmen, das Sie, als Philosoph, diesen grundsätzlich zusprechen.* Wohl trete auch ich für ein unbegrenztes Kontrollrecht der Vernunft über Gedankensysteme ein; doch spreche ich von einer *extrarationalen Erkenntnis,* nämlich derjenigen, die durch andere Mittel als Vernunft erlangt ist. Diese extrarationale Erkenntnis halte ich für primär und wesentlich. Da ist ja nicht nur das Denken, sondern auch Instinkt, Gefühl, Intuition etc. und diese anderen psychologischen Funktionen scheinen mir dort, wo die Ganzheit des Menschen ergriffen wird (wie bei einer Wandlung, die auch Sie im Auge haben) als von grösserer Wichtigkeit. Wenn das Denken allerdings diese anderen Funktionen objektiv beobachtet, ohne sie zu stören, wird es, sobald eine Wandlung sich vollzieht, von ihr ebenfalls mitgegriffen und eine »neue Denkweise« kann entstehen.

Ist dieser Unterschied des Philosophen und des Naturwissenschaftlers nur ein äusserlicher der Terminologie oder ist ein tieferer Unterschied der Einstellung zu den Grenzen der Möglichkeiten einer jeden Philosophie dahinter?

Nochmals für Ihr ungemein anregendes Buch herzlichst dankend, bin ich
Ihr sehr ergebener
W. Pauli

---

vernachlässigten ›inneren Heilsweg‹. Er hält ›die Vorstellung vom Ziel einer Überwindung der Gegensätze, zu der auch eine das rationale Verstehen wie das mystische Einheitserleben umfassende Synthese gehört, für den ausgesprochenen oder unausgesprochenen Mythos unserer eigenen, heutigen Zeit‹. Die ›Wiederanerkennung eines inneren Heilsweges‹ soll zu einer ›neuen Bescheidenheit‹ führen. Mir scheint auch mit solchen Vorstellungen keine existentielle Wandlung getroffen zu sein.« Er bezieht sich auf: Wolfgang Pauli, »Die Wissenschaft und das abendländische Denken«, in: Martin Göhring (Hrsg.), *Europa – Erbe und Aufgabe. Internationaler Gelehrtenkongreß Mainz 1955,* Wiesbaden 1956, 71-79.

Karl Jaspers – Oskar Pfister 1952

375. Karl Jaspers an Oskar Pfister

Brief, ms.
Durchschlag: DLA Nl. Karl Jaspers

Basel, den 20. September 1952

Sehr geehrter Herr Pfarrer,
ich danke Ihnen für die Freundlichkeit, dass Sie mir ein Separatum Ihres Aufsatzes[1] gegen meine Darlegungen zugeschickt haben. Leider ist es mir aus Mangel an Zeit und Kraft angesichts meiner andern Aufgaben nicht möglich, öffentlich zu antworten. Es wäre das eine schwierige Erörterung, da Sie sowohl wie Herr Mitscherlich das ablehnen, was Sie meinen Wissenschaftsbegriff nennen (S. 274).[2] So erlauben Sie mir, dass ich Ihnen nur persönlich einerseits für die grosse Mühe danke, die Sie sich in dieser Sache gemacht haben, andererseits nur ein paar Bemerkungen zu Ihren Ausführungen mache.

Was die gelegentlich herangezogene eigene Biographie betrifft, so sind einige Richtigstellungen leicht. Was Binswanger in freundlicher Gesinnung über meine psychiatrische Laufbahn schreibt, ist, ich weiss nicht wodurch veranlasst, reine Phantasie. Im Jahre 1916 kam der damalige Dekan[3] der Heidelberger medizinischen Fakultät zu mir mit der Bitte, ob ich einen Ruf als Nachfolger Nissls auf dem Ordinariat für Psychiatrie in Heidelberg annehmen würde. Die Fakultät habe die Absicht, mich berufen zu lassen, möchte aber vorher meine Meinung kennen. Ich war damals Privatdozent für Psychologie in der philosophischen Fakultät. Ich habe damals, gemeinsam mit meiner Frau, die Situation durchgedacht und durchlebt. Mir wäre nichts erwünschter gewesen, als in Gestalt des Psychiaters konkret zu philosophieren. Warum ich abgelehnt habe, möchte ich heute noch nicht verbreiten. Es ist rein

---

1 Oskar Pfister, »Karl Jaspers als Sigmund Freuds Widersacher«, in: *Psyche* 6 (1952), 241-275. Pfister stand mit Freud in Korrespondenz, versuchte die Psychoanalyse in Zürich gegenüber C. G. Jung zu behaupten und publizierte viel zu ihrer Bedeutung für das Christentum und seine pädagogische wie seelsorgerliche Praxis. Vgl. Ernst L. Freud und Heinrich Meng (Hrsg.), *Sigmund Freud – Oskar Pfister. Briefe 1909-1939*, Frankfurt a. M. 1963.

2 Dort heißt es: »Wir können uns hier nicht auf die Kritik des meines Erachtens falschen Wissenschaftsbegriffs Jaspers' einlassen. Die Frage ist einfach und ohne Künsteleien die, ob Freud sicheres Wissen vermittelt, sichereres, als von den Gelehrten mitunter als wissenschaftlich ausgegeben und bald wieder gegen neue, widersprechende ›Wissenschaft‹ ausgetauscht wird. Unkundige Schwätzer glauben über diese Frage rasch entscheiden zu können. Ausgezeichnete Gelehrte ersten Ranges aber bejahen die Frage erst nach sachkundiger strengster Prüfung und mitunter sogar vieljähriger Erfahrung.«

3 Rudolf Gottlieb, der allerdings erst im Wintersemester 1917/18 Dekan war, fragte, folgt man Jaspers, ob dieser sich die Nachfolge von Nissl vorstellen könne.

persönlich motiviert. Was Binswanger die verpasste Gelegenheit nennt, beruht jedenfalls nicht auf Ablehnung seitens der Mediziner. Was das Gespräch mit Schultz-Henke betrifft, so muss in seiner Erinnerung eine völlige Verschiebung vorgegangen sein. Natürlich erinnere ich das Gespräch nicht, nicht einmal seinen Besuch. Jedoch weiss ich, was ich in meiner eigenen psychotherapeutischen Praxis erlebt habe und was ich oft darüber sagte.[4] Niemals war ich Anhänger Freuds. Seit der ersten Berührung mit seinen Schriften spürte ich den Geist, der zu bekämpfen sei. Seine Methoden wandte ich ohne grundsätzliche Zustimmung oder Ablehnung versuchsweise im Rahmen der andern Möglichkeiten an. Meine Unlust an der Psychotherapie hatte folgende Gründe: Ich war, so lange ich Patienten behandelte, so mitgenommen von den Schicksalen, dass ich zu keiner andern Arbeit mehr fähig war. Ferner hatte ich nach den guten Erfahrungen, die mir wie allen andern, die ernst bei der Sache sind, zuteil wurden, meistens das peinliche Gefühl, nicht zu wissen, wie ich es eigentlich gemacht habe. Es kamen noch weitere Gründe hinzu, die mir für meinen Lebensweg die Psychiatrie verwehrten. Umso mehr Respekt habe ich für die Kraft und Menschenfreundlichkeit derer, die es wagen, wenn sie wirklich Menschenfreunde sind, und nicht von einem ganz andern Typus, der mir nicht selten begegnet ist. Diese positive Einschätzung der Psychotherapie habe ich in dem Aufsatz, der Ihnen so missfallen hat, am Anfang, wenn auch kurz, ausgesprochen.[5] Ich wünschte, Sie möchten das beachten.

Dass ich diesen Aufsatz geschrieben habe, beruht auf meinem Wunsche, einmal in aller Öffentlichkeit und Deutlichkeit mein Sprüchlein getan zu haben.[6] Ich bin alt und möchte bei den wenigen Menschen, denen meine Auffassung nicht gleichgültig ist, keinen Zweifel lassen, wie ich stehe. Veranlasst wurde das zum Teil durch die merkwürdige

---

[4] Jaspers charakterisiert die psychotherapeutische Kommunikation des Nervenarztes mit seinem Patienten erstmals genauer in dem lange unveröffentlicht gebliebenen frühen Manuskript »Einsamkeit (1915/16)«, jetzt in: Karl Jaspers, *Das Wagnis der Freiheit. Gesammelte Aufsätze zur Philosophie*, München 1996, 12-30, 18 ff. Allgemeiner zur Psychotherapie als *Sinn der Praxis* und *Typen nervenärztlicher Haltung* vgl. AP 4, 661-686 und 674-677.

[5] Dort heißt es: »Heute gibt es innerlich unabhängige Psychotherapeuten, die den Menschen lieben und ihm helfen möchten. In je einmaliger persönlicher Gestalt tun sie vernünftig das Mögliche. Sie benutzen auch psychoanalytische Methoden, ohne ihnen zu verfallen. Sie organisieren und technisieren nicht, was für immer Sache der geschichtlichen Kommunikation einzelner Menschen bleibt. Sie sind naturwissenschaftlich klares Erkennen gewöhnt und haben es stets als die Grundlage ihrer Therapie gegenwärtig. Von diesen soll hier nicht die Rede sein.« Vgl. Karl Jaspers, »Zur Kritik der Psychoanalyse«, zitiert nach: ATZ, 59 f.

[6] Vgl. Jaspers' Vorwort zu *Wesen und Kritik der Psychotherapie*, München 1955, 5: »Es gibt heute Psychotherapeuten ohne ärztliche Ausbildung, wohl auch ärztliche Psychotherapeuten, bei denen ihre medizinische Ausbildung keine Rolle spielt. Wer sich in psychotherapeutische Behandlung begibt, sollte wissen, was er tut und was er zu erwarten hat.«

Unsicherheit, in die manche naturwissenschaftlich solide Ärzte geraten sind. Ferner durch die grotesken Formulierungen Weizsäckers, schliesslich und vor allem durch die zuverlässigen Mitteilungen über die Entwicklung der Psychoanalyse in institutionellen Zusammenhängen, vor allem in Amerika.[7] Das argentinische Dokument,[8] auf das ich Bezug nehme, war nur ein zufällig greifbares Beispiel. Wie ich später hörte, sind deren Verfasser in der Nazizeit bei Göring in Berlin ausgebildet. Gewisse konkrete Erscheinungen wie Jungs Angriff auf Freud während der Nazizeit, mit der Begründung von dessen Irrtümern in seiner jüdischen Herkunft bei gleichzeitiger Übernahme der Präsidentschaft in der psychotherapeutischen Gesellschaft, welche Kretschmer niedergelegt hatte,[9] Hattingbergs Äusserung, Hitlers Erneuerung des deutschen Volkes sei der größte psychotherapeutische Akt[10] und manch andere Dinge, steigerten mein Misstrauen. Doch ich komme zu weit.

Darf ich die Gelegenheit benutzen, Ihnen zu danken für die mich überzeugende Belehrung über Calvin.[11] Darf ich ferner noch einmal sagen, dass ich keineswegs zahlreiche verstehende Einsichten, die im Raum der Analyse erwachsen sind, verleugne. Wo die eigentliche, ausserordentliche Feindschaft liegt, und wo der Hass gegen Freud, den Mitscherlich, nicht mit Unrecht, mir anhängt, seinen Grund hat, das zu erörtern geht über eine wissenschaftliche Diskussion weit hinaus.[12]

Schliesslich bitte ich Sie, meinen Brief als vertraulich zu behandeln. Leider kann ich bei der von mir ergriffenen Aufgabe mich vorläufig mit der Sache öffentlich nicht weiter befassen, wie überhaupt Freud in meinem Leben doch nur eine Beiläufigkeit war. Keineswegs hat sich, wie Sie

---

7 Jaspers spielt wahrscheinlich auf eine Information Mitscherlichs an, der sich 1946 bei seinem Antrag auf die Einrichtung eines Institutes für Psychotherapie auf die Institutionalisierung einer psychoanalytisch orientierten Psychosomatik an der Havard University positiv bezogen hatte. Berichte über die starke Verbreitung der Psychoanalyse in der intellektuellen und akademischen Welt Amerikas hat Jaspers auch von seiner philosophischen Schülerin Hannah Arendt erhalten, die selbst der Psychoanalyse skeptisch gegenüberstand und Jaspers seit 1949 in Basel regelmäßig besuchte. Vgl. Bormuth, *Lebensführung in der Moderne*, 240-246.

8 Vgl. Argentinische Psychoanalytische Vereinigung, »Ausbildungsverordnung für Psychoanalytiker«, in: *Psyche* 3 (1949), 399. Die Redaktion merkt in einer Fußnote an: »Diese anspruchsvollen Vorschriften für die psychoanalytische Grundausbildung scheinen uns im Augenblick der Diskussion der gleichen Probleme bei uns wertvoll genug zu sein, um dem Leser vorgelegt zu werden.«

9 Vgl. S. 358, Anm. 94.

10 Vgl. Hans v. Hattingberg, »Neue Richtung, Neue Bindung«, in: *Zentralblatt für Psychotherapie* (1934), 98-107.

11 Oskar Pfister, *Calvins Eingreifen in die Hexer- und Hexenprozesse von Peney 1545 nach seiner Bedeutung für Geschichte und Gegenwart*, Zürich 1947.

12 Vgl. Alexander Mitscherlich, »Politik oder Kritik?«, in: *Psyche* 4 (1951), 234: »Jaspers hasst Freud: er stellt ihn immer wieder neben Marx, den er ebenso hasst. Er übersetzt seinen Hass in die Sprache der Wissenschaft. Eines Mannes Hass ist sein gutes Recht; diese Übersetzung aber ist ein Griff ins Leere.«

glauben, meine Feindschaft gesteigert. Im Gegenteil, sie war gefühlsmässig in der Jugend viel stärker. Nur waren es damals zwei Leute, Hoche und Freud.[13]

Mit den besten Empfehlungen Ihr ergebener
[Karl Jaspers]

a Erfolgen] *durchgestrichen*: Erfahrungen
a mich überzeugende] *hs eingefügt*

376. Oskar Pfister an Karl Jaspers

Brief, ms.
Original: DLA Nl. Karl Jaspers

Zürich 53, Berghaldenstr. 34, den 27. Sept. 1952

Sehr geehrter Herr Professor!
Über die freundliche, irenische Haltung Ihres Briefes bin ich sehr erfreut und spreche Ihnen meinen besten Dank dafür aus. Mein Aufsatz war viel mehr eine Apologie Freuds als eine Polemik. Ich hatte dies im Untertitel ausgedrückt, aber der Redaktor gewährte der Notiz keine Unterkunft, wie er überhaupt von meiner Abhandlung bei aller Anerkennung Ihres Inhaltes aus Raummangel nur einen Torso abdruckte und z. B. die ganze mir besonders wichtig und beweiskräftig scheinende Kasuistik und das Kapitel über Philosophie boykottierte. Ich weiss, dass er es nur notgedrungen tat, aber bedauern muss ich es. In Deutschland sind wir Analytiker seit der Verjagung und Niedermetzelung der allermeisten Analytiker, der Vernichtung unserer Presse und Schliessung unserer Institute derart in die Enge getrieben, dass wir für jede Gelegenheit, für die Psa. einzutreten, herzlich dankbar sind.

Besonderen Dank entbiete ich Ihnen auch für Ihre biographischen Aufschlüsse. Binswanger habe ich bereits selbst z. T. korrigiert. Schultz-Hencke werden Sie wohl selbst auf Ihre Stellung zu seinen Angaben aufmerksam gemacht haben. Freiherr v. Hattingberg erscheint 1925 noch unter den Mitgliedern der Internat. psa. Vereinigung, aber schon im nächsten Verzeichnis vom März 1927 nicht mehr.[14] Dass ein fanatischer

---

13 Vgl. PW, IX: »Auch bei den öffentlich sprechenden Forscherpersönlichkeiten unter den Psychiatern nahm ich dies wahr, was zwischen ihnen Verwandtschaft und Feindschaft bewirkte unabhängig von wissenschaftlicher Richtigkeit. So waren damals für mich Freud und Hoche, denen ich persönlich nie begegnet bin, beide einander völlig heterogen, Repräsentanten von Mächten, die zu sehen ich mir nicht verschloß, die mich zum Studium ihrer Schriften zwangen. Ihnen beiden leistete ich innerlich Widerstand mit Impulsen, die über die Inhalte des von ihnen Erörterten hinausgingen in eine andere Richtung.«

14 Hans v. Hattingberg war früh schon Mitglied der Internationalen Psychoanalytischen Gesellschaft und 1911 ihr Sekretär. Er vertrat einen eigenwilligen Methodeneklektizismus in der Psychotherapie. 1933/34 zeigte er in einer Veröffentlichung eine deutlich positive Affinität zum politischen Wandel der Zeit. Zu Hattingbergs schil-

Hitlerianer, der schon lange vor der verruchten »Machtergreifung« Freud den Rücken zugekehrt hatte, mit der Psa. nichts zu tun hat, liegt auf der Hand. Im Göring'schen Institut erhielten Müller-Braunschweig, Schultz-Hencke, Boehm u. a. Redeverbote;[15] der Name Psa. durfte nicht genannt werden. Man sagte mir aber, dass bei vorsichtiger Nomenklatur doch recht viel Freud'sche Lehre im Institut dargeboten werden konnte, und in *geheimen* Zusammenkünften die [a-a] staatlich verbotene Doktrin Freuds unverkürzt in [a]versd. Nuancen[a] vertreten war. Jung[16] war schon 1912 in seinem Privatseminar offen Freuds heftigster und ungerechter Gegner, sodass ich ihm, was nie geschehen war, scharf entgegentreten und ihn berichtigen musste. Als die Entstellungen, ja Verhöhnungen Freuds nicht aufhörten, erklärte ich 1913 oder 14 meinen Austritt aus Jungs Gesellschaft, nachdem er selbst, wenn mich mein Gedächtnis nicht täuscht, schon zuvor [a]mit seiner ganzen Truppe[a] aus der Internat. Ges. f. Psa. ausgetreten war. Seit 1913 hat Jungs Lehre nur noch wenig mit der Psa. zu tun. Jung forderte tyrannisch Unterwerfung, Freud begegnete mir mit grösster Duldsamkeit. Ich litt unter Jungs Unterwerfungssucht und stand Freuds Ideen näher, so viele Differenzen mich von ihm nicht trennten, sondern unterschieden. Mein Problem war: Verjungung oder Verjüngung. Ich wählte die letztere und blieb bei aller Freiheit Freud treu. Gegen Jungs Übernahme der Redaktion unter der Bedingung, keine jüdischen Mitarbeiter zuzulassen, hat unser Mitglied Gustav Bally, heute Prof. der Psychiatrie, in der Neuen Zürcher Zeitung kraftvoll protestiert.[17] Es freut mich sehr, dass auch Sie die Rassen- und die Wahrheitsfrage säuberlich trennen.

lernder Rolle im Nationalsozialismus vgl. Cooks, *Psychotherapy in the Third Reich*, 68-72.

15 Die Psychoanalytiker Felix Boehm (1881-1958) und Carl Müller-Braunschweig (1881-1958) standen der *Deutschen Psychoanalytischen Gesellschaft* nach der gesetzlich verordneten »Arisierung« im April 1933 alleine weiter vor, 1935 gingen die letzten jüdischen Mitglieder. Das Berliner Psychoanalytische Institut fiel komplett an das so genannte Göring-Institut (Deutsches Institut für psychologische Forschung und Psychotherapie, gegründet 1936), und 1938 reihten sich mit der endgültigen Auflösung der DPG ihre verbliebenen Mitglieder – auch Harald Schultz-Hencke – dem alle Psychotherapierichtungen vereinnahmenden Institut ein. Vgl. Elisabeth Brainin und Isidor J. Kaminer, »Psychoanalyse und Nationalsozialismus«, in: Hans Martin Lohmann (Hrsg.), *Psychoanalyse und Nationalsozialismus. Neuausgabe*, Frankfurt a. M. 1994, 86-105 und speziell zum Göring-Institut Cooks, *Psychotherapy in the Third Reich*, 176-230.

16 Carl Gustav Jung (1875-1961) war in seinen jungen Jahren Oberarzt bei Eugen Bleuler am Züricher »Burghölzli« und eröffnete ab 1909 eine Praxis als Psychotherapeut in Küsnacht. 1913 kam es zum Bruch mit Sigmund Freud, nachdem Jung eine spezifische Form der Tiefenpsychologie (Archetypen, Kollektives Unbewusstes, Individuation, Gegensatz von Anima und Animus) entwickelt hatte, die über Psychologie und Psychiatrie hinaus in die Physik, den Künsten, der Theologie und Mythenforschung große Auswirkungen hatte.

17 C.G. Jung unterschied im Zuge des politischen Wandels 1933 zwischen einem »jüdischen und arischen Unterbewussten«, übernahm von Ernst Kretschmer den Vor-

Was ich an Ihrem geschätzten Briefe vermisse, ist die Stellungnahme zu meiner apologetischen Gedankenführung. Aber ich verstehe sehr wohl, dass es Ihnen in den wenigen Stunden, in denen Sie meinen Aufsatz zu Handen hatten, Entscheidungen zu treffen nicht möglich war. Ihre freundlichen Worte beweisen mir, dass Sie mir nicht grollen, und dass Sie sich mit dem Hauptinhalt der Studie innerlich auseinandersetzen werden.
Mit hochachtungsvollem Grusse
Oskar Pfister

a-a *gestr.*: esoterische,
a-a in versch. Nuancen] *eingefügt*
a-a mit seiner ganzen Truppe] *eingefügt*

---

sitz der *Internationalen Allgemeinen Ärztlichen Gesellschaft für Psychotherapie* und die Herausgabe des *Zentralblattes für Psychotherapie*. Vgl. C.G. Jung, *Gesammelte Werke*, Bd. X, Olten 1974, 518f. Über Jungs Rolle vgl. ausführlicher bei Cooks, *Psychotherapy in the Third Reich*, 127-135, und Ludger M. Hermanns, »John F. Rittmeister und C.G. Jung«, in: Hans Martin Lohmann (Hrsg.), *Psychoanalyse und Nationalsozialismus*, 137-145; darin auch der Hinweis auf Gustav Bally, »Deutschstämmige Psychotherapie«, in: *Neue Zürcher Zeitung* vom 27.2.1934 (Nr. 343), u.a. heißt es bei Bally: »Wer sich mit der Rassenfrage als Herausgeber einer gleichgeschalteten Zeitschrift vorstellt, muss wissen, dass sich seine Forderung vor einem Hintergrund organisierter Leidenschaften erhebt, der ihr schon die Deutung geben wird, die in seinen Worten implizite enthalten ist.«

Hans Prinzhorn – Karl Jaspers 1921-1928

377. Hans Prinzhorn an Karl Jaspers

Brief, hs.
Original: DLA Nl. Karl Jaspers

2. Juli 1921

Sehr geehrter Herr Professor,
es ist mir ein Bedürfnis, Ihnen für die rückhaltlose Offenheit, mit der Sie mir Ihre Meinung über die mich quälenden persönlichen Entwicklungsfragen mitgeteilt haben, nochmals wärmstens zu danken. Eine Folge hat diese Stunde freilich, die Ihnen möglicherweise lästig werden könnte: ich werde nach einiger Zeit gewiss versuchen, mich Ihres Rates wieder zu versichern, wenn eine Situation mich zu Entscheidungen zwingt. Da alle Indizien darauf hinweisen, dass Sie weiterhin hier am Orte erreichbar bleiben werden, so werden Sie dies hoffentlich natürlich finden.

Den Krueger[1] schicke ich mit bestem Dank zurück. Ich habe ihn soeben vom Buchhändler erhalten.

Mit Glückwunsch[2] – wenn er schon angebracht ist – in ausgezeichneter Hochachtung
Ihr sehr ergebener
Prinzhorn

p. s.
Soeben erhalte ich einen Aufsatz aus dem *Berl. Tageblatt*, in dem Fritz Stahl,[3] der bejahrte, ganz verständige Kunstkritiker, über einen Besuch der Sammlung[4] mit Wil. berichtet, natürlich mit groben Schnitzern. Derartige Veröffentlichungen hatte ich bislang mühsam verhindert. Als Begründer nicht nur, sondern als »Veröffentlicher eines im Herbst er-

---

[1] Wahrscheinlich handelt es sich um eine Schrift des Leipziger Wundt-Schülers Felix Krüger (1874-1948), der 1917 dessen Nachfolger im Institut für experimentelle Psychologie wurde; z. B. *Über Entwicklungspsychologie* (Leipzig 1915).
[2] Jaspers war neben Heinrich Rickert auf den zweiten philosophischen Lehrstuhl in Heidelberg berufen worden.
[3] Fritz Stahl, Pseudonym für Siegfried Lilienthal (1864-1929), Kunstkritiker und Journalist, Autor von *Wege zur Kunst* (1926).
[4] Gemeint ist die sog. »Prinzhorn-Sammlung«, die Hans Prinzhorn unter dem Direktorat von Karl Wilmanns seit 1919 an der Heidelberger Klinik anlegte. Er sammelte in den Psychiatrischen Anstalten in Deutschland künstlerische Produkte der Insassen, so dass ungefähr 6000 Exponate zusammenkamen. Vgl. Hans Prinzhorn, *Bildnerei der Geisteskranken. Ein Beitrag zur Psychologie und Psychopathologie der Gestaltung*, Berlin 1922. Die Sammlung wird heute an der Psychiatrischen Universitätsklinik in Heidelberg wissenschaftlich betreut und ist dort in gesonderten Museumsräumen zugänglich. Vgl. Thomas Roeske, »Suchende Kierkegaard-Natur‹ und ›enfant terrible‹ – Karl Jaspers und Hans Prinzhorn«, in: Matthias Bormuth u. Monica Meyer-Bohlen (Hrsg.), ›*Wahrheit ist, was uns verbindet.*‹ *Philosophie, Kunst und Krankheit bei Karl Jaspers*, Bremen 2008, 320-329.

scheinenden Werks über die Sammlung« figuriert – Wilmanns. Reaktion meinerseits: nur aus dem Milieu heraus!

378. Hans Prinzhorn an Karl Jaspers

Brief, ms.
Original: DLA Nl. Karl Jaspers

Frankfurt, 23.5.1927

Sehr verehrter Herr Professor,
indem ich Ihnen durch den Verlag meine gesammelten Abhandlungen Bd. 1 Um die Persönlichkeit[5] zugehen lasse, möchte ich nicht versäumen, Ihnen persönlich ein Begleitwort zu übermitteln. Es wird Ihnen selbst kaum erinnerlich sein und ist auch mir erst in letzter Zeit klar bewusst geworden, dass Sie mir vor fünf Jahren in der kritischen Zeit meiner Auseinandersetzung mit der Heidelberger Klinik durch eine längere Unterhaltung viel wirksamer zur richtigen Entscheidung verholfen haben, als es sich damals übersehen liess. Ihre Warnung nämlich, mich nicht aus Ärger über den unbekömmlichen Hausgeist der Klinik (und über die Aussichtslosigkeit, mit ihm zusammen eine wissenschaftliche Gemeinschaft, etwa gar mit Karriere-Ambitionen zu begründen), in die Arme der Soziologen zu stürzen, hat meinen Mut zur Verselbständigung damals erheblich gestärkt. Diese Jahre waren schwierig genug, aber ich habe den Eindruck, sie besser genutzt zu haben, als es mir bei irgend einer Anlehnung möglich gewesen wäre, und rüste nun langsam zu weiter ausholenden Arbeiten.

Sehr gern würde ich Sie einmal wieder ein halbes Stündchen besuchen. Kurz vor Pfingsten werde ich einige Tage in Heidelberg sein und würde mich freuen, wenn sich bei dieser Gelegenheit eine Verabredung treffen liesse.

In aufrichtiger Verehrung
Ihr sehr ergebener
Hans Prinzhorn

---

[5] Hans Prinzhorn, *Um die Persönlichkeit. Gesammelte Abhandlungen und Vorträge zur Charakterologie und Psychopathologie*, Bd. 1, Heidelberg 1927.

Brief, ms.
Original: DLA Nl. Karl Jaspers

379. Hans Prinzhorn an Karl Jaspers

Frankfurt, den 20. Juni 1927

Lieber, verehrter Herr Professor,

Richard Kroner,[6] den ich kürzlich sprach, wünscht eine Besprechung meines Buches Um die Persönlichkeit für den Logos und dachte, sich an Spranger oder Sie zu wenden, da ihm selbst der Gegenstand zu fern liegt. Nun hat mir Spranger soeben einen zwischen ausdrücklicher Hochschätzung und Gekränktheit wunderlich schwankenden Brief geschrieben, so daß es wohl eine Zumutung wäre, ihn darum anzugehen. Und so veranlaßte Kroner mich, auch in seinem Namen Ihnen die Bitte vorzutragen, ein paar Worte über diese Art der Persönlichkeitsforschung zu schreiben. Ich bin mir der Zumutung bewußt, die darin liegt, Sie jetzt mitten in einer produktiven Arbeit mit solchen Dingen zu behelligen, aber da die schöne Gesprächsstunde neulich in so erfreulicher Weise zeigte, daß Ihnen meine Arbeitsweise und zumal mein offenes Eintreten für Klages wertvoll erscheint, so wäre es mir natürlich höchst erwünscht, gerade diese so Vielen beunruhigende Seite einmal öffentlich anerkannt zu sehen.

Ich erlaube mir, Ihnen den Brief von Spranger beizulegen.

Der van Gogh-Disput in der Frankfurter Zeitung[7] kam mir erst nachträglich vor Augen, da ich verreist war, er gibt mir einen erwünschten Beitrag zu der Besprechung der zweiten Auflage Ihres Buches,[8] die ich für die Zeitschrift für Ästhetik zu machen habe.[9]

Mit verbindlichen Grüßen
Ihr sehr ergebener
Prinzhorn

---

6 Richard Kroner (1884-1974), Philosoph, gab mit seinem Lehrer Heinrich Rickert seit 1910 die Zeitschrift *Logos* heraus. Er musste nach 1933, um der Judenverfolgung zu entgehen, emigrieren und lehrte seit 1940 in den USA.
7 Der Tänzer und Kunsthändler Otto Wacker (gest. 1970) hatte 1927 dreißig angebliche Werke van Goghs auf den Markt gebracht, die sich als Fälschungen erwiesen. Unter anderem wurde der Fall in der *Frankfurter Zeitung* aufgegriffen.
8 SvG.
9 Hans Prinzhorn, »K. Jaspers: ›Strindberg und van Gogh‹ (1922)«, in: *Zeitschrift für Ästhetik und Allgemeine Kunstwissenschaft* 2 (1928), 487-489.

380. Hans Prinzhorn an Karl Jaspers

Brief, hs.
Original: DLA Nl. Karl Jaspers

z. Zt. Kampen / Sylt, 25. VIII. 28

Lieber Herr Professor, ein seltsames Zusammentreffen von Umständen bedarf noch der Aufklärung: als ich Sie am 20. VIII. anrief und von Klages berichtete, war mir Ihre Antwort, Sie würden sich dafür einsetzen, höchst rätselhaft – eine Woche später erfuhr ich von Ihrem Referat[10] in der Philos. Fakultät Frankfurt! Ich kam aus der Schweiz, ahnte nichts von solchen Möglichkeiten.

Die Anzeige einer meiner seit 3 Jahren ausgetragenen literar. Sorgenkinder liegt bei. Eben schliesse ich die Psychotherapie[11] ab, die ich auf Thesen stelle und als eher skeptische Prüfung der Voraussetzungen und der Grenzen durchführe.

Mit den dialektischen Schmusern und den betriebsamen Sozialisierern dieses schwierigsten Führer-Spiels muss einmal abgerechnet werden.

Ob Sie Frankfurt ernstlich in Frage ziehen werden? Das ist eine Frage, die mich auf das Lebhafteste beschäftigt.

Mit vielen Grüßen
Ihr aufrichtig ergebener
Prinzhorn

---

10 Nicht ermittelt.
11 Hans Prinzhorn, *Psychotherapie. Voraussetzungen – Wesen – Grenzen. Ein Versuch zur Klärung der Grundlagen*, Leipzig 1929.

Karl Jaspers – Werner Scheid 1955

381. Karl Jaspers an Werner Scheid

Brief, ms.
Durchschlag: DLA Nl. Karl Jaspers

Basel, den 20. August 1955

Sehr geehrter Herr Kollege!
Auf Veranlassung von Kurt Schneider schicke ich Ihnen beifolgenden Brief mit einem Urteil über Herrn Weitbrecht. Ohne das hätte ich nicht gewagt, die Initiative zu ergreifen. Bei der nahen Beziehung, in der Sie zu Kurt Schneider stehen, glaubte ich aber, seinem Wunsch folgen zu dürfen. Ich ermächtige Sie, meinen Brief, falls es Ihnen angemessen erscheint und Sie gefragt werden, dem Hochschulreferenten Ihres Landes mitzuteilen.
Mit den besten Empfehlungen
Ihr sehr ergebener
[Karl Jaspers]

Basel, den 20. August 1955

Sehr geehrter Herr Kollege!
Vielleicht darf ich Ihnen meine Meinung über Herrn Dr. Weitbrecht mitteilen. Obgleich er im Hauptberuf in Göppingen tätig ist, ist er offenbar ungewöhnlich qualifiziert für eine Professur im Bereich der Psychiatrie. Ich habe ihn persönlich zwar nie gesehen, aber seine wissenschaftlichen Leistungen durch die Jahre hindurch verfolgt. Er scheint mir, im Felde der Psychopathologie, einen sehr weiten Horizont seiner Interessen zu haben, eine ausserordentliche Gründlichkeit der Arbeit und eine seltene Vernunft, die sich an methodische Bewusstheit bindet und jedem Unfug entsagt, wie er ja in psychotherapeutischer Hinsicht heute leider verbreitet ist. Dabei kann man ihm keine parteiliche Polemik vorwerfen. Er ist immer bereit, auch das Fremdeste zu verstehen und nach seinem Wahrheitsgehalt sich anzueignen. Es scheint mir ein Vergnügen, seine Polemiken zu lesen, grade weil sie einen so positiven, in der Haltung offenen Charakter haben. Seine zahlreichen Arbeiten, zumal auch sein letztes Buch, werden ihnen gewiss bekannt sein. Ausserdem habe ich aus sicherer Quelle von urteilsfähiger Seite gehört, dass er als Arzt im Umgang mit Patienten die eigentlich ärztlichen humanen Qualitäten in hohem Masse besitzt. Ein Kollege, dessen Gattin er behandelt hat, hat mir das bestätigt. Unter den jüngeren Psychiatern, soweit sie mir bekannt sind, halte ich ihn zur Zeit für den bei weitem besten, selbständigsten und urteilskräftigsten Forscher und Therapeuten. In Heidelberg stand er an zweiter Stelle auf der Liste. Ich glaube, dass man sich mit voller Verantwortung für ihn aussprechen darf. In

ihm ist die grosse Überlieferung noch lebendig und die Aufgeschlossenheit für das neuste da.

Mit den besten Empfehlungen
Ihr sehr ergebener
[Karl Jaspers]

382. Werner Scheid an Karl Jaspers

Brief, ms.
Original: DLA Nl. Karl Jaspers

Köln-Lindenthal, den 31.8.55

Sehr verehrter Herr Professor Jaspers!
Da ich einige Tage in England zubringen musste, kann ich Ihre sehr liebenswürdigen Zeilen vom 20.8.55 erst heute beantworten. Ich danke Ihnen für die so ausserordentlich eingehende Würdigung des von mir sachlich und persönlich gleich geschätzten Dr. Weitbrecht. Dass gerade Ihre Äusserungen, sehr verehrter Herr Professor, in der hier schwebenden Frage besonderes Gewicht bekommen müssen, bedarf wohl keines eigenen Hinweises. Ich werde Ihre Zeilen in einer angemessenen Form an den Hochschulreferenten leiten, der für diesen Hinweis sehr dankbar sein wird.

Mit den besten Empfehlungen bin ich
Ihr stets aufrichtig ergebener
W. Scheid

Karl Jaspers – Gerhard Schmidt 1941-1968

383. Gerhard Schmidt an Karl Jaspers

Brief, ms.
Original: DLA Nl. Karl Jaspers

München, den 23. VI. 1941

Sehr verehrter Herr Professor!
Herr Professor Schneider[1] wurde am 17. VI. ganz plötzlich telegraphisch wieder einberufen, sodass er den beiliegenden Brief nicht mehr durchsehen und unterzeichnen konnte. Die Zeitschriften, die eingegangen sind bzw. heute bei uns nicht mehr erscheinen, habe ich auf dem Sonderdruck angemerkt. Die wesentlichen Fragen liessen sich ja, von der augenblicklichen Feldpostsperre abgesehen, jederzeit schriftlich mit Herrn Professor Schneider weiter besprechen. Für alles andere würde ich Ihnen, Herr Professor, mit grosser Freude zu Diensten sein.
Mit ganz besonderer Hochachtung
ergebenst
Gerhard Schmidt

384. Karl Jaspers an Gerhard Schmidt

Brief, ms.
Durchschlag: DLA Nl. Karl Jaspers

Heidelberg, den 26. VI. 1941

Sehr geehrter Herr Dr. Schmidt!
Ich danke Ihnen für die Übermittlung des Briefes von Professor Schneider und für Ihre eigenen Zeilen, zumal für Ihre Bereitwilligkeit, mir zu helfen. Das kann mir von grossem, ja unersetzlichem Werte werden.

Wenn ich schon heute wegen zu *leihender* Schriften Sie bitten darf, so hätte ich folgende Wünsche (wenn irgendwo Schwierigkeiten sind, können Sie sie selbstverständlich nicht erfüllen):
Von Kurt Schneider:
Die psychopathischen Persönlichkeiten, 4. Auflage 1940.
Pathopsychologie der Gefühle und Triebe, 1935.
Psychischer Befund und psychiatrische Diagnose, 1939.

Falls die Pathopsychologie im Grundriss[2] einen anderen Text hat als im Separatum aus dem Handwörterbuch der psychischen Hygiene …

---

[1] Kurt Schneider, der seit 1931 in München die Klinische Abteilung der Deutschen Forschungsanstalt für Psychiatrie leitete, war während des Krieges wiederholt als Beratender Psychiater im Russlandfeldzug tätig.

[2] Kurt Schneider, *Pathopsychologie der Gefühle und Triebe. Ein Grundriß*, Leipzig 1935. Der Band stellt eine grundsätzliche Bearbeitung des früheren Handbuchbeitrages dar.

Berlin 1931³ (dieses letztere Separatum habe ich), so würde ich auch darum bitten.

Falls Separata von Schriften zur »Existenzpsychopathologie« da sind (Herr Professor Schneider erinnert an: Strauss,⁴ Binswanger, von Gebsattel, Kunz u.a.), so hätte ich gern diese Separata. Gibt es auch eine Kritik dazu?

Würden Sie die Güte haben, die Ihnen erwachsenden Kosten zu notieren, und mir gelegentlich mitzuteilen, welche Summe ich Ihnen für diese Auslagen zurückzuerstatten habe?

Ich danke Ihnen noch – verspätet – für Ihre beiden mir freundlich gesandten Wahnarbeiten, den historisch-kritischen Bericht⁵ – den ich demnächst lesen will – und die vortreffliche Selbstschilderung.⁶

Mit den ergebensten Grüssen
Ihr
[Karl Jaspers]

385. Gerhard Schmidt an Karl Jaspers

Brief, ms.
Original: DLA Nl. Karl Jaspers

München, den 3. Juli 1941

Sehr verehrter Herr Professor!

Anbei die gewünschten Sonderdrucke und kleinen Schriften. Eine Kritik zu den existenzialontologischen Schriften ist im Auftrag von Herrn Professor Schneider von Herrn K.F. Scheid⁷ versucht worden.⁸ Zuvor hat Professor Schneider in den Fortschritten für Neurologie 4, 147 (1932)

---

3 Kurt Schneider, *Psychopathologie im Grundriss. Sonderausgabe aus dem Handwörterbuch der psychischen Hygiene und der psychiatrischen Fürsorge*, Berlin 1931.

4 Erwin Strauss (1891-1975) begründete 1928 mit anderen die Zeitschrift *Der Nervenarzt*. Er war seit 1931 in Berlin ao. Professor, emigrierte 1938 in die USA und gilt als einer der Hauptvertreter der phänomenologisch-anthropologischen Psychiatrie.

5 Gerhard Schmidt, »Der Wahn im deutschsprachigen Schrifttum der letzten 25 Jahre (1914-1939)«, in: ZfNP 97 (1940), 113-143.

6 Jaspers zitiert in der Neuausgabe der *Psychopathologie* ausführlich die von Schmidt angeführte Selbstschilderung eines schizophren Erkrankten. Vgl. Gerhard Schmidt, »Zum Wahnproblem«, in: ZNP 171 (1941); 570-590 u. AP 4, 85.

7 Karl Friedrich Scheid (1906-1945) war Schneiders Assistent und veröffentlichte von 1933 bis 1936 die Sammelreferate *Die allgemeine Psychopathologie* im Nervenarzt, die in den Folgejahren Hans Jörg Weitbrecht übernahm. 1937 habilitierte er sich mit der Arbeit *Febrile Episoden mit schizophrenen Psychosen*. Kurz vor Kriegsende wurde er von der SS erschossen, da er mit den alliierten Truppen Verhandlungen aufgenommen hatte, um die Bombardierung des Tegernseer Tales mit den Lazaretten und Krankenhäusern zu verhindern.

8 Karl Friedrich Scheid, »Existentiale Analytik und Psychopathologie«, in: NA 5 (1932), 617-625.

sich kurz dazu geäussert.⁹ Ich habe in meinem Wahn-Referat diese Arbeiten erwähnt und auch noch Baeyer-Betzendahl¹⁰ genannt. Sie bringen ja wohl alle den gleichen Gedanken. Baeyer ist wohl noch am Kliniknahesten.
Das Buch von Erwin Strauss: Vom Sinn der Sinne haben wir nicht.¹¹ L. Binswanger hat im Schweizer Archiv für Neurologie 38, 1 (1936) dazu Stellung genommen.¹²
Irgendwelche Auslagen durch die Verschickung der Bücher entstehen nicht, unser Etat in der Forschungsanstalt ist reich bemessen.
Mit freundlichen Grüssen
Ihr sehr ergebener
Gerhard Schmidt

386. Gerhard Schmidt an Karl Jaspers

Brief, ms.
Original: DLA Nl. Karl Jaspers

München, den 22. August 1941

Sehr verehrter Herr Professor!
Herr Professor Schneider schrieb mir neulich aus dem Felde, dass ich Ihnen den Katalog seiner psychiatrischen Bücherei senden soll. Der Katalog ist hier zur Zeit vollkommen entbehrlich, er kann dort bleiben, solange er gebraucht wird. Wenn die erste Auflage Ihrer Psychopathologie in diesem Katalog nicht erwähnt ist, so erklärt sich das daraus, dass dies das einzige psychiatrische Buch ist, welches Herr Professor Schneider in seiner Wohnung hat.
Mit besten Grüssen
Ihr sehr ergebener
G. Schmidt

---

9 Kurt Schneider, »Die allgemeine Psychopathologie im Jahre 1932«, in: FNP 4 (1932), 147-161.
10 Walter v. Baeyer, »Formen des Hexenwahns«, in: ZNP 133 (1931), 676-709 und »Über konformen Wahn«, in: ZNP 140 (1932), 398-438 sowie Walter Betzendahl, *Persönlichkeitsentwicklung und Wahnbildung*, Berlin 1932.
11 Erwin Strauss, *Vom Sinn der Sinne*, Berlin 1935.
12 Ludwig Binswanger, »Vom Sinn der Sinne. Zum gleichnamigen Buch von Erwin Strauss«, in: SANP 38 (1936), 1-24.

Brief, hs.
Original: ?

387. Gerhard Schmidt an Karl Jaspers

München 22.2.43

Sehr verehrter Herr Professor,
zu Ihrem 60. Geburtstag erlaube ich mir, Ihnen die herzlichsten Glückwünsche und meine besondere Verehrung auszusprechen. Es ist unnötig, dass ich als Kurt Schneiders Oberarzt Ihnen versichere, einen wie entscheidenden Einfluss Ihre Psychopathologie auf die heutige Psychiatrie gehabt hat; es ist aber vielleicht nicht ganz so überflüssig, Ihnen die Überzeugung auszusprechen, dass auch die jüngere Generation Ihren Namen anwenden und ehren wird. Persönlich hoffe ich sehr auf das Erscheinen der 4. Auflage der »Allg. Psychopathologie« – Fassen Sie es bitte nicht als Aufdringlichkeit auf, wenn ich im Kreise der Gratulanten erscheine, ohne dass Sie Näheres von mir wissen und ohne dass ich das Glück hatte, Sie jemals zu sehen.
Mit grosser Hochachtung für Ihr Werk
Und den besten Wünschen für Ihre Person
Ihr
Gerhard Schmidt

388. Gerhard Schmidt an Karl Jaspers

Brief, ms.
Original: DLA Nl. Karl Jaspers

Lübeck, den 16. Juni 1964

Hochverehrter Herr Professor!
Mein Ansinnen, Sie um ein Wort zu meinem Manuskript »Die Gnadentodempfänger« zu bitten, entspringt weniger persönlicher Unbescheidenheit als der sachlichen Erwägung, ohne Ihre Hilfe gegen restaurative Zudecktendenzen in Deutschland nicht durchdringen zu können.[13]

Im Limburger Prozess, wo ich als Zeuge über meine Eglfinger Erfahrungen von 1945 gehört wurde,[14] hatte der Verteidiger die Fäden in der

---

[13] 1946 hatte sich Kurt Schneider stellvertretend schon einmal – selbst dies eher verneinend – an Jaspers mit der Frage gewandt, ob das Schmidt-Manuskript zu veröffentlichen sei. Vgl. S. 508-510.

[14] Schmidt wurde über die Aktivitäten des ehemaligen Eglfing-Haarer Direktors Herman Pfannmüller (1886-1961) befragt und stellte fest: »Pfannmüller hat rund 2000 Besucher durch seine Anstalt geführt, ›um zu demonstrieren, wie unwert das Leben dieser von ihm als Fleischklumpen bezeichneten‹ Patienten war (Aussage von Dr. Gerhard Schmidt, nach dem Krieg Leiter in Eglfing-Haar, vom 6.6.62 vor einem UR des LG Ffm.).« Vgl. Ernst Klee, *Was sie taten – Was sie wurden. Ärzte, Juristen und andere Beteiligte am Kranken- und Judenmord*, Frankfurt a.M. 1986, 310. Pfannmüller, ein überzeugter Nationalsozialist, verantwortete nicht nur in Eglfing-Haar die »Eutha-

Hand, so dass mich das paranoide Gefühl ankam, *ich* sei der Angeklagte. Der NDR und Rowohlt lehnten die Veröffentlichung unbesehen ab, ebenso Fischer. Fischer will zwar wieder Euthanasiedokumente mit verbindendem Text bringen,[15] doch was kann man von Texten erwarten, die auf einem so lauen Verfahren aufbauen. Piper wäre nicht abgeneigt. Mir kam die Idee, mich an Sie, sehr verehrter Herr Professor Jaspers, zu wenden, als ich Ihr Photo in der Autorengalerie des Piperschen Verlagsflurs entdeckte.

Es liegt mir daran, ohne Kompromiss das zu schildern, was 1945 noch an Unmittelbarem für mich greifbar war. Allein mein Hungerkapitel mit seinen Selbstschilderungen[16] enthält noch heute – möchte ich meinen – eine wahrhaft bewegende Kraft. Auch alles Übrige ist mit meiner nicht veröffentlichten Darstellung von 1946 kaum noch zu vergleichen.

Noch einmal, ich bitte, meine Aufdringlichkeit mit der mir so eminent wichtig erscheinenden Sache entschuldigen zu wollen, vielleicht auch damit, dass ich mich zu Ihren Schülern, d. h. den psychiatrischen Schülern, rechne.
Ihr sehr ergebener
Gerhard Schmidt

389. Karl Jaspers an Gerhard Schmidt
Brief, ms.
Durchschlag: DLA Nl. Karl Jaspers

Basel, den 21. Juni 1964

Sehr geehrter Herr Kollege!
Mit Dank habe ich Ihr Manuskript erhalten und gelesen. Erlauben Sie mir eine offene Darlegung meines Eindrucks.

Ihre grundsätzlichen Erörterungen halte ich für durchaus richtig und treffend formuliert. Sie müssen den Unkundigen überzeugen.

Das konkrete Material ist erschütternd. Rein literarisch betrachtet scheint mir noch nicht die Dichte der Darstellung, die wirksame, den Leser stets fesselnde Anordnung gefunden zu sein. Die noch fehlenden Briefe werden gewiss ebenfalls wichtig sein. Vielleicht könnten auch die Stellen Ihrer Erfahrung deutlicher mitgeteilt werden. Wann, warum waren Sie in Eglfing und dergleichen. Der Name des Eglfinger Direktors fehlt.[17]

---

nasie«-Morde, sondern fungierte auch als Gutachter für die in Berlin ansässige »Reichsarbeitsgemeinschaft Heil- und Pflegeanstalten«.
15 Vgl. S. 370, Anm. 23.
16 Im Sommer 1945 ließ Schmidt Interviews mit den 95 Überlebenden aus den Hungerhäusern durchführen, die er teilweise in das Buch aufnahm. Vgl. Gerhardt Schmidt, *Selektion in der Heilanstalt 1939-1945*, Frankfurt a. M. 1983, 132-149.
17 Hermann Pfannmüller.

Sie haben von Gebieten berichtet, die bei Mitscherlich-Mielke, wenn ich recht erinnere, nicht vorkommen.[18]

Die Veröffentlichung halte ich aus zwei Gründen für ungemein erwünscht, ja notwendig, mehr noch wegen der grundsätzlichen Darlegungen als wegen des Materials. Aber beides ist unentbehrlich. Sachlich würde ich jedem Verleger, der mich fragt, den Druck dringend empfehlen. Natürlich kalkulieren die Verleger, sie müssen es. D. h. sie fragen sich, wie hoch der Absatz vermutlich sein wird und wie hoch die Herstellungskosten. Bei fachwissenschaftlicher psychiatrischer Publikation ist man verschwenderisch mit dem Raum und liefert ständig die viel zu umfangreichen Arbeiten. Wenn Sie an Piper denken, würde ich raten: das Ganze noch einmal auf literarische Form, Anordnung und Kürzungsmöglichkeiten zu prüfen. Ihre grundsätzlichen Erörterungen können m. E. bleiben, wie sie sind. Natürlich müsste die konkrete Anschauung, wie das alles vor sich gegangen ist, erhalten bleiben. Sie wird nur wirkungsvoller, wenn man zu viele Wiederholungen, Überflüssigkeiten weglässt und mit grosser Sorgfalt die Reihenfolge dessen, was mitgeteilt wird, überlegt. Wenn ich so etwas mache, geht es nie, ohne dass ich ständig auf einem beiliegenden Blatte mir die Dispositionen bis in die Folge der Sätze in Absätzen kläre, um sie im Ganzen wie im Detail zu überblicken.

Ich schicke die Arbeit vom Brief getrennt als eingeschriebene Geschäftspapiere, wie es postalisch gehörig ist, zurück. Über die Kosten brauchen Sie sich wirklich keine Sorge zu machen.

Wir beide kennen uns doch, zwar nicht aus persönlicher Begegnung, aber brieflich. Ich erinnere mich: es war vor Jahrzehnten. In Basel, meine ich, habe ich auf Veranlassung von Herrn Nissen eine Empfehlung für Sie geschrieben.[19] Doch nach so langer Zeit ist alles in einen Nebel untergetaucht. Und doch darf ich Sie grüssen aus alter Bekanntschaft.

Mit allen guten Wünschen
Ihr ergebener
[Karl Jaspers]

390. Gerhard Schmidt an Karl Jaspers

Brief, ms.
Original: DLA Nl. Karl Jaspers

Lübeck, 1. Juli 64

Sehr verehrter Herr Professor,
durch Ihre sachliche und überaus freundliche Kritik angeregt, habe ich mich sofort an die »Abtransportierten« gemacht, die, in langen Zügen

---

18 Vgl. S. 370, Anm. 23.
19 Vgl. S. 360f.

hingeschrieben, wenig geformt waren.[20] Dank für den Hinweis und überhaupt für die grosse Mühe, die Sie sich gemacht haben. Dass das Manuskript unfertig an Sie abging, liegt an der Furcht, das Interesse des Publikums zu verpassen.

Nach Eglfing kam ich als kommissarischer Direktor auf Veranlassung der amerikanischen Militärregierung und wurde, weil mich die NS-Vergangenheit zu sehr interessierte, nach einem Jahr hinausgesetzt. Damals fand ich in Eglfing und in den sieben Nebenanstalten das Material. Hierüber werde ich in der Einleitung zum Büchlein etwas sagen.

Täternamen – der inzwischen verstorbene Eglfinger Direktor hiess Pfannmüller – sind nicht erwähnt, weil ich das Ganze weniger juristisch als psychiatrisch, weniger historisch als atmosphärisch vom Erlebnis des Kranken her darstellen möchte.

Es folgt eine sehr kleine Sendung Marzipan, wohl das Urbanste, was Lübeck nach Thomas Mann hervorgebracht hat.

Mit freundlichen Grüssen und sehr herzlichem Dank
Ihr
Gerhard Schmidt

391. Gerhard Schmidt an Karl Jaspers

Brief, ms.
Original: DLA Nl. Karl Jaspers

Lübeck, 17. März 1965

Hochverehrter Herr Professor Jaspers,
ich las Ihr Spiegelgespräch, das mit seiner Glorie des Nicht-Verzweifelns und einem Nein zu »Verbrechen gegen die Menschheit«, wie ich es Jahr um Jahr hier nicht gehört habe, die einmütige Stimme des Bundestages hätte sein sollen.[21] Ein trüber Niederschlag unserer Bundestagsdebatte ist der Bausch und Bogen-Freispruch der vierzehn Krankenschwestern in München.[22]

Vom sittlich-politischen Zug Ihrer Argumente ermutigt, erlaube ich mir als einer der »Stillen« im Lande einen Artikel aus den Lübeckischen Blättern zu schicken (»Abbau von Schuld und Sühne?«),[23] den ich gegen

---

20 Vgl. Gerhard Schmidt, *Selektion in der Heilanstalt 1939-1945*. Geleitwort von *Karl Jaspers*, Stuttgart 1965, zitiert nach der Ausgabe Frankfurt a. M. 1983, 46-98
21 Karl Jaspers, »Für Völkermord gibt es keine Verjährung. Ein Gespräch mit Rudolf Augstein«, in: *Der Spiegel* 10.3.1965, 49-71; später in: *Wohin treibt die Bundesrepublik?*, 17-45.
22 Am 12.3.1965 sprach das Landgericht München 14 Krankenschwestern aus Mangel an Beweisen von der Anklage frei, in der Krankenanstalt Obrawalde im Zuge der »Wilden Euthanasie« bis 1945 mit Schlafmittelgaben Beihilfe zum Mord an geisteskranken Kindern geleistet zu haben.
23 Gerhard Schmidt, »Abbau von ›Schuld und Sühne‹?«, in: *Lübeckische Blätter* 125 (1965) (4), 58-59. Jaspers las mit großem Interesse den Artikel als Kritik an der

einen Rechtsanwalt Wittmack, früheren Assistenten des Göring-Verteidigers Dr. Stahmer, geschrieben habe.[24]

Darf ich zugleich um einige einleitende Worte für mein nach Ihren Ratschlägen völlig umgearbeitetes, formal gekürztes, sachlich erweitertes Manuskript (»Die den ›Gnadentod‹ starben – Ein Erlebensbericht«) bitten, das z.Z. beim Otto Walter Verlag, Olten liegt.[25] Der Verlag wird, hoffe ich, offiziell darum ersuchen. Unabhängig von meinem eigenen Interesse würde ich es als Verlust für das Bewusstsein von der NS-Vergangenheit empfinden, wenn die Person der ausgerotteten Kranken nie eine Spiegelung erführe.

In Verehrung und Dankbarkeit
Ihr
Gerhard Schmidt

392. Karl Jaspers an Gerhard Schmidt

Brief, ms.
Durchschlag: DLA Nl. Karl Jaspers

Basel, den 17. April 1965

Lieber Herr Kollege!

Gern will ich Ihnen ein Vorwort schreiben, wenn es mir möglich ist. Ich bin durch eine schwere Erkrankung in keinem guten Zustande. Aber ich hoffe, dass ich es leisten kann. Sobald die Druckbogen vorliegen, bitte ich Sie, mir ein Exemplar schicken zu lassen. Falls ich nicht imstande wäre, das Vorwort zu schreiben, würden Sie bald Mitteilung erhalten. Doch hoffe ich, dass es anders ist. Es handelt sich um eine rheumatische Erkrankung, Muskel-Rheumatismus, über viele Partien im Körper verbreitet, schwankend, aber von der Folge, durch die ständigen Schmerzen ermüdet zu werden. Es dauert jetzt zwei Monate. Manchmal glaube ich, die Wendung sei da, dann kommt ein neuer Schub. Ich habe gelernt, wenigstens nachts zu schlafen. Die üblichen Mittel zögere ich wegen der damit verbundenen Gefahren noch anzuwenden.

Ihre Sache ist von solcher Bedeutung, dass ich jedenfalls versuche, ein paar Worte dazu zu finden.

Mit herzlichen Grüssen
Ihr
[Karl Jaspers]

---

bundesrepublikanischen Apologie der sanktionierenden Rechtsnorm des »Führerbefehls«, wie seine Bleistiftanstreichungen ahnen lassen.

24 Der Rechtsanwalt Hans Wittmack hatte in den *Lübeckischen Blättern* 125 (1965) (4), 42-43 den Artikel »Zur Frage von Schuld und Sühne« veröffentlicht. Er war der Assistent von Otto Stahmer (1879-1968), dem Verteidiger von Reichsmarschall Hermann Göring. Gerhard Schmidt antwortete in den *Lübeckischen Blättern* 125 (1965) (4), 88-89.

25 Das Buch erschien in der Evangelischen Verlagsanstalt. Zur Geschichte des Buches vgl. die »Neuausgabe mit ergänzenden Texten«, hrsg. von Frank Schneider (2012).

393. Gerhard Schmidt an Karl Jaspers

Brief, ms.
Original: DLA Nl. Karl Jaspers

Lübeck, den 28. April 1965

Sehr verehrter Professor Jaspers!
Gleichzeitig mit Ihrem Brief erhielt ich die Berufung zum Ordinarius hier an die Medizinische Akademie Lübeck. Ihr Brief hatte in der ordre du cœur weitaus den höheren Rang.

Ich würde drei Wochen lang täglich ein Butazolidin-Dragée (Packung zu 20 Dragées) nehmen. In dieser Dosis ist das Mittel – vielleicht mit Ausnahme meist jüngerer Ulcus-Patienten – sicher unschädlich und schmerzlindernd. Dazu Heizkissen stossweise.

Da die Druckbogen erst in drei bis fünf Wochen fertig sein werden, obwohl der Setzer Mittwoch nach Ostern begonnen hat, schicke ich ein Manuskript. Den Durchschlag hat der Verleger: Evangelisches Verlagswerk (Stuttgart, Stafflenbergstr. 44, Friedrich Vorwerk). Das Buch wird zur Buchmesse erscheinen. Nach verschiedenen Absagen bin ich froh, bei den Christen untergekommen zu sein. Historisch kann man für diese Sache, glaube ich, keinen adäquateren Hintergrund finden.

Vom Verlagswerk wurde meinem Plan, Sie um ein Vorwort zu bitten, »mit großer Freude« zugestimmt.

Mit allen Wünschen für schnelle Beschwerdefreiheit
dankbar Ihr
Gerhard Schmidt

394. Karl Jaspers an Gerhard Schmidt

Brief, ms.
Durchschlag: DLA Nl. Karl Jaspers

Basel, den 20. Juni 1965

Verehrter Herr Kollege Schmidt!
Beiliegend finden Sie das versprochene Geleitwort. Sie sehen daraus, was ich über Ihr wichtiges und wahrhaftiges Buch denke. Wünschen Sie Änderungen, so bitte ich Sie, mir Mitteilung zu machen. Ein zweites Exemplar geht an Ihren Verleger, der mir ebenfalls schrieb. Veränderungen liessen sich ja noch in der Korrektur anbringen.

Mit herzlichen Grüssen
Ihr ergebener
[Karl Jaspers]

395. Gerhard Schmidt an Karl Jaspers

Brief, ms.
Original: DLA Nl. Karl Jaspers

Lübeck, den 30. Juni 1965

Sehr verehrter Herr Professor Jaspers!
Ihr Geleitwort ist da. Ich weiss nicht zu sagen, ob mehr das anschauliche Jugenderlebnis mit dem Apothekerschränkchen an der Wand[26] oder mehr die schöpferischen Rezensionen das Buch bereichern. Das Wort über die intelligenten und seelendummen Professoren wird, glaube ich, zum geflügelten Wort. Mich selber beschämt das Lob.

Wie sollte ich »Änderungen« vorschlagen. Ein Passus, der angegriffen werden könnte: »zum Ordner im Chaos bestellt« (Seite 1) trifft in der Sache genau das Richtige.[27] Wie es in meiner ersten Anstellungsmitteilung hiess, war ich »auf Befehl der Militärregierung« zum kommissarischen Direktor ernannt. Ein Jahr später – nach einer Wachablösung unter den amerikanischen Offizieren – wurde ich mit Rüge gegen meine Dienstführung hinausgeworfen. Tatsächlich hatten meine Nachforschungen nach allem, was vorgefallen war, beinah jedermann ein Dorn im Auge, viel Zeit verschlungen. Ich muss gestehen, dass ich dieses »Trauma« erst jetzt mit dem Buch überwunden habe.

Darf ich zur Unterhaltung meine Rede über »Todesromantik« beilegen, die ich am 16. Juni zur zweiten Immatrikulationsfeier unserer Lübecker Medizinischen Akademie gehalten habe. Dies Manuskript könnte mitsamt dem anderen vernichtet werden.

Ich danke sehr für die Mühe und für die Güte der Durchsicht.
In Verehrung
Ihr
Gerhard Schmidt

396. Karl Jaspers an Gerhard Schmidt

Brief, ms.
Durchschlag: DLA Nl. Karl Jaspers

Basel, den 5. Juli 1965

Lieber Herr Schmidt!
Dank für Ihren Brief. Sollte man etwa nach den Worten »zum Ordnen im Chaos bestellt« einfügen: Die Aufgabe in dieser Situation enthielt eine

---

26 Jaspers berichtet, wie er als junger Medizinalpraktikant einen Fall von aktiver Sterbehilfe in der psychiatrischen Klinik miterlebte, als der Oberarzt Hans Gruhle einem unheilbar kranken und schwerstleidenden Patienten eine tödliche Medikamentendosis im Wissen verabreichte, sich rechtlich strafbar zu machen; Jaspers, *Geleitwort*, in: Schmidt, *Selektion in der Heilanstalt*, 11 f.
27 Ebd., 9.

Überforderung. Aber wenn es unmöglich war, sie sofort zu erfüllen, so blieb etwas anderes: eine unersetzliche Dokumentation.
Prüfen Sie bitte, oder modifizieren Sie diese Worte, oder schreiben Sie mir, dass Sie nichts hinzufügen wollen. Es lässt sich bei der Korrektur, denke ich, leicht einsetzen.
Herzliche Grüsse und alle guten Wünsche für Sie
Ihr
[Karl Jaspers]

397. Gerhard Schmidt an Karl Jaspers

Brief, ms.
Original: DLA Nl. Karl Jaspers

Lübeck, 19.7.65

Sehr verehrter Herr Professor Jaspers!
Da der Umbruch noch immer nicht eingetroffen ist, will ich die Antwort auf Ihren Brief vom 5.7. nicht länger hinauszögern. Mir scheint die Zwischenfügung der zwei Sätze eine sehr glückliche Prophylaxe. Sicher hatte ich im Dritten Reich nicht gelitten. Immerhin war mir die Dozentur verweigert worden, musste ich nach dem Kriege Erfahrung im Lesen erwerben und spürt man bis auf den heutigen Tag Animositäten, die mit Erscheinen des Buches neu aufflammen werden. Das nicht als Klage.
Stets in Dankbarkeit und Verehrung
Ihr
Gerhard Schmidt

398. Gerhard Schmidt an Karl Jaspers

Brief, ms.
Original: DLA Nl. Karl Jaspers

Lübeck, den 23. November 1965

Sehr verehrter Professor Jaspers!
Letzte Woche habe ich in einer Vorlesung eine fast gedächtnislose, altersdemente Frau vorgestellt, die zur Erklärung für ein delirantes Erlebnis (sie sah ihr Zimmer total ausgeräumt vor sich) angab, man habe ihre Erkenntnisfähigkeit prüfen wollen. Stutzig geworden fragte ich, ob sie sich mit Philosophie beschäftigt habe, und erfuhr, sie sei eine Urenkelin von Schelling. Anhand Ihres Schelling-Buches[28] fand ich Parallelen in Konstitution (beide pyknisch, beide krauses Haar und platte Nase) sowie, etwas gewagt, auch im Abfall der biologischen und geistigen Lebenskurve (sie war eine angesehene Studienrätin mit Religion als Hauptfach). Ich habe aus Ihrem Schelling-Buch vorgelesen.

28 Schell.

Mein Büchlein wird von einer – ich fürchte – nicht kleiner Zahl älterer Mediziner ignoriert. Wenn es trotzdem gut rezensiert wird, so verdanke ich das in hohem Mass Ihrem Namen.

Übrigens ist mir auf S. 19 bei Erwähnung Bindings[29] ein Lapsus passiert. Statt »früherem Reichsgerichtspräsidenten« muss es heissen: »damals Strafrechtler in Leipzig«. Ich habe den Verlag gebeten, in die noch nicht ausgelieferten Bücher einen Korrekturzettel zu legen, was wegen des Weihnachtsgeschäfts vielleicht nicht mehr geschehen kann.

Mit sehr freundlichen Grüssen Ihr
Gerhard Schmidt

399. Gerhard Schmidt an Karl Jaspers

Telegramm, ms.
Original: DLA Nl. Karl Jaspers

Sehr herzlichen Glueckwunsch zum grossen Geburtstag dank für Hilfe und Rat seit Jahr und Tag = Gerhard Schmidt Luebeck Medizinische Akademie –

---

29 Karl Binding lehrte von 1873 bis 1913 in Leipzig Strafrecht. Gemeinsam mit Alfred E. Hoche publizierte er 1920 die Schrift *Die Vernichtung lebensunwerten Lebens. Ihr Maß und ihre Form.* (Leipzig)

Karl Jaspers – Kurt Schneider 1919-1963

400. Kurt Schneider an Karl Jaspers

Brief, hs.
Original: DLA Nl. Karl Jaspers

8. März 1919

Sehr verehrter Herr Professor!
Darf ich Sie um einen Sonderabdruck Ihrer »Kausale und verständliche Zusammenhänge bei der Schizophrenie«[1] bitten, wenn Sie einen entbehren können? Ich interessiere mich ganz besonders für diese Dinge, und wir haben bei unserer großen Privatabteilung auch immer wieder Fälle, die sich zum Studium in dieser Richtung eignen. Eine Serie sehr schönes und vor allem auch künstlerisch wertvolles Material aus dem Beginn eines schizophrenen Prozesses gedenke ich demnächst zu veröffentlichen,[2] leider ist aber der Fall nicht so interessant, daß er auch sonst in Ihrem Sinne bearbeitet werden könnte.
Mit höflicher Empfehlung bin ich
Ihr ganz ergebener
Kurt Schneider

401. Kurt Schneider an Karl Jaspers

Brief, hs.
Original: DLA Nl. Karl Jaspers

Köln-Lindenburg, am 7. Januar 1921

Sehr geehrter Herr Professor!
Herr Professor Dr. Max Scheler hat eine Arbeit von mir, »Pathopsychologische Beiträge zur psychologischen Phänomenologie von Liebe und Mitfühlen« als Dissertation angenommen,[3] und ich möchte Sie bitten, in die als Dissertation auszustellenden Exemplare Ihren Namen schreiben zu dürfen, und zwar in der einfachen Form »Karl Jaspers zugeeignet«. Sollten Sie die Arbeit vorher sehen wollen, so würde ich Ihnen gleich einen Durchschlag schicken, ich kann Sie aber versichern, daß die Arbeit ganz in dem Rahmen Ihrer eigenen subjektiv-psychopathologischen Arbeiten und Anregungen paßt.

---

1 Karl Jaspers, »Kausale und ›verständliche‹ Zusammenhänge zwischen Schicksal und Psychose bei der Dementia Praecox (Schizophrenie)«, in: ZNP *Orginalien* 14 (1913), 158-263, später in: GSP, 329-412.
2 Kurt Schneider, »Verse eines Schizophrenen«, in: ZNP 48 (1919), 391-398.
3 Kurt Schneider, *Pathopsychologische Beiträge zur psychologischen Phänomenologie von Liebe und Mitfühlen*, phil. Diss. Köln 1921; gekürzt veröffentlicht in: ZNP 65 (1921), 109-140.

Ich benütze diese Gelegenheit, Sie meiner aufrichtigen Dankbarkeit und Verehrung zu versichern, und bin
stets
Ihr ganz ergebener
Kurt Schneider
Priv. Doz. f. Psychiatrie

402. Karl Jaspers an Kurt Schneider

Brief, hs.
Original: DLA Nl. Kurt Schneider

Heidelberg 10. Januar 1921

Sehr geehrter Herr College!
Die mir von Ihnen zugedachte ehrende Zueignung nehme ich mit Dank an. An Ihren Arbeiten, die Sie mir zuzusenden wiederholt die Freundlichkeit hatten, kenne ich Ihre Intentionen. Natürlich brauchen Sie mir einen Durchschlag *nicht* zu schicken.

Dass Sie erklären, von meinen Arbeiten etwas gehabt zu haben, befriedigt mich ausserordentlich. Trotz meines äusseren »Erfolges« sehe ich eine Wirkung, ein Fortarbeiten allzuselten. »Ich horchte auf Widerhall und ich hörte nur Lob«[4] – Wenn das meine Lust zum weiteren Arbeiten auch wenig berührt, so ist es doch im übrigen mir nicht gleichgültig. Denn ich bejahe die Worte Taine's: »Die grösste Freude eines arbeitenden Geistes besteht in dem Gedanken an die Arbeit, welche die anderen später machen werden.«[5] Ich wünsche Ihnen Produktivität und einen schönen Erfolg.

Mit herzlichem Dank
Ihr sehr ergebener
Karl Jaspers

403. Kurt Schneider an Karl Jaspers

Brief, hs.
Original: DLA Nl. Karl Jaspers

Köln, Lindenburg. 10. Dez. 1921

Sehr verehrter Herr Professor!
Gestatten Sie, daß ich Ihnen ein paar Proben meiner ungedruckten Arbeit schicke, deren Probleme mich sehr beschäftigen und über die wir ja seinerzeit auch sprachen.[6] Es würde mich interessieren, gelegentlich

---

4 Friedrich Nietzsche, *Jenseits von Gut und Böse*, 4. Hauptstück, *Sprüche und Zwischenspiele*, Nr. 99, in: *Werke*, Bd. 2, Darmstadt 1966, 630.
5 Hippolyte Taine (1828-1893), französischer Philosoph und Historiker.
6 Kurt Schneider, »Versuch über die Arten der Verständlichkeit«, in: ZNP 75 (1922), 323-327 und »Zur Psychologie und Psychopathologie der Reue«, in: MKS 13 (1922), 40-47.

von Ihnen zu hören, wie Sie über diese Gedanken denken, die sich mir nicht im Verlauf abstrakter Überlegungen, sondern klinischer Arbeit ergaben. Würden Sie es doch für richtig halten, sie in dieser ganz kurzen Form zu veröffentlichen?

Ich denke mit Freude und Dankbarkeit an die Stunden bei Ihnen zurück und bin mit besten Grüßen
Ihr ergebener
Kurt Schneider

404. Karl Jaspers an Kurt Schneider

Brief, hs.
Original: DLA Nl. Kurt Schneider

Heidelberg, 31.12.21

Sehr geehrter Herr College!
Ihre Erörterungen scheinen mir in der Tat eine Klärung zu bringen. Die Unterscheidung von »Form« und »Inhalt«, wenn sie am laxen »Gebrauch« (der immer nur relativisch, ungefähr in dem jeweiligen Zusammenhang gemeint ist) in klarer Begriffsbildung erhoben werden soll, müsste allerdings wohl noch verständlicher ausfallen. Die Anwendung auf die Prozessdiagnose scheint mir etwas zu einfach und ausschliessend zu sein.

Was die Publikation betrifft, so lehrt die Erfahrung, dass *rein* methodologische Erörterungen niemals Interesse erwecken. Es ist immer gut, in *gelegentliche* concrete Interessenbezüge zu bringen, und dadurch gleich ihren wissenschaftspraktischen Wert zu zeigen.

Da Sie sagen, dass Ihre Gedanken aus der Klinik und nicht aus der Abstraktion stammen, wäre vielleicht eine anschauliche Vorführung möglich und zweifellos wirkungsvoller.

Eine gesonderte Publikation wird vielleicht nicht schaden. Aber nach dem Débacle der Psychologie auf dem Heidelberger Congress[7] ist es vielleicht auch nötiger als früher, den Schein steriler Spekulation zu meiden, damit man nicht »verwechselt« wird. Jedoch dürften Ihre Erörterungen keinesfalls verschwinden. Wenn es nicht anders geht, müssen Sie sie in dieser abstrakten Art publizieren. Doch fände ich das schade.

Mit herzlichen Grüssen und dem Wunsch für ein gutes und fruchtbares neues Jahr,
Ihr Karl Jaspers

---

7 Nicht ermittelt.

405. Kurt Schneider an Karl Jaspers

Brief, hs.
Original: DLA Nl. Karl Jaspers

Köln-Lindenthal, den 5. Januar 22

Sehr verehrter Herr Professor!
Sehr vielen Dank für Ihren Brief. »Inhalt« und »Form« habe ich im Sinn von S. 23 [a]der 2. Auflage![a] Zeile 6 von unten gebraucht.[8] Daß die begriffliche Fassung nicht ganz genügt, sehe und sah ich wohl ein, ich bin aber in diesen methodologischen Dingen überhaupt nicht sehr gewandt. Ich habe an diesen Problemen seit September, als ich den kurzen Aufsatz schrieb,[9] in fast zwangsmäßiger Weise weitergedacht. Ein Hauptfehler war noch, daß ich die »Form« in dem zitierten Sinne mit der Form des *Ausdrucks* zusammenwarf, z. B. dem »verständlichen« oder »nicht verständlichen« Benehmen. Mir scheint, daß auch Ihre auf das »Verständliche« aufgebaute Fassung der Ausdruckspsychologie nicht ganz richtig ist.[10] Wir »verstehen« doch eigentlich nicht die Gebärde des Zornigen, sondern nehmen in ihr *dahinter liegendes Verständliches* unmittelbar wahr oder »*erfassen*« es. In der Ausdruckspsychologie geht ja nicht mehr »Seelisches aus Seelischem« hervor wie beim genetischen Verstehen, es ist also *wieder* ein anderes und doch vielleicht mißdeutbares »Verstehen«. –
Die kleine Arbeit habe ich nun breiter ausgearbeitet, von Unklarheiten gesäubert und auch mit kleinen Fällen anschaulich gemacht. Die Schwierigkeiten der Ausdruckspsychologie habe ich *nicht* ausgeführt, nur eben in dem Zusammenhang das Wort »verstehen« durch »erfassen« ersetzt. Ich hoffe, Ihnen in ein paar Monaten einen Probedruck schicken zu können.[11] Daß die Gedanken nicht *nur* für den Prozeß gelten, habe ich auch noch deutlicher gesagt als in der ersten Fassung.
Da ich die »Psychopathien« im *Handbuch der Psychiatrie* übernommen habe, wird sich bei Gelegenheit von »Entwicklung und Psychose« auch noch Näheres über diese Dinge sagen lassen.[12]

---

8 Jaspers schreibt dort: »Dies Gegenständliche im weitesten Sinne nennt man den Inhalt des Seelenlebens, die Art, wie das Individuum den Gegenstand vor sich hat (ob als Wahrnehmung, als Vorstellung, als Gedanke), die Form. So sind z. B. Hypochondrische Inhalte in gleicher Weise Inhalte von zurufenden Stimmen, von Zwangsideen, überwertigen Ideen, Wahnideen«.
9 Wahrscheinlich handelt es sich um: Kurt Schneider, »Bemerkungen zu einer phänomenologischen Psychologie der invertierten Sexualität und erotischen Liebe«, in: ZNP 70 (1921), 346-351.
10 Zur »Ausdruckspsychologie« vgl. die Einführungen in AP 1, 132-134 und AP 2, 158-159.
11 Kurt Schneider, »Versuch über die Arten der Verständlichkeit«, in: ZNP 75 (1922), 323-327.
12 Kurt Schneider, »Die psychopathischen Persönlichkeiten«, in: Gustav Aschaffenburg (Hrsg.): *Handbuch der Psychiatrie*, Spezieller Teil, 7. Abt., 1. Teil., Leipzig 1923.

Ihre freundlichen Wünsche erwidere ich herzlich und mit besten Grüßen

bin ich
Ihr ergebener
Kurt Schneider

a-a hs. eingefügt

406. Kurt Schneider an Karl Jaspers

Brief, ms.
Original: DLA Nl. Karl Jaspers

Köln-Lindenthal, den 4. 5. 1922

Sehr verehrter Herr Professor!
Gestatten Sie, dass ich Sie auf eine bedeutungsvolle Arbeit aufmerksam mache, falls sie Ihnen entgehen sollte. Es handelt sich um ein Referat von Kronfeld »Über neuere pathopsychisch-phänomenologische Arbeiten« in Band 28, Heft 9, S. 441 des *Zentralblattes für die gesamte Neurologie und Psychiatrie*, ausgegeben am 1. 5. 22.[13] Dieses Referat, das an sich vorzüglich ist, würde Ihnen für eine 3. Auflage Ihres Buches wertvolle Dienste leisten, da sein Literaturverzeichnis alle für das Thema wichtigen Arbeiten seit 1918 enthält.

Ich wollte aber noch wegen eines anderen Punktes daraus mit Ihnen sprechen. Kronfeld wiederholt seine bekannten Ausführungen gegen das »Verstehen« als besondere Methode von besonderem grundwissenschaftlichen Charakter und verweist auf sein Buch.[14] Es heisst dann: »Allen diesen Ausführungen hat Jaspers tatsächlich nichts entgegengesetzt bis auf eine im Tone persönlicher Kränkung geschriebene Rezension meines Buches, in welcher es an jedem objektiven Argument gebricht.«[15] Des weiteren wird ausgeführt, dass ausser Ihnen und »vielleicht« mir unter den Psychopathologen niemand mehr in der phänomenologischen Arbeitsweise eine grundsätzliche Methode sähe.

---

13 Arthur Kronfeld, »Über neuere pathopsychisch-phänomenologische Arbeiten«, in: ZfNF 28 (1922), 441-459.
14 Vgl. ebd., 446: »Ist nach alledem die Phänomenologie als etwas bereits wieder Erledigtes und Abgetanes zu bezeichnen? Ich glaube nicht. In den vertieften deskriptiv psychologischen Untersuchungen der neueren psychiatrischen Richtung findet sich überall der Gedanke der phänomenologischen Einstellung, des seelischen Verstehens und der Eigenart dieses Forschens stark herausgehoben. Darüber aber sind wohl – mit Ausnahme von Jaspers und vielleicht von Schneider – alle Phänomenologen in der Psychopathologie einig, daß in dieser Sonderstellung eine grundsätzlich neue und letzte Erkenntnisweise weder im methodischen Sinne, noch in bezug auf die modale Geltung, noch in bezug auf einen angenommenen grundwissenschaftlichen Charakter vorliegt.« Kronfeld bezieht sich auf: Kurt Schneider, »Der Krankheitsbegriff in der Psychiatrie«, in: MPN 49 (1921), 154-158.
15 Vgl. Kronfelds Artikel, 445 f.

Ich möchte Sie nun sicher nicht veranlassen, sich in Polemiken einzulassen; trotzdem möchte ich Sie bitten zu erwägen, ob Sie nicht endlich einmal wieder in einer psychiatrischen Zeitschrift, d. h. in der *Zeitschrift für die gesamte Neurologie und Psychiatrie* gegen die von Kronfeld, Schilder,[16] Kretschmer und zuletzt van der Hoop in Szene gesetzten Angriffe gegen das »Verstehen« Stellung nehmen würden.[17] Ich halte das für ganz *dringend* erforderlich im Interesse der Weiterentwicklung dieser ganzen Richtung. Ich gestehe offen, dass *ich* dem sehr belesenen und gewandten Kronfeld auf diesen Gebieten nicht gewachsen bin und nicht daran denken kann, ihm ebenbürtig die Sache zu verteidigen; es fehlt mir auch die dazu notwendige Orientierung in Dilthey – Rickert – Weber.[18] Könnten Sie sich nicht zu einem derartigen Aufsatz möglichst bald entschliessen? Das von Ihnen Geschaffene steht noch mitten in der Diskussion und Sie schweigen seit Jahren! Ich weiss, dass Ihnen abstrakte methodologische Erwägungen ein Ärgernis sind, wenn sie nicht sofort an konkretem Material angewandt werden können, aber ich glaube, dass Sie in diesem Falle diese Antipathie zurückstellen müssten.

Ich besitze das Referat persönlich noch nicht, zweifle aber nicht, dass es Kronfeld mir schicken wird; sollte er es Ihnen nicht schicken, so wäre ich gern bereit, Ihnen für einige Wochen mein Exemplar zu überlassen. Ich weiss ja nicht, ob Ihnen die erwähnte Zeitschrift zur Verfügung steht.
Mit den besten Grüssen bin ich immer
Ihr dankbar ergebener
Kurt Schneider

---

16 Paul Ferdinand Schilder (1886-1940) war bis 1928 ao. Profesor für Psychiatrie in Wien und wirkte seit 1929 ao. Research Professor in New York; besondere Beachtung fanden seine Publikationen *Das Körperschema* (Berlin 1923) und *Entwurf zu einer Psychiatrie auf psychoanalytischer Grundlage* (Wien 1925). Seine philosophische Dissertation behandelte »Selbstbewußtsein und Persönlichkeitsbewußtsein« (1917).

17 Kronfeld nennt genau diese Autoren in seinem Referat und bezieht sich auf folgende Aufsätze von ihnen: Ernst Kretschmer, »Die psychopathologische Forschung und ihr Verhältnis zur heutigen klinischen Psychiatrie«, in: ZNP 57 (1920), 232-256; Paul Schilder, »Die neue Richtung der Psychopathologie«, in: MPN 50 (1921), 127-134; Paul Schilder, »Über die kausale Bewertung des durch Psychoanalyse gewonnenen Materials«, in: *Wiener klinische Wochenschrift* 34 (1921), 355-356 und Johannes Hermanus van der Hoop (1887-1950), Amsterdamer Psychiater, der bei Freud und Jung zeitweise lernte: »Über die kausalen und verständlichen Zusammenhänge nach Jaspers«, in: ZNP 68 (1921), 9-30.

18 Kronfeld behauptet in dem genannten Referat (S. 445), mit seinem Buch *Das Wesen der psychiatrischen Erkenntnis* (Berlin 1920) die Sonderstellung ausgeschlossen zu haben, die »Dilthey und Rickert einer ›geisteswissenschaftlichen‹ Psychologie im Gegensatz zu einer naturwissenschaftlichen« zugesprochen hätten.

407. Karl Jaspers an Kurt Schneider

Brief, hs.
Original: DLA Nl. Kurt Schneider

Heidelberg 7.5.1922

Lieber Herr Kollege!
Vor drei Tagen bin ich von einer Auslandsreise (Sizilien) heimgekehrt und finde Ihre beiden Separata vor und erhalte gestern Ihren freundlichen Brief. Für alles vielen Dank!

Ihre Aufforderung hat wohl wirklich Grund. Ich werde mich wohl entschliessen müssen, wenn Sie es für so dringend halten. Aber ich werde es erst *im Herbst* machen können. Dieses Semester habe ich mit Geschichte der Philosophie und den »Amtsgeschäften« – zumal da ich die Ferien durch die Reise verloren habe – allzuviel zu tun. Im Herbst aber will ich die dritte Auflage meiner Psychopathologie vorbereiten, zu der ich von Springer schon die Aufforderung erhielt. Dabei fällt dann vielleicht auf ganz natürliche Weise ein methodologischer Aufsatz ab. Die von Ihnen genannten Arbeiten von Schilder und Kretschmer kenne ich noch gar nicht, nur van der Hoop und Kronfeld. Im Herbst werde ich dann auch Ihren Aufsatz über das Verstehen gründlich durchdenken.

Nach meinem eigenen Plan wollte ich über das Verstehen nicht mehr reden vor Fertigstellung des Werkes, an dem ich lange Zeit, immer unterbrochen, arbeite und das mir jetzt zur Hauptsache wird. Den Titel weiss ich noch nicht, *vielleicht* »philosophische Systematik«. Es entspricht dem, was »Logik« heisst, nur mehr dem Typus Hegels als dem der modernen Lehrbücher der Logik, weswegen der bloße Name »Logik« missverständlich wäre.

Jedes logische und methodologische Problem ist zuletzt als Einzelproblem nicht zu erörtern. Ein Boden muss da sein. Dieser wird durch das Ganze unseres logischen Kosmos geschaffen. Ohne dieses Ganze bleibt eine Erörterung des Einzelnen ein Gerede ad hoc – sofern es nicht an concreter Forschung sich gleichzeitig ausrichtet und dadurch Wert hat.

Aber Ihren Argumenten gebe ich doch Recht. Man kann wohl nicht immer schweigen, zumal wenn man so freundlich aufgefordert wird. Aber sauer wird es mir werden.

Mit vielem Dank und herzlichen Grüssen!
Ihr Karl Jaspers

408. Kurt Schneider an Karl Jaspers

Brief, hs.
Original: DLA Nl. Karl Jaspers

Köln, 9. Mai 1922

Sehr verehrter Herr Professor!
Sehr vielen Dank für Ihren Brief und besonders für das Buch, das ich schon mit größtem Interesse gelesen hatte, aber noch nicht besaß.[19] Am meisten interessierte mich natürlich van Gogh und Hölderlin, auf denen ja der ganze Schwerpunkt liegt. (Die negative Wertung Strindbergs tritt etwas deutlich hervor.) Stellenweise geht diese Arbeit doch weit über das Psychologische hinaus – trotz aller Vorsicht und Unverbindlichkeit und auf das »nur Lokale« beschränkenden Behutsamkeit des Ausdrucks. Eine Metaphysik des Geistes schimmert dahinter, wenn sie auch nur ganz selten deutlich zum Vorschein kommen darf. Dies zu sehen, war für mich ein besonderer Reiz; ich vermute aber, daß man in der Fülle des Psychopathologischen nicht sehr darauf aufmerksam werden wird – was vielleicht auch Ihrer Absicht entspricht.
Mit nochmals herzlichem Dank
Ihr
Kurt Schneider

409. Kurt Schneider an Karl Jaspers

Brief, ms.
Original: DLA Nl. Karl Jaspers

Köln, 10.8.1922

Sehr verehrter Herr Professor!
Ihrer freundlichen Aufforderung im Herbste, Ihnen für die 3. Auflage Ihrer Psychopathologie einige Gesichtspunkte mitzuteilen, komme ich sehr gerne nach. Wie Sie wissen, bin ich in meiner Forschung und Lehre immer von Ihrem Buche ausgegangen, und so haben sich im Laufe der Zeit mancherlei Gedanken ergeben, die ich Ihnen gerne mitteile. Ich habe schon 8 Mal, wesentlich nach diesem Buche, mit Illustration durch Kranke, »Allgemeine Psychopathologie« gelesen und das, was ich Ihnen mitzuteilen habe, entspringt also nicht nur theoretischen Erwägungen und didaktischen Erfahrungen, sondern auch der stündlichen Beschäftigung mit konkretem Material.
Wie ich Ihnen schon im Herbste sagte, scheint es mir wünschenswert, dass § 1 des Abschn. I des 1. Kapitels äusserlich, evtl. durch Überschriften, mehr gegliedert würde; denn es ist nicht ganz leicht, die Disposition zu erkennen. Vor allem glaube ich, dass bei der Besprechung des Gegenstandsbewusstseins die »Urteile« gegenüber den einfachen Akten des

[19] SvG.

Gegenstandsbewusstseins ᵃbesserᵃ deutlicher abgegrenzt wären. Ich erlaube mir, Ihnen meine Gliederung dieses Kapitels, das ich inhaltlich genau nach Ihrem Buche zu lesen pflege, aufzuschreiben.

I. *Anschauliche* Akte des Gegenstandsbewusstseins.

1. Wahrnehmungen
   – Wahrnehmungsanomalien,
   – Wahnwahrnehmungen,
   – Trugwahrnehmungen

2. Vorstellungen:
   a. Erinnerungsvorstellungen
   – Erinnerungsanomalien
   – Wahnerinnerungen
   – Trugerinnerungen
   b. Phantasievorstellungen
   – Phantasieanomalien
   – Wahnphantasien

II. *Unanschauliche* Akte des Gegenstandsbewusstseins (Bewusstheiten)

   a. Leibhaftige Bewusstheiten
   Anomalien der leibhaftigen Bewusstheiten
   leibhaftige Wahnbewusstheiten
   leibhaftige Trugbewusstheiten
   b. Gedankliche Bewusstheiten
   Anomalien der gedanklichen Bewusstheiten
   gedankliche Wahnbewusstheiten
   gedankliche Trugbewusstheiten

III. Urteile

   a. wahnhafte Ideen ᵃ(»wahnhaftes Urteilen«)ᵃ
   b. Wahnideen ᵃ(»Wahnurteile«)ᵃ

Sie werden mit Recht dieses System etwas künstlich finden, und im einzelnen lassen sich ja im konkreten Leben diese Kategorien nicht immer durchführen, namentlich, was die Unterabteilungen von II anlangt. Dennoch glaube ich, dass wenigstens in groben Zügen eine derartige Gruppierung das Verständnis jenes § wesentlich erleichtern würde. Es erhebt sich die Frage, ob auch die Zwangsvorgänge, entsprechend den Wahnvorgängen, noch in all diesen Abteilungen untergebracht werden könnten; sie wären wohl überhaupt an sehr vielen Stellen, bei den Vorstellungen, bei den Urteilen, beim Ablauf des Denkens, bei den Gefühlen, zu besprechen.

Was nun rein inhaltlich dieses Kapitel anlangt, so ist ja inzwischen recht viel Neues hinzugekommen, wie Sie aus dem vorzüglichen Referat von Kronfeld (Zentralblatt für die gesamte Neurologie und Psychiatrie, Bd. 28, Heft 9) ersehen.[20] Manches habe ich Ihnen ja auch in der Form von eigenen Arbeiten geschickt, so die subjektive Psychopathologie von Mitgefühl und Liebe und invertierter Erotik;[21] eine ähnliche Arbeit über die Reue[22] werde ich Ihnen wohl in den nächsten Wochen schicken können. Es ist aber auch sonst sehr vieles Material zu diesem Teil inzwischen entstanden, z. B. die Arbeit von Stern[23] über die Psychologie und Psychopathologie des Selbstwerterlebens (Zeitschr. f. Pathopsychologie, Bd. 3 – 1919).[24]

Ausserhalb dieses Kapitels bin ich natürlich sehr viel weniger orientiert, und es scheint mir beinahe unmöglich, hier auch nur die wichtigste Literatur zusammenzutragen. Ganz vereinzelte Punkte möchte ich noch anführen. Wenn z. B. in Kapitel II Abschn. 1 §1 die Agnosien besprochen werden, so haben diese ja natürlich auch wie sämtliche »Leistungen« einen phänomenologischen Teil, d. h. sie können auch »von innen« gesehen werden.

Einige Bedenken zum 2. und 3. Abschnitt des 2. Kapitels habe ich schon vor einiger Zeit mitgeteilt; das Wesentlichste ist das: es tritt hier, ohne als solches bezeichnet zu werden, plötzlich ein neues »Verstehen« auf – ich meine: bei Ihrer Fassung der Ausdruckspsychologie. Dies ist kein statisches Verstehen, aber auch kein genetisches Verstehen, denn es wird nichts *Seelisches* aus Seelischem verstehend abgeleitet, sondern man versteht hier wahrnehmend *Körperliches*, d. h. man erfasst *in* den Ausdrucksphänomenen dahinterstehendes statisch Verständliches. Ich glaube nun, dass sich symptomatische und Ausdruckspsychologie nicht scharf trennen lassen. Auch die körperlichen Erscheinungen im Sinne der *symptomatischen* Psychologie sind »Zeichen«. *In* dem Angstschweiss, *in* der Pupillenerweiterung bei Erregung, *im* Zittern nimmt der Beobachter eben auch Verständliches wahr. Es ist zum Teil eine Sache der speziellen Ausbildung, z. B. als Arzt, ob solche Zeichen gedeutet werden können; in vielen Fällen sind sie aber für Jeden ohne weiteres deutbar. Dann glaube ich auch nicht, dass man Mimik und literarische Produkte beide in der

---

20 Arthur Kronfeld, »Über neuere pathopsychisch-phänomenologische Arbeiten«, in: ZfNP 28 (1922), 441-520.
21 Kurt Schneider, »Bemerkungen zu einer phänomenologischen Psychologie der invertierten Sexualität und erotischen Liebe«, in: ZNP 71 (1921), 346-351.
22 Kurt Schneider, »Zur Psychologie und Psychopathologie der Reue«, in: MKS 13 (1922), 40-47.
23 William Stern (1871-1938) habilitierte 1897 mit »Psychologie der Veränderungsauffassung« in Breslau, gründete 1906 das Institut für angewandte Psychologie in Berlin, wurde 1919 zum o. Professor in Hamburg ernannt, emigrierte 1933 in die USA und erhielt 1934 eine Professur in Durham.
24 William Stern, »Psychologie und Psychopathologie des Selbstwerterlebens«, in: *Zeitschrift für Pathopsychologie* 3 (1919), 500-553.

Ausdruckspsychologie zusammenfassen kann. Auch die Mimik ist eine *un*willkürliche Begleiterscheinung seelischer Vorgänge, und sie unterscheidet sich m. E. nicht grundsätzlich von der Pupillenerweiterung bei der Angst – es handelt sich eben in *beiden* Fällen um deutbare Zeichen. *Wenn* man trennen kann, kann man doch wohl nur zwischen den reflektorischen Begleiterscheinungen seelischer Vorgänge (wozu ein Teil der von Ihnen in der Ausdruckspsychologie beschriebenen Erscheinungen gehört) und den *willkürlichen* Folgen seelischer Vorgänge trennen. Und *hier* handelt es sich tatsächlich um genetisch verständliche Zusammenhänge, also um eine Verbindung von Seelischem zu Seelischem, nur ist natürlich nicht das niedergelegte literarische Produkt genetisch verständlich, sondern eben das Erlebnis, das zum Schreiben führte, bezw. über das geschrieben wird. Bei einem Durchdenken der Psychologie der Hysterie wurden mir diese Dinge besonders deutlich.

Zum Kapitel III, d. h. über das Problem der Verständlichkeit, das ja auch eben schon gestreift wurde, habe ich Ihnen jene Arbeit geschickt. Die dort eingenommenen Positionen greifen natürlich tief in viele Partien des Buches ein, so auch in die Definition der »Persönlichkeit«. Ich glaube, dass, wenn man bei der Fassung der Persönlichkeit bei der Definition der »Summe der verständlichen Zusammenhänge« bleiben will, man die Verständlichkeit im weiteren Sinne festhalten muss; d. h. (im Sinne meiner Arbeit), nicht lediglich die Verbindung von Inhalt zu Inhalt, sondern auch von Inhalt zu Form. Dass zu Abschnitt 3 des Kapitels 4 seit der 2. Auflage Ihres Buches eine ganze Wissenschaft entstanden ist (Rüdin,[25] Kahn,[26] Hoffmann[27] u. a.) ist Ihnen ja selbst bekannt. Ich denke es mir masslos schwer, hierin halbwegs auf der Höhe zu bleiben; auch in Kapitel VIII kann man unmöglich mitkommen.[28]

---

25 Die erbgenetische Forschung hatte über die Genealogisch-demographische Abteilung der Münchener Forschungsanstalt für Psychiatrie eine prominente Stellung in Deutschland. Ihr Leiter Ernst Rüdin wird von Jaspers in den ersten drei Aufl. der *Allgemeinen Psychopathologie* mit der frühen Arbeit (gemeinsam mit Max v. Gruber) *Fortpflanzung, Vererbung, Rassenhygiene* (1911) zitiert, in der 4. Aufl. dann mit *Studien über Vererbung und Entstehung geistiger Störungen. I. Zur Vererbung und Neuentstehung der Dementia praecox* (1916).
26 Eugen Kahn (1887-1973) habilitierte sich unter Emil Kraepelin und Oswald Bumke in München und legte zum Thema vor: »Über die Bedeutung der Erbkonstitution für die Entstehung, den Aufbau und die Systematik der Erscheinungsformen des Irreseins«, in: ZNP 74 (1922), 69-102.
27 Hermann F. Hoffmann (1891-1944), der nach einer kurzen Zeit in Gießen 1936 das Tübinger Ordinariat seines Lehrers Robert Gaupp übernahm, hatte zuvor an der Deutschen Forschungsanstalt für Psychiatrie in München geforscht und *Vererbung und Seelenleben. Einführung in die psychiatrische Konstitutions- und Vererbungslehre*, Berlin 1922 veröffentlicht. Er war überzeugter Nationalsozialist und propagierte »rassenhygienisch« 1933 die Zwangssterilisation.
28 Jaspers behandelt dort »Die soziologischen Beziehungen des abnormen Seelenlebens«; vgl. AP 2, S. 364-387.

Ich habe noch einen persönlichen Wunsch; ich bitte auf Seite 331 Zeile 6 von unten vor dem letzten Wort der Zeile »Hermann« einzufügen, diese Arbeit, die mir manchmal zugeschrieben wird, ist nicht von mir.[29]
Ich schliesse mit der Bitte, diese Besprechung nicht misszuverstehen; Sie mögen sie »bei sich auf das Mass zurückbringen, das ihr zukommt«.
Mit den besten Grüssen bin ich immer
Ihr dankbar ergebener
Kurt Schneider

a-a *hs. eingefügt*

410. *Karl Jaspers an Kurt Schneider*

Brief, hs.
Original: DLA Nl. Kurt Schneider

Heidelberg, 16. Oktober 1922

Lieber Herr College!
Haben Sie zunächst vielen Dank für Ihren Brief vom August. Ich erhielt ihn, als ich gerade mit der Neubearbeitung meiner Psychopathologie begonnen hatte, und empfing durch Ihr freundl. Interesse einen wünschenswerten Zuspruch. Eine Dispositionsänderung von Kap. I »Gegenstandsbewusstsein« erschien mir schliesslich doch nicht glücklich. Ihr Vorschlag hat zweifellos formale Vorzüge. Aber er ist nicht zu erfüllen. Alle Disposition hat etwas Lebendiges. Das ganz exakte und consequente stört das wahrhafte Bild. Ich meine, dass diese gewisse »Unordnung« im gegenwärtigen Stand der Phänomenologie unvermeidlich ist.

Dagegen hatte ich schon begonnen – und wurde durch Sie bestärkt –, ein neues Kapitel (das dritte) als Ausdruckspsychologie zu schreiben, dabei Abschnitt a des bisherigen 2. Kapitels zu verwenden. Dieses Kap. 3 ist fast ganz neu geschrieben. Dass dieses Phaenomen des »Ausdrucks« (*zugleich* objektiv und subjektiv) ein eigenes Kapitel erhält und dadurch das eigenartige selbständige Prinzip betont wird, halte ich für eine wesentliche Verbesserung.

Ihre Bedenken, ob man in den späteren Kapiteln der Fülle der Literatur überhaupt zu folgen vermöchte, haben mich natürlich ebenfalls bedenklich gestimmt. Aber nachdem ich nun soviel Bücher und Zeitschriften der letzten 3 Jahre gewälzt habe, muss ich sagen, dass bei der »Erbbiologie« und Konstitutionslehre recht wenig herausgekommen ist, hier vielmehr ein neuer Jargon, eine neue »Mythologie« (statt der früheren Hirnmythologie von Zellen und Fasern) aufgetaucht ist, die auf die eigentlich psychiatrische Bildung verheerend wirkt.

---

29 Kurt Schneider meint die von Jaspers zitierte Arbeit: Hermann Schneider, »Ein Beitrag zur Lehre von der Paranoia. Der Fall K.«, in: AZP 60 (1903), 60-110.

Darum habe ich mit Bedauern und Abneigung empfunden, wie in der jungen Generation soviel literarisch-personalistische Betriebsamkeit sich breit macht. Ich glaube wahrhaftig, mich darum nicht allzuviel kümmern zu brauchen.

Bedenken macht mir nur das letzte Kapitel: Sociologie. Hier habe ich fast nichts Neues hinzugefügt – abgesehen von Kriegssociologie –, und ich weiss nicht, was es da gibt (Ihr Persönlichkeitsbuch hat natürlich seinen Platz, ohne dass über das Thema im Rahmen meiner Darstellung viel zu sagen wäre). Haben Sie noch etwas im Kopf, was sociologisch in der Psychopathologie an neuen Leistungen vorliegt? –

Und nun muss ich eine Sünde bekennen: ich *kann* mich zu einem methodologischen Aufsatz *nicht* entschliessen, nachdem ich die Angriffe gegen das »Verstehen« – und nun gar den letzten von Binswanger – gelesen habe.[30] Ich meine wirklich, das wäre Sache der Psychiater – ich hoffe auch Ihre Sache. Ich muss meine Zeit auf die positive Leistung meiner philosophischen Systematik verwenden, in der hoffentlich später auch das Verstehen von mir wieder öffentlich neu behandelt wird. In dieser Beziehung habe ich in der neuen Auflage nichts geändert, nur Ihre Gedanken über Arten der Verständlichkeit hinzugefügt, da ich sie richtig finde. Auch Ihre phaenomenolog. Aufsätze haben natürlich alle ihren Platz. Ausser Ihnen und den Heidelbergern finde ich kaum Autoren, die phaenomenologisch etwas geleistet haben. Grade Kronfelds Referat zeigt es.

Sagen Sie bitte Herrn Dr. Westermann[31] meinen Dank, dass er mir seine Arbeit schickte. Falls Dr. Toepel noch ein überflüssiges Separatum hätte von seiner Arbeit über lesbische Liebe,[32] würde ich mich freuen.

Ich hoffe nun mit dem Druck der *Psychopathologie* bald beginnen zu können.

Kretschmer habe ich natürlich, seiner Bedeutung entsprechend, einer scharfen Kritik unterzogen. Ein gefährlicher Kopf! Keine Spur von Naturwissenschaftler!

Haben Sie Gruhles neue »Psychologie des Abnormen« (Reinhardt/München) gesehen?[33]

Mit herzlichen Grüssen
Ihr ergebener
K. Jaspers

---

30 Ludwig Binswanger, *Einführung in die Probleme der allgemeinen Psychologie*, Berlin 1922, 298-303.
31 Josef Westermann, »Über die vitale Depression«, in: ZNP 77 (1922), 391-422.
32 Hans Toepel, »Zur Psychologie der lesbischen Liebe«, in: ZNP 72 (1921), 237-253. Toepel war ein Kollege Schneiders an der Kölner Klinik, dessen phänomenologische Arbeit zur »invertierten Sexualität« kasuistisch fortführte.
33 Hans W. Gruhle, »Psychologie des Abnormen«, in: *Handbuch der vergleichenden Psychologie*, 3. Bd., hrsg. von Gustav Kafka, München 1922, 3-151.

411. Kurt Schneider an Karl Jaspers

Postkarte, hs.
Original: DLA Nl. Karl Jaspers

Köln, 24. X. 22

Sehr verehrter Herr Professor! Besten Dank für Ihren Brief. An sozialpsychiatrischer Literatur verdiente m. E. die Aufnahme: Gregor: »Über Verwahrlosungstypen« Mon. Schr. f. Psych. 42 (17) S. 1[34] und Gregor-Voigtländer: Die Verwahrlosung. (Monographie) Berlin 1918.[35] – Ihre Abneigung gegen eine methodologische Arbeit verstehe ich sehr wohl, trotzdem sah ich jetzt eben wieder auf der Erlanger Tagung,[36] wie notwendig – und vergeblich immer noch solche »Vorträge über das Scheinen« sind. Auch Schilder führt noch etwas gegen Sie im Schilde. Ich bin zur Zeit so sehr in den »psychopathischen Persönlichkeiten« für das Handbuch der Psychiatrie, daß ich zu nichts anderem komme.[37] Außerdem fühle ich mich der Behandlung von solchen »letzten« Dingen gegenüber immer insuffizient. – Ich erinnere Sie noch an den sehr wichtigen Aufsatz Kraepelins »Erscheinungsformen«, Zeitschr. f. d. ges. Neur. Bd. 62 (1920) S. 1,[38] der von größter Tragweite ist, und bin, herzlich grüßend,
Ihr ergebener
Kurt Schneider

412. Kurt Schneider an Karl Jaspers

Brief, hs.
Original: DLA Nl. Karl Jaspers

Köln, Lindenburg, 24. 2. 23

Sehr verehrter Herr Professor!
Erlauben Sie mir, einmal wieder zu schreiben, obschon kein unmittelbarer Grund dazu vorliegt. Die Bücher, auf die ich Sie hinweisen will, sind ja sicher alle längst bei Ihnen eingetroffen, und ich glaube, sie kommen auch zu spät zur 3. Auflage, die hoffentlich bald da ist.

Wie denken Sie wohl über Binswangers Einführung in die Psychologie?[39] Ich finde sie äußerst »kultiviert«, sauber, sorgfältig, belehrend

---

34 Adalbert Gregor, »Über Verwahrlosungstypen«, in: MPN, 42 (1917), 1-23. Gregor (1877-1971) war in den 20er Jahren Direktor der Fürsorgeerziehungsanstalt Schloss Flehingen, veröffentlichte einen *Leitfaden der Fürsorgeerziehung* (Berlin 1924) und empfahl die Sterilisation als Maßnahme zur Verhinderung minderwertigen Nachwuchses.
35 Adalbert Gregor und Else Voigtländer, *Die Verwahrlosung. Ihre klinisch-psychologische Bewertung und ihre Bekämpfung*, Berlin 1918.
36 Nicht ermittelt.
37 Vgl. S. 434, Anm. 43.
38 Emil Kraepelin, »Die Erscheinungsformen des Irreseins«, in: ZNP, 62 (1920), 1-29.
39 Ludwig Binswanger, *Einführung in die Probleme der allgemeinen Psychologie*, Berlin 1922.

und verdienstvoll, aber es fehlt doch jeder Gedanke, jedes Eigene, jedes Schöpferische. Allerdings kenne ich das letzte Kapitel über die Person noch nicht.[40] Es ist auch ein Irrtum, daß solche Bücher – deren wir doch wohl genug haben – der Psychiatrie fehlen könnten. Einmal liest sie kein Mensch, der sie nicht referieren muß, wie ich. Und der, der sie liest, hat sie nicht »nötig«, wenn er auch vielleicht vieles nicht weiß, was darin steht, und der, der sie nötig hat, liest sie nicht. Der psychologisch orientierte Psychiater muß die Nähe des Lebens suchen, wenn er den Organikern zeigen will, daß er notwendig ist. Da wird, wie ich glaube, viel gefehlt und ohne Not der unheilbare Riß noch breiter gemacht. Im Herbst in Erlangen war dies sehr deutlich; ich schämte mich fast. Mit lauter Feinheiten kritischer und methodologischer Art ist es nicht getan, man muß auch zeigen, daß sie zu etwas gut sind. Vollends gegen die dem Hormonmythologen so einleuchtende Romantik Kretschmers kommt man mit bloßen Nörgeleien und methodologischen Bedenken nicht auf.

Haben Sie die gute »Psychologie des Geschlechtslebens« von Allers im Handbuch der vergleichenden Psychologie[41] gelesen? Auch Schelers Sympathiegefühle sind jetzt in 2. Auflage (bei Cohen-Bonn) erschienen.[42] Sehr erweitert, auch im psychologischen Teil. Nicht immer glücklich, er läßt sich sehr schwer von einmal gefaßten Vorurteilen, daß es so sein müsse, abbringen. Er schreibt da Dinge über Hypnose, die es einfach nicht gibt.

Ich selbst bin an den Korrekturen der »Psychopathischen Persönlichkeiten« für das Handbuch der Psychiatrie.[43] Es ist ein Buch von etwa hundert Seiten, und ich hoffe, damit eine brauchbare Monographie gegeben zu haben. In der Anlage ist es nicht sehr originell, aber trotzdem enthält es, wie ich glaube, viel Neues und Eigenes. – Wann und wo erscheint Ihre philosophische Systematik? Und wann kommt die 3. Auflage heraus? –

Natürlich lastet die Zeit hier schwer auf uns; vor allem die Sorge, daß die Engländer weggehen.[44] Ich war im vergangenen Semester im Senat, was auch mehr Arbeit gab. In der Klinik haben wir ein Reihenmaterial

---

40 Das vierte Kapitel, »Das fremde Ich und die wissenschaftliche Darstellung der Person«, geht auf 298-303 auf den Verstehensbegriff von Max Weber und Jaspers ein.

41 Rudolf Allers, »Psychologie des Geschlechtslebens«, in: *Handbuch der vergleichenden Psychologie*, hrsg. von Gustav Kafka, 331-506. Allers (1883-1963) schrieb aus individual-psychologischer Sicht eine Kritik an Freud und emigrierte 1938 von Wien in die USA.

42 Max Scheler, *Wesen und Form der Sympathie. Zur Phänomenologie der Sympathiegefühle*. Zweite, vermehrte und durchgesehene Auflage, Bonn 1923.

43 Kurt Schneider, »Die Psychopathischen Persönlichkeiten«, als *Handbuch der Psychiatrie*. Spezieller Teil, 7. Abt., 1. Teil, hrsg. von Oswald Bumke, Berlin 1923.

44 Köln war seit Dezember 1919 im Rahmen des Versailler Vertrages von Engländern besetzt. Da die geforderten Reparationszahlungen nicht vollständig geleistet

mit quantitativ recht ungenügenden Kräften zu versorgen; in der Stadt habe ich eine »Fürsorgestelle für Nervöse«, die ich ohne Hilfe an zwei Nachmittagen abhalte. Im Hause habe ich neben meiner Station die Poliklinik, meine Vorlesungen, die Überwachung aller Gutachten und die ganze organisatorische Leitung der Klinik. Wissenschaftlich arbeite ich von 2-$^1/_2$4 nachmittags und an den Abenden, die aber auch sonst reich besetzt sind.

Ich käme gerne einmal wieder nach Heidelberg, aber ich habe ja nur 4 Wochen Ferien im ganzen Jahr, und diese sind meist verteilt und sehr ausgefüllt.

Leben Sie wohl und nehmen Sie viele Grüße
von
Ihrem dankbar ergebenen
Kurt Schneider

413. Karl Jaspers an Kurt Schneider
Brief, hs.
Original: DLA Nl. Kurt Schneider

Heidelberg, 26. 2. 1923

Lieber Herr College!
Ich habe mich sehr gefreut, wieder einmal von Ihnen zu hören; besonders auch, Sie geistig so angeregt zu wissen. Auf Ihre »psychopathischen Persönlichkeiten« bin ich gespannt. Ihre Belastung durch praktische Arbeit ist offenbar reichlich gross. Aber dafür haben Sie die dauernde innige Berührung mit der Wirklichkeit. Ich kann den praktischen Psychiatern gegenüber einen Neid nicht unterdrücken. Zu gern würde ich mich an der psychiatrischen Forschung noch beteiligen können. Es geht nicht und ich schätze wie Sie die blosse Methodologie oder Nörgelei gering.

Ihr Urteil über *Binswangers* Buch teile ich völlig. Das *erste* Kapitel ist das beste, es nimmt ständig bis zum letzten Kapitel ab (darin stimmte Binswanger mir zu). In bezug auf Idealtypen, Verstehen und Erklären kann oder will er nicht begreifen, was gemeint ist, ficht gegen Windmühlen oder stellt seinerseits unmögliche Thesen auf. Solche Diskussion fortzusetzen, hat keinen Sinn. Übrigens schätze ich ganz wie Sie die Bildung und Kultur des Buches. Es steht an Rang und Umfang *innerhalb* der Psychiatrie einzig da. Allerdings haben Sie recht: es wird von denen, die es nötig hätten, nicht gelesen – wäre in den späteren Teilen für diese auch irreführend. Es ist letzthin ein gutes Seminarreferat, eine gebildete Aneignung und Wiedergabe. Ich selbst habe eine Besprechung abgelehnt. Ich habe keine Lust zu schelten und möchte in Zukunft lieber nur gute

werden konnten, kam es zusätzlich im Januar 1923 zur französischen und belgischen Besetzung des Ruhrgebietes. England und Amerika teilten diesen Kurs nicht und erschienen nun als Schutzmächte.

Bücher besprechen, wo man mit innerster Zustimmung ein Positives, Substantielles anerkennen kann.

Die Bücher von *Allers* und *Scheler* liegen bei mir bereit, aber ich habe sie mir nicht angesehen.[45]

Die 3. Auflage meiner Psychopath. ist schon im Dezember fertig gesetzt gewesen. Ich habe mit den Correcturen gebummelt wegen Erkrankung vor Weihnachten, dann wegen eines Umzuges (ich wohne jetzt *Plöck 66*).[46] Nun werde ich bald fertig sein. Es sind viele Zusätze und ein neues Kapitel (Ausdruckspsychologie) gemacht.[47]

Die Zeit lastet auf Ihnen noch fühlbarer als auf mir.[48] Allerdings rechnet man auch hier mit Besatzungsmöglichkeiten. Alle Berechnungen versagen.

Herzliche Grüsse
Ihr ergebener
Karl Jaspers

414. Karl Jaspers an Kurt Schneider

Brief, hs.
Original: DLA Nl. Kurt Schneider

Heidelberg, 7. 3. 1923

Lieber Herr College!

Heute komme ich zu Ihnen mit einer *vertraulichen* Anfrage. Es besteht der Plan, eine moderne philosophische Vierteljahresschrift ins Leben zu rufen. Der Plan geht aus von Privatdozent Dr. H. *Plessner*[49] in Köln. Ob eine solche Zeitschrift gedeihen kann, liegt vor allem auch an der Person des geschäftsführenden Redakteurs. Dieser würde Herr Plessner sein. Nun wurde ich vom Verleger um Rat gefragt. Unter anderem muss ich über Herrn Plessner so gut als möglich Auskunft bekommen und wende mich darum mit Einverständnis des Verlegers an Sie – falls Sie imstande sind, irgendwelche Urteile zu gewinnen.

Ich hätte vor allem folgende Fragen – Sie selbst werden aber ja wissen und fühlen, worauf es bei einem solchen Redakteur ankommt –: Beweglichkeit und Initiative, Hartnäckigkeit, Conzilianz, – dann: Sinn für

---

45 Vgl. 434.

46 Jaspers lebte von 1923 bis zum Weggang nach Basel 1948 in der Plöck 66, in großer Nähe zur Universitätsbibliothek und zum Hörsaalgebäude.

47 Jaspers erweiterte den Textabschnitt »Der Ausdruck des Seelischen (Ausdruckspsychologie)« zu einem eigenständigen Kapitel.

48 Wegen zu geringer Reparationszahlungen Deutschands besetzten am 11. 1. 1923 französische und belgische Truppen das Ruhrgebiet.

49 Helmuth Plessner (1892-1985) habilitierte sich 1920 für Philosophie und Soziologie in Köln und war dort als Privatdozent tätig, bis er aufgrund seiner jüdischen Herkunft entlassen wurde und ab 1936 eine Professur in Groningen (Holland) übernahm; ab 1951 lehrte Plessner in Göttingen, Zürich und New York. Er gilt als ein Begründer der philosophischen Anthropologie.

geistiges Niveau. Welcher *persönliche* Eindruck? Art des Auftretens. Wissenschaftliche und literarische Leistungen? Ob er eine Vorstellung davon hat, *was* er mit der Zeitschrift zum Sprechen wecken will? Ob er ein Dutzend oder mehr Autoren im Auge hat?

Ich wäre Ihnen sehr dankbar. Ein Urteil ist sehr verantwortungsvoll. Im Prinzip halte ich eine solche Zeitschrift für lebensfähig und sehr erwünscht. Aber die Person des Redakteurs ist entscheidend. Vertrauen zu ihm ist Voraussetzung der Zustimmung. Gefahr ist: leere Betriebsamkeit, blosse Unternehmungslust *ohne* Bewusstsein einer geistigen Welt, die erst recht zum Ausdruck kommen und zusammengefasst werden soll. – Ich kenne leider Herrn Plessner noch *garnicht*. Falls Sie es für sinnvoll halten, können Sie auch Scheler fragen – aber ganz vertraulich. Jedoch hat das nur Sinn, wenn Sie Scheler in der Sache für objektiv halten können.

Entschuldigen Sie, dass ich so geradezu ohne alle Scheu Sie frage und in Sie dringe. Ich hoffe, Ihnen nicht zu viel Mühe zu machen.

Sie müssen Psychologe sein und als solcher frage ich Sie, da ich diese Seite der Sache zunächst meinerseits auch rein psychologisch beurteilen muss.

Mit herzlichen Grüssen
Ihr Karl Jaspers

415. Kurt Schneider an Karl Jaspers

Brief, hs.
Original: DLA Nl. Karl Jaspers

Köln, Lindenburg, 9. März 1923

Sehr verehrter Herr Professor!
Über die Angelegenheit glaube ich Ihnen genaue und objektive Antwort geben zu können. Es soll sich um eine Zeitschrift handeln, die – aber ohne jede politische oder pazifistische Tendenz – dem internationalen Zusammenhang des Geistes dienen soll. Aus jedem Kulturstaat (abgesehen von Frankreich und Belgien, wo man niemanden von Bedeutung zu gewinnen Aussicht hat) sollen führende Philosophen – im weiteren Sinne – als Herausgeber auf dem Titelblatt stehen. An deutschen waren geplant: Driesch,[50] Scheler, Spranger, Troeltsch. Alle haben freudig zugesagt. An Stelle Troeltschs[51] war, soviel ich weiß, geplant, Sie selbst zu bitten. Die Gründe der Verzögerung werde ich später streifen. Über die ausländischen Namen bin ich nicht genügend unterrichtet, hier erheben

---

50 Hans Driesch (1867-1941) studierte Naturwissenschaften und machte ausgedehnte zoologische Forschungsreisen in Asien und Europa, bevor er sich um 1900 als Privatgelehrter in Heidelberg niederließ und später dort bis 1920 als ao. Professor für Naturphilosophie lehrte.

51 Der Theologe und Kulturphilosoph Ernst Troeltsch war nur wenige Wochen zuvor am 1. Februar in Berlin verstorben.

sich Schwierigkeiten, die besonders durch Drieschs internationale Beziehungen gelöst werden sollen.

Eine bestimmte »Richtung« soll die Zeitschrift nicht haben. Erstrebt ist nur Zusammenhang, Bewegung und Lebensnähe; es soll kein Neukantianismus im Sinne der Marburger Schule[52] getrieben werden. Den, vielleicht 15, Herausgebern sollen fachwissenschaftliche Berater zur Seite stehen; ich selbst habe mich nicht abgeneigt gezeigt, die Pathopsychologie zu übernehmen.

Der eigentlich Treibende ist nun nicht etwa Plessner, sondern der o. Prof. für Strafrecht und Rechtsphilosophie Arthur Baumgarten,[53] der aus Genf kommt, Reichsdeutscher, aber sehr kosmopolitisch ist. Er ist ein herausragend feinsinniger und im besten Sinne kultivierter, außerordentlich lebendiger Mann von weitem Horizont. Auch über Plessner ist durchaus Gutes zu sagen. Er war ursprünglich Zoologe, und zwar studierte er in Heidelberg, wo er auch bei Weber verkehrte. Er wurde dann Philosoph, doktorierte, wenn ich nicht irre, in Erlangen und war dann bei Husserl und Driesch, mit dem er hierher kam. Seine Arbeitsgebiete sind Naturphilosophie (Lehrauftrag hierfür) und Sprache. Im kommenden Semester liest er Geschichte der neueren Philosophie für den beurlaubten Scheler und ein Seminar über Fichtes Reden.[54] Seine Dissertation,[55] deren Gegenstand ich aber nicht genau kenne, soll ein bedeutsames Buch gewesen sein; in diesen Tagen erscheint von ihm bei Cohen-Bonn eine Art Erkenntnistheorie der Sinne, ein Werk von großem Umfang.[56] Zwei kleinere Arbeiten,[57] aus denen Sie ihn einigermaßen kennen lernen, schicke ich mit der Bitte um gelegentliche Rücksendung mit derselben Post an Sie ab.

Ich glaube, daß Plessner allen Anforderungen, die man an einen etwaigen [?] geschäftsführenden Redakteur stellen muß, genügen wird: er ist

---

52 Die »Marburger Schule« des Neukantianismus begründete Hermann Cohen (1842-1918), der dort von 1876 bis zur Emeritierung 1912 lehrte. Sein Schüler Paul Natorp (1854-1924), vertrat seit 1893 ein Ordinariat für Philosophie und Pädagogik in Marburg. Ernst Cassirer (1874-1945) wurde 1899 bei Cohen mit einer Arbeit über Descartes promoviert und erhielt 1919 den philosophischen Lehrstuhl der neu gegründeten Universität Hamburg. 1933 musste er wegen seiner jüdischen Herkunft emigrieren. Er ging zunächst nach Schweden und dann in die USA. Dort lehrte er in Yale und an der Columbia University.

53 Der Jurist Arthur Baumgarten (1884-1966) ging 1923 wieder von Köln in die Schweiz nach Basel, von dort 1930 nach Frankfurt a.M. und wurde 1949 an die Berliner Humboldt-Universität berufen.

54 Johann Gottlieb Fichte, *Reden an die deutsche Nation*, Berlin 1808.

55 Helmuth Plessner, *Krisis der transzendentalen Wahrheit im Anfang*, Heidelberg 1918.

56 Helmuth Plessner, *Die Einheit der Sinne. Grundlinien einer Ästhesiologie des Geistes*, Bonn 1923.

57 Vielleicht Helmuth Plessner, *Die wissenschaftliche Idee* (Heidelberg 1913) und *Krisis der transzendentalen Wahrheit im Anfang* (Heidelberg 1918).

klug, ernst, gewandt und durchaus aufs Ganze gerichtet. Aus häufigem Zusammensein kenne ich ihn genügend, um darüber urteilen zu können.

Wie Sie sehen, bin ich eigentlich »mit von der Partie«, aber doch nur *sehr* nebenbei. Ich selbst hatte und habe – ohne politisch irgendwie festgelegt zu sein – nämlich große Bedenken, ob wir Deutschen in dem jetzigen Augenblick eine derartige internationale Zeitschrift gründen sollten und ob eine solche Gründung nicht ein unwürdiges Werben wäre. Ich bin im Grunde durchaus überzeugt von dem übernationalen Charakter des Geistes, aber müssen denn immer *wir* anfangen und hat man etwa gehört, daß ein bedeutsamer Geistiger des Auslandes seine Stimme erhob, um uns zu helfen, ja nur um den Unsinn zu bekämpfen, der über uns allerorts verbreitet ist? Sollten wir da nicht eher warten, bis es auch der anderen Seite dämmert?

Baumgarten ist in diesem Punkte nicht meiner Ansicht, Scheler ist – in diesen wie in allen anderen Dingen – ein Kind des Augenblicks und völlig unmündig, aber Plessner kann sich von den ausgeführten Bedenken auch nicht ganz frei machen – und dies eben ist der Grund, warum er die Angelegenheit etwas verzögert und auch Ihnen noch nicht geschrieben hat.

Ich hoffe, daß Sie hiermit ein anschauliches Bild haben. Wenn Sie meine persönlichen politischen Bedenken *nicht* teilen, wüßte ich keinen Grund für Sie, den Plan nicht in jeder Weise zu fördern.

Mit herzlichen Grüßen
bin ich
stets Ihr ergebener
Kurt Schneider

416. Kurt Schneider an Karl Jaspers

Brief, hs.
Original: DLA Nl. Karl Jaspers

Köln, Lindenburg, 18. Juni 23

Sehr verehrter Herr Professor!

Die 3. Auflage[58] ist bei mir eingetroffen: nehmen Sie vielen herzlichen Dank. Ich habe gleich Seite um Seite mit der letzten verglichen und mit großer Freude die neuen Abschnitte, vor allem die Ausdruckspsychologie, die kritischen Würdigungen der modernen Psychopathologie und die zahlreichen neuen Äußerungen über neue und neueste Erscheinungen gelesen. Sie wissen, wie sehr ich Ihnen in den meisten Punkten zustimme. Ich habe den Eindruck, daß das Ganze wirklich ein Ganzes geblieben ist, obschon das Neue in Sprache und Haltung sich nun von den älteren Teilen notgedrungen abhebt. Die mahnenden Worte an die »Jüngsten« sind vorzüglich – es ist so viel Journalistentum in unseren Zeitschriften, und man ist leider selbst nicht immer ganz daran vorbei gekommen.

---

[58] AP 3.

Ich hoffe, daß Sie meine »Psychopathien« auch inzwischen bekommen haben, und ich glaube, daß Sie sie doch letztlich als Geist von Ihrem Geiste betrachten können.[59] Etwas Neues habe ich zur Zeit nicht unter den Händen, man droht hier langsam unter dem politischen Druck zu zerlaufen und versucht nur noch, jedem Tag seine Ordnung zu geben.

Von Herrn Baumgarten, den wir leider verlieren werden, und Herrn Plessner haben Sie inzwischen Arbeiten bekommen. Unter der »Einheit der Sinne« bin ich wieder erlegen – ich habe so wenig Freude am reinen Denken. Scheler und Hees sind beurlaubt. Jeder sehnt sich, einmal der fremden Uniformen und tausend Engen zu entrinnen.

Leben Sie wohl und viele herzliche Grüße
Ihr ganz ergebener
Kurt Schneider

417. Kurt Schneider an Karl Jaspers

Brief, hs.
Original: DLA Nl. Karl Jaspers

Köln, Lindenburg, 24. Juli 1923

Sehr verehrter Herr Professor!
Herzlichen Dank für *Die Idee der Universität*,[60] die mich sehr fesselte und zugleich sehr nachdenklich machte. Wenn ich diese Ansprüche auf Köln anwenden wollte, so müßte ich fragen, ob wir eine Universität haben. Wir sind beklagenswert arm an Persönlichkeiten, die lehren, und wir haben kaum einmal einen Studenten, der in Ihrem Sinne wert wäre, so zu heißen. Das ist nicht nur die oft so unphilosophisch vegetierende medizinische Fakultät, sondern mehr noch die wirtschafts-wissenschaftliche, die zahlenmäßig alles hier beherrscht. Seit langer Zeit Mitglied des kleinen Senates, habe ich guten Einblick in alle diese Dinge. Wir tun uns ja auch schwer: wer von hier wegberufen wird, geht (so jetzt Baumgarten nach Basel), und unsern Studenten fehlt fast ganz der Zufluß aus »Deutschland«. Ja, es sind nun fast nur noch Kölner, da es kaum mehr Bahnverbindungen gibt.

Die Mediziner nehmen sehr ab und damit auch die an sich sehr kleine Zahl derer, die sich für Psychiatrie, die über menageriehafte Krankenvorstellung hinausgeht, interessieren.

Leben Sie wohl. Vielleicht komme ich im September einmal nach Heidelberg. Sind Sie um diese Zeit dort?

Mit den besten Grüßen
Ihr
immer ergebener
Kurt Schneider

---

59 Jaspers reagierte »nicht sehr befriedigt«. Vgl. S. 442.
60 IU 1.

418. Kurt Schneider an Karl Jaspers

Brief, hs.
Original: DLA Nl. Karl Jaspers

Köln-Lindenburg, am 21. Februar 1924

Sehr verehrter Herr Professor!
Darf ich Sie um die Freundlichkeit bitten, mir die vor einiger Zeit übersandten Arbeiten von Plessner zurückzuschicken? Ich sollte sie zu eigenen Dingen haben.

Es würde mich sehr interessieren zu wissen, ob Sie meine Psychopathischen Persönlichkeiten angesehen haben und wie Sie darüber urteilen. In der Psychiatrie ist es zur Zeit überaus still. Es ist entschieden eine Reaktion auf die psychologische Richtung eingetreten, die zur Zeit aus dem Drange der rein programmatischen, methodologischen, literaturhaften Aufsätze verständlich ist, zum Teil aus der Tatsache neurologischer Fortschritte (Encephalitis, Serologie, Paralyse-Behandlung). Auch ich selbst habe im letzten Jahre wenig »gearbeitet«, was allerdings auch mit der Überlastung mit gerichtlichen Aufgaben zusammenhängt.

Ich habe in diesem Semester ein psychopathologisches Seminar für Fortgeschrittene. Bei der Psychopathologie von Liebe und Mitgefühl führte das betrachtende Referat[61] auch weit in Ihre Psychologie der Weltanschauungen hinein. Es ergab sich großer Widerspruch gegen die Einmaligkeit der Liebe, und es entstanden auch Meinungsverschiedenheiten, ob Sie sie in Ihrem Buche wirklich behauptet haben oder nicht nur die Ausschließlichkeit in dem gegebenen Zeitpunkt meinen.[62] Ich glaube, man kann Sie kaum anders verstehen als in dem ersteren Sinne. Rein psychologisch betrachtet spricht aber doch wohl die Erfahrung dagegen; jedenfalls erleben doch offensichtlich die meisten Menschen Liebe auch im strengen Sinne nicht nur einmalig, und es ist wohl keine psychologische Feststellung mehr, wenn man dann doch ein Erlebnis als »die« Liebe eines Lebens herausnimmt. Glauben Sie, Goethe hätte (im Erlebnis) nur die Frau von Stein geliebt?

Ich wäre Ihnen sehr dankbar, wenn Sie mir darüber schreiben könnten. – Wird bald wieder etwas Größeres von Ihnen erscheinen?

Mit den besten Grüßen
verbleibe
ich Ihr
Kurt Schneider

---

61 Kurt Schneider, »Pathopsychologische Beiträge zur psychologischen Phänomenologie von Liebe und Mitfühlen«, in: ZNP (1921).
62 Jaspers spricht von der »einen monogamen« Liebe, die dem »endlichen Einzelindividuum das Absolute und Eine« werde und in der platonischen Philosophie, der christlichen Gottesvorstellung und symbolisch in Goethes Liebe zur Frau von Stein wiederzuerkennen seien. Vgl. PW, 132 f.

419. Karl Jaspers an Kurt Schneider

Brief, hs.
Original: DLA Nl. Kurt Schneider

Heidelberg, 4. 3. 24

Lieber Herr College!
Ich bin in grosser Verlegenheit, denn ich kann im Augenblick die Plessner'schen Arbeiten nicht finden. Mir ist das begreiflicherweise *sehr* unangenehm. Sowie ich sie habe (hier gilt leider das Wort: man kann sie nicht suchen, nur finden), schicke ich sie Ihnen zurück. Ich hoffe, dass dieser Augenblick kommt. Ich vermute fast, dass ich sie irgendwo besonders verwahrt habe und auf den Ort nicht komme. Bitte, entschuldigen Sie – es ist meinerseits eine fatale Unordnung.

Ihr Buch über psychopathologische Persönlichkeiten habe ich seiner Zeit durchgesehen und mich gestreubt, Ihnen zu schreiben, weil ich nicht sehr befriedigt war.[63] Es liegt an der Aufgabenstellung, an Ihnen nur insofern, als Sie diese Aufgabe übernommen haben. Ich könnte mir wenigstens keine befriedigende Lösung denken. Bei aller Charakterologie ist soviel Schematik, dann bei Gesamtdarstellungen soviel Aggregathaftes, bloss Gedachtes, von Andern Gedachtes, nur Referiertes, das keine Anschauung und keine Forschung ist. Dazwischen dann viele befriedigende Einzelpartien. Aber eben als Ganzes – wenigstens für mich – ohne Rundung, ohne Perspektive, ohne Reiz und Anregung. Mündlich liesse sich das besser besprechen, vor allem freundlicher. Doch Sie werden es recht verstehen, da Sie wissen, wie sehr ich Ihre psychiatrischen Bemühungen achte. Vielleicht tue ich Ihnen in diesem Fall Unrecht, vielleicht ist das wirklich ein falsches Gleis.

In meiner Weltanschauungspsychol. haben Sie die Sache völlig begriffen. Die »Einmaligkeit« ist mir absolut entscheidend – nicht als Ergebnis empirischer Forschung, sondern absolut evidenter metaphysischer Notwendigkeit. Es ist das eine der Stellen dieses Buches, wo ich damals philosophische und psychologische Erörterungen durcheinanderbrachte. Goethe bedarf einer verwickelten Interpretation. Ich hätte ihn eigentlich nicht zitieren dürfen, seine Worte sind nur zu schlagend, als dass man sie entbehren möchte.[64]

Sie fragen freundlich, ob eine grössere Publikation von mir in Aussicht stehe. Seit Jahren arbeite ich immer ausschliesslicher philosophisch und an meinem Buche, das ich als das Wesentliche ansehe, zu dem das Bishe-

---

63 Schneider kommentiert später auf dem Briefbogen: »12. 3. 48 wie richtig K. S.«
64 Jaspers zitiert Goethe aus einem fragmentarischen Brief an Christoph Martin Wieland (April 1776, *Goethes Briefe*, Bd. 1, Hamburg 1962, 212): »Ich kann mir die Bedeutsamkeit – die Macht, die diese Frau über mich hat, anders nicht erklären als durch die Seelenwanderung. – Ja, wir waren einst Mann und Weib! – Nun wissen wir von uns – verhüllt, in Geisterduft. – Ich habe keinen Namen für uns – die Vergangenheit – die Zukunft – das All.« Vgl. PW, 133.

rige Vorarbeiten waren. Was das sein wird, kann ich zur Zeit jedenfalls kurz nicht sagen. Es kann mit gleichem Recht Logik oder Ethik oder Metaphysik heissen. Rückwärts wird mir von da auch die Psychologie methodisch viel heller. Aber es wird noch lange dauern, bis eine Publikation reif ist. Meine früheren Sachen habe ich alle zu schnell publiciert – sic dire necessitas, sich eine Stellung zu erwerben, um leben zu können –, das soll nun nicht mehr passieren.
Herzliche Grüsse!
Ihr Karl Jaspers

Meine Frau sagt eben, dass meine Begründung der früheren Publikationen nicht stimme. Damals hätte ich das nicht gesagt, es sei vielmehr mein Temperament gewesen. – Nun, ich weiss nicht, glaube aber doch, dass ich wenigstens zum Teil Recht habe. Jedenfalls ist es die Situation dessen, der die akademische Carriere ohne genügende Geldmittel ergreift, dass er »seine Studien vor dem Publikum machen« muss. Nochmals herzl. Gruss!

420. Kurt Schneider an Karl Jaspers

Brief, hs.
Original: DLA Nl. Karl Jaspers

Köln-Lindenburg, am 19. Juni 1924
Sehr verehrter Herr Professor!
Man bittet mich, Ihnen Folgendes zu schreiben: die Universität Köln beruft noch in diesem Semester einen Philosophen, und die philosophische Fakultät würde größten Wert darauf legen, Sie zu gewinnen. Die Verhältnisse liegen hier so: wir haben Artur Schneider,[65] einen katholischen Historiker (Thomas v. Aquin etc.), und Scheler. Dieser beabsichtigt demnächst zwei Jahre nach Japan zu gehen und hat auch in dem letzten Semester wiederholt ausgesetzt.[66] Die Gründe sind (meine eigene Meinung) wohl persönlicher Natur. Er hat sich von seiner zweiten Frau[67] scheiden lassen und wieder geheiratet, was naturgemäß die Entfremdung gegenüber der Kirche und dadurch eine starke Einbuße an Gefolgschaft nach sich zog. Die philosophische Fakultät ist sich nun einig in dem Wunsch, einen nicht konfessionellen Philosophen zu bekommen, und – wie mir der Dekan[68] sagt – sowohl Schneider wie Scheler denken in

---

[65] Artur Schneider (1876-1945) lehrte in Köln nach Stationen in Straßburg und Frankfurt a. M. seit 1921 als o. Professor.
[66] Schelers Plan, der katholischen Atmosphäre Kölns möglichst bald durch eine Japanreise zu entfliehen, ließ sich nicht verwirklichen.
[67] Nach der 1. Ehe mit Amélie, geb. Wollmann, gesch. v. Dewitz-Krebs (geb. 1867), war Scheler in 2. Ehe mit Märit, geb. Furtwängler (1891-1971), verheiratet; eine 3. Ehe schloss er noch mit Maria, geb. Scheu (1892-1969).
[68] Dekan der philosophischen Fakultät in Köln war 1924/25 der klassische Philologe Josef Kroll (1889-1980).

erster Linie an Sie. Man würde Sie an ausgezeichneter Stelle vorschlagen, und auch das Kuratorium würde in äußerlichen Fragen wohl sehr entgegenkommen. Die Lage ist nun die: wenn man sicher wüßte, daß Sie keinesfalls nach Köln kämen, würde man Sie nicht berufen. Hätten Sie die Liebenswürdigkeit, mir möglichst bald Grundsätzliches darüber zu schreiben?

Der Dekan bat mich, Ihnen möglichst zuzusprechen, und ich kann das mit bestem Gewissen tun. So wie die Dinge hier liegen, würden Sie absolut führend sein. Der Wirkungskreis ist groß, das Interesse für weltanschauliche Fragen hier sehr regsam. Da die Bonner Studenten hier, ohne immatrikuliert zu sein, belegen können und Bonn philosophisch wenig bietet, würden Sie von Bonn her einen großen Zuzug haben. (Von Bonn bis zur Universität Köln fährt man ungefähr in derselben Zeit wie von unserem Klinikum zur Universität.) Daß Sie hier auch für Ihre psychopathologischen Interessen Boden und Material finden, brauche ich kaum noch hinzuzufügen; wenn eine psychiatrische Klinik in Ihrem Sinn arbeitet, so ist es die hiesige. Und Aschaffenburg ist menschlich zu umgänglich, um theoretische Bedenken in das Persönliche zu übertragen.

Mit derselben Post schicke ich ein Vorlesungsverzeichnis S.S. 1924. Aus äußeren Gründen fehlt die Seite mit den psychiatrischen Veranstaltungen. Im Übrigen können Sie sich aus dem Heft ein gutes Bild von dem Wirken der Universität Köln machen.

Mit besten Grüßen und dem aufrichtigen Wunsch, daß Sie der Frage zum mindesten näher treten mögen, verbleibe ich
Ihr sehr ergebener
Kurt Schneider

421. Karl Jaspers an Kurt Schneider

Brief, hs.
Original: DLA Nl. Kurt Schneider

Heidelberg, 21. Juni 1924

Lieber Herr College!
Haben Sie schönen Dank für die Mühe dieser Vermittlung. Es wird mir nicht leicht zu antworten. Heute kann ich Ihnen noch nichts Endgültiges sagen. Aus Ihrem Brief geht nicht klar hervor, ob eine *dritte* Professur für Philosophie in Köln geschaffen wird, oder ob Scheler seine Professur endgültig aufgibt und diese dadurch frei gewordene Professur neu besetzt werden soll. Dann schreiben Sie, es bestehe die Absicht, mich »an ausgezeichneter Stelle« vorzuschlagen. Heisst das: an *erster* Stelle?

Was mich betrifft, so gestehe ich, dass ich zwar nicht mein ganzes Leben in Heidelberg bleiben möchte, aber zur Zeit lebhaft in der für mich noch aufbauenden Arbeit bin, so dass ich lieber jetzt ein paar Jahre Ruhe hätte. Doch bin ich nicht gewiss und muss auch mit meiner Frau mich verständigen, die leider z. Z. in Berlin ist.

Schliesslich darf ich Ihnen vielleicht – in unserem gemeinsamen Professoren-Interesse – sagen, dass ich bei der vorhandenen Struktur der Universitätswelt die Methode unverbindlicher Anfrage, die so vielfach üblich ist und zu der man gegenwärtig Sie benutzt hat, nicht für zulässig halten kann. Entweder wird der Angefragte verleitet, sich zu verstellen und geradezu unwahr zu werden, um den Ruf zu bekommen, den er nicht annehmen will, der ihm aber aus anderen Gründen erwünscht ist. Oder er sagt offen, dass er nicht kommt, und verscherzt sich eine Chance, die nun einmal zu den Notwendigkeiten eines Professorendaseins gehört. Ich bin natürlich gewillt, Ihnen ganz offen zu antworten, wie ich hoffe, in Kürze und nach Ihrer freundl. Beantwortung der beiden Fragen, die ich anfangs stellte. Und selbstverständlich mache ich Ihnen persönlich gar keinen Vorwurf, fühle mich nur verpflichtet, bei jeder Gelegenheit gegen diesen Charakter verderbenden Usus ein Wort zu sagen. Ich bitte Sie, diesen ganzen letzten Absatz *nur als für Sie* geschrieben zu betrachten, da ich selbstverständlich wegen eines Usus nicht den, der sich ihm gerade gefügt hat, kränken will, d. h. in diesem Fall nicht den Dekan.

Ich hoffe, dass es Ihnen gut geht und dass Sie bei erfreulichen Arbeiten sind. Für Ihre freundlichen Worte, die Psychopathologie in Köln betreffend, danke ich Ihnen besonders.

Herzliche Grüsse!

Ihr Karl Jaspers

422. Kurt Schneider an Karl Jaspers

Brief, hs.
Original: DLA Nl. Karl Jaspers

Köln-Lindenburg, am 23. Juni 1924

Sehr verehrter Herr Professor!

1. Es ist hier ein Ordinarius in den Ruhestand gegangen: Saitschick,[69] den Sie wohl kaum kennen. Er stammt noch von der Handelshochschule, war vor allem »Ästhetiker«, d. h. ein unbedeutender Schwätzer und Dauerredner mit stark katholischem Einschlag, obschon er evangelisch getaufter Jude ist. Er setzte oft aus, und man sperrte ihm schon einmal das Gehalt; man war froh, als er endlich ging. Es handelt sich also um die Besetzung des 3. planmäßigen Ordinariates.

2. Der Dekan sagte mir: »an ausgezeichneter, d. h. voraussichtlich an erster Stelle.« –

Soweit Ihre Fragen. Ihre grundsätzlichen Bedenken gegen die »Methode« teile ich durchaus. Nur scheint mir allzu große Offenheit gar nicht notwendig zu sein. Man müßte ja nur wissen, ob Sie »unter keinen

---

69 Robert Saitschick (1868-1965), 1914 zum Professor der Philosophie und Ästhetik in Köln ernannt, veröffentlichte über Themen der religiösen Literaturgeschichte, der christlichen Philosophie und Geschichte.

Umständen« annehmen würden – da ist also noch unendlich viel Spielbreite – und eine nicht unbedingte Ablehnung ist noch keine Zusage.

Der Dekan bat mich auf einer Abendgesellschaft um den Brief, nachdem wir schon einmal einige Tage vorher von der Sache gesprochen hatten. Einen Auftrag der Fakultät, mich um Vermittlung zu ersuchen, hatte er wohl sicher nicht; er tat es spontan aus dem Gespräch heraus. Es scheint ihm besonders viel daran zu liegen. Ich kenne den Dekan persönlich kaum und habe nie ein anderes Mitglied der Fakultät über diese Angelegenheit gesprochen. Nur vor Jahren mit Scheler, als Driesch wegging; damals dachte man hier ja auch an Sie, doch fürchtete der damals noch katholische Scheler den »Psychologismus« und »Relativismus«.

Natürlich werde ich von Ihrem Brief keinerlei Gebrauch machen und dieses Schreiben als einen Nachtrag zu meinem ersten Brief betrachten.
Mit vielen Grüßen
Ihr
Kurt Schneider

423. Karl Jaspers an Kurt Schneider

Brief, hs.
Original: DLA Nl. Kurt Schneider

Heidelberg, 28. Juni 1924

Lieber Herr College!
Nachdem ich mir alles überlegt habe, kann ich im Augenblicke anständigerweise nichts anderes schreiben, als dass ich einen Ruf nach Köln jetzt nicht annehmen würde. Ich brauche Ihnen im Einzelnen nicht auseinanderzusetzen, welche in der gegenwärtigen Situation meiner wissenschaftlichen Arbeit gelegenen Motive und welche anderen für mich ausschlaggebend waren. Es liegt mir nur daran zu betonen, dass ich keineswegs Köln als solches refusiere, vielmehr in späteren Jahren für mich ein Ruf dahin ganz anders liegen würde.

Dass mir die Gegenwart einer von Ihnen ausgehenden psychopathologischen Forschung, die der meinigen verwandt ist, lieb wäre, brauche ich Ihnen nicht ausdrücklich zu sagen.

Falls Sie über andere Kandidaten für den philosophischen Lehrstuhl sich unterhalten, machen Sie doch, bitte, auch auf Erich *Frank* aufmerksam, der hier habilitiert ist, ein m. E. bedeutendes Werk über *Plato und die sogenannten Pythagoreer* veröffentlicht hat (bei Niemeyer, Halle).[70] Er ist als Lehrer mit einem Deputat von über 20 Stunden natürlich an der Produktion sehr gehindert, ein geborener Gelehrter, ich glaube: ein Historiker grossen Stils, wenn er einmal Bewegungsfreiheit hätte.

Haben Sie nochmals herzlichen Dank, auch für Ihre kleine Arbeit.
Ihr Karl Jaspers

---

70 Erich Frank, *Platon und die sogenannten Pythagoreer*, Halle 1923.

424. Kurt Schneider an Karl Jaspers

Brief, hs.
Original: DLA Nl. Karl Jaspers

Köln-Lindenthal, 8. Mai 1931

Sehr verehrter Herr Professor!
Ich bin zum Leiter der Klinischen Abteilung der deutschen Forschungsanstalt für Psychiatrie (Kaiser Wilhelm-Institut) in München berufen worden. Es drängt mich, Ihnen dies mitzuteilen, weil damit eine Forschungsrichtung, die sich Ihnen sehr verpflichtet fühlt, zur offiziellen Anerkennung gelangt ist.
  Mit ganz ergebenen Grüßen
  Ihr
  Kurt Schneider

425. Karl Jaspers an Kurt Schneider

Brief, hs.
Original: DLA Nl. Kurt Schneider

Heidelberg, 10. Mai 1931

Sehr verehrter Herr Schneider!
Ich beglückwünsche Sie von Herzen zu Ihrer Berufung auf den so ehrenvollen und für wissenschaftliche Forschung einzigartigen Platz nach München. Damit sind die Sorgen, die Sie in den letzten Jahren vielleicht manchmal befallen haben, erledigt. Und vor allem finden Sie eine Genugtuung durch die Anerkennung Ihrer sich selbst treuen Forschungsrichtung.
  Dass Sie daher freundlich meiner gedenken, danke ich Ihnen herzlich. Es ist in unserer schnelllebigen Zeit, die alles sogleich vergisst, ein seltenes Zeichen einer Anhänglichkeit – wenn auch meine im Keime stecken gebliebene Arbeit nur ein schwaches Recht darauf hat.
  Für Ihren neuen Wirkungskreis wünsche ich Ihnen einen gedeihlichen Fortgang in der Verwirklichung Ihrer Ideen. Die Grundgesinnung methodischer Klarheit, des Festhaltens an der Empirie, die Nebel der literarischen Phantasien zu zerstreuen, und der Offenheit für alles Faktische werden sich Ihnen weiter bewähren. Möge ein günstiger Genius Ihnen dazu auch in dem neuen Kreise die Einfälle bringen, ohne die man zwar trefflich bewahren und lehren, aber nicht weiterkommen kann.
  Alles Gute!
  Ihr sehr ergebener
  K. Jaspers

426. Kurt Schneider an Karl Jaspers

Brief, hs.
Original: DLA Nl. Karl Jaspers

München, 11. Oktober 1931

Sehr verehrter Herr Professor!
Herzlich danke ich Ihnen dafür, daß Sie mir Ihr neues Buch geschickt haben.[71] Begierig wie ich war, hatte ich es gleich nach der ersten Ankündigung gekauft – ich bin nun aber sehr froh, dieses erste Exemplar bei meinen Ärzten umgehen lassen zu können. – Ihrem Bild der Zeit fürchte ich fast restlos zustimmen zu müssen, und überaus überzeugend finde ich das, was Sie über Bildung sagen. Allerdings könnte ich deren starke Bedeutung für das Selbstsein und das Menschsein überhaupt nicht so ganz teilen. Ist das nicht zu sehr Existenzphilosophie des »geistigen Aristokraten«? Und die anderen? – Hegel (glaube ich) rechnete sie nur als »Schutt der Weltgeschichte«.

Natürlich erschöpfen diese paar Bemerkungen nicht, was ich nach dem allerersten Durchlesen auf dem Herzen habe. Das Buch wird mich lange beschäftigen. –

– Dank auch noch für Ihren freundlichen Brief auf meine Mitteilung der Berufung hierher. Ich bin seit 1. Juli hier und gerne da. Vor Allem ist es wider Erwarten beglückend, eine eigene Klinik zu haben – 130 Betten; fast nur Psychosen. Es ist ein sehr angenehmes Arbeiten. Die »Forschungsanstalt« ist etwas problematisch. Vor allem ist in der gegenwärtigen Lage sehr schwer zu »forschen«. Eine »klinische Psychiatrie« in dem Sinne, wie ich sie hier vertreten soll, gibt es eigentlich nicht mehr. Das Klinische im üblichen Sinne hat sich erschöpft und auch die allgemeine Psychopathologie ist wenig produktiv mehr. Auch in sie ist übrigens die Existenzphilosophie eingebrochen. Man sagt nicht zu viel, wenn man sagt, es gebe jetzt wieder eine »metaphysische« Psychopathologie. (Storch,[72] Kronfeld, Kunz u.a.) –

Leben Sie wohl. Noch einmal herzlichen Dank und viele Grüße.
Ihr sehr ergebener
Kurt Schneider

---

71 GSZ 1.
72 Alfred Storch (1888-1962) lernte unter anderem am Züricher Burghölzli, hatte bis 1933 in Gießen eine Dozentur inne, verlor 1933 seine Stellung als Professor für Psychiatrie und Leiter der Psychiatrischen Universitätsklinik und ging zu dem befreundeten Max Müller nach Münsingen. Er gilt als profilierter Vertreter der Binswanger'schen Daseinsanalyse und veröffentlichte u.a. *August Strindberg im Lichte seiner Selbstbiographie* (München 1921), *Das archaisch-primitive Erleben und Denken der Schizophrenen* (Berlin 1922), *Wege zur Welt und Existenz des Geisteskranken* (Stuttgart 1965).

427. Kurt Schneider an Karl Jaspers

Brief, hs.
Original: DLA Nl. Karl Jaspers

München, den 4. September 1932

Sehr verehrter Herr Jaspers!
Seit einigen Wochen lese und lebe ich in Ihrer Philosophie[73] und es ist mir ein Bedürfnis, Ihnen meine Bewunderung und Dankbarkeit für dieses Werk auszusprechen. Es ist unmöglich, über Einzelheiten zustimmend und ablehnend zu schreiben, aber ich darf Sie wissen lassen, daß mich Ihre Philosophie nach beiden Richtungen gleich stark bewegt und in mir wirkt und dauernd wirken wird. –
  Mit vielen Grüßen
  Ihr ganz ergebener
  Kurt Schneider

428. Karl Jaspers an Kurt Schneider

Brief, ms.
Original: DLA Nl. Kurt Schneider

Heidelberg, den 9. IX. 1932

Sehr verehrter Herr Schneider!
Ich danke Ihnen für Ihre freundliche Gesinnung, aus der Sie mir von Ihrer Beschäftigung mit meiner Philosophie Kunde zukommen lassen. Würden wir uns sprechen, so würde ich gern Ihre Zustimmung und Ablehnung im einzelnen hören. Vielleicht und hoffentlich gibt sich einmal die Gelegenheit. Ich bin Ihnen dankbar für die Ermunterung, die aus Ihrer Anerkennung für mich entspringt.
  Mit freundlichen Grüssen
  Ihr sehr ergebener
  K. Jaspers

429. Kurt Schneider an Karl Jaspers

Brief, ms.
Original: DLA Nl. Karl Jaspers

München, den 5. Dezember 32

Sehr verehrter Herr Kollege,
sehr herzlichen Dank für Ihren Max Weber,[74] den ich sofort unter Hintansetzung einer vorzubereitenden Vorlesung in einem Zug gelesen habe.

---

73 Karl Jaspers, *Philosophie, 3 Bde.* (1. Weltorientierung, 2. Existenzerhellung und Metaphysik), Berlin 1932.
74 Karl Jaspers, *Max Weber. Deutsches Wesen im politischen Denken, im Forschen und Philosophieren*, Oldenburg 1932.

Ich weiß von Max Weber (abgesehen von Ihrer Gedenkrede und gelegentlichen Erzählungen Schelers) so gut wie nichts und ich muß sagen, daß ich aus Ihrer Schrift ein vollkommen zwingendes Bild eindrucksvollster Art bekommen habe. Auch gewissermaßen als »Kasuistik« zu Ihrer Philosophie ist mir Ihre Darstellung sehr wertvoll. – Ihre Philosophie beschäftigt mich immer noch sehr. Fast täglich. Ich habe vor, an einem unserer in meinem Hause stattfindenden Referat-Abende im Neuen Jahr darüber zu sprechen; ob über ein Spezialthema daraus oder einfach über Ihre Idee vom Wesen der Philosophie, ist noch nicht sicher. Die Aufgabe ist nicht einfach, aber sie macht mir Freude. Es ist der erweiterte Kreis meiner Assistenten, der sehr begierig nach solchem Unterricht ist. Ich habe mit N. Hartmann's »Subjektivem Geist« aus seinem neuen Buch begonnen,[75] dann soll Ihre Philosophie kommen, dann Sein und Zeit.[76] Natürlich handelt es sich nicht um ein »Lernen«, sondern um ein »Säen«. – Im Ganzen ist es recht gut hier. Ich habe durch allerlei Verbesserungen jetzt eine sehr gute Klinik von 140 Betten, um die ich mich sehr kümmere. Es wird auch manches »gearbeitet« – es ist aber keine gute Zeit für wirklich Neues. Ich lese eine normale Psychologie für Mediziner und Demonstrationen schwieriger Fälle, an denen fast die ganze Forschungsanstalt teil nimmt. Es liegt mir sehr daran, die sehr fern der Psychiatrie arbeitenden »Forscher« immer wieder etwas psychiatrisch zu beunruhigen. –
Leben Sie wohl und nehmen Sie herzliche
Grüße von Ihrem
Kurt Schneider

430. Karl Jaspers an Kurt Schneider

Brief, ms.
Original: DLA Nl. Kurt Schneider

Heidelberg, den 13. X. 36

Sehr geehrter Herr Schneider!
Haben Sie Dank für die neue Auflage Ihres Buches.[77] Ich habe es mit Interesse angesehen und verspreche mir für Ärzte durch die Scheidungen und Analysen, die Sie subtil und einfühlend vornehmen, eine wesentlich bessere Orientierung, als man sie gewöhnlich findet. Es erscheint mir didaktisch so gut geschrieben, dass es viele Leser auch in interessierten

---

75 Kurt Schneider stand mit dem Philosophen Nicolai Hartmann, der 1925 an die Kölner Universität berufen worden war, in langjähriger Korrespondenz. Schneider bezieht sich auf ein Kapitel aus Nicolai Hartmann, *Das Problem des geistigen Seins. Untersuchungen zur Grundlegung der Geschichtsphilosophie und der Geisteswissenschaft*, Berlin 1933.
76 Martin Heidegger, *Sein und Zeit*, Halle 1927.
77 Kurt Schneider, *Psychiatrische Vorlesungen für Ärzte*, Leipzig 1934, ²1936.

Laienkreisen finden müsste; diese würden sich vielleicht dadurch überzeugen, dass die Psychoanalyse kein Allheilmittel ist.

Wenn Ihr Weg Sie einmal wieder über Heidelberg führte, würde ich mich freuen, Sie wiederzusehen.

Mit den ergebensten Grüssen
Ihr K. Jaspers

431. Karl Jaspers an Kurt Schneider

Brief, ms.
Durchschlag: DLA Nl. Karl Jaspers

Heidelberg, den 18. VI. 1938

Sehr verehrter Herr Schneider!

Sie haben mir durch Springer die letzte Nummer des Nervenarzt schicken lassen. Mit ausserordentlicher Freude las ich darin Ihre Erinnerung an das Erscheinen meiner Psychopathologie.[78] Erst durch Sie dachte ich daran, dass Ende dieses Monats in der Tat 25 Jahre verstrichen sind, seit dem Augenblick, in dem ich die Freiexemplare auspackte – das ist meine faktische Erinnerung an den Termin als solchen. *Dass* Sie nun von dem Sinn dieses Buches noch einmal sprechen und *wie* Sie es tun, beides nahm ich nicht ohne Ergriffenheit wahr. Sie haben damals mit Entschiedenheit den Weg betreten, den auch ich ging. Sie haben, ohne dass wir uns persönlich kannten, aus rein sachlichen Motiven in meiner Arbeit gewisse Principien als die eigenen wiedererkannt. Es ist nicht häufig, dass ein Mensch dafür dankbar ist, und dass er nach 25 Jahren so uneigennützig davon zu sprechen vermag. Mehr denn je empfinde ich es als eine Wohltat, solche Erfahrung zu machen. Ich danke Ihnen.

Darf ich Ihnen, der Sie so verständnisvoll schreiben, ein wenig erzählen? Wenn ich an jene schönen Jugendjahre und die Entstehung meiner Psychopathologie zurückdenke, steht mir natürlich vor allem Nissl, stehen mir Wilmanns, Gruhle, Wetzel, Homburger vor Augen, fühle ich jene von mir nie vorher und nie nachher erlebte Atmosphäre, die dank Nissl in jener Klinik herrschte. Ich hatte in Göttingen die Luft bei Cramer kennen gelernt, wusste von Kraepelin und seinen Leuten und wählte bewusst Heidelberg, das allein damals jene Liberalität hatte, die dem, der arbeiten wollte und Einfälle hatte, auch Raum liess und Zeit gewährte. Der einzige Massstab war Fleiss, Verlässlichkeit und eigene Initiative. Unvergesslich wie Nissl von mir sagte: schade um den Jaspers, es ist ein intelligenter Kerl und er arbeitet, aber er beschäftigt sich doch mit lauter Unsinn (das erzählte man mir wieder), und wie er selbst, als ich auf die

---

78 Kurt Schneider, »25 Jahre ›Allgemeine Psychopathologie‹ von Karl Jaspers«, in: NA 11 (1938), 281-283, später in: Saner, *Karl Jaspers in der Diskussion*, 13-16.

Frage, was ich denn jetzt mache, einmal antwortete: über dies und jenes »orientiere ich mich in der alten psychiatrischen Literatur« mit Zorn erklärte: nun, mir soll's recht sein, wenn Sie solch gleichgültiges Zeug treiben. Erschreckt verliess ich sogleich das Zimmer und weinte zu Hause eine stille Träne, dass der verehrte Mann mir so etwas sagen konnte. Auf der Abteilung kam ich eines Tages zu spät zur Visite, war blass in Folge Erkrankung. Nissl begrüsste mich: aber Herr Jaspers, wie blass sehen Sie aus; das kommt davon, dass sie soviel Philosophie treiben: das können die roten Blutkörperchen nicht vertragen. Dann kam der Tag, an dem Nissl sich zu interessieren begann. Er hörte bei mir in der Poliklinik zu (die ich bei Homburgers Erkrankung vertrat), um zu sehen, wie ich phänomenologische Feststellungen mache – er war sehr befriedigt. Schliesslich hatte er die ersten Correcturbögen meiner Psychopathologie, trug sie den ganzen Tag in der Tasche, lief damit über die Abteilungen und sagte zu Wetzel (der mir es freundschaftlich sogleich berichtete): »grossartig, das hätte ich nicht erwartet, das lässt Kraepelin weit hinter sich.« Nach einigen Wochen bestellte Nissl mich zu sich in seine Privatwohnung und erklärte mir trocken: »Herr Jaspers, Sie haben mir zwar nie Wünsche geäussert, aber ich nehme an, dass Sie sich habilitieren wollen. Nun habe ich schon so viele Herren habilitiert, dass die Fakultät mir eine weitere Habilitation erst zubilligt, wenn einer der jetzigen Docenten berufen werden oder ausscheiden sollte. Sie werden solange nicht warten wollen. Daher habe ich Kraepelin in München und Alzheimer in Breslau gefragt, ob sie Sie habilitieren wollten. Beide sind gern bereit. Wählen Sie!« Darauf ich: »Herr Professor, ich danke Ihnen. Aber ich möchte gern in Heidelberg bleiben. Heidelberg ist unersetzlich. Am liebsten würde ich mich bei der philosophischen Fakultät für Psychologie habilitieren. Ich weiß nicht, was ich weiter tun werde. Vielleicht kann ich später, wenn eine Docentur bei Ihnen frei wird, zurückkehren. Wollen Sie mir helfen?« »Grossartig – antwortete Nissl – da haben wir sozusagen eine Kolonie bei den Philosophen – ich helfe Ihnen gern.« So wurde ich mit Hilfe Nissls, Max Webers und Külpes durch Windelband, der sich an sich für unsachverständig erklärte, habilitiert. – Das war Nissl, von dem ich noch viel erzählen möchte, vor allem, wie er das einzigartige Vorbild echten, methodischen, unerbittlich kritischen Forschertums war, an dem ich leibhaftig erkannte, was ein Forscher ist. Wilmanns liebte ich in seiner Einheit von Skepsis und menschlicher Güte. Er war mir persönlich wohlgesinnt, förderte mich, veranlasste schliesslich, dass ich die Psychopathologie schrieb (von ihm stammt übrigens der Grundgedanke: »Entwicklung einer Persönlichkeit oder Process« – ich habe den Gedanken nur geklärt und von Wilmanns späterem Selbstmissverständnis befreit),[79] Gruhle

---

[79] Jaspers äußerte sich erstmals 1910 zum Thema in: »Eifersuchtswahn. Ein Beitrag zur Frage: ›Entwicklung einer Persönlichkeit‹ oder ›Prozess‹?«, in: ZNP 1 (1910), 567-637, später in: GSP, 11-116.

war unersetzlich durch die täglichen kritischen Prügel, die ich wie alle anderen von ihm bezog und die mir ungemein fruchtbar waren, vor allem auch durch die Wut, in die sie mich versetzten. Alle diese und die anderen Männer waren von einer Grundanständigkeit der Gesinnung; es galt zudem ein Niveau an Geistigkeit, Takt, Form, das niemals unterschritten werden durfte. Diese Klinik war eine wirklich produktiv diskutierende Gemeinschaft mit einem Enthusiasmus und mit wissenschaftlichen Hoffnungen, die jeden, der dahin kam, wenn er nur einen Funken in sich hatte, in Gang bringen musste. Ohne diese Klinik und diese Männer wäre meine Psychopathologie nie entstanden. Diese ganze Welt ist nun nicht mehr oder ist zerstreut. Es wäre schön, wenn einer der Beteiligten einmal ein Bild jener Jahrzehnte, der Zeiten Kraepelin, Nissl, Wilmanns zeichnen würde. Es wäre, wie mit scheint, eine Aufmunterung für jede andere Klinik-Gemeinschaft, und es wäre ein Beitrag zur Soziologie und Psychologie des klinischen Betriebes, wie er aussehen kann, wenn Ideen und in der Folge wechselnde Ideen ihn beseelen unter der Bedingung persönlicher Integrität aller Beteiligten (bis in die Noblesse und Taktfragen in den Kleinigkeiten des Alltags). Man könnte die ständigen Gefahren schildern, die aus dem Missbrauch dessen entstehen, was man sich gegenseitig einräumt, und die Gründe, aus denen auch in solcher Gemeinschaft das Ende eintritt – um an anderen Orten aus eigenem Ursprung in anderer Weise neu zu entstehen.

Der Anlass entschuldigt vielleicht, lieber Herr Schneider, dass ich soviel von mir gesprochen habe. Aber ich kann nicht schliessen, ohne Ihnen für Ihre eigene weitere Arbeit, die schon so viel gebracht hat, und für Ihre klinische Gemeinschaft von Herzen alles Gute zu wünschen. Bin ich doch fast selbst daran »beteiligt«, dass das Leben der wissenschaftlichen Psychopathologie dort seinen Fortgang nimmt.

Mit herzlichen Grüssen
Ihr sehr ergebener
[Karl Jaspers]

432. Karl Jaspers an Kurt Schneider

Brief, ms.
Original: DLA Nl. Kurt Schneider

Heidelberg, den 11. VI. 1941

Sehr verehrter Herr Schneider!
Ihr stets bewiesenes, durch lange Zeiten treu bewahrtes Interesse für meine psychopathologischen Jugendarbeiten ermutigt mich heute, mit Fragen und Bitten anlässlich einer für mich neuen Situation mich an Sie zu wenden. Meine *Allgemeine Psychopathologie* ist ausverkauft (die dritte Auflage hatte 3000 Exemplare) und der Verleger wünscht sich eine Neubearbeitung durch mich, die ich versuchen möchte. Ich hatte mir lange gedacht, im Falle meines Todes würden Sie und Ihre Klinik diese

Aufgabe vielleicht übernehmen, und ich habe heute den Wunsch, Ihnen das einmal ausgesprochen zu haben. Ob Sie Lust haben, ist eine andere Frage. In dem Falle würde natürlich ein ganz neues Buch entstehen, das den »Ort« festhält, den vor mir Emminghaus[80] und Andere, den dann ich eingenommen hatte, und den aus der Natur der Sache Ihre Klinik mit Ihnen auf natürlichste Weise einnehmen würde, wenn der Ort nicht leer bleiben soll. Aber nun ich noch lebe, und da ich einiges in diesem Gebiet vielleicht aus logisch-methodologischen Erwägungen und anderen Erfahrungen zu sagen habe, das sich lohnen könnte, will ich es noch einmal selbst versuchen. Der Mangel eigener neuer klinischen Erfahrungen zwingt mich zwar, mich auf kritische Sichtung der Literatur und auf Mitteilung eventuell knapp fassbarer neuer Erfahrungen aus dieser Literatur zu beschränken, im übrigen eine strukturelle Vertiefung zu erzielen. Nun ist die Frage, ob es möglich wäre, dass Sie oder Ihre Assistenten mir gelegentlich Hinweise und Anregungen geben könnten, besonders bezüglich wichtiger Literatur, dann darüber hinaus für das, was von Ihnen etwa in Kürze und ohne besondere Mühe brieflich zu sagen wäre. Dass ich in einer Neubearbeitung ohnehin auf Sie vor allen anderen Bezug nehme, ist ja selbstverständlich. Wie das im Einzelnen aussehen wird, weiss ich noch nicht. Eine Bedingung für bequeme Arbeit ist die Bereitwilligkeit des hiesigen Direktors der Klinik,[81] mir die Benutzung der klinischen Bibliothek zu gestatten, auf die ich hoffe. Wäre Friede und Ruhe, so würde ich an Sie die Bitte richten, einige Wochen in München in Ihrer Klinik hospitieren zu dürfen, um in lebendigem Austausch die Form der Neubearbeitung erwachsen zu lassen. Das ist jetzt unmöglich für mich, da ich wegen der leidenden Gesundheit auf alle modernen hygienischen und technischen Mittel der körperlichen Lebenserleichterung angewiesen bin, die jetzt nicht zur Verfügung stehen. Eine Gefahr der Neubearbeitung durch mich ist selbstverständlich die Dürftigkeit, die aus dem Mangel an eigener gegenwärtiger Anschauung entsteht. Daraus wird eine noch kühlere Distanz zu den concreten Dingen hervorgehen, als sie schon bisher war. Anderseits glaube ich, dass meine langjährigen Studien für meine gegenwärtig in Arbeit befindlichen Hauptwerke (über philosophische Logik und Universalgeschichte der Philosophie) nicht von Nachteil sind, sondern fördern. Der methodologische Grundzug des Buches wird hoffentlich noch klarer und reicher herauskommen. Eine weitere Frage ist, was zu streichen ist. Doch ich habe erst dieser Tage den Briefwechsel mit dem Verleger, der wie immer grosszügig ist, angefangen, und habe noch in keiner Weise begonnen. Eine kurze Meinungsäusserung von Ihnen wäre mir jedenfalls von grossem Wert.

80 Hermann Emminghaus (1845-1904) lehrte Psychiatrie seit 1880 in Dorpat und seit 1886 in Freiburg i. Br. Seine 1878 veröffentlichte *Allgemeine Psychopathologie* galt vor der Ära Emil Kraepelins als Standardwerk, ebenso grundlegend war seine Publikation *Die psychischen Störungen des Kindesalters* von 1887 (Tübingen).
81 Carl Schneider.

Seien Sie bitte, in keinem Falle ärgerlich. Wenn Sie bei starker Arbeitsbelastung einfach zu wenig Zeit haben, so muss ich verzichten, und glaube auch dann Ihr wohltuendes Interesse aus der Ferne und für das neu entstehende Buch voraussetzen zu dürfen. Beim Schreiben kann ich an Sie als meinen Leser denken.
Mit den ergebensten Grüssen
Ihr
Karl Jaspers

433. Kurt Schneider an Karl Jaspers

Brief, hs.
Original: DLA Nl. Karl Jaspers

München, den 14.6.41

Sehr verehrter Herr Jaspers!
Bestens danke ich Ihnen für Ihren freundlichen Brief. Es freut mich außerordentlich, daß Sie eine 4. Auflage Ihrer allgemeinen Psychopathologie machen wollen, und selbstverständlich bin ich sehr gerne bereit, Sie in jeder Beziehung dabei zu unterstützen.

Vorausschicken muß ich, daß ich seit Kriegsbeginn beratender Psychiater einer Armee und immer nur vorübergehend auf Abruf beurlaubt bin. Das ist auch augenblicklich der Fall, vermutlich aber nicht mehr lange. Während meiner Abwesenheit würde mein Oberarzt Herr Dr. G. Schmidt, der Ihnen ja auch schon wiederholt Arbeiten geschickt hat, Ihnen in jeder Beziehung behilflich sein können.[82] Auch dann steht vor allem meine Bibliothek jederzeit zur Verfügung. Ich besitze an psychiatrischen Büchern der letzten 20 Jahre so ziemlich alles und eine sehr große Anzahl von Sonderdrucken, naturgemäß vor allem aus dem Gebiet der allgemeinen Psychopathologie und klinischen Psychiatrie. Wenn Sie irgend etwas brauchen, so schreiben Sie bitte zunächst an mich, und zwar unter der oben angegebenen Privatadresse. Wenn ich nicht mehr zu Hause bin, würde Ihr Brief dann Herrn Dr. Schmidt zur weiteren Veranlassung gegeben werden.

Was nun die Arbeit selbst betrifft, so muß ich gestehen, dass sie sehr schwer zu leisten ist. Wie Sie wissen, habe ich selbst eine kleine Pathopsychologie im Grundriß (de Gruyter 1931).[83] [sic] Diese Schrift ist seit Jahren vergriffen und der Verlag hätte gerne eine 2. Auflage. (Nebenbei: auch 2 andere Verlage wollten schon eine allgemeine Psychopathologie von mir.) Ich habe mich zu dieser 2. Auflage nicht entschließen können und zwar tatsächlich deshalb, weil ich mich der Bearbeitung des ganzen großen Gebietes wissenschaftlich nicht gewachsen fühle. Mehr und mehr

---

82 Vgl. S. 408 f.
83 Kurt Schneider, *Psychopathologie im Grundriß*. Sonderausgabe aus dem Handwörterbuch der psychiatrischen Hygiene, Berlin 1931.

habe ich eine Abneigung dagegen, Dinge zu schreiben, die zum großen Teil »zusammengeschrieben« sind. Das Methodische und die Wahrnehmungspsychopathologie in jener kleinen Schrift ist im wesentlichen von Ihnen, Gefühle und Triebe sind mein Eigentum – aber ich habe sie in einer eigenen kleinen Schrift bei Thieme noch einmal besser bearbeitet.[84] Und der Zwang, zu dem ich auch Eigenes gesagt habe, steht in meinen Psychopathischen Persönlichkeiten, wohl endgültig in der 4. Auflage gefaßt.[85] Die Psychopathologie des »formalen« Denkens, auch des Schwachsinns und der Demenz ist außerordentlich schwierig und von mir jedenfalls nicht zu leisten. Nun umfaßt jene kleine Pathopsychologie aber nur einen Teil der allgemeinen Psychopathologie, fast nur, was seit Ihnen Phänomenologie heißt. Außerhalb dieses Kreises wird es, jedenfalls für mich, immer schwieriger. Ich würde mich nicht getrauen, z.B. die Aphasie oder die Motorik oder die cerebrale Lokalisationslehre zu behandeln. Was die Literatur betrifft, so ist sie gerade innerhalb des Kreises der Phänomenologie sehr leicht zu beschaffen. Seit 1928 erscheinen ja jährlich in den *Fortschritten der Neurologie und Psychiatrie* ausführliche Referate. Zuerst waren sie von mir, dann von meinem Oberarzt Dozent Dr. Scheid, neuerdings von Dr. Weitbrecht in Göppingen. In diesen Referaten ist alles Wesentliche besprochen, was seit 1928 erschienen ist, und die Lücke zwischen Ihrer 3. Auflage und dem Beginn dieser Referate ist ja nicht groß. Aber diese Referate, die sich ja auch an die Einteilung meiner Pathopsychologie halten, beschränken sich auf eine Psychopathologie im sehr engen Sinne und behandeln Dinge wie etwa Aphasie, Motorik, Ausdruck nicht. Sie behandeln auch nicht eine über das Unbewußte deutende Psychopathologie, sondern beschränken sich ziemlich streng auf das rein Deskriptive – wie eben auch meine eigene Pathopychologie.

Ich sehe also ziemlich erhebliche Schwierigkeiten und ich weiß nicht, ob es Ihnen möglich ist, sich in diese mir selbst ziemlich unzugänglichen Gebiete so einzulesen und einzuarbeiten zu können, daß die Darstellung dem heutigen Stand des Wissens entspricht. Man könnte natürlich daran denken, eben diese Randgebiete wegzulassen, wie ich es auch getan habe. Aber andererseits wäre es auch wieder schade, denn sie gehören schließlich auch in eine allgemeine Psychopathologie.

Dies soll für heute genügen. Ich werde mir in den nächsten Tagen Ihre 3. Auflage noch einmal genau ansehen und Ihnen dann noch einmal schreiben. Abgesehen von der Literatur, die Ihnen umgehend zugeschickt werden würde, können wir Sie natürlich auch mit schönen Selbstschilderungen unterstützen. (Daran ist übrigens meine *Pathopsy-*

---

84 Kurt Schneider, *Pathopsychologie der Gefühle und Triebe. Ein Grundriß*, Leipzig 1935.
85 Die Überschrift des Abschnittes lautet »Anankastische Selbstunsichere«. Vgl. Kurt Schneider, *Die Psychopathischen Persönlichkeiten*, Wien [4]1940, 63-75.

chologie wirklich reich.) Das klinische Material, das ich in den 10 Jahren meiner hiesigen Tätigkeit gesammelt habe, liegt recht übersichtlich da, sodaß alles Gewünschte leicht herausgezogen werden kann.

Indem ich Ihnen sehr herzlich für Ihre gütige Gesinnung danke, bin ich mit den ergebensten Grüßen
stets Ihr dankbarer
Kurt Schneider

434. Kurt Schneider an Karl Jaspers

Brief, ms.
Original: DLA Nl. Karl Jaspers

München, den 17. VI. 1941

Sehr verehrter Herr Jaspers!
Hier möchte ich Ihnen nun einige Gedanken aufschreiben, die mir bei einer erneuten Durchsicht Ihrer 3. Auflage gekommen sind. Natürlich kann es sich nur um Weniges handeln, zu sagen hätte ich naturgemäss zu jeder Seite etwas. Einiges habe ich ja auch in jenem Jubiläumsaufsatz im Nervenarzt 1938 schon bemerkt.

Das Wesentliche Ihres Buches ist ja, dass Sie die Methode dem Stoff übergeordnet haben. Würde das ganz folgerichtig durchgeführt, so würde der Stoff in einer zum mindesten unpraktischen Weise zerrissen, d.h. derselbe Gegenstand käme bei jeder Methode wieder vor. Diese Konsequenz haben Sie aber nicht gezogen, sondern Sie haben den einzelnen Methoden bestimmte Stoffgebiete zugeordnet – wenigstens meistens. Das scheint mir nun nicht ganz logisch zu sein, denn grundsätzlich kann eben jeder Stoff mit allen Methoden beforscht werden, wenn auch natürlich zugegeben werden muss, dass für den einen Stoff diese, für den anderen jene Methode ergiebiger ist. Als Beispiel: Aphasien können nicht nur unter dem Gesichtspunkt der Leistungspsychologie betrachtet werden, sondern auch phänomenologisch. Die Gefühle können nicht nur phänomenologisch betrachtet werden, sondern auch »symptomatisch-psychologisch«. Das Gedächtnis endlich, das Sie nur bei der objektiven Psychopathologie bringen, hat auch seine Erlebnisseite. Sie wissen, wie sehr ich Ihre Herausarbeitung der verschiedenen Methoden schätze und von ihnen eigentlich ohne jede Änderung stets Gebrauch gemacht habe. Mir aber schiene es, um den Stoff nicht zu zerreissen, doch viel praktischer, den Stoff überzuordnen und die Methoden unterzuordnen. Also z.B. bei jeder seelischen Funktion zu erörtern, was in den einzelnen Methoden gesehen werden kann. Natürlich würde ich, bevor ich in die Besprechung des Stoffes eintrete, unter den Vorbemerkungen ein Kapitel über die verschiedenen Methoden bringen, wie ich es auch in meiner Pathopsychologie gemacht habe.[86]

---

[86] Vgl. Schneider, *Pathopsychologie der Gefühle und Triebe.*

Nun ist der methodologische Aufbau Ihres Buches so originell und für Sie so wichtig, dass es natürlich nicht in Frage kommt, ihn aufzugeben. Aber sagen müssten Sie das schon irgendwo, dass grundsätzlich alle Gegenstände mit allen Methoden befragt werden können.

Etwas bedenklich finde ich, dass das 7. Kapitel, Intelligenz und Persönlichkeit, überhaupt aus den methodologischen Betrachtungen herausfällt. Das 6., 8. und 9. Kapitel sowie der Anhang können selbstverständlich ausserhalb der methodologischen Einteilung stehen, denn es handelt sich hier um etwas ganz Neues, was, wenn man will, auch bereits die allgemeine Psychopathologie übersteigt und Ihr Buch zu einer allgemeinen Psychiatrie abrundet. Aber Intelligenz und Persönlichkeit müssten Sie unbedingt in die Kapitel 1-5 hineinziehen. Auch sie gehören streng genommen in jedes dieser Kapitel.

Wie Sie sehen, ist mir der Grundgedanke Ihres Buches doch nicht straff und streng genug durchgeführt. Bei Besprechung einzelner Punkte wird das noch deutlicher werden.

Seite 3: Meine eigenen Zeitschriftenarbeiten über den Krankheitsbegriff möchte ich nicht mehr anerkennen, nur noch die Fassung in meinen *Psychopathischen Persönlichkeiten*, 4. Auflage, Seite 7.[87]

Seite 18: Es scheint mir doch richtig, bei der verstehenden Methode Dilthey zu erwähnen, der in jener berühmten Akademierede[88] tatsächlich zum ersten Mal die beschreibende und die zergliedernde Psychologie getrennt und damit grösstes Aufsehen erregte. Dass Sie Dilthey Seite 12 nur ein wenig unfreundlich erwähnen,[89] wird seiner Bedeutung auch für Ihre Forschung nicht gerecht.

Seite 29: Ich würde empfehlen, etwa hier doch einen Exkurs über das Leib-Seele-Problem einzuschieben.[90] Es ist m.E. eine interessante und nie bearbeitete Frage, was die Psychose »ist«, wenn man diese oder jene Auffassung des Leib-Seele-Problems annimmt. Es ist z.B. sehr einfach zu sagen, was eine Psychose ist bei materialistischer Auffassung und ebenso bei cartesianischer. Sehr schwer ist es dagegen zu sagen, was eine

---

87 Kurt Schneider, *Die Psychopathischen Persönlichkeiten*, Leipzig ⁴1940. Vgl. in letzter Fassung: Kurt Schneider, *Klinische Psychopathologie*, Stuttgart 1967, 1-15.

88 Wilhelm Dilthey, »Ideen über eine beschreibende und zergliedernde Psychologie« (1894), in: *Gesammelte Schriften*, Bd. V, 139-237. Jaspers nennt in den ersten drei Auflagen der *Psychopathologie* explizit nur Max Webers *Wissenschaftslehre*, so AP 3, 11. Vielleicht auf diese Empfehlung Schneiders hin führt Jaspers in der Neuauflage als methodische Anregung Dilthey mit seiner Akademierede neben Weber, Gustav Droysen (*Historik* von 1867) und Georg Simmel (*Probleme der Geschichtsphilosophie* von 1892) auf. Vgl. AP 4, 250f.

89 In einer Fußnote heißt es: »Hervorragende Beispiele für richtige eigentliche Meinungen bei schiefen oder falschen Formulierungen findet man unter den Psychologen bei Dilthey, unter den Psychiatern bei Bleuler.« Vgl. AP 3, 12.

90 Jaspers erläutert an dieser Stelle seine Meinung: »Die Medizin ist nur eine der Wurzeln der Psychopathologie. Diese ist ihrer eigentlichen Substanz nach Geisteswissenschaft.« Vgl. AP 3, 28.

Psychose sei, wenn man die scholastische oder eine andere vitalistische Lösung des Leib-Seele-Problems annimmt. Ich meine, man müsste die verschiedenen Denkmöglichkeiten erörtern und bei jeder einzelnen zeigen, was von diesem Standpunkt aus Psychose sei, insbesondere auch im Gegensatz zur Psychopathie.

Seite 35: Ich muss gestehen, dass ich mit der Zeit Selbstschilderungen gegenüber etwas misstrauischer geworden bin. Ausserhalb von Psychosen sagen sie doch sehr wenig. Ich habe erfahren, dass Psychopathen, die einem einen Gefallen tun wollen, schliesslich alles erleben, was man von ihnen erwartet. Aber auch bei den Selbstschilderungen Psychotischer muss man doch sehr zurückhaltend sein. Man weiss eigentlich nie, ob sie mit ihren Schilderungen tatsächlich das Gleiche meinen, was wir aus ihnen herauslesen. Etwas zu skeptisch ausgedrückt: man kann phaenomenologisch eigentlich immer nur fragen, aber kaum je eine zuverlässige Antwort bekommen. Das gilt insbesondere von den Inhalten der Erlebnisse. Die Formen (z. B. Gedankenentzug, Wahnwahrnehmung) sind evidenter. Ich habe eine Anzahl von ihnen neuerdings als Symptome 1. Ranges bezeichnet (Psychischer Befund und psychiatrische Diagnose) und sie auch für ihre diagnostische Verwertbarkeit herausgehoben.[91]

Seite 38: Das Gegenstandsbewusstsein scheint mir äusserlich etwas zu wenig gegliedert zu sein. Es umfasst ja doch tatsächlich einen grossen Teil der allgemeinen Psychopathologie.

Seite 39: Zu den Intensitätsveränderungen der Empfindungen möchte ich auf eine Selbstschilderung Seite 8 meiner Pathopsychologie hinweisen.[92] Da es sich aber um einen psychopathischen Selbstbeobachter handelt, hätte ich auch hier Bedenken, alles unbedingt zu glauben.

Seite 48: Ihre Halluzinationslehre ist zweifellos didaktisch und als Ausgang für jede Fragestellung sehr gut. Ich habe eine einprägsame Figur Seite 9 meiner Pathopsychologie gegeben.[93] Klinisch ist Ihre Lehre aber zweifellos nicht haltbar und es ist meist ergebnislos, nach diesen Gesichtspunkten zu explorieren. Zudem ist sie ja nur auf das Optische und Akustische zugeschnitten, während die Halluzinationen der Leib-

---

91 Die 1939 erstmals publizierte Schrift *Psychischer Befund und psychiatrische Diagnose* (Leipzig) ging 1946 in Schneiders *Beiträge zur Psychiatrie* ein, die ab der erweiterten 3. Aufl. 1950 unter dem Namen *Klinische Psychopathologie* firmierten. Symptome 1. Ranges wie »Gedankenlautwerden, Hören von Stimmen in der Form von Rede und Gegenrede, Hören von Stimmen, die das eigene Tun mit Bemerkungen begleiten, leibliche Beeinflussungserlebnisse, Gedankenentzug und andere Gedankenbeeinflussungen, Gedankenausbreitung, Wahnwahrnehmung, sowie alles von anderen Gemachte und Beeinflusste auf dem Gebiet des Fühlens, Strebens und Wollens« sind nach Schneider vor allem geeignet, schizophrene von neurotischen und depressiven Erkrankungen zu unterscheiden. Vgl. Kurt Schneider, *Klinische Psychopathologie*, Stuttgart 1967, 135.
92 Vgl. Schneider, *Pathopsychologie der Gefühle und Triebe*, 8.
93 Vgl. ebd., 9.

empfindungen (wie ich lieber sage als »allgemeiner Sinn«) damit nicht angegangen werden können.

Seite 68: Da, wie Sie selbst sagen, alle psychischen Vorgänge mit dem Merkmal des Zwangs auftreten können, überschreitet die Behandlung des Zwanges das Gegenstandsbewusstsein. Ich habe mich ja immer wieder mit dem Zwang befasst, kann aber nur noch meine Seite 64 meiner Psychopathischen Persönlichkeiten, 4. Auflage gegebene Darstellung anerkennen.

Seite 72: Bei den Kriterien des Ichbewusstseins habe ich immer das Existenzbewusstsein vermisst. Es gibt hier interessante Störungen (Selbstschilderungen Seite 25 meiner Pathopsychologie).

Seite 90: Der ganze Abschnitt 2 passt nur bedingt in das 1. Kapitel. Die Erörterungen des Bewusstseinszustandes z. B. übersteigen doch weit die phänomenologische Methode, ebenso die Störungen im Ablauf des Seelenlebens. Der ganze Abschnitt hat m. E. hier einen schiefen Platz. Es handelt sich meist um Stoffgebiete, die teils zum augenblicklichen, teils zum dauernden Ganzen des Seelenlebens gehören, also eigentlich in das 7. Kapitel. Wie ich sagte, marschiert dieses aber unrechtmässigerweise für sich und ausserhalb der methodologischen Erfassung. Der 2. Abschnitt des 1. Kapitels und das 7. Kapitel müssten irgendwo passend in die ersten fünf Kapitel hineinverarbeitet werden – aber keinesfalls ausschließlich in das erste. Ich darf noch bemerken, dass die Differenziertheit des Seelenlebens doch ganz sicher nicht in den »augenblicklichen« Gesamtzustand des Seelenlebens gehört. Die Unterbringung des Stoffgebietes von Abschnitt 2 des 1. Kapitels und vom 7. Kapitel macht mir am meisten Sorge. An dieser Sorge sieht man am deutlichsten, dass Ihre Überordnung des methodologischen Gesichtspunktes über den Stoff praktisch ohne Zwang eben kaum durchführbar ist. Wenn ich meine Einteilung in der Pathopsychologie ansehe, bei der der Stoff die Gliederung gibt, nicht die Methode, so scheint mir das doch praktisch brauchbarer.

Seite 106: § 4 könnte wohl ganz fehlen.

Seite 141: Erhebliche Teile der hier geschilderten Sprachstörungen scheinen mir doch zu § 4 Seite 186 zu gehören.

Seite 152: Der Ausdruck »symptomatische Psychologie« schien mir immer unglücklich. Es handelt sich hier eben doch gerade nicht um Psychologie, sondern um eine symptomatische Physiologie – »symptomatisch« im Hinblick auf das Psychische.

Seite 161: Wie ich schon in jenem Jubiläumsaufsatz gesagt habe, führt die Ausdruckspsychologie ein ganz neues, vorher nicht erörtertes Verstehen ein. Aus einer leiblichen Äusserung etwas Seelisches zu verstehen, ist ja doch weder statisches noch genetisches Verstehen.

Seite 162: Die pathologische Physiologie der Psychosen hat inzwischen Ergebnisse gezeigt, die man nicht mehr übersehen kann. Auch bei den Psychopathien gibt es Ansätze zu einer pathologischen Physiologie. Auf diese Dinge müsste ziemlich ausführlich eingegangen werden.

Seite 205: Hier oder vielleicht auch an anderem Orte müsste die moderne Richtung der Existenzpsychopathologie (Strauss, Binswanger, von Gebsattel, Kunz u. a.) erörtert werden.

Seite 225: Mein Ausdruck der »abnormen Erlebnisreaktion« (Psychiatrische Vorlesungen, 2. Auflage, Seite 52)[94] scheint mir im Hinblick auf die Vieldeutigkeit des Wortes »Reaktion« oder »pathologische Reaktion« doch sehr brauchbar.

Seite 246: Diese Abspaltung hat doch wohl nur noch historisches Interesse. Man sieht klinisch eigentlich nie etwas, was an so etwas denken liesse. Diese Dinge sind m. E. gezüchtete Kunstprodukte.

Seite 273: Die Schilderung der exogenen Ursachen ist begreiflicherweise ganz veraltet. Sie müssten sich, am besten im *Handbuch der Psychiatrie* von Bumke,[95] ein ganz neues Bild von diesen Dingen verschaffen.

Seite 293: Von der Vererbung gilt das noch in höherem Masse. Die Erbbiologie ist ja seit Ihrer 3. Auflage ein grosses eigenes Fach geworden, das ein Einzelner kaum mehr überblicken kann. Es wird sehr viel Studium und (bei mir völlig mangelndes) Interesse notwendig sein, dieses Kapitel dem Stand (und auch den Forderungen) der Zeit anzupassen.[96]

Seite 332: Hier ist wohl aus Versehen eine falsche Überschrift gesetzt worden, sie müsste heissen »Das Ganze des Seelenlebens: Intelligenz und Persönlichkeit«.[97] Über die schwierige Stellung des Kapitels habe ich oben schon geschrieben.

Seite 347: Zur Zeit Ihrer 3. Auflage gab es fast nur die Charakerologie von Klages.[98] Inzwischen ist diese ungeheuer angeschwollen und hat sogar eigene Handbücher und Zeitschriften hervorgebracht. Ich habe schon von der 2. Auflage meiner Psychopathischen Persönlichkeiten ab über die normale Charakerologie nicht mehr berichtet. Umso weniger scheint es mir für Ihr Buch notwendig zu sein. Wenn Sie das doch tun wollten, so ergäbe sich ein ganz grosses Kapitel.

Seite 368: Es wäre denkbar, hiermit[99] das Buch zu schliessen, umso mehr, da die jetzt kommenden klinischen Teile nur mit Schwierigkeiten

---

94 Kurt Schneider, *Psychiatrische Vorlesungen für Ärzte*, Leipzig 1936.

95 Das von Oswald Bumke herausgegebene *Handbuch der Geisteskrankheiten* erschien ab dem Jahr 1928.

96 Kurt Schneider war als Leiter der Klinischen Abteilung der Deutschen Forschungsanstalt für Psychiatrie in München über die Aktivitäten der Genealogisch-demographischen Abteilung unter Ernst Rüdin wohlinformiert und bewahrte zugleich Distanz.

97 In AP 3 heißt es lediglich »Intelligenz und Persönlichkeit«.

98 Ludwig Klages, *Prinzipien der Charakterologie*, Leipzig 1910, 3. Aufl. 1921; ab 1926 erheblich erweitert als *Die Grundlagen der Charakterkunde*. Jaspers gibt in der Neuauflage ein noch etwas ausführlicheres, wohlwollendes Referat von Klages. Vgl. Jaspers, AP 4, 364f.

99 Jaspers behandelt in heute veralteter Nomenklatur die klassische »Einteilung der Psychosen« in organische und endogene Psychosen, neben denen die Neurosen als

dem heutigen Stand anzupassen sind und ohne entsprechende Anschauungen eben kaum geschrieben werden können. Allerdings würde sehr viel Gutes und Interessantes dann wegfallen – immerhin die Abschnitte, die mehr in eine allgemeine Psychopathologie als in eine allgemeine Pathopsychologie gehören, soweit man das trennen kann. Ich meine aber doch, von der Pathopsychologie zur allgemeinen Psychopathologie und von da zur allgemeinen Psychiatrie nimmt das Stoffgebiet ständig zu.

Seite 375: Die Erörterung über den Typus[100] gehört doch wohl kaum an diesen Ort, sondern am besten in § 3 der Einführung oder in die Nähe der Erörterung der Begriffe »Norm oder Krankheit«.

Seite 433: Die moderne Behandlung der Psychosen, worüber es eine gewaltige Literatur gibt, müsste hier eingeschaltet werden.[101]

Zur Literatur:

Es ist wohl keine Frage, dass die neue Literatur zur 3., ja schon zur 2. Auflage etwas aufgeklebt erscheint und zu wenig im Text selbst verwertet wurde. Naturgemäss sind inzwischen fast bei allen Abschnitten die literarischen Hinweise veraltet. Ich würde im Grundsatz raten, lieber weniger zu zitieren, dafür aber wirklich wichtiges möglichst vollständig. Für wichtig in diesem Sinne halte ich jene wenigen, gewissermassen klassischen Arbeiten, von denen irgendeine wissenschaftliche Bewegung oder die Bearbeitung einer Einzelfrage ausging, ferner moderne Monographien und Sammelreferate, in denen man das Schrifttum findet. Im einzelnen bin ich jederzeit gerne bereit, Sie zu beraten.

Für die Vorbereitung Ihrer 4. Auflage würde ich als Grundlage des Literaturstudiums empfehlen: Bumke, Handbuch der Psychiatrie. Die ersten Bände sowie der Ergänzungsband 1 enthalten ja auch die allgemeine Psychopathologie.[102] Dann wären die Referate in den Fortschritten der Neurologie und Psychiatrie heranzuziehen und das Zentralblatt für die gesamte Neurologie und Psychiatrie, etwa 1-2 Jahrgänge über das Erscheinen des Bumke'schen Handbuches zurückgreifend. Dann dürfte nichts Wesentliches entgehen, höchstens Allerneuestes, das in den Zentralblättern noch nicht besprochen sein kann. In den letzten Jahren ist übrigens auf dem Gebiet der allgemeinen und klinischen Psychopathologie wenig und immer weniger erschienen.

---

erlebnisreaktive oder persönlichkeitsbedingte Krankheitsformen stehen. Im Weiteren geht es um die Frage, inwieweit die unterschiedlichen »Symptomkomplexe« die eindeutige Zuordnung zu verschiedenen Krankheitsentitäten erlauben oder nicht.

100 Jaspers erläutert hier das durch Max Weber bekannt gewordene historisch-soziologische Erkenntnisinstrument des »Idealtypus«.

101 Jaspers geht von »spärlichen« Möglichkeiten einer körperlich-psychiatrischen Behandlung aus, da 1923 noch nicht die teilweise wirksamen, in den 30er Jahren eingeführten Cardiazol-, Insulin- oder Elektroschockbehandlungen bekannt sind. Vgl. weiter S. 489, Anm. 170.

102 Das *Handbuch der Geisteskrankheiten* wurde von Oswald Bumke von 1928 bis 1932 in elf Bänden im Berliner Springer Verlag herausgegeben.

Die Liste der Zeitschriften Seite XV ist erneuerungsbedürftig. Ich lege Ihnen ein Blatt bei, das ich Ihnen seiner Geringfügigkeit wegen vielleicht nicht geschickt habe, und streiche alle Zeitschriften, die inzwischen eingegangen sind.

Noch ein Wort in eigener Sache. Ich kann die meisten meiner früheren Arbeiten nicht mehr gelten lassen. Was mir an ihnen wertvoll und richtig erschien, habe ich im Laufe der Zeit in meine einzelnen Schriften übernommen. Ich kann es nicht verhindern, dass die früheren Zeitschriftenarbeiten zitiert werden, aber ich habe es nicht gerne – abgesehen von nebensächlicher Kasuistik. Vor allem haben sich begreiflicherweise im Bereich des Klinischen meine Anschauungen mit der Zeit gewandelt. Meine wissenschaftlichen Anschauungen sind lediglich aus folgenden Schriften zu ersehen: Die psychopathischen Persönlichkeiten (4. Auflage 1940; die 5. ist fertig und wartet auf die Papiergenehmigung),[103] Pathopsychologie der Gefühle und Triebe (1935), Psychiatrische Vorlesungen für Ärzte (2. Auflage 1936), Psychischer Befund und psychiatrische Diagnose (1939). Meine Einführung in die Religionspsychopathologie sowie die Pathopsychologie im Grundriss sind mir höchstens noch als Sammlung von Selbstschilderungen einigermassen wichtig. Es würde mich freuen, wenn namentlich aus den Selbstschilderungen der Pathopsychologie sehr vieles in Ihre 4. Auflage übergehen und damit gewissermassen aus der Versenkung gerettet würde, denn ich habe ja, wie ich schrieb, nicht die Absicht, davon eine neue Auflage zu machen.[104]

Dies ist, was ich zur Zeit für eine 4. Auflage zu raten hätte. Die Hauptschwierigkeit scheint mir, gerade die methodologische Gliederung klar und durchsichtiger zu machen. Das Andere ist mehr oder weniger eine Frage des Literaturstudiums.

Mit den besten Grüssen und Wünschen für Ihre Gesundheit
Ihr sehr ergebener
[Kurt Schneider]

---

103 Kurt Schneider, *Die psychopathischen Persönlichkeiten*, 5. Aufl. Wien 1942.
104 1946 gab Schneider Die *Pathopsychologie der Gefühle und Triebe im Grundriß* und *Psychischer Befund und psychiatrische Diagnose* mit dem neuen Beitrag *Abnorme Erlebnisreaktionen* gemeinsam als *Beiträge zur Psychiatrie* heraus und ergänzte die Sammlung 1948 noch, bevor er in die dritte Aufl. eine revidierte Fassung der *Psychopathischen Persönlichkeiten* – nun unter dem Gesamttitel *Klinische Psychopathologie* – eingehen ließ. Dieses Buch stellt für ihn die Summe des »noch Gültigen« dar und wurde in den acht Auflagen bis 1967 immer wieder kritisch durchgesehen.

Brief, hs.
Original: DLA Nl. Kurt Schneider

435. Karl Jaspers an Kurt Schneider

Heidelberg, 19. Juni 1941

Sehr verehrter Herr Schneider!
Ich danke Ihnen herzlich für Ihren Brief und Ihre grosszügige Bereitwilligkeit, mir zu helfen. Heute habe ich natürlich noch keine bestimmten Wünsche. Dass Sie mir Ihre Bibliothek zur Verfügung stellen, wird in allen schwierigen Fällen eine Rettung werden. Ich freue mich, dass Herr Dr. Schmidt in Ihrer Abwesenheit für Sie eintreten will. Erst vor kurzem schickte er mir eine schöne Selbstschilderung der Wahnerlebnisse einer jungen Schizophrenen.[105]

In Ihrem Brief war ich natürlich für jetzt am meisten angeregt durch Ihre allgemeinen Bemerkungen. Sie sehen gewiss mit Recht die Aufgabe als sehr schwierig an. Etwas Vollendetes zu leisten wird unmöglich sein. Bevor ich mich faktisch versagen fühle, will ich es mir jedoch noch zutrauen, und sehen, wie weit ich komme. Ihre Forderung, die »Randgebiete« nicht wegzulassen, erkenne ich durchaus an. Es wird, wie früher, darauf ankommen, ob es mir gelingt, mit glücklichem Blick die Grundzüge, die »Grundtypen des Tatsächlichen« herauszustellen. Denn jederzeit muss eine Verdichtung auf das Wesentliche versucht werden. Nicht Vollständigkeit, sondern »concrete Logik« der Grundtatbestände ist der Sinn, d.h. anschauliche Darstellung, weder Anschauung ohne Begriff, noch Begriff ohne Anschauung. Die Concentration auf die Principien, die in den weitläufigen Darstellungen so oft verloren geht, muss möglich sein, wo irgendeine Erkenntnis erreicht ist, und wo es in der Tat keine Erkenntnis gibt, sondern nur ein endloses Gerede über Möglichkeiten, da muss man das sagen und im übrigen schweigen.

Auf allen Gebieten – zumal den von Ihnen angedeuteten der Aphasie und Störungen bei lokalisierten Hirnschädigungen, der Motorik, der Hormonlehre, der Constitutionslehre etc. – wird es wichtig sein, dass mir die besten Originalarbeiten und die besten letzten Zusammenfassungen in die Hand kommen.

Von Ihren Schriften besitze ich dank Ihrer freundlichen Zusendungen wohl das meiste, sehr viele Separata seit Ihrer Dissertation. Die kleine Schrift über Gefühle und Triebe bei Thieme finde ich nicht dabei, auch nicht die 4. Auflage Ihrer psychopath. Persönl.[106] Doch kann es sich noch finden, da leider zur Zeit in meiner psychiatrischen Bibliothek noch schlimme Unordnung herrscht.

Auch die Vererbungssachen werden Schwierigkeiten machen.

---

105 Vgl. den Brief Gerhard Schmidt an Karl Jaspers, 3.7.1941.
106 Kurt Schneider, *Die Psychopathischen Persönlichkeiten*, Wien ⁴1940.

Jedenfalls soll das Buch das Gesamtgebiet nach allen Gesichtspunkten, wie früher, ableuchten. Die einzelne Materie kann darum immer nur einen geringen Raum bekommen. Jedesmal wird die Frage sein: Was ist die Pointe? Wo liegt das Einfache?

Ob ich die Struktur des Buches verändere, sehe ich noch nicht endgültig. Es wird zu versuchen sein, möglichst viel echte Zusammenhänge in die blosse Aufzählung zu bringen. Und vor allem: in der Gesamtheit des Wissbaren die Grundhaltung unbefangener Vernunft zu verwirklichen.

Ich bin natürlich begierig, was Sie bei neuer Einsicht in meine 3. Auflage für einen Eindruck haben. Ich begann zu lesen, und war oft sehr unzufrieden. Dabei wächst meine Lust zur Arbeit, die noch nicht begann. Ich bin noch bei Praeliminarien.

Nochmals mit herzlichem Dank und Gruss
Ihr
Karl Jaspers

436. Karl Jaspers an Kurt Schneider

Brief, ms.
Original: DLA Nl. Kurt Schneider

ᵃEntschuldigen Sie, bitte, die Umkehrung der Schreibfolge auf der Rückseite dieses Blattes! Ich glaubte das Versehen Ihnen allenfalls zumuten zu dürfen, und nicht noch einmal abschreiben zu brauchen.ᵃ

Heidelberg, den 26. VI. 1941

Sehr verehrter Herr Schneider!
Eben erhalte ich durch Herrn Dr. Schmidt Ihren zweiten, ausführlichen Brief. Ich kann Ihnen nicht genug danken für die ausserordentliche Mühe, die Sie sich für mein Buch geben. Ihre Bemerkungen treffen mich im Beginn der Arbeit, wo sich gerade alles auflockert, ungemein fruchtbar. Ich folge Ihnen fast überall, vor allem in jeder Ihrer Beanstandungen. Was Sie über »Methode« und »Stoff« sagen, mache ich mir im Kritischen völlig zu eigen, im Positiven – vielleicht den Stoff statt der Methode für die Einteilung und Übersicht massgebend sein zu lassen – nicht ganz so. Ich plane in Ihrem Sinne eine schärfere und klarere Fassung der Struktur des Buches im Methodischen, damit eine Verschiebung und neue Gliederung mancher Materien. In der Einleitung möchte ich einen einfachen, unmittelbar begreiflichen methodischen Entwurf versuchen, der die tiefen Probleme noch nicht ergreift, am Schluss des Buches aber ein Kapitel hinzufügen über den Menschen im Ganzen: Die Grundhaltung, die vorher implizite war und sich kritisch klärend auswirkte, muss am Ende explizite ausgesprochen werden. Ihre einzelnen Ratschläge werde ich durchweg befolgen, ohne heute schon darauf einzugehen. Vom früheren meine ich alles das lassen zu sollen, was auf meiner eigenen Anschauung

in der Jugend beruhte (daher vielleicht trotz allem auch vieles in den Symptomenkomplexen), alles Berichtete und bloss Gedachte dagegen kann gestrichen bezüglich ganz verändert werden.

Ihre Grundsätze für die Literaturangaben halte ich für trefflich. Die Durchführung wird nur zum Teil gelingen. Im Laufe der Arbeit hoffe ich Ihnen dabei noch manche Frage stellen zu dürfen.

Für heute nur meinen sehr herzlichen Dank!
Mit allen guten Wünschen für Sie
Ihr sehr ergebener
Karl Jaspers

a-a hs. Zusatz am linken Briefkopf

437. Karl Jaspers an Kurt Schneider

Brief, ms.
Original: DLA Nl. Kurt Schneider

Heidelberg, den 22. Oktober 41

Sehr verehrter Herr Schneider!

Sie wundern sich vielleicht, dass ich so lange nichts von mir habe hören lassen. Ich habe Ihnen und Herrn Dr. Schmidt herzlich zu danken, für die Sendung der letzten Auflage ihrer Psychopathischen Persönlichkeiten und der Gefühle und Triebe, für den Katalog Ihrer Bibliothek und für die schon lange zurückliegende Sendung von Büchern, die noch bei mir sind. Ich war im August und September gleichsam abwesend, zuerst durch einige Wochen im Schwarzwald, wo ich mit meiner Frau bei Freunden weilte,[107] dann durch eine Grippe, die mich wochenlang ans Bett fesselte. Nun bin ich wieder in vollem Gange. Meine Psychopathologie ist derart verflüssigt worden, dass ein neues Buch – hoffentlich aus einem Guss – entsteht. Im Augenblick consumiere ich beträchtliche Literaturmassen, gerate ins Uferlose, verwundere und freue mich, wie viel in diesen Jahrzehnten gemacht ist, und hole mich ständig zurück aus der Gefahr der Endlosigkeiten. Solange ich hier in Heidelberg an Literatur erhalte, was ich suche, bemühe ich nicht Herrn Dr. Schmidt. Aber es wird vermutlich die Zeit kommen, wo sich das hier Unerreichbare häuft. Dann melde ich mich wieder.

Würde ich in Ihrer Nähe sein, so würde ich Sie um manches Gespräch bitten. Ihre besonnene kritische Art würde mir oft schnell Orientierungen geben, die ich mir jetzt langsamer erwerben muss und vielleicht hier und dort ahnungslos verfehle. Der Entwurf des Buches in seiner neuen Struktur – die, wie ich glaube, die genaue und viel bessere Verwirklichung des Programms ist, das ich im Vorwort zur 1. Auflage aussprach

---

[107] Jaspers besuchte dort den Freiburger Biologen Friedrich Oehlkers, dessen Ehefrau ebenfalls durch ihre jüdische Herkunft gefährdet war.

und wörtlich bis in die Nuance heute als für mich gültig erachte – ist ungefähr fertig. Es fehlen nur noch Dispositionen in Unterteilen mancher Kapitel. An vielen Stellen habe ich schon die neuen Darstellungen geschrieben, so über Vererbung, Lokalisation, somatische Begleiterscheinungen, Bewusstsein usw. Ich setze jeweils da an, wo das Bisherige mir am schlechtesten erscheint oder wo für mich die grösste Unklarheit herrscht. Ihre kritischen Beanstandungen sind ausnahmslos von mir anerkannt. Die Verwandlung in deren Folge ist aber nun viel grösser, als Sie vielleicht vermuten. Oft denke ich beim Arbeiten, was Sie wohl dazu sagen würden. Aber brieflich lässt sich darüber kaum reden. Es liegt doch alles am Text.

Ist Ihnen das Buch von Conrad, Der Konstitutionstypus als genetisches Problem,[108] in die Hand gekommen? Dieser Kretschmerschüler geht auf originale Weise weit über seinen Lehrer hinaus.[109] Ich kann seine Ergebnisse zwar garnicht acceptieren. Aber das Buch und seine Vision haben m.E. Stil und Schmiss, greifen moderne geistige Bewegungen aus der Biologie auf, gewinnen dadurch einen grossartigen Horizont – aber im Keime des Ganzen steckt m.E. die Verkehrung ᵃeiner Art desᵃ zeitgenössischen Denkens, die concret herauszuheben mir hoffentlich gelingt. Bei allen Kritiken werde ich mir aber merken, was Sie 1938 geschrieben haben: unhöfliche Distancierungen will ich meiden, wo die Gesinnung der Autoren an sich anständig ist, – und wo sie es nicht ist, ist Schweigen besser. Dass ein Autor kritisch erörtert wird, muss an sich eine hohe Bejahung bedeuten.

Ich hoffe, dass es Ihnen inzwischen gut ergangen ist. Sie werden bei diesen ungeheuren Ereignissen mitten dabei gewesen sein.[110] Darüber mag ich kein Wort schreiben.

Nun, ich wollte Ihnen nur einen Gruss schreiben, habe heute keine Wünsche.
Herzlich
Ihr
Karl Jaspers

a-a *hs. eingefügt*

---

108 Klaus Conrad, *Die Konstitutionstypen als genetisches Problem. Versuch einer genetischen Konstitutionslehre*, Berlin 1941.
109 Klaus Conrad (1905-1961) forschte seit 1938 unter Ernst Kretschmer in Marburg, wurde 1948 auf den neugeschaffenen Lehrstuhl für Psychiatrie und Neurologie in Saarbrücken berufen und 1958 nach Göttingen. Jaspers würdigt seine »Neugestaltung der psychiatrischen Konstitutionslehre« mit einer detaillierten Kritik. Vgl. AP 4, 549-560.
110 Schneider wirkte im Sommer 1941 und später wiederholt als Beratender Psychiater der Wehrmacht im Russlandfeldzug.

438. Kurt Schneider an Karl Jaspers

Brief, hs.
Original: DLA Nl. Karl Jaspers

im Felde, 2. Nov. 1941

Sehr verehrter Herr Jaspers,
Ihr freundlicher Brief vom 22. Oktober erreichte mich soeben. Mit sehr großem Interesse höre ich aus ihm vom Fortgang Ihrer 4. Auflage. Es ist bewundernswert, daß Sie die Überfülle der Literatur auf sich nehmen. Conrad, der viele Jahre durch bei Rüdin war, kenne ich persönlich sehr gut; ein gescheiter Wiener. Das Buch kenne ich nicht; und ich kann so was auch kaum ausstehen und lesen. Verschiedene mir bedeutungsvolle Leser lehnen es durchaus ab.
– Seitdem ich den langen Brief an Sie diktierte, sind inhaltsreiche Monate vergangen. Am Abend des gleichen Tages reiste ich, mittags telegraphisch abberufen, zu meiner Armee, – und dann kam sehr schnell der sehr schwere Krieg, in dem wir noch stehen. Als der beratende Psychiater der Armee fuhr ich und fahre ich im eigenen Wagen nach selbst gewählter Zielsetzung oft tagelang durch die Lande. Psychiatrisches gibts sehr wenig. Aber ich kümmere mich auch um die Neurologie (Hirn- und Rückenmarksschüsse vor allem) und war, namentlich im Sommer, sehr viel dort, wohin die Verwundeten unmittelbar vom Truppenverbandsplatz hin kommen. Es gibt keine Worte, diese Eindrücke zu schildern. Im Gegensatz zu Frankreich gibts daneben wenig Freude. Damals hatte ich das große Glück, auf meinen Fahrten fast alle Kathedralen aufsuchen zu können und immer wieder Paris oder die Loire oder Burgund. Außer den nüchternen und sehr bescheidenen Städten deutscher Kolonisation gab es hier nichts zu sehen. Die Landschaft ist nicht heiter und die See ist mir fremd.
– Persönlich: oft sehr anstrengend u. nicht immer harmlos, bescheidenste Lebensweise, seit Ende Juni nur in Einer Nacht ein richtiges Bett. Zur Zeit in einem kleinen russischen Holzhaus im Schnee. Ich friere sehr viel. Daneben die Korr. zur 5. Auflage der Psychopathen.
Mit besten Wünschen und Grüßen:
Ihr Kurt Schneider

Entschuldigen Sie die Kritzelei. Ich kann schon aus Benzinknappheit nicht noch mal abschreiben, zudem wird's nach 4 Uhr dunkel, und ich habe nur eine äußerst zu sparende Kerze.

439. Kurt Schneider an Karl Jaspers

Postkarte, hs.
Original: DLA Nl. Karl Jaspers

München, 10. Dez. 41

Sehr verehrter Herr Jaspers,
soeben bin ich wieder in die Heimat zurückgekehrt und »bis auf weiteres« in München. Ich stehe Ihnen also auch wieder selbst zur Verfügung, falls Sie mich etwas fragen wollten.
 Mit den besten Grüßen:
 Ihr sehr ergebener
 Kurt Schneider

440. Karl Jaspers an Kurt Schneider

Brief, hs.
Original: DLA Nl. Kurt Schneider

Heidelberg, 13. 12. 41

Sehr verehrter Herr Schneider!
Ich danke Ihnen für Ihren mir sehr lieben Brief von der Front. Er gab etwas von der Stimmung draussen, der Schwere und von der trotz allem gelassenen Laune, mit der Sie alles tragen. Und nun danke ich Ihnen für Ihre Karte, freue mich herzlich, dass Sie Weihnachten zu Hause und bei Ihrer Frau sein können, und bin gerührt, dass Sie gleich an mich denken.
 Fragen hätte ich sehr viele, aber wenig solche, die einfach zu beantworten sind oder auch nur einer kurzen brieflichen Erörterung zugänglich wären. Leider kann ich Ihnen noch nicht die neue Disposition zuschicken, da im Detail noch manches in Bewegung ist. Falls Sie Lust und Zeit haben zu ein paar Bemerkungen – aber *nur* für diesen Fall –, erlaube ich mir einige Fragen:
 1) Sie und Gerhard Schmidt[111] haben überzeugend von der »Bedeutung« als Charakter aller Wahninhalte geschrieben. Sie unterscheiden dann eingliedrigen und zweigliedrigen Wahn (oder den Bedeutungswahn).[112] Ich eigne mir Ihre Position an, aber finde nun alsbald überhaupt *keinen* »eingliedrigen« Wahn mehr. Auch in den »Einfällen« und überall ist dies »Bedeuten«, diese Zweigliedrigkeit. Die Frage: Haben Sie anschaulich Beispiele für »eingliedrigen« Wahn?

---

111 Gerhard Schmidt, »Der Wahn im deutschsprachigen Schrifttum der letzten 25 Jahre (1914-1939)«, in: ZfNP 97 (1940), 113-143.
112 Kurt Schneider, »Eine Schwierigkeit im Wahnproblem«, in: HNA 11 (1938), 461-465. Vgl. AP 4, 83. Schneider unterscheidet: »Bei der Wahnwahrnehmung ist der Vorgang gewissermassen zweigliedrig, d.h. eine bestimmte Wahrnehmung bedeutet etwas Bestimmtes. Dieses Kriterium der Bedeutung fällt bei dem eingliedrigen Wahneinfall fort.«

2) Die bei weitem *geringste* Ausbeute beim Literaturstudium habe ich bisher beim *sociologischen* Kapitel. Kennen Sie dabei Gutes in dieser Richtung?

3) Bei vielen *Autoren* wüsste ich gerne von ihren »geistigen Charakterzügen«, die aus persönlicher Kenntnis stammen. Ich kenne die Menschen fast alle nicht persönlich. Darf ich fragen? – Wie stehen Sie zu *Bumke's* Entwicklung in den letzten beiden Jahrzehnten? Zu seiner Combination von vernünftigem bon sens, ironischer Skepsis und entgleitender Plattheiten in der Gesamthaltung eines »gütigen Weisen«? Zu seiner Kritik an der »Psychoanalyse und ihren Kindern«?[113] – Was halten Sie von Gerhard *Kloos*, dessen Arbeiten mir einen vorzüglichen Eindruck machten?[114] – Was halten Sie von *Kolle* und seiner Kritik an Kretschmer mit folgender Annäherung an Kr.? Kennen Sie seine letzten Sachen? Ich kenne *ihn* auch persönlich und bin nach anfänglicher Neigung, trotz bleibender Achtung vor der Einstellung, etwas enttäuscht: er hat die Linie und das Niveau seines Anfanges, wie mir scheint, nicht recht gehalten.

4) Bedarf die Welt der »Psychotherapeuten« heute nicht einer Erhellung in einer allgemeinen Psychopathologie? Gibt es Psychotherapie *ohne* Weltanschauung und eine (wenn auch verborgene) Heilslehre?

5) Wie urteilen Sie über *Binswangers* »Ideenflucht«,[115] die Welt der »festlichen Daseinsfreude«, und über diese ganze Interpretationsart?

6) Sind Theo *Lang's* Homosexuellen-Studien[116] wohl anerkannt oder irgendwo ernstlich bestritten? Mir haben Methode, Fragestellung und

---

113 Oswald Bumke, *Die Psychoanalyse. Eine Kritik*, Berlin 1931, unter dem Titel:. *Die Psychoanalyse und ihre Kinder. Eine Auseinandersetzung mit Freud, Adler und Jung*, Berlin ²1938.

114 Gerhard Kloos (1906-1970) war Extraordinarius an der Universität in Jena und Direktor der Thüringischen Landesnervenanstalt Stadtroda, seit 1952 ao. Professor in Kiel und seit 1954 Direktor des Landeskrankenhauses in Göttingen. Später wurde bekannt, dass er aktiv an der »Kinder-Euthanasie« in Stadtroda beteiligt gewesen war. Vgl. Susanne Zimmermann und Renate Renner, »Prof. Jussuf Ibrahim und die Kindereuthanasie«, in: *Ärzteblatt Thüringen* 14 (2003), 7f. u. 597ff. Kloos schrieb Jaspers im Krieg einige Briefe, in denen er dessen psychiatrisches und philosophisches Werk als maßgeblich für sich bezeichnet. Jaspers zitierte einige seiner Arbeiten wohlwollend in der Neufassung der *Allgemeinen Psychopathologie*: Kloos, Gerhard: »Zur psychiatrischen Kritik schöpferischer Leistungen«, in: ZNP 137 (1931), 362-372; »Über kataleptische Zustände bei Schizophrenien«, in: NA 9 (1936), 57-68; *Das Realitätsbewußtsein in der Wahrnehmung und Trugwahrnehmung.* Leipzig 1938; *Anleitung zur Intelligenzprüfung.* Jena 1941 und »Über den Witz der Schizophrenen«, in: ZNP 172 (1941), 536-577. Auch würdigte er eine Monographie von Kloos nach 1945 in einem kurzen Geleitwort als »ansprechend und vernünftig«. Vgl. Gerhard Kloos, *Die Konstitutionslehre von Carl Gustav Carus mit besonderer Berücksichtigung seiner Physiognomik. Mit einem Geleitwort von Karl Jaspers.* Basel 1951.

115 Ludwig Binswanger, »Über Ideenflucht«, in: SANP 27 (1931), 203-217; 28 (1932), 18-72, 183-202; 29 (1932), 1-38, 30 (1933), 68-85; auch in: Binswanger: *Ausgewählte Werke*, Bd. 1, Heidelberg 1992, 1-231. Vgl. AP 4, 176 u. 240.

116 Seine Forschungen über die Vererbung der Homosexualität waren zu ihrer Zeit

Zahlen grossen Eindruck gemacht. Allerdings: dass die *Kinder* der verheirateten Homosexuellen *keine* Verschiebung des Geschlechtsverhältnisses zeigen, wirft eigentlich die ganze *Theorie* um. Aber die anderen Zahlen bleiben bestehen. Die Art der Arbeit *scheint* mir gründlich und erfreulich.

Aber nun genug – *bitte*, beantworten Sie *nicht*, falls es nicht für Sie leicht und schnell geht.

Herzliche Grüsse! Ihr sehr ergebener
Karl Jaspers

441. Kurt Schneider an Karl Jaspers

Brief, ms.
Original: DLA Nl. Karl Jaspers

München, den 18. Dez. 1941

Sehr verehrter Herr Jaspers!

Auf Ihre Fragen vom 13. XII. 41 möchte ich in Kürze antworten. Sie erlauben, dass ich mich in einzelnen Punkten auf Stellen meiner eigenen Schriften berufe, wo Sie leicht eine etwas ausführlichere Stellungnahme finden. Sollten Sie irgend etwas von diesen Arbeiten nicht haben, so kann ich sie, wenigstens leihweise, jederzeit zur Verfügung stellen.

1. Über die Frage der Eingliedrigkeit und Zweigliedrigkeit beim Wahn habe ich in meiner Arbeit »Eine Schwierigkeit im Wahnproblem«, *Nervenarzt* 11, 1938, Seite 462 unten geschrieben.[117] Ich vermag nicht einzusehen, wieso der Wahneinfall auch zweigliedrig sein könnte. Nehmen wir als Beispiel der Wahnwahrnehmung: Jemand begegnet auf der Strasse einer Frau, die sich zufällig an den Hals fasst; daraufhin »weiss« der Jemand, dass er geköpft werden soll. Hier ist das erste Glied vom Jemand zum Wahrnehmungsgegenstand, das zweite vom Wahrnehmungsgegenstand zur Bedeutung. (Dass es sich hierbei nicht um einen Schluss handelt, sondern die Bedeutung unmittelbar mit dem Wahrgenommenen da ist, kann natürlich in diesem Beispiel nicht zum Ausdruck kommen.) Dann der Wahneinfall: Einem Jemand fällt ein, dass er ein uneheliches Kind Ludwigs II. sei. Hier sehe ich nur ein Glied, nämlich vom Jemand

---

umstritten, sie sollten auf fehlerhafter Statistik beruhen. Vgl. Theo Lang, »Über die erbliche Bedingtheit der Homosexualität und die grundsätzliche Bedeutung der Intersexualitätsforschung für die menschliche Genetik«, in: AZP (1939), 237-254. Jaspers referiert die erbgenetisch argumentierenden Forschungsergebnisse von Theo Lang. Vgl. AP 4, 529. Theo Lang (1898-1957), praktischer Arzt, war seit 1926 Mitarbeiter an der Genealogisch-Demographischen Abteilung der Deutschen Forschungsanstalt für Psychiatrie in München. 1929 war er Mitgründer des Nationalsozialistischen Ärztebundes, emigrierte 1941 in die Schweiz und war nach dem Krieg vorübergehend Leiter der Psychiatrischen Anstalt Meinkofen.

117 Kurt Schneider, »Eine Schwierigkeit im Wahnproblem«, in: NA 11 (1938), 436 ff.

zum Einfall. Es fehlt das zweite Glied vom Einfall zur Bedeutung. Dass ein derartiger zweigliedriger Wahneinfall theoretisch möglich ist, habe ich in einer Fussnote zu der angegebenen Stelle bemerkt.[118]
2. Ich weiss nicht mehr, ob ich Ihnen seinerzeit geraten habe, das soziologische Kapitel wegzulassen.[119] Es erscheint mir unermesslich gross, weil es ja die ganze »angewandte Psychiatrie« umfasst. Vor allem das Gebiet der Kriminalpsychologie und Kriminalpsychiatrie ist ja unermesslich und gehört kaum mehr in eine allgemeine Psychopathologie. Indem ich das 9. Kapitel Ihrer 3. Auflage durchblättere, möchte ich an Literatur noch folgendes bemerken: Gruhle, *Selbstmord*. Leipzig 1940.[120] Hier die allerneueste Literatur, auch eine interessante Arbeit von G. Schmidt, »Erfahrungen an 700 Selbstmordversuchen«, Nervenarzt 11, 1938, S. 353, aus meiner Klinik ist dort zitiert. – Über die Frage »Rasse und Krankheit« gibt es ein von Schottky herausgegebenes Sammelwerk, München 1937,[121] in dem auch die entsprechende psychiatrische Literatur zu finden ist. – Zu der Religionspsychopathologie finden Sie in den Anmerkungen zu meiner Religionspsychopathologie fast alles Wichtige.[122] Neuerdings ist nicht mehr sehr viel zu dem Thema erschienen, wenn wir von der umfangreichen Literatur über die Therese von Konnersreuth absehen.[123] Die Arbeit von Weitbrecht, Göppingen, die an der Hand der schwäbischen Stammespsychologie manches Hierhergehörige bringt,[124] ist Ihnen sicher zugeschickt worden. – Über die Wehrmachtspsychologie in Krieg und Frieden unterrichtet ausgezeichnet Heidenhain, Die Psych-

---

118 Dort heißt es: »Etwas der Wahnwahrnehmung ungefähr Entsprechendes kann man beim Wahneinfall höchstens konstruieren. Es könnte jemand z. B. äussern: ›dass mir meine frühere Wohnung einfällt, bedeutet, dass in acht Tagen die Welt untergeht‹. Ob es derartig zweigliedrige Wahneinfälle gibt, bei denen man sich die beiden Glieder inhaltlich auch sinnvoll verbunden denken könnte, ist unerwiesen. Jedenfalls haben sie für das ganze Problem kein Gewicht.«
119 Schneider hatte auf Jaspers' Anfrage lediglich weiterführende Literatur angegeben. Vgl. den Brief von Kurt Schneider an Karl Jaspers, 24. 10. 1922.
120 Jaspers weist auf Gruhles Buch als »ausgezeichnete, über alles informierende Gesamtdarstellung« hin. Vgl. AP 4, 234.
121 Johannes Schottky (Hrsg.), *Rasse und Krankheit*, München 1937. Schottky (geb. 1902) war von 1930 bis 1933 an der Psychiatrischen Abteilung des Schwabinger Krankenhauses unter Johannes Lange und Kurt Schneider tätig. Für einige Jahre hauptamtlich im Rasse- und Siedlungsamt der SS angestellt, übernahm er 1936 die Leitung der Pflegeanstalt Hildburghausen, in der ein größerer Teil der Patienten der »Euthanasie«-Aktion »T 4« zum Opfer fiel.
122 Kurt Schneider, *Zur Einführung in die Religionspsychopathologie*, Tübingen 1928.
123 Therese Neumann von Konnersreuth (1898-1962) erblindete 1918 und erlitt zudem Lähmungserscheinungen. Sie wurde 1923/25 in Verbindung mit der Selig- und Heiligsprechung der Therese von Liseux geheilt. Später stellten sich noch Stigmatisierungen ein, so dass sie als Zeugnis göttlicher Einwirkung galt und Theologen und Mediziner über sie als Phänomen publizierten.
124 Hans Jörg Weitbrecht, *Beitrag zu einer schwäbischen Stammespsychopathologie*, Berlin 1938.

iatrie im Dienste der Wehrmacht, Leipzig 1938.[125] – Pathographien sind in den letzten Jahren wohl nur wenige erschienen. Das monströse Werk von W. Lange-Eichbaum, Genie – Irrsinn und Ruhm, 2. Auflage München 1936, ist hier trotz seiner kümmerlichen Grundhaltung unentbehrlich.[126] In meinem Vortrag »Der Dichter und der Psychopathologe«, Köln 1922, sind die Pathographien bis zu diesem Jahr alle aufgeführt.[127] Aus neuerer Zeit weiss ich nur noch von dem eben erwähnten Heidenhain, Über den Menschenhass. Eine pathographische Untersuchung über Jonathan Swift,[128] Stuttgart 1934.[129] Ferner von Szirmey-Pulszky, Manie und Irrsinn im ungarischen Geistesleben, München 1936.[130] In der Z.f. Neur. erschien vor einigen Jahren, soweit ich mich erinnere, von einem rumänischen Deutschen auch etwas über H. Hesse und den wenig bekannten Dichter Haringer.[131] Falls Sie auf diese Belanglosigkeiten Wert legen, werde ich sie Ihnen gern des Näheren vermitteln; ich habe wohl einen Sonderdruck. – Zur modernen Kriminalpsychiatrie und der Verwahrlosungsfrage möchte ich Sie auf das Vorwort zur 4. Auflage meiner Psychopathen verweisen, in dem Sie alles auch nur einigermassen Wichtige erwähnt finden.[132] Nähere Zitate stehen dann hinten im Literaturverzeichnis. Seither ist nichts Nennenswertes erschienen.

3. Zu dem Psychoanalyse-Buch von Bumke kann ich mich schwer äussern. Ich halte jede Psychologie, die über das Beschreiben von Erlebnissen hinausgeht, für eine Dichtung. Dichtungen kann man weder

---

125 Adolf Heidenhain (1893-1937) habilitierte sich bei Karl Bonkreffer in Berlin und übernahm 1936 das hirnanatomische Institut in Tübingen.

126 Jaspers urteilt über das Buch von Lange-Eichbaum, es sei »in allem Psychiatrischen und Empirischen zuverlässig im Urteil, dagegen wunderlich in den allgemeinen Grundanschauungen und fragwürdig in der Interpretation schöpferischer Leistung aus dem Wahnsinn«. Vgl. AP 4, 610. Wilhelm Lange-Eichbaum (1865-1950) war nach einer Kunstausbildung und dem Medizinstudium als Psychiater tätig und vor allem aufgrund der pathographischen Sammelstudien bekannt.

127 Kurt Schneider, *Der Dichter und der Psychopathologe. Mit einem Literaturnachweis*, Köln 1922.

128 Adolf Heidenhain, *Über den Menschenhaß. Eine pathographische Untersuchung von Jonathan Swift*, Stuttgart 1934.

129 Vgl. AP 4, 610.

130 Henriette von Szirmay-Pulszky (geb. 1883), *Genie und Irrsinn im ungarischen Geistesleben*, München 1935. Bereits 1930 war von ihr »Genie, Irrsinn und Ruhm in ungarischer Ergänzung«, in: ZNP 126 (1930), 425-452, sowie »Einige statistische Daten zur Geniefrage«, in: ZfNP (1930) 77ff. erschienen. 1963, 1966 und 1967 ergänzte sie mit mündlichen und schriftlichen Mitteilungen das von Wolfgang Ritter in 7. Aufl. 1985 herausgegebene Werk von Lange-Eichbaum, *Genie, Irrsinn und Ruhm*.

131 Josef Haringer (1898-1948), expressionistischer Lyriker, emigrierte im Nationalsozialismus nach Österreich und ging 1938 in die Schweiz, wo er kaum mehr Beachtung fand. Vgl. Robert Flinker, »Jakob Haringer. Eine psychopathologische Untersuchung über die Lyrik. Mit Hinweisen auf Hermann Hesse und Max Hermann«, in: APN 107 (1938), 347-399.

132 Vgl. Kurt Schneider, *Psychopathischen Persönlichkeiten*, 4. Aufl. Stuttgart 1940.

beweisen noch widerlegen, man kann sie nur mögen oder nicht. Ich persönlich mag diese psychoanalytischen Dichtungen jeder Variation nicht. Kritisch wäre zu der Schrift von Bumke zu sagen, dass er die Psychoanalyse an einem Wissenschaftsbegriff misst, den sie gar nicht beansprucht. Wenn man diesen Wissenschaftsbegriff von Bumke annimmt, ist fast nichts mehr Wissenschaft, was man üblicherweise so heisst. Es gäbe dann keine Philosophie und keine Geisteswissenschaften, die den Namen der Wissenschaft verdienten. Ich fand es übrigens auch nicht besonders nett, mit dieser 2. Auflage gewissermassen auf eine Leiche noch einmal zu schiessen.[133] – Von Herrn Kloos halte ich auch recht viel. Er hat den Dr. phil. bei Cassirer gemacht. Seine Arbeiten hat er, wie mir scheint, philosophisch etwas zu sehr überinstrumentiert. Er macht hier oft einen Aufwand, der unnötig ist und der sich im Grunde nicht lohnt. Das gilt auch von seiner neuesten Arbeit »Über den Witz der Schizophrenen«, die vor kurzem erschien.[134] Immerhin ist er einer der wenigen jüngeren Leute, die noch Psychopathologie treiben und verstehen. – Kolle hat sich seinerzeit als recht junger Mensch durch ein unglaublich sicheres und allgemein als anmassend beurteiltes Auftreten gegen Kretschmer auch bei denen unbeliebt gemacht, die die Kretschmer'sche Lehre ablehnen. Von seinen zahlreichen Streitschriften gegen Kretschmer[135] ist heute kaum mehr die Rede. Er ist aus seiner eigentlichen wissenschaftlichen Laufbahn herausgefallen und hat sich in Frankfurt als Nervenarzt niedergelassen. Für seine beste Schrift halte ich *Die primäre Verrücktheit*, Leipzig 1931. Ganz frisch ist sein Lehrbuch *Psychiatrie*, Berlin und Wien 1939.[136]

4. Zu den Psychotherapeuten habe ich nicht das geringste persönliche oder literarische Verhältnis, was sich zum Teil aus dem ergibt, was ich schon oben über jene Dichtungen gesagt habe. Ich habe tatsächlich seit Jahren derartige Bücher und Aufsätze nicht mehr gelesen. Es sind tatsächlich alles Heilslehren, nach denen ich kein Bedürfnis habe.

5. Die Arbeit von Binswanger über Ideenflucht verstehe ich nicht oder vielmehr: diese Art der Akrobatik ist mir so widerlich, dass ich nach wenigen Seiten schon erliege. Zu der ganzen Interpretationsart, die m. E. außerhalb der empirischen Psychologie und Psychopathologie liegt und

---

133 Die *Deutsche Psychoanalytische Gesellschaft* wurde, nachdem sie schon bis 1935 alle jüdischen Mitglieder auszuschließen hatte, 1938 in ein alle psychotherapeutischen Schulen umfassendes Berliner Institut zwangsweise integriert, so dass sie faktisch nicht mehr existierte, auch wenn in Berlin insgeheim noch psychoanalytische Methoden verwandt wurden. Jaspers waren diese Zusammenhänge um das sogenannte *Göring-Institut*, das von einem Vetter des Reichsmarschalls Hermann Göring geleitet wurde, bekannt. Vgl. AP 4, 678-681.

134 Gerhard Kloos, »Über den Witz der Schizophrenen«, in: ZNP 172 (1941), 439 ff.

135 Vgl. S. 212.

136 Kurt Kolle, *Psychiatrie. Ein Lehrbuch für Studierende und Ärzte*, München 1939.

die mit den Namen Straus, v. Gebsattel, Binswanger, Kunz zu belegen ist, habe ich mich mehrfach in meinen Referaten in den *Fortschritten der Neurologie* geäussert, so Jahrgang 1, Seite 145 unten und Jahrgang 4, Seite 153 oben.[137] Über die vielfach missverständlichen Versuche, die Existenzphilosophie psychotherapeutisch auszuwerten, hat auf meine Veranlassung mein Oberarzt, Herrn K. F. Scheid im *Nervenarzt* 5, 1932, S. 617 geschrieben.[138]

6. Die Ergebnisse von Lang sind viel diskutiert worden. Eine Kritik von J. H. Schultz[139] finden Sie Z. Neur. 157, S. 575; im selben Band auch Entgegnungen von Lang.[140] Die Zahlen sind mitunter statistisch bestritten worden, sie wurden aber bestätigt u. a. von Jensch, *Archiv f. Psychiatrie* 112.[141] Ich selbst habe über diese Dinge kein Urteil, diese Zitate wurden mir freundlicherweise von Herrn Dr. B. Schulz[142] von unserem Genealogischen Institut gegeben. Ich habe seinerzeit den Einwand gemacht, dass man diese Dinge auch psychologisch verstehen kann: junge Männer, die in einem Hause aufwachsen, wo es keine Schwestern und dadurch auch wenig weiblichen Besuch gibt, werden leichter in ihrer Entwicklungsrichtung vom Normalen abgelenkt werden als andere. Wie mir Herr Schulz sagte, ist dieser Einwand auch von anderer Seite gemacht worden und anscheinend hat auch J. H. Schultz in seiner Kritik diese Gedanken geäussert.

Leben Sie wohl für heute und nehmen Sie meine besten Wünsche und herzlichen Grüsse für die Feiertage,

Ihr sehr ergebener

Kurt Schneider

137 Kurt Schneider, »Die allgemeine Psychopathologie im Jahre 1928«, in: FNP 1 (1929), 127-150, und »Die allgemeine Psychopathologie im Jahre 1931«, in: FNP 4 (1932), 147-161.
138 Karl Friedrich Scheid, »Existentiale Analytik und Psychopathologie«, in: HNA 5 (1932), 617-625.
139 Johannes Heinrich Schultz: »Bemerkungen zu der Arbeit von Theo Lang über die genetische Bedingtheit der Homosexualität«, in: ZNP 157 (1937), 575-578.
140 Theo Lang: *Weiterer Beitrag zur Frage nach der genetischen Bedingtheit der Homosexualität*, in: ZNP 157 (1937), 557-574.
141 Klaus Jensch, »Zur Genealogie der Homosexualität« und »Weitere Beiträge zur Genealogie der Homosexualität«, in: APN 112 (1941), 527-540; 579-596. Die große Zahl von über tausend untersuchten Fällen von Homosexualität war Jensch (geb. 1913), der 1937 in Breslau promoviert worden war, nur unter äußerst fragwürdigen Umständen möglich: »Durch die grosszügige Vermittlung der Breslauer Geheimen Staatspolizei, die uns sofort und in jeder Weise unterstützte und der wir zu besonderem Dank verpflichtet sind.« Vgl. ebd., 530.
142 Bruno Schulz (1890-1958), der die Statistik von Theo Lang für fehlerhaft hielt, war ab 1926 stellvertretender Leiter der Genealogisch-Demographischen Abteilung, wo er sich mit statistischen und methodischen Problemen der empirischen Erbprognose beschäftigte. Seit 1933 unterstützte er jüdische Kollegen und half ihnen bei der Emigration. Nach der Amtsenthebung Rüdins leitete er die GDA kommissarisch und habilitierte 1949.

442. Kurt Schneider an Karl Jaspers

Brief, ms.
Original: DLA Nl. Karl Jaspers

München, den 19. II. 1942

Sehr verehrter Herr Jaspers!

Zuerst danke ich Ihrer Frau Gemahlin bestens, dass sie mir seinerzeit über Ihre Erkrankung geschrieben hat. Ich hoffe zuversichtlich, dass Sie die Lungenentzündung gut und ohne allzu unangenehme Nachwirkungen überstanden haben und dass Sie wieder arbeiten können.

Ich möchte Ihnen über zwei Punkte jetzt schon schreiben, da es sehr wohl möglich ist, dass ich in kurzer Zeit wieder nach Russland zurückkehren muss.

In den nächsten Tagen schicke ich Ihnen die 5. Auflage meiner Psychopathischen Persönlichkeiten.[143] Im Vergleich zur 4. Auflage ist für die allgemeine Psychopathologie höchstens zu bemerken, dass beim Zwang wieder einiges geändert wurde. Es handelt sich um den Abschnitt über das Lenkbewusstsein Seite 67 der 5. und Seite 64 der 4. Auflage.[144]

In kurzer Zeit werde ich Ihnen auch die 2. Auflage von Psychischer Befund und psychiatrische Diagnose schicken.[145] Diese Schrift hat schon mehr allgemein-psychopathologisches Interesse. Gegenüber der ersten Auflage ist folgendes geändert: Einfügung verschiedener neuer Beispiele von Selbstbeobachtung. Etwas ausführlicher behandelt wurde der Wahn, sodass jetzt alles Wesentliche meiner kleinen Arbeit »Eine Schwierigkeit im Wahnproblem«[146] in diese Schrift aufgenommen wurde. Endlich habe ich die Symptome 1. und 2. Ranges nicht mehr mit qualitativen und bloss quantitativen seelischen Abnormitäten identifiziert. Dadurch ist sicher ein wesentlicher Gedanke der 1. Auflage weggefallen, aber er war tatsächlich nicht durchführbar und zu sehr konstruiert.

Bei der Wahnwahrnehmung fiel mir auf, dass man dabei fast allgemein nur an die Wahnwahrnehmungen auf optischem Gebiet denkt. Es gibt sie aber grundsätzlich auf jedem Sinnesgebiet. Wenn man diese Dinge weiter durchdenkt, kommt man leicht in Schwierigkeiten bei dem Begriff der »Bedeutung«. Ich meine auf akustischem Gebiet. Ein Satz, den man versteht, hat an sich schon eine Bedeutung, die zum mindesten andersartig ist als die Bedeutung, die auch jede Geschmacks- und Gesichtswahrnehmung hat. Man sieht es ja schon daran, dass man einen Satz in einer Sprache, die man nicht kennt, zwar wahrnimmt, aber eben nicht in seiner

---

143 Kurt Schneider, *Die psychopathischen Persönlichkeiten*, Wien ⁵1942.
144 Vgl. Kurt Schneider, *Die psychopathischen Persönlichkeiten*, Stuttgart ⁴1940, 63 und ⁵1942, 67.
145 Kurt Schneider, *Psychischer Befund und psychiatrische Diagnose*, Leipzig 1939 und als 2. Aufl. Leipzig 1942. Vgl. AP 4, 512.
146 Kurt Schneider, »Eine Schwierigkeit im Wahnproblem«, in: NA 11 (1938), 436 ff.

Bedeutung erfasst. Ich sage das hier etwas ungeschickt und habe auch jetzt nicht die Zeit, es genügend durchzudenken, aber Sie werden schon verstehen, was ich meine. Für den Zweck meiner kleinen Schrift ist die Frage auch ohne Bedeutung. Sie war nicht der Ort, so etwas näher auszuführen, aber in einer allgemeinen Psychopathologie müsste davon wohl doch die Rede sein.

Nun noch folgendes: Wenn es Ihnen keine grosse Mühe macht, so schicken Sie bitte die vom Institut entliehene 4. Auflage der Psychopathischen Persönlichkeiten zurück. Sie haben ja auch diese 4. Auflage inzwischen von mir noch einmal bekommen. Ferner wäre es mir lieb, wenn Sie Herrn Oberarzt Dr. Gerhard Schmidt meine von ihm persönlich entliehenen Schriften Pathopsychologie der Gefühle und Triebe und Psychischer Befund und psychiatrische Diagnose zurückschicken würden. Beide Schriften habe ich Ihnen ja auch noch einmal geschickt. Diese drei Bücher schicken Sie am besten in einem Paket an die Anschrift des Instituts. Ich möchte aber ausdrücklich bitten, dass Sie sich mit diesen Dingen jetzt keine Mühe machen, wenn sie für Sie auch nur die geringste Anstrengung bedeuten.

Es liegt mir noch daran, Sie zu versichern, dass ich ganz bestimmt stets von allen meinen Veröffentlichungen Ihnen ein Exemplar geschickt habe, sicher auch von allen Monographien mit Ausnahme der 2. Auflage der Prostituierten.[147] Vermutlich wird sich eines Tages auf dem Grund Ihrer psychiatrischen Bücherei eine für mich beinahe beschämende Anzahl von meinen Arbeiten finden.

Mit den allerbesten Wünschen für Ihre Genesung und freundlichsten Grüssen
Ihr
Kurt Schneider

443. Karl Jaspers an Kurt Schneider

Brief, hs.
Original: DLA Nl. Kurt Schneider

Heidelberg 20. Febr. 1942

Sehr verehrter Herr Schneider!
Eben erhalte ich Ihren Brief vom 19. 2. und bin beschämt über die Nachlässigkeit, mit der ich nun über ein halbes Jahr die entliehenen Schriften hier liegen gelassen habe. Sie sollen – sämtliche im Juli mir von Herr Dr. G. Schmidt gesandten Arbeiten – morgen als Paket an Ihr Institut zurückgehen. Ich brauche keine von diesen Schriften mehr, kann alle, wenn es noch nötig sein sollte, hier einsehen. Jedoch habe ich alle gelesen und

---

147 Kurt Schneider, *Studien über Persönlichkeit und Schicksal eingeschriebener Prostituierter*, Berlin 1921, 2. Aufl. 1926. Mit dieser Monographie habilitierte sich Schneider 1919 bei Gustav Aschaffenburg in Köln.

habe wesentlich das Nötige notiert. Ihnen und Herrn Dr. Schmidt danke ich noch einmal herzlich. Eventuell bitte ich noch um weitere Schriften, wenn ich sie hier nicht ohne weiteres erhalte. Zur Zeit fehlt mir Ihre Religionspsychopathologie. Ich habe in der Tat eine starke Serie Ihrer Schriften hier stehen. Aber diese Schrift muss sich irgendwo versteckt haben, da Sie mir schreiben, dass ich seinerzeit alles von Ihnen bekommen habe.

Auf Ihren vorigen ausführlichen Brief kann ich noch nicht antworten. Ich bin erst seit wenigen Tagen wieder bei der Arbeit und noch mit halben Kräften. Ein Rückfall (Rippenfellentzündung auf der bis dahin unbefallenen Seite) zog die Erkrankung in die Länge. Ausgehen darf ich noch nicht. Neue Bücher habe ich noch nicht beschafft. Ich muss nach zwei Monaten Unterbrechung die vielen zerrissenen Fäden wieder anknüpfen. Solch' ein Buch muss im Ganzen gearbeitet werden und im Ganzen gegenwärtig sein. Das erste Manuskript – es ist schon viel abgeschrieben – wird sehr dick. Ich muss bei der nach Abschluss des Ganzen noch einmal notwendigen radikalen Durcharbeit sehen, was sich kürzen oder weglassen lässt.

Ihre neuen Hinweise zu »Lenkbewusstsein« – »Wahnbedeutung« usw. werde ich beachten. Die betreffenden Teile existieren schon in Abschrift des neuen Manuskriptes.

Immer wieder muss ich beklagen, dass ich nicht in München bin, um mit Ihnen gesprächsweise eine Fülle von Dingen zu erörtern. Ihnen, wie neulich, Fragen beliebig zu schriftlicher Beantwortung vorzulegen, ist eine Zumutung, die zu weit geht.

Heute erlaube ich mir nur zwei terminologische Fragen zu stellen, mehr den Geschmack betreffend:

1) Sie haben mit Recht immer den Titel »symptomatische Psychologie« beanstandet. Kurze Titel, die das in einem Kapitel sinnvoll Zusammengefasste treffen, sind sehr notwendig. Damals handelte es sich um den radikalen Unterschied zur »Ausdruckspsychologie«. Mit dem Worte »Leistungspsychologie«, das ich 1912 einführte, habe ich Glück gehabt, mit der »symptomatischen Psychologie« nicht. Was denken Sie von »*somatischer Psychologie*«? Es handelt sich um die sinnfremden *körperlichen* Befunde als *Begleit*erscheinungen seelischer Vorgänge.

2) Die Gliederung des neues Buches – der Unterschied der 4. Auflage ist so gross, dass es fast ein neues Buch wird, soviel auch von dem früheren erhalten bleibt, wenn auch sehr oft noch umgeschrieben wird – zeigt VI Teile, die sich wieder zu Kapiteln untergliedern. Ein solcher Teil (der IV.) behandelt die Weise, wie »das Ganze« der Erscheinungen betrachtet wird – die Methoden des klinischen Erblickens –, und stellt neben das Kapitel über die Krankheitseinheiten (Nosologie) zwei weitere Kapitel, die ich überschreibe: *Eidologie* und *Biographik*, »Eidologie« (das ist der Terminus, wegen dessen vor allem ich Sie frage) umfasst die Weise, wie »*das Ganze*« der menschlichen Artung angeschaut und untersucht

wird: als Geschlecht, als Konstitution, als Rasse. Der Konstitutionsabschnitt ist umfangreich und gründlich geworden, da der in der Literatur geradezu berauschende Erfolg Kretschmers eine beiläufige Erledigung nicht mehr zulässt. Ich habe versucht, den positiven, bejahungswürdigen Sinn herauszuarbeiten, aber zugleich die mit jedem Schritt erfolgten Entgleisungen kritisch zu zeigen. Nun kann sich nur durch meine Durchführung erweisen, ob ich in diesem Kapitel auf rechte Weise methodisch Zusammengehöriges zusammenbringe. *Wenn* ich das tue, ist ein Name in Analogie zur Nosologie notwendig. Ich wählte »Eidologie«. Das Fremde daran wird Sie zunächst gewiss abstossen. Bitte, überlegen Sie sich die Sache doch einmal, und schreiben Sie mir, wenn Sie mögen, Ihr Urteil. Als drittes Kapitel folgt dort dann »Biographik«. Der Name ist gewohnt und wird keine Bedenken erregen. Nosologie, Eidologie und Biographik spielen ständig ineinander.

Ich habe Ihnen die neue Inhaltsübersicht im Grundzug abgeschrieben. Vielleicht interessiert es Sie, wenn auch so äusserlich damit nicht viel anzufangen ist.

Schliesslich lege ich den *Entwurf* eines neuen *Vorwortes* bei, auch mit der Frage, ob Sie mir den Passus, Sie betreffend, so gestatten.[1] –

Sie erwarten Ihre neue Einberufung nach Russland – ich wäre dankbar, wenn ich Ihre Abreise erführe.

Mit den herzlichsten Grüssen und allen guten Wünschen
Ihr sehr ergebener
Karl Jaspers

[1] Auch für sonstige *Kritik* dieses Vorwortes wäre ich dankbar. [hs. Fußnote]

444. Kurt Schneider an Karl Jaspers

Postkarte, hs.
Original: DLA Nl. Karl Jaspers

München, 26.2.42

Sehr verehrter Herr Jaspers,
nach Rückkehr aus einem kurzen Urlaub finde ich Ihren langen Brief vor. Ich muß mir ein paar Tage Zeit lassen zum Überdenken. Die Religionspsychopathologie geht Ihnen vom Verlag aus zu. –

Mit besten Grüßen:
Ihr Kurt Schneider.

445. Kurt Schneider an Karl Jaspers

Brief, ms.
Original: DLA Nl. Karl Jaspers

München, den 27. II. 42

Sehr verehrter Herr Jaspers!
Heute komme ich nun zur Beantwortung Ihres langen Briefes vom 20. II. Gegen den Ausdruck »somatische Psychologie« habe ich schon einige Bedenken. Man müsste wohl zum mindesten »somatologische« Psychologie sagen, doch scheint mir auch dieses nicht ganz befriedigend. Ich habe gedacht an »Psychosomatologie« oder auch an »Somatopsychologie«. Diese Wortzusammensetzung ist heute vielfach üblich, z. B. im Untertitel der Zeitschrift Der Nervenarzt.[148] Sehr gefällt mir aber diese Bezeichnung nicht. Gut wäre wohl »physiologische Psychologie«. Nun ist dieser Ausdruck bekanntlich in der Geschichte der Psychologie schon besetzt, sodass man einen bestimmten, aber eben anderen Sinn damit verbindet. Ich würde daher empfehlen, die Worte umzustellen und zu sagen »psychologische Physiologie«, eine Bezeichnung, die mir von all' den hier erwogenen tatsächlich am glücklichsten, ja durchaus glücklich erscheint. Es handelt sich hierbei ja tatsächlich auch um physiologische Vorgänge und Veränderungen, die nur eben seelisch bedingt sind, sodass es durchaus richtig ist, zum Hauptwort »Physiologie« zu wählen.

Bei dieser Gelegenheit möchte ich sagen, dass mir die Trennung Ihrer bisherigen »symptomatischen Psychologie« von Ihrer »Ausdruckspsychologie« nie ganz eingeleuchtet hat. Ich habe sie selbst auch nicht mitgemacht, wie Sie z. B. in meiner *Pathopsychologie* auf der 2. Seite (unter der Figur) sehen können.[149] Nehmen wir an, ein Mensch erschrickt lebhaft und es zeigen sich auf körperlichem Gebiete die verschiedensten Veränderungen. Ein Teil dieser Veränderungen, z. B. der Peristaltik oder der Diurese werden uns nicht zum Ausdruck – sie spielen sich innen ab; wir sehen sie eben nicht. Andere spielen sich aussen ab; wir sehen sie: etwa Erblassen, Zittern, beschleunigte Atmung. Es scheint mir nun nicht richtig, zwischen diesen beiden Gruppen von körperlichen Folgen des Erschreckens eine scharfe Grenze zu ziehen. Es gibt übrigens auch äusserlich sichtbare körperliche Veränderungen, die nur der Kenner als Ausdruck bewertet, wie das Pupillenspiel. Wenn man überhaupt auf dem ganzen Gebiet trennen will, so würde ich trennen 1. unwillkürliche körperliche Veränderungen infolge seelischer Einflüsse. Hierzu gehören sowohl Erscheinungen, die Sie zur »symptomatischen Psychologie« rechnen, wie Pulsbeschleunigung, als auch Erscheinungen, die Sie

---

148 Untertitel der Zeitschrift *Der Nervenarzt* (1928 ff.) war *Monatsschrift für alle Gebiete nervenärztlicher Tätigkeit mit besonderer Berücksichtigung psychosomatischer Beziehungen.*
149 Schneider, *Pathopsychologie der Gefühle und Triebe*, 2.

zur Ausdruckspsychologie rechnen, wie Veränderung der Mimik oder der Haltung. 2. Die zweite Gruppe wären dann die willkürlichen oder willkürlich unterdrückbaren körperlichen Ausdruckserscheinungen wie Sprache und Handlung. Sie sind nur unscharf von den unwillkürlichen abzutrennen, was man z. B. an der Sprache sieht, die ja auch nur ein unwillkürlicherer, nicht in Worte geformter Ausruf sein kann. 3. Endlich würde ich als dritte Gruppe dieses Gesamtgebietes die objektiv niedergelegten Erzeugnisse zusammenfassen, wie literarische Produkte, Malereien, Handarbeiten usw. Hierbei handelt es sich gewissermassen um den abgehobenen, abgelegten, den gefrorenen Ausdruck.

Nun zu Ihrer Frage, unter welchem Oberbegriff man Geschlecht, Alter, Konstitution, Rasse zusammenfassen soll. Ihr Ausdruck »Eidologie« ist an sich nicht so übel. Sie denken dabei an die »Gestalt«, also gewissermassen an die sichtbare Einbettung des Seelischen. Nun ist aber das Wort eidos durch die antike Philosophie stark belastet und zu einer anderen Bedeutung umgebogen: Man denkt mit Platon und Aristoteles in erster Linie eben gerade nicht an die empirische Gestalt, sondern an das Urbild, an die Idee. Ich glaube daher, dass Ihr Ausdruck den allermeisten Lesern nicht eingehen wird, weil sie eben an diese antike Bedeutung denken. Ich würde daher eher empfehlen, so kühn zu sein und einen ganz neuen Ausdruck zu bilden. Nicht schlecht wäre, im Hinblick auf das griechische Wort für »einhüllen« von »Kalyptologie« zu sprechen. In einer Fussnote müsste die Ableitung wohl angegeben werden. Ich bin mir wohl bewusst, dass der Ausdruck gewisse philosophische Vormeinungen birgt: das Menschliche ist in diese verschiedenen Erscheinungsweisen eingehüllt, es ist nicht diesen Erscheinungsweisen einfach gleichzusetzen. Es ist also ein dualistischer Ansatz unverkennbar. Dies ist aber bei Ihrer »Eidologie« genauso. Sie denken ja dabei auch an die verschiedenen »Gestalten«, in denen das Menschliche auftritt. Zwischen Ihrer »Eidologie« und meiner »Kalyptologie« ist überhaupt kein nennenswerter Unterschied, nur verleitet mein Ausdruck nicht zu Missdeutungen, weil er eben nicht vorbelastet ist.

Biographik finde ich sehr gut.

Zu dem Entwurf des Vorwortes hätte ich nichts zu sagen. Da Sie mich in dieser freundlichen Weise nennen wollen, bin ich gerne einverstanden.[150] Pedant wie ich bin, möchte ich nur sagen, dass die Heidelberger Klinik nicht »Psychiatrische«, sondern m. W. »Psychiatrisch-Neurologische« heisst.

Auch der Entwurf des Inhaltsverzeichnisses leuchtet mir ein. Es fiel mir nur auf, dass Sie ein allgemeines Kapitel über Wert der Theorien beim III. Kapitel bringen wollen. Ich sehe wohl ein, dass es grundsätzlich

---

150 Vgl. AP 4, IV: »Ich danke Professor Kurt Schneider in München. Er hat mir nicht nur durch scharfe Kritik und wertvolle Hinweise Anregungen gegeben, sondern auch durch seine bejahende, fordernde Haltung meine Arbeit ermuntert.«

Theorien nur auf dem Gebiet kausaler Zusammenhänge geben kann. Das ist wenigstens Ihre Meinung und auch die meinige. Aber es gibt doch auch Versuche einer Theorie auf dem Gebiet verständlicher Zusammenhänge – die Psychoanalyse.[151] Jedenfalls gebärdet sie sich so. Ich brauche das schon deshalb nicht näher auszuführen, weil Sie ja darüber früher schon (»als-ob-Verstehen«) Wesentliches gesagt haben. Ich meine nur ganz allgemein, das Kapitel über die Theorien wäre vielleicht doch an einem anderen Ort besser untergebracht, etwa da, wo Sie Methodologisches, Krankheitsbegriff, Typus usw. erörtern.

Das wäre es, was ich diesmal zu sagen hätte. Falls Sie weitere Fragen haben, stehe ich immer gerne zur Verfügung. Ich habe durchaus Zeit und auch Freude daran, diese Dinge durchzudenken. Wenn ich ins Feld abberufen werde, wird Ihnen das gleich mitgeteilt werden.

Ich bin eigentlich erstaunt, wie weit Sie in diesem 3/4 Jahr mit Ihrer Arbeit gekommen sind. Hoffentlich haben Sie sich wieder ganz erholt und können Sie jetzt wieder im alten Tempo fortfahren.

Mit besten Wünschen und Grüssen
Ihr
Kurt Schneider

N P. S. Noch zum Inhalt.

II. Teil. Wohl »genetisch« verstehende Psychopath., da Sie ja auch eine »statisch« verstehende kennen. (I. Teil Kap. 1)

Psycho»logie« und Psycho»pathologie« gehen etwas willkürlich im ganzen Inhaltsverz. (d. h. Teil I u. II) durcheinander.

Dank für die Rücksendung der Separata und Bücher.

446. Kurt Schneider an Karl Jaspers

Brief, hs.
Original: DLA Nl. Karl Jaspers

München, 11. Juni 42

Sehr verehrter Herr Jaspers,
ich möchte nur sagen, daß ich wider Erwarten immer noch hier bin. Und fragen, wie es mit Ihrer Arbeit steht.

Meine Psychopathen, deren 5. A. erst im März 42 in den Buchhandel kam, sind schon wieder fast vergriffen, weshalb ich die 6. A. vorbereite – kein Spaß, nach so kurzer Zeit.

Mit besten Grüßen und Wünschen:
Ihr
Kurt Schneider.

---

151 Jaspers bringt seit der 2. Aufl. im Kapitel »Theorien« eine Kritik der Freud'schen Psychoanalyse.

447. Karl Jaspers an Kurt Schneider

Brief, hs.
Original: DLA Nl. Kurt Schneider

Heidelberg, 13. Juni 1942

Sehr verehrter Herr Schneider!
Sie müssen über mein langes Schweigen verwundert sein. Um so mehr danke ich Ihnen für Ihre heutige gütige Anfrage – und ich freue mich, dass Sie noch in München sind.

Zunächst die Frage nach meiner Arbeit. Ich habe wie ein in Gang gebrachtes Pferd unentwegt, fast besinnungslos im ständigen sachlichen Besinnen gearbeitet. Seit einigen Wochen liegt eine Schreibmaschinenabschrift (ich schätze 1500 Blätter) der ersten Niederschrift vor mir. Ich arbeite weiter daran um, streiche, ergänze. Vor allem lese ich jetzt wieder, da doch eine Menge Zeitschriftenbände und Bücher fehlen (ich werde auf Vollständigkeit der Durchsicht verzichten müssen, es wird uferlos). Diese unablässige Anspannung hat auch mein Schreiben immerfort aufschieben lassen.

Nun antworte ich erst heute auf Ihren wertvollen Brief vom 4. März. Sie haben damals meine Fragen gründlich erwogen. Einzelnes:

Ich habe »Somatopsychologie« Ihrem Vorschlag entsprechend gewählt.[152]

Ich hoffe noch, dass Ihnen die prinzipielle Trennung der bisherigen »symptomatischen Psychologie« von der »Ausdruckspsychologie« doch einleuchtend wird. Jedenfalls haben Sie mich durch Ihren Zweifel angespornt, die Sache in meinem neuen Text nach meinen Kräften klar herauszubringen. Ich halte die Trennung für sehr wichtig in ihren Folgen. Gut, dass Sie zweifelten! Ich hielt irrtümlich die Sache längst für gesichert und erledigt.

Ihre Gedanken, die zum Worte »Kalyptologie« führen, billige ich restlos. Aber das Wort ist doch zu riskant. Es wirkt wie ein »ernster Scherz«. Ich muss bei »Eidologie« bleiben. Ihr Einwand gegen Eidologie (dass »Urbild«, oder Idee, und *nicht* empirische Gestalt gemeint sei) freute mich, weil ich in diesem Kapitel gerade ausführe, dass es sich um Ideen, nicht um empirische Wirklichkeiten als Gegenstände handle und dass *auf dem Wege* dieser Ideen empirische Wirklichkeiten partikularer Art erkannt werden. So war es früher mit der »Idee der Krankheitseinheit«, als die ich die Gedanken Kraepelins interpretierte.[153] So will ich jetzt zeigen, dass Kretschmer eine »wahre Idee« hat, aber diese selber missversteht. Mit Carl Schneiders Symptomverbänden steht es wohl ähnlich. Ich lese sie gerade jetzt und werde bei der Einführung zu den »Symptom-

---

152 Die publizierte Fassung der *Psychopathologie* enthält den Begriff so nicht. Vgl. AP 4, 506-516.
153 Vgl. zuerst AP 1, 259-264.

complexen« eine wesentliche Ergänzung durch ihn bringen. Bei dem Worte »Eidologie« bleibe ich umso lieber, als Sie es »an sich nicht so übel finden.«

Dass die Psychoanalyse »Verstehbarkeiten« zu »Theorien« gemacht hat, ist wahr. Sie hat m. E. in dieser Verkehrung eine *Causal*theorie gemeint. Als solche charakterisiere ich sie im Theorienkapitel.

Es geschieht mir bei mehreren psychiatrischen Bewegungen, dass sie *an mehreren Stellen* meines Buches vorkommen, weil sie Verschiedenes in sich verschränken. So erscheint die Psychoanalyse 1) in der verstehenden Psychologie, 2) bei den Theorien, 3) als Glaubensbewegung in Teil VI. So erscheint Kretschmer 1) kurz in der Physiognomik,[154] 2) in der Konstitutionslehre.[155]

Heute lege ich Ihnen eine ausführliche Inhaltsübersicht über die neue Auflage bei. Manches wird sich noch ändern. Vielleicht haben Sie Lust, es einmal durchzusehen. – Auch das Vorwort ist bei der neuen Bearbeitung umgeschrieben. Welche Fassung gefällt Ihnen besser?

Wenn ich Ihnen Fragen vorlegen will, erscheint mir jede einzelne so zufällig. Denn es wären so viele zum Schreiben. Trotzdem greife ich einige heraus:

1) Kennen Sie gute *biographische Krankengeschichten*? Ich meine *ausser* den Pathographien und der Arbeitsserie von Gaupp über den Hauptlehrer Wagner. Nun ich solche Krankengeschichten als Beispiele citieren möchte, finde ich keine befriedigenden.

2) Zur ausgezeichneten Arbeit Ihres K. F. *Scheid* über *febrile Episoden*:[156] Haben Sie solche Fälle seitdem regelmässig beobachtet? Sind die Fälle sicher ohne jeden infektiösen Grund?

3) Ob Sie in Ihrer Bibliothek *Separata* haben zu Arbeiten Joh. Lange's:[157] »Rasse und Genussmittel«, »Gesichtstypen und Persönlichkeit«, »Untersuchungen in einem Elendsquartier«, u. s. w.?

4) Gibt es so anschauliche und gründliche psychologische Analysen bei Hirntumoren wie in *Beringers* Analyse eines *Stirnhirntumors* (der von der Falxhaut[158] ausging)?

---

154 AP 4, 224-226.
155 Ebd., 537-549.
156 Karl Friedrich Scheid, *Febrile Episoden bei schizophrenen Episoden*, Leipzig 1937. Vgl. AP 4, 211.
157 Johannes Lange (1891-1938) war Schüler Emil Kraepelins und vor Kurt Schneider Leiter der Klinischen Abteilung der Deutschen Forschungsanstalt für Psychiatrie in München und engagierte sich auf bedenkliche Weise für Erbgenetik. Jaspers rezipiert in der *Psychopathologie* vor allem Langes Beitrag *Die endogenen und reaktiven Gemütserkrankungen und die manisch-depressive Konstitution* (= Oswald Bumke, *Handbuch der Geisteskrankheiten* Bd. 6, Berlin 1928, Spezieller Teil; 2. Teil), sowie: Günther Just und Johannes Lange, *Erbbiologie und Erbpathologie nervöser und psychischer Zustände und Funktionen* (= *Handbuch der Erbbiologie des Menschen*, hrsg. von Günther Just, Bd. 5, 2 Tle., Berlin 1939). Vgl. AP 4, 417-499.
158 Die Bindegewebsmembran, die die beiden Kompartimente für die Großhirnhälften trennt, heißt wegen ihres sichelförmigen Zuschnitts lateinisch »falx cerebri«.

5) *Kleists* Riesenwerk[159] ruht doch wohl nach wie vor auf irrtümlichen Voraussetzungen? Er hat neurologisch wohl Entdeckungen gemacht (die beurteile ich nicht), aber psychopathologisch scheint mir das alles auch heute ungeniessbar (abgesehen von gelegentlichen guten Deskriptionen, sofern sie mit der Theorie nichts zu tun haben).

6) Haben Sie eine Stellung zu C. G. *Jung*? Ich kann es schlecht vertragen, ihn zu lesen. Aber er spielt eine grosse Rolle.[160] Die möchte ich verstehen. Seine »Archetypen« kann man in einer Psychopathologie wohl nicht ignorieren.[161]

7) Ist die therapeutische Wirkung des *Insulin-Cardiazol*-Schocks von *derselben* Art wie die Heilerfolge vor 150 Jahren durch andere Mittel, die den Kranken an den Rand des Todes brachten?[162]

Herzlichen Gruss und Dank
Ihr Karl Jaspers

Ich gratuliere zur schnellen Neuauflage der Psychopathen! Grossartig! – Auch Dank für die Neuauflage von Psychologischer Befund und psychiat. Diagnose.[163]

---

159 Karl Kleist veröffentlichte seit 1926 über gehirnpathologische Lokalisationsfragen bei psychischen Erkrankungen, gesammelt als: Karl Kleist, »Gehirnpathologie, vornehmlich auf Grund der Kriegserfahrungen«, in: *Handbuch ärztlicher Erfahrungen im Weltkrieg 1914-18*, Leipzig 1934, 343-408. Jaspers stand dem Anspruch auf eine somatisch zu vereindeutigende Nosologie skeptisch gegenüber und wurde von Kleist wiederum mit dem Vorwurf eines »diagnostischen Nihilismus« kritisiert. Vgl. AP 4, 404 u. 479.

160 Carl Gustav Jung wird von Jaspers zur Zeit der ersten Auflagen der *Allgemeinen Psychopathologie* 1913 wegen seiner *Diagnostischen Assoziationsstudien* (Leipzig 1906/1910) und der mit Eugen Bleuler durchgeführten Arbeiten zur *Dementia Praecox* (Halle 1907/1911) geschätzt. Vgl. GSP, 337f. und AP 1, 173; 178. Im Nationalsozialismus übernimmt Jung von Ernst Kretschmer die Leitung des *Zentralblattes für Psychotherapie* und die Leitung des internationalen Dachverbandes für ärztliche Psychotherapie, dem die noch 1933 gegründete Deutsche allgemeine ärztliche Gesellschaft für Psychotherapie untersteht. Er spricht von einer »germanischen« im Unterschied zu einer »jüdischen Psychologie«. Zu C. G. Jungs problematischer Rolle für die Psychotherapie im Nationalsozialismus vgl. weiter Cooks, *Psychotherapy in the Third Reich*, 127-135.

161 Jaspers geht in der *Psychopathologie* kurz und reserviert auf Jungs interpretativen Anspruch der Archetypenlehre ein und nennt den mit ihm befreundeten Indologen Heinrich Zimmer (1890-1941) als ernsthaften Apologeten. Vgl. AP 4, 278.

162 Vgl. S. 608.

163 Kurt Schneider, *Psychologischer Befund und psychiatrische Diagnose*, Leipzig ²1942.

Brief, hs.
Original: DLA Nl. Karl Jaspers

448. Kurt Schneider an Karl Jaspers

München 23, 14. Juni 42

Sehr verehrter Herr Jaspers,
heute kann ich nur den Empfang Ihres Briefes bestätigen. Wohl erst in der übernächsten Woche kann ich ausführlich antworten. Die nächste Woche brauche ich für meine 6. Auflage, da der Verlag inzwischen mitgeteilt hat, dass er kein Stück mehr auf dem Lager hat – und ich muss ja jeden Tag mit meiner Rückkehr in die Gegend von Leningrad rechnen.
Mit herzlichen Grüssen inzwischen
Ihr Kurt Schneider

449. Kurt Schneider an Karl Jaspers

Brief, ms.
Original: DLA Nl. Karl Jaspers

München, den 24.6.42

Sehr verehrter Herr Jaspers!
Auf Ihren Brief vom 13. Juni 1942 möchte ich jetzt etwas eingehen.

Zuerst muss ich gestehen, dass mir Ihre Anschauung, dass die Krankheitseinheit eine »Idee« sei, nie eingeleuchtet hat. Warum sollte die Krankheitseinheit nicht eine empirische Wirklichkeit sein *können*? Grundsätzlich sehe ich keine Hindernisse, dass das nicht *möglich* wäre. Man könnte sich doch vorstellen, dass der Morbus schizophreniae und der Morbus zyklothymiae gegeneinander scharf abgegrenzte Krankheiten wären, die ihre spezifischen Verläufe und auch eine spezifische psychische Systematik hätten. Das *könnte* doch so sein, mit anderen Worten, die »Idee« könnte empirisch verwirklicht werden, wäre also keine, sondern eine Hypothese. Dasselbe gilt von der Lehre Kretschmers und den Symptomenkomplexen von Carl Schneider. Ich kann in all diesen Entwürfen grundsätzlich keine Ideen sehen. Dabei glaube ich Sie richtig zu verstehen, insbesondere habe ich den Anhang zur Psychologie der Weltanschauungen dabei im Auge.[164] Jedenfalls scheint es mir unmöglich, die »Krankheitseinheit« etwa der Idee von »Welt« oder »Seele« gleichzusetzen.

Was den Vergleich der beiden Vorworte betrifft, so ist es Geschmackssache, welches man wählen will. Mir gefällt vielleicht das erste besser, weil es mir sprachlich einfacher vorkommt.

Mit grossem Interesse habe ich das Inhaltsverzeichnis, das ich wieder beilege, mit dem der letzten Auflage verglichen. Auf den ersten Blick hat man den Eindruck, dass das Philosophische sehr stark hervortritt, verständlich, da Sie ja selbst in den letzten Jahrzehnten eben keine Psychia-

---

164 Dort referiert Jaspers »Kants Ideenlehre«.

trie mehr getrieben haben. Für *mich* ist dieses Überwuchern des Philosophischen besonders interessant. Ob es Ihrem Buch in seiner Eigenschaft als Darstellung der Psychopathologie zugute kommt, ist eine andere Frage. Aber natürlich kann man auf Grund der blossen Überschriften sich über die Ausdehnung der einzelnen Kapitel ja keine richtige Vorstellung machen.

Dies erschwert es auch, zu Einzelheiten des Inhaltsverzeichnisses etwas zu sagen. Es ist nicht immer leicht zu erkennen, was nun in den einzelnen Kapiteln abgehandelt wird. So kann ich mir (S. III) unter »Reflexive Phaenomene« zunächst eigentlich nichts vorstellen. Noch einmal möchte ich (S. IV) zur Leistungspsychologie bemerken, dass alle diese Funktionen ja auch ihre phaenomenologische Seite haben und dass es mir nicht gut möglich scheint, den einen Gegenstand unter der, den anderen unter jener Methode abzuhandeln. Nicht ganz logisch scheint mir (VII/VIII), dass Kapitel 1 »Verständliche Zusammenhänge« heisst und Kapitel 2 »Verständliche Zusammenhänge bei spezifischen Mechanismen«, denn die »verständlichen Zusammenhänge« müssten doch diese beiden Kapitel übergreifen oder es müsste bei Kapitel 1 die Überschrift »Verständliche Zusammenhänge« noch einen Zusatz haben entsprechend dem Zusatz von Kapitel 2. – Bei dieser Gelegenheit: Ich bin doch sehr dagegen, von »Mechanismen« zu sprechen, denn es sind ja gerade keine, sondern Psychismen. Es klingt dabei die Lipps-Freudsche Seelenmechanik durch: Stauung, Verdrängung usw.

Nun noch zu Ihren speziellen Fragen.

1. Biographische Krankengeschichten. Tatsächlich kenne ich auch keine. Am ergiebigsten sind noch die Ihnen ja bekannten, vielfach aus Heidelberg hervorgegangenen Arbeiten vor etwa 20 Jahren.[165] Sie bringen aber meist Selbstschilderungen. Grössere Biographien von aussen sind mir auch nicht bekannt – man müsste da die ganze psychiatrische Literatur durchsehen. Historisch möchte ich Sie daran erinnern, dass Ideler (1795-1860) im Jahre 1841 ein Buch erscheinen liess, Biographien Geisteskranker in ihrer psychologischen Entwicklung dargestellt, das sicher in der Heidelberger Klinik ist. Meiner Erinnerung nach ist es aber ziemlich schlecht und auch die beigegebenen Lithographien sind recht nichtssagend.[166] Immerhin ist geschichtlich ein derartiger Versuch interessant.

---

[165] Jaspers führt vor allem die verschiedenen Arbeiten Robert Gaupps an, der seit 1914 über den Fall eines psychiatrisch auffälligen Mehrfachmörders veröffentlicht hatte. Vgl. *Zur Psychologie des Massenmords. Hauptlehrer Wagner von Degerloch*, Berlin 1914 und andere Zeitschriftenarbeiten zum »Fall Wagner« aus den Jahren 1920-1938. Vgl. AP 4, 570. An Heidelberger Arbeiten erwähnt Jaspers allein Karl Wilmanns Schrift, *Zur Psychopathologie des Landstreichers*. Leipzig 1906.

[166] Carl Wilhelm Ideler (1795-1860) war seit 1828 Leiter der Irrenabteilung der Charité und seit 1839 ao. Professor der Psychiatrie. Er gilt mit dem von Schneider erwähnten Band als Vorreiter des psychodynamischen Denkens in der Medizin, wobei bei ihm physiognomische Interpretationen eine erhebliche Rolle spielen. Jaspers rezi-

2. Zur Arbeit von Herrn K. F. Scheid. Den neuesten Stand zur »Pathophysiologie der Psychosen« finden Sie in den Fortschritten der Neurologie und Psychiatrie Band 13 (1941) Seite 436 in einem Referat von Riebeling.[167] Die febrilen katatonischen Psychosen sehen wir gelegentlich immer wieder. Dass es sich um verkappte Infektionen handelt, wird heute wohl niemand mehr einwenden, dagegen wird bestritten, dass diese Episoden in einem engen Zusammenhang mit dem Morbus schizophreniae stehen. Die Kritik sieht vielmehr darin ein allgemeines pathophysiologisches Syndrom, das, insbesondere bei Schwererregten, auch bei anderen Psychosen, auch bei symptomatischen, vorkommt. Eine Kritik darüber finden Sie in dem genannten Referat Seite 448/449.

3. Von den erwähnten Arbeiten von J. Lange habe ich leider keine Separata. Er schickte fast nie etwas ohne besondere Anforderung.

4. Zu der Frage der psychopathologischen Analyse von Tumoren. Herr G. Schmidt hat soeben eine zu der Arbeit von Beringer passende Beobachtung für den Nervenarzt gegeben.[168] Er wird Ihnen einen Sonderdruck schicken. Wie Herr Dr. Schmidt mir berichtet, gibt es keine der schönen Arbeit von Beringer vergleichbare Kasuistik, sondern nur gelegentliche Hinweise.

5. Man darf sagen, dass die Kleistsche Lokalisationslehre vollkommen neben der klinischen Psychiatrie steht.[169] Sie wird zwar gelegentlich mit Bewunderung genannt, aber eigentlich nie ausgewertet. Es handelt sich eben um eine richtige Gehirnmythologie. Auch von anatomischer Seite hat man bedeutsame Kritik geübt. Man hat ja festgestellt, dass selbst eine kleine Verletzung des Gehirns eine histopathologische Veränderung in der Gegend von mehreren Zentimetern allseitig um die Verletzung hervorruft. Daraus geht schon hervor, dass diese punktuelle Lokalisation von Kleist auf kleine Räume gar nicht stimmen kann. Kleist hat in dieser Beziehung ein völlig röhrenförmiges Gesichtsfeld, d. h. er sieht überhaupt nur das, was er sehen will und was zu seinen Theorien passt. Auch seine Mitarbeiter sind gewissermassen verpflichtet, das Kleistsche Lehrgebäude mit ihren Befunden auf den verschiedensten Gebieten zu stützen – sei es, dass sie seine verschiedenen klinischen Sonderformen auch erbbiologisch abgrenzen, sei es, dass sie seine klinischen Unterscheidungen histopathologisch stützen sollen.

6. Ich habe gar kein Verhältnis zu Jung. Das »kollektive Unbewusste« erscheint mir, soweit man es gelegentlich kasuistisch illustriert bekommt,

---

pierte Ideler mit dem *Versuch einer Theorie des religiösen Wahnsinns*, Halle 1848/50, lehnte aber Idelers psychodynamischen Ansatz ab, wie er ihn im *Grundriss der Seelenheilkunde*, Berlin 1835, entwickelt hatte; vgl. AP 4, 612 u. 709.

167 Carl Riebeling, »Pathophysiologie der Psychosen«, in: FNP 13 (1941) 436-454. Riebeling (1900-1961) wurde 1943 zum apl. Professor für Psychiatrie und Neurologie in Hamburg ernannt.

168 Gerhard Schmidt, »Zur Kasuistik der Kleptomanie«, in: NA 13 (1940), 326.

169 Vgl. S. 646.

ausgesprochen komisch. Ich glaube, dass mehr als ein kurzer Hinweis darüber, was Jung ungefähr will, für Ihr Buch nicht nötig wäre.

7. Es ist unmöglich, über die moderne Psychosentherapie in Kurzem etwas zu schreiben. Ob sie der Schizophrenie gegenüber etwas leistet, ist immer noch fraglich. Dagegen sind die Erfolge der Cardiazolbehandlung bei zyklothymen Depressionen unleugbar und in vielen Fällen ganz erstaunlich. Es ist heute geradezu ein Kunstfehler, eine derartige Behandlung zu unterlassen. Über diese Sache existiert eine enorme Literatur. Ich kann Ihnen daraus nur das Referat von Max Müller in den obengenannten Fortschritten d. Neur. Psych. etc. Band 11 (1939) S. 363, 377, 417 und 455, sowie Band 13 (1941) S. 203 nennen.[170] Ausserdem weise ich Sie auf das Buch von Carl Schneider hin, Behandlung und Verhütung von Geisteskrankheiten, Berlin 1939, Verlag Springer, das insbesondere auf die Sie interessierenden Vergleiche mit der robusten alten Therapie eingeht.[171] –

Lassen Sie mich für heute schliessen. Ich bewundere Sie, dass es Ihnen möglich ist, sich so intensiv in die Psychopathologie zu vergraben. Ich muss von mir selbst sagen, dass ich unter dem Druck der Zeiten eigentlich jedes Interesse für die psychiatrische Forschung verloren habe.

Mit herzlichen Grüssen
Ihr
Kurt Schneider

450. Karl Jaspers an Kurt Schneider

Brief, hs.
Original: DLA Nl. Kurt Schneider

Heidelberg, 27. Juni 1942

Sehr verehrter Herr Schneider!
Ich danke Ihnen herzlich für Ihre ausführliche Antwort. – Wegen der Frage der »Idee« der Krankheitseinheit usw. muss ich warten, bis Sie – hoffentlich einmal – den IV. Teil meines Buches lesen können. »Idee« behaupte ich 1) wegen der *Universalität* der Beziehungen, die zwischen *allen* Tatbeständen unter Führung der Idee gesucht werden, – 2) wegen der *Unendlichkeit* der Aufgabe. Wenn Paralyse allerdings eine Krankheitseinheit ist und als Vorbild für sie diente, so ist die Idee collabiert. Sie

---

170 Jaspers unterstreicht die positiven Wirkungen der Cardiazol-, Insulin- und Elektroschocktherapie; er nennt u. a. die Arbeiten Max Müllers: »Insulintherapie«, in: *Fortschritte der Neurologie und Psychiatrie und ihrer Grenzgebiete* 11 (1939), 360-375; »Die Insulin- und Cardiazolbehandlung in der Psychiatrie«, in: FNP 11 (1939), 375-408; »Die Insulin- und Cardiazolbehandlung in der Psychiatrie«, in: FNP 11 (1939), 417-440, und »Elektrokrampfbehandlung (Cerletti)«, in: FNP 13 (1941), 203-227. Vgl. AP 4, 694.
171 Zu Carl Schneiders arbeitstherapeutischen Initiativen vgl. Klaus Dörner, »Klassische Texte neu gelesen. Über C. Schneiders Buch *Behandlung und Verhütung der Geisteskrankheit*«, in: *Psychiatrische Praxis* 13 (1986), 112.

selbst haben, glaube ich, früher Diagnostik als Diagnostik der somatischen Erkrankungen als ein sicheres und einwandfreies Gebiet abgetrennt – *da* ist die Idee nicht mehr wirksam. Die Idee ist erwachsen auf dem Felde der grossen endogenen Psychosen und hier ist sie meines Erachtens bis heute wirksam und geeignet, das Spezifische dieses ganzen Gebietes auszusprechen. Doch in Kürze ist das nicht zur Überzeugung zu bringen. – Sie haben gewiss recht, dass alle Funktionen der Leistungspsychologie auch phaenomenologisch zu betrachten sind. Es kommt darauf an, welche Methode als *Mittel* dient und welche den Untersuchungsgegenstand *selbständig* bestimmt. Mir scheint, dass sich die Untersuchungen dennoch der Mehrzahl nach natürlich gruppieren lassen. Doch erwäge ich weiter Ihre Bedenken. – Den alten Ideler besitze ich, er ist nur historisch interessant, allerdings für seine Zeit nicht unbedeutend, leider ein breiter Vielschreiber, zuweilen tiefe Einsichten.[172] Die Biographien recht mangelhaft. – Alle anderen Informationen waren mir erwünscht und zum Teil bestätigend.

Dass das *Philosophische* gegenüber den früheren Auflagen stärker hervortritt, ist gewiss und ist Absicht (hier kann ich in Ansätzen vielleicht leisten, worauf Psychiater schwerer kommen). Aber es beschränkt sich fast ganz auf den VI. Teil (der als Ganzer den Umfang *eines* Kapitels hat), und ausserdem kommen logische Erörterungen in der Einführung und in den Einleitungen zu Teilen und Kapiteln zum Teil *etwas* ausführlicher als früher heraus. Räumlich ist auch jetzt die Hauptmasse des Buches Ausbreitung und Gestaltung des empirischen Materials. Zunächst aber freut mich, dass Sie sich für das Philosophische interessieren werden. –

Darf ich Sie trotz meiner früheren Lässigkeit im Zurücksenden noch einmal um leihweise Überlassung Ihrer Bibliothek bitten? Es sind einige Bücher hier nicht aufzutreiben:

J. Klaesi, Vom seelischen Kranksein, Vorbeugen und Heilen, Bern-Leipzig 1937.[173]

Mc Dougall, Aufbaukräfte der Seele, Leipzig 1937[174]

Menninger-Lerchenthal, Das Truggebilde der eigenen Gestalt, Berlin 1935[175] –

Noch eine Frage:

Was halten Sie von *Carl Schneiders* Buch über die *schizophrenen Symptomverbände*?[176] Mir scheint, dass es den typischen Enthusiasmus

---

172 Vgl. S. 487, Anm. 166.
173 Von Jaspers nicht in die *Allgemeine Psychopathologie* aufgenommen.
174 William McDougall (1871-1938), britisch-amerikanischer Psychologe, *Aufbaukräfte der Seele*, Leipzig 1937. Jaspers zitiert McDougall dort als Kontrast zu Freuds Triebtheorie. Vgl. AP 4, 265.
175 Erich Menninger-Lerchenthal, *Das Truggebilde der eigenen Gestalt*, Berlin 1935. Von Jaspers nicht in die *Allgemeine Psychopathologie* aufgenommen. Menninger-Lerchenthal (1898-1976) habilitierte sich 1946 und war ao. Professor für Neurologie und Psychiatrie in Wien.
176 Carl Schneider, *Schizophrene Symptomverbände*, Berlin 1942.

zeigt, der den »Ideen« eigen ist. Darum hat es Schwung und ist anregend? Das Empirische ist wohl durchweg mehr Frage als Ergebnis? Es wäre mir besonders interessant, ob Sie die *drei Symptomverbände* empirisch bestätigen. Nach den zahllosen vergeblichen Trennungen innerhalb der Schizophrenie ist man a priori wohl erst einmal skeptisch. Die Anschauungs- und Darstellungskraft ist – gemessen an Kraepelin und Kretschmer – wohl dürftig.

Mit Dank und herzlichem Gruss
Ihr Karl Jaspers

Ich vergass, was mir bei der Lektüre Ihres Briefes zunächst das Überraschendste und Erschreckende war: Sie hätten eigentlich jedes Interesse für die psychiatrische Forschung verloren. Soll ich das als unmutige Äusserung eines Augenblicks oder als Ausdruck eines tiefen Ernstes ansehen? Da ich bei Ihnen niemals Zeichen für die Neigung zum ersteren bemerkt habe, besorge ich das letztere. Dann muss Ihnen allerdings meine Bemühung des abgelaufenen Jahres wunderlich vorkommen. Der Unterschied ist wohl: Sie stehen in der Praxis, ich habe einerseits aus Erinnerung gearbeitet, andererseits aus einem »philosophischen« Interesse, das, ohne davon in dem Buch zu reden, die Sprache der Chiffren dieser Wirklichkeit hören will, und ausserdem aus dem logischen Interesse am Sinn der verschiedenen Erkenntnisweisen und Tatbestandstypen.

Schade, dass ich Sie nicht eben besuchen kann, um zu sprechen, was sich kaum schreiben lässt!
Nochmals beste Grüsse
Ihr K. J.

451. Kurt Schneider an Karl Jaspers

Brief, ms.
Original: DLA Nl. Karl Jaspers

München, 30.6.42

Sehr verehrter Herr Jaspers,
die Bücher kommen, falls sie zur Zeit da sind, was ich glaube.

Das neue Buch von Carl Schneider halte ich für sehr einfallsreich. Dinge, an die noch niemand gedacht hat. Originell und voll echter Forscherbegeisterung. Wirklich etwas Neues, wo man schon keinen Fortgang mehr sah. In der Form zu sehr überinstrumentiert mit Nebengedanken – zu viel auf einmal. Dass es so ist, wie er meint, das glaube ich allerdings nicht. Seine Symptomenverbände sind mir noch nie so entgegengesprungen. Geachtet habe ich noch kaum darauf. Bei der Seltenheit der unvollständigen Schizophrenien würde man auch Jahre brauchen, bis man ein Urteil hätte. Aus verschiedenen Gründen ist das zur Zeit auch kaum nachprüfbar – vollends nicht, da ja in keiner andern Klinik jenes

»natürliche« Arbeitsmilieu besteht, das nach C. S. sein muss, wenn man diese Dinge sehen will. Ich bin überzeugt, dass kein Mensch sich daran macht, diese an sich aussichtsvollen Wege zu gehen. Dazu fehlt heute jede Vorbedingung – was für einen »Zweck« soll das denn haben? Denn für reine Forschung fehlen Menschen, Zeit, Ruhe.

– Das führt zu Ihrer andern Frage. Ich bin niemals eigentlich ein hingerissener Forscher gewesen. An meinem Beruf war mir die ärztlich-menschliche, auch organisatorische Seite einer Klinik und auch der Unterricht mehr. Nun kam noch dazu, dass die Psychopathologie innerhalb der Psychiatrie doch wohl wieder einmal erschöpft zu sein scheint. Ausser kleinen Ausarbeitungen und Nachträgen ist kaum mehr was möglich. Und dann ist eben die Zeit der Humanität vorüber und mit ihr ist unser Beruf und Stand entzwei gegangen. Man kann einwenden, das habe doch mit der Forschung nichts zu tun. Aber die Trennung kann man nicht machen – ich jedenfalls kann das nicht. Endlich kann man sich der völligen Entwertung der geistig Unzulänglichen und »Nutzlosen« auch nicht ganz entziehen. Es ist richtig, dass wir heute keine Kräfte haben, in stundenlanger Exploration etwa das System einer Verrücktheit aufzudecken oder andern »Inhalten« nachzuspüren. Das ist in dieser Zeit nicht am Platz für den, der was anderes tun kann. Natürlich führt das sogleich weiter: soll und kann man überhaupt noch zweckfreie Wissenschaft treiben? Wer es kann, soll es tun, meine ich. Aber ich kann es nicht. Wohl in erster Linie, weil eben die Grundbedingungen der Psychiatrie verhagelt und weggewischt sind – und die Wissenschaft schwebt eben nicht darüber, sondern es ist *ein* Ethos. – Auch die Feldeindrücke, die man in späteren Jahren sehr viel schwerer nimmt als in der Jugend, und die damit verbundene große persönliche Nähe an dem Weltgeschehen und endlich der Umstand, dass ich keine Stunde sicher bin vor dem abberufenden Telegramm, mag meine wissenschaftliche Müdigkeit mitbedingen. Bekanntlich bleibt immer ein unbegründbarer Rest – aber in diesem Fall kann man wirklich sehr viel, sehr einleuchtend begründen.

Mit herzlichen Grüssen
Ihr
Kurt Schneider

452. *Karl Jaspers an Kurt Schneider*

Brief, ms.
Original: DLA Nl. Kurt Schneider

Heidelberg, den 2. Juli 1942

Sehr verehrter Herr Schneider!
Eben erhalte ich mit Dank Ihren Brief vom 30. VI. Ihre Bemerkungen zum Werk Carl Schneiders entsprechen meinem Eindruck. So habe ich den Mut, meine ausführliche Besprechung (im Kapitel »Nosologie«), die

bei aller Kritik sehr positiv ist, stehen zu lassen.[177] Die empirische Substanz ist so schmal wie bei Conrad – das unterscheidet beide von Kretschmer oder gar Kraepelin. Aber der »Schwung« ist unverkennbar.

Besonders danke ich Ihnen aber für Ihre persönlichen Erörterungen. Was Sie sagen, ist ja alles wahr. Der knappe Ausdruck Ihres Wesens ist mir ein Dokument. Schmerzvoll – wie sollte es heute anders sein! Aber eine philosophische und ärztliche Ruhe im Begreifen!

Ich müsste Ihnen eigentlich antworten durch Begründung, warum ich trotz allem ein Jahr mich mit Psychopathologie beschäftigen konnte. Solche Antwort wird schriftlich zu schwer. Ihrer täglichen Erwartung des Telegramms entsprechen bei mir andere Sorgen, von denen man nicht gern spricht, grade weil sie das ganze Leben unter ihre Bedingung stellen.

Was die wissenschaftlichen und philosophischen Arbeiten angeht: vielleicht ist alles, was unsereins noch tun kann, ein Testament. – Ich freue mich *sehr*, dass ich mit der Psychopathologie in wenig Wochen fertig bin. Dann kehre ich zurück zur Philosophie – historisch zur Achse aller geistigen Weltgeschichte im letzten Jahrtausend vor Chr., systematisch zu meiner »philosophischen Logik«.[178] Beides ist »zeitlos«, im Vergleich zur Psychopathologie. Übrigens ist das Manuskript der Psychopathologie jetzt auch in der Abschrift durchgearbeitet. Was ich noch tue, ist eine Nachlese in der Literatur, neben prüfendem Blättern in meinem Manuscript und Putzen hier und da.

Vorgestern begann die Offensive im Osten. Ihr Telegramm kann nun schnell kommen. Doch im Norden, wo doch wohl Ihre Division steht, ist die Offensive noch nicht. –

Ob Sie Lust hätten, die Correkturen in den Fahnen zu sehen? Natürlich *ohne* alle Verbindlichkeit, *nicht* mit der Aufgabe, etwa am Correkturlesen teilzunehmen, – aber um bei Lust und Gelegenheit mir eventuell noch einen Ratschlag geben zu können, besonders bezüglich Streichen überflüssiger oder anstössiger Partien? Die von Ihnen mit Recht gerügte eisig ablehnende Kritik habe ich nach Kräften zu vermeiden gesucht, vielleicht nicht mit vollständigem Erfolg. Ich möchte Sie natürlich in keiner Weise belasten. Darum bitte ich Sie, einfach nein zu sagen. Ich werde Ihnen das *nicht im geringsten* verdenken.

Mit herzlichen Grüssen
Ihr Karl Jaspers

---

177 Vgl. AP 4, 490-495.
178 Aus dieser Beschäftigung gingen die Werke *Von der Wahrheit* (1947) und *Ursprung und Ziel der Geschichte* (1949) hervor.

453. Kurt Schneider an Karl Jaspers

Brief, hs.
Original: DLA Nl. Karl Jaspers

München, 5. Juli 42

Sehr verehrter Herr Jaspers,
Dank für Ihren Brief. Zum Grundsätzlichen ist nicht mehr zu sagen. – Ich würde die Korrekturen sehr gerne lesen, wenn ich hier bin. Das ist die Vorbedingung, denn ins Feld kann man sie nicht schicken. Einmal die 100 Gr.-Grenze, dann der Umstand, daß die Sendungen nicht in der Reihenfolge der Absendung und erst sehr verspätet ankommen – und ebenso unregelmäßig zurückkommen. (Ich denke deshalb ernstlich daran, diesmal die 1. Korr. meiner neuen Psychopathen-Auflage nicht selbst zu lesen, falls ich weg bin.)
 Falls ich abberufen werde, wird Ihnen das mitgeteilt. Tatsächlich ist bei meiner Armee vor Leningrad noch nichts los, aber das Semesterende ist auf alle Fälle eine Klippe, da wir »zur Lesetätigkeit kommandiert« sind. Wenn ich da bin, lassen Sie 1 Stück der Fahnen am besten zunächst vom Verlag unmittelbar an mich schicken, worauf ich das Gelesene mit Randkommentierungen an Sie schicken würde. Druckfehler u.s.w. würde ich nur gewissermaßen im Nebenbei beachten. Falls ich dann zwischenhinein weg müßte, muß man eben abbrechen. –
 Indem ich Ihrem Buch vollends einen guten Abschluß wünsche,
 bin ich
 mit herzlichen Grüßen
 Ihr Kurt Schneider

454. Karl Jaspers an Kurt Schneider

Brief, hs.
Original: DLA Nl. Kurt Schneider

Heidelberg, 7. Juli 1942

Sehr verehrter Herr Schneider!
Ich freue mich und danke Ihnen, dass Sie Lust haben, ein Exemplar der Fahnen mitzulesen. Natürlich ist Ihre Anwesenheit in der Heimat Voraussetzung. Da der Satz keinesfalls vor Mitte oder Ende August beginnt, ist die Verwirklichung in Frage gestellt. Nun, wir werden sehen. Voraussagen kann man ja nirgends machen.
 Mit allen guten Wünschen für Sie
 und herzlichen Grüssen
 Ihr Karl Jaspers

455. Karl Jaspers an Kurt Schneider

Brief, hs.
Original: DLA Nl. Kurt Schneider

Heidelberg, 3. August 1942

Sehr verehrter Herr Schneider!
Nun ist mein Manuskript an den Verleger abgeschickt. Und jetzt müssen die letzten Rücksendungen an Sie erfolgen. Ich schicke an das Forschungsinstitut:
 1. Die neulich gesandten Bücher,
 2. das Verzeichnis Ihrer Bibliothek.
 Beides geht gleichzeitig 1. als Päckchen 2. als Brief an Sie ab. Ich danke Ihnen nochmals auch für diese Sachen herzlich. Bitte auch meinen Dank an Herrn Dr. Schmidt für seine Mühe zu übermitteln.
 Mit herzlichen Grüssen
 Ihr Karl Jaspers

456. Kurt Schneider an Karl Jaspers

Brief, ms.
Original: DLA Nl. Karl Jaspers

München, den 20. 8. 42

Sehr verehrter Herr Jaspers!
Mit den Korrekturen kann es nun leider doch nichts werden, da ich soeben wieder ins Feld abberufen worden bin. Die Bücher kamen inzwischen hier an.
 Mit herzlichen Grüssen und besten Wünschen für Abschluss Ihres Buches bin ich
 Ihr stets ganz ergebener
 Kurt Schneider.

457. Karl Jaspers an Kurt Schneider

Brief, hs.
Original: DLA Nl. Kurt Schneider

Heidelberg, 22. August 1942

Sehr verehrter Herr Schneider!
Eben erhalte ich Ihre Nachricht von Ihrer Abberufung ins Feld. Ich begleite Sie mit meinen guten Wünschen. Nun müssen Sie wieder ganz dabei sein.
 Danke, dass Sie noch an die Correkturen dachten. Diese im Felde zu lesen, wäre natürlich unmöglich. Hoffentlich haben Sie Ihre Neuauflage der Psychopathen noch vollendet. Übrigens hat der Satz meiner Psychopathologie noch gar nicht begonnen. Ich vermute, dass es bei den Zeitumständen noch eine ganze Weile dauern kann trotz guten Willens des

Verlegers. Wer weiss, wie lange alles dauert. Vielleicht sind Sie schon wieder zu Hause, wenn der Satz läuft.
Herzlichste Grüsse!
Ihr sehr ergebener
Karl Jaspers

458. Kurt Schneider an Karl Jaspers

Brief, hs.
Original: DLA Nl. Karl Jaspers

München 23, den 21. Februar 43
Kraepelinstraße 2

Sehr verehrter Herr Jaspers,
an Ihren 60. Geburtstag denke ich mit dem Gefühle aufrichtiger Bewunderung und Dankbarkeit. Ihr bisheriges Werk ist nicht nur aus der Psychiatrie nicht wegdenkbar, sondern der ganze deutsche Geist der letzten Jahrzehnte wäre ohne Sie um ein strahlendes Licht ärmer. Aber ich möchte auch vorwärts blicken: ich wünsche Ihnen herzlich, daß Sie noch manchen Plan ausführen können, und vor allem, daß Ihr persönliches Leben sich friedvoll und unbeschwert gestalte.
Immer
Ihr treulich ergebener
Kurt Schneider

459. Kurt Schneider an Karl Jaspers

Brief, hs.
Original: DLA Nl. Karl Jaspers

10.10.43

Sehr verehrter Herr Jaspers,
seit zwei Monaten bin ich wieder bei meiner Armee. In dem gleichen Holzhaus wie letztes Jahr. In einer grenzenlosen [?] Einsamkeit. Um 4 wird es dunkel und selten reicht das Licht, dann noch etwas zu lesen oder zu schreiben. Man sitzt also »da«, bis man's mit dem Schlaf versucht.

Zu tun habe ich zur Zeit fast nichts. Ich habe als »Beratender« ja keine Abteilung zu führen, sondern ich sehe nur gelegentlich hinein und fahre sonst im Wagen herum, wenn ich angefordert werde. Die psychiatrischen Begutachtungen sind nicht uninteressant. Nicht eigentlich »klinisch« oder »wissenschaftlich«, sondern in menschlicher Hinsicht. Man erstaunt aber immer wieder, was es da alles gibt an Motiven, Persönlichkeiten und Situationen, wie unbeschreiblich vielfältig das Menschsein ist, und wie begrenzt das eigentliche Verstehen auch in den Grenzen des Nicht-Psychiatrischen. Die Ehrfurcht vor der Individualität verläßt mich nie, ja sie nimmt mit den Jahren immer mehr zu. Zur wissenschaftlichen Erfassung und Gestaltung nimmt dagegen der Trieb immer mehr ab, und ich habe kein Bedürfnis, aus dem Reichtum, der mir entgegentritt, einmal etwas »zu machen«.

In den vielen leeren langen Stunden lese ich viel Philosophisches. Das beste Mittel, persönliche und geschichtliche Gegenwart auszuklammern. Mein Gepäck erlaubt mir neben den notwendigen neurologischen Büchern höchstens ebenso viele andere. So dürfen es keine sein, die man zwischendrin auslesen kann, sondern man muß lang an ihnen haben zum Studium und Lernen. Auch muß ihnen eine gewisse Gegenstandsfülle eigen sein, damit man lange genug an ihnen hat: »Diätetik der Feldschule«. Ich habe diesmal Verweyen Philosophie des Mittelalters[179] und Heimseoth Metaphysik der Neuzeit[180] bei mir.

Die Hälfte der Sorgen ist immer daheim. Es ist nicht leicht, von einem Angriff auf die Heimat zu lesen und mindestens 8 Tage warten und bangen zu müssen, bis Nachrichten von da kommen. Aber: wer hat nicht schweres zu leiden?

In diesem Ganzen wünsche ich Ihnen und Ihrer Gattin herzlich das Beste:
Ihr
Kurt Schneider

460. Karl Jaspers an Kurt Schneider
Brief, hs.
Original: DLA Nl. Kurt Schneider

Heidelberg, 19.10.43

Sehr verehrter Herr Schneider!
Eben kommt Ihr Brief vom 10.10. an. Haben Sie herzlichen Dank für diesen Gruss, der mir von Ihrem Dasein und Ihrer Verfassung Kunde gibt. Sie schreiben gelassen, sind geduldig in Ihrer Situation. Wie kann ich Ihnen die Sorge nachfühlen, wenn Nachrichten von Terrorangriffen auf München kommen und Sie acht Tage auf Brief und Telegramm von Ihrer Frau warten müssen!

Was Sie zu Ihrer wissenschaftlichen und praktischen Haltung schreiben, liegt auf der Linie dessen, was Sie gelegentlich schon andeuteten. Vielleicht ist es Menschlichkeit und Weisheit des Alters, die nicht mehr wissenschaftliche Ausnutzung, sondern nur noch Hilfe, Menschenfreundlichkeit [?] und darüber hinaus Schweigen vor dem Geheimnis

---

179 Johannes Maria Verweyen, *Philosophie des Mittelalters*, Berlin 1921; Verweyen (1883-1945) war Religionsphilosoph, Komponist und Schriftsteller; er verlor die Lehrbefugnis 1934 wegen seiner Kritik am Nationalsozialismus, wurde 1941 in das KZ Sachsenhausen deportiert und starb kurz vor der Befreiung im Vernichtungslager Bergen-Belsen an Flecktyphus.
180 Heinz Heimsoeth (1886-1975), Professor für Philosophie in Marburg und 1944 Dekan der Philosophischen Fakultät: *Metaphysik der Neuzeit*, München 1929.

wollen. Sie kennen zu gut den weiten Abstand zwischen dem, was im allgemeinen erkennbar und sagbar ist, und der concreten, individuellen menschlichen Wirklichkeit.

Ich habe inzwischen ein Buch geschrieben, das unter dem Titel »Grundsätze des Philosophierens« etwas versucht, was man im Altertum »Protreptikos«, im letzten halben Jahrhundert »Einleitung in die Philosophie« nannte. Nun will ich sehen, ob ich Atem finde zur Wirksamkeit an meiner »philosophischen Logik«.[181]

Dass Sie bei Ihrer Lektüre historische Darstellungen wählen, ist begreiflich, aber doch eigentlich schade um Ihre Kraft und Zeit. Originale Texte der ganz grossen Denker geben so viel mehr als alle Referate und Interpretationen, die besten Falls so etwas wie geographische Orientierungen sind über etwas, das man sich selbst ansehen muss. Eine Stunde vor dem Original gibt mehr Aufschluss als alles lange Reden darüber. Doch kann man vielleicht auch sagen: Die grossen Gedanken sind derart, dass sie auch im immer schiefen Referat nicht ganz tot zu schlagen sind. Es bleibt etwas von ihrem Geist, das auch in der Verdünnung noch bewegen kann.

Mit herzlichen Grüssen und allen guten Wünschen
Ihr Karl Jaspers

461. Kurt Schneider an Karl Jaspers

Brief, ms.
Original: DLA Nl. Karl Jaspers

München, 13.XI.43

Sehr verehrter Herr Jaspers,

für Ihren freundlichen Brief vom 19. Oktober kann ich Ihnen von hier aus danken. Ich bin soeben wieder bis auf Weiteres zur Lehrtätigkeit kommandiert. Es war da oben eine recht üble Zeit wegen der Partisanen.

Was Sie von Originalien und Darstellungen sagen, ist im Grunde völlig meine Meinung. Ich sage auch immer zur schönen deutschen Literatur, deren grosse Zeiten ich genau kenne, man solle nichts »über« lesen, sondern die Werke selbst. Aber im Philosophischen *kann* ich das eben einfach nicht. Es reicht mir nicht dazu, ich würde nicht oder falsch verstehen. Und da der Drang nach dem Philosophischen doch unabweisbar da ist, sind mir »geographische Orientierungen« eben sehr willkommen und nötig. Ich bin eben kein Philosoph und hier nur ein Liebhaber. Und es ist doch auch ganz schön, irgendwo gediegener Dilettant zu sein und nicht mehr zu beanspruchen.

Meine Psychopathen waren nach wenigen Wochen schon wieder weg. Die 7. Aufl. schicke ich aber nicht, da sie vom Satz der 6. gedruckt wird.

---

181 Das Buch erschien 1947 unter dem Titel *Von der Wahrheit*.

Ich schäme mich vor Ihrer Psychopathologie, aber bei meinem Buch konnte man eben die »Kriegsnotwendigkeit« begründen, da es allein im Krieg die 4. Auflage ist.
Mit den besten Wünschen und getreuen Grüssen
Ihr
Kurt Schneider

462. Karl Jaspers an Kurt Schneider

Brief, hs.
Original: DLA Nl. Kurt Schneider

Heidelberg, 2.10.44

Lieber Herr Schneider!
Eben erhalte ich die dritte Auflage Ihrer wundervoll klaren Abhandlung über psychischen Befund und psychiatrische Diagnose.[182] Ich danke Ihnen herzlich.

Es freute mich, bei dieser Gelegenheit von Ihnen wieder ein Lebenszeichen – und ein erfreuliches – zu erhalten. Man sieht sich heute nach einander um, anders als sonst fragend: wie es gehe. Die Überlebenden werden sich vielleicht einst verwundert wiedertreffen.

Vor kurzem besuchte mich Dr. Deussen,[183] den Sie auch kennen von seiner Münchener Zeit. Wenn Sie etwas über ihn wissen und sagen können, würde es mich interessieren. Er ist hierher versetzt als Leiter eines Lazaretts in der psychiatrischen Klinik.
Mit herzlichen Grüssen und allen guten Wünschen
Ihr Karl Jaspers

463. Kurt Schneider an Karl Jaspers

Brief, hs.
Original: DLA Nl. Karl Jaspers

München, 9. Aug. 45

Sehr verehrter Herr Jaspers,
in den nächsten Tagen wird vermutlich eine Verbindung mit Heidelberg möglich sein und da möchte ich Ihnen einen kurzen Gruß schicken. Wir haben den Ausgang vollends gut überstanden: Familie, Haus, Habe und

---

182 Kurt Schneider, *Psychischer Befund und psychiatrische Diagnose*, Leipzig 1939 und als 2. Aufl. Leipzig 1942. Vgl. AP 4, S. 512.
183 Der Psychiater Julius Deussen (1905-1975) forschte zuerst unter Ernst Rüdin an der Genetischen Abteilung der Deutschen Forschungsanstalt für Psychiatrie, bevor er zu Carl Schneider nach Heidelberg versetzt wurde. Er war aktiv an Forschungen im Rahmen der »Euthanasie«-Maßnahmen beteiligt. Vgl. Volker Roelcke, »Die diversen curriculae vitae des Psychiaters Julius Deussen vor und nach 1945«, in: *Concertino. Ensemble aus Kultur- und Medizingeschichte*, hrsg. von Ingeborg Sahmland u. a., Marburg 2008, 221-232.

der Hauptbau der Klinik sind gut hinübergekommen. Doch ist allerdings die Klinik auf unabsehbare Zeit weg: das ganze Krankenhaus wurde amerikanisches Lazarett. Ich habe wo anders eine kleine notdürftige neurologische Abteilung – also nichts für mich. Ich will aber sicher nicht klagen, da alles andere in Ordnung ist – und da ich nicht in der Partei war und auch sonst völlig unbeschadet bin, wird sich schon wieder was Annehmbares finden.

Welche Erleichterung wird der Kriegsausgang für Sie sein. Aber sicher können Sie auch nicht ganz froh werden, denn wer könnte das deutsche Schicksal vergessen und die Lücken und Wunden übergehen, die sind, wohin man auch blickt: in Familien und in Städten? Mögen Sie dennoch arbeiten können und hoffentlich auch bald wieder lesen. –

Mit allen guten Wünschen an Sie denkend:
Ihr
Kurt Schneider

464. Kurt Schneider an Karl Jaspers

Brief, hs.
Original: DLA Nl. Karl Jaspers

Heidelberg, den 16. März 1946

Sehr verehrter, lieber Herr Jaspers,
seit etwa 10 Tagen bin ich nun hier. Ich habe die alte ruhmreiche Klinik mit besinnlichen Gedanken an ihre Geschicke übernommen. In der Einleitung zur 1. Vorlesung sprach ich von den beiden bedeutungsvollen Leistungen, die aus ihr hervorgingen: die Klinische Psychiatrie Kraepelins und Ihre Psychopathologie.

Es ist zunächst begreiflicherweise sehr viel zu tun und Sie werden daher gewiß verstehen, daß ich Sie in dieser ersten Zeit nur brieflich begrüße.

Ihr stets sehr ergebener
Kurt Schneider

465. Karl Jaspers an Kurt Schneider

Brief, hs.
Original: DLA Nl. Kurt Schneider

Heidelberg, 21.3.46

Lieber und sehr verehrter Herr Schneider!
Haben Sie herzlichen Dank für Ihre liebenswürdige Begrüssung. Ich habe zu meiner grossen Freude eben gehört, dass Sie nun da sind und die Leitung der Klinik übernommen haben. Meine herzlichsten Wünsche begleiten Sie dabei.

Dass Sie jetzt keine Zeit haben, mich zu besuchen, ist selbstverständlich. Ich hoffe, dass in Zukunft es sich manchmal ergibt, dass wir uns ein Stündchen oder auch weniger sehen. Dass ich mich nun mit der Heidelberger Klinik wieder verbunden fühlen darf, ist mir für mein Daseinsgefühl in Heidelberg wesentlich. Nach der schlimmen Unterbrechung ist nun die Continuität des Geistes wieder da.

Vor einer Woche ist das Manuskript meiner Psychopathologie nach Würzburg in die Druckerei Stürtz abgeholt. Dort soll sie für Springer gedruckt werden. Eine Correktur lasse ich an Dr. Kaestner[184] in die Klinik schicken, der freundlich bereit war, sie mitzulesen. Sollten Sie Lust haben, einen Blick hineinzuwerfen, wird Ihnen Dr. K. sein Exemplar vorlegen. Aber es ist ja nicht erfreulich, Correcturfahnen in der Hand zu haben. Den rechten Eindruck hat man doch erst, wenn der Druck da ist, man zusammenhängend und vergleichend und blätternd lesen kann. Übrigens ist bis jetzt noch nichts eingetroffen und ich weiss nicht, wie lange es dauert.

Herzlichst
Ihr sehr ergebener
Karl Jaspers

Ihre Zeilen vom 16. kamen am 21. bei mir an.

466. *Kurt Schneider an Karl Jaspers*

Brief, ms.
Original: DLA Nl. Karl Jaspers

Heidelberg, den 1. Juni 46

Lieber Herr Jaspers,
hier kommen die Beiträge.[185] Um es Ihnen zu erleichtern: Neu ist der zweite, an dem mir recht viel liegt. Der erste ist nur insofern etwas verändert, als auch in ihm der »Untergrund« mehr berücksichtigt werden mußte, der im zweiten eingeführt wird. Der dritte ist gegenüber seiner 3. Auflage kaum verändert. (Ich schickte diese im Herbst 44 sicher an Sie. Hoffentlich kam sie an. Sie ist gegenüber der 2. Aufl. sehr erweitert.) Nur Seite 48 in meinem System der allgemeinen Psychopathologie habe ich die 3. Gruppe anstatt »Hintergrund« geheißen »Umgreifungen«. Einmal,

---

184 Geert Kaestner (geb. 1914) war Assistent Kurt Schneiders, mit Jaspers persönlich enger vertraut und starb früh. Vgl. »Das Werterleben in der vitalen Depression«, in: *Arbeiten zur Psychiatrie, Neurologie und ihren Grenzgebieten. Festschrift für Kurt Schneider*, hrsg. von Heinrich Kranz, Heidelberg 1947, 159-173.
185 Kurt Schneider, *Beiträge zur Psychiatrie. Klinische Systematik und Krankheitsbegriff. Abnorme Erlebnisreaktionen. Der Aufbau der körperlich begründbaren Psychosen. Psychischer Befund und psychiatrische Diagnostik. Pathopsychologie der Gefühle und Triebe im Grundriß*, Stuttgart 1946.

weil ich sonst in ganz anderem Sinne von »Hintergrund« rede (»Hintergrundreaktion«), und dann auch, weil das neue Bild viel plastischer und treffender ist.
Herzlich grüßend
Ihr
. Kurt Schneider.

467. Kurt Schneider an Karl Jaspers
Brief, hs.
Original: DLA Nl. Karl Jaspers

Heidelberg, den 15.6.46

Lieber Herr Jaspers,
soeben lege ich Ihre Idee der Universität[186] weg. Es ist nicht Zeit, Langes zu schreiben – und zu lesen. Die Stellung der Philosophie, wie Sie sie da und dort umreißen, ist mir immer besonders wichtig und aus dem Herzen gesprochen. Ich glaube von mir, daß ich Psychiatrie wirklich als »Philosoph« lehre – ohne schon philosophisches Wissen auszusprechen und die Erfahrung philosophisch zu ver-konstruieren. Aber eben: aus einem ungesagten, aber (hoffentlich) spürbaren philosophischen Ganzen. Nicht zuletzt diese Aufgabe bewog mich, von der Forschungsanstalt zur Universität zurückzukehren. (D. h. *bewegen* mußte mich auch Äußerliches – aber *gelockt* hat mich dies.)

Die Theologie hat immer einen etwas mißlichen Platz. Im Grunde können Sie ja nur wollen, daß sie nicht »nicht-da wäre«.

Ihre 1. Schrift des gleichen Titels las ich seit 1923 immer mal wieder, aber nur kürzere Zeit.

Herzlich grüßend wie stets
Ihr Kurt Schneider

468. Karl Jaspers an Kurt Schneider
Brief, hs.
Original: DLA Nl. Kurt Schneider

Heidelberg, 15.6.46

Lieber Herr Schneider!
Ich habe Ihnen doppelt zu danken. Ihre *Beiträge* erreichten mich mit Ihren Begleitworten. Ein Blick zeigt zugleich die Sauberkeit und Knappheit Ihrer Darstellung. Welche Bescheidung und welcher Stolz, in der Kürze alles zu bringen, was Sie von Ihren Arbeiten (ausser den Psych. Persönl.) heute als gültig anerkennen! – Leider kann ich diese *Beiträge* nicht einmal mehr citieren, da die Bogen schon umgebrochen sind, und leider habe ich auch Psych. Bef. und Psychiat. Diagn. als 2. Auflage

---
186 IU 2.

citiert. Überhaupt ist mein Buch von 1941/42. Und Sie sind inzwischen weiter!

Dann habe ich Ihnen zu danken, dass Sie meine Idee der Universität schon gelesen haben, bevor ich sie Ihnen schicke. Ich habe erst wenige Exemplare, gab eines an Kästner. Nun sind sie schon im Buchhandel.

Über unsere Einmütigkeit in der Philosophie und das fachlich belebende Element in den Wissenschaften, am meisten dort, wo nicht direkt von ihr gesprochen wird – freue ich mich. Dass das ein Motiv der Rückkehr zur Universität war, ist gut auch für die Universität. Aber es sind wohl nicht sehr viele Kollegen, die in derselben Idee leben.

Herzlich und dankbar
Ihr Karl Jaspers

469. Kurt Schneider an Karl Jaspers

Brief, hs.
Original: DLA Nl. Karl Jaspers

31.7.46

Lieber Herr Jaspers,
sehr danke ich Ihnen für Ihre neue Schrift,[187] die ich gleich sehr gefesselt gelesen habe. Noch anschaulicher als in Ihrem großen N.-Buch[188] kommt heraus, was N. für die Bewegung des Philosophierens bedeuten kann. Und das Zerflattern des inhaltliches Gehaltes. Sehr lohnend Ihre Nebenwege: die Wissenschaft.

Daß mich meine Fakultät, kaum bin ich 5 Wochen da, zum Dekan gewählt hat, hat mich wirklich entsetzt. Es ist ein schweres Amt, noch besonders für einen, der neu am Ort und auch neu in den Formalitäten des Bewirkens ist. Zudem ist manches darin wenig meine Sache. Aber: ich will's versuchen, wenn auch seufzend.

Gute Erholung in den Ferien und herzliche Grüße:
Ihr
Kurt Schneider.

---

187 Karl Jaspers, *Nietzsche und das Christentum*, Hameln 1946. Im Titelzusatz (S. 4) heißt es: »Diese Abhandlung ist ausgearbeitet als Grundlage eines Vortrags, der auf Einladung des Wissenschaftlichen Predigervereins in Hannover am 12. Mai 1938 gehalten wurde. Sie wird hier ohne jede Veränderung so abgedruckt, wie sie damals geschrieben ist.«
188 N.

470. *Karl Jaspers an Kurt Schneider*

Brief, ms.
Durchschlag: DLA Nl. Karl Jaspers

Heidelberg, 27.9.1946

An den
Dekan der medizinischen
Fakultät

Sehr verehrter Herr Schneider!
Bei der Rückkehr aus Genf,[189] leider mit Fieber krank im Bett, möchte ich doch nicht versäumen, den hier vorgefundenen, beiliegenden Brief von Dr. Tryfus[190] an Sie weiter zu geben.
    Herr Dr. Tryfus war vor einigen Monaten auf der Durchreise in Heidelberg. Als unser früherer Zahnarzt, dem wir bei seiner Auswanderung etwa 1934 oder 1935 – er ist Jude – herzlich zugetan waren. Im Gespräch sagte ich völlig unverbindlich, da ich von seinen anscheinend beträchtlichen wissenschaftlichen Leistungen Kunde hatte, es wäre doch vielleicht nicht ausgeschlossen, dass er nach Heidelberg berufen würde. Da müsste er sich fühlbar machen. Nun scheint es, nach beiliegendem Brief, dass auch von anderer Seite ihm solche Gedanken nahe gebracht wurden. Ich habe natürlich kein Urteil. Herr Tryfus ist in Amerika arrangiert, sein Wille zur Rückkehr kann nur auf seinem deutschen Bewusstsein beruhen, denn es ist in der Tat, wie wir ja alle wissen, ein grosses Opfer. Da ich der Meinung bin, dass das nicht zu diskutierende Verbrechen am jüdischen Volk zwar nicht gut gemacht werden kann, dass aber unsere Gesinnung darin zum Ausdruck kommt, dass wir bei Gleichwertigkeit wissenschaftlicher und technischer Leistungen zunächst dem deutschen Juden den Vorrang geben müssen, beeile ich mich mit dieser Meinung. Sachlich kann ich meinerseits nur sagen, dass ich nach Misshandlung bei Blessing,[191] dem damaligen Ordinarius für Zahnheilkunde, zu Tryfus überging und jahrelang ausgezeichnet mit Erfolg behandelt wurde, ebenso wie meine Frau. Das ist zu wenig für ein Gesamturteil, aber vielleicht ein kleiner Beitrag, falls die Sache im übrigen für ihn sprechen sollte.
    Mit den ergebensten Grüssen
Ihr
[Karl Jaspers]

Die Biographie ist offenbar für Amerika verfasst, darum auch die deutschen Arbeiten in englischer Sprache angegeben.

189 Jaspers sprach während der *Rencontres Internationales de Genève* im September 1946 als einziger Deutscher unter den europäischen Intellektuellen. Vgl. EG.
190 Der emigrierte Zahnmediziner Fritz Tryfus wurde 1923 mit der Arbeit *Das diagnostische Problem in der Orthodontie* in Berlin promoviert.

471. Karl Jaspers an Kurt Schneider

Brief, hs.
Original: DLA Nl. Kurt Schneider

Heidelberg, 9. Oktober 1946

Lieber Herr Schneider!
Mit einigem Zagen überreiche ich Ihnen meine neue Psychopathologie.[192] Es gibt niemanden, an dessen Urteil mir mehr gelegen ist als an dem Ihrigen. Sie haben dies Buch von seiner ersten Auflage an lebendig aufgefasst und seinen Gang in der Welt gefördert. Das Alte ist ausnahmslos noch da, – aber es ist viel Neues hinzugekommen, und das Ganze viel intensiver durchgearbeitet. Was mögen Sie nun dazu sagen?
Mit herzlichen Grüssen
immer Ihr
Karl Jaspers

472. Kurt Schneider an Karl Jaspers

Brief, hs.
Original: DLA Nl. Karl Jaspers

Heidelberg, den 11. Oktober 46

Lieber Herr Jaspers,
die 4. Auflage Ihrer Allgemeinen Psychopathologie empfing ich zusammen mit Ihrem so gütigen Brief nicht nur mit herzlichem Dank. Ich erlebte gleichzeitig ein Gefühl der aufrichtigen Freude und Genugtuung, daß dieses Buch, an dem mir soviel liegt, wieder da ist und daß es nach all den Schwierigkeiten und Verzögerungen nun doch Wirklichkeit wurde.
Trotz der Belastung mit dem Dekanat habe ich diesem gleich mehrere Stunden gestohlen, um zu blättern und da und dort auch gründlicher zu lesen.
Gewiß: die erste Auflage ist unvergeßlich und unverlierbar – eben keine »alte Auflage«. Die noch nicht so sehr ausgebauten Wege gliederten den bescheideneren Stoff übersichtlicher. Das Ganze war durch die schöne Ausgewogenheit von Methodik und Stoff bezwingend und der Umfang erlaubte mir richtiges Lesen, Abschnitt um Abschnitt, ja (für mich damals), Silbe um Silbe. Es liegt an der Entwicklung der Psychiatrie und ihrer Teil- und Hilfsgebiete, daß das so jetzt nicht mehr möglich war. Und auch an Ihrem noch größeren Bedürfnis, das Methodologische zu vertiefen und dem Ganzen den philosophischen Horizont zu geben.

---

191 Georg Blessing (1882-1941), war seit 1920 Ordinarius der Zahnmedizin in Heidelberg und wurde aus politischen Gründen 1934 emeritiert.
192 AP 4.

Diese beiden Notwendigkeiten, die äußeren und die inneren, haben Sie nun tatsächlich in einem einzigartigen Werk zusammengezwungen. Es ist ein von Ihren Ideen trotz aller Fülle straff gegliedertes psychiatrisches Universum geworden, in dem wirklich »alles« steht und seinen notwendigen Platz hat, was man wissenschaftlich besitzt. Wie die 1. Auflage ein unvergleichlicher Mut zur vorurteilslosen Ordnung war, so ist diese 4. Auflage eine Gesamt-Schau, die sicher so nie wieder kommen kann.

Es ist vielleicht kein Zufall, daß sie nur jemandem gelingen konnte, der seit langem außerhalb des Faches steht. Wir »Psychiater«, die wir mit den uns Anvertrauten durch alle jene Niederungen gehen mußten und die wir auch an den täglichen Miseren dieses mühevollen Berufes müde geworden sind, bringen die Leidenschaft nicht mehr auf, das Ganze zu umgreifen und als reine Wissenschaft zu umfassen. Wir – »mögen« nicht mehr. Vieles kommt da zusammen. Wir sind im Täglichen so überschüttet vom Negativen dieses Berufes, daß wir den freudigen Atem, diese geistige Begierde, dieses Wichtig-Nehmen nicht mehr aufbringen.

– Die Einzelheiten des Buches kann ich hier natürlich nicht werten. Sie kennen ja aus langen Jahren, was ich im Besonderen an »ja« und »nein« zu sagen habe. Mir ist das wieder sehr deutlich geworden, in wie manchen Auffassungen ich mich im Lauf der langen Zeit von Ihnen entfernt habe. (Ich wäre ja sonst auch ein Schüler geblieben und hätte kein eigenes wissenschaftliches Gesicht bekommen.)

– Leben Sie wohl für heute und nehmen Sie noch einmal meine herzlichen Glückwünsche zu dem Vollendeten und aufrichtigen Dank.
In getreuer Verbundenheit:
Ihr
Kurt Schneider.

473. *Kurt Schneider an Karl Jaspers*

Brief, ms.
Original: DLA Nl. Karl Jaspers

Heidelberg, den 23. 10. 1946

Lieber Herr Jaspers!
Hier kommt ein Durchschlag des Referats,[193] das ich nicht zurückbrauche. Ob ich den etwas schnoddrigen Satz von den Waldwegen stehenlasse, weiss ich noch nicht – das Gebäck ist ja erst wenige Stunden alt. Weiter schicke ich Ihnen einen kleinen Sonderdruck[194] – in gewissem Sinne auch eine Randbemerkung zu einem Kapitel Ihres Buches. Und

---

193 Es muss sich angesichts des folgenden Briefes von Jaspers (25. 10. 1946) um ein kritisches Referat der *Allgemeinen Psychopathologie* handeln, das Kurt Schneider später nicht veröffentlichte.

194 Es könnte sich um eine der beiden folgenden Arbeiten handeln: Kurt Schneider, »System der speziellen Psychiatrie«, in: DMW 71 (1946), 143 oder »Zum Krankheitsbegriff in der Psychiatrie«, in: DMW 71 (1946), 306.

endlich die gewünschte Adresse von Geheimrat Bonhoeffer, nämlich: (1) Berlin-Charlottenburg 9, Marienburger Allee 43.
 Herzlich zu Ihnen grüssend:
Ihr
Kurt Schneider

474. *Karl Jaspers an Kurt Schneider*
Brief, ms.
Original: DLA Nl. Kurt Schneider

Heidelberg, 25.10.1946

Lieber Herr Schneider!
Haben Sie herzlichen Dank für den Durchschlag Ihrer Besprechung, den Sonderdruck und die Adresse. Ihre Besprechung atmet den Ton ermutigender Anerkennung und Neigung, den ich von Ihnen seit langem so wohltuend erfahren habe. Ihre kritischen Bemerkungen möchte ich bei Gelegenheit Ihnen einmal mündlich beantworten. Der Versuch, Bonhoeffer mein Buch zu schicken, ist misslungen. Sendungen dorthin sind gesperrt.
 Mit herzlichem Gruss und Dank
Ihr
Karl Jaspers

475. *Karl Jaspers an Kurt Schneider*
Brief, hs.
Original: DLA Nl. Kurt Schneider

Heidelberg 4.1.1947

Lieber und sehr verehrter Herr Schneider!
Nun sind Sie an der Reihe, diese Schwelle des Alters zu überschreiten; ich denke unwillkürlich, wie Sie vor vier Jahren mir an dieser Schwelle gratulierten. Von Herzen in der Verbundenheit des Geistes durch Jahrzehnte und in persönlicher Dankbarkeit kommen meine Wünsche für Sie. Wenn der Weg auch nun nicht mehr bergauf führt, so doch in die Regionen unseres Lebens, in denen uns vielleicht die grössere Reinheit und Weisheit unseres Wesens – wenn auch immer noch so brüchig – möglich ist. Möchte es Ihnen gelingen, in der Gelassenheit, die ich so oft bei Ihnen wahrnahm, an der hervorragenden Stelle Ihres Wirkens zu Ihrer Befriedigung durch die Zeiten zu retten, was noch zu retten ist. Mir wünsche ich noch einige Jahre des Zusammenwirkens mit Ihnen. Ich hoffe, dass Sie es empfinden wie ich: in Heidelberg ist noch nicht alles erloschen, und ein bescheidener Rest wissenschaftlicher Lebendigkeit, – es ist trotz aller Bescheidung und allen notwendigen Verzichts schön, daran teilzunehmen. Ihr Auftreten in diesem Kreise scheint mir so natürlich, als ob Sie eigentlich immer hier gewesen wären. In Ihrer Klinik bedeuten Sie

nach dem Interregnum der nationalsoc. Zeit ja auch in der Tat die Wiederherstellung der Kontinuität. Ich wünsche Ihnen, dass Ihnen die Neubegründung der Tradition gelingt. Der »Geist des Hauses« soll Ihnen helfen.
Darf ich meine Wünsche für Ihre Familie hinzufügen!
Herzlichst
Ihr Karl Jaspers

476. Kurt Schneider an Karl Jaspers

Brief, hs.
Original: DLA Nl. Karl Jaspers

Heidelberg, 9.1.47

Lieber und verehrter Herr Jaspers,
durch Ihren so gütigen Brief haben Sie mir eine wirkliche echte Freude gemacht, für die ich vielmals danke. Und daß Sie für die Fest-Schrift einen Beitrag[195] geschrieben haben, ist ihr vornehmster Glanz. Ich habe ihn mit Spannung gelesen – und in der Tat wird man sich Ihrer Deutung anschließen dürfen.

Sie wissen, daß man nach solchen Tagen etwas abgedämpft ist und noch viele Seiten zu schreiben hat. Deshalb nur diese wenigen Zeilen, die aber aus einem gerührten Herzen kommen.
In vertrauensvoller Verbundenheit:
Ihr
Kurt Schneider

477. Kurt Schneider an Karl Jaspers

Brief, ms.
Original: DLA Nl. Karl Jaspers

Heidelberg, 16.3.1947

Lieber und verehrter Herr Jaspers!
Zuerst meinen herzlichen Dank für den Genfer Vortrag, der mir wie alles, was von Ihnen kommt, wichtig und bedeutsam ist.

Hier muss ich Sie leider mit einem Manuskript bemühen. Um was es sich handelt, sehen Sie aus dem Durchschlag des Briefes an Herrn Schmidt.[196] Sie kennen ihn gut aus seinen Arbeiten. Er war etwa ein Jahr Direktor in Eglfing und ist jetzt Chefarzt der Psychiatrischen Abteilung in Lübeck. Er bat mich, dann, wenn ich die Veröffentlichung nicht gut

---

195 Karl Jaspers, »Der Prophet Ezechiel. Eine pathographische Studie«, in: *Arbeiten zur Psychiatrie, Neurologie und ihren Grenzgebieten. Festschrift für Kurt Schneider*, hrsg. von Heinrich Kranz, Heidelberg 1947, 77-85; später in: Karl Jaspers, *Rechenschaft und Ausblick*, München 1951, 80-89.
196 Vgl. Korrespondenz Karl Jaspers – Gerhard Schmidt, 408-419.

heissen würde, Sie über Ihr Urteil zu fragen: »Jaspers legt, soviel ich weiss, Wert auf gründliche Untersuchungen über die Zeit des Dritten Reiches.« Bitte lassen Sie telephonisch (Privat: 4851/360, Amtszimmer 4851/328) sagen, wann ich das Manuskript und Ihre Äusserungen dazu abholen lassen kann.

Hoffentlich sind Sie wieder gesund. Alles Gute und viele Grüsse
Ihres
immer sehr ergebenen
Kurt Schneider

478. Karl Jaspers an Kurt Schneider

Brief, ms.
Durchschlag: DLA Nl. Karl Jaspers

Heidelberg, 19.3.1947

Lieber und verehrter Herr Schneider!
Das Manuskript von Gerhard Schmidt habe ich sofort gelesen. Sie fragen mich nach meiner Meinung über die Publikation. Das ist in der Tat eine schwierige Frage, die jeder Autor schliesslich selbst entscheiden muss. In mir ist etwas von der fast infernalischen Gesinnung, dass ich wünsche, solche Dinge müssen bis ins Detail restlos bekannt werden, und dass ich selber nicht derjenige sein möchte, der sie mitteilt. So darf ich eigentlich nicht zureden.

Wenn aber eine Veröffentlichung stattfindet, so würde ich angesichts dieses Manuskriptes meinen: Es ist bei aller Klarheit doch so breit und vielfach nur sammelnd, dass die Existenz von einem oder einigen Dutzend Exemplaren an zuverlässigen Orten zur Bewahrung des Dokumentarischen vielleicht ausreichen würde. Bei dem heutigen Papiermangel, wo uns die kostbarsten Texte fehlen, scheint mir ein so dickes Buch von Materialcharakter nicht sehr wünschenswert.

Aber eine ebenso sachliche, auf Hauptpunkte und Beispiele reduzierte Darlegung der Tatsachen schiene mir doch erwünscht. Da wäre es noch eine nicht nur stilistische, literarische, sondern auch geistige Leistung, aus diesem Stoffbuch die Quintessenz in konkreter Darstellung ohne alle Redensarten zu gewinnen. Ein solcher Aufsatz im Nervenarzt oder in Ihrer Hauszeitschrift, also für ein Lesepublikum, das sich wesentlich aus Fachleuten zusammensetzt, schiene mir unbedenklich, im Sinn der von Ihnen mit Recht hervorgehobenen Sorge.[197]

Neu sind übrigens nur, wie mir scheint, die konkreten Details in Anweisung, Briefen und Schriften, während die Sache selbst ja wohl in breiten Kreisen heute bekannt ist.

---

[197] Das Manuskript wurde schließlich 1965 in einer veränderten Fassung mit einem Vorwort von Jaspers als *Selektion in der Heilanstalt 1939-1945* veröffentlicht. Zur Publikationsgeschichte vgl. S. 414-417.

Eins ist gewiss: Es muss dafür gesorgt werden, dass diese Dinge nicht in der geschichtlichen Erinnerung ausfallen. Herr Schmidt hat daher ein großes Verdienst, sich die Mühe dieser Zusammenstellung gemacht zu haben. Eine Vervielfältigung, durch die jede Psychiatrische Klinik und jede wissenschaftliche öffentliche Bibliothek ein Exemplar bekommen könnte, wäre gut.

Was ich Ihnen schrieb, ist kein klarer Rat.

Irgendwo sagt Herr Schmidt, dass die Denkungsart noch nicht verschwunden sei, wenn auch nun der Mord aufgehört habe. Das scheint mir ganz richtig. Die gründliche Erörterung, worin das Unheil besteht, scheint mir ausserordentlich wichtig. Die Schrift von Binding und Hoche[198] ist ein Musterbeispiel dafür, wie man unabsichtlich den Teufel in die Welt setzen kann. Solche Erörterung scheint mir gar nicht einfach, aber Herr Schmidt hat dafür wichtige Voraussetzungen beigebracht.

Ich danke Ihnen, dass Sie mich mit dieser Sache bekannt gemacht haben, und grüsse Sie herzlich
Ihr sehr ergebener
[Karl Jaspers]

479. *Kurt Schneider an Karl Jaspers*

Notiz, hs.
Original: DLA Nl. Karl Jaspers

10.4.47

Stücke aus einer Werkstatt,[199] die nicht veröffentlicht. Aufheben lohnt sich nicht für Sie; darum bitte ich um gelegentliche Rückgabe.

Wir brauchen uns nicht darüber zu verständigen, daß solche Gedanken auch für den, der sie schreibt, nicht zu allen Stunden gleich »richtig« sind. Und vollends nicht für Andere. Und je höhere Gegenstände sie ergreifen, umso zweifelhafter werden sie. Das ist heute so; in weltanschaulich geschlossenen Zeiten war es wohl genau umgekehrt.
K. S.

480. *Karl Jaspers an Kurt Schneider*

Brief, hs.
Original: DLA Nl. Kurt Schneider

Heidelberg, 15.4.1947

Lieber und verehrter Herr Schneider!
Ihre Aphorismen habe ich mit Freude und Sympathie gelesen. Ich bin nicht überrascht, von Ihnen das Ergebnis solcher Meditationen zu sehen.

---

198 Karl Binding und Alfred E. Hoche, *Die Freigabe der Vernichtung lebensunwerten Lebens. Ihr Mass und ihre Form*, Leipzig 1920.
199 Es handelt sich um eine Sammlung von Aphorismen, die Schneider nicht veröffentlichte. Hingegen veröffentlichte er zwei Gedichtbände, allerdings nur als Privatdrucke, die er vertrauten Personen zukommen ließ.

Es passt so gut zu Ihnen, dass Sie in der Verborgenheit pflegen, was Sie zugleich scheu zurückhalten. Eine schöne Weisheit, Ruhe und Menschenliebe spricht aus den Sätzen. Eine treffliche Ergänzung zu Ihrer psychiatrischen Publicität! Aber einst müssen diese kleinen Kostbarkeiten doch auch veröffentlicht werden. Ich hoffe, dass Ihre Sorgfalt sich doch auf das Sammeln und Bewahren solcher Sachen erstreckt. Möge noch manche solche Frucht reif werden!
Herzlichst
Ihr Karl Jaspers

[a]nachlesen von: zur Ethik, Gelehrte, Anthropol. der Hand, Gewissen[a]

a-a *Zusatz Kurt Schneiders*

481. Kurt Schneider an Karl Jaspers

Postkarte, hs.
Original: DLA Nl. Karl Jaspers

Heidelberg, 28. 8. 47

Lieber, verehrter Herr Jaspers,
zu der neuen großen Ehrung, die ihnen soeben zuteil wurde, beglückwünsche ich Sie herzlich.[200] Es ist schön zu sehen, wie allenthalben die Saat Ihres reichen Lebens aufgeht.
Sehr ergeben
Ihr
Kurt Schneider

482. Karl Jaspers an Kurt Schneider

Postkarte, ms.
Original: DLA Nl. Kurt Schneider

Heidelberg, 2. 9. 47

Lieber und verehrter Herr Schneider!
Haben Sie herzlichen Dank für Ihre Glückwünsche. Ich fühle gern Ihre freundliche Teilnahme.
Ihnen verbunden und dankend
herzlich
Karl Jaspers

200 Jaspers erhielt den Goethepreis der Stadt Frankfurt a. M.

483. Kurt Schneider an Karl Jaspers

Brief, hs.
Original: DLA Nl. Karl Jaspers

21.2.48

Lieber und verehrter Herr Jaspers,
wenn ich nicht falsch unterrichtet bin, werden Sie am 23. Februar fünfundsechzig. Zu diesem Tag fällt mir zweierlei ein. Sie haben mir einmal von Ihnen geschrieben, alles, was Sie noch arbeiteten, sei ja doch nur noch ein Testament. Daß dies zu trüb gesehen war und anders kam, das dürfen Sie und wir an diesem Festtag dankbar feststellen. – Und dann denke ich noch an ein Zweites. Durch Jahrzehnte blieb mir eine Stelle aus der »Psychologie der Weltanschauungen« haften, an der Sie von Entschlüssen in Wendepunkten sprechen. Möge auch in Ihrer gegenwärtigen Lage aus dem »Würfelspiel zwischen ratio und irrationalem Impuls« der Entschluß überzeugend herausspringen und zur gegebenen Stunde »wie ein Geschenk« vor Ihnen stehen.
Mit sehr herzlichen Wünschen und Grüßen:
stets
Ihr
Kurt Schneider

484. Karl Jaspers an Kurt Schneider

Brief, ms.
Original: DLA Nl. Kurt Schneider

Heidelberg, 26.2.1948

Lieber und sehr verehrter Herr Schneider!
Haben Sie herzlichen Dank für Ihren Glückwunsch. Ihre beiden Erinnerungen waren mir sehr eindrucksvoll. Die Hoffnungslosigkeit, die in den bösen Jahren mich manchmal überfiel, aber nicht so sehr, dass ich meine Arbeit eingestellt hätte, hat sich in einer wunderbaren Weise als falsch erwiesen. und was Sie mir aus meiner Psychologie der Weltanschauungen zitierten – ich habe es ganz vergessen –, das ist wirklich schlagend für meine augenblickliche Lage.
Ich danke Ihnen herzlich und grüsse Sie
Ihr
Karl Jaspers

485. *Karl und Gertrud Jaspers an Kurt Schneider*

Rundbrief, ms.
Original: DLA Nl. Kurt Schneider

Heidelberg, 21.3.1948

Meine Frau und ich sind leider gezwungen, auf diesem Wege von den Freunden und Kollegen Abschied zu nehmen. Heute bleibt eine Übersiedlung nach Basel ungewiss bis zu dem Augenblick ihrer Verwirklichung, der dann plötzlich eintritt. Wir hätten uns verabschieden müssen, bevor unsere Übersiedlung sicher war. So bitte ich herzlich um Verständnis für das Abnorme einer solchen Situation und bitte, uns ein freundliches Wohlwollen zu bewahren trotz des abrupten Fortgangs.

Der Abschied wird mir sehr schwer. Ich liebe Heidelberg und seine Universität und fühle mich den Kollegen verbunden auf eine nicht zu ersetzende Weise. Ich werde ein Heidelberger bleiben. Ich hoffe, dass es uns vergönnt ist, gelegentlich wieder in Heidelberg zu weilen und dann Freunde und Kollegen begrüssen zu dürfen.

Wir danken für alles Gute, das wir erfahren haben.
Karl und Gertrud Jaspers

ªLieber und sehr verehrter Herr Schneider!

Es geht so eilig und schmerzlich! Immer ist alles so ungewiss und zweideutig. Ich wage die Sache.

Möchten Sie mir weiter Ihre freundliche, durch Jahrzehnte gegründete Gesinnung bewahren!

Herzlichst alles Gute für Sie wünschend
immer Ihr Karl Jaspers

Und nun noch herzlichsten Dank für Dr. Kästners unersetzliche Hilfe!ª

a-a *hs. Zusatz*

486. *Kurt Schneider an Karl Jaspers*

Brief, hs.
Original: DLA Nl. Karl Jaspers

Heidelberg, den 11. Nov. 49

Sehr verehrter, lieber Herr Jaspers,
mit Bewunderung und in zunehmender Ergriffenheit habe ich Ihr neues Buch[201] gelesen – trotz der Ansprüche des Tages in wenigen, intensiven Zügen.

Dank, daß Sie es mir schicken ließen und mich so bereicherten.
Getreulich gedenkend:
immer
Ihr
Kurt Schneider

201 UZG.

487. Kurt Schneider an Karl Jaspers

Brief, hs.
Original: DLA Nl. Karl Jaspers

Heidelberg, den 3.11.50

Lieber Herr Jaspers,
zur Zeit wird unser Hörsaal modernisiert, d. h. er wird aufsteigend gemacht und bekommt ein festes Gestühl. Bei dieser Gelegenheit möchte ich den Wandschmuck, der bisher mit den Bildern der Direktoren Fürstner,[202] Kraepelin, Bonhoeffer, Nissl, Wilmanns bestand, um die Bilder von Gaupp und Ihnen vermehren.

Ich bitte Sie daher um ein Photo – möglichst aus der Zeit Ihrer Arbeit an der Klinik, notfalls um ein neues. (Die Aufnahme von A. Wetzel eignet sich nicht für die notwendige Vergrößerung.) Das Bild müßte photographiert u. in der Größe den anderen angeglichen werden. Ich könnte es also zurücksenden, falls Sie das wünschten. Im anderen Falle würde ich es für mich, d. h. mein Dienstzimmer, behalten.

Sonst gibt es seit Sommer nichts Bemerkenswertes. –
Mit den besten Grüßen
immer getreulich
Ihr
Kurt Schneider.

488. Karl Jaspers an Kurt Schneider

Brief, ms.
Original: DLA Nl. Kurt Schneider

Basel, den 24.XI.1950

Lieber und verehrter Herr Schneider!
Nach dem Briefwechsel, den Sie mit meiner Frau geführt haben, muss ich Ihnen doch meinerseits herzlich danken. Es ist mir nicht nur eine grosse Ehre, sondern dazu eine durch glückliche Erinnerungen getragene Befriedigung, dass Sie ein Bild von mir dort im Hörsaal anbringen neben den grossen Trägern der Heidelberger Überlieferung. Nirgends anders als in diesem Hause kann mir solche Auszeichnung eine so grosse Freude sein. Möchten manche jungen Leute, wenn ihr Blick einmal darauf fällt, Ermutigung für eigenes Studieren und Forschen aus der Tatsache gewinnen, dass einem jungen Assistenten in der liberalen und humanen Atmosphäre dieser Klinik – die Sie nun nach einer bösen Episode wiederhergestellt haben – ein Erfolg möglich war trotz großer Hemmungen.

---

202 Karl Fürstner (1848-1906) wurde 1878 zum o. Professor der Psychiatrie und Direktor der neu gegründeten Großherzoglich Badischen Irrenklinik in Heidelberg ernannt und folgte 1891 einem Ruf nach Straßburg. Er beschäftigte sich vor allem mit progressiver Paralyse, Hysterie, Epilepsie, Hirntumoren und Unfallneurosen.

Könnte ich in Ihrem Kreise sprechen, so würde ich erinnern an die Selbstverständlichkeit der Ehrfurcht und der Disciplin der Umgangsformen, die die unerhörte Liberalität Nissl's ermöglichten. Alle Assistenten verkehrten al pari in rückhaltlosester Diskussion mit ihm und niemand verletzte die Autorität des Chefs, ohne dass darüber je ein Wort fiel. Es war eine Luft schärfster Kritik, die sich auch der Chef gefallen liess. Es ist mir eine unvergessliche Erinnerung an die Jahre, zu deren Beginn Nissl einem Assistenten, der es mir wiedererzählte, sagte: schade um den Jaspers, ein so intelligenter Mensch und beschäftigt sich mit lauter Unsinn! – bis zu dem Augenblick, als er zu mir in die Poliklinik kam (als ich eine Weile Homburger vertrat), um sich phaenomenologische Explorationen anzuhören, und nach einigen Sitzungen sagte: es ist doch vielleicht etwas dran, machen Sie nur weiter! – und bis zu den Tagen, als er bei seinen Gängen durch die Klinik die Correkturbögen meiner *Psychopathologie* stets in der Tasche seines weissen Mantels hatte und einmal zu Wetzel sagte: ein grossartiges Buch! lässt Kraepelin weit hinter sich! – sehr übertrieben natürlich, als Temperamentsäusserung zu nehmen wie eine frühere, als ich einmal zur Visite zu spät kam: Sie sehen so schlecht aus, Herr Jaspers, Sie treiben zuviel Philosophie, das können die roten Blutkörperchen nicht vertragen. Zu mir sagte er über die *Psychopathologie* zunächst nichts. Aber eines Tages bat er mich um einen Besuch und erklärte mir: Sie wollen sich doch gewiss habilitieren, leider habe ich so viele Leute habilitiert, dass die Fakultät im Augenblick weitere nicht zulässt. Sie müssten warten. Aber ich habe Kraepelin und Alzheimer gefragt. Sie können sich sofort in München oder Breslau habilitieren. Beide sind gern bereit. Worauf ich: ich möchte in Heidelberg bleiben, – Heidelberg ist einzig, – vielleicht versuche ich es für Psychologie bei der philosophischen Fakultät und kehre eines Tages zur medizinischen Fakultät zurück. Nissl: ausgezeichnet. Er ergriff sofort die Initiative, sein Gutachten half mir neben dem Külpe's und der Verwendung Max Webers zur Habilitation[203] bei der anderen Fakultät. 1916 fragte mich der damalige Dekan Gottlieb vertraulich, ob ich die Nachfolge Nissl's annehmen würde. Ich musste nach zwei Tagen erregter Überlegung nein sagen meines Gesundheitszustandes wegen. Es war mir ein sehr grosser Verzicht. Das durfte ich Ihnen bei dieser Gelegenheit vielleicht erzählen. Haben Sie nochmals meinen Dank und vor allem meine herzlichsten Wünsche für Ihre Klinik, aus der noch viel Gutes kommen soll.
Ihr Karl Jaspers

Meine Frau dankt Ihnen sehr herzlich für die Bilder.

---

203 Vgl. S. 293, Anm. 5.

489. *Karl Jaspers an Kurt Schneider*

Brief, ms.
Durchschlag: DLA Nl. Karl Jaspers

Basel, den 20.11.1951

Lieber und verehrter Herr Schneider!
Heute schreibe ich Ihnen vertraulich zu persönlicher Information, nicht irgendwie officiell, aber natürlich doch darum, weil Sie Rektor sind.

Es handelt sich um Dr. Rossmann, Privatdozent der Philosophie in Heidelberg,[204] um den ich mir Sorge mache. Ich halte es für möglich, dass einmal ein Antrag ihn betreffend durch Ihre Hände geht. Dann ist es vielleicht gut, dass ich Ihnen geschrieben habe. Denn zum Erfolg ist ja in solcher Lage ein persönlicher Einsatz des Rektors oft von entscheidender Bedeutung, zumal wenn er auch in mündlicher Besprechung erfolgt.

Dr. Rossmann ist Assistent des Seminars und gekündigt. Eine Diätendocentur hat er nicht. Er würde Anfang 1952 auf der Strasse sitzen. Vermutlich wird der Vertreter der Philosophie und die Fakultät etwas tun: Verlängerung der Assistenz oder Diätendocentur. Jedenfalls hoffe ich das. Gadamer[205] hatte es mir im Sommer 1950 versprochen.

Von Rossmann habe ich eine sehr hohe Meinung. Er hat eine umfassende Bildung, jede seiner Schriften war gehaltvoll. Vor allem aber ist er eine völlig verlässliche Persönlichkeit, von sittlicher Substanz. Zu wenig Ellenbogen und zu wenig kluges Operieren erschweren ihm im Betrieb das Fortkommen. Sein Sprachfehler ist für die Lehrtätigkeit unerheblich. Über seinen guten Lehrerfolg würde die Quästur Sie unterrichten können. Ich halte den Mann für eine geistige Säule unter unserem Nachwuchs. Falls Sie ihn nicht kennen, würde ein Gespräch mit ihm Sie gewiss überzeugen. Ich unterhalte mich mit ihm stets gern wegen seines klaren Urteils, der Weite seiner Gesinnung, aber vor allem wegen seiner ausserordentlichen Informiertheit in bezug auf die grosse geistige Überlieferung.

Es schiene mir für die Universität ein sehr beklagenswerter Verlust und für den Mann selbst eine ganz unverdiente Zurücksetzung, wenn ihm nicht der Boden für seine weitere Arbeit und Lehrtätigkeit gegeben würde.

Gründe des Nichtkönnens hat man ja immer, wenn man nicht will. Bitte prüfen Sie alle negativen Gründe, die zu Ihnen gelangen, in diesem Falle sehr gründlich! Da ich es zwar nicht für gegeben, aber für möglich halte, dass man nicht will, – und da es mir nicht ausgeschlossen scheint, dass der Zusammenhang des Mannes mit mir ihm nachteilig sein

---

204 Kurt Rossmann war seit 1948 Privatdozent in Heidelberg, ab 1957 dort apl. Professor und wurde 1964 auf den Lehrstuhl von Jaspers nach Basel berufen. Jaspers war persönlich eng mit ihm verbunden.
205 Hans-Georg Gadamer (1900-2002) lehrte seit 1950 in Heidelberg Philosophie.

könnte, – so wende ich mich vorsorglich an Sie, weil ich weiss, dass Sie so etwas auch in der Verborgenheit erkennen und nicht dulden würden.

Entschuldigen Sie, bitte, mein Schreiben. Denn es liegt mir, wie ich denke, rein sachlich und objektiv an dem Manne soviel, dass ich glaube, mich seinetwegen an Sie wenden zu dürfen.

Mit allen guten Wünschen für Sie und herzlichen Grüssen
Ihr
[Karl Jaspers]

490. Kurt Schneider an Karl Jaspers

Brief, hs.
Original: DLA Nl. Karl Jaspers

Heidelberg, den 23.11.51

Lieber und verehrter Herr Jaspers,
Herr Rossmann ist mir persönlich durch öfteres Zusammensein durchaus bekannt und ich schätze ihn sehr.

Akute Gefahr ist nicht für ihn. Am 12.11. hat Herr Gadamer den Antrag gestellt, seine Assistenten-Tätigkeit zu verlängern, was dann schon wieder ein Jahr ausmacht. Er schloß: »... daß eine Diätendozentur der bessere Weg, die Verlängerung der Assistentenstelle nur eine Notlösung sei.« Anscheinend ist er also einer Diätendozentur durchaus geneigt. Ich weiß aber nicht, wie die dafür zuständige Fakultät darüber denkt – sie müßte etwas »tun«, damit, wenn nun eine Diätendozentur frei oder neu geschaffen wird, Herr R. sie bekommt.

Ich kann nur indirekt was tun und werde sicher die Sache im Auge behalten und auch mit Herrn Gadamer reden. Sein Schreiben über Herrn R. an die Regierung ist *sehr* freundlich und anerkennend gehalten.

Getreulich grüßend:
Ihr
Kurt Schneider

491. Kurt Schneider an Karl Jaspers

Postkarte, hs.
Original: DLA Nl. Karl Jaspers

Heidelberg, 25.12.51

Lieber und verehrter Herr Jaspers!
Herr R. ist in seiner Stelle um ein Jahr verlängert. Bis dahin wird sich, wie ich und G. hoffen, die bessere Lösung finden lassen. –

Herzliche Wünsche für 1952:
Allzeit
Ihr
Kurt Schneider.

492. Karl Jaspers an Kurt Schneider

Brief, ms.
Original: DLA Nl. Kurt Schneider

Basel, den 8. Februar 1952

Lieber Herr Schneider,
ich danke Ihnen herzlich für die Übersendung Ihres Nachrufes auf Meyerhof.[206] Das ist ein schöner und würdiger Text. Ich habe ihn gern gelesen. Mit herzlichen Grüssen und guten Wünschen
Ihr
Karl Jaspers

493. Karl Jaspers an Kurt Schneider

Brief, ms.
Original: DLA Nl. Kurt Schneider

Basel, den 7. März 1952

Lieber Herr Schneider,
herzlichen Dank für Ihre Rektoratsrede[207] und für das Separatum über die Heidelberger Universität.[208] Sie haben ein schönes Bild entworfen. Charakteristischerweise aber fehlt eigentlich die Glanzzeit von 1890-1933. Dieses einzige Heidelberg, Europa und der Welt gehörend, gleichsam einige Meter über dem Boden schwebend und doch der ewigen Landschaft dort zugehörend, das war etwas Herrliches. Auch die grossen Namen jener Zeit werden, glaube ich, bleiben. Max Weber feiert heute in Amerika, besonders in Chicago, seine Auferstehung.[209] Aber jene Jahrzehnte sind noch kein Gegenstand historischer Darstellung und Ihnen persönlich natürlich weitgehend unbekannt. Dass auch die Psychiatrie mit Kraepelin und Nissl an dem Glanze teilnahm, ist Ihnen bekannt. Sie gehören selber in diesem Sinne mit nach Heidelberg und Sie pflegen so schön diese Überlieferung.
Mit herzlichem Gruss und Dank Ihr
Karl Jaspers

---

206 Jaspers täuscht sich, da der vom Rektor gezeichnete Nachruf eigentlich von dem Physiologen Hans Schäfer geschrieben wurde, wie Schneider in seinem Antwortbrief erläutern wird. Der Physiologe Otto Meyerhof arbeitete als Heidelberger Schüler Ludolf von Krehls zu biochemischen Fragen des Stoffwechsels in Kiel und Berlin, bevor er 1929 das neu gegründete Kaiser-Wilhelm-Institut für Medizinische Forschung in Heidelberg übernahm. 1922 erhielt er den Medizinnobelpreis, musste aber wegen seiner jüdischen Abstammung 1938 in die USA emigrieren.
207 Kurt Schneider, *Psychiatrie heute*, Stuttgart 1952.
208 Kurt Schneider, »Die Universität Heidelberg«, in: *Colloquium* (1951) (H. 12), 11-13.
209 Jaspers denkt besonders an den Soziologen Talcott Parsons, der 1925-27 in Heidelberg Nationalökonomie studierte und mit der Arbeit ›Capitalism‹ *in Recent German Literature: Sombart and Weber* promoviert wurde. Mit seinen Weber-

494. *Kurt Schneider an Karl Jaspers*

Brief, hs.
Original: DLA Nl. Karl Jaspers

Heidelberg, den 15.11.52

Lieber und verehrter Herr Jaspers,
zuerst muß ich mitteilen, daß die Diätendozentur für Herrn Rossmann leider nicht zu gelingen scheint. Ich habe als Rektor immer wieder an die Angelegenheit erinnert, vorsichtig und wie ich glaube »geschickt«. Aber man kann ja in solchen Dingen einer Fakultät nicht drein reden; sie tut, was sie will. Da ich mit Herrn R. persönlich sehr gut stehe und ihn öfters, auch bei mir zu Hause sehe, mußte ich die »Protektion« besonders diplomatisch anbringen. Man fürchtet wohl, Herr R. bliebe mit der Dozentur sitzen. Man weist auf das Fehlen einer »großen Leistung« hin, was eine Berufung unwahrscheinlich mache. Ich muß gestehen, daß diese Sorgen mir nicht unbegründet erscheinen. Auch der Sprachfehler ist doch störender, als Sie zu meinen scheinen. Gadamer und Löwith[210] sind Herrn R. an sich durchaus wohl gesinnt. Über sein Niveau und seine Persönlichkeit denken sie ebenso positiv wie ich.

Vor kurzem dankten Sie für den Nachruf Meyerhof – zu Unrecht. Der Verfasser ist unser vorzüglicher Physiologe Hans Schäfer.[211] Rektor u. Dekan pflegen solche Nachrufe nur zu unterschreiben; der Verfasser wird nicht genannt. Auch die Verschickung an Sie erfolgte nicht durch das Rektorat; vielleicht durch Herrn Rüstow,[212] der sich eine größere Menge erbat. – Dann schreiben Sie anläßlich meines Aufsatzes »Die Universität Heidelberg«, es fehle die Glanzzeit 1890-1933. (Schöne und warme Worte schreiben Sie darüber.) Unbekannt ist mir (literarisch) diese Zeit keineswegs. Aber ich habe in dem [?] Aufsatz für eine Studentenzeitung gar keine Namen genannt; nicht einmal Hegel.

Ich schließe mit allen guten Wünschen, herzlichen Grüßen und der Versicherung meiner verehrungsvollen Gesinnung.
Ihr
Kurt Schneider.

(Seit 1.10.52 ist mein Rektorat beendet)

Übersetzungen *Die protestantische Ethik und der Geist des Kapitalismus* und *Wirtschaft und Gesellschaft* trug Parsons entscheidend zur amerikanischen Rezeption Webers bei.
210 Karl Löwith (1897-1973), der sich bei Heidegger habilitiert hatte und mit Jaspers persönlich gut bekannt war, lehrte seit 1952, nachdem er aus der amerikanischen Emigration zurückgekehrt war, in Heidelberg Philosophie.
211 Der Physiologe und Sozialmediziner Hans Schäfer (1906-2000) war seit 1950 Professor für Physiologie in Heidelberg. Seine Forschungen galten Fragen der Physiologie, Sozialmedizin und Medizinischen Ethik.
212 Alexander Rüstow (1885-1963) lehrte in Heidelberg nach der Rückkehr aus der türkischen Emigration Historische Soziologie und Wirtschaftsgeschichte.

495. *Karl Jaspers an Kurt Schneider*

Brief, ms.
Durchschlag: DLA Nl. Karl Japsers

Basel, den 28. November 1952

Lieber Herr Schneider!
Schönen Dank für Ihre Mitteilungen vom 15.11. und Ihre Bemühungen im Interesse von Rossmann. Natürlich können Sie nicht die Fakultät gradezu beeinflussen. Sollte, wie ich es für möglich, ja wahrscheinlich halte, die Fakultät den Antrag für eine Diätendozentur stellen, so käme es, wie mir nach meinen Erfahrungen scheint, darauf an, dass dann der Rektor persönlich und mündlich sich bei der Regierung einsetzt. Da Sie als Prorektor noch die Geschäfte beobachten, könnten Sie in diesem Sinn vielleicht doch noch eine wesentliche Weichenstellung machen. Im Bezug auf die Beurteilung Rossmanns folge ich den Gründen, die auf Sie einen gewissen Eindruck machen, in dem negativen Sinne keineswegs. Es kommt doch hier wie immer auf die Anschauung und Kenntnis der geistigen Gesamtpersönlichkeit an. Auch ich bin der Meinung, dass ein Buch erscheinen sollte. Ich hoffe darauf und weiss schon von dessen Inhalt. Aber die Gesamtheit der bisher schon vorliegenden geistigen Leistungen darf man, so meine ich, nicht unterschätzen. Doch würde ich über diese Sache gerne gelegentlich, wenn wir uns einmal wieder treffen, mündlich sprechen.
Mit herzlichen Grüssen und guten Wünschen für Sie
Ihr
[Karl Jaspers]

496. *Kurt Schneider an Karl Jaspers*

Brief, hs.
Original: DLA Nl. Karl Jaspers

Heidelberg, den 20.2.1953
Blumenstr. 8

Lieber und verehrter Herr Jaspers,
an Ihrem 70. Geburtstag nahm ich herzlich Anteil. – Ich muß mich entschuldigen, daß ich in der Fest-Schrift nicht vertreten bin. Es war nicht nur das Rektorat, das mich abhielt – es fiel mir nichts Schreibenswertes ein. Und Sie sind ja mit mir der Meinung, daß man dann auch nicht soll. Inzwischen ist der beigelegte Aufsatz entstanden, der wohl in der März-Nummer des »Nervenarztes« erscheinen wird. Aus dem 2. Satz der Fußnote sehen Sie, daß die Klinik plant, Ihrer am 23.2. im Seminar besonders zu gedenken.[213] Auf das beigelegte Bild werfen Sie sicher gerne einen

---

213 Kurt Schneiders »Über die Grenzen der Psychologisierung«, in: NA 24 (1953), 89-90.

Blick. Leider ist es mangelhaft, da es kein Originalabzug ist, da wir das Originalphoto leider nicht haben.

Nehmen Sie zum Schluß meiner und meiner Klinik herzlichste Glückwünsche.

In stets dankbarer Gesinnung:
Ihr
Kurt Schneider.

497. Kurt Schneider an Karl Jaspers

Postkarte
Original: DLA Nl. Karl Jaspers

[Heidelberg, 20.6.53]

Lieber u. verehrter Herr Jaspers,
Herr v. Campenhausen[214] gab mir Ihren Bultmannaufsatz[215] zu lesen, der mich überaus interessierte. Ob Sie mir das Heft schicken könnten? (Es ist technisch so schwierig, es durch den Buchhandel zu bestellen. Es wäre übrigens schade, wenn diese Arbeit in einem solch entlegenen »Blättchen« verschwinden würde. Sie wäre als Sonderveröffentlichung schon sehr begehrt u. wäre es wert. – Herzlich grüßt
Ihr Kurt Schneider

498. Karl Jaspers an Kurt Schneider

Brief, ms.
Original: DLA Nl. Kurt Schneider

Basel, den 17. September 1954

Lieber Herr Schneider!
Ich höre aus Heidelberg, dass Sie sich zum Frühjahr emeritieren lassen wollen. Das ist ja wirklich schade. Die Regierung sollte Sie auffordern, vorläufig zu bleiben. Aber ich weiss weder über Ihre Absichten noch über die Regierung Bescheid.

Nun weiss ich gar nicht, ob Sie überhaupt bei dem Vorschlag Ihrer Nachfolge mitwirken wollen. Es hat ja immer einzelne Kollegen gegeben, wie bei uns Hermann Oncken,[216] Ludwig Curtius, die sich

---

214 Hans v. Campenhausen (1903-1990) habilitierte sich 1928 an Bultmanns Fakultät in Marburg, wurde 1937 schon nach kurzer Zeit aus politischen Gründen der Professur enthoben und 1946 auf den Heidelberger Lehrstuhl für Kirchengeschichte berufen.
215 Karl Jaspers, »Wahrheit und Unheil der Bultmannschen Entmythologisierung«, Vortrag, gehalten am Schweizerischen Theologentag in Basel am 27. April 1953, in: *Schweizerische Theologische Umschau* 23 (1953), 74-106. Auch in: Karl Jaspers und Rudolf Bultmann, *Die Frage der Entmythologisierung*, München 1954, 5-55.
216 Hermann Oncken (1969-1945) lehrte von 1907 bis 1921 Neuere Geschichte in Heidelberg, anschließend in München und Berlin.

weigerten mitzuwirken. Ich selber würde im Falle meiner Nachfolge vermutlich ebenso verfahren. Aber das Normale ist das nicht. Für den Fall, dass Sie die Liste Ihrerseits mitbestimmen wollen, möchte ich mir erlauben, wenn es auch fast ungehörig ist, Sie meinerseits aufmerksam zu machen auf Herrn von Baeyer. Sie kennen seine Arbeiten gewiss besser wie ich. Es ist nur für den Fall, dass Sie mein Urteil brauchen könnten, dass ich es Ihnen schreibe. Persönlich kenne ich Herrn von Baeyer nicht, habe ihn nur einmal bei seinen Eltern[217] am Tisch gesehen, als er Student war, und dabei kaum gesprochen. Jedoch bin ich seinem psychiatrischen Gang mit Interesse gefolgt und kenne viele seiner Arbeiten. Diese scheinen mir ungewöhnlich vernünftig, anschaulich, interessant und vielseitig. Zur Zeit ist er im Hauptamte ja gar nicht an einer Universität. [a]Während der Nazizeit konnte er sich kaum habilitieren. Sein Vater wurde seines Amtes beraubt (ich weiss nicht den Prozentsatz jüdischen Blutes).[a] Das hat oft zur Folge, dass man einen solchen Mann nicht ernst in Betracht zieht. Es würde mir im Interesse der Universität wie aus Gerechtigkeit für seine Leistungen wünschenswert erscheinen, dass man ihn lebhaft als Kandidaten befürwortete. Es kommt hinzu, daß er eine Heidelberger Vergangenheit hat, aus der Heidelberger Schule kommt und schließlich einer Familie angehört, die hervorragende Forscher aufweist (die verschiedenen von Baeyers und Hitzigs).[218] Man hätte wahrscheinlich noch eine gewisse geistige Noblesse und den gefühlten Anspruch einer Überlieferung bei ihm zu erwarten. Ich vermute fast, dass ich Ihnen kaum Neues sage, habe es aber gewagt, da die Heidelberger Erinnerungen Ihnen vielleicht doch nicht so lebhaft sind wie mir. Auf die einzelnen Arbeiten einzugehen erübrigt sich. Da brauche ich Ihrem Urteil nicht vorzugreifen und vermute, dass wir einig sind.
Mit herzlichen Grüssen und guten Wünschen
Ihr
Karl Jaspers

a-a *hs. eingef.*

---

217 Hans v. Baeyer (1875-1941), Ordinarius für Orthopädie in Heidelberg, und Hildegard v. Baeyer, geb. Merkel (1882-1958).
218 So Eduard Hitzig (1838-1907), der 1875 die Leitung der Züricher Anstalt Burghölzli übernahm und ab 1879 in Halle die neurologisch-psychiatrische Klinik aufbaute.

499. Kurt Schneider an Karl Jaspers

Brief, hs.
Original: DLA Nl. Karl Jaspers

Heidelberg, den 21.9.54

Lieber Herr Jaspers,
besten Dank für Ihren Brief. Unter den leider Wenigen, die in Frage kommen, ist auch der von Ihnen genannte. Auch seine Persönlichkeit entspricht dem, was Sie anmerken. Daß er auf die Liste kommen wird, scheint mir sicher. Einzuwenden ist, daß er ein sehr langweiliger und ungeschickter Lehrer sein soll. Aus diesen Gründen konnte man sich in Erlangen zweimal nicht zu ihm entschließen. Ich habe nur einmal einen Vortrag von ihm gehört, an dem in keiner Hinsicht etwas auszusetzen war.

Ja: ich werde zum 1.4.55 emeritiert. Das ist Gesetz. Es gibt dann nur eine »kommissarische« Selbstvertretung, bis der Nachfolger kommt. Das kann mitunter lange dauern. Ich habe nicht die Absicht einer derartigen Verlängerung und habe darum auch frühzeitig um die Vorbereitung meiner Nachfolge gebeten; bevor die Aufforderung des Ministeriums kam. Ich halte es für wichtig, daß ein Kliniker mit 68 sein Amt abgibt. Es ist auch besser, man sagt: »schade, daß er schon geht«, als: »höchste Zeit, daß er geht.« Ich habe auch das *Bedürfnis*, von diesem Amt entlastet zu werden. Die Psychiatrie in Deutschland ist heute eine sehr aufreibende und turbulente Angelegenheit. Der Psychiater ist Freiwild für Journalisten, Rechtsanwälte und allerlei »Menschenfreunde«. Ich hab das satt. Ich gehe nicht vorzeitig, aber rechtzeitig – eben wenn meine Amtszeit gesetzlich zu Ende ist. Ich war dann etwa 43 Jahre praktischer Psychiater.

Der kleinen Kommission für meine Nachfolge gehöre ich mit beratender Stimme an. Beraten halte ich für wichtig, denn man ist ja der Einzige mit Sach- und Personalkenntnis. »Affekte« werde ich dabei nicht einsetzen – ich gebe eben Auskunft und rate zu oder ab. Ich habe auch keinen »Kandidaten«, den ich »durchbringen« will.

Herzlich grüßt, aufrichtig ergeben,
Ihr
Kurt Schneider

500. Karl Jaspers an Kurt Schneider

Brief, ms.
Original: DLA Nl. Kurt Schneider

Basel, den 1. Oktober 1954

Lieber Herr Schneider!
Ich danke Ihnen sehr für Ihren Brief. Was Sie über Ihre Emeritierung sagen, wirkt völlig überzeugend, sachlich und persönlich wahr und sympa-

thisch. Es ist eben etwas ganz anderes, einen psychiatrischen Lehrstuhl zu verwalten oder einen philosophischen. Sie haben wahrhaftig in 43 Jahren in dieser praktisch so erregenden und schwierigen Zeit genug geleistet. Und Sie haben genug Inhalte Ihres Lebens und Ihrer Interessen, um das Alter reich und lohnend zu machen. Möge es Ihnen glücken.

Ihre Beratung bei der Kommission halte auch ich für völlig einwandsfrei. Umso mehr beruhigt es mich, dass ich Ihnen wegen Herrn von Baeyer meine Meinung geschrieben habe.

Mit herzlichen Grüssen
Ihr
Karl Jaspers

501. Karl Jaspers an Kurt Schneider

Brief, ms.
Durchschlag: DLA Nl. Karl Jaspers

Basel, den 14. Oktober 1954

Lieber Herr Schneider!

Da ich nun einmal wegen des Herrn von Baeyer Ihnen geschrieben habe, wurmt es mich nachträglich, dass ich nicht gleichzeitig und in gleichem Range einen andern Psychiater meinerseits Ihnen genannt habe. Ich neige zu den Leuten, die nicht die normale akademische Laufbahn haben. So ist mir vor längerer Zeit aufgefallen ein Schüler von Wetzel, Dr. Weitbrecht in Göppingen. Zwar habe ich ihn nie gesehen, aber seine Arbeiten sind mir in so guter Erinnerung, dass ich ihn, wenn ich Ihnen schon geschrieben habe, nicht hätte vergessen sollen. Was ich erinnere, war ungemein menschlich, methodisch besonnen. Ich spürte den Geist des von mir sehr geliebten Wetzel, etwas von der schwäbischen Umständlichkeit, die der literarische Mangel einer übrigens vortrefflichen Eigenschaft, der Gewissenhaftigkeit, ist. Seit langem habe ich nichts mehr von ihm gehört und weiss nicht, was inzwischen aus ihm geworden ist. Sollte er etwa als Dozent weniger langweilig sein als Herr von Baeyer, würde er vorzuziehen sein. Seine früheren Arbeiten (ich denke, er wird inzwischen noch manches geschrieben haben) sind jedenfalls gleichwertig denen von Baeyers.

Entschuldigen Sie nochmals meine an sich ungehörige Einmischung. Noch immer bin ich begreiflicherweise für das Heidelberg meiner Herkunft interessiert. Auch mit Weitbrecht würde etwas von Wetzelschem Geiste und damit von Heidelberg bleiben, obgleich er selbst, soviel ich weiss, nie in Heidelberg war.

Mit herzlichen Grüssen
Ihr
[Karl Jaspers]

502. Kurt Schneider an Karl Jaspers

Brief, ms.
Original: DLA Nl. Karl Jaspers

Heidelberg, den 21. Juli 55

Lieber Herr Jaspers,
da Sie an der hiesigen Psychiatrie so lebhaftes Interesse haben, möchte ich mitteilen, dass Herr von Baeyer nun berufen ist und sicher annehmen wird. Er ist menschlich sehr erfreulich. Ich habe ihn nicht »gewollt«, weil ich fürchte, dass sein weiches und vielleicht allzu friedliches Wesen den grossen Schwierigkeiten, mit denen es die hiesige Psychiatrie zu tun hat, nicht gewachsen sein wird. Vollends, da er sich mehr und mehr in die daseinsanalytische Psychopathologie verloren hat, der ich keinen Erkenntniswert zusprechen kann.[219] Sie wissen wohl gar nicht, welchen Umfang diese Richtung in den letzten Jahren angenommen hat. Auch der Psychosomatik und all dem ist er sehr zugeneigt. Das war auch der Grund, warum man ihn gerne wollte. Entweder interessieren sich die Mitglieder der Fakultät gar nicht für Psychiatrie oder sie denken psychoanalytisch, psychosomatisch und daseinsanalytisch. So kam das.

Ich habe keine Affekte in der Frage meines Nachfolgers gezeigt und nur ganz schlicht auf Anfrage beraten. Weitaus der Beste (*wenn* man überhaupt noch auf eine klinische Psychopathologie Wert legt) ist mein Neffe Weitbrecht. Da waren mir aber die Hände völlig gebunden und habe ich auch nicht beraten. Er kam dann doch an die 2. Stelle. Jetzt soll er in Bonn an erster stehen, aber mit 2 anderen zusammen. Seine Berufung ist mir sehr fraglich, vollends da die kleine Bonner Klinik nur neurologische Patienten hat. Die Verbindung mit der Anstalt besteht nicht mehr. Man kann nur für die Vorlesung Patienten entlehnen.

Ich war im April zu Vorträgen 3 Wochen in Spanien und habe dort viel gesehen.[220] Auch das Fliegen war etwas Neues. Jetzt ist es etwas schwierig: das *Anvertraute* fehlt. Ich habe die Klinik sehr geliebt. Das Ganze: die Räume, Gärten, den guten Alltag, das *Amt*. Nicht vermisse ich Patienten und nicht die Vorlesungen. Die »Klinik« ist eine dürftige Anfängervorlesung vor sehr Unreifen. Und eine eigentlich universitätsfähige Vorlesung bringt man nicht zustande – es kommt niemand. Im Kreis der Mitarbeiter habe ich aber regelmäßig Seminare und Demonstrationen gehalten. Das war alles sehr gut und der Höhepunkt der Woche. Schnell verflogen diese nur neun Jahre. Ich bin in ihnen »alles« gewesen, was man sein kann: Dekan, Wahlsenator, Rektor, Prorektor. Das hat meine Verbundenheit mit der Universität sehr gefördert. Der Fakultät stand ich

---

219 Vgl. Walter v. Baeyer, »Der Begriff der Begegnung in der Psychiatrie«, in: NA 26 (1955), 369-376.
220 Kurt Schneider war mit dem spanischen Psychiater José López Ibor (1906-1991) befreundet. Vgl. Francisco Pedrosa Gil, »José López Ibor: Meine letzte Unterhaltung mit Kurt Schneider«, in: *Fundamenta Psychiatrica* 12 (1998), 72-74.

recht fern. Es waren da ja eben die vielen Schwierigkeiten mit den psychoanalytischen und psychosomatischen Tendenzen, deren Anfänge Sie ja hier noch erlebt haben. Mit Notwendigkeit kam das auch bei der Wahl meines Nachfolgers wieder heraus. Man wollte (soweit man überhaupt Interesse hatte) einen »Modernen«.

Ich habe überlang von mir erzählt, aber diese Dinge gehen ja über mich hinaus.

In der Hoffnung, dass es Ihnen gut geht, grüsse ich herzlich
in alter dankbarer Verbundenheit.
Ihr
Kurt Schneider

PS. Natürlich wäre es mir sehr peinlich gewesen, wenn mein Neffe hierher berufen worden wäre. Dass er in Bonn so gut liegt, dürfte nun aber auch den entferntesten Schein von »Nepotismus« zerstreuen. Ich habe auch für Bonn nichts für ihn getan. Es schadet ihm nur, dass er mein Neffe ist.

Zu den Studenten: Natürlich ist da der oder jener gewesen, für den man »liest«. Aber am ganzen Bild ändert das nichts. Die Unbildung ist so grotesk, dass alles, was man an nicht »Medizinischem« so nebenbei etwa sagt, völlig ins Leere fällt. Es wird kein Zitat aus einem »Klassiker« verstanden und keine Anspielung auf etwas Literarisches, vollends Philosophisches oder Theologisches. [a](Der modische Ausdruck: »es kommt nicht an« ist vortrefflich.)[a] Man hörte auch gleich weg, weil das ja doch für das Examen nicht in Frage kommt. Interessanterweise hat vor Kurzem auch der mir doch so entfernte Kretschmer meinen Neffen gefragt, ob er denn auch in seinen Vorlesungen gar nichts mehr »sagen« könne. Bei ihm jedenfalls falle alles ins Wasser. – In den andern Fakultäten (außer math.-nat.) ist das sicher anders.
K. S.

a-a hs. eingefügt

503. Kurt Schneider an Karl Jaspers

Brief, hs.
Original: DLA Nl. Karl Jaspers

Heidelberg, den 16.10.55

Lieber Herr Jaspers,
Sie haben völlig recht: Weitbrecht ist in der Tat der beste gegenwärtige klinische Psychopathologe. Er hat ausgezeichnete Arbeiten veröffentlicht. Demnächst kommt eine kleine Monographie Kritik der Psychosomatik.[221] W. ist Dr. habil. und Lehrbeauftragter in Tübingen. Im

---

221 Hans Jörg Weitbrecht, *Kritik der Psychosomatik*, Stuttgart 1955. Weitbrecht

Hauptamt: Oberarzt der Privatklinik Göppingen. Er hat nur einen »Fehler«: er ist der Sohn meiner Schwester. Wenn Heidelberg das Ungeheure täte und einen Nicht-Habilitierten auf diesen Lehrstuhl berufen würde – dann doch unmöglich den Neffen des bisherigen Inhabers. Ich würde in die peinlichste Lage kommen. Wenn der Name überhaupt ernstlich auftaucht (er wird sicher von mancher Seite genannt werden), würde ich auch als Berater die Kommission verlassen. Daß Herr W. überhaupt einmal ein Ordinariat bekommt, ist allerdings dringend zu wünschen. Man versuchte vor einem Jahr den Honorarprofessor für ihn, doch scheiterte das an Kretschmer. Wenn er tot wäre, ginge eine Berufung ja viel leichter.

Von R. können Sie nichts gelesen haben.[222] Außer seiner neurophysiologischen Hab.-Arbeit vor rund 30 Jahren habe ich nichts gelesen. Das sagt nichts gegen den Menschen. R. ist in jeder Hinsicht einer. Naher Freund von Guardini und dieses Geistes.[223]

Es kann nicht anders sein, als daß Sie eine psychiatrische Klinik, insbesondere die hiesige, mit den Augen der Erinnerung sehen. Psychopathologie spielt nur noch eine ganz bescheidene, in anderen Kliniken durchwegs gar keine Rolle. Neurologie und Somatologie überhaupt, vor allem somatische Therapie stehen ganz im Vordergrund. Ich verstehe fast nichts von dem, was praktisch und wissenschaftlich in meiner Klinik geschieht. Auch darum ist es Zeit.

– Das Beigelegte[224] schicke ich *nur* wegen Anmerkung 1, S. 30. Bitte lesen Sie diese. Es könnte Sie interessieren, wie Ihr Ansatz heute bei uns aussieht. (Übrigens interessieren sich keine 6 Leute noch für so was.)
Herzlich grüßt
Ihr
Kurt Schneider

504. Kurt Schneider an Karl Jaspers

Brief, hs.
Original: DLA Nl. Karl Jaspers

Heidelberg, den 10. Nov. 55

Lieber und verehrter Herr Jaspers,
vielmals danke ich für Ihr schönes neues Buch,[225] in dem ich sehr lange Stunden mit großer Anteilnahme gelesen habe. Das »ambivalente Ringen« gibt ihm eine besondere Lebendigkeit und einen besonderen Reiz. –

---

widmete Jaspers wahrscheinlich später die kürzere Arbeit zum Thema »Grenzen der psychosomatischen Betrachtungsweise«, in: DMW 78 (1953), 1111-1116.
222 Nicht ermittelt.
223 Romano Guardini (1885-1968) vertrat bis 1939 in Berlin und nach 1945 in München Professuren für christliche Weltanschauungslehre und war prominentester philosophisch-literarischer Apologet der katholischen Frömmigkeit in der Moderne.
224 Nicht ermittelt.
225 Jaspers' *Schelling. Grösse und Verhängnis.*

Herr v. Baeyer hat vor wenigen Tagen seine 1. Vorlesung gehalten, von mir hineinbegleitet. Recht programmatisch im Sinne der Daseinspsychopathologie. – In Bonn wird anscheinend die Berufungskommission Herrn Weitbrecht 1. loco, aber neben zwei anderen der Fakultät vorschlagen. Weiter ist die Sache noch nicht gediehen. Ich danke Ihnen für Ihre so wichtigen Bemühungen. –
Mit herzlichen Wünschen und Grüßen:
getreulich immer
Ihr
Kurt Schneider.

505. Kurt Schneider an Karl Jaspers

Brief, ms.
Original: DLA Nl. Karl Jaspers

Heidelberg Mozartstrasse 20, den 20.2.58
Verehrter und lieber Herr Jaspers,
am Tage Ihres hohen Geburtstages werde ich dankbar über unsere Beziehungen meditieren.
Ich habe wohl 1917 und zwar durch den etwa vor einem Jahr in USA verstorbenen Wilhelm Mayer[226] Ihre Psychopathologie kennen gelernt. Damals war ich an die Tübinger Klinik kommandiert.[227] Ich hatte ausserordentliche Mühe, mich in Ihr Werk einzufinden, und auch niemanden, der mir dabei helfen konnte. Kurz vorher hatte ich die »Schizophrenie« von Bleuler[228] gelesen, mit der ich nicht zurecht kam. Aus Ihrem Buch wurde mir nun wegweisend deutlich, dass etwa die »Assoziationsstörung« als Schlüssel für die Schizophrenie keine Wirklichkeit, sondern eine Theorie war.
Ihr Buch wurde dann mein Leiter für meine einsame Kölner Tätigkeit; immer noch war es mir anfangs schwer, die von Ihnen herausgearbeiteten Phänomene im klinischen Alltag wiederzuerkennen und entsprechend zu benennen. Durch den Umgang mit Max Scheler, bei dem ich promovierte (die separat gedruckten Exemplare der Dissertation sind Ihnen sind gewidmet), geriet ich eine Weile mehr in die phänomenologische »Schau«, als in die klinische Realität. Das ging schnell vorüber und ich habe dann erneut bei Nicolai Hartmann, mit dem ich bis zu seinem Tode ständig verbunden blieb,[229] gelernt, »am Phänomen zu bleiben«.

---

226 Kurt Schneider meint Wilhelm Mayer-Gross, mit dem Jaspers auch korrespondierte.
227 Damals leitete Robert Gaupp die Tübinger Klinik; Ernst Kretschmer war sein Oberarzt.
228 Vgl. Eugen Bleuler, *Dementia praecox oder Gruppe der Schizophrenien*, Leipzig 1911.
229 Die Korrespondenz zwischen Kurt Schneider und Nicolai Hartmann liegt im Nachlass Kurt Schneiders im Deutschen Literaturarchiv in Marbach.

Materiell konnte ich von ihm für die Psychopathologie nichts lernen, aber die nüchtern strenge Zucht seines Denkens blieb für mich dauern vorbildlich.

In den zwanziger Jahren habe ich Sie kennen gelernt. Wohl zweimal waren wir in Heidelberg zusammen. So bei dem ausserordentlichen Kongress, der (verspätet) zum 50. Geburtstag der hiesigen Klinik stattfand. Ein anderes Mal war ich auf der Durchreise in Ihrer Vorlesung und auch abends bei Ihnen. Das war für mich, für den Sie psychopathologisch eine unbezweifelbare höchste Autorität waren, ein grosser Eindruck. – Wir trafen uns dann 1946 wieder im Rahmen unserer Universität, doch soll davon hier nicht mehr die Rede sein.

Als 1923 meine »Psychopathischen Persönlichkeiten« erschienen, haben Sie sehr kühl und ablehnend reagiert. Ich habe diesen Brief noch und habe ihn 1923 anscheinend auch lesen können.[230] Aber um 1946 konnte mir ihn weder Herr Rossmann noch Herr Kästner entziffern. (Lassen wir das ruhen.) Ich war damals keineswegs enttäuscht oder gar gekränkt – nicht aus Selbstbewusstsein, sondern weil ich vielleicht schon damals selbst empfand, dass dieses Buch nicht gerade etwas Besonderes war. Wie es nun manchmal einem gerade nicht »besonderen« Buch geht, hat dieses eine ungewöhnliche Laufbahn gemacht. Bis 1950 gab es neun Auflagen in deutscher Sprache und es könnte noch mehr haben, wenn ich nicht gebremst hätte. Es gibt dieses Buch holländisch, spanisch, französisch, japanisch und demnächst englisch. Die meisten Übersetzungen fallen merkwürdigerweise in die allerletzten Jahre.

Ich bin, jedenfalls was die Länge meiner Publikationen betrifft, kein produktiver Schriftsteller. Seit 1946 habe ich alles, was ich an Einzelnem gearbeitet habe, in meine »Klinische Psychopathologie«, wie das seit der 3. Auflage heisst,[231] hineingenommen, immer wieder prüfend, siebend und filternd. Dieses kleine Buch, das auch auf wenigen Seiten das Brauchbare der »Psychopathen« enthält, hat mit einigen Verschiebungen die gleichen Übersetzungen erlebt oder zu erwarten wie die »Psychopathen«. – Daneben ist noch manches von mir übersetzt worden, etwa die längst veralteten, halb populären, von Ihnen seinerzeit sehr gelobten »Psychiatrischen Vorlesungen für Ärzte« ins Portugiesische, Spanische, Japanische.

Es gibt kaum eine meiner Arbeiten, vollends keine Monographie von mir, die nicht immer wieder Ihren verehrten Namen nennt. Was ich Ihnen eben aufzählte, ist nicht als Angeberei gemeint, sondern es

---

230 Jaspers zögerte damals, seine kritische Einschätzung des Buches Schneider wissen zu lassen. Vgl. S. 442.

231 Die erste Auflage 1946 veröffentlichte Schneider unter dem Titel *Beiträge zur Psychiatrie* bei Thieme in Stuttgart; ab der dritten Auflage 1950 hieß das Lehrbuch *Klinische Psychopathologie*. Die achte Auflage von 1967 ergänzte Schneider letztmals, seitdem erschien das Lehrbuch unverändert, zuletzt in 15. Auflage 2007 mit einem aktualisierten und erweiterten Kommentar von Gerd Huber und Gisela Gross.

soll Ihnen sagen, dass ich für meine Person »in der ganzen Welt« die Erinnerung auch an den Psychopathologen Jaspers stets wach gehalten habe – sosehr ich mich auch in den meisten Einzelheiten von Ihnen entfernen musste. Das konnte ja auch nicht anders sein. Sie verliessen nach ganz wenigen Jahren die Psychiatrie und ich habe ihr viele Jahrzehnte gewidmet. –

Nehmen Sie meine getreuen und dankbaren Wünsche zu Ihrem 75. Geburtstag. So grüsst Sie zu diesem Tag
Ihr
Kurt Schneider

506. Kurt Schneider an Karl Jaspers

Telegramm, ms.
Original: DLA Nl. Karl Jaspers

[22. 2. 1963]

In herzlicher Verehrung und Dankbarkeit denkt an Sie
Kurt Schneider

Karl Jaspers – Johannes Heinrich Schultz 1913-1964

507. J. H. Schultz an Karl Jaspers

Brief, hs.
Original: DLA Nl. Karl Jaspers

[1913]
Garnisonslazarett

Lieber Jaspers!
Vielen herzlichen Dank für die Übersendung Deiner umfassenden Studie,[1] die ich heute via Göttingen erhielt und noch nicht genau konsumiert habe. Wenn Du es erlaubst, werde ich ihres allgemeinen Interesses wegen einen kurzen Hinweis in die Z. d. angew. Ps. bringen, in der ich bisweilen über Neuerscheinungen der Psychopath. referiere.[2]
Ich bin nach 7 Monaten Vorbereitung im Ehrlich'schen Institut[3] hier als Arzt und was dann wird, weiss ich noch nicht. Übrigens hat sich meine Verlobung aus vielerlei Gründen gelöst. Ich habe ziemlich reichlich zu tun, komme aber aus persönlichen Gründen bisweilen nach Heidelberg und werde einmal versuchen, Dich zu sehen.
Mit herzlichen Grüssen
in alter Freundschaft
Dein
J. H. Schultz

508. J. H. Schultz an Karl Jaspers

Brief, hs.
Original: DLA Nl. Karl Jaspers

Allenstein, 30. III. 17

Lieber Jaspers!
Mit einem eigentümlichen Anliegen komme ich heute zu Dir. Ich brauche Geld nämlich.
Die Sache liegt so. Meine Mutter[4] hat das gesamte Familienvermögen in Händen und wiegt sich in dem schönen Wahne, daß ich noch ihre Unterstützungsgelder habe. Diese sind aber gering. Der Gesundheitszustand meiner Mutter ist zur Zeit so schlecht, daß ich ihr nicht mit dieser großen Enttäuschung kommen möchte. Bist Du in der Lage, mir

---

1 Die 1. Aufl. der *Allgemeinen Psychopathologie* von 1913.
2 Eine Rezension ist nicht nachgewiesen.
3 Der Serologe und spätere Nobelpreisträger (1908) Paul Ehrlich gründete 1899 in Frankfurt a. M. ein »Institut für experimentelle Therapie« und wurde 1914 zum Ordinarius an der neuen Frankfurter Universität ernannt.
4 Julie Schultz, geb. Gelzer-Sarasin (1850-1919), war die Tochter des Baseler Historikers Johann Heinrich Gelzer (1813-1889).

bald (bis 10/18) mit 3500 M. auszuhelfen, ohne daß Du in Not kommst? Sonst schreibe ich an meine Mutter, der dies eine schwere Sache wäre.

Der Krieg hat mir sehr viel Schmerz gebracht, aber mich, glaube ich, nun endlich weiser werden lassen. Allerdings scheint meine Ehe dabei zum großen Teil meinetwegen in die Brüche zu gehen. Das läßt sich alles brieflich schlecht sagen. (Meine Frau hat ohne mein Wissen viel über unsere Verhältnisse gewirtschaftet).

Bitte sieh in diesem Briefe keinerlei Druck oder Zwang im engeren Sinne. Es hängt von dem Geld nicht anderes ab, als daß ich meiner Mutter die ökonomischen Fehler beichten und ihr eine Enttäuschung, wenn nicht mehr, bereiten müßte.

Verzeih, daß ich mit all' diesen Dingen, deren diskreten Charakter ich Dir nicht zu betonen brauche, zu Dir komme. Aber ich sitze hier ohne nahen Freund, der in dieser Lage helfen könnte.

Also nochmals, nur eine freundschaftliche Anfrage. Wahrscheinlich brauche ich die Summe garnicht; solltest Du es ohne Unbequemlichkeit disponieren können, so würde ich im Bedarfsfalle telegrafieren.

Von ganzem Herzen alles Gute und die sehr herzliche Bitte, daß unser vertrauliches Verhältnis durch diese Angelegenheit in keiner Weise berührt werde.

Stets Dein
J. H. Schultz

509. J. H. Schultz an Karl Jaspers

Brief, ms.
Original: DLA Nl. Karl Jaspers

[1945/46]

Lieber Jaspers!
Meine Bewunderung für Deinen geistigen Reichtum wird in den Schatten gestellt durch die Gefühle, die Presseberichte über Dein Heldentum der letzten Jahre bei mir erwecken.[5] Möge Dir ein reicher und fruchtbarer Lebensabend Alles lohnen!

Mit der Bitte um respektvolle Empfehlung an Deine Gattin,
Dein
J. H. Schultz

---

5 Vgl. dagegen Karl Jaspers, »Gegen falsche Heroisierung. Eine Erklärung von Professor Jaspers«, in: *Rhein-Neckar-Zeitung* (25.1.1946).

510. Karl Jaspers an J. H. Schultz

Brief, ms.
Durchschlag: DLA Nl. Karl Jaspers

Heidelberg, 12.11.47

Lieber Schultz!
Ich freute mich des Lebenszeichens von Dir. Zu Deiner Frage: Studenten schweizerischer Nationalität können in Heidelberg ohne Weiteres studieren und promovieren. Wenn sie schon in der amerikanischen Zone zugelassen sind durch die Besatzungsbehörden, besteht gar keine Schwierigkeit. Wenn Sie aber erst aus der Schweiz kommen, so ist die Erlaubnis des Aufenthaltes durch die Amerikaner zur Zeit praktisch nicht zu erreichen. Wir hoffen, dass das im Frühjahr besser wird.
Gern lese ich, dass meine »Allgemeine Psychopathologie« in Deine Hände gelangt ist. Du wirst bemerkt haben, dass ich auch mit Deinen Sachen, und zwar mit Freude und Genuss gearbeitet habe. Manche Erinnerung an unsere gemeinsame Jugend kam mir dabei. Vielleicht habe ich jetzt ein ganz phantastisches Bild von Dir wie Du vielleicht von mir. Ich hatte sogar die Frechheit, bei einem der nervenärztlichen Typen, die ich schildere, und zwar einen solchen, den ich mit Liebe schildere, an Dich zu denken, wobei ich allerdings aus den Ansätzen der Studentenzeit konstruieren musste, was möglicherweise durchaus geworden ist.[6] Ob Du das bemerkt hast?
Sollte Dir einmal Zeit und Lust kommen, was wohl unwahrscheinlich, besonders bezüglich der Zeit, ist, so würde es mich natürlich lebhaft interessieren, Deinen »Widerhall« zu erfahren. Du kannst im Telegrammstil, drastisch und rückhaltlos schreiben, Du wirst wohl noch wissen, dass ich, wo ich im Ganzen eine freundliche Gesinnung voraussetze, auch durch grösste Schärfe nicht gekränkt werde.
Wie mag es Dir gehen? Ich hoffe gut. Bei uns in Heidelberg ist es erträglich. Aber im Ganzen ist es fürchterlich.
Herzlichst
Dein
[Karl Jaspers]

511. J. H. Schultz an Karl Jaspers

Brief, ms.
Original: DLA Nl. Karl Jaspers

Berlin, 23.XI.1947

Lieber Jaspers!
Für Deine so sehr freundliche schnelle Erledigung meiner Anfrage, die ihres Rundfragencharakters wegen eine so sublakonische Form hatte,

---

6 AP 4, 674-677.

danke ich Dir herzlich, noch weit mehr für Deine Worte. Wenn die Psychotherapie nicht – ein umgekehrter Chronos – von uns gefressen werden müsste und so für das Persönliche gar zu wenig Zeit lässt, hätte ich Dir schon lange über meine Eindrücke der Allgemeinen Psychopathologie gegenüber geschrieben; aber einem so hohen Herrscher im Reiche des Geistes, wie Du es nun einmal bist – und für mich immer warst, schon im seligen Helgoland[7] – gegenüber habe ich eine erhebliche Befangenheit, Du möchtest meine simplen Praktikergedanken usw. usw. Einem eigentlichen Fachgenossen zu schreiben, macht mir keine Sorge; »ich kenne Dich, ich kenne Deine Schwächen« usw.; aber Philosophie ist eine verdammte Sache, und ich komme mir vor als de Buur upp'den Porkett!

Sicher weiss ich, etwa durch Anhören von Diskussionen in ältester Zeit von Husserl und Co. oder in neuerer Zeit von Nicolai Hartmann usw., dass »Philosophie« nicht völlig »höhere Mathematik« des Lebens und für das profanum vulgus unzugänglich ist; aber »es bleibt ein Erdenrest«. Also hier meine Hemmungen; aber ich hoffe, dass um die Jahreswende einmal Ruhetage und eine entsprechende Muterhebung kommen.

Dich sehe ich immer noch teils im lieben alten Helgoland, teils im (zerstörten) »theatrum anatomicum«,[8] in Hörsälen und, manchmal, bei uns in musikalischen oder anderen Treffen. Mein Portrait werde ich suchen; bisher fand ich es spontan nicht.[9] Dass Du »Freude und Genuss« bei meinen Sachen hattest, ist mir eine aufrichtige grosse Freude, die auch den oben erwähnten »magna bestia«-Bedenken abhelfen wird.

Wir, d.h. meine 3. Frau (seit 1944) und ich, haben persönlich keinen Grund zu Klage, wenn auch das väterliche Gut meiner Frau nahe Stralsund, mein praesumptiver Alterssitz »reformiert« ist; es bleiben die grossen allgemeinen Sorgen, Lasten, Unwissenheiten. Sehr gerne spräche ich einmal persönlich mit Dir über vieles; vielleicht findet sich Gelegenheit, da ich meiner niedersächsischen Beharrung eine Patrouillenfahrt nach dem Westen abringen will. Too good to be true!

Auf jeden Fall die herzlichsten Grüsse und Wünsche Deines
Schultz

---

[7] Jaspers verbrachte einige Wochen während der Semesterferien mit Schultz u.a. auf einer zoologischen Forschungsstation auf Helgoland.
[8] Der runde, steil aufsteigende Hörsaal des Anatomischen Institutes in Göttingen.
[9] Als einer der nervenärztlichen Typen der Psychopathologie. Vgl. AP 4, 674-677.

512. J. H. Schultz an Karl Jaspers

Brief, ms.
Original: DLA Nl. Karl Jaspers

Berlin Charlottenburg
2. Nov 49

Mein Lieber Jaspers!
Ich hoffe, dass Du und Deine verehrte Gattin sich inzwischen in der etwas eigenartigen Heimatstadt meiner Mutter gut eingelebt und in jeder Beziehung das gefunden haben, was sie sich erwarten konnten. Wir sitzen hier weiter am rechten Flügel des ehemaligen Deutschland und versuchen, die Augen offen und den Sinn klar zu behalten, um einigermassen recht und richtig durch dieses Dasein weiter zu kommen; rein persönlich haben wir keinen Grund zu ernster Klage. Die 4. Auflage Deiner *Psychopathologie*, die ich so gerne zum zweiten Male gründlich durcharbeiten wollte, musste leider bisher immer vor irgendwelchen actualia zurücktreten, aber ich gebe die Hoffnung nicht auf, noch einmal Zeit zu finden und Dir dann etwas ausführlicher ausser meiner alten Bewunderung sagen zu können. Anlass dieser Zeilen ist, abgesehen vom Wunsche, Dich zu grüssen, der beiliegende Artikel aus dem BBC-Blatt Listener 27.10.49,[10] wo sich ein Sprecher sehr eingehend mit Dir auseinandersetzt, dem Du anscheinend nicht christlich genug bist. Leicht möglich, dass Du ihn schon von anderer Seite erhalten oder gar gehört hast, aber das wäre ja dann kein Schade. Im Sommer waren meine Frau und ich im alten Göttingen, in dem nur noch meine 76 jährige Schwester, Witwe des Dir vielleicht bekannten William Wrede[11] – Breslau (*Paulus*[12] usw.) lebt; aber die alten Grabsteine am Feuerteich konnten wir noch finden. Wie viel Erinnerungen da heraufkamen, bedarf keines Wortes, und unsere Jugendfreundschaft fehlte nicht darunter.

Mit der Bitte um beste Empfehlung an Deine verehrte Gattin und den herzlichsten Grüssen und Wünschen
stets
Dein Schultz

---

10 Nicht ermittelt.
11 William Wrede (1859-1906) lehrte seit 1895 evangelische Theologie in Breslau.
12 William Wrede, *Paulus*, Tübingen 1907.

513. J. H. Schultz an Karl Jaspers

Brief, ms.
Original: DLA Nl. Karl Jaspers

Berlin-Charlottenburg, 13.1.53

Lieber Jaspers!
Anlässlich eines Vortrages in Basel plane ich im Laufe des April dort kurz zu verweilen und würde es persönlich sehr begrüssen, Dich ein paar Minuten sehen zu dürfen. Ehe ich diesem verlockendem Plane nähertrete, muss ich allerdings Dich mit einer kleinen Anfrage bemühen. Vor einigen Wochen war ein von mir aus persönlichem und wissenschaftlichem Interesse etwa 800 Stunden behandelter Patient in Deiner Wohnung, der Deine Gattin von früher her kennt, und auch von mir Grüsse bringen sollte. Wie er mir in starker Betroffenheit berichtete, hat Deine Gattin ihn so ausgesprochen, sehr milde gesagt, ablehnend empfangen und sich sehr abfällig über »Psychotherapie« geäussert, dass ich Bedenken habe, Deine Wohnung zu betreten. Entschuldige bitte, wenn ich Dich mit einer solchen Bagatelle belästige, aber ich hoffe, Du wirst recht verstehen, wenn ich über diesen Punkt beruhigt sein möchte, ehe der mich sehr verlockende Plan eines Wiedersehns mit Dir nähere Gestalt gewinnen kann.
Unverändert in alter Freundschaft!
Dein Schultz

514. Karl Jaspers an J. H. Schultz

Brief, ms.
Durchschlag: DLA Nl. Karl Jaspers

Basel, den 16. Januar 1953

Lieber Schultz!
Ich werde mich ausserordentlich freuen, Dich im April in Basel sprechen zu können, erst recht, wenn Du mir etwas mehr als ein paar Minuten schenken kannst. Nach so langen Jahrzehnten, gefüllt mit so ungeheuren Ereignissen, sich im Alter wiederzusehen, das ist doch eine merkwürdige und erfreuliche Sache.
Der Bericht Deines Patienten über die Unterhaltung mit meiner Frau wird gewiss in einem nicht ganz hellen Spiegel entstanden sein. Ich erinnere mich, dass meine Frau nach der sehr langen Unterhaltung recht unzufrieden war, auch mit sich. Aber dass sie Psychotherapie in Bausch und Bogen verneint, ist natürlich ausgeschlossen. Deine Person betreffend hat sie zudem für Dich nur günstige Vorurteile. Also besteht gar kein Grund, der Deinen Besuch hemmen könnte. Der Grund jener Misstimmung lag wohl darin, dass der Mann bei seiner Anmeldung auf sehr geliebte Jugendfreunde meiner Frau Bezug nahm (er war einmal Angestellter bei Gabriel), und es schien, als ob er über die letzte Zeit von

dessen Schwester Bericht geben könnte. Dann war meine Frau völlig enttäuscht darüber, dass er über die Familie sehr schlecht orientiert war. Die Gesprächsstimmung wurde offenbar schief. Doch das ist jetzt in der Erinnerung meiner Frau im einzelnen nicht mehr reproduzierbar und für Dich ohne Interesse.

Mit herzlichem Gruss Dein
[Karl Jaspers]

515. Karl Jaspers an J. H. Schultz

Brief, ms.
Durchschlag: DLA Nl. Karl Jaspers

Basel, den 13. Juli 1964

Lieber Schultz,
Herzlichen Dank für Deinen Glückwunsch zum ›pour le mérite‹.

Du hast Deinen achtzigsten Geburtstag gefeiert, ein Jahr später als ich. Es ist doch eine schöne Sache, wenn einem dieses hohe Alter vergönnt wird. Die Zeitalter, die wir durchlebt haben, machen durch das Ausmass der Umwälzungen fast ein Jahrtausend aus. Was uns noch lebendige Wirklichkeit in der Erinnerung ist, das ist der jungen Generation heute so fern, als ob es Jahrhunderte zurückläge.

Ich habe mir Dein »Lebensbilderbuch eines Nervenarztes«[13] gekauft und zu grossen Teilen gelesen, natürlich vor allem die Jugend. Du erzählst sehr freundlich und mit einer reizenden Ironie (Hippel) von unserer Berührung,[14] auch von Helgoland.[15] Ich erinnere mich noch man-

---

13 Johannes Heinrich Schultz, *Lebensbilderbuch eines Nervenarztes. Jahrzehnte in Dankbarkeit*, Stuttgart 1964.

14 Auf S. 48 heißt es: »Endlich trat unter den Kommilitonen die Erscheinung eines großen, stillen, norddeutschen, jungen Mannes hervor, dessen regelmässige Gesichtszüge und feines Profil von zwei meist denkerisch in's Weite gerichteten graublauen Augen belebt wurden, die nur gelegentlich aufblitzten, wenn der schmale, ziemlich geschlossene Mund sich zu leichtem Lächeln verzog. Es war Karl Jaspers. Unvergesslich, wie er im Augenspiegelkurs einer Bauersfrau aus der Umgebung sagte: ›Wollen Sie bitte Ihre Blickrichtung unmittelbar neben meinem Ohr vorbeiführen und einen festen Punkt fixieren!‹, eine Anweisung, die von der wackeren Landfrau nur mit fassungslosem Staunen beantwortet wurde, worauf unser Augenprofessor Arthur von Hippel [...] sagte: ›Seien Sie ruhig, Sie dumme Frau! Hier sollen Sie hinsehen!‹, und seine Hand neben das Ohr des später Unsterblichen hielt.« Arthur von Hippel (1841-1916) lehrte seit 1901 nach verschiedenen anderen Stationen in Göttingen Augenheilkunde.

15 Vgl. ebd. S. 51: »Die grossen Ferien nach dem Physikum 1905 führten mich nach Helgoland zur biologischen Forschungsanstalt, die Professor Ernst Hartlaub, der Schwiegersohn von ›Onkel Ehlers‹ leitete. Zu meinem Erstaunen erblickte ich auf der Dampferfahrt dorthin jenen grossen, immer distanzierten Kommilitonen Karl Jaspers, und die aussergewöhnliche Situation überbrückte die beiderseitigen norddeutschen Abstand und die Kluft der Gegentypen. Bald stellte sich heraus, dass Karl Jaspers gleichen Weg und gleiches Ziel hatte, und so haben wir einige Wochen zusammen auf dem unbeschreiblich schönen, einsamen Ozeanfelsen zugebracht, von dem wir als Duzfreunde schieden.«

cher anderen Wendungen. Du, Scholl[16] und ich sassen im Kolleg bei dem Botaniker Peter[17] zusammen. Du wendetest Dich zu uns um und sagtest: »Unser Dreiecksverhältnis ist dies: ich habe den Einfall, Jaspers denkt ihn aus, Scholl verwirklicht ihn.« Ich sehe Dich noch im weissen Mantel, obgleich Student, wie Du im Gefolge von Verworn,[18] als ob Du schon Assistent seiest, in den Hörsaal zur Vorlesung kamst. Auch denke ich noch an einen Besuch in einer Bude, die Du Dir gemietet hattest im Norden Göttingens. Da fand ich Dich mit einem grossen Haufen von Schriften von Freud und über Freud. Du machtest Dir, wie immer sehr fleissig, Deine Notizen. Ich meinte: ›Wie kannst Du Dich mit solchem Quatsch beschäftigen?‹ Wie ahnungslos war ich, obgleich meine Gesinnung im letzten die gleiche geblieben ist. Du warst auf einem ergiebigen Weg, auf dem Dir später die ganze Weite der psychotherapeutischen Möglichkeiten aufgegangen ist. Vor allem aber und die liebste Erinnerung ist mir, wie Deine Mutter mich zum Mittagessen einlud, wir um den Tisch sassen, ich meine auch mit Deinem Bruder, in der noblen Atmosphäre professoraler Überlieferung. Die gütige alte Frau hatte ich gleich sehr gern. Und ihr alle imponiertet mir.

Nun zuletzt komme ich noch mit einer Korrektur, pedantisch und überflüssig. Die biologische Forschungsanstalt hatte zum Direktor Professor Heincke.[19] Hartlaub[20] gehörte zum Kreis der Mitarbeiter. Auch Kuckuck war da, der Verfasser des ›Strandwanderers‹.[21] Wir beide sassen im Laboratorium am selben Tisch. Jeden Morgen stand das Glas mit frischem Plankton vor uns. Wieder imponiertest Du mir mächtig als Forscher. Denn Du zähltest bei irgendwelchen Larven die Härchen an den Beinen, während ich mir entzückt immer anderes ansah und mich an dem Reichtum des Meerlebens erfreute, ohne irgendein Ergebnis mitzubringen. Es waren herrliche Wochen. Abends sass man gelegentlich zusammen mit Driesch, Woltereck und andern. Ich sagte kein Wort, fühlte mich durchaus unzureichend und war sehr bescheiden. Ich erinnere aber nicht Deine Anwesenheit bei diesen Diskussionen. Noch manches fällt

---

16 Carl Scholl (geb. 1883) studierte Medizin in Bonn, Göttingen und Berlin; er wurde 1908 mit der Arbeit *Versuche über die Einführung von Komplexen in die Assoziationen von Gesunden und Geisteskranken* promoviert.
17 Gustav Albert Peter (1853-1937) wurde 1888 zum Professor für Botanik und Direktor des Botanischen Gartens in Göttingen ernannt.
18 Max Verworn (1863-1921) folgte als Physiologe von Jena 1901 einem Ruf auf das Ordinariat in Göttingen und ging 1910 nach Bonn.
19 Friedrich Heincke (1852-1929) wurde als Zoologe 1892 Direktor der neu eingerichteten Biologischen Anstalt Helgoland.
20 Nicht Ernst, sondern Clemens Hartlaub (1858-1927), der zunächst Assistent bei Friedrich Heincke war, leitete von 1892 bis 1927 die Biologische Station Helgoland.
21 Paul Kuckuck, *Der Strandwanderer. Die wichtigsten Strandpflanzen, Meeresalgen und Seetiere der Nord- und Ostsee*, München 1905. Kuckuck (1866-1918) war Kustos der Kgl. Biologischen Anstalt auf Helgoland.

mir ein. Als Ende der Zwanzigerjahre die Rassenfrage akut wurden, trug ich im Kolleg über das Problem vor und sagte: Um nicht mit subjektiven Gefühlen zu operieren, ist es zweckmässig, den Rassebegriff zu studieren bei den Tieren. Heincke hat ausgezeichnete Forschungen gemacht über die Rassen der Heringe. Dann fing ich mit den Heringen an, um von da zum Menschen zu kommen, mit der Wendung: Hering-Rassen kennen wir besser als menschliche Rassen.

Nun, ich muss aufhören. Dein Erinnerungsbuch lässt einen noch auf viele Gedanken kommen. Nur noch einmal: auch für dieses Buch danke ich Dir.

Mit herzlichen Grüssen und guten Wünschen für Dich
Dein
[Karl Jaspers]

516. J. H. Schultz an Karl Jaspers

Brief, ms.
Original: DLA Nl. Karl Jaspers

Berlin-Charlottenburg, 28. 7. 1964

Lieber Jaspers!

Ausser dem mich völlig überraschenden Dr. med. h. c. Tübingen, der mir auf der Rückfahrt von Lindau dort feierlich überreicht wurde, hat mich bei der Vielfalt freundlicher Eindrücke, die der 20. Juni brachte, nichts so erfreut, wie Dein so freundschaftlich-ausführlicher Brief vom 13. Juli, und ich benutze die erste »Dienst«freie Stunde – der alternde Freipraktiker mit wesentlich jüngerer Lebensgefährtin ist bei der unverkennbar drohenden Inflation durchaus gezwungen, auch ökonomisch aus den letzten Jahren seines Daseins herauszuholen, was eben möglich! – um Dir in alter Verbundenheit sehr herzlich zu danken. Bisweilen war bei mir ein kleines Gefühl von Unsicherheit entstanden, als hätten die chaotischen Jahre hinter uns Schwierigkeiten gesetzt; um so mehr Freude machte mir Dein Brief!

Dass Carl Scholl an einer damals noch – unheilbaren perniciösen Anaemie in Kassel als Nervenpraktiker zu Grunde ging, ist Dir vielleicht auch bekannt geworden. Seine Angewiesenheit auf »Spritzen« schuf ihm noch die Nachrede des Morfinismus, sicher ohne jeden Grund.

Den Tennisball der Erinnerungsirrtümer in unseren Jahren darf ich Dir in dankender Erwiderung für die Hierarchie auf Helgoland dahin zurückschlagen, dass ich nie eine »Bude« im »Norden Göttingens« hatte; meine Erstbegegnung mit Freud erfolgte auf Anregung von William Stern in Breslau. Die anderen lieben alten Bilder haben mich sehr bewegt. Ganz bleibt wohl niemand vor der incontinentia affectuum im Alter bewahrt! Wie schön, dass meiner Mutter Bild bei Dir so schön aufgehoben ist!

Woltereck's Arbeiten bin ich inzwischen oft bei meinen Bemühungen um eine »Bionome Psychotherapie«[22] begegnet; leider kann ich mich seiner von Helgoland nicht erinnern und war auch, ebenso leider, nicht in dem Diskussionskreise, wo ich auch Driesch hätte begegnen können. »You can't have every thing!«. –

Mein Lebensweg war bewegter, als das von Dir zu meiner grossen Freude so nachsichtig beurteilte Bilderbuch erkennen lässt, aber der Krieg soll ja der Vater aller Dinge sein; mir zentriert es sich je mehr, je länger ich lebe um das sich selbst gestaltende Lebendige als letztes zu ahnendes Mysterium im Bereiche aller uns umgebenden Wunder. Um so mehr ist wohl immer Besinnung, Prüfung und Selbst-, sowie – wenn möglich – Welt-kontrolle unbedingtes Erfordernis. Dunkle Worte im Spiegel –.

Gerne wüßte ich ein Wort über Dein Befinden, ohne dabei zudringlich sein zu wollen. Ich habe mich vor 3 Jahren einer glatt verlaufenden Prostatektomie unterzogen; meine Frau hatte ein sehr qualvolles 1963 durch Pankreas und Ulcus-ventriculi-Leiden. Aber seit Herbst 1963 geht es Gottseidank wieder bergan.

Mögen diese Zeilen Dich und die, welche Dir wert, bei bestem Befinden und Ergehen erreichen und die Zukunft gnädig für uns alle sein!

So herzlichst grüssend und das Beste wünschend
Dein
Schultz

517. Karl Jaspers an J. H. Schultz

Entwurf, hs.
Original: DLA Nl. Karl Jaspers

Lieber Schultz,
Dein Brief war mir wieder eine Freude. Ich danke Dir. Dass die Antwort so spät erfolgt, hat seinen Grund darin, dass ich durch dreizehn Fernseh-Vorträge[23] bei meinen geringen Kräften in Anspruch genommen war.

Wir machen die Erfahrung von Erinnerung. Es ist interessant, sich selber dabei zu beobachten. Es tauchen neue Erinnerungen auf, die scheinbar verloren waren. (Mir ist eingefallen, dass ich zwei Mal in Helgoland war. Die Zusammenkünfte und Namen, die Dir fehlten, fielen gewiss in meinen zweiten Helgoland Aufenthalt.

Meine Erinnerung an meinen Besuch bei Dir in Göttingen in einem Zimmer mit Büchern und Freudschriften auf einem Tisch und Deinen

---

22 Johannes Heinrich Schultz, *Bionome Psychotherapie*, Stuttgart 1951.
23 Die dreizehn Vorlesungen wurden im Herbst 1964 im Studienprogramm des Bayrischen Rundfunks gesendet und unter dem Titel *Kleine Schule des philosophischen Denkens* 1965 veröffentlicht.

Notizen (ich weiss nicht ob in Heften oder auf Blättern) ist mir anschaulich vor Augen. Wann und wo das war, hatte ich mir erschlossen. Frühjahr 1906 habe ich Göttingen verlassen. Es muss vorher gewesen sein. Dass dieser Besuch stattgefunden hat, scheint mir gewiss, da ich im Laufe der Zeit manchmal daran gedacht habe, nicht erst jetzt darauf kam. Ich müsste einen Traum sich für mich in Realität verwandelt haben. Das ist ja möglich, aber meines Wissens mir sonst nicht geschehen.

Aus Deinem Brief spricht die Dankbarkeit gegen das Vergangene. Diese ist auch noch [?] meine Freude, dass wir noch Überlebende in hohem Alter Grüsse tauschen.

Unsere Deutungsweisen brauchen wir nicht zu vergleichen, und damit eine Diskussion zu beginnen, die wir im Leben versäumt haben. Ich habe Respekt vor Deiner Leistung, zumal dem »Autogenen Training«, wie vor Deinem sachlichen Forscherfleiss und vor Deiner psychotherapeutischen, menschlichen Lebenspraxis.

Von den imponierend zahlreichen Menschen, die Dir begegnet sind und die Du mit Deiner freundlich gesinnten Skepsis charakterisierst, habe ich nur wenige gekannt. Vor allem Verworn, von dem auch ich einiges berichten könnte. Dann von Hattingberg, den Du m. E. zutreffend beschribst. Ich mochte ihn gern. Mir war er, glaube ich, trotz sachlicher Gegnerschaft, wohlgesinnt. Ein ehrlicher, warmherziger, [?] Mann mit stets [?]. Unvergesslich ist mir, wie er mich 1933 wieder einmal in Heidelberg besuchte und mir mit [?] Ahnung sagte: Hitlers Tat ist der grösste psychotherapeutische Akt in der Geschichte.

Du denkst mit Recht an die unaufhaltbare Inflation. Ich sehe auch kein Halten. Es geht langsam, da es keine Geldinflation, sondern eine Preisinflation ist, die Folge der stetigen Erzeugnisse der Wirtschaft. Will man diese im bisherigen Sinn fortsetzen (niemand spricht sich dagegen aus), so geschieht die Auflösung der sachlichen kleinen Vermögen. Es gibt wohl Mittel dagegen. Aber die Interessen sind in der Praxis stets dagegen, sie anzuwenden. Ein Umbau der Wirtschaft ist gefordert. Eines Tages kommt die nächste Katastrophe. So musst Du auch daran denken, für Deine Frau und Dich zu arbeiten. Ich auch. Aber wenn man kann, ist die Arbeit schön. Geben wir weiter den Weg, welcher uns vorgezeichnet ist (solange es vergönnt ist).

Alles Gute
Herzlich Dein Karl Jaspers

Karl Jaspers – Albert Schweitzer 1933/35-1965[1]

518. Albert Schweitzer an Karl Jaspers

Brief, hs.
Original: DLA Nl. Karl Jaspers

Prof. Dr. Albert Schweitzer
Lambarene Aequatorialafrika[2]
[1933-35]

Sehr geehrter Herr Professor;
Ich lese soeben in Afrika mit grossem Interesse Ihre drei Bände Philosophie und freue mich über die Art, wie Sie Ihre Gedanken darlegen. Erlauben Sie mir eine religionshistorische Bemerkung. Band II S. 273 lassen Sie die Möglichkeit offen, dass das »Wort Jesu« »Ich bin der Weg, die Wahrheit und das Leben« wirklich historisch ist.[3] Dies ist aber nicht der Fall. So spricht nicht der historische Jesus, sondern nur der Logos-Christus des Johannesevangeliums. Der historische Jesus der beiden ältesten Evangelien Markus und Matthäus hat nicht dieses Selbstbewußtsein. In seiner irdischen Existenz fühlt er sich nicht als Messias, sondern erwartet nur Messias beim Weltende (das er sich ganz nahe denkt) zu sein. In seiner irdischen Existenz fühlt er sich ganz als Mensch. Darum weist er auch die Anrede »guter Meister« zurück mit der Bemerkung, dass nur Gott gut sei. (Marcus 10 Vers 17-18).

Das Wort »Ich bin nicht gekommen Frieden zu bringen, sondern das Schwert«, das Sie dann auf S. 274 anführen, hat gar nichts mit einer gewöhnlichen Entscheidung für oder gegen ihn zu tun.[4] Es ist aus der spätjüdischen Erwartung der grossen Drangsal, die dem Kommen des Reiches Gottes vorausgeht, zu verstehen. Jesus erwartet, dass diese Drangsal kommt. Auf sie bereitet er seine Jünger vor in der Rede bei der Aussendung, weil er meint, dass mit dieser Aussendung der Beginn dieser Drangsal (die dem Reiche Gottes vorangehen muss) gesetzt würde. Nur von der eschatologischen Erwartung aus, wie sie in der ganzen Rede

---

1 Inzwischen liegt die Korrekspondenz Jaspers – Schweitzer auch vollständig vor in: Albert Schweitzer, *Theologischer und philosophischer Briefwechsel 1900-1965*, hrsg. von Werner Zager, München 2006, 408-414.

2 Zudem enthält der hs. Briefkopf von Schweitzer folgende Anmerkung: »Permanente Adresse für Briefe: *Gunsbach*. Elsass. Von hier wird mir alles nach Afrika nachgesandt.«

3 Vgl. PH 2, 273: »Der Anspruch eines Menschen, der zu uns spräche, wie es von Jesus überliefert wird: ich bin der Weg, die Wahrheit und das Leben, müsste den so Sprechenden endgültig von dem entfernen, dessen absolutes Bewusstsein in seinem Gewissen wurzelt.«

4 Vgl. PH 2, 274: »Wenn er sagt: ich bin nicht gekommen, Frieden zu bringen, sondern das Schwert, und wenn er eine Gestalt sich selbst absolut setzender Wahrheit in der Welt verwirklicht, so bleibt nur übrig, ihm entschieden zu folgen […] oder ihm entschieden nicht zu folgen.«

Matthäus 10 zum Ausdruck kommt ist dieses Wort (Matth. 10,34) zu verstehen.

Ich wage Ihnen diese Bemerkung nur mitzuteilen in der Annahme, dass sie für Sie von Interesse ist, da Sie, was mich an Ihren Ausführungen so freute, von der Geschichte Exaktheit verlangen.

Hoffentlich habe ich bei einem Europaaufenthalt einmal Gelegenheit Ihre Bekanntschaft zu machen. Dies würde mich ausserordentlich freuen.
Mit besten Gedanken
Ihr ergebener Albert Schweitzer
Ich lasse Ihnen diese Zeilen durch den Verlag C. H. Beck, München zugehen, da ich Ihre genaue Adresse nicht weiss und hier im Urwald kein Nachschlagewerk besitze, in dem ich sie finden könnte.

519. Karl Jaspers an Albert Schweitzer

Brief, ms.
Durchschlag: DLA Nl. Karl Jaspers

Heidelberg, den 30. 12. 1935

Sehr geehrter Herr Professor!
Als ich Ihren freundlichen Brief empfing, war ich erkrankt, und habe dann – unentschuldbar – die Beantwortung später immer wieder hinausgeschoben. Nun soll aber das Jahr doch wenigstens nicht ablaufen, ohne dass ich meinen Dank schreibe.

Dass das Wort Jesu im Joh. Evangelium nicht »historisch« ist, ist mir wohl bekannt, zumal ich vor Jahrzehnten Ihr Buch über die Leben-Jesu-Forschung gelesen habe.[5] Was und wie allerdings der *wirkliche* Jesus war, das vermag ich *auch* nicht zu sehen. So habe ich in meinem Buch nur von dem Gegenstand, wie er christlich – Gläubigen erscheint, gesprochen. Dass ich dort die historische Frage überhaupt nicht streife, kann missverständlich wirken. Sie setzen mit Recht voraus, dass ich für exakte historische Einsicht Sinn habe. Ihren Berichtigungen widerspreche ich nicht, wenn sie auch für das, was ich dort ausdrücken will, mir nicht wesentlich zu sein scheinen.

Sollte Sie der Weg einmal über Heidelberg führen, würde ich mich natürlich sehr freuen, Ihre Bekanntschaft zu machen.
Mit den ergebensten Grüssen
Ihr
[Karl Jaspers]

---

5 Albert Schweitzer, *Von Reimarus zu Wrede. Eine Geschichte der Leben-Jesu-Forschung*, Tübingen 1906.

520. *Albert Schweitzer an Karl Jaspers*
Postkarte, hs.
Original: DLA Nl. Karl Jaspers

Adresse stets Gunsbach Elsass[6]
(8.1.36)
Sehr geehrter Herr Professor
Tausend Dank für die freundlichen Zeilen vom 30.12.35. – Ich bin für einige Monate in Europa. Komme ich je nach Heidelberg und habe ich Zeit mich aufzuhalten, würde es mir eine Freude sein, zu Ihnen zu kommen.
Herzlichst Ihr ergebener
Albert Schweitzer

521. *Albert Schweitzer an Karl Jaspers*
Brief, hs.
Original: DLA Nl. Karl Jaspers

Lambarene 8.11.37
Sehr geehrter Herr Professor,
Ich erfahre, dass Sie Ihre Lehrtätigkeit in Heidelberg aufgeben. Lassen Sie mich Ihnen sagen, wie sehr ich das bedaure. In unseren philosophischen Ansichten gehen wir zwar ziemlich auseinander. Aber ich habe Sie von Ihren ersten Arbeiten an als einen sehr selbständigen und tief in die Dinge hineingehenden Denker geschätzt. Ihre Werke sind hier in Afrika auf meinem Schreibt. Möge es Ihnen beschieden sein, einen Wirkungskreis zu finden, in dem Sie sich wieder ganz ausgeben können.
Mit besten Gedanken
Ihr ergebener Albert Schweitzer

522. *Karl Jaspers an Albert Schweitzer*
Brief, ms.
Durchschlag: DLA Nl. Karl Jaspers

Heidelberg den 29.VIII.1938
Sehr verehrter Herr Schweitzer!
Professor Dr. med. Martin Zade[7] in Heidelberg beendet am 1. Oktober seine Jahrzehnte geführte Praxis als Augenarzt infolge der Gesetze

---

6 Bildpostkarte mit zwei hs. Kommentaren von Schweitzer: »Die Dächer des Spitals (Westseite)« und »In den Palmenzweigen Nester der Webervögel.«
7 Martin Zade (1877-1944) wurde 1916 zum ao. Professor der Augenheilkunde in Heidelberg ernannt, führte eine Praxis, verlor 1935 aus rassischen Gründen die Lehrbefugnis und emigrierte 1938 nach England. Er beschäftigte sich mit Fragen der Immunität und Heilpädagogik in seinem Fach.

über das Erlöschen der Approbation. Die Not ist so gross, dass er jede Möglichkeit einer neuen Lebensbegründung ausserhalb Deutschlands ergreifen möchte. Weil ich denke, es könnte zufällig unter Ihren Beziehungen in der Welt irgendwo eine Chance für einen hervorragenden Augenarzt sich zeigen, wage ich Sie zu fragen. Ich weiss, dass das sehr unwahrscheinlich ist, und bitte Sie, die Frage nicht übel aufzunehmen. Bei der Unzahl von Briefen, die Sie empfangen, bitte ich Sie, mir garnicht zu antworten, im Falle Sie nichts wissen. Ihre Nichtantwort bedeutet nur dies. Ich möchte Ihnen nicht unnötig Zeit rauben und Mühe machen.

Sollte sich irgendwo etwas zeigen, wo würden nähere Angaben über Herrn Zade erforderlich sein. Vorläufig nur dieses: Er war a.o. Professor an der Universität Heidelberg, ist 61 Jahre alt, ist getaufter Jude, Frau christlich, Tochter eines Pfarrers, vier nicht ausgebildete Kinder. Es liegen zahlreiche wissenschaftliche Arbeiten von ihm vor, doch hat Zade schon früh die wissenschaftliche Docentenlaufbahn nicht als Ziel genommen, sondern seine Privatpraxis; bis 1933 hat er im Nebenamt dociert. Seine Geltung als Arzt ist unbestritten, ich selbst kenne ihn als einen gründlichen, sehr gewissenhaften und sehr geschickten Arzt, der klug nicht nur in der Behandlung des Auges, sondern auch im Auffassen des ganzen Menschen und seiner Situation ist.[8]

Mit den ergebensten Grüssen
Ihr
[Karl Jaspers]

523. Albert Schweitzer an Karl Jaspers

Brief, hs.
Original: DLA Nl. Karl Jaspers

Dr. A. Schweitzer 23.1.47
Lambarene. Aequatorialafrika

Sehr geehrter Herr Professor

Ich erfahre in meiner Urwaldeinsamkeit, dass Sie Ihre Lehrtätigkeit in Heidelberg wieder aufgenommen haben. Es drängt mich, Ihnen zu sagen, wie mich dies freut. Ihr philosophisches Werk habe ich hier bei mir. Ständig setze ich mich mit Ihnen auseinander und empfinde die Anregung, die ich davon empfange, als etwas ungemein Wertvolles. Als ich 1939 nach Europa fuhr, nahm ich mir vor, Sie aufzusuchen und persönlich kennen zu lernen. Weil ich der Kriegsgefahr wegen alsbald zurück musste, um mein Spital in der schweren Zeit, die ich kommen sah, zu leiten und seine Existenz zu sichern, kam jener Plan nicht zur Ausführung.

---

8 Dem Brief liegt eine ausführlichere Biographie Zades bei.

Ich hoffe in absehbarer Zeit nach Europa zu kommen und werde mir dann erlauben, Sie in Heidelberg aufzusuchen. Ich war Schüler von Windelband ... Mit besten Gedanken
Ihr ergebener
Albert Schweitzer[9]

524. Albert Schweitzer an Karl Jaspers

Brief, hs.
Original: DLA Nl. Karl Jaspers

Lambarene-Gabon
10.5.63

Sehr geehrter Herr Professor

Ich kann es mir nicht versagen, Ihnen zu schreiben, welchen Eindruck Ihr Artikel »Werden wir richtig informiert?«[10] auf mich gemacht hat. Sie decken den Grund der krankhaften »Teilnahmslosigkeit« auf, in der die Menschen unserer Zeit dahinleben. Es kann zu keiner richtigen öffentlichen Meinung kommen, weil wir nicht imstande sind, uns Rechenschaft von dem, was vorgeht, zu geben. Wir werden in Unwissenheit erhalten. Wir erfahren nicht, was eigentlich geplant ist und vor sich geht: Man muss schon den Willen und die Zeit haben, sich mit dem Zeitgeschehen eingehend zu beschäftigen, um einen einigermassen sachlichen Überblick über es zu gewinnen. Die Presse ist eine Macht geworden, obgleich sie ohnmächtig ist, uns im Sinne der Wahrheit zu informieren. Es hat eine Bedeutung dass Sie über »Sind wir richtig informiert?« schrieben.

Mit besten Gedanken Ihr ergebener
Albert Schweitzer

Wir haben miteinander gemein, dass wir Mediziner und Denker sind und die Atombombe nicht riechen mögen.

---

9 Dem Brief war ein Begleitschreiben von Emmy Martin (1882-1971), einer Mitarbeiterin Schweitzers aus Günsbach im Elsass, vom 6.2.1947 beigefügt: »Sehr geehrter Herr Professor, anbei sende ich Ihnen einen Brief von Albert Schweitzer. Die Luftpost kommt jede Woche von ihm nach Gunsbach. Und von hier aus sende ich ihm wöchentlich die einlaufende Post. Gerne hätte ich Ihnen den gedruckten Lambarene-Brief gesandt: ›Das Lambarene-Spital während der Kriegsjahre.‹ Aber Drucksachen sind von hier aus noch nicht zulässig. Mit freundlichen Grüssen Ihre erg. Martin.«

10 Karl Jaspers, »Werden wir richtig informiert?«, in: Leonhard Reinisch, *Werden wir richtig informiert? Massenmedien und Publikum*, München 1964., 11-28.

525. *Karl Jaspers an Albert Schweitzer*

Brief, ms.
Durchschlag: DLA Nl. Karl Jaspers

Basel, den 23. Mai 1963

Sehr geehrter Herr Doktor Schweitzer!
Es ist sehr freundlich von Ihnen, dass Sie mir Ihre Zustimmung zu meinem Aufsatz »Werden wir richtig informiert?« aussprechen. Ich danke Ihnen herzlich.

Sie selber haben zu der Information der Welt beigetragen. Diese Beiträge waren wegen des Gewichtes Ihres weltbekannten Namens von besonderer Bedeutung. Ich erinnere mich Ihrer Mitteilung über die Wirkung der Bombe auf das Leben.[11] Sie wirkten durch Gründlichkeit, Einzelheiten und kritische Vorsicht in Bezug auf manche der bisherigen Behauptungen besonders überzeugend. Sie haben gewiss eine grosse Wirkung gehabt. Und trotzdem die Frage: wird nicht allzu schnell vergessen?

Aber solche Fragen dürfen wir uns vielleicht gar nicht stellen. Anklagen gegen das Zeitalter, gegen den öffentlichen Geist, gegen die Unvernunft helfen wenig. Man muss tun, was man kann, um die Information nicht nur in Bezug auf Tatsachen, sondern auch in Bezug auf Meinungen zu fördern. Daran nehme auch ich mit meiner sehr geringen Wirkungsmöglichkeit teil.

Sie weisen auf unsere Gemeinsamkeit hin, die darin liegt, dass wir beide Mediziner und denkende Menschen sind. Das ist schön. Als Mediziner hat man vielleicht bestimmte Chancen des Begreifenkönnens und auch des »therapeutischen« Dranges.

In den grundsätzlichen Erwägungen in Bezug auf die Atombombe mögen wir vielleicht nicht ganz übereinstimmen. Doch davon möchte ich und brauche ich nicht zu sprechen.

Mit freundlichen Grüssen und guten Wünschen für Sie
Ihr ergebener
[Karl Jaspers]

---

11 Albert Schweitzer, *Friede oder Atomkrieg*, München 1958.

526. Albert Schweitzer an Karl Jaspers

Brief, hs.
Original: DLA Nl. Karl Jaspers

Dr. Albert Schweitzer.
Lambarene, Republique Gabon. Afrique Equatoriale

Sehr geehrter Herr Professor,
Ich erfahre soeben, dass Sie in dem Orden pour le Meríte der Nachfolger meines lieben Freundes Eduard Spranger geworden sind.
Ich sende Ihnen meine herzlichen Glückwünsche.
Mit besten Gedanken Ihr ergebener
Albert Schweitzer

527. Karl Jaspers an Albert Schweitzer

Telegrammentwurf, hs.
Original: DLA Nl. Karl Jaspers

10/1 1965

Albert Schweitzer
Lambarene
Zum neunzigsten Geburtstag herzliche Glückwünsche
Karl Jaspers

528. Albert Schweitzer an Karl Jaspers

Brief, hs.
Original: DLA Nl. Karl Jaspers

9. Juli 1965

Lieber Herr Professor,
Ich danke Ihnen herzlich für Ihre Glückwünsche zu meinem 90ten Geburtstag. Ich habe diesen Tag in guter Gesundheit erlebt und bin froh, dass ich in meinem Alter meine Arbeit noch tun kann.

Mein Spital ist viel grösser geworden als ich es geplant hatte. Zu Beginn war es ein Spital von 50 Betten. Im Verlaufe der Jahre ist daraus ein Spital von 560 Betten geworden. Wir sind jetzt 6 Ärzte und 16 Pflegerinnen.

Anbei übersende ich Ihnen eine Photographie des Spitals. Es liegt in Äquatorialafrika auf dem Ufer des grossen Flusses Ogowe.

Die Gebäude des Spitals werden von großen Palmbäumen beschattet, was hier auf dem Äquator, wo die Sonne zuweilen zu stark strahlt, ein grosser Vorteil ist.

Mit besten Gedanken Ihr ergebener
Albert Schweitzer

Karl Jaspers – Hugo Spatz 1958-1961

529. Hugo Spatz an Karl Jaspers

Brief, ms.
Original: DLA Nl. Karl Jaspers

Giessen, 26. März 1958
Friedrichstraße 24 – Fernsprecher 4038

Hochverehrter Herr Professor *Jaspers*!

Herr *Kolle*, München, hat mich dazu ermutigt, Ihnen das Manuskript meines Beitrages über *Nissl* zu Band II der »Grossen Nervenärzte« vorzulegen.[1]

Zunächst bitte ich Sie um die Erlaubnis, zwei Stellen (Seite 5 unten und Seite 26) von Ihnen übernehmen zu dürfen.[2] Ihre Worte über *Nissl* haben mich sehr bewegt. Die Zeiten liegen lang zurück, aber man vergisst sie nicht.

Wenn es Ihre Zeit gestatten sollte, das Manuskript näher anzusehen, so wäre ich Ihnen dankbar, wenn Sie mir sagen wollten, ob Sie etwas falsch oder schief ausgedrückt finden, wo etwa Zusätze erwünscht oder Streichungen angezeigt wären.

Die Ausführungen über das Nervöse Grau und die Neuronenlehre sind vielleicht etwas ausführlich geraten, aber ich halte diese Dinge grundsätzlich für sehr wichtig; sie sind auch in letzter Zeit, nachdem lange nicht mehr davon die Rede war, wieder aktuell geworden. Es war überhaupt die Absicht, nicht nur zu sagen, was *Nissl* gewollt hat, sondern auch anzudeuten, wie man heute dazu steht.

---

1 Hugo Spatz, »Franz Nissl. 1860-1919«, in: Kurt Kolle (Hrsg.), *Grosse Nervenärzte*, Bd. 2, Stuttgart 1959, 13-31.

2 Es handelt sich um folgende Zitate von Jaspers: »Ein seltenes Ideal ist ein schöpferischer Forscher, dessen Entdeckerkraft seine Kritik nicht lähmt, sondern steigert, weil sein Entdecken selbst methodisch ist und weil sein Wissen um den Sinn des Entdeckten bescheiden macht. Ein solcher Forscher war Fr. Nissl. Ihm danke ich nicht nur, dass ich sehen konnte, wie ein echter Forscher lebt, denkt, handelt, sondern dass er mir Arbeitsmöglichkeiten gab, obgleich er meinen Bestrebungen mit Abneigung gegenüberstand, dass er sich interessierte, auch wenn er leidenschaftlich verwarf, und dass er sich zum Teil überzeugen liess und mit Anerkennung nicht kargte, wo es gelang. In seiner Klinik habe ich erfahren, dass für alle Erkenntnisbemühungen nichts wichtiger ist als der Geist des Hauses. Wo einige wenige, in der Diskussion sich beschwingende Menschen sich ständig treffen, da entsteht wirklich Bewegung, wenn der Chef durch Wahl und Glück die Männer findet, für die natürlicher Respekt, verlässlicher Takt, Redlichkeit die Massstäbe festhalten, welche sonst, sei es bei gewaltsamer Führung der Klinik, sei es bei freimütiger Diskussion al pari, so leicht verlorengehen.« /AP 4, 715/ und »Dieser Forscher [Franz Nissl, Hrsg.] war von einer grossartigen Güte gegenüber Kranken und Assistenten, herb in der Form, zornig aus Temperament, ungemein gewissenhaft und vorbedacht im Handeln. Von ihm her wirkte eine warme und wohlwollende Atmosphäre. Er selbst war ein tief leidender Mann, unendlich bescheiden, durchdrungen von der Verfallenheit des Menschen.« (PA, 18)

Auf Seite 8 wird, nebenbei, eine Kritik am Begriff »Lokalisation« laut.³ In einer Arbeit über Picksche Krankheit, die ich Ihnen übersenden darf, wird auf Seite 701 mein Standpunkt deutlicher ausgesprochen.⁴ Obwohl ich weiss, dass man damit nicht durchdringen wird, habe ich für meine Person beschlossen, die Bezeichnung »Lokalisation« grundsätzlich zu vermeiden, wenn eine Beziehung zu neurologischen oder psychischen Störungen oder zu normalen psychischen Erscheinungen gemeint ist. Ich verwende dafür die Bezeichnung »Zuordnung«, die ich in Ihrer »Psychopathologie« gefunden habe. »Lokalisation« wird nur dann noch verwendet, wenn es sich um die Verteilung anatomischer Veränderungen im Gehirn handelt. Um das Inkommensurable noch mehr hervorzuheben, spreche ich bei anatomisch Nachweisbarem von »Veränderungen« oder »Schäden«, welchen die zuzuordnenden »Störungen« gegenüberstehen. Ich habe mir auch angewöhnt, das Wort »Entwicklung« nur für biologische Vorgänge zu gebrauchen und bei historischen Vorgängen von »Werdegang« zu sprechen. Doch vielleicht ist das zu pedantisch.

Da ich Sie nun doch mit Papier belaste, habe ich noch eine Schrift über »Neuronenlehre und Zellenlehre« beigefügt,⁵ die in der 1. Abbildung zeigt, wie sich Theodor *Schwann*⁶ Nervenfasern und Nervenzellen vorgestellt hat, sowie endlich einen Aufsatz aus den Nachrichten der Giessener Hochschulgesellschaft über Dinge, mit denen ich mich zur Zeit befasse.⁷

Mit aufrichtiger Verehrung
Ihr sehr ergebener
H. Spatz

Darf ich einen Dank sagen. Als es mir einmal recht schlecht ging, las ich »Die geistige Situation der Zeit«.⁸ Darnach war es mir wieder wohler.

3 Vgl. Spatz, »Franz Nissl. 1860-1919«, 24.
4 Hugo Spatz und Thea Lüers, »Picksche Krankheit (progressive umschriebene Grosshirnatrophie)«, in: *Handbuch der speziellen pathologischen Anatomie und Histologie*, Bd. 13, Teil 1, hrsg. von Otto Lubarsch, Robert Rössle und Friedrich Henke, Berlin 1957, 614-715.
5 Hugo Spatz, *Neuronenlehre und Zellenlehre. Zur 100. Wiederkehr des Geburtstages von S. Ramon y Cajal am 1. Mai 1952*, München 1952.
6 Theodor Schwann (1810-1882) wurde nach der Promotion 1834 bei Johannes Müller 1839 auf den Lehrstuhl für Anatomie in Löwen, von 1848 bis 1880 in Lüttich berufen, seit 1858 zugleich für Physiologie; Schwann begründete die biologische Zellkunde.
7 Hugo Spatz, »Die Evolution des Menschenhirns und ihre Bedeutung für die Sonderstellung des Menschen«, in: *Nachrichten der Gießener Hochschulgesellschaft* 24 (1955), 52-74.
8 GSZ 2.

530. Karl Jaspers an Hugo Spatz

Brief, ms.
Durchschlag: DLA Nl. Karl Jaspers

Basel, den 10. April 1958

Sehr verehrter Herr Kollege!
Haben Sie sehr herzlichen Dank, dass Sie mir Ihr Manuskript über Nissl zur Einsicht übersandten. Es folgt beiliegend zurück. Mit Bewegung habe ich Ihre Erinnerungen gelesen an diesen einzigartigen Mann und die schönen Jahre in der Heidelberger Klinik. Ausserdem waren mir natürlich ihre sachlichen Darstellungen der Leistungen und Probleme des Forschers von grossem Interesse. Da kann ich nur zuhören, denn sachkundig bin ich hier leider nicht.

Ihr Zitat meiner Sätze über Nissl ist mir natürlich sehr lieb. Dass Sie darüber hinaus sogar aus meiner Psychopathologie die Bezeichnung »Zuordnung« entnehmen, rührte mich. Ich hatte die Formulierung schon vergessen, entnehme aber aus Ihrer Verwendung, dass Sie mit der Grundauffassung, die ich damals unter dem Einfluss Nissls entwickelt habe, einverstanden sind. Auch habe ich Ihnen für Ihre freundliche Erinnerung an »Die geistige Situation der Zeit« zu danken.

Es bringt Wehmut und Freude, über so lange Zeit hinweg zurückzudenken. Wir beide müssten uns doch damals bei Nissl begegnet sein. Leider erinnere ich mich keines Gesprächs, wohl aber natürlich Ihres Namens, der später besonders in Unterhaltungen mit Gruhle genannt wurde.

Vorschläge für Streichungen und Zusätze kann ich nicht machen. Ich war bei der Lektüre einfach zufrieden.

Mit wiederholtem Dank und herzlichem Gruss
Ihr sehr ergebener
[Karl Jaspers]

531. Hugo Spatz an Karl Jaspers

Brief, ms.
Original: DLA Nl. Karl Jaspers

Giessen, 2. Februar 1959

Hochverehrter Herr Professor Jaspers!
Sie haben mir eine grosse Freude bereitet mit Ihrem Brief vom 10.4.1958 und Ihrer freundlichen Stellungnahme zu meinem Beitrag über Nissl zu Bd. II der Grossen Nervenärzte.

Der Aufsatz ist, nachdem ich noch autobiographische Notizen von Nissl einsehen konnte, jetzt erschienen und ich darf Ihnen ein Exemplar mit dem Ausdruck meines Dankes überreichen. Eine gleichzeitig herausgekommene, durch das Edinger-Centenarium[9] ausgelöste historische

---

9 Ludwig Edinger (1855-1918), ein Onkel von Reiner Wiehl, gilt als Begründer der

Schrift über die Vergleichende Morphologie des Gehirns lege ich bei.[10] Diese Dinge werden Ihnen ferne liegen. Ich war bemüht, von der Geschichte her für die Vergleichende Morphologie des Gehirns zu werben. Manche haben sie zu Unrecht für abgeschlossen und veraltet erklärt.

Auf der letzten Naturforscher-Tagung in Wiesbaden sass ich zu Ihren Füssen, als Sie über den Arzt im technischen Zeitalter sprachen.[11] Sie gedachten dabei auch Nissls und berührten mein Herz. Nach dem Vortrag wollte ich Sie begrüßen, aber offenbar hat mich dieselbe Scheu daran gehindert, wie damals zu Zeiten bei Nissl.

Mit grosser Genugtuung las ich Ihre Ausführungen über Freiheit, Wahrheit und Friede.[12] Ich kann nur zustimmen.

Mit herzlichen Grüssen und allen guten Wünschen und in aufrichtiger Verehrung
Ihr sehr ergebener
H. Spatz

Ludwig Edinger habe ich auch persönlich gekannt. Seine Tochter Tilly,[13] die Paläoneurologin, habe ich mehrmals wiedergesehen.

Ich bin im Begriffe, in den Schwarzwald zu fahren, wo ich Oskar Vogt[14] besuchen will.

---

vergleichenden Gehirnanatomie und wurde 1914 zum Ordinarius für Neurologie an der neugegründeten Frankfurter Universität berufen, der er das von ihm geleitete Forschungsinstitut stiftete. Vgl. Gerald Kreft, *Deutsch-jüdische Geschichte und Hirnforschung. Ludwig Edingers Neurologisches Institut in Frankfurt am Main*, Frankfurt a. M. 2005.

10 Hugo Spatz, »Die vergleichende Morphologie des Gehirns vor und nach Ludwig Edinger«, in: *Ludwig Edinger. Gedenkschrift zu seinem 100. Geburtstag*, hrsg. von der Wissenschaftlichen Gesellschaft an der Johann-Wolfgang-Goethe-Universität Frankfurt, Wiesbaden 1959.

11 Den Vortrag hielt Jaspers auf der 100. Tagung der Gesellschaft Deutscher Naturforscher und Ärzte im Oktober 1958 in Wiesbaden; er wurde auch abgedruckt in: ATZ, 39-58.

12 Es handelt sich um die Rede, die Jaspers 1958 zur Verleihung des »Friedenspreises des Deutschen Buchhandels« hielt. Vgl. Jaspers und Hannah Arendt, *Wahrheit, Freiheit und Frieden. »Karl Jaspers«. Reden zur Verleihung des Friedenspreises des Deutschen Buchhandels*, München 1958, 9-26.

13 Tilly Edinger (1897-1967) war nach Assistenzjahren an der Universität Frankfurt dort Kustodin des Senckenbergischen Naturkundemuseums geworden. Sie emigrierte 1938 in die USA und wirkte dort wieder als Paläoneurologin. Vgl. Rolf Kohrsing und Gerald Kreft, *Tilly Edinger. Leben und Werk einer jüdischen Wissenschaftlerin*, Stuttgart 2003.

14 Oskar Vogt (1870-1959) gründete als Psychiater in Berlin 1898 eine Neurobiologische Zentralstation, die 1902 der Universität angegliedert wurde, das spätere Kaiser-Wilhelm-Institut für Hirnforschung. Populär wurde er, als er ab 1925 in Moskau über mehrere Jahre das Gehirn Lenins untersuchte. 1936 zwangsemeritiert, zog er sich in ein privates Forschungslabor in Neustadt/Schwarzwald zurück. Seine Arbeiten zur Morphophysiologie und Pathomorphologie der Großhirnrinde waren grundlegend für die Entwicklung der Hirnforschung.

532. Karl Jaspers an Hugo Spatz

Brief, ms.
Durchschlag: DLA Nl. Karl Jaspers

Basel, den 13. Februar 1959

Sehr verehrter Herr Spatz!
Haben Sie herzlichen Dank für die Zusendung der Nissl-Biographie, die ich in dem Bande natürlich schon gelesen hatte, und Ihres Aufsatzes über Edinger und dessen Probleme.

Sehr schade, dass wir uns in Wiesbaden nicht einen Augenblick gesprochen haben!

Herzlich grüsse ich Sie und wünsche Ihnen alles Gute für Ihre Arbeit und Ihr Leben. In gemeinsamer Erinnerung an die schöne Heidelberger Zeit und den einzigen, unersetzlichen Nissl
Ihr ergebener
[Karl Jaspers]

533. Hugo Spatz an Karl Jaspers

Brief, ms.
Original: DLA Nl. Karl Jaspers

Gießen, den 9.12.61

Hochverehrter Herr Professor Jaspers!
Noch einmal habe ich die Erinnerung an Franz *Nissl* zu wecken versucht. Ich sende Ihnen den Aufsatz[15] deswegen, weil er zum ersten Mal etwas von der Familiengeschichte berichtet. Die diesbezüglichen Angaben verdanke ich dem jetzt 84jährigen Studienprofessor a.D. Theodor *Nissl*,[16] einem 17 Jahre jüngeren Bruder von Franz. Sein Besuch bei uns in Giessen war ein unvergessliches freudiges Erlebnis für mich, denn Theodor sieht Franz nicht nur sehr ähnlich, sondern gleicht ihm auch im Wesen und in der Sprechweise. Das Gespräch betraf nicht nur die Erinnerungen an den Bruder, sondern bald entdeckten wir auch in der Kunstgeschichte ein gemeinsames Feld. (Seine musikalischen Interessen brachten ihn meiner Frau nahe). Natürlich sprachen wir auch von Ihnen.

Mit den besten Grüssen und allen guten Wünschen für die Feiertage und das neue Jahr
bin ich
Ihr ergebener
H. Spatz

---

15 Hugo Spatz, »Franz Nissl (1860-1919)«, in: Willibald Scholz (Hrsg.), *50 Jahre Neuropathologie in Deutschland*, Stuttgart 1961, 43-66.
16 Theodor Nissl (1878-1972), Professor für Mathematik und Physik, Lehrer an verschiedenen Gymnasien in München, Kaiserslautern, Frankenthal und Weissenburg.

534. *Karl Jaspers an Hugo Spatz*

Brief, ms.
Durchschlag: DLA Nl. Karl Jaspers

Basel, den 12. Dezember 1961

Verehrter Herr Kollege!
Herzlich danke ich Ihnen für die erweiterte Fassung Ihrer Nissl-Darstellung. Gern habe ich sie im Ganzen noch einmal gelesen. Die Erinnerung an jenen Mann ist wohltuend. Nur noch sehr wenige Menschen leben – vielleicht nur wir beide –, die an das klinische Leben unter Nissl noch Erinnerungen haben. Die von Ihnen genannten Männer sind sämtlich tot.
Mit freundlichen Grüssen und guten Wünschen[17]
Ihr ergebener
[Karl Jaspers]

535. *Hugo Spatz an Karl Jaspers*

Brief, ms.
Original: DLA Nl. Karl Jaspers

6 Frankfurt a. M.-Niederrad
d. 26. 2. 1963

Hochverehrter Herr Professor Jaspers!
Gestatten Sie mir, dass ich Ihnen verspätet zu Ihrem 80. Geburtstag die ergebensten Glückwünsche sende.

In der letzten Zeit hatte ich das große Vergnügen, noch jemanden kennen zu lernen, der Franz *Nissl* persönlich gekannt hat. Es ist die Baronin v. *Uexküll*, die Witwe des Biologen Jakob v. *Uexküll*.[18] Ich glaube, wir haben über eine Stunde Erinnerungen an Nissl ausgetauscht. Die über 80-jährige ist überaus frisch. Ich habe sie später auch einmal in ihrem Heim in Capri besucht. Natürlich haben wir auch von Ihnen gesprochen.

Ich arbeite in dem schönen Frankfurter Neubau des Instituts[19] weiter über die Vergangenheit des Menschenhirns mit Hinsicht auf seine mutmaßliche Zukunft.

---

17 Als letztes Dokument von Spatz findet sich in Jaspers' Bibliothek: Hugo Spatz, »Vergangenheit und Zukunft des Menschenhirns«, in: *Jahrbuch der Akademie der Wissenschaften und Literatur* (1964), 228-242; die Arbeit trägt durchgängig Lesespuren und die Widmung: »Herrn Prof. Jaspers ergebenst überreicht H. Spatz«.
18 Jakob von Uexküll (1864-1944) lebte als Privatgelehrter auch in Heidelberg und war ein Pionier der ökologisch orientierten Biologie. Sein Sohn Thure v. Uexküll (1908-2004) war ein bedeutender Vertreter der psychosomatischen Medizin.
19 Das Frankfurter Institut für Hirnforschung geht auf die Berliner Gründung von 1914 zurück. Der Frankfurter Neubau wurde 1962/63 errichtet. Zur Kontroverse um Hugo Spatz, dessen enger Freund und Kollege Julius Hallervorden (1882-1965) mehrere hundert Gehirne von in der »Euthanasie« ermordeten Kindern neuropathologisch untersucht hatte, vgl. Daniel Kondziella, »Thirty Eponyms Associated with the Nazi Era«, in: *European Neurology* 62 (2009), 56-64.

Ihr Buch über die Atombombe[20] habe ich mit größtem Interesse gelesen. Ich glaube an den Sieg der Vernunft, die mehr ist als Verstand.
Mit dem Ausdruck
meiner stetigen Verehrung
bin ich Ihr ergebenster
Hugo Spatz

---

20 AZM.

Karl Jaspers – Georg Stertz 1951

536. Georg Stertz an Karl Jaspers

Brief, ms.
Original: DLA Nl. Karl Jaspers

München, 14. VIII. 51

Sehr geehrter Herr Kollege!
Bei den Vorbereitungen für die Neubesetzung des psychiatrisch-neurologischen Lehrstuhls in München wurde auch der Name des Herrn Professor Werner *Wagner*[1] genannt. Der Schwerpunkt seines Interesses liegt in erkenntniskritischen Forschungen, die in der Hauptsache auf der Existentialphilosophie basieren. Professor Wagner glaubt damit die Psychopathologie auf neue Grundlagen stellen zu können. Ich selber bin älterer Schule und fühle mich nicht ganz kompetent für die Beurteilung dieses Bemühens. Prof. Wagner hat in den letzten etwa 2 Jahren ein Buch geschrieben mit dem allgemeinen Titel »Kulturpsychopathologische Probleme«. Es kommt für unsere Berufungsbemühungen darauf an, ob dieses Werk bezw. eine solche Betrachtungsweise eine irgendwie entscheidende Bedeutung für die Psychiatrie gewinnen kann. Und ich wollte Sie fragen, bezw. um die grosse Gefälligkeit bitten, dieses Buch einmal durchzulesen und mir Ihre Meinung darüber mitzuteilen. Mir würde das meine Stellungnahme bei den Beratungen in der Fakultät sehr erleichtern. Wenn Sie also grundsätzlich bereit wären, sich dieser für uns so wichtigen Bemühung zu unterziehen, so würde ich Ihnen einen Durchschlag des Buches demnächst zusenden. Es ist vom Verlag Thieme zum Druck angenommen worden, wird aber wohl erst in einiger Zeit erscheinen können.[2]

Für den Fall, dass eine Anfrage seitens der Fakultät noch nicht an Sie ergangen ist, wen Sie für den geeigneten Anwärter für den Lehrstuhl halten würden, wäre ich Ihnen auch sehr dankbar, wenn Sie mir auch darüber Ihre Meinung mitteilen würden. Mir scheint dabei eine gewisse Kategorie zu fehlen, die für eine solche Berufung einwandfrei in Betracht kommt, indem die bekanntesten Vertreter des Faches überaltet, d. h. über 60 Jahre alt sind und darum nicht mehr berufen werden können; in den mittleren und jüngeren Jahrgängen fällt es nicht ganz leicht, eine wirklich markante Persönlichkeit herauszustellen, welche die grosse Tradition etwa Kraepelins fortsetzen könnte. Ich habe übrigens u. a. an Erwin *Strauss* und an *Kolle* gedacht.

---

[1] Werner Wagner war seit 1948 Oberarzt bei Stertz in München und leitete seit 1949 die Klinische Abteilung der Deutschen Forschungsanstalt für Psychiatrie in München.

[2] Werner Wagner, *Versuche zu einer geisteswissenschaftlich fundierten Psychiatrie*, Berlin 1957. Das Buch erschien erst posthum bei Springer.

Indem ich Ihnen im voraus meinen verbindlichsten Dank ausspreche, verbleibe ich
Ihr sehr ergebener
G. Stertz.

537. Karl Jaspers an Georg Stertz

Brief, ms.
Durchschlag: DLA Nl. Karl Jaspers

Basel, den 28. August 1951

Sehr geehrter Herr Kollege!
Auf Ihren freundlichen Brief vom 14. August beeile ich mich zu antworten.

Die Arbeit Prof. Wagners über psychiatrisch-erkenntnistheoretische Forschung auf Grund der Existenzphilosophie kann ich aus Mangel an Zeit leider nicht lesen. Trotzdem möchte ich sagen, dass ich gegen solche Versuche ungemein skeptisch bin. Die existentialistischen Bemühungen in der Psychiatrie halte ich durchweg für vergeblich. Auch Heidegger hat, wie [ich] höre, auf einem Psychiaterkongress in Baden die Psychiater davor gewarnt, in ihren Forschungen Philosophie zu treiben.

Was Ihre weitere Frage betrifft, so halte ich für den Münchner Lehrstuhl sowohl Kolle wie Strauss für qualifiziert. Ich würde Kolle vorziehen. Seine Arbeit zur Kritik der kretschmerschen Forschung durch eigene Forschungen vor einigen Jahrzehnten, seine Arbeiten zur Paranoia und seine Vererbungsforschungen scheinen mir tüchtige und gehaltvolle Leistungen. Sein Lehrbuch, das schon in mehreren Auflagen erschienen ist, scheint mir nach allen Richtungen wissenschaftlich trefflich fundiert, ungemein lebendig und im Urteil von gesundem Menschenverstand. Er hat einen weiten Umblick. Die Tatsache, dass er vor langer Zeit aus dem akademischen Leben ausgeschieden und in die Praxis gegangen ist, hat ihn nach dem Usus akademischer Ueberlieferung langsam in den Schatten geraten lassen. Das scheint mir ein Unrecht. Persönlich ist Ihnen Kolle ja gewiss gründlich bekannt. Ich habe ihn im Laufe der Jahrzehnte öfters gesprochen und jedesmal einen trefflichen Eindruck gehabt. Ich habe mich gewundert, dass er weder in Freiburg noch in Würzburg auf die Liste kam. Ob man in Erlangen an ihn denkt, weiss ich nicht. Es bedarf offenbar gegenüber ungerechten Kritiken eines entschiedenen Einsatzes für ihn.

Mit den besten Grüssen und Empfindungen Ihr sehr ergebener
[Karl Jaspers]

Brief, ms.
Durchschlag: DLA Nl. Karl Jaspers

538. Georg Stertz an Karl Jaspers

Krailling b. München 23. 2. 53
Bergstr. 19

Sehr verehrter Herr Professor Jaspers!
Darf ich Ihnen zum 70. Geburtstag meine und meiner Frau (Gertrud geb. Alzheimer) herzliche Glückwünsche aussprechen. Möge Ihnen Gesundheit und Leistungskraft erhalten bleiben Ihr großes Werk fortzusetzen. Wenngleich ich in den Systemen der Philosophie nicht so bewandert bin, wie es eigentlich sein sollte, und mir auch Ihr großes Lebenswerk auf diesem Gebiet nicht genügend zugänglich geworden ist, so kann ich doch als einer der ältesten deutschen Psychiater dankbar sagen, dass Ihre Psychopathologie mich durch meine ganze psychiatrische Laufbahn getreulichst begleitet hat und mich in allen bedeutsamen Problemlagen geführt hat. Ich lasse mir auch jetzt noch in meinem Ruhestande das eine oder andere Kapitel vorlesen, indem ich das von Ihnen gesagte mit meinen alten Erfahrungen vergleiche und in Einklang bringe, oder zu bringen suche. Ich sagte »vorlesen lasse«, denn ein unglückliches Schicksal hat mir durch eine centrale Netzhautstörung die Lesefähigkeit ganz geraubt. Selbst was ich soeben geschrieben habe – wahrscheinlich mit Fehlern –, kann ich nicht lesen, und es entgeht mir die Möglichkeit, manches versäumte noch nachzuholen. Das konnte ich noch in meinem ersten Ruhestand (1937-55) – wir hatten jawohl in Beziehung auf den zweifachen Ruhestand ein gemeinsames Schicksal –, doch der Unterschied zwischen dem meinen und dem Ihrigen war insofern groß, als Sie die Vollendung eines großen Gedankenwerks vor sich hatten, während ich, mehr aus der Praxis gebildet, damals nicht damit rechnete, in meinem Fach weiter zu arbeiten und mit Überschätzung [der] Dauer des »3. Reiches« die Brücken hinter mir abgebrochen hatte und neben der Pflege unseres großen Gartens in Weßling b. München die alten Klassiker wieder hervorholte, mich in Goethe, Mommsen, Ranke und manches mehr vertiefte und der Lebensphilosophie der Stoiker und der Schopenhaurs huldigte. Als ich nun wider Erwarten die Münchner Klinik übertragen bekam, galt meine Arbeit vor allem dem Aufbau, materiell u. ideell und dem Ausgleich entstehender Spannungen (Bumke, dem die Rückkehr versagt war, glaubte mit Unrecht, daß dies an mir läge. An der Klinik war ein Stamm von 60 Ärzten tätig und die Kunst der Menschenbehandlung war herausgefordert. Im neurolog. Bereich, der mir seit Nonne immer noch am Herzen lag, konnte sehr viel aufgebaut werden, mehr zwar in einer hochgezüchteten Diagnostik als in der Möglichkeit wirklich zu helfen. Die Klinik hatte einen guten Ruf, als ich sie Kolle übergab, dessen Rückkehr ins akadem. Leben mir immer sehr am Herzen lag. Viele störende Vorurteile hatten ihn bis dahin diesem ferngehalten. Ihre

sehr freundliche Beurteilung seiner Person hat mir mein Bestreben sehr erleichtert; denn die eigentl. Fachordinarien verhielten sich restriktiv. Jetzt bin ich überzeugt, daß diese Klinik, die ich noch von Kreaepelins Zeiten liebe, in guten Händen ist. – Sie müssen mir verzeihen, daß ich, was mir am Herzen lag, ausführlicher schrieb. Es dauert ja lange, ehe die Briefe zum 70. Gt. bewältigt sind, (ich weiß es aus Erfahrung) und irgend einmal werden Sie Zeit finden, ihn zu lesen.

Mit der Wiederholung meiner Wünsche und einer Empfehlung an Ihre Gattin

Ihr sehr ergebener G. Stertz

Karl Jaspers – Hans Jörg Weitbrecht 1950-1963

539. Hans Jörg Weitbrecht an Karl Jaspers

Brief, hs.
Original: DLA NL Karl Jaspers

Göppingen, den 21.II.43

Sehr verehrter Herr Professor!
Zu Ihrem 60. Geburtstag gestatte ich mir, Ihnen ergebenst die herzlichsten Glückwünsche auszusprechen. Als Schüler Gruhles[1] fühle ich mich besonders dankbar der Heidelberger Tradition in meinem bescheidenen psychopathologischen Bemühen verpflichtet, und damit vor allem Ihrem Werk.
Mit Ungeduld erwarten wir die Neuauflage Ihrer Psychopathologie.
Mit den besten Wünschen grüßt Sie, sehr verehrter Herr Professor,
Ihr ergebener
Jörg Weitbrecht

540. Hans Jörg Weitbrecht an Karl Jaspers

Brief, ms.
Original: DLA Nl. Karl Jaspers

Göppingen, 26.6.1950

Hochverehrter Herr Professor!
Darf ich mir erlauben, Ihnen beiliegend ein Separatum meiner letzten psychopathologischen Arbeit[2] zu schicken?
In grosser Dankbarkeit
Ihr
Hans Weitbrecht

541. Hans Jörg Weitbrecht an Karl Jaspers

Brief, hs.
Original: DLA Nl. Karl Jaspers

Bonn, 21.II.58

Hochverehrter Herr Professor Jaspers!
Zu dem festlichen Tag erlaube ich mir, herzliche und verehrungsvolle Grüße und Glückwünsche zu entbieten. Es lässt sich nicht in knappe Worte fasse, was mir, wie für unzählige in aller Welt, Ihr Werk und Ihr Leben bedeuten.
In tiefer Dankbarkeit und Verehrung
Ihr Jörg Weitbrecht

1 Weitbrecht arbeitete wahrscheinlich in Zwiefalten unter Gruhle.
2 Möglicherweise Hans Jörg Weitbrecht, »Die Objektivierung der Folgen von gedeckten traumatischen Hirnschädigungen, die Cerebrospinalflüssigkeit bei der Multiplen Sklerose, Pathophysiologie der Psychosen«, in: FNP 18 (1950).

542. Hans Jörg Weitbrecht an Karl Jaspers

Brief, ms.
Original: DLA Nl. Karl Jaspers

Bonn, den 4. Oktober 1958

Sehr geehrter Herr Jaspers!
Sehr betrübt möchte ich Ihnen rasch schreiben, daß unser lieber Herr *Gruhle* gestern um die Mittagszeit gestorben ist. Wir hatten uns schon lange Sorgen um ihn gemacht. Er hatte viel Schmerzen auszuhalten. Vermutlich handelte es sich um einen bösartigen Oberbauchprozess. Den schönen Sommer hat er, trotzdem er zweifellos um seinen Zustand sehr genau Bescheid wusste, in der Schweiz bei seinen Freunden Müller[3] richtig genossen. Wir waren auch noch an einem herrlichen Tag am Thuner See zusammen. Nun kam nach wenigen Tagen Aufenthalt in der Chirurgischen Klinik wegen ileusartigen Beschwerden unerträglicher Art der erlösende Tod gestern ganz plötzlich.

    Mit ergebensten Grüßen bin ich
Ihr
Hans Weitbrecht

543. Karl Jaspers an Jans Jörg Weitbrecht

Brief, ms.
Durchschlag: DLA Nl. Karl Jaspers

Basel, den 17. Oktober 1958

Sehr geehrter Herr Weitbrecht!
Ich danke Ihnen für die Mitteilung über den Tod unseres gemeinsamen Freundes.[4] Durch sie erfahre ich, wie schwer sein Leiden und sein Ende war.

    Noch Ende September wollte er uns auf seiner Heimreise besuchen.[5] Ich war vor der Abfahrt nach Frankfurt und Wiesbaden so sehr belastet, dass ich absagen musste, ahnungslos, in welch unheilvollem Zustand er sich befand. Mit ihm ist eine charaktervolle Persönlichkeit, ein hochgebildeter Mensch und ein hervorragender Psychiater von uns gegangen.

    Ich grüsse Sie herzlich mit allen guten Wünschen,
Ihr
[Karl Jaspers]

---

3 Der Schweizer Psychiater Max Müller berichtet in seiner Autobiographie über Hans W. Gruhle, den er seit 1937 kannte. Vgl. Müller, *Erinnerungen*, 455-461.
4 Weitbrecht stand mit Gruhle in besonders engem Kontakt, seit er 1956 den Bonner Lehrstuhl übernommen hatte.
5 Vgl. den Brief Karl Jaspers an Hans W. Gruhle, 18.9.1958.

544. Hans Jörg Weitbrecht an Karl Jaspers

Brief, hs.
Original: DLA Nl. Karl Jaspers

Februar 1963
Hotel am Zoo
1 Berlin 15
Kurfürstendamm 25

Hochverehrter Herr Professor Jaspers!
Zu Ihrem 80. Geburtstag möchte ich unter den dankbar und ehrfurchtsvoll Glückwünschenden nicht fehlen. Der Versuch, in Worte zu fassen, was Ihr Werk und das Wissen, daß Sie da sind, für mich bedeutet, wäre eine Zumutung für den Gefeierten. Deshalb nur dieser Gruß.

Ich bin eben bei Herrn Kollegen Selbach[6] zu einigen Gastvorlesungen hier; er hat mir von seinem Besuch in Basel erzählt. Der Bau meiner neuen Klinik in Bonn macht rasche Fortschritte.

In steter Dankbarkeit und Verehrung
Bin ich mit allen guten Wünschen
Ihr ergebenster Hans Jörg Weitbrecht

545. Hans Jörg Weitbrecht an Karl Jaspers

Brief, ms.
Original: DLA Nl. Karl Jaspers

Bonn, 26. 4. 1963

Hochverehrter, lieber Herr Professor!
Darf ich mir erlauben, Ihnen ein Exemplar eines soeben erschienenen Buches[7] zuzuschicken als bescheidenen kleinen Dank für unermesslich reichlich Empfangenes!
Ihr ergebenster
Hans Weitbrecht

546. Karl Jaspers an Hans Jörg Weitbrecht

Brief, ms.
Durchschlag: DLA Nl. Karl Jaspers

Basel, den 30. Mai 1963

Sehr verehrter Herr Kollege Weitbrecht!
Sehr habe ich Ihnen zu danken, dass Sie mir Ihr neues Werk geschenkt haben. Bisher fand ich nur Zeit hie und da einen Einblick zu nehmen. Das genügt nicht, um zu einer Anschauung des Ganzen und zu einem be-

---

6 Helmut Selbach (1909-1987), von 1950 bis 1976 Ordinarius für Neurologie und Psychiatrie in Berlin.
7 Hans Jörg Weitbrecht, *Psychiatrie im Grundriss*, Berlin 1963.

gründeten Urteil zu gelangen. Ich spüre aber sogleich den kritischen und methodischen Geist, die wissenschaftliche Nüchternheit, die heute mehr als je notwendig ist. Dass ich mich nicht mehr beteiligen kann, beklage ich. Vielleicht würde ich noch kräftiger als Sie gegen blosse Redewendungen und bequeme, aber wenig besagende Vorstellungen angehen. Und vielleicht würde ich auch mich bemühen, statt überwiegend fast zufällige Meinungen von Zeitgenossen zu verwenden, eine Struktur der geschichtlichen Folge der wirklichen Einsichten seit Esquirol[8] stärker zu betonen. Doch das soll keine Kritik sein, vielmehr nur eine Frage.

Übrigens wird es Sie vielleicht interessieren, dass meine »Allgemeine Psychopathologie« vollständig übersetzt in englischer Sprache erschienen ist, in der Manchester University Press und in der Chicago University Press.[9]

Mit herzlichen Grüssen und guten Wünschen für Sie
Ihr ergebener
[Karl Jaspers]

---

8 Jean-Etienne-Dominique Esquirol (1772-1840) gilt als bedeutendster Schüler Philippe Pinels (1745-1826), der eine aufgeklärte Anstaltspsychiatrie in Frankreich begründete. Esquirols Hauptwerk *Die Geisteskrankheiten in Beziehung zur Medizin und Staatsarzneikunde* (*Des maladies mentales*, Paris 1838) erschien 1838 auch in deutscher Sprache. Jaspers stellt ihn an den »Beginn einer kontinuierlichen Entwicklung der wissenschaftlichen Psychiatrie«. Vgl. AP 1, 327 und AP 4, 708.
9 Karl Jaspers, *General Psychopathology*. Translated from the German 7th edition by Julius Hoenig and Marian W. Hamilton, Manchester 1962 und Toronto 1963. Die Neuauflage erschien 1997 bei der Johns Hopkins University Press in Baltimore, versehen mit einem Vorwort von Paul McHugh.

Karl Jaspers – Carl Friedrich v. Weizsäcker 1944-1964

547. Carl Friedrich v. Weizsäcker an Karl Jaspers

Brief, hs.
Original: DLA Nl. Karl Jaspers

Hechingen/Hohenzollern 19.10.44

Sehr geehrter Herr Jaspers!
Ihre Frage[1] habe ich als meine eigene an das Auswärtige Amt weitergeleitet und erwarte von dort Bescheid. Ich möchte annehmen, dass das Telegramm übernommen werden wird. Ich gebe Ihnen Nachricht, sobald ich selbst sie habe. Ich selbst erhalte etwa alle 4 Wochen ein Telegramm meiner Eltern[2] und antworte entsprechend.
Mit den besten Empfehlungen,
Ihr sehr ergebener Carl Friedrich Weizsäcker

548. Carl Friedrich v. Weizsäcker an Karl Jaspers

Brief, hs.
Original: DLA Nl. Karl Jaspers

Hechingen, 6.11.44

Sehr verehrter Herr Jaspers!
Soeben teilt mir das Auswärtige Amt mit, dass das Telegramm an Ludwig Curtius[3] in diesen Tagen weitergeleitet werden wird.
Mit den besten Empfehlungen
Ihr sehr ergebener
C. F. Weizsäcker

549. Carl Friedrich v. Weizsäcker an Karl Jaspers

Brief, hs.
Original: DLA Nl. Karl Jaspers

Göttingen, 28.7.53

Sehr verehrter Herr Jaspers!
Vielleicht erinnern Sie sich des Besuchs, den ich Ihnen während des Krieges in Heidelberg gemacht habe, zusammen mit Herrn Gentner. Sie haben mich damals so freundlich empfangen und mir auch über Punkte, in de-

---

1 Wahrscheinlich geht es bei der »Frage« von Jaspers um einen Ausweg vor der drohenden Deportation seiner jüdischen Frau Gertrud, nachdem 1942 die Ausreisebemühungen zu Gastvorlesungen in die Schweiz fehlgeschlagen waren.
2 Ernst v. Weizsäcker (1882-1951) arbeitete seit 1943 als deutscher Gesandter im Vatikanstaat. Er war verheiratet mit Marianne von Weizsäcker, geb. Graevnitz (1889-1983).
3 Der mit Jaspers befreundete Archäologe Ludwig Curtius (1874-1954) lebte seit 1937 als Direktor des Deutschen Archäologischen Instituts in Rom.

nen Sie nicht mit mir übereinstimmten, Ihre Ansicht in so klarer und menschlicher Weise gesagt, dass ich mich ermutigt fühle, mich heute mit einer Bitte ganz direkt an Sie zu wenden.

Der Umstand, dass ich als Mitherausgeber des »Studium Generale«[4] die Korrekturbögen der in dieser Zeitschrift erscheinenden Aufsätze zugesandt bekomme, hat mir gestern auch Ihren Aufsatz über die medizinischen und philosophischen Ansichten meines Onkels Viktor v. Weizsäcker und seiner Gesinnungsgenossen ins Haus gebracht.[5]

Meine Bitte ist, dass Sie mir erlauben, in einem persönlichen Gespräch über diesen Aufsatz zu reden, ehe Sie ihn endgültig zum Druck geben.

Es fügt sich, dass ich gerade in dieser Woche zu meinem Schwiegervater[6] in die Schweiz fahre. Ich hatte bisher vor, am Sonntag, d. 2. August, von Freiburg über Basel nach Zürich zu fahren. Ich könnte die Reise in Basel unterbrechen und entweder am Sonntag nachmittag oder abend oder am Montag vormittag bei Ihnen sein. Wenn Sie zu dieser Zeit nicht in Basel, sondern an einem anderen, von Basel oder Zürich nicht allzuweit entfernten Ort sind und einen Besuch empfangen wollen, würde ich auch gerne dorthin kommen.

Ich bin in den kommenden Wochen an folgenden Stellen zu erreichen:
bis 30 Juli abends: Göttingen, Bunsenstr. 16 (Tel. 3653)
30.7.-1.8.: Hinterzarten, bei Dr. Georg Picht, Schule Birklehof[7]
3.-6.8.: Feldmeilen (Zürich), bei Oberstkkdt. Ulrich Wille[8] (Tel. 927410)

---

4 Das *Studium Generale* erschien als interdisziplinäre Zeitschrift im Springer Verlag (1947-1971), bis 1965 herausgegeben vom Philosophen Manfred Thiel.

5 Vgl. Karl Jaspers, »Arzt und Patient«, in: *Studium Generale* 6 (1953), 435-443, auch in: *Philosophie und Welt*, München 1958, 184-207, und *Wahrheit und Bewährung*, München 1983, 59-78; zitiert nach: ATZ, 19-38. Jaspers war zur Teilnahme an einem medizinethischen Themenheft aufgefordert worden. Die weiteren Beiträge kamen von Jürg Zutt, »Der Arzt und der Kranke, der Mediziner und der Fall«, Paul Martini, »Arzt und Kranker«, Arthur Jores, »Über die Verantwortung des Arztes gegenüber dem Patienten«, Viktor Emil v. Gebsattel, »Zur Sinnstruktur der ärztlichen Handlung«, Thure v. Uexküll, »Über das Menschenbild in der heutigen Medizin«, Pedro Laín Entralgo, »Die Struktur des medizinischen Wissens im Licht der Geschichte«, Renato de Rosa, »Philosophische Verzweiflung«, Friedrich Keiter, »Krise und Zukunft der Anthropologie«.

6 Carl Friedrich v. Weizsäcker war seit 1937 mit der Schweizer Historikerin Gundalena Wille (1908-2000) verheiratet, Tochter des schweizerischen Militärs Ulrich Wille (1877-1959).

7 Der Philosoph Georg Picht (1913-1982) war mit Carl Friedrich v. Weizsäcker verwandt und seit der Jugend eng befreundet. Er studierte u. a. bei Martin Heidegger, gründete 1946 das Internatsgymnasium »Birklehof« in Hinterzarten und leitete 1958-1981 die »Forschungsstätte der Evangelischen Studiengemeinschaft« (FESt) in Heidelberg, wo er 1965 zudem auf einen Lehrstuhl für Religionsphilosophie der evangelisch-theologischen Fakultät berufen wurde.

8 Ulrich Wille (1877-1959), Oberstkorpskommandant der Schweizer Armee.

7.-9.8.: Lindau (Bodensee), Mozacherweg 77, bei Freifrau v. Weizsäcker[9] (Tel 2643)

10.-31.8.: Klein-Kirchheim über Millstatt (Kärnten), bei Pulverer[10]

Ich bitte Sie, meinen Wunsch zu verstehen und meine Zudringlichkeit zu verzeihen und bleibe
mit dem Ausdruck der Verehrung
Ihr sehr ergebener
Carl Friedrich Weizsäcker

550. Karl Jaspers an Carl Friedrich v. Weizsäcker

Entwurf, hs.
Original: DLA Nl. Karl Jaspers

z.Z. St. Moritz (Engadin)

Sehr verehrter Herr v. Weizsäcker!
Auf Ihr freundliches Schreiben vom 28.7. habe ich eben an das Studium Generale telegraphiert, man möchte die Fahnenkorrekturen, die ich vor zwei Tagen dorthin zurückgeschickt habe, nicht weitergeben: So ist ein Gespräch darüber noch möglich.

Ich komme am Montag, den 3. August, abends mit Wagen nach Basel zurück. Am Dienstag, 4. August; könnte ich Sie sprechen, bin jedoch meist am Tag nach solcher Fahrt bei meinem organischen Leiden recht angegriffen. Lieber wäre mir daher, wenn es möglich ist, der Mittwoch, 5. August. Jedoch bin ich Dienstag vormittag bereit.

Meine Adresse ist: Austrasse 126. Telefon ist in Basel zu finden (ich habe es leider nicht im Kopf, die Nummer ist gerade geändert).

Bis 2. August einschließlich erreicht mich eine Nachricht in St. Moritz (Engadin) Villa Nimet.

Mit den besten Empfehlungen
Ihr sehr ergebener
Karl Jaspers

551. Karl Jaspers an Carl Friedrich v. Weizsäcker

Brief, ms.
Durchschlag: DLA Nl. Karl Jaspers

Basel, 5. August 1953

Sehr geehrter Herr v. Weizsäcker,
für Ihren Besuch und das eingehende Gespräch möchte ich Ihnen noch einmal bestens danken, zugleich aber auch mein Bedauern wiederholen, dass Sie aus der Mitherausgeberschaft des Studium Generale ausscheiden wollen.

---

9 Die Familie v. Weizsäcker besaß ein Gut am Bodensee, das vor allem von der Mutter Marianne v. Weizsäcker bewohnt wurde.

10 Freunde der Familie v. Weizsäcker.

Was ich mit Ihnen schon mündlich erörterte, würde ich nun gern schriftlich fixieren: Sie scheiden aus in Rücksicht auf Ihren Onkel unter Berücksichtigung seines Krankheitszustandes, nicht weil Sie als Mitherausgeber das Erscheinen meines Aufsatzes an sich verwerfen. Würde Ihnen Viktor von Weizsäcker weder verwandt noch befreundet sein, so würden Sie die Konsequenz nicht ziehen, obgleich Ihnen auch dann der Aufsatz in der konkreten Lage in Deutschland, nämlich der wachsenden Reaktion nicht erwünscht scheint. Meinerseits habe ich versucht, die Notwendigkeit dieser Publikation aus ganz bestimmten Sorgen zu begründen, wofür Sie Ihr Verständnis aussprachen.

Nun entsteht durch Ihren Rücktritt für Verlag und Redaktion der Schein, dass nicht persönliche Gründe, sondern eine sachliche Unerträglichkeit für Sie das Motiv wäre. Darin liegt, wie ich Ihnen sagte, ein stillschweigender heftiger Angriff auf mich. Sie haben diesen Schein für unumgänglich gehalten, da Ihr Onkel es nicht verstehen würde, wenn Sie nach Erscheinen des Aufsatzes Mitherausgeber blieben.

Ich hoffe, dass ich diesen schmerzlichen Teil unserer Erörterungen richtig wiedergegeben habe. Viel gewichtiger und schöner waren unsere theoretischen Unterhaltungen.

Mit besten Grüssen
Ihr sehr ergebener
[Karl Jaspers]

552. Carl Friedrich v. Weizsäcker an Karl Jaspers
Brief, ms. u. hs.
Original: DLA Nl. Karl Jaspers

z.Z. Lindau-Reutin, 7.8.1953

Sehr verehrter Herr Jaspers!
Zuerst möchte ich Ihnen dafür danken, dass Sie mich so freundlich empfangen und so geduldig angehört haben. Trotzdem war ich, als ich Sie verliess, traurig, und dieses Gefühl hat mich seitdem nicht verlassen, denn ich möchte ja nicht optieren, sondern versöhnen. Ich danke Ihnen nun auch für Ihren Brief, in dem Sie versuchen, das bisherige Ergebnis unseres Gesprächs festzuhalten. Er gibt mir die Gelegenheit, noch einmal auszusprechen, worum es mir geht. Ich muss dabei in einigen für mich wichtigen Nuancen von dem, was Sie schreiben, abweichen.

Es ging mir in der Tat in unserem Gespräch vor allem um die Person meines Onkels. Zwar teile ich trotz der Zustimmung zu vielen Einzelheiten Ihrer Kritik Ihre grundsätzliche Einstellung zu dem von der Psychoanalyse beeinflussten medizinischen Schulen nicht, und glaube, dass Ihr Aufsatz dazu beitragen wird, die in Deutschland heute gegen die Reaktion stehenden Kräfte zu spalten und damit zu schwächen; aber diese Gründe hätten mich nicht bewogen, nach Basel zu fahren und Sie zu bitten, den Aufsatz so und jetzt nicht zu veröffentlichen. In welchem

Sinne es mir aber um die Person meines Onkels ging, möchte ich versuchen, etwas ausführlicher zu sagen.

Darf ich an Ihre Formulierung anknüpfen? Sie schreiben: »Sie scheiden aus in Rücksicht auf Ihren Onkel unter Berücksichtigung seines Krankheitszustandes, nicht weil Sie als Mitherausgeber das Erscheinen meines Aufsatzes an sich verwerfen.« Meinem Empfinden nach kann man so nicht trennen. Ein Aufsatz ist ja nicht eine Meinungsäusserung in abstracto, sondern er wendet sich an ein bestimmtes Publikum hier und jetzt, und wenn ein in ihm angegriffener Mensch lebt, so wendet er sich auch an diesen. Ich hab Ihnen Tatsachen über meinen Onkel[11] erzählt, von denen ich annehmen dürfte, dass Sie sie, als Sie den Aufsatz schrieben, nicht wussten. Damit habe ich eine persönliche Bitte an Sie verbunden. Wenn Sie meinten, dieser Bitte nicht folgen zu dürfen, so verstehe ich das von Ihrer Überzeugung her, die ich als Überzeugung achten muss. auch wo ich sie nicht teile. Aber trotzdem empfinde ich, dass meinem Onkel, wenn Ihr Aufsatz so und jetzt erscheint, bitteres Unrecht geschieht. An diesem Unrecht darf ich, so scheint mir, keinen Anteil haben. Da ich es nicht verhindern kann, muss ich aus der Reaktion der Zeitschrift, in der Ihr Aufsatz erscheint, ausscheiden.

Auf Ihre Frage, ob ich auch so handeln würde, wenn ich nicht mit Viktor v. Weizsäcker verwandt und befreundet wäre, müsste ich ehrlicherweise antworten: »wahrscheinlich nicht«, setzte aber, soweit ich mich erinnere, hinzu, dass eine solche Fiktion ja streng genommen nicht gemacht werden könne. Ich möchte das so erläutern: Meine persönliche Beziehung zu Viktor v. Weizsäcker macht mich so empfindlich für die Frage, ob ihm Unrecht geschieht, wie ich es ohne diese Beziehung wohl nicht wäre; es ist ja wohl auch legitim, dass für einen Menschen seine Freunde und Verwandten zuerst einstehen. Wäre er mir nicht menschlich nahe, so hätte ich wahrscheinlich Herrn Dr. Thiel geschrieben, dass ich das Erscheinen Ihres Aufsatzes bedauere und eine Antwort aus dem von Ihnen angegriffenen Kreise in derselben Zeitschrift wünsche; vielleicht hätte ich auch Ihnen persönlich darüber geschrieben. Meine Meinung also wäre – soweit es möglich ist, im Rahmen einer solchen Fiktion Vermutungen zu äussern – dieselbe gewesen, aber meine Handlung eine andere.

Ich glaube also, dass es nicht nur ein Schein wäre, wenn Verlag und Redaktion meinen Schritt durch sachliche Unerträglichkeit motiviert sähen, denn wo es um die Person geht, ist doch die Frage, ob diesen Personen Recht oder Unrecht widerfährt, die Sachfrage. Von Ihren Überzeugungen aus verstehe ich, dass Sie, wie Sie mir vorgestern sagten, öffentlich

---

11 Viktor v. Weizsäcker litt seit 1951 zunehmend an Morbus Parkinson, ließ sich 1952 emeritieren, war wegen der starken physischen Einschränkung immer mehr auf die Hilfe seiner Umwelt angewiesen und befand sich auch psychisch in einem mitgenommenen Zustand.

einen moralischen Vorwurf gegen meinen Onkel erheben wollten. Eben dies aber zwingt mich, mich vor ihn zu stellen. Was, persönlich ihm gegenüber vorgebracht, die Vorhaltung eines Freundes sein könnte, wird in diesem Falle, öffentlich gesagt, meiner Überzeugung nach Unrecht. Mein Onkel würde, so glaube ich, mit Recht nicht verstehen, wenn ich nach dem Erscheinen Ihres Aufsatzes Mitherausgeber bliebe.

[a]Eine Verwandte, die in die Schweiz fährt, will den Brief mitnehmen. Er würde Sie dann noch morgen erreichen. Daher gebe ich ihn auf die Post, ohne ihn, wie ich es sonst mit mir wichtigen Briefen oft tue, eine Nacht liegen zu lassen. Bitte verzeihen Sie, wenn er daher unerwogene Schärfen enthalten sollte. Es ist noch immer mein ganzer Wunsch, nicht opfern zu müssen; zu Ihnen wie zu meinem Onkel als Mensch zu sprechen und nicht als Gegner.[a]

Ihr in Verehrung ergebener
C. F. Weizsäcker
Herrn Thiel habe ich bisher nicht geschrieben.

a-a *hs. Zusatz*

553. Karl Jaspers an Carl Friedrich v. Weizsäcker

Entwurf, ms.
Original: DLA Nl. Karl Jaspers

Basel den 8. VIII. 1953

Sehr verehrter Herr von Weizsäcker!
Sowohl Ihr als auch mein Entschluss, so scheint es, sind endgültig. Aber trotzdem wollen wir, wie Sie durch Ihren Brief bezeugen, untereinander das Maximum möglicher gegenseitiger Klarheit über den Sinn unserer Entscheidung erreichen. Darum darf ich zu Ihren Zeilen noch einige Bemerkungen machen.

Das Wort »moralisch« brauchten *Sie*, während ich in der Eile zustimmte, um nicht auszuweichen. Es bedarf jedoch meine Auffassung der Verdeutlichung. Ich hätte das Wort moralisch nicht gebraucht, da es auf die einzelne Persönlichkeit zielt. In diesem Sinn greife ich Viktor v. Weizsäcker nicht an. Was ich meine, ist das sittlich-geistige, wie es ein sittlich-politisches, und jedesmal auch dessen Gegenteil gibt. Nicht die Person Weizsäckers, sondern die Sache, die er in die Welt bringt, greife ich an. In den Wissenschaften gibt es doch etwas, das sittlichen Charakter hat durch die Weise des Geistes, der darin zur Wirksamkeit drängt. Das hat nichts mit dem kategorischen Imperativ oder den zehn Geboten zu tun, sondern ist (mit Hegel geredet) die Substanz eines Geistes. Also einen moralischen Angriff auf die Persönlichkeit habe ich weder vollzogen noch gemeint.

In der Frage der sittlichen Substanz, die mit Wahrheit – sowohl als Richtigkeit wie als Gesinnung – zu tun hat, die an praktischen Konsequenzen in concreten Situationen erst ganz deutlich wird, sind Sie und ich bezüglich der Masse der psychoanalytischen und psychosomatischen Bewegungen uneins. Eine lange, in unseren Gesprächen nur in Anfängen versuchte Diskussion wäre dann nötig. Sie lassen sie gelten im Ganzen trotz der Kritik im Einzelnen. Ich gebe zu einige Richtigkeiten im Besonderen, die jedoch ihren Wert verlieren bei Verwerfung des Ganzen und erst aus anderen Horizonten wirklich richtig wirken können. Da gilt mir ein entweder-oder. Es ist analog wie bei den Diskussionen über den Nationalsozialismus 1933. »Es ist doch einiges Gutes daran, es ist doch das Verdienst, die Arbeitslosigkeit wegzubringen ... es ist doch eine nationale Wiederherstellung ...« usw. Dagegen steht die Position: hier steckt im Ursprung der Teufel, daher gibt es nur totale Ablehnung, und den Appell an den Einzelnen: merke doch, dass du es mit dem Teufel zu tun hast, du gerätst dahin, wohin du nicht willst. So halte ich jeden Arzt, der diese Bahn betritt, dann für verloren, wenn er nicht aus der verbliebenen Substanz, die seiner Persönlichkeit eignet, eines Tages die Hellsicht gewinnt. Diese ein wenig zu fördern, ist der Sinn meiner öffentlichen Äußerungen auch gegenüber v. Weizsäcker selber, obgleich es so unwahrscheinlich ist, dass er davon hört.

Der entscheidende Punkt: tue ich v. Weizsäcker Unrecht? ist für mich bisher mit einem nein zu beantworten. Ich habe nicht mit der Persönlichkeit zu tun, für die ich, sofern Gelegenheit wäre, alles Gute mitbewirken möchte, wie ich umgekehrt das gleiche von ihm erwarten darf, sondern mit dem Geist einer Sache, die er vertritt. Würde ich einsehen können, ich täte ihm Unrecht, gar »bitteres Unrecht«, so würde ich sofort die Folgerung ziehen. Ihre Darlegungen haben mich eben davon gar nicht überzeugen können.

Was die Mitwirkung Weizsäckers bei jener Sache betrifft, so habe ich nur citiert, Tatsachen angegeben, die aus den Zeitungsberichten, ohne Aktenkenntnis, unbezweifelbar und unbezweifelt feststehen.[12] Wenn die Sache eines Mannes durch blosse Zitate blossgestellt wird, so muss er

---

12 Jaspers greift Viktor v. Weizsäcker vor allem wegen seiner Gutachtertätigkeit in einem Strafprozess an, der 1951 unter der Leitung des Landgerichtspräsidenten Hans Anschütz stand. Ein Allgemeinarzt namens Dr. Ernst Göring (1910-2001), promoviert in München 1940 (*Beitrag zur Psychologie des Bettnässens der Kinder*), hatte einen jungen Patienten in sein Haus aufgenommen und einer extremen Hunger- und Kältebelastung als Schocktherapie ausgesetzt, die letztlich zum Tode des Patienten führte. Später hatte Göring eine Praxis in Waibstadt. Viktor v. Weizsäcker – so zitiert Jaspers die Heidelberger *Rhein-Neckar-Zeitung* (1951, Nr. 219) – habe ausgesagt: »Er wollte mit seinen Mitteln dem Jungen helfen ... Ich muss zugeben, dass er ein Risiko einging. Aber wer tut das nicht? Ich sehe jedenfalls kein Überschreiten der Grenze, die durch das Strafgesetzbuch gezogen ist.« Vgl. ATZ, 22 f. Zum anderen bezieht er sich aber kritisch auf Aussagen zur Psychosomatik und Psychotherapie, die V. v. Weizsäcker 1949 auf dem Deutschen Internistentag in Wiesbaden gemacht hatte. Vgl. Viktor v. Weizsäcker, »Psychosomatische Medizin«, in: *Psyche* 3 (1949), 331-341, wiederabgedruckt in: *Gesammelte Schriften*. Bd. 6, Frankfurt a. M. 1986, 451-464.

sich das gefallen lasse. Er ist zudem nicht selbst mit der Sache identisch, die in der concreten Situation zeigt, was sie ist. Meine allgemeinen Urteile haben garnicht persönlichen Charakter, sondern treffen auf diese Bewegung im Ganzen. Jeder Einzelne muss sehen, dass wir es mit dem Typus des Ganzen zu tun haben, der durch die Phaenomene einzelner Worte und Handlungen belegt wird, mit einer, wie ich überzeugt bin, für das Arztwesen unheilvollen, für einzelne Kranke schliesslich mörderischen Bewegung, die ich zudem nicht auf dem Weg sehe, auf dem – so mannigfach das auch geschehen mag – der Mensch unabsichtlich geistig praepariert wird, um im entscheidenden Augenblick dem Totalitarismus irgendeiner Gestalt zu verfallen. Dieser Augenblick liegt in der Zukunft. Ich lebe in wahrer Angst – geschult und hell geworden durch unsere deutsche Verantwortung. Aus dieser Angst kommen meine Äusserungen, von denen die gegen diese medizinische Bewegung nur eine ist.[13] Wir sind als Deutsche durch das, was wir erlebt haben, nun einmal klüger und wie ein Seismograph empfindlicher geworden für die Möglichkeiten. Und wir klagen uns an wegen unserer früheren Blindheit. Nicht noch einmal, heisst es – und das bedeutet m. E. nicht einen primär politischen Entschluss, sondern einen geistig-sittlichen, einen seinerseits in ganz anderem Sinne totalen.

Bitte überlegen Sie noch einmal, ob Sie bereit sind, durch Ihren Rücktritt etwas zum Ausdruck zu bringen, was auf eine Beschränkung des freien Geisteskampfes (banal und missverständlich auf die Beschränkung der freien Meinungsäusserung) hinausläuft. Ihr Rücktritt hätte Sinn, wenn Sie mir eine Haltung vorwerfen würden, die mit den Normen der menschlichen Gemeinschaft (also den zehn Geboten und dem Strafgesetzbuch) unvereinbar wären. Das ist, wie ich sehe, nicht der Fall. Wenn Sie meinen, dass ich einem Autor »bitter Unrecht« tue, so wäre es notwendig, dieses Unrecht bestimmt zu bezeichnen, und auch dann noch wäre m. E. kein genügender Grund, auf ein Unrecht im geistigen Felde, das unvermeidlich stattfinden muss durch Irrtum und Mißverstehen, und aufgehellt werden kann durch Antwort derer, die den zu unrecht getroffenen Standpunkt vertreten, so, wie Sie es beabsichtigen, zu reagieren. Sie haben aber, bitte gestatten Sie mir diese Formulierung, mir das Unrecht nicht begreiflich gemacht, nicht einmal in einer Formulierung bezeichnet, die ich auch nur referieren könnte. Das einzige war die Erkrankung v. Weizsäckers, die m. E. nichts [damit] zu tun haben darf – ich habe mich im Gespräch wohl eine Weile darauf eingelassen, aber schliesslich am Beispiel Strauss – Nietzsche[14] das Argument verworfen. Sehr gern würde

---

13 So hielt Jaspers 1950 in Heidelberg drei Gastvorlesungen, in denen er scharf Marxismus wie Psychoanalyse als ideologische Wegbereiter totalitärer Lebensverhältnisse angriff. Publiziert als: *Vernunft und Widervernunft in unserer Zeit*, München 1950. Ähnlich auch: Jaspers, »Marx und Freud«, in: *Der Monat* 3 (1950), 141-150.
14 Nietzsche hatte 1873 mit seiner ersten *Unzeitgemässen Betrachtung*, *David Strauss der Bekenner und Schriftsteller* den kritischen Theologen als »Typus eines

ich hören und einsehen, wo ich Unrecht tue und selbstverständlich mein Unrecht korrigieren.

Ich kann Sie vermutlich von Ihrer Absicht nicht abbringen. Sie sind einerseits betrübt, dass ich bei meiner beharre. Woran mir noch liegt, und viel liegt, ist nur die Bitte um Verständnis der Motive und beiläufig auch um die Vermeidung von Verwechslungen (wie bei jenem Gebrauch des Wortes »moralisch«).

An die Redaktion des Studium Generale habe ich meine Druckerlaubnis, die suspendiert war, nun endgültig mitgeteilt.

Mit Dank und besten Empfehlungen
Ihr sehr ergebener
K. J.

554. Carl Friedrich v. Weizsäcker an Karl Jaspers

Brief, ms.
Original: DLA Nl. Karl Jaspers

Göttingen, 2. September 1953

Sehr verehrter Herr Jaspers!

Ihren Brief vom 8. August habe ich über drei Ferienwochen liegen lassen, weil außer meinem Austritt aus dem Herausgeberstab des »Studium Generale«, den ich inzwischen vollzogen habe, nichts Eiliges auf ihn zu erwidern war, und ich mir die Fragen noch einmal durch den Kopf gehen lassen wollte. Da Sie mich bitten, die Stelle, an der Sie meinem Onkel meiner Überzeugung nach unrecht tun, deutlicher zu bezeichnen, möchte ich aber nun doch versuchen, noch einmal zu antworten.

Ich nehme Ihre Unterscheidung zwischen einem Angriff auf die Person und einem Angriff auf die Sache an, und ich bin Ihnen dankbar dafür, daß Sie ausdrücklich sagen, daß es nicht Ihre Absicht war, einen moralischen Angriff auf die Person zu führen. Meine Meinung ist allerdings, daß Sie einen moralischen Angriff auf die Person in der Tat geführt

---

deutschen Bildungsphilisters [...] lächerlich« machen wollen. Vgl. Friedrich Nietzsche, *Kritische Gesamtausgabe*, Bd. 1, Berlin 1980, 157-242 und KSA, Bd. 6, München 1980, 317. Strauss, geboren 1808, starb Anfang 1874 in Basel. Carl Spitteler (1854-1924) kommentiert in: *Gesammelte Werke*, Bd. 4, Zürich 1947, 497f.: »Ich traf die geistliche und die fromme Welt Basels, also die mächtige vornehme Welt, in Jubel. Der neue Professor Nietzsche, wurde mir erklärt, obschon selber ungläubig, habe den alten David Strauss dermassen zu Boden geschlagen, dass er sich nicht mehr rühren werde. Ein Basler Professor, der [...] den Machthabern den Dienst erweist, ihren gehassten und längst von aller Welt verlassenen, einsamen Gegner vollends umzubringen, das schien mir das Gegenteil einer edlen Handlung.« Nietzsche selbst im Brief vom 11. Februar 1874 an Carl v. Gersdorff: »Gestern hat man in Ludwigsburg David Strauss begraben. Ich hoffe sehr, dass ich ihm die letzte Lebenszeit nicht erschwert habe, und dass er ohne etwas von mir zu wissen gestorben ist.« Vgl. Friedrich Nietzsche, *Sämtliche Briefe*. KSA, Bd. 4, Berlin 1986, 200. Vgl. auch Curt Paul Janz, *Friedrich Nietzsche*, Bd. 1, München 1978, 535.

haben, und mein Kummer ist, daß es mir nicht gelungen ist, Ihnen dies deutlich zu machen.

Hierüber möchte ich in diesem Brief aber weiter nichts sagen, denn dies ist – soviel ich sehe – eine Frage, in der man nur als Mensch an den anderen Menschen appellieren, aber nicht argumentieren kann. Ihre Überzeugung, daß Sie der Person nicht unrecht tun, ist aber eng verbunden mit der Ansicht, die Sie von der Sache haben, und da über die Sache mit Argumenten gestritten werden kann, möchte ich versuchen, meine Auffassung hierüber in diesem Brief kurz auszusprechen. Ich habe das in unserer bisherigen Auseinandersetzung absichtlich in den Hintergrund gestellt, weil ich von vornherein erwartete, daß wir einander in dieser Sachfrage nicht würden überzeugen können. Ich möchte aber nicht den Eindruck erwecken, als hätte ich die Einwände gegen die Sache, die Sie vorbringen, nicht hinreichend bedacht, und versuche deshalb jetzt meine Meinung zu formulieren.

Ich möchte Ihre Sätze zunächst als eine ungefähre Beschreibung unseres Gegensatzes übernehmen, daß nämlich ich die psychoanalytische und psychosomatische Bewegung im Ganzen gelten lasse trotz Kritik im einzelnen, während Sie einige Richtigkeiten im Besonderen zugeben, die jedoch bei Verwerfung des Ganzen ihren Wert verlieren und erst aus anderen Horizonten wirklich richtig werden können. Wenn diese Beschreibung des Gegensatzes unserer Meinung ungefähr zutrifft, so heißt das, daß wir nicht im Sinne einer einzelwissenschaftlichen Sachfrage uneins sind, sondern in einer grundsätzlichen Entscheidung, die man philosophisch nennen kann und die in der Tat mit sittlichen Entscheidungen zu tun hat. Ich glaube persönlich, daß der philosophische Hintergrund, vor dem diese Entscheidung allein diskutiert werden kann, das philosophische Verständnis der Geschichte der Neuzeit ist, und daß die sittliche Entscheidung, die wir hier zu treffen haben, aufs engste mit einer religiösen Entscheidung, nämlich der zum Christentum, zu tun hat.

Wenn ich, um an unser Gespräch anzuknüpfen, Rassenlehre, Marxismus und Psychoanalyse als Strömungen im geistigen Leben unseres Jahrhunderts[15] miteinander vergleiche, so gebe ich Ihnen völlig zu, daß ihnen ein gemeinsamer »totalitärer« Zug eignet. Ich würde genauer sagen; eine richtige Teilerkenntnis, die allerdings vielfach in unkontrollierter Weise in eine bloße Vermutung übergeht, wird von einer Zeit, der ein ordnendes Prinzip für das Ganze des Lebens abhanden gekommen ist, zu unrecht zu einem solchen ordnenden Prinzip gemacht. In einem mehr mythologischen Gleichnis gesprochen: Eine der vielen Teilgottheiten,

---

15 Vgl. GSZ 2, 142: »Denn Marxismus, Psychoanalyse und Rassentheorie sind heute die verbreitetsten Verschleierungen des Menschen. Das gradlinig Brutale im Hassen und Preisen, wie es mit dem Massendasein zur Herrschaft gekommen ist, findet darin seinen Ausdruck: im Marxismus die Weise, wie Masse Gemeinschaft will; in der Psychoanalyse, wie sie die blosse Daseinsbefriedigung sucht; in der Rassentheorie, wie sie besser als andere sein möchte.«

von denen der Polytheismus weiß, wird in den Rang des einen Gottes eingesetzt, an den die Menschen, seit sie einmal Christen geworden sind, allein noch glauben können. Dieser Totalitarismus scheint mir also eine falsche Säkularisierung der christlichen Gotteserfahrung zu sein. Ich glaube aber, daß diese Beschreibung, in der, christlich gesprochen, jeder der genannten Bewegungen ihr Anteil an der Wirklichkeit des Antichrist oder, wie Sie sagen, des Teufels zuerkannt wird, sich nicht auf die genannten drei Phänomene beschränkt, sondern einen Wesenszug der neuzeitlichen Geschichtsbewegung überhaupt bezeichnet. Die Naturwisssenschaft steht seit dem 17. Jahrhundert ständig in derselben Gefahr, totalitär zu werden. Wir haben uns an Hand des Unterschieds zwischen Galilei[16] und Descartes[17] über richtige, das heißt begrenzte, und totalitäre Auffassung und Anwendung der Naturwissenschaft unterhalten. Was Sie hiermit der Naturwissenschaft zubilligen, nehme ich auch für die Psychoanalyse in Anspruch. So wie es aber Jahrhunderte gedauert hat, bis ein reiner und vernünftiger Begriff von Naturwissenschaft aus der Fülle möglicher Mißdeutungen herauspräpariert worden ist, und so wie auch dieser Begriff – wie unser Jahrhundert zeigt – noch keine Sicherung gegen fürchterlichen praktischen und theoretischen Mißbrauch der Naturwissenschaft bietet, so glaube ich, daß, wer mit Psychoanalyse umgeht, ein ebenso gefährliches, ja, um seiner grösseren Nähe zur Mitte der menschlichen Person willen, noch gefährlicheres Feuer in der Hand hat, dessen Läuterung nur in einem langen Prozeß und unter tragischen Opfern geschehen kann. Ich glaube, daß, wenn jemand von diesem Prozeß und diesen Opfern etwas weiß, weil er es immer gewagt hat, sich in den Vorgang dort, wo er wahrhaft brennend war, mitten hineinzustellen, es mein Onkel ist. Den Vorwurf des bornierten Totalitarismus, den man gegen viele Psychoanalytiker erheben kann, kann man gerade ihm nicht machen. Daß er freilich die Zusammenhänge dessen, was Freud entdeckt hat, mit den tiefen Fragen der menschlichen Existenz, die nur im Bereich der Religion gestellt werden können, gesehen hat, macht das psychoanalytische Denken in seiner Hand um so viel gefährlicher, als es der Wirklichkeit des Menschen näher gerückt ist.

Ich bin also der Meinung, daß sich in der Lebensarbeit meines Onkels an einer besonderen und besonders wichtigen Stelle zeigt, was die Signatur unseres ganzen Zeitalters ist und was ich in meiner Sprache nennen möchte: den Entscheidungskampf darum, ob die im Christentum selbst

---

16 Der italienische Physiker und Astronom Galileo Galilei (1564-1642) setzte sich für die heliozentrische Theorie von Nicolaus Copernicus (1473-1543) ein, die das Ptolemäische Weltbild mit der ruhenden Erde im Mittelpunkt des Kosmos ablöste. Daher wurde er von der katholischen Kirche zum offiziellen Verleugnen seiner Theorie 1638 gezwungen und erst vor wenigen Jahren rehabilitiert.
17 René Descartes (1596-1650) entwickelte eine rational strenge Forschungsmethodik, die den Zweifel im Erkenntnisprozess systematisierte. Vgl. auch Karl Jaspers, *Descartes und die Philosophie*, Berlin 1937.

angelegte Zuwendung zur Wirklichkeit der Welt, die wir vielleicht Säkularisierung nennen dürfen, in einer richtigen oder einer falschen, einer frommen oder einer dämonischen Weise vollzogen wird. Mir scheint daher das Teilhaben der Psychoanalyse als Bewegung im breiten an der spezifischen Versuchung unserer Zeit des dämonischen Totalitären weder für noch gegen die Wahrheit der Entdeckungen Freuds und der Bemühungen meines Onkels etwas zu sagen. Ich glaube, daß man sich mit der zutreffenden Erkenntnis, daß in ihr der Teufel lauere, nicht nur von der Psychoanalyse, sondern von jedem entscheidendem Schritt der Neuzeit distanzieren könnte, so wie dies ja auch in der Tat immer wieder geschehen ist. Ich glaube aber, daß eine solche Distanzierung der eigentlichen Entscheidung gerade ausweicht, die nur gefällt werden kann, wenn man den brennenden Boden im Bewußtsein, daß er brennt, betritt. Es scheint mir eine Illusion zu sein, man könnte einen Bereich aussondern, in dem die Vernunft gesichert wäre gegen die dämonischen Versuchungen unserer Zeit. Ich glaube, daß die Vernunft, die das versucht, eben dadurch notwendigerweise blind werden muß für das, was in der Zeit wirklich geschieht.

Natürlich ist mit solchen allgemeinen Betrachtungen höchstens der Horizont anzudeuten, innerhalb dessen die konkrete Auseinandersetzung sich vollziehen muß. Und in dieser Auseinandersetzung bin ich – wie ich Ihnen schon in Basel sagte – sofort bereit, große, ja gefährliche Fehler derer zuzugeben, die sich auf einen solchen Weg begeben wie mein Onkel. Aber vielleicht wird es doch deutlich, inwiefern ich vor diesem Horizont solche Fehler gerade nicht als Argumente gegen die Wege dieser Menschen verwenden kann, zumal nicht in einer öffentlichen Auseinandersetzung. Hier ist die Stelle, wo meinem Empfinden nach in der Tat das Recht oder Unrecht, das wir der Sache tun, in seiner Bedeutung nur richtig eingestuft werden kann, wenn wir zunächst fragen, ob wir dem lebendigen Menschen, soweit das menschenmöglich ist, gerecht geworden sind. Denn die Entscheidung, ob eine so zweideutige Sache, wie es jedes Phänomen der neuzeitlichen Säkularisierung ist, dämonisch oder anders vollzogen wird, läßt sich überhaupt nicht gegenüber diesen Sachen in abstracto fällen, sondern nur – wenn überhaupt – gegenüber jedem einzelnen Schritt, den der einzelne Mensch in dieser Sache tut. Eben darum aber ist, wie mir scheint, ein Urteil über den sittlichen Charakter einer Sache, die ein einzelner Mensch sich zu eigen gemacht hat, auch dann ein moralisches Urteil über diesen Menschen, wenn dies nicht die ursprüngliche Absicht war. Das ist der Grund dafür, daß ich nicht umhin kann zu empfinden, daß Sie meinem Onkel als Person unrecht tun, indem Sie seine Sache so angreifen, wie Sie es tun. Ich bin damit wieder zum Ausgangspunkt der Frage der Person zurückgekehrt. Wenn ich mich frage, warum für mich dieses Persönliche hier eine entscheidende Rolle spielt, so ist es wohl aus folgendem Grunde. Real gesehen kann es nicht mein Ziel sein, Ihre in Jahrzehnten aufgebaute und gefestigte Über-

zeugung in bezug auf die Psychoanalyse oder auf die Arbeit meines Onkels ändern zu wollen. Wir müssen ja immer wieder miteinander zu leben versuchen, ohne uns gegenseitig zu überzeugen. Zwar kennen wir den verborgenen Sinn geschichtlicher Auseinandersetzungen nicht, zumal nicht, wenn wir mitten in ihnen stehen. Vermutlich haben die verschiedenen Positionen, die einander auszuschließen scheinen, so wie etwa die Ihre und die meines Onkels, jeweils ihren notwendigen Sinn. Schillers auf eine andere Situation gemünztes Wort:
»Feindschaft sei zwischen Euch, noch kommt das Bündnis zu frühe;
Wenn Ihr Euch im Suchen trennt, wird erst die Wahrheit erkannt.«[18]
hat mir immer großen Eindruck gemacht. Ich kann also nicht wünschen, die Feindschaft, auf die ich hier getroffen bin, aufzulösen, und auch indem ich für meinen Onkel und gegen Sie nicht nur persönlich, sondern auch sachlich Partei nehme, meine ich nicht, die absolute Wahrheit gefunden zu haben. Aber ich möchte mich darum bemühen, daß jeder von uns wenigstens fühlt, daß er ein Instrument im großen Orchester ist, auch wenn er die Partitur nicht kennt, sondern nur das Stück, das er selbst zu spielen hat. Was mich schmerzte, war, daß ich dieses Bewußtsein in Ihrem Aufsatz, mehr noch in der Formulierung als im sachlichen Inhalt, nicht habe entdecken können.

Hiermit möchte ich schließen und bleibe mit vorzüglicher Hochachtung Ihr sehr ergebener
C. F. Weizsäcker

555. Carl Friedrich v. Weizsäcker an Karl Jaspers

Brief, ms.
Original: DLA Nl. Karl Jaspers

Hamburg
27. Mai 1960

Sehr verehrter Herr Jaspers!
Es tut mir leid, daß Sie wiederum vergeblich auf eine Äußerung von mir gewartet haben und daß ich das, was ich eigentlich schreiben wollte, auch jetzt noch nicht schreiben kann. Kurz nach meinem Besuch in Basel hatte ich einen kleinen Autounfall, der zu einer Gehirnerschütterung führte. Die Ursache des Unfalls war wohl eine seit langem angesammelte Überanstrengung und die Folge einer Erschöpfung, von der ich mich nur langsam erhole. Ich habe mich für das Sommersemester beurlauben lassen und gehe jetzt zu einem längeren Urlaub aus Deutschland weg. Dabei muß ich einen erheblichen Teil dessen, was ich habe schreiben wollen, ungeschrieben zurückstellen.

---

18 Vgl. Friedrich von Schiller, *Sämtliche Werke*, Bd. 1, *Aus den Xenien. Naturforscher und Transzendentalphilosophen*, München 1962, 257.

In den letzten Wochen ist Ihnen vermutlich ein Sonderdruck[19] von Herrn Gustav Heckmann[20] aus Hannover zugegangen. Daß Herr Heckmann Ihnen diesen Aufsatz geschickt hat, habe ich veranlaßt. Zwar teile ich einen erheblichen Teil der Ansichten von Herrn Heckmann nicht. Trotzdem würde ich, wenn ich dazu käme, Ihnen ausführlich zu einem der Punkte schreiben, in denen ich mit Ihrem Buch nicht einverstanden bin, nämlich Ihre Äußerungen über Gandhi, mich gerne auf Heckmanns Darstellungen beziehen können. Mir scheint jedenfalls, daß er sehr eindrucksvoll die Ebene bezeichnet, in der eine Auseinandersetzung mit Gandhi stattfinden müßte.

Leider muß ich mir versagen, jetzt weiter auf die Sachfrage einzugehen. Ich hoffe, vielleicht in einem halben Jahr dazu wieder imstande zu sein.

Inzwischen bin ich mit meinen besten Empfehlungen
Ihr sehr ergebener
C. F. Weizsäcker

556. Karl Jaspers an Carl Friedrich v. Weizsäcker

Brief, ms.
Durchschlag: DLA Nl. Karl Jaspers

Basel, 3. Juni 1960

Sehr verehrter Herr von Weizsäcker!
Schönen Dank für Ihre Zeilen vom 27. Mai Ich wünsche Ihnen weiter gute Erholung von dem Unfall und der vorhergehenden Überanstrengung.

Natürlich konnten Sie mir unter diesen Umständen nicht schreiben. Ich bitte Sie von neuem, dies auch später nur dann zu tun, falls Sie einmal einen positiven Impuls dazu haben sollten. Die Dinge gleiten für uns alle so schnell in die Vergangenheit, dass man selten geneigt ist, auf Früheres zurückzukommen.

Den Aufsatz von Heckmann habe ich erhalten. Auch hierfür besten Dank. Mir scheint, dass ich selber in meinen Darlegungen diese Ebene berührt habe, auf der ich mich gar nicht mehr mit Gandhi auseinandersetze, sondern bewundere und respektiere in dem Maße, dass ich ihn im sittlich politischen Sinne für den grössten Staatsmann unseres Zeitalters halte. Sein Ernst ist bewährt. Ich habe in meinem Buche davon gesprochen. Wogegen ich mich wende, ist die Weise, wie man nicht diesen

---

19 In Jaspers' Bibliothek nicht erhalten: Gustav Heckmann, »Gandhi Wahrhaftigkeit«, in: ders. u. a. (Hrsg.), *Erziehung und Politik. Minna Specht zu ihrem 80. Geburtstag*, Frankfurt a. M. 1960, 179-206.

20 Der Pädagoge und Philosoph Gustav Heckmann (1898-1996) lehrte von 1946 bis 1982 an der Pädagogischen Hochschule in Hannover. In der Tradition von Leonard Nelson entwickelte er eine Methodik des sokratischen Dialoges. Vgl. Gustav Heckmann, *Das sokratische Gespräch*, Frankfurt a. M. 1993.

Ernst Gandhis als Vorbild, sondern seine bestimmten Methoden politisch zum Wegweiser nimmt. Ursprünglich hatte ich geplant, Churchill daneben zu setzen. Notizen und Exzerpte aus seinem Werken hatte ich schon gesammelt. Es wurde für das ohnehin schon zu umfangreiche Buch[21] zu viel. Die ganz andere Bewunderung für Churchill – auf tieferer Ebene – sollte die spezifische Grenze dieser Politik umso deutlicher herausheben. Wenn Churchill Gandhi verachtet, bin ich auf Gandhis Seite.

Meine Sachen müsste man in der Verflechtung und Rangordnung des Erörterns erfassen und nicht in den vereinzelten, als solche leicht täuschenden Sätze. Ich erreiche das leider selten bei meinen Lesern. Es wird am Mangel meiner Mitteilungskraft liegen.

Mit allen guten Wünschen
Ihr ergebener
[Karl Jaspers]

557. Karl Jaspers an Carl Friedrich v. Weizsäcker

Brief, ms.
Durchschlag: DLA Nl. Karl Jaspers

Basel
15. Januar 1964

Sehr verehrter Herr von Weizsäcker!
Vielen Dank, dass Sie mir das Heft mit Ihrer Rede anlässlich der Entgegennahme des Friedenspreises des Deutschen Buchhandels[22] geschickt haben! Als alter Friedenspreisträger[23] spreche ich Ihnen meinen herzlichen Glückwunsch aus.

Ihre Rede scheint mir von der Klarheit und Einfachheit und Einprägsamkeit, die man bei Ihnen gewohnt ist. Wie vielem ich zustimme, brauche ich nicht ausdrücklich zu sagen. Eine Frage ist, ob Sie, der Sie mit großem Rechte das Moralische als Bedingung des Friedens stark betonen, dieses Moralische so fassen, dass es wirklichen, bis in alle Verzweigungen des Lebens wirkenden Ernst hat. Das ist nicht leicht zu beantworten. Denn fordert der Lauf der Dinge in der politisch freien Welt nicht das Ethos der politischen Freiheit, das vor der wachsenden Willkür, vor dem in den eigentlichen Zielen gedankenlosen Fortmachen, vor der Beruhigung und dem Bedürfnis nach blosser Ruhe bewahrt? Kann eine Bundeswehr mehr werden als ein technischer Apparat mit Berufsethos, ohne von der Idee der politischen Freiheit beschwingt zu

---

21 AZM. Jaspers nennt im Literaturverzeichnis u. a. Mahatma Gandhi, *Mein Leben*, Leipzig o. J.
22 Vgl. Carl Friedrich v. Weizsäcker, *Bedingungen des Friedens. Rede anläßlich der Verleihung des Friedenspreises des Deutschen Buchhandels 1963, zusammen mit der Laudatio auf den Friedenspreisträger durch Georg Picht*, Göttingen 1963.
23 Karl Jaspers und Hannah Arendt, *Wahrheit, Freiheit und Frieden. »Karl Jaspers«. Reden zur Verleihung des Friedenspreises des Deutschen Buchhandels*, München 1958.

sein? Kann das politische Handeln etwas leisten, wenn Regierung und Parteien und fast alle Institutionen, sogar manche Zeitungen sich ständig mehr in Geheimhaltung flüchten? Sie haben einmal die Wahrheit und die Wahrhaftigkeit als Bedingung gefordert. In dieser Rede erwähnen Sie sie nicht ausdrücklich.

Darf ich Ihnen als Dank ein Bändchen gesammelter kleiner Schriften[24] von mir schicken? Es folgt gleichzeitig als Drucksache. Mit den besten Grüssen und Wünschen
Ihr
[Karl Jaspers]

558. Carl Friedrich v. Weizsäcker an Karl Jaspers

Brief, ms.
Original: DLA Nl. Karl Jaspers

Hamburg
28. Februar 1964

Sehr verehrter Herr Jaspers!
Haben Sie vielen Dank dafür, daß Sie sich die Mühe gemacht haben, mir auf die Zusendung meiner Rede eigens in einem Brief zu antworten. Ich glaube kaum, daß in den Punkten, die Sie in Ihrem Brief berühren, zwischen Ihnen und mir eine Differenz besteht. Die Frage, in welchem Augenblick man welchen Aspekt am stärksten hervorhebt, hängt ja von vielen Umständen ab. Ich wollte gerade in dieser Rede nicht das tun, was ich verschiedentlich sonst getan habe, nämlich im Blick auf ein konkretes Anliegen an die Verantwortlichen zu appellieren. Für das Ethos der Freiheit ist meinem Empfinden nach in einer mehr grundsätzlich erwägenden Rede vor allem wichtig, daß man den Menschen den Mut zu ihm stärkt. Meinem Eindruck nach wird der Mut dort am meisten gestärkt, wo man konkret die Möglichkeiten erörtert, zur Freiheit zu gelangen. Deshalb habe ich die Rechtsordnung besonders hervorgehoben, weil sie ja, abgesehen von ihrem Eigenwert, so etwas wie eine Trittstufe zu einer freiheitlichen Verfassung sein kann.

Mit meinen besten Grüßen bin ich
Ihr sehr ergebener
C. F. Weizsäcker

---

24 Es handelt sich sehr wahrscheinlich um Karl Jaspers, *Lebensfragen der deutschen Politik*, Stuttgart 1962; später erweitert als: *Hoffnung und Sorge. Schriften zur deutschen Politik 1945-1965*, München 1965.

Karl Jaspers – Viktor v. Weizsäcker 1920-1948

559. Viktor v. Weizsäcker an Karl Jaspers

Briefkarte, hs.
Original: DLA Nl. Karl Jaspers

Montag

Sehr verehrter Herr Jaspers,
an dem Neuen Zirkel,¹ zu dem Sie die Freundlichkeit hatten mich einzuladen, nehme ich mit Freuden teil. Meine Bedenken bezogen sich eigentlich nur auf die reine Zeitfrage, aber ich habe mich überzeugt, dass der Mensch Zeit haben muss. Ich freue mich auf Mittwoch.
Ganz Ihr
Viktor v. Weizsäcker

560. Viktor v. Weizsäcker an Karl Jaspers

Brief, hs.
Original: DLA Nl. Karl Jaspers

Heidelberg, Neuenheimer Landstr 24
12.11.1920

Sehr verehrter Herr Professor,
meine Frau² und ich möchte Ihnen noch einmal danken, dass Sie und, wie ich annehmen darf, Ihr Kreis sich unserer erinnern. Wir freuen uns an seinen Zusammenkünften teilzunehmen. Sie haben es hoffentlich nicht als undankbar empfunden, dass wir nicht gleich zusagten. Indes hat mich die Pflicht der Geheimhaltung, wie ich gestehen will, einen Augenblick lang verwirrt, als ungewöhnlich. Bei näherer Überlegung halte ich mich an Ihr Versichern, dass die Teilnahme kein Bekenntnis einschliesse. Und dann hat ja auch das Schweigen nichts gegen sich. Auf der anderen Seite wäre Voraussetzungslosigkeit vielleicht die zweifelhafteste aller Voraussetzungen eines solchen Kreises. Aber ich sehe, dass Präliminarienverhandlungen über diesen Punkt zu gar nichts führen würden – also ins Wasser, und dann Schwimmen, und ich freue mich viel zu sehr auf das Schwimmen, als dass ich über das ob und wie zuviel nachdenken möchte. Schlegel meint, es sei gleich unerträglich ein System wie – keines

---

1 Gemeint ist der akademische Privatzirkel im Haus des Philosophen Heinrich Rickert. Der 1920 nach Heidelberg berufene Archäologe Ludwig Curtius beschreibt ihn in seiner Autobiographie: »Er [Rickert, Hrsg.] litt an Platzangst, fuhr im Wagen in seine Vorlesung hin und zurück, war, an sein Haus gefesselt, erfreut über jeden Besuch, den er mit der Gebärde des grossen Mannes gastlich empfing. Wir hatten ihm zuliebe ein kleines philosophisches Kränzchen bei ihm aufgetan, zu dem auch Marianne Weber und Jaspers gehörten.« Vgl. Ludwig Curtius, *Deutsche und antike Welt. Lebenserinnerungen*, Stuttgart 1950, zitiert nach der Sonderausgabe, Stuttgart 1958, 244.
2 Olympia v. Weizsäcker, geb. Curtius (1887-1979).

zu haben³ – ich finde das System noch immer ein Spürchen unerträglicher.

Sollte ich nichts mehr von Ihnen hören, so nehme ich an, dass wir uns Samstag in 14 Tagen ½5 Uhr bei Rickerts einfinden dürfen. Wir werden bis dahin jedenfalls bei diesen noch einmal Besuch gemacht haben.
Mit den besten Grüssen bin ich
Ihr
Viktor v. Weizsäcker

561. Viktor v. Weizsäcker an Karl Jaspers

Brief, hs.
Original: DLA Nl. Karl Jaspers

Heidelberg 11.XII.31

Lieber Herr Jaspers,
zwar bin ich mit den Wirkungen und Pendelschlägen Ihrer »geistigen Situation«⁴ noch keineswegs zur Ruhe gekommen, aber wenigstens will ich Ihnen endlich dafür danken. Soviel weiss ich nun: wo Sie philosophieren und vom Philosophieren (dem Ihren) sprechen, bin ich allemal für Sie, und wo Sie konkret von der Welt der Gegenwart sprechen, allemal wider Sie. Wenn ich alles Einzelne übergehe (was mir z.B. bei Soziologie, Psychoanalyse und Anthropologie heillos schwer ankommt),⁵ und nur jener Doppelwirkung nachhänge, so muss ich folgern, dass Existenzphilosophie nicht der Ursprung Ihrer Diagnose und Ihrer Zensuren sein kann. Ich bin überzeugt, dass diese Folgerung im Sinne der Existenzphilosophie ist, ja sie verdeutlicht. Positiv gewendet: in der Weise, wie wir Urteilsgegensätze über Mensch und Welt austragen, können wir uns nur als von Existenzphilosophie berührte, geführte bewähren. Aus Ihrer Schrift entnehme ich, dass auch der Existenzphilosoph selbst, nicht nur der von Existenzphilosophie berührte, als solcher keinen Weg von der Philosophie zur Welt hat, sondern nur einen von der Welt zur Philosophie.

Hier kommt das zweite, was mir auf der Zunge liegt. Es ist der einzige Punkt, an dem Gegensätze nicht Material zur Übung existentieller Haltung, sozusagen blosser Sand der Arena sind. Nämlich der Satz auf der

---

3 Friedrich v. Schlegel (1772-1829), Schriftsteller, Kritiker, Philosoph: »Es ist gleich tödlich für den Geist, ein System zu haben, und keins zu haben. Er wird sich also wohl entschliessen müssen, beides zu verbinden«, Athenaeums-Fragment 53, in: Schlegel, *Werke*, 1. Abt., Bd. 2, München 1967, 173.
4 GSZ 1.
5 Jaspers schreibt von »Marxismus, Psychoanalyse und Rassentheorie« gleichlautend, sie hätten »eigentümlich zerstörende Eigenschaften«: »Alle drei Richtungen sind geeignet, zu vernichten, was Menschen Wert zu haben schien. Sie sind vor allem der Ruin jedes Unbedingten, da sie sich als Wissen zum fälschlich Unbedingten machen, das alles anders als bedingt erkennt. Nicht nur die Gottheit muss fallen, sondern auch jede Gestalt philosophischen Glaubens.« Vgl. GSZ 2, 159.

letzten Seite: »in einem einzelnen Menschen ist nicht alles«.[6] Da, wo er steht, ist er *falsch*, und ich würde mir zugleich dieses Wort vielleicht an keiner anderen Stelle erlauben, es sei denn einer analogen. Dieser Satz kann eine Wahrheit auch dadurch nicht erborgen, dass kirchliche Tradition und philosophisches Selbstsein unebenbürtig vorher konfrontiert wurden.

Aber vielleicht bin ich schon indecent geworden und dem offenbaren Geheimnis zu nahe gekommen, und es ist für mich Axiom, dass man über die Religion eines Menschen (nicht: Konfession etc.) nicht urteilen darf. Ich muss Ihnen noch etwas sagen. Ich glaube, ich habe meinen grossen Kummer über viele konkrete Haltungen und Urteile nach der Welt- und Menschenseite, die Sie aussprechen, jetzt überwunden und sicher durch Sie selbst, durch, genauer gesagt, existentielle Bewegungen, durch Aussprechen auf Ihre Bewegung. Das hilft natürlich nichts, wenn ich in manchen Diskussionen über das Göschenbändchen mit der chiliastischen Nummer zusätzlich erstmal seine *Meinungen* bekämpfen muss. Wenn Sie davon hören, so sollten Sie wissen, wie Sie es zu verstehen haben. Darum habe ich nun an Sie geschrieben, als immer noch Ihr alter Hausnachbar,[7]
Viktor von Weizsäcker

562. *Viktor v. Weizsäcker an Karl Jaspers*

Brief, hs.
Original: DLA Nl. Karl Jaspers

Heidelberg, 29. 5. 1932

Lieber Herr Jaspers,
ich möchte Ihnen nur mit einem Wort für das danken, was Sie heute in der Diskussion sagten. Wie gerne hätte ich mich zu der Front Tillich,[8] Loewi,[9] Mannheim,[10] Ulich[11] gesellt; nun muss ich endlich einsehen, es

---

6 Jaspers schreibt gegen die »Welt vollkommener Glaubenslosigkeit« in der Moderne: »Wenn aber die sich überschlagende Vorstellung zu den positiven Möglichkeiten zurückkehrt, so gibt es nicht die einzige, die die allein wahre wäre. Ohne die in kirchlicher Tradition geborgene Religion ist in der Welt kein philosophisches Selbstsein, ohne dieses als Gegner und Stachel keine wirkliche Religion. In einem einzelnen Menschen ist nicht alles. In der gegenwärtigen Prognose müssten sich die Gegner, deren Spannung als Autorität und Freiheit das Leben des unvollendbaren Geistes ist, solidarisch sehen gegen die Möglichkeit des Nichts.« Vgl. GSZ 2, 211.
7 In den 20er Jahren wohnte die Familie v. Weizsäcker für einige Zeit in Plöck 68 neben Jaspers.
8 Der evangelische Theologe und Philosoph Paul Tillich (1886-1965) lehrte bis 1933 in Deutschland, zuletzt in Frankfurt a. M. Philosophie und Soziologie, und emigrierte aus politischen Gründen in die USA. Dort entfaltete Tillich wieder eine breite Wirkung.
9 Moritz Löwi (1891-1942), Philosoph, emigrierte 1934 in die USA.
10 Der Soziologe Karl Mannheim (1893-1944) lehrte bis zur erzwungenen Emi-

geht nicht. Es wurde noch böse, als Sie weg waren, und man konnte ein neues Stück Vereinsamung entdecken. Sie werden ja davon hören. In der geistigen Ermüdung kamen die Leidenschaften und mit ihnen erst das wahre Gesicht der Situation zum Vorschein, wir diskutierten nicht mehr über Institutionen, selbst wenn wir es meinen, sondern über den bittern Kampf selbst, der eine Leidensbereitschaft fordert, in der wir uns eben anscheinend noch nicht in dem Grade befinden, der erfordert wird. Die Gemeinschaft der Einsamkeiten ist eben wirklich hart zu erringen.

Ich will gern Sie einmal gegen Semesterende zu erreichen suchen.
Immer Ihr
Weizsäcker

563. Viktor v. Weizsäcker an Karl Jaspers

Brief, hs.
Original: DLA Nl. Karl Jaspers

Heidelberg, 29.9.1932

Lieber Herr Jaspers,

ich weiss gar nicht, ob Sie hier sind; ist es aber der Fall, so könnte ich Ihnen jetzt das Manuskript einer Analyse[12] zuschicken um später darüber zu sprechen. Es ist mit Schreibmaschine geschrieben und auch sonst leicht zu lesen. Es bedarf nur eines Telephonanrufs, dann schicke ich es zu Ihnen. Ob Sie wohl alle die Mängel wiederfinden werden, die Sie in der »Geistigen Situation« beklagen und weiter nichts? Das muss ich eben nun abwarten.

Mit herzlichem Grusse,
stets Ihr
Viktor Weizsäcker

gration 1933 in Frankfurt und trat insbesondere mit seiner Wissenssoziologie und Ideologiekritik hervor.

11 Robert Ulich (1890-1977), Philosoph und Erziehungswissenschaftler, emigrierte 1934 in die USA.

12 Es handelt sich sehr wahrscheinlich um die noch 1933 in der *Internationalen Zeitschrift für Psychoanalyse* erschienene Arbeit »Körpergeschehen und Neurose. Analytische Studie über somatische Symptombildung«, wiederabgedruckt in: Viktor v. Weizsäcker, *Gesammelte Werke*, Bd. 6, Frankfurt a. M. 1986, 119-238. Jaspers lehnt in der 1941/42 neu verfassten *Allgemeinen Psychopathologie* diese im Selbstverständnis psychoanalytisch argumentierende »Darstellung und Interpretation dieses Falles von Miktionsstörung« als nicht überzeugend ab; vgl. AP 4, 193.

564. Viktor v. Weizsäcker an Karl Jaspers

Brief, hs.
Original: DLA Nl. Karl Jaspers

Heidelberg, den 28. XII 1932

Lieber Herrr Jaspers, haben Sie herzlichen Dank für die Übersendung des schönen Denkmals, das Ihre Liebe noch einmal Max Weber gesetzt hat.[13] Man kann daran lernen, was mir Domaszewsky[14] einmal gesagt hat; ich verglich die Römer und Griechen mit Vernunft und Liebe, worauf er: aber das ist doch dasselbe.

Wenn mich etwas bedenklich und bedauernd stimmt, so ist es nur, dass ich meinerseits Ihnen nichts geben kann, was Sie erfreut oder ihnen nützt. Der Forscher hat dem Philosophen gegenüber die Verantwortung der empirischen Verbindlichkeit. Nichts trifft ihn härter, als wenn diese und gerade dort, wo er am härtesten und mit Angst um sie gekämpft hat (denn diese Verbindlichkeit liegt nicht auf der Strasse), ihm nicht zugestanden ist. Kein Lob kann diesen Mangel ersetzen. Der Ausweg, die Tatsachen seien richtig, aber die Deutung dürfte falsch sein, ist versperrt. Alle Erfahrung war immer auch Theorie und ihre Übereinstimmung ist die einzige Aufgabe, worauf der Name Wissen zutrifft. – Der Philosoph dagegen hat die Verantwortung sehenden Verständnisses für das, was ihm so aus zweiter Hand zukommt, zugebracht ist. Wo er, in Ausübung richterlicher Urteilskraft, das Phänomen verkennt, wird er nicht nur irren, sondern schaden, sei das Phänomen ein ethisches oder ein wissenschaftliches.

Was ist da zu machen. Ich lehre nicht die Pathologie, die Sie für richtig halten, und es kann uns nichts nützen, wenn ich antworten würde, dass Sie nicht ganz die Philosophie haben, die ich gesucht hätte, wäre ich ein Philosoph gewesen.

Vielleicht können wir aber unsere Kräfte auf einem kleineren Felde vereinigen und verzeihen Sie mir, wenn ich Ihnen noch etwas derartiges vorbringe. Ich möchte Sie darauf aufmerksam machen, dass die von Ihnen meines Wissens begrüsste Zeitschrift von Peter Paul Schwarz (Zeit u. Geist)[15] einzugehen droht, wenn hier nicht über einen Graben geholfen wird, der offenbar durch einen Kalkulationsfehler entstanden ist und so gegen 300,– M Schulden des vortrefflichen Peter Paul an die Druckerei ansteht. Ich konnte ihm 10 Mark geben und versprechen für eine kleine Propaganda Sorge zu tragen. Da es die einzige erfreuliche Studentenzeitung zu sein scheint, habe ich es übernommen, was mir leichter fallen

13 Karl Jaspers, *Max Weber. Deutsches Wesen im politischen Denken, im Forschen und Philosophieren*, Oldenburg 1932.
14 Alfred v. Domaszewski (1856-1927) lehrte von 1891 bis 1924 Alte Geschichte in Heidelberg.
15 Peter Paul Schwarz, 1934 in Heidelberg promoviert, gab 1932/33 die kritische Studentenzeitschrift *Geist und Zeit* heraus.

dürfte als ihm selbst. Sie werden es lediglich als Papierersparnis auffassen, wenn ich es mit dem andern zusammen gemeinsam vorbrachte.

Mit herzlichen Neujahrsgrüssen,
stets Ihr
Weizsäcker

565. Karl Jaspers an Viktor v. Weizsäcker

Brief, ms.
Durchschlag: DLA Nl. Karl Jaspers

Heidelberg, 2.I.1933

Lieber Herr von Weizsäcker!
Ich danke Ihnen herzlich für Ihre freundlichen Zeilen zu meiner kleinen Schrift. Ihre eindringlichen Bemerkungen zu unserer neulichen Unterhaltung kann ich in dieser Verfestigung zu einer Front unmöglich annehmen. In dieser Weise bin ich nicht Ihr Gegner. Aber Sie müssen schon zu einer zweiten Unterhaltung Lust haben, denn in dieser Kürze vermag ich kaum zu antworten. Was die empirische Verbindlichkeit betrifft, so sprach ich als Psychiater mit dem Psychiater. Als Philosoph bemerkte ich mit Genugtuung die Berührung des Freiheitsproblems, aber ging nicht mit in der Weise seiner Objektivierung. Und überhaupt scheinen mir solche Unterhaltungen ihrem Sinn gemäss dialektisch bleiben zu müssen. Wenn sie nach einem Abend schon wie zu festen Positionen geronnen sind, waren sie nicht in Ordnung, Daran trage ich gewiss eine erhebliche Mitschuld durch die Drastik meines Formulierens, welche nicht bedeutet, dass die gesagten Sätze fraglos und unaufgebbar seien.

Für die Zeitung von P.P. Schwarz stelle ich 20 Mk. zur Verfügung. Soll ich sie Ihnen senden?

Mit allen guten Wünschen für das neue Jahr und herzlichen Grüssen
[Karl Jaspers]

566. Viktor v. Weizsäcker an Karl Jaspers

Brief, hs.
Original: DLA Nl. Karl Jaspers

Heidelberg, 4.7.1937

Lieber Herr Jaspers,[16]
ich schreibe Ihnen keinen Kondolenzbrief.[17] Schicksal ist immer Ehre und es gebührt ihm Ehrerbietung. Dagegen möchte ich Ihnen danken, für Ihre Lehrtätigkeit und Ausstrahlung, Haus an Haus, durch die Jahre hindurch, in denen wir alle im Werk standen, sichtbar wurden, unseren

---

16 Hs. Notiz von Jaspers über dem Brief: »beantw. 15.7.«.
17 Jaspers war, da Gertrud Jaspers jüdischer Herkunft war, von der Universität im Juli die Zwangspensionierung für den 1. Oktober 1937 mitgeteilt worden.

Tribut an die Epoche, unsere Sehnsucht gelebt haben. Was jetzt ist, ist nur ein Durchgang durch einen Engpass; dann sind wir verwandelt.

Eigentlich waren wir Opponenten. Wenn man Opponent ist, charakterisiert man sich gegenseitig, Aber ich glaube, wir sind jenseits dieser Stufe. Ich fürchte nichts von diesem jüngsten Ereignis; alles was halb wurde, kann wieder ganz werden, wenn eine äussere Entscheidung fällt, der man, sehr mit Recht, passiv entgegenging. Bitte grüssen Sie Ihre Gattin von uns beiden herzlich. Ich schreibe nicht mehr, wiewohl ich beständig daran denken muss.

Ihr herzlich ergebener
Viktor von Weizsäcker
Olympia Weizsäcker

567. Viktor von Weizsäcker über Karl Jaspers

Gutachten, ms.
Original: DLA Nl. Karl Jaspers

Heidelberg, den 30.12.38

Ärztlicher Bericht[18]

Professor i.R. Karl Jaspers, den ich gestern eingehend untersucht habe, leidet seit vielen Jahren an Erweiterungen und chronischem Katarrh der Bronchien. Die tägliche Entleerung des Auswurfs beträgt etwa 40 ccm und erfolgt in kleineren Mengen stündlich, in grösseren 2-3 mal täglich unter Einnahme einer besonderen Körperstellung. Unterlässt er diese geregelte Entleerung, so entstehen erfahrungsgemäss Retentionen mit mehrtägigen Fieber, zuweilen Schüttelfrost, Blutspucken und der Gefahr eitriger Lungenerkrankung. Dasselbe gilt für die Folgen einer Erkältung oder eines leichten Infektes.

Im Zusammenhang damit sind Herz und Kreislauf erheblich beeinträchtigt. Der Kranke kann nicht weiter als 500 m im langsamen Schritte gehen ohne auszuruhen. Es bestehen Extrasystolen und Neigung zu Pulsbeschleunigung. Bergsteigen, körperliche Leistungen sind ausgeschlossen. Es ist danach erforderlich, dass Herr Jaspers eine strenge Lebensordnung einhält, die ihm die bezeichneten Schonungen sowie die geregelte Entleerung des Auswurfes auferlegt und ermöglicht; jede Veränderung derselben würde meines Erachtens auch eine schwere Erkrankung und Lebensgefahr mit sich bringen.

von Weizsäcker

---

18 Gutachten (Zweitschrift vom 5.1.1939) mit Briefkopf: »Universität Heidelberg, Nervenabteilung der Ludolf-Krehl-Klinik«.

568. Viktor v. Weizsäcker an Karl Jaspers

Brief, hs.
Original: DLA Nl. Karl Jaspers

Breslau, Neudorfstr. 118, 13.7.41

Lieber Herr Jaspers,
endlich kann ich Ihnen melden, dass Ihre Frage im Auswärtigen Amt bisher gar nicht bearbeitet wurde, ohne Zweifel, weil das zuständige Ministerium (Erziehung oder Inneres) sie gar nicht bis dahin weitergegeben hat.[19] Es würde sich also darum handeln, dies letztere noch einmal anzuregen. Ein anderer Weg wäre vielleicht, dass man von der Schweizer Seite noch einmal fragen lässt, wie die Sache stehe?

Ich bedaure, Sie nur so flüchtig noch habe sehen zu können. Nun ist es für mich immer eine schöne Blickrichtung geworden, ein extrapolierter Punkt, das irreale, das eigentliche Heidelberg.

Wenn Ihre Frage wieder in der Form auftaucht, dass ich etwas unternehmen könnte, wollen Sie mir dann bitte schreiben.

Mit sehr herzlichen Grüssen,
Ihr
Weizsäcker

569. Karl Jaspers an Viktor v. Weizsäcker

Brief, ms.
Durchschlag: DLA Nl. Karl Jaspers

Heidelberg, den 14. VII. 41

Lieber Herr Weizsäcker!
Es wird Sie interessieren, dass mein Gesuch abgelehnt ist. Das Kultusministerium schreibt: »Entsprechend dem Wunsche des Auswärtigen Amtes vermag ich Prof. Dr. Jaspers die Genehmigung zur Abhaltung von Gastvorlesungen an der Universität Basel nicht zu erteilen. Im Auftrag gez. Groh.«

Ich höre unverbindlich von anderer Seite, der Grund der Ablehnung liege in der Veranstaltung, nicht im Vortragenden. Ob das so ist, kann ich natürlich nicht wissen.

Sie waren so gütig, in meinem Interesse etwas zu versuchen. Das wird nun für den Augenblick wohl ergebnislos bleiben. Bei der ausserordentlichen Wichtigkeit der Sache für uns – es kann sich ja unter Umständen um alles handeln – wage ich es trotzdem, Ihr Interesse und Ihre Aktivität

---

19 Jaspers hoffte, über Viktor v. Weizsäckers Bruder Ernst, der als Staatssekretär im Auswärtigen Amt arbeitete, mit seiner Frau Gertrud die Einreiseerlaubnis zu Gastvorlesungen in die Schweiz zu erlangen, zu denen er von der Freien Akademischen Stiftung in Basel eingeladen worden war. Der Plan scheiterte zuletzt an der fehlenden Ausreisebewilligung der deutschen Behörden für Frau Jaspers.

auch für die Zukunft noch zu erbitten. Die Einladung könnte vielleicht in einem Jahre – oder gar in einem halben Jahre – wiederholt werden, die Umstände der Beurteilung könnten vielleicht gerade bei Kenntnis meiner Person andere geworden sein. Vielleicht liesse sich dann rechtzeitig durch Sie eine vorbereitende Information versuchen. Entschuldigen Sie bitte, dass ich so hartnäckig bleibe. So lange noch eine Möglichkeit ist, muss ich das sein. Und ich glaube zu wissen, dass Sie dafür volles Verständnis haben.

Für Sie, Ihr neues Wirkungsfeld[20] und Ihre Familie, besonders für Ihren Sohn im Osten[21] meine herzlichsten Wünsche!

Ihr
[Karl Jaspers]

Dies schrieb ich gestern. Heute kommt Ihr Brief, für den ich herzlich danke. Das Auswärtige Amt hat *vielleicht* früher eine generelle Instruktion gegeben, die einfach auf meinen Fall angewendet wurde.

Sie schreiben so bereitwillig, dass ich mir erlauben werde, im gegebenen Augenblick mich wieder an Sie zu wenden. Ihr Brief mit der Mitteilung, dass das Auswärtige Amt mit mir gar nicht befasst worden ist, lässt mich nun die Chancen für einen späteren Versuch etwas günstiger sehen.

Es *kann* übrigens sein, dass die Schweizer Anfrage, von der Sie schreiben, inzwischen schon auf dem Wege ist. Man hat mir vor etwa vier Wochen derartiges als möglich mitgeteilt. Sollte das der Fall sein, muss ich abwarten.

Mit Dank und herzlichem Gruss
Ihr
[Karl Jaspers]

Ihre verehrte Frau war gestern bei uns zum Abschiednehmen. Sie wollte diesen Brief mitnehmen. Ich schicke ihn also erst dann, wenn Ihre Frau zu Ihnen reist.

Später, wenn eine neue Initiative Ihrerseits erwünscht ist, darf ich wohl durch die Post schreiben.

---

20 1941 wurde Viktor v. Weizsäcker zum Leiter des neurologischen Otfrid Foerster-Institutes in Breslau berufen.
21 Robert Carl Ernst v. Weizsäcker (1921-1942) war Chemiestudent und wurde Ende 1942 als Soldat in Russland vermisst gemeldet.

570. Karl Jaspers an Viktor v. Weizsäcker

Briefentwurf, hs.
Original: DLA Nl. Karl Jaspers

[2.5.1942]

Lieber Herr von Weizsäcker![22]
Ich komme heute auf unser letztes Gespräch zurück. Die Leute, die mich zu Gastvorlesungen einladen, wollen das noch einmal tun und zwar auf dem direktem Wege über Anträge an das Auswärtige Amt. Könnten Sie Ihren Bruder informieren und fragen?

Vielleicht wäre es sinnvoll, wenn Ihr Bruder mich persönlich empfangen könnte, mich kennen zu lernen. Es ist zwar keine Kleinigkeit für mich, nach Berlin zu fahren bei meinem Gesundheitszustand, zumal nach meiner im Winter bestandenen Pneumonie (eines Lappens). Aber ich hoffe, es würde sich irgendwie machen lassen. Ich denke an Schlafwagen u. a. Mir scheint die Sache für uns vital zu werden.

Mit herzlichem Gruss
Ihr
[Karl Jaspers]

571. Viktor v. Weizsäcker an Karl Jaspers

Brief, hs.
Original: DLA Nl. Karl Jaspers

Breslau [Mai 1942][23]

Lieber Herr Jaspers,
meinem Bruder habe ich geschrieben und ihm auch Ihre Bereitschaft zu einem Besuch übermittelt; soweit ich so etwas abschätzen kann, vermute ich, dass ein solcher Besuch Ihnen erspart werden kann, doch sehe ich auch gar kein Bedenken, dass Sie, je nach der Lage der Dinge, selbst ihm Ihren Besuch anbieten, und ich hoffe ihn so informiert zu haben, dass er über das Anliegen im Bilde ist.

Wir haben mit teilnehmender Sorge und dann mit Befriedigung vom Verlauf Ihrer Krankheit vernommen. Möchte nun doch auch diese Sache jetzt solch erwünschten Verlauf nehmen.

Mit sehr herzlichen Grüssen,
Ihr
Weizsäcker

---

22 Hs. Notiz von Jaspers: »2.5.42 abges.«.
23 Hs. Notiz von Jaspers: »18.5.42 erhalten«.

572. *Karl Jaspers an Viktor v. Weizsäcker*

Brief, ms.
Original: DLA Nl. Karl Jaspers

Lieber Herr von Weizsäcker!
Auf Ihre Vermittlung darf ich ein freundliches Schreiben zurückführen, das Ihr Bruder durch Herrn v. T. im Juni an mich richten liess: die Vorlesungen wären an sich möglich, die Begleitung durch meine Frau aber nach Lage der Dinge undurchführbar. Das Ergebnis war also vorläufig negativ.

Um so mehr bin ich bedacht, was hier vielleicht noch zu tun wäre. Dafür ist vielleicht eine schwebende Sache nicht unwichtig, von der ich Ihnen Kenntnis geben möchte. Sie werden entscheiden, ob zu helfen möglich ist:

Ein Verlag in Mailand: Nuove Editione Ivrea ist an den Springer-Verlag herangetreten. Er möchte das Übersetzungsrecht für meine dreibändige Philosophie erwerben für 2200-Mk. Prof. Abbagnanon will die Übersetzung durchführen. Der Springer-Verlag muss, wie bei allen Übersetzungen, die Genehmigung des Propagandaministeriums einholen. Der Antrag ist Anfang Juli gestellt. – Im März hat der Verlag Bompiani in Mailand wegen der Übersetzung meines »Strindberg und van Gogh« angefragt. Auf den damaligen Antrag beim Propagandaministerium ist auch noch keine Antwort erfolgt.

Das Interesse für meine Werke ist, soviel ich sehe, in Italien im Zunehmen. Einiges ist schon in Übersetzung erschienen; eine Anthologie mehrerer kleiner Abhandlungen ist übersetzt (von Dr. de Rosa[24] auf Veranlassung von Prof. Aliotta[25] in Neapel) und soll bei Perella herauskommen. Meine Groninger Vorlesungen (Vernunft und Existenz) übersetzt Prof. Paci in der Sammlung der von Prof. Castelli,[26] Rom herausgegebenen »Orientamenti« – für beide bedurfte es keiner Genehmigung, da das Übersetzungsrecht keinem Verlag gehörte oder vielleicht auch, weil Genehmigungen damals noch nicht erforderlich waren.

Über die Wirkung meiner Philosophie hat in einem kleinen Aufsatz (im »Tempo« Anfang Juli 1942) Prof. Enzo Paci[27] gelegentlich einer

---

24 Renato de Rosa (1921-2008) war ein italienischer Philosoph, der 1941 nach Heidelberg kam, um über Jaspers zu promovieren. Er befreundete sich rasch mit dem Ehepaar Jaspers, sorgte dafür, dass der kleine Text »Über meine Philosophie« noch während des Krieges in Italien erscheinen konnte und kehrte 1945 nach Heidelberg zurück, um Medizin zu studieren. Später wirkte er vor allem in Karlsruhe als Chirurg, blieb in engem Kontakt mit Jaspers und edierte dessen kleine Nachkriegsschriften und den Briefwechsel mit K. H. Bauer.
25 Antonio Aliotta (1881-1964), Philosoph.
26 Enrico Castelli (1900-1977), Philosoph.
27 Enzo Paci (1911-1976), italienischer Existentialist, wirkte vor allem in Pavia und Rom.

Übersicht über zeitgenössische italienische Philosophie sich sehr positiv ausgesprochen. Übrigens erschien im »Reich« (13. April 1941) ein freundlicher Artikel über Existenzphilosophie und darin über meine Sachen. Einen Zettel mit italienischen Büchern über mich (Nr. 2 und 3) und einer Übersetzung (No 1) aus dem Jahre 1940 lege ich bei, ferner für alle Fälle eine Liste meiner Publikationen in Buchform.

Meine Frage wäre, ob eine Genehmigung der Übersetzungsanträge gefördert werden könnte durch kulturpolitische, auswärtige Interessen. Wahrscheinlich ein Fehlgedanke von mir!

Dass ich die Wichtigkeit der Angelegenheit gerade jetzt besonders stark empfinde, beruht auf einem Geschehnis, das uns zum ersten Mal trotz privilegierter Mischehe trifft. Die »Reichsvereinigung der Juden in Deutschland« (deren Mitglied meine Frau nach dem Gesetz nicht ist) teilt ihr im Auftrag der »Aufsichtsbehörde« mit, dass wir keine Hausangestellte mehr haben dürfen (wegen deren Deutschstämmigkeit). Es scheinen Ausnahmen vorgesehen zu sein. Jedenfalls habe ich Gesuche um Belassung meiner Hausangestellten über die Reichsvereinigung an die Aufsichtsbehörde, und ausserdem direkt an das Reichsinnenministerium gerichtet (dieses befürwortet vom Rektor). Das Reichsinnenministerium ist im Gesetz die Aufsichtsbehörde. Die Aktionen scheinen jedoch von der Geheimen Staatspolizei auszugehen. Ob meine Person durch Geltung meiner Werke im Ausland (in Japan sind 1941 auf Anforderung 2 Aufsätze von mir erschienen, frühere schon einigermassen umfangreiche Literatur in Frankreich erwähne ich nicht) und durch specifisch deutschen Charakter meines Philosophierens aus kulturpolitischen Gründen eines gewissen Schutzes wert sei, wage ich nicht zu entscheiden.

Die Hausangestellte ist für mich schon eine Lebensfrage (wegen meiner Krankheit und wegen der Schwäche meiner 63jährigen Frau, die herzleidend ist); was folgen wird an weiteren Massnahmen, bedenke ich mit Sorge. Vielleicht würde eine jetzt bewirkte Ausnahme als Praejudiz das Künftige mitbestimmen. Das bewegt mich letzthin zu diesem Brief.

Bitte, seien Sie nicht unwillig, – ich darf Sie doch informieren. Was sich tun lässt, kann ich nicht wissen. Ob es Sinn hat Ihren Bruder in Kenntnis zu setzen? Ich dränge selbstverständlich weder Sie noch ihn, aber ich glaubte, es nicht unterlassen zu sollen, die Tatsachen Ihnen mitzuteilen. –

Lange schulde ich Ihnen Dank für das kleine Bändchen, das Sie mir durch Koehler und Amelung schicken liessen. Im letzten Jahr hatte ich öfters Gelegenheit, mit Schriften von Ihnen mich zu beschäftigen und sie nutzbar zu machen für die Bearbeitung der Neuauflage meiner Psychopathologie.[28] Ich habe nicht nur schlagende Sätze von Ihnen als Citate

---

28 Jaspers geht an verschiedenen Stellen in der Neufassung der *Allgemeinen Psychopathologie* auf V. v. Weizsäcker ein, räumt dem psychosomatischen Ansatz jedoch nur ein Recht auf ein vages Vermuten ein.

benutzt, sondern an mehreren Stellen mich kurz – der Struktur eines solchen Buches entsprechend – mit Ihnen unterhalten. Hoffentlich werden Sie nicht völlig unzufrieden sein. Das Manuscript, ganz neu geschrieben, liegt bei Springer. Wann es gedruckt wird, ist gewiss zweifelhaft. Ich hoffe aber auf baldigen Satz.

Mit herzlichen Grüssen
[Karl Jaspers]

Springer weiss übrigens nichts von diesem Briefe

573. Viktor v. Weizsäcker an Karl Jaspers

Brief, hs.
Original: DLA Nl. Karl Jaspers

Breslau 13, den 5. XI. 42

Lieber Herr Jaspers,
ich musste, um den Inhalt Ihres Briefes an den Mann zu bringen, einen Anlass zu einer Reise nach Berlin abwarten, denn ohne dienstlichen Auftrag kann ich ja nicht hier weg. Dies alles ist nun letzte Woche erfolgt und ich hoffe, dass die Sache noch einmal behandelt wird, nachdem der letzte Versuch dazu fehlgeschlagen war. Mehr ist zur Zeit nicht darüber zu sagen.

Ich bin voll Spannung, wie sich Ihre Weltgeschichte der Philosophie[29] entwickelt. Kann es einen günstigern Zeitpunkt als den gegenwärtigen dafür geben?

Mit herzlichen Grüssen
Ihr Weizsäcker

574. Karl Jaspers an Viktor v. Weizsäcker

Briefentwurf, hs.
Original: DLA Nl. Karl Jaspers

Heidelberg, 7. Nov. 1942

Ich danke für Ihre Mitteilung vom 5. 11. und Ihre neue Bemühung.

Inzwischen ist mir »ausnahmsweise bis auf weiteres« die Hausangestellte belassen worden, was ich ausser den in meiner Person liegenden Gründen vor allem einer wirksamen Fürsprache verdanke. Aus anderer Hinsicht gelangen ständig Gerüchte zu einem, zwar ohne handgreifliche Gewissheit, aber unüberhörbar.

Die Papiergenehmigung für meine Psychopathologie, die seit 1. August fertig beim Verlag liegt, ist bisher nicht erteilt.[30] Da dieser erste Schritt, der noch keineswegs die tatsächliche Papierbeschaffung bedeu-

---

29 Jaspers hielt in Basel 1948 zuerst die Vorlesung »Probleme einer Weltgeschichte der Philosophie«.
30 Das Buch erschien erst 1946.

tet, sonst schnell erfolgt, wird vermutlich ein specifischer Grund vorliegen, der in meiner Kategorie liegt. Das Erscheinen des Buches hätte ich zugunsten meines Prestiges gerade in diesem Augenblick gewünscht.

Sie machen eine freundliche Bemerkung zur »Weltgeschichte der Philosophie«. Ja, es ist ein unerhörter Augenblick für solche Besinnung. Man glaubt jetzt gleichsam auf der Strasse zu finden, was der doch beträchtlichen Hellsicht vergangener Jahrzehnte entging. Es gibt eine Verwandtschaft in der Tiefe durch die Jahrtausende, als ob alles gegenwärtig geworden wäre und die ganze Geschichte ein einziger Augenblick sei, wenn man nur auf die Grundmotive, und weniger auf den Stil der äusseren Entfaltung der Gedanken blickt. Für solche Besinnung haben die Gelehrten wundervolle Voraussetzungen geschaffen. Das habe ich in den letzten Wochen wieder bei alttestamentlichen Studien dankbar erfahren.

Übrigens kamen mir vor einigen Wochen zufällig Aufsätze Ihres Neffen, des theoretischen Physikers, vor die Augen (in der Chemie und den Naturwissenschaften,[31] zuletzt in den Fortschritten).[32] Ich habe sie mit lebhafter Beteiligung gelesen. So etwas kommt fast nicht vor, dass ein Physiker in dem noblen, schwebenden Ton der Naturforscher wirklich zu philosophieren anfängt. Ich empfand seine Kantinterpretation[33] als Frage, machte mir gleich einige Notizen, aber habe die Sache vorläufig beiseite gelegt. Die Klarheit seiner Gedanken lässt sofort das schlagend Richtige von dem Fragwürdigen unterscheiden. In den »Meditationsstufen« ist etwas berührt, was in solcher Gestalt mir als Irrtum scheint, während doch eine wahre Tendenz in der Aufstellung liegt. Zwischen den Gedanken meine ich zu spüren, dass hier ein Naturforscher arbeitet, der, wie die hohen Ahnen unter den Naturforschern, an Gott denkt, wenn er die Welt erforscht. Umso besser, dass er davon, wie die Alten, nichts sagt. Ein grosser Unterschied im Gehalt zu den philosophischen Bemühungen anderer (auch des verehrungswürdigen Planck),[34] die mir wie eine Spielerei vorkommen, zumal sie philosophisch-fachlich zumeist so unzureichend sind.

Herzliche Grüsse
Ihr
Jaspers

---

31 Carl Friedrich v. Weizsäcker, »Atomtheorie und Philosophie«, in: *Die Chemie* 55 (1942), 99-104 und 121-126 und »Die Physik der Gegenwart und das physikalische Weltbild«, in: *Die Naturwissenschaften* 29 (1941), 185-194.

32 Carl Friedrich v. Weizsäcker, »Theoretische Deutung der Spaltung von Atomkernen«, in: *Forschungen und Fortschritte* 17 (1941), 10-11.

33 Es könnte sich um folgende Arbeit handeln: Carl Friedrich v. Weizsäcker, »Das Verhältnis der Quantenmechanik zur Philosophie Kants«, in: *Tatwelt* 17 (1941), 66-98. Mitscherlich zitiert sie in seinem während des Krieges geschriebenen Freiheitsbuch, das Jaspers konzeptionell begleitete.

34 Der Nobelpreisträger und Physiker Max Planck (1858-1947), der die Quantentheorie entwickelte, äußerte sich mehrfach zu ethischen und philosophischen Fragen der Wissenschaft.

575. Viktor v. Weizsäcker an Karl Jaspers

Brief, hs. u. ms. Text, der nicht von v. Weizsäcker stammt.
Original: DLA Nl. Karl Jaspers

Berlin, den 5. November 1942

Nach Auskunft des Sachbearbeiters hat das Propagandaministerium die Anfragen des Springer-Verlages wegen Übersetzung von zwei Werken des Professors Jaspers – Heidelberg ins Italienische im September des Jahres beantwortet und Bedenken gegen die Veröffentlichung solcher Übersetzungen nicht erhoben, dem Verlag vielmehr nur empfohlen, ein angemessenes Autoren-Honorar zu verlangen.[35]

7.11.1942, Breslau

L.H. Jaspers,
dieser Bescheid ist mir heute, wahrscheinlich inzwischen aber auch Ihnen zugegangen. Das ist nun eben nur ein Teil der geringen Sorgen.
 Herzlichst Ihr
 Weizsäcker

576. Karl Jaspers an Viktor v. Weizsäcker

Briefentwurf, hs.
Original: DLA Nl. Karl Jaspers

Heidelberg

Lieber Herr von Weizsäcker!
Ich habe Ihnen noch herzlich zu danken für die Mitteilung wegen der Genehmigung der Übersetzungen. Vom Verlag habe ich nichts Entsprechendes gehört, die Italiener drängen auf Abschluss. Dass ich Ihre Mitteilung sehr vertraulich behandeln muss, sehe ich nicht ein, zumal die Frage, wie Sie ja schreiben, zweiten Ranges ist.
 Inzwischen ist mir die von der Geheimen Staatspolizei erteilte Erlaubnis, die Hausangestellte zu behalten, von Berlin aus (Hauptamt des Sicherheitsdienstes) durch die hiesige Geheime Staatspolizei widerrufen worden.
 Mit herzlichen Grüssen
 [Karl Jaspers]

---

35 1950 erschien in Rom auf Italienisch *Psicologia delle visioni del mondo* und 1996 in Turin *Filosofia*.

577. *Karl Jaspers an Viktor v. Weizsäcker*

Brief, hs.
Original: DLA Nl. Viktor v. Weizsäcker

Heidelberg 2. Juli 1943

Lieber Herr von Weizsäcker!
Sie haben mir durch Ihren Beitrag für die »Festschrift«[36] zu meinem Geburtstag eine ganz besondere Freude gemacht. Einmal dadurch, dass Sie mir dadurch Ihre freundliche Gesinnung bekundeten, dann durch die Weise dieses übermütigen Aufsatzes. In einer ungemein eleganten Verschränkung der Motive sprechen Sie eine Grundwahrheit aus, die sich direkter Mitteilung entzieht. Der Ernst im Scherz ist so wenig handgreiflich, dass Sie den Leser zu zwingen scheinen, sich selber zu entlarven durch die Art, wie er reagiert. Sie bringen in eine Stimmung der Wahrheit, statt in einen Besitz. Mir fiel als Analogie Hegels glänzendes Feuilleton »Wer denkt abstrakt?«[37] ein, mit dem er einst auf wenigen Seiten – so übermütig wie Sie – jedermann das Prinzip seiner Philosophie klar machen wollte.

Mit beklommener Regung hörten wir, dass Sie um Ihren Robert in schwerer Sorge sein müssen. Hoffentlich dürfen Sie an ein Wiedersehen nach dem Kriege denken![38] Ich sehe den lieben Jungen nur als Kind vor mir, wie er im Garten spielte, oft nervös litt und doch immer seine edle Artung zeigte. Als Erwachsenen habe ich ihn nie gesehen. Wie schnell verwandelt sich die Zeit und wir finden uns als ganz anders [oder: alt geworden] wieder, während es nur ein Augenblick schien.

Somit weiss ich von Ihnen und Ihrer Familie nichts, ausser dass man ein Gefühl hat, dass Sie in Breslau in Ihrem neuen fernen Wirkungskreise sehr zufrieden sind. Möge das so bleiben.

Ihnen und Ihrer Frau die herzlichsten Grüsse
von meiner Frau und
Ihrem Karl Jaspers

---

36 Es handelt sich um das zehnseitige Manuskript »Das Antilogische«, das sich im Nachlass unter den unveröffentlichten Beiträgen zur Jaspers-Festschrift von 1943 befindet und von v. Weizsäcker erst 1950 in der Aufsatzsammlung *Diesseits und jenseits der Medizin. Arzt und Kranker* aufgenommen wurde. Vgl. Viktor v. Weizsäcker, *Gesammelte Schriften*, Bd. 7, Frankfurt a. M. 1987, 316-322.

37 Georg Friedrich Wilhelm Hegel, »Wer denkt abstrakt«, in: *Werke in zwanzig Bänden* Bd. 2, Frankfurt a. M., 575-581.

38 Robert v. Weizsäcker kehrte aus dem Krieg nicht mehr zurück. Sein Vater schrieb im April 1946 an den Philosophen Eugen Rosenstock: »Robert war eigentlich meine Fortsetzung, mein alter ego; weigerte sich, Offizier zu werden, wurde mehrmals verwundet und ist in Rußland geblieben, litt schweigend, klar und unfähig, nicht zu wissen, zu lügen oder zu überstürzen. Er war für einen langen Weg nach innen geschaffen; es ist die sinnwidrigste Unterbrechung, für die es einen diesseitigen Maßstab nicht gibt.« Vgl. Nl. Viktor v. Weizsäcker im DLA.

578. Viktor v. Weizsäcker an Karl Jaspers

Brief, hs.
Original: DLA Nl. Karl Jaspers

Breslau 16, den 8.8.43

Lieber Herr Jaspers,
für beides, Ihre Worte über unseren Robert und für Ihre geistige Sympathie mit den Kapriolen, die mir für Sie – nur für Sie – entschlüpft waren, möchte ich Ihnen in Kürze danken. Beides hängt zusammen, denn es war Roberts letzter Besuch – infolge mehrfacher Verwundung – bei uns, während dessen meine Feder sich so ungebärdig benahm. Jetzt, da sich ein Neues Bild entrollt und Deutschland wie im Aufbruch zu einer grossen Reise ist, scheint mir gerade der rechte Moment, um auch einen Gruss ins alte Nachbarhaus in der Plöck zu senden.
Von Herzen stets Ihr
Viktor v. Weizsäcker

579. Viktor v. Weizsäcker an Karl Jaspers

Brief, hs.
Original: DLA Nl. Karl Jaspers

Breslau 13, den 4.III.44

Lieber Herr Jaspers,
würden Sie erlauben, dass mein kleiner Beitrag zu Ihrer Festschrift mit anderen Sachen von mir bei Koehler und Amelung[39] gedruckt wird, und wäre es Ihnen recht, wenn vermerkt wird, dass der Beitrag Ihnen gewidmet wurde? Die erstaunliche Rührigkeit der Leipziger Verleger ist der Anlass zu dieser Bitte.

Wie geht es der Weltgeschichte der Philosophie? Und wie Ihnen selbst? Aber ich habe kein Anrecht auf solche Rückfragen; betrachten Sie sie nur als Kundgabe alter Verbundenheit Ihres ergebenen
Weizsäcker

580. Viktor v. Weizsäcker an Karl Jaspers

Notiz, hs.
DLA Nl. Karl Jaspers

Herrn Professor Dr. Jaspers,[40]
der Überbringer kommt, um die Arbeit »Der Arzt erlebt die Industrie«[41] abzuholen. Darf ich bitten, ihm auch meinen Brief an Karl Barth[42] mitzugeben, falls er noch dort ist.
Weizsäcker

---

39 Die Sammlung ist im Krieg nicht mehr erschienen.
40 Hs. Notiz von Jaspers: »ihm abgegeben am 24.5.1946«.

581. Viktor v. Weizsäcker an Karl Jaspers

Brief, ms.
Original: DLA Nl. Karl Jaspers

Heidelberg 20.1.1948

Sehr verehrter Herr Jaspers,
darf ich fragen, ob der Wunsch der Akademie,[43] den ich natürlicherweise voraussetze, dass Ihre am 17.1. in der Gesamtsitzung gelesene Mitteilung »Der Begriff der Struktur des Weltgeschichte« in ihren Veröffentlichungen erscheine, auch Ihr Wunsch ist? In diesem Falle bäte ich Sie, das Manuskript an Herrn Regenbogen gehen zu lassen, als den Sekretär der Klasse, der Sie selbst angehören und welcher die Drucklegung deshalb herkömmlicherweise übernimmt.
Mit den besten Grüssen,
Ihr
Weizsäcker

582. Karl Jaspers an Viktor v. Weizsäcker

Brief, ms.
Durchschlag: DLA Nl. Karl Jaspers

Heidelberg, 26.1.1948

Sehr verehrter Herr v. Weizsäcker!
Ich danke Ihnen bestens für die Bereitwilligkeit, meine Mitteilung in den Akademie-Abhandlungen zu drucken. Jedoch ist diese Mitteilung wirklich nur eine Mitteilung, keineswegs druckreif. Ich möchte sie nicht gern so veröffentlichen. Sie wird entweder Bestandteil eines grösseren Werkes,[44] oder müsste als selbständige Veröffentlichung doch zu einer richtigen Broschüre anschwellen. Daher bitte ich Sie freundlich auf die Veröffentlichung bei der Akademie zu verzichten.
Mit den besten Grüssen
Ihr
[Karl Jaspers]

---

41 Es müsste sich um den Beitrag Viktor v. Weizsäckers für die Alfred-Weber-Festschrift handeln: »Zum Begriffe der Arbeit. Eine Habeas Corpus-Akte der Medizin?«, in: Alfred Weber, *Festschrift zum 80. Geburtstag*, Heidelberg 1948, 705-761.
42 Karl Barth (1886-1968), protestantischer Theologe, der in Basel lehrte.
43 Viktor v. Weizsäcker schrieb als Präsident der Heidelberger Akademie der Wissenschaften auf deren offiziellen Briefpapier.
44 Der Vortrag ging in Jaspers' Buch *Vom Ursprung und Ziel der Geschichte* ein.

583. Karl Jaspers an Viktor v. Weizsäcker

Brief, ms.
Durchschlag: DLA Nl. Karl Jaspers

Heidelberg, 12.2.1948

Sehr verehrter Herr von Weizsäcker!
Mit besten Dank für die Übersendung des Satzungsentwurfes (Anmerkung),[45] den ich nach Erhalt von Professor Hoffmann[46] gleich weiter schicke an Professor Ranke[47] nach Bollschweil bei Freiburg, erlaube ich mir ein paar Bemerkungen.

Zu § 8: sollte nicht eine Sache, über die der Vorstand nicht einig wird, an die gesamte Akademie zur Entscheidung geleitet werden?

§ 11: Die Formulierung der Verpflichtung scheint mir etwas zu weit zu gehen und einen zwanghaften Charakter anzunehmen. Wäre es vielleicht ausreichend zu sagen:»sind verpflichtet, an den Sitzungen ihrer Klasse und der Gesamtakademie teilzunehmen oder ihr Fernbleiben bei einer Sitzung durch Mitteilung an den Klassensekretär oder Präsidenten zu entschuldigen«? Die Verpflichtung zu der Teilnahme an den Veröffentlichungen würde ich streichen.

Begründung: Mir scheint die Akademie ein völlig freies Unternehmen. Alle Mitwirkung geht auf Initiative und Lust zurück. Eine moralische Verpflichtung zur äusserlichen Teilnahme scheint mir gegen den Geist der Freiwilligkeit der Arbeit zu gehen. Grob gesagt: Wer sich langweilt, darf fernbleiben. Ist das geistige Leben frisch, so wird ohne alle Verpflichtung die Intensität der Teilnahme wachsen. Wenn das geistige Leben erlahmt, was in wachsender Gleichgültigkeit sich zeigen würde, so hätte die Akademie kein Recht. Daher scheint mir, dass gerade der Wegfall jeder Art von Zwang eine Bedingung der Wahrhaftigkeit ist. Wer fehlt, oder gar nicht teilnimmt, schadet sich selbst und nicht der Akademie.

Im Ganzen würde ich fragen, ob nicht die Bekanntmachung aller Vorgänge für die Mitglieder der Akademie in die Sitzung übernommen werden sollte, angesichts von § 8, Absatz 2.

Vielleicht müssten doch alle Beschlüsse des Vorstandes wenigstens im Umlauf den ordentlichen Mitgliedern in knappen Stichworten bekannt gegeben werden. Ein Einspruch von innerhalb 14 Tagen hätte Behandlung in der Gesamtsitzung zur Folge. Dabei müsste erwartet werden, dass solche Einsprüche nicht schon bei blosser Meinungsverschiedenheit, sondern nur bei grundsätzlich wesentlichen Sachen erfolgen. Der

---

45 Es handelt sich um den Satzungsentwurf der Heidelberger Akademie der Wissenschaften.
46 Ernst Hoffmann (1880-1952) lehrte ab 1922 Philosophie und Pädagogik in Heidelberg, wurde 1935 aus politischen Gründen zwangsemeritiert und 1945 wieder in sein Amt eingesetzt.
47 Wohl Hermann Ranke (1878-1953), Ägyptologie, der in Bollschweil lebte.

leitende Gesichtspunkt bleibt, Dankbarkeit für die Abnahme der Masse des Geschäftlichen durch den Vorstand, aber Einsicht in alle Vorgänge.

Bei der Geschäftsordnung zu § 9 würde ich vorschlagen: Sachen, über die Beschluss gefasst wird, sind bei der Einladung für die Sitzung mitzuteilen. Nicht bestimmt mitgeteilte Punkte, für alles, was unter dem Titel »Verschiedenes« erscheint, kann in der Sitzung nur besprochen werden, nicht zu einem Beschluss führen.

Meine Vorschläge sollen nicht eine Vermehrung der geschäftlichen Besprechungen bei den Sitzungen bewirken. Der Geist des Ganzen sollte so geführt werden, dass fast alles der Vorstand macht, aber so, dass alle Mitglieder informiert sind, und dass in Grenzfällen, aber nur nach gewissenhafter Überwindung eines inneren Widerstandes der Einzelne in der Lage ist, die Dinge zur gemeinsamen Erörterung und Beschlussfassung zu bringen.

Mit den besten Grüssen und Empfehlungen
Jaspers

584. Karl Jaspers an Viktor v. Weizsäcker

Brief, ms.
Durchschlag: DLA Nl. Karl Jaspers

Heidelberg, 21.3.1948

An den Präsidenten der Akademie der Wissenschaften
Sehr verehrter Herr von Weizsäcker!
Nach einem längeren Schwebezustand hat der Ruf nach Basel zu meiner Übersiedlung dorthin geführt. Ich nehme den Ruf mit Wirkung vom 1.4.1948 an.

Nach den Statuten der Akademie kann ich nicht wie bisher ordentliches Mitglied der Akademie bleiben. Wenn ich recht unterrichtet bin, würde ich automatisch zum korrespondierenden Mitglied. Die Ehre der Zugehörigkeit zur Akademie bliebe mir erhalten. Auch wäre ich Ihnen dankbar, wenn Sie mich gelegentlich in Kenntnis setzten, wie ich meine Situation aufzufasssen habe.

Beim Abschied darf ich der Akademie, der ich eine kurze Zeit angehört habe,[48] meinen Dank aussprechen für Anregung und Ermunterung, die ich von ihr erfahren habe.

Mit den besten Grüssen und Empfehlungen
Ihr sehr ergebener
[Karl Jaspers]

---

48 Jaspers wurde 1947 Mitglied der Heidelberger Akademie und gehörte ihr nach dem Weggang noch korrespondierend an.

585. Viktor v. Weizsäcker an Karl Jaspers

Brief, ms.
Original: DLA Nl. Karl Jaspers

Heidelberger Akademie der Wissenschaften
Der Präsident

Sehr verehrter Herr Jaspers,
auch die Akademie, dieses Mandat darf ich, ohne dieselbe vorher befragt zu haben, mir zutrauen, beklagt es mit Schmerz, dass Sie ihren Sitzungen künftig nicht mehr regelmässig beiwohnen können, aber wir können wenigstens begrüssen, dass Sie nun in der Schweiz Ihre Zugehörigkeit fortsetzen werden und dort einen verlängerten Arm unserer Verbindung zum Ausland, die uns not tut, bedeuten werden.

Die künftige Form Ihrer Mitgliedschaft werde ich Ihnen nach Annahme der neuen Statuten alsbald mitteilen können.

Mit dem Dank für Ihre bisherige Mitwirkung verbinde ich im Namen der Akademie die herzlichsten Wünsche für Ihr künftiges Wohlergehen und Ihre Arbeit.

Ihr Ihnen ganz ergebener
Weizsäcker

586. Viktor v. Weizsäcker an Karl Jaspers

Brief, ms.
Original: DLA Nl. Karl Jaspers

Heidelberg, 25.3.48

Lieber Herr Jaspers,
meine Frau und ich freuen uns, dass Sie einen Entschluss gefunden haben, der uns zwar Ihrer beraubt, Ihnen aber hoffentlich, und das ist unser herzlicher Wunsch, etwas bringe, was Sie erwarten und was Sie hier nicht haben würden. Wir wünschen Ihnen, was Sie sich wünschen. Wir werden uns freuen, wenn wir auch künftig Sie gelegentlich sehen dürfen.

Mir herzlichen Grüssen
Ihr Ihnen ganz ergebener
Weizsäcker

Karl Jaspers – Albrecht Wetzel 1908-1947

587. Albrecht Wetzel an Karl Jaspers

Brief, hs.
Original: DLA Nl. Karl Jaspers

9.7.08

Lieber Herr Jaspers!
Lassen Sie die Abteilung Abteilung sein und pflegen Sie ruhig Ihren Furunkel: hoffentlich weicht es bald einer energischen psychotherapeutischen Behandlung. Im übrigen ist heute sowieso Feiertag. Irgend etwas dringendes liegt nicht vor.
Mit den besten Grüßen
Ihr
A. Wetzel

588. Albrecht Wetzel an Karl Jaspers

Brief, hs.
Original: DLA Nl. Karl Jaspers

Heidelberg, 29. August 1913

Lieber Herr Jaspers,
ich habe Ihnen das Manuskript zu dem Neurosenaufsatz[1] nun doch nicht mehr schicken können. Die Fertigstellung war schließlich in Kombination mit der Abteilung und der Beurlaubung vieler nützlicher Glieder unseres Hauses eine ziemliche Hetzerei, so daß ich nicht einmal einen zusammenhängenden Durchschlag besitze. Ich habe manche Zeile direkt aus einem für andere Menschen unentzifferbaren Manuskript in nachmitternächtlichen Stunden eigenhändig getippt. An und für sich bin ich sehr begierig auf Ihr Urteil.
Lassen Sie sichs gut gehen, empfehlen Sie mich bitte Ihren Eltern[2] und seien Sie mit Ihrer Frau herzlich gegrüßt von Ihrem
A. Wetzel

---

1 Albrecht Wetzel, »Ein Beitrag zu den Problemen der Unfallneurose«, in: *Archiv für Sozialwissenschaft und Sozialpolitik* 37 (1913), 535-556.
2 Jaspers befand sich mit seiner Frau auf Urlaub bei seinen Eltern in Oldenburg.

589. Albrecht Wetzel an Karl Jaspers

Brief, hs.
Original: DLA Nl. Karl Jaspers

Heidelberg, 29. 8. 13

Lieber Herr Jaspers,
vielleicht interessiert es Sie, daß Rosental[3] eben aus dem Café die Nachricht mitbringt, daß in der Berliner Klinischen Wochenschrift eine ganz ungewöhnlich begeisterte Kritik über Ihr Buch erschienen sei; sie stammt von Seiffer,[4] dem früheren Oberarzt Ziehens.[5] Dabei, wie R. sagt, nicht bloß allgemeine Begeisterung, sondern ein ungewöhnliches Verständnis für Alles, was Sie wollen. Er scheint das Buch als ein ganz ungewöhnliches Ereignis hinzustellen. Da Seiffert seiner Schule nach keineswegs zu dieser Begeisterung prädestiniert ist, finde ich die [?] besonders erfreulich.

Fürchten Sie nicht, daß ich Ihnen auch weiterhin alle 4 Stunden einen Brief schreibe, und seien Sie bestens gegrüßt
von Ihrem Wetzel

590. Albrecht Wetzel an Karl Jaspers

Brief, hs.
Original: DLA Nl. Karl Jaspers

Heidelberg, 13. 9. 13

Lieber Herr Jaspers,
Herr Busch,[6] der immer etwas Neues weiß, wußte heute von Gothein, daß Sie sich in der philosophischen Fakultät habilitieren werden! Ich sags Ihnen nur, damit Sie es auch wissen. Daß ich mich ganz indifferent dabei benahm, ist selbstverständlich.

Außer Seiffer ist mir bisher keine Kritik Ihres Buches vor Augen gekommen.[7] Der buchhändlerische Erfolg freut mich, einesteils natürlich Ihretwegen, zweitens weil meine instinktive Vermutung, daß es viel mehr Menschen gibt, denen Sie etwas sagen können, als Sie dachten, richtig war. Es ist immer die alte Geschichte; eine Masse Menschen sind mit der Führung der offiziellen leitenden Geister unzufrieden, aber sie sind

---

3 Stefan Rosental (1886-1917), promoviert 1907 in Berlin, zunächst in München, dann 1913/14 Volontärassistent in Heidelberg.
4 Seiffer schreibt von einem »philosophisch geschulten Denker«.
5 Theodor Ziehen (1862-1950) war, nachdem er u. a. bei Otto Binswanger in Jena als Oberarzt gewirkt hatte, von 1904 bis 1912 psychiatrischer Ordinarius in Berlin; 1917-1930 wurde er in Halle auf einen philosophischen Lehrstuhl berufen und zum Direktor des Psychologischen Instituts ernannt.
6 Friedrich Busch, zu dieser Zeit Medizinalpraktikant in Heidelberg.
7 Nissl hatte die Arbeit von Jaspers in den Fahnen gelesen und für die Habilitation an der philosophischen Fakultät ein eigenes Gutachten abgegeben.

nicht produktiv und nicht energisch genug, um sich loszusagen und ihre unklare innere Disposition scharf zu erfassen und in neue Formen zu gießen. Kommt dann einer wie Sie, dann ist's die allgemein aufatmende Erleichterung, »das ist's was ich gemeint habe und was ich auch immer sagen wollte«.

Ich habe Ihnen einige katatonische Finessen zurückgelegt, bis Sie kommen. Eine Patientin, die in lateinischer Schrift ihre akustischen Halluzinationen aufschrieb und zwar so, daß es zeitlich »absolut zusammenfließt«. Und eine ganz prachtvolle, mich förmlich packende Schilderung eines akuten katatonischen psychotischen Heilands- und Weltuntergangserlebnisses, aufgenommen mit dem Diktaphon und 52 Schreibmaschinenseiten lang.

Herzliche Grüße an Ihre Frau u. Sie
von Ihrem
Wetzel

591. Alfred Wetzel an Karl Jaspers

Brief, hs.
Original: DLA Nl. Karl Jaspers

Bretten, 1.11.13
Hotel Krone

Lieber Herr Jaspers,
ich danke Ihnen sehr dafür, daß Sie [so] nett waren, mir die Intelligenzproben selbst abzuschreiben. Ich mache einen wirklichen Gebrauch davon. Eine sehr komische und unerwartete Erfahrung mit meinen Damen ist die, daß sie intelligenter sind, als ich erwartete; eine eigentlich Schwachsinnige habe ich unter den etwa 22 Untersuchten noch nicht gefunden, dagegen eine Reihe von solchen, für die ich schleunigst die Eieraufgabe etc in komplizierte Halbpfennigrechnungen umwandeln mußte, um nicht ausgelacht zu werden. Ich nähere mich insofern den modernen Testmenschen etwas mehr als Gruhle, als ich z. B. die Ebbinghausprobe[8] regelmäßig machen lasse. Die hat auch den Vorzug, daß bei ihr das Präpariertwerden durch die schon Gefragten ziemlich ausgeschlossen ist. Das ist natürlich das Hauptübel, mit dem ich zu kämpfen habe, wenn ich auch sicher weiß, daß die Gefahr theoretisch größer ist als praktisch. Es kommen eine Reihe von Dingen in Betracht, die sie wohl aufheben. Einmal sind die Mädchen in Familien eingeteilt, die unter sich keine Berührung haben, und bald wird da, bald wird dort eine geholt. Dann weiß ich, daß die Kinder im Anfang wie aus Neugierde die Untersuchten auszufragen versuchten, daß aber ein Machtwort der Oberschwester, die einen fabelhaften, nicht zum wenigstens auf ihre Appellation an das Ehrgefühl gestützten Einfluß besitzt, jede Frage verstummen ließ, wie

[8] Psychologisches Testverfahren.

mir eine Reihe der glaubwürdigen unter meinen Mädels versicherten. Dann habe ich noch das wohl wesentliche psychologische Moment für mich, daß natürlich gar nicht das Bestreben bei den Mädchen besteht, die Nachfolgerin mit einem besseren Wissen auszustatten, als man selbst besessen hat. Und endlich mach ich die Intelligenzprüfung so gründlich und so individuell, daß ich wohl schon einen richtigen Überblick über den ganzen Menschen bekomme. Ich habs noch nicht gezählt, aber ich glaube, von den untersuchten 22 Mädchen haben mindestens 4/5 die Ebbinghausprobe glatt hingeschrieben. Vorläufig, ehe die Zeit drängt, bin ich noch sehr langsam im Tempo, unter drei Runden kommt keine weg und doch lohnt sich jede Viertelstunde, in der ich nicht dränge, sondern den Weg suche, um den Menschen zugänglich zu machen. Ich bin bis jetzt lediglich darüber erfreut, wieviel man heraus kriegt. Ich bin hier allerdings unbescheiden und teile die Meinung der Oberin, daß ich ein besonderes Geschick habe, mir diese Menschen nahe zu bringen. Ich glaube, daß abgesehen von dem Objektiven zu Persönlichkeit und Milieu auch ganz viel nettes Subjektives, Psychologisches herauskommen wird. Die Art, wie die Menschenkinder sich oft über sich und ihre Betätigung aussprechen, ist manchmal ganz glänzend. Schon weils Frauen sind, neigen sie mehr zur Selbstbetrachtung und -analyse und einerseits sind sie mit ihren 16-18 Jahren erwachsener als männliche Zöglinge desselben Alters, andererseits noch nicht so abgebrüht, wie die alten Prostituierten und noch nicht auf ein ganz sentimentale Formen eingeschliffen. Zum Lachen ist oft nur, wie ich mich manchmal winden und drehen muß, bis ich meine Intelligenzprobe anbringe. Ich geniere mich oft förmlich, so meine Dämchen, wenn sie eben, vergnügt eine verständnisvolle Seele zu finden, von Samt u. Seide, Varieté und Kino berichtet hat, nun die Frage nach dem Unterschied von Treppe und Leiter zu geneigtester? Entscheidung vorzulegen. Ich murmle dann meistens etwas von meinem Interesse an der Brauchbarkeit der Schule u. s. w. Tatsächlich ist das natürlich nicht letztlich Verschrobenheit meinerseits, denn ich kann ja nur die positive Antwort verwerten und wenn dann so ein Wesen indigniert und mit einem schnippischen Gesicht dasitzt und nichts sagt, so läßt das bei der bekannten Fragwürdigkeit? der weiblichen Psyche keinen Schluß zu, ob das Mädel dumm oder gescheit ist. Also die Sache läuft und ich hoffe, Ihnen gelegentlich einmal mündlich davon erzählen zu können.
Ich grüße Sie und Ihre Frau herzlich
Als Ihr getreuer
A. Wetzel

592. Albrecht Wetzel an Karl Jaspers

Brief, hs.
Original: DLA Nl. Karl Jaspers

H., 7.1.18

Lieber Herr Jaspers!
Homburger wußte heute, daß es nicht mehr so absolut sicher sei, daß W. nicht annehmen würde,⁹ sei es, daß die Regierung jetzt an ihn kommt, oder eine neue Liste aufgestellt wird. *Was* die Regierung tut und will, weiß Niemand.
Herzliche Grüße
Ihr Wetzel

593. Albrecht Wetzel an Karl Jaspers

Brief, hs.
Original: DLA Nl. Karl Jaspers

Stuttgart, den 15.1.33

Lieber Herr Jaspers,
wir wollen uns bei dem Max-Weber-Buch¹⁰ nicht wieder so schlecht benehmen, wie bei der Geistigen Situation der Zeit!¹¹ Diese hatte meine Frau mir sofort weggenommen und in ihre persönliche Handbibliothek eingereiht, um sie in der Muße, als die Alltagsarbeit das erlaubt, zu genießen, das Monitum für den Dank an den Geber fehlte auf meinen Schreibtisch, und so gilt also unser herzlicher Dank heute beiden Schriften zugleich! Max Weber haben wir mit großer Bewegung gelesen. Ob man persönlich seines Geistes inneren Hauch gespürt haben muß, um so unbedingt und erlebnishaft innerlich immer wieder mit einem ergriffenen »Ja« reagieren zu können? Oder ob es auch anderen ohne diese persönliche Beziehung bei *dieser* Art der Darstellung so gehen wird?
Ich habe mich gefreut, an dem Ihnen gewidmeten Heidelberger Schizophrenieband zu meinem kleinen Teil mitwirken zu können.¹² Was ich da geschrieben habe, hätte ich in Heidelberg noch nicht schreiben können.¹³ Und ich glaube, daß dieser Versuch, eine Psychose – und keine kommt hier mehr in Betracht als die Schizophrenie – vom »Leben« her

---

9 Karl Wilmanns erhielt den Ruf auf den Heidelberger Lehrstuhl und nahm ihn an.
10 Karl Jaspers, *Max Weber. Deutsches Wesen im politischen Denken, im Forschen und Philosophieren*, Oldenburg 1932.
11 GSZ 1.
12 Vgl. Albrecht Wetzel, »Die soziale Bedeutung«, in: Karl Wilmanns (Hrsg.), *Handbuch der Geisteskrankheiten*, 9. Bd., Spez. T. V, *Die Schizophrenie*, Berlin 1932, 612-667.
13 Wetzel hatte in den 20er Jahren die psychiatrische Abteilung im Stuttgarter Bürger-Hospital übernommen.

anzusehen, zu schildern, was sie in diesem »Leben« ausrichtet, wie ihre Träger angesehen werden, was der »Laie« und der »Anstaltsarzt« von ihr meint, wie sie sich in die eine soziale Gemeinschaft ordnenden Normen einfügt, – daß dieser Versuch ganz fruchtbar geworden ist.
   Mit den herzlichsten Grüßen
von uns beiden an Sie beide
bin ich Ihr getreuer
A. Wetzel

594. Karl Jaspers an Albrecht Wetzel

Brief, ms.
Durchschlag: DLA Nl. Karl Jaspers

Heidelberg 26. 5. 37

Lieber Herr Wetzel!
Nicht der liebe Brief, den meine Frau neulich aus Badenweiler erhielt, ist der Anlass, dass ich Ihnen schreibe, sondern der Versuch, Sie möchten mir ganz kurz eine Frage beantworten, wenn es Ihnen möglich ist ohne alle Mühe. Sie wissen wohl, dass Radbruch an einer Paralyse agitans leidet (er selbst weiss es nicht klar). Nun hörte seine Frau neulich in Rom von ärztlicher Seite: man müsse dagegen therapeutisch etwas tun, es gebe Organpraeparate, in Stuttgart sei ein berühmter Arzt (namens Römer[14] oder so ähnlich), der sich darauf verstehe. Nun bittet Frau Radbruch mich, ob ich wohl etwas darüber in Erfahrung bringen könne. Obgleich ich selber skeptisch bin, und ähnlich skeptisch in bezug auf den ungenannten berühmten Arzt, so denke ich doch angesichts der fabelhaften Erfolge der Organtherapie bei perniciöser Anämie, Tetanie usw., dass ich nicht apriori zu Frau Radbruch sagen darf, es sei nichts an dem Gerücht. Können Sie mir ein Wort dazu sagen, wäre ich Ihnen dankbar.
   Mit herzlichen Grüssen
Ihr alter
[Karl Jaspers]

595. Albrecht Wetzel an Karl Jaspers

Brief, hs.
Original: DLA Nl. Karl Jaspers

Stuttgart, den 25. 9. 37

Lieber Herr Jaspers,[15]
Sie haben in Ihrem Briefe vom 30. 7. netterweise mein Schweigen psychologisch zu deuten und zu verstehen versucht. Es ist richtig, – man kann über die Sache selbst nicht reden, und mit welcher freundschaft-

---

14 Nicht ermittelt.
15 Hs. Notiz von Jaspers: »beantw. 23. 3. 38«.

licher Anteilnahme ich diesen Einschnitt in Ihr Leben[16] meinerseits erlebt habe, das wissen Sie selbst. Aber »Schweigen« und »Nichtschreiben« ist zweierlei! Und an dem Nichtschreiben war ganz einfach schuld, daß ich so bis über den Hals in einer kleineren und manchmal etwas differenzierten Alltagsarbeit stecke, daß alles andere zu kurz kommt!

Ich weiß nicht, in welchem Umfang Sie unsere psychiatrische Arbeit noch miterleben, aber man kann wohl sagen, es ist etwas los, und dieses Lossein setzt sich nun in einer – je nach Meinung – hochinteressanten oder zum Verzweifeln bringenden Art gerade auch in die kleinere (ja kleinste) und große Arbeit eines Kliniksleiters um.

Durch die Beziehungen zur Erbgesundheitsgesetzgebung[17] ist unsere ganze Arbeit, von der großen Diagnosenstellung bis zur Kleinarbeit des Krankengeschichtenschreibens, aufgewühlt. Ich fasse gelegentlich in irgend einem amtlichen Berichte die Fülle der auftauchenden Probleme zusammen, um so mir selbst die Dinge zurechtzudenken. Das Originalschreiben, das zu irgendwelchen Akten geht, ist mir dann wesentlich weniger wichtig, als mein Archivdurchschlag! Wenn ich wüßte, daß Sie sich dafür interessieren, würde ich Ihnen gern einmal ein paar solcher »Durchschläge« schicken.

Abgesehen von der zentralen Schizophrenie-Diagnose[18] ist das Schmerzenskind die Epilepsie. Meine Klinik hat sich von Anfang an auf einen höchst kritischen Standpunkt gestellt, wie es jetzt allgemein anerkannt ist. Hier spielt die Erweiterung unserer Untersuchungsarbeit herein, bei der ich oft an Heidelberg und wie es da so ganz anders war, denken muß. Nicht bloß wird von zwei ungewöhnlich gut neurologisch geschulten Oberärzten die neurologische Arbeit geleistet; der internistische Oberarzt stellt seinen ganzen Apparat zur Verfügung. Wir machen nicht nur die üblichen Röntgenuntersuchungen im Hause, sondern auch die Grundumsatzuntersuchungen, [?] Stoffwechselbestimmungen, Blutuntersuchungen chemischer und mikroskopischer Art, alle die neumodischen Untersuchungen des vegetativen Systems u. s. w., alles wird in der Klinik selbst gemacht.

Ich erzähle das nicht mit dem stillen Zusatz: siehe da, was ich kann! Im Gegenteil ich kann das alles nicht, muß es verantwortlich leiten und habe oft Mühe, das Gesicht zu wahren! Die klinische Arbeit im alten Heidel-

---

16 Gemeint ist die im Juli 1937 ausgesprochene Zwangspensionierung von Jaspers.
17 Am 1. Juli 1934 wurde unter der Federführung Ernst Rüdins das »Gesetz zur Verhütung erbkranken Nachwuchses« erlassen, das bei Vorliegen von bestimmten psychiatrischen Erkrankungen und nach Überprüfung des Befundes durch sogenannte »Erbgesundheitsgerichte« die zwangsweise Sterilisierung vorsah.
18 Folgende Krankheiten führten laut Gesetzestext bei den Nachkommen zu schweren körperlichen und geistigen Erbschäden: angeborener Schwachsinn, Schizophrenie, zirkuläres (manisch-depressives) Irresein, erbliche Fallsucht, Chorea Huntington, erbliche Taubheit, erbliche Blindheit, schwere erbliche körperliche Missbildungen, schwerer Alkoholismus.

berger Sinn fehlt dabei nicht, wenigstens solange ich meinen jetzigen Assistenten- und Oberarztstab habe. Jeden Samstag haben wir bei uns eine klinische Besprechung wie einst. Gaupp[19] ist regelmäßiger Gast und zu seiner Freude jeweils der Explorant.

Die Insulinbehandlung verändert, wiederum unter starker Anspannung der leitenden Verantwortung, das Gesicht unserer Kliniken enorm. Ganz andere Einrichtungen, anderes, d. h. auf Neues geschultes Personal, die Ärzte immer auf dem qui vive, um bei dem mit einer Fülle aufregender Komplikationen verlaufenden Schocke einzugreifen. Natürlich ändert sich durch diese Möglichkeit der Heilung und Besserung der Schizophrenie auch alles, was in den Kreis der Auseinandersetzungen mit den Angehörigen gehört. Das ist überhaupt ein Kapitel für sich (wenn ich von dem Leitmotiv: Chefarztbelastung als Entschuldigung für den ausgebliebenen Brief weiter ausgehen darf!). Sie machen sich keinen Begriff davon, was es heute im Raum der Erbgesetzgebung heißt, sich mit den Angehörigen auseinanderzusetzen. Das besondere und neue daran ist jetzt, daß wir die Leute mit Insulin gesund machen (nicht alle!) und dann doch der Sterilisation zuführen! Ich stehe mitten in diesem belehrenden Kampf mit den Angehörigen drin, und auf die junge, sehr große Arbeit im Grenzgebiet zwischen Psychiatrie und der in Schwaben besonders differenzierten Verwaltung, Rechtspflge u. s. w. ist allein meine Sache. Ich denke mir, wenn ich mir ein kleines Vergnügen machen will, den guten Wilmanns an meiner Stelle! Wenn ich schon von der Differenzierung unserer Arbeit im Vergleich zu Heidelberg geredet habe, so sei noch eine sehr ausgebaute Krankenhaus- und Entlassenenfürsorge (3 eigene Fürsorgerinnen allein dafür) erwähnt, und auch die dem Hause angehörende Heilgymnastin, die den autistischen Schizophrenen im Gemeinschaftsturnen zum »Rhythmus der Gemeinschaft« zurückführt, fehlt nicht. Noch nicht habe ich die systematische Arbeitstherapie, wie sie Schneider in Heidelberg in wenig einleuchtender Weise,[20] Beringer in Freiburg in umso einleuchtenderer Art eingerichtet hat. – Gruhle hat übrigens mit sturer Zähigkeit in Zwiefalten die Insulinbehandlung (und die Cardiazolbehandlung) sehr schön in Schwung gebracht. Wenn man das Tempo der württembergischen Verwaltung kennt, wenn man weiß, wie heute noch da das Wort des Prälaten zum Herzog Karl[21] gilt: »Ihro Durchlaucht [?]«, wenn man um das Personal weiß, mit dem er diese aktive Therapie zu machen hat, dann weiß man, was er schaffte. Überhaupt versucht er, das Beste aus der Zwiefaltener Situation zu machen. Neuerdings steckt er tief in landwirtschaftlichen Fragen! Von Frau Gruhle

---

19 Robert Gaupp, zwischen 1906 und 1936 in Tübingen Ordinarius, lebte später in Stuttgart.
20 Als neuer Leiter der Heidelberger Klinik führte Carl Schneider seit 1933 die Arbeitstherapie als zentrales Therapieelement ein und systematisierte seine Auffassung in dem Buch *Die Behandlung und Verhütung der Geisteskrankheiten*, Berlin 1939.
21 Karl Eugen, Herzog von Württemberg (1728-1793).

kann man nicht sagen, sie sei bestrebt, to make the best out of it. Gruhle macht demnächst in Ludwigsburg eine Militärarzt-Übung und freut sich offenbar sehr darauf, ein paar Wochen aus Zwiefalten herauszukommen.

Ich freue mich, daß ich Sie mir nun wenigstens an einer vom Weben der Zeit losgelösten Arbeit denken kann. Andererseits wäre im Rahmen dieses Ruhens der Zeit manches zur »Psychologie der Weltanschauungen« zu sagen!

Mit herzlichen Grüßen
an Ihre Frau und Sie
Ihr A. Wetzel

596. Albrecht Wetzel an Karl Jaspers

Brief, ms.
Original: DLA Nl. Karl Jaspers

Stuttgart, den 21. 5. 38

Lieber Herr Jaspers!
Sie würden mir eine Freude machen, wenn Sie einmal eine Viertelstunde Zeit finden würden, um sich diese Arbeit anzusehen.[22] Der Verfasser war einer meiner besten Assistenten; er ist jetzt, da er sich verheiratete, bei den Landerers[23] in Göppingen, was sehr zur Hebung der klinischen Psychiatrie in Göppingen beiträgt. Weitbrecht hat aus den Anregungen der Gespräche bei den Visiten und bei den wissenschaftlichen Vorstellungen heraus die Arbeit geschrieben. Ich nehme an, dass Sie sich z. B. auch für die Blumhardt,[24] Hahn[25] usw. interessieren werden.

Mit herzlichen Grüssen an Ihre Frau und Sie bin ich Ihr getreuer
Wetzel

---

22 Hans Jörg Weitbrecht, *Beitrag zu einer schwäbischen Stammespsychopathologie*, Berlin 1938.
23 1877 erbten Gustav, Richard und Heinrich Landerer die 1852 von Heinrich Landerer gegründete Heilanstalt Christophsbad in Göppingen, die als psychiatrische und neurologische Klinik berühmt war, und übernahmen 1890 die Leitung.
24 Johann Christoph Blumhardt (1805-1880) und sein Sohn Christoph Friedrich Blumhardt (1842-1919) waren württembergische Pfarrer in Bad Boll und für ihre Krankenheilungen bekannt.
25 Johann Michael Hahn (1758-1819), pietistischer Gemeindegründer in Württemberg.

597. Karl Jaspers an Albrecht Wetzel

Brief, ms.
Original: DLA

Heidelberg den 27.X.38

Lieber Herr Wetzel!
Wieder einmal komme ich mit einer Bitte: Ihre ärztliche Hilfe einem Patienten zuzuwenden. Ich kenne Herrn Dr. Heindtke seit 4 Jahren. Er war früher Schüler von Hampe, bei dem er promoviert hat, war dann in meinem Seminar und in der Folge hatte ich ihn gelegentlich gesprochen. Heute kommt seine Frau zu mir, erzählt mir, was sie zugleich in beiliegendem Krankenbericht aufzeichnete. Dazu ergänze ich noch, dass ihr Mann schon 1933 in Breslau bei Lange war, aber schnell gesund wurde (Lange habe damals die Erkrankung nach anfänglicher Diagnose Schizophrenie am Ende nicht mehr dafür gehalten – heute ist an der Diagnose nach dem Bericht wohl kein Zweifel mehr). Ich kannte den Mann, der in Schlesien beheimatet ist, als sehr gründlichen Wissenschaftler, als einen leidenschaftlich geistig arbeitenden Menschen und als einen anständigen Charakter. Es fiel mir eine gewisse Verbissenheit in eine prähistorische Theorie auf, der er mit dem grössten Aufwand an Gelehrsamkeit in den letzten Jahren nachging: es war wie eine fixe Idee trotz grösster Bereitschaft für Kritik und Diskussion. Seine Frau ist begreiflicherweise erschüttert, aber besonnen und klar. Sie ist völlig unbereit, ihren Mann in die hiesige Klinik zu bringen, aber schon überzeugt, dass eine Klinik unvermeidlich ist. Ich habe sie heute erst kennen gelernt. Ihr Mann habe ihr früher aufgetragen, wenn er wieder krank werde, solle sie mit mir sprechen. Nun habe ich ihr gesagt: »Ich weiss nicht, was Prof. Wetzel raten wird, aber Sie können gewiss sein, dass geschieht, was wissenschaftlich möglich ist. Ob bei Ihrem Mann die neue Heilmethode – von der sie noch nichts wusste – anwendbar ist, weiss ich nicht. Aber in der Klinik Prof. Wetzels wird sie bei den geeigneten Fällen versucht. Die Sterilisierung wird wohl unvermeidlich sein. Das wird sich finden, wenn die Diagnose klar und der Heilungsverlauf beendet ist.« Ich füge noch hinzu, dass die Eltern Dr. Heindtkes noch leben und nach Mitteilungen, die ich früher von ihm erhielt, zwar wenig bemittelt sind, aber für den Augenblick etwas leisten können. Wie ich von Frau Heindtke höre, sind Stiefgeschwister da, die leistungsfähiger seien. Dr. Heindtke ist Mitglied der Partei. Er war mir immer zugetan, wenn ich ihn auch im letzten Jahr kaum gesehen habe.

Ich hoffe, dass ich nichts Ungehöriges tue, wenn ich Patienten samt Frau und Vater zu Ihnen schicke. Sie werden anordnen, was notwendig ist.
Karl Jaspers

598. Karl Jaspers an Wetzel

Entwurf, hs.
Original: DLA Nl. Karl Jaspers

Heidelberg

Lieber Herr Wetzel!
Ich danke Ihnen herzlich für Ihre Sendung, die beifolgend an Sie zurückgeht.

Mit Ihrer Fürsorge für Dr. Heindtke haben Sie ihm und seiner Frau einen grossen Dienst geleistet. Vor einer Woche war Frau H. bei mir. Sie war so ruhig im Vertrauen zu Ihnen, so gewiss, dass geschehen wird, was möglich ist, dass Sie [?] befriedigt sein müssten [?], wenn Sie dabei gewesen wären. Wenn jemanden solches Schicksal trifft, ist es ein gewaltiger Unterschied, in welcher Form, mit welchen Menschen, unter welcher Führung es sich realisiert. In der Not befriedigt doch Menschlichkeit an sich, selbst dann, wenn sie in der [?] selbst vielleicht nicht helfen kann. Allerdings hatte Frau H. grosse Hoffnungen auf die Insulinkur und ich habe sie ihr weder ausgeredet noch ihr zugestimmt. Es [war] gewiss doch ungehörig, dass ich seiner Zeit die beiden einfach zu Ihnen schickte, weil ich keinen Ausweg wusste. Frau H. meinte, kein Tag sei länger so zu verbringen. Nun, ich bitte um Entschuldigung, und danke Ihnen, dass Sie die Sache mit solcher Gründlichkeit und Güte auf den Weg gebracht haben.

Von Ihren Gutachten habe ich mit lebhaftem Interesse Kenntnis genommen. Welche Souveränität der Exploration! Die Protokolle machten mir in Erinnerung an frühere Zeiten besondere Freude. Die kritische Analyse scheint mir überall klar; die Grenze der Wissenschaft ist nicht überschritten; dem eventuellen Nachfolger ist das Material gewaltig [?] unterbreitet [?]. Es befriedigt einen, zu sehen, dass die Schicksale mit solcher Verantwortlichkeit entschieden werden. Dagegen die Frage: »Aberglaube oder Psyche [?]«; sie ist ausserordentlich interessant. Welchen Eindruck von Ihrer Arbeitsintensität gewinne ich durch diese wenigen Gutachten!)

Natürlich hat mich am meisten Dr. H. interessiert, da ich ihn kannte. Sie haben mit Ihrer Deutung m.E. das Entscheidende gesagt: Kampf zwischen [?] und Psyche [?] und verwickelte Harmonisierungen, Verflechtungen beider Mächte, erstaunliche Verurteilungen des einen durch das andere. In der Tat erschütternd, wie in diesem Preisgegebenwerden [?] an den Zufall [?], aus der Sorge, die unvollendete [?] philosophische Gedanken vielleicht in der Seele wecken können.

Nochmals meinen herzlichen Dank und
Grüsse von uns beiden an Sie und Ihre Frau
Ihr
[Karl Jaspers]

Brief, hs.
Original: DLA Nl. Karl Jaspers

599. Albrecht Wetzel an Karl Jaspers

Stuttgart, 22. 2. 43

Lieber Herr Jaspers,
Meine Frau und ich werden morgen[26] mit herzlichen Wünschen an Sie denken! Die Gedanken werden sich dabei dem unverlierbaren Einst zuwenden und lange bei den Jahren weilen, die von der gemeinsamen Arbeit mit Ihnen so beglückend erfüllt gewesen sind.
Wir grüßen die Gattin und Sie
in treuer Freundschaft!
Ihr
Albrecht Wetzel

600. Albrecht Wetzel an Karl Jaspers

Brief, ms.
Original: DLA Nl. Karl Jaspers

Göppingen, den 4. 10. 45

Lieber Herr Jaspers,
meine Freude über Ihre Rückkehr zur Universität und über Ihre Wiedereinreihung unter die Männer, die uns das Rechte zu sagen und zu weisen berufen sind, ist so elementar, dass ich ausser Stande bin, für diese Freude ausführliche und sauber gedrechselte Worte zu finden. Nehmen Sie mit der Versicherung wärmster und herzlichster Anteilnahme vorlieb.

Und dass ich auch Ihrer, liebe Frau Jaspers, bei der Vernichtung des grauenhaften Spuks, den Ihr Mann mit Recht dem Hexenwahn gleichgestellt hat, in alter freundschaftlicher Gesinnung herzlich gedenke, auch das bedarf keiner grossen Worte.

Möge Ihr Aufruf,[27] lieber Herr Jaspers, zur bescheidenen Anerkennung des vom Ignoramus-Ignorabimus gezogenen Grenzen[28] und zum ehrfürchtigen heiligen Staunen, zum Thaumazestai als Grundlage wissenschaftlicher Forschung und praktischer Arbeit, da gehört werden, wo das nottut. Und mögen Sie mit der Phalanx der Männer, auf die wir

---

26 Dem 60. Geburtstag von Jaspers.
27 Karl Jaspers, »Die Erneuerung der Universität. Eine Rede«, in: *Die Wandlung* 1 (1945/46), 66-74. Die Rede wurde gehalten zur Eröffnung der medizinischen Kurse der Universität am 15. 8. 1945.
28 Emil Du Bois-Reymond (1818-1896), der seit 1858 als Physiologe an der Berliner Universität wirkte, postulierte in der Rede *Grenzen des Naturerkennens* (1872) mit der Formel ›Ignoramus-Ignorabimus‹ (›Wir wissen nicht und wir werden nicht wissen‹), die Beziehung von Kraft und Stoff sowie Materie und Bewusstsein sei naturwissenschaftlich nicht erklärbar. Es folgten heftige Kontroversen in den Natur- wie Geisteswissenschaften.

bauen wollen, auch in der Leitung und Steuerung des »Pendelausschlags« erfolgreich sein. Zwar in der Beseitigung des dem Hexenwahn verglichenen Wahnes kann das Pendel nicht weit genug ausschlagen, aber es gibt Gebiete, auf denen der »Ausschlag« besagter Steuerung bedarf. –

Als die Festschrift zu Ihrem 60. Geburtstag[29] vorbereitet wurde, konnte ich nicht dabei sein; meine Krankheit[30] beeinflusste damals meine Leistungsfähigkeit schon zu sehr, als dass ich noch an ein wissenschaftliches Produzieren, und sei es auch in kleinem Masstab, hätte denken dürfen.

Was ich Ihnen hier zugehen lasse mit der Bitte, den Schreiben gelegentlich eine halbe Stunde zu schenken und sie dann in den Papierkorb zu versenken, soll beileibe nicht als »Nachlieferung« von etwas, das als wissenschaftlich gelten will, angesehen werden. Ich habe nur aus alter langbewährter Freundschaft das Bedürfnis, Ihnen von Dingen Kunde zu geben, die Sie und Ihre Frau vielleicht flüchtig interessieren könnten.

Da ist zunächst ein Querschnittsbild meiner Krankheit, von meinen Ärzten mit Interesse gelesen, weil sie mit mir der Auffassung sind, dass die einzelnen Parkinsonismen bei aller Gemeinsamkeit der typischen Hauptsymptome in der differenzierteren Symptomatik auffallend von einander abweichen. Ein anderer Parkinsonist wird also vielleicht sehr wenig von dem bei sich und in sich vorfinden, was ich bei »meinem« Parkinsonismus gefunden habe.[31]

Ein Jahresbericht[32] und der Auszug aus einem Bericht einer am Bürgerspital tätigen Schwester[33] beziehen sich auf meine Lieblingskinder unter dem, was ich im Bürgerspital neu eingerichtet habe, die Krankenhaus- und Entlassenenfürsorge und die Arbeitstherapie.

Endlich die Abschrift eines im August an Gruhle gegangenen Briefes.[34] Seither hat sich wenig geändert. Vor allem lastet die schwere Sorge um meine Frau und um Brigitte immer noch auf uns. Albrecht ist inzwischen wie Klaus Bauhilfsarbeiter geworden. Was Ussi überraschender Weise geworden ist, wissen Sie von ihr selbst. Anneliese betreut neben ihrer Berufsarbeit in einer sehr netten Weise die beiden Brüder.

Ein Lichtblick in diesen harten Zeiten war und ist die Bewährung der Kinder. Nach der Vernichtung des Gähkopfhauses (ich war damals

---

29 Die gesammelten Beiträge blieben wie gewünscht ungedruckt.
30 Albrecht Wetzel litt an Morbus Parkinson.
31 Wetzels zwölfseitige »Selbstschilderung meines Parkinsonismus« befindet sich im Nachlass von Jaspers.
32 Sechsseitiger »Arbeitsbericht der Fürsorgestelle des Bürgerhospitals Stuttgart vom 1. Januar bis 31. Dezember 1944«, abgezeichnet am 27.6.1946 von »Schwester Gertrud Finckh«, im Nachlass von Jaspers.
33 Zweiseitig »aus einem Brief vom 16.8.45 der die Arbeitstherapie des Bürgerhospitals leitenden Schwester Martha Mehl«, im Nachlass von Jaspers.
34 Vierseitiger Brief an Hans W. Gruhle: (Göppingen, den 4.10.45), im Nachlass von Jaspers.

schon in Göppingen) schrieb mir meine Frau, dass Klaus sich in dem brennenden Haus mit ergreifender Tapferkeit, allein, denn es brannte ja ringsum alles und jeder Nachbar war mit sich selbst beschäftigt, sich mühte, zu retten, was zu retten war. Hatten wir damit Glück, dass der Keller standhielt und dass geborgen wurde, was darin aufgestapelt war, so war es Pech, dass mein Arbeits-, Wohn- und Schlafzimmer im Spital, vollgestopft mit beruflicher, wissenschaftlicher und persönlicher Habe, total vernichtet wurde; es brannte nicht nur aus, sondern brach auch noch in den Keller hinunter.

Mit den herzlichsten Grüssen an Ihre Frau und Sie
bin ich Ihr getreuer
Wetzel

601. Albrecht Wetzel an Karl Jaspers

Brief, ms.
Original: DLA Nl. Karl Jaspers

Göppingen, den 6. 8. 1946

Lieber Herr Jaspers,
noch liegt die Schuldfrage[35] unverdankt vor mir, da erscheint als weitere Freundesgabe mit der gleichen dankbaren Freude begrüsst, wie die Schuldfrage, die Nietzsche-Schrift.[36]

Ich habe – wieder im Anschluss an einen Retropulsionssturz[37] – böse Wochen hinter mir, die meine Leistungs- und Aufnahmefähigkeit erheblich einschränkten, so dass ich auch mit dem mit- und nachdenkenden Verarbeiten der Schuldfrage noch nicht zu Ende bin.

Nun möchte ich aber mit meinem herzlichen Dank nicht länger zuwarten und darf Ihnen mit schlichten Worten sagen, dass es einen Licht- und Höhepunkt in meinem etwas kümmerlich gewordenen Dasein bedeutet, mich durch Forschung, Wissen und Lehre des Freundes in die Materien einführen zu lassen. Ich möchte – und sage das zunächst von der Schuldfrage, soweit ich sie schon kenne – am liebsten jeden Satz auswendig lernen, um ihn, zu einem bereichernden Bestandteil meines Ich geworden, im eigenen Denken und Wirken lebendig bleiben zu lassen, solange mir das Schicksal noch dieses Denken und Wirken erlaubt.

Ein Wort von dem hier tätigen Oberarzt Weitbrecht (den Sie von der schwäbischen stammespsychologischen Arbeit[38] her kennen) zur Schuldfrage: »Vor der überzeugenden Wucht dieser Darlegungen gibt es kein Mauseloch mehr, in das wir uns mit dem letzten Fetzen unserer

---

35 Sch.
36 Karl Jaspers, *Nietzsche und das Christentum*, Hameln 1946. Das Buch geht auf einen am 12. 5. 1938 vor Pfarrern in Hannover gehaltenen Vortrag zurück.
37 Sturz nach hinten als Folge des Parkinsonismus.
38 Hans Jörg Weitbrecht, *Beitrag zu einer schwäbischen Stammespsychopathologie*, Berlin 1938.

Selbstgerechtigkeit verkriechen könnten, ohne auch dort erbarmungslos aufgestöbert und ans Licht gezerrt zu werden.«

Von Weitbrecht (übrigens ein Neffe von Kurt Schneider) erscheint in einiger Zeit eine Schrift zur Psychopathologie der Bekehrung.[39] Ich lasse es Ihnen zugehen, sobald es zu haben ist.

Mit herzlichen Grüssen an Sie Beide bin ich
in treuer Freundschaft
Ihr
Wetzel

602. Karl Jaspers an Albrecht Wetzel

Brief, ms.
Durchschlag: DLA Nl. Karl Jaspers

Heidelberg, 5. 8. 1947

Lieber Herr Wetzel!
Ich freue mich einige Zeilen von Ihnen zu haben. Dass es Ihnen nicht gut geht, ist meiner Frau und mir ein grosser Schmerz. Möchte es einigermassen erträglich bleiben und die Schwankungen wieder sich zum Besseren wenden! Für meine Philosophie, deren Neuerscheinung wohl noch einige Zeit dauern wird, will ich gern für den Verlag Herrn Dr. Kraus vormerken. Vorher wird mein neues Werk Von der Wahrheit bei Piper erscheinen, über 1000 Seiten und wahrscheinlich recht teuer.

Mit herzlichen Grüssen
immer ihr
[Karl Jaspers]

---

39 Hans Jörg Weitbrecht, *Beiträge zur Psychopathologie. Insbesondere der Psychopathologie der Bekehrung*, Heidelberg 1948.

Karl Jaspers – Karl Wilmanns 1909-1943

603. Karl Wilmanns an Karl Jaspers

Brief, hs.
Original: DLA Nl. Karl Jaspers

Heidelberg, 30.I.09

Verehrter Herr Jaspers:
Ich war gestern bei Winter[1] und suchte ihn für Ihre Arbeit zu interessieren. Er lehnt jedoch leider ab. Wenn Sie die Arbeit gesondert gedruckt haben wollen, müssten Sie M 40 per Druckbogen zahlen. Die 200 Exemplare würden Ihnen demnach auf etwa 200 M kommen (wenn ich annehme, dass die Arbeit 5 Druckbogen stark wird). Ich würde Ihnen daher raten, zunächst noch mal bei Gross[2] (Archiv für Krim.-anthrop. etc.) in Prag anzufragen. Er wird jedenfalls Interesse für die Arbeit zeigen und sie gerne in seinem Archiv aufnehmen.
Hzl. Grüsse in Eile!
Ihr W.

Anhang

Karl Wilmanns' Empfehlungsschreiben für Karl Jaspers

Brief, hs.
Original: DLA Nl. Karl Jaspers

Heidelberg, 14.III.07.

Hochverehrter Herr geh. Hofrat:
Der Überbringer dieser Zeilen, Herr cand. med. Jaspers,[3] hat sich die Aufgabe gesetzt, historisch-psychiatrisch über *Heimweh* zu arbeiten, mit besonderer Berücksichtigung des *Verbrechens* aus Heimweh. Er bedarf dazu einer sehr ausgedehnten und zum grossen Teile sehr zerstreuten Literatur, von der wohl nur ein kleiner Teil in der Heidelberger Bibliothek enthalten sein wird. Ich habe mir erlaubt, den jungen Collegen zu ermuntern, Sie, Herr Geheimrat, um Rat zu fragen, wie er sich die

---

1 Im Jahr 1909 war Otto Winter (1874-1943) Verlagschef des Heidelberger Verlages.
2 Der Strafrechtler Hans Gross (1847-1915), der seit 1905 in Graz den ersten Lehrstuhl für Kriminalistik innehatte, gab das *Archiv für Kriminal-Anthropologie und Kriminalistik* heraus. Jaspers' Dissertation *Heimweh und Verbrechen* erschien zuerst dort: 35 (1909), 1ff.
3 Endgültig schrieb Jaspers seine Doktorarbeit *Heimweh und Verbrechen* während der Medizinalassistenzzeit 1908 an der Heidelberger Klinik. Franz Nissl bewertete sie mit »summa cum laude« und bot Jaspers daraufhin die Stelle eines Volontärassistenten an.

Literatur verschaffen kann und würde Ihnen sehr dankbar sein, wenn Sie
ihm einige Winke geben könnten,
Mit vorz. Hochachtung
ergebenst
Wilmanns
Priv. Doz. für Psychiatrie

604. *Karl Jaspers an Karl Wilmanns*

Brief, hs.
Entwurf: DLA Nl. Karl Jaspers

7/10

L. H. Wilmanns!
Können Sie nicht, da Sie die Gratulation an Kossel erst privat abgefasst haben, ihm privat schreiben und den Brief ungeschehen machen?

Es ist wirklich wahr, dass man Sie auf die Liste setzen wollte und dass Krehl [?] die Initiative ergriffen hat und dass die Chancen nach Annullierung Ihres Briefes noch sehr gross sind.[4] Braus – dem ich übrigens die Mitteilungen nicht verdanke – ermächtigt mich, seine persönliche Meinung Ihnen mitzuteilen: dass die Aussicht, dass Sie auf die Liste gesetzt werden, nachdem Sie den Brief zurückgezogen haben, sehr gross bleibt.

Dass die Fakultät den Beschluss gefasst hätte und dass die Aussichten so waren, beweist doch auch, dass man Ihnen nicht feindlich sein konnte, wie Sie glauben. Die Dinge sind vergangen. Bei der gegenwärtigen Situation rechnet man natürlich, wenn man Sie auf die Liste nimmt, mit der Möglichkeit, dass Sie nach Ablehnung von anderer Seite berufen werden. Wenn ein Brief Ihrerseits vorliegt, in dem Sie eine Zusammenarbeit für schwer erklären – oder so ähnlich –, so ist das ein für die Majorität [?] Kriterium.

Fall Sie principiell zur Zurücknahme des Briefes in dem Sinne, wie Sie mir heute schrieben, bereit sind und persönlich auch noch besprechen wollen, so kommen Sie doch eventuell sofort nach hier. Braus will gerne mit Ihnen sprechen, Nissl nicht weniger.

Eine möglichst glatte Zurücknahme Ihres Briefs macht die Reise natürlich unnötig.

Ich kann Ihnen wahrhaftig versichern, dass die Kräfte für Sie hier lange – und nun mit Erfolg – in ausgesprochener Weise am Werke waren. Hier gilt das Gegenteil von dem, dass Ihre Freunde ruhig und müßig seien.

Ohne Ihren Brief wäre alles glatt gegangen und der gute Wille ist noch da.

Wenn Sie nicht aus anderen Gründen auf Universität endgültig verzichten wollen, bitte, lassen Sie es sich die Mühe der Reise kosten. Es

---

4 Jaspers meint, gegen den Widerstand des Internisten Krehl berufen zu werden.

muss aber sofort sein wegen der nahen Abstimmmung, die sich allerdings – was gerade ungünstig ist – nur mit Beziehung auf Sie verwirklichen liesse.

Falls Sie Braus antelefonieren wollen – unter Voraussetzung, dass Sie grundsätzlich zu irgendeiner Art von Annullierung des Briefs bereit sind – so ist er telefonisch erreichbar: Montag Mittag
$^1/_2 2$-$^1/_2 3$ Uhr zu Hause
$^1/_2 3$-ca 5-6 Uhr im Institut, dann wieder zu Hause.
Ich bitte Sie, den Inhalt dieses Briefs ganz vertraulich zu behandeln.
Mit herzlichen Grüssen
Ihr Karl Jaspers

605. Karl Wilmanns an Karl Jaspers

Brief, ms.
Original: DLA Nl. Karl Jaspers

Heidelberg, den 6. November 1919

Lieber Herr Jaspers!
Ich danke Ihnen recht herzlich für Ihr Buch.[5] Ausserdem möcht ich die Gelegenheit wahrnehmen, Ihnen vorzuschlagen, ob Sie sich zwei Kranke bei uns ansehen wollen, die phänomenologisch von grossem Interesse für Sie sein werden. Falls Sie Zeit und Lust haben, teilen Sie es mir kurz mit, damit wir einen Zeitpunkt verabreden, wo wir die Kranken zusammen ansehen können.
Mit besten Grüssen
Wilmanns

606. Karl Wilmanns an Karl Jaspers

Brief, ms.
Original: DLA Nl. Karl Jaspers

Heidelberg, den 7. Mai 1926

Lieber Herr Jaspers!
In der Anlage sende ich Ihnen einen Brief von Voelcker[6] aus Halle. Sie ersehen daraus, dass das Ministerium die Fakultät beauftragt hat, eine neue Ergänzungsliste für die Berufung eines neuen Psychiaters vorzulegen. Ich habe damals Gruhle aufs wärmste empfohlen. Er ist nicht auf

---

5 PW.
6 Friedrich Voelcker (1872-1955) war seit 1910 Direktor der Heidelberger Chirurgischen Universitätsklinik und seit 1919 Ordinarius für Chirurgie in Halle. In seinem Brief vom 5.5.1926, an Wilmanns gerichtet, heißt es: »So wie die Dinge stehen, hat es, glaube ich, keinen Zweck, wenn Sie selbst noch einmal für Gruhle eintreten. Ihre Ansicht ist der Fakultät hinreichend bekannt. Es wäre dagegen sehr wertvoll, wenn Sie irgend wie veranlassen könnten, dass andere namhafte Psychiater an mich oder an einen anderen Herrn der hiesigen Fakultät ein Urteil abgeben würden.«

die Liste gekommen und zwar, wie ich vermute, unter dem Einfluss von Anton,[7] der ja ganz einseitig neurologisch eingestellt ist. Voelcker schreibt mir aber, ich möchte andere namhafte Psychiater benennen, die Herrn Gruhle der Fakultät empfehlen könnten. Gruhle hat nun leider nicht viel Sympathien, und ich weiß nicht recht, an wen ich mich wenden soll. Ich dachte vielleicht an Bleuler; vielleicht wäre auch Herr Gaupp, nachdem Herr Kretschmer versorgt ist, bereit, Gruhle zu empfehlen. Gaupp ist aber kein sicherer Kantonist; man weiss nicht, in welcher Form er Gruhle empfiehlt. Da dachte ich, dass Sie es am zweckmässigsten machen könnten. Sie zählen ja zwar nicht mehr zu den Psychiatern, kennen aber Gruhle besser wie viele andere und könnten Ihr Empfehlungsschreiben schon so fassen, dass es der Fakultät einleuchtet.

In der zweiten Hälfte des Mai gehe ich nach Transbaikalien.[8] Ich komme vorher noch einmal bei Ihnen vorbei.

Mit besten Empfehlungen
Ihr ergebenster
Wilmanns

607. *Karl Jaspers an Karl Wilmanns*

Brief, hs.
Entwurf: DLA Nl. Karl Jaspers

Heidelberg, 9.4.1932

Lieber Herr Wilmanns!
Von einer Reise heimkehrend finde ich den Schizophrenieband der Heidelberger Klinik, den Sie mir durch Springer zugeschickt haben.[9] Ich war freudig überrascht, dass dieser Band mir gewidmet ist.[10] Zwar ist mein Verdienst zu gering als dass diese Widmung mir zukäme, aber als Ausdruck des Einverständnisses der heutigen Klinik mit dem Geist, der vor Jahrzehnten in dieser Klinik herrschte und damals u.a. auch in meiner Arbeit einen Ausdruck fand und als Bekenntnis zu dem geschichtlichen Zusammenhang des Lebens einer Klinik, in dem das Getane nicht einfach vergessen wird, darf ich vielleicht diese Widmung mir aneignen. Ich danke Ihnen und allen beteiligten Herren von Herzen und gedenke unseres alten Homburger, dessen Einverständnis, wenn er noch gefragt werden könnte, ich bei seiner freundlichen Gesinnung zu mir wohl annehmen dürfte.

Ihr K.J.

---

7 Gabriel Anton (1858-1933) war nach Stationen in Innsbruck und Graz seit 1905 psychiatrischer Ordinarius in Halle.
8 Sibirische Region östlich des Baikalsees.
9 Karl Wilmanns (Hrsg.), *Handbuch der Geisteskrankheiten*, 9. Bd., Spez. T. V, *Die Schizophrenie*, Berlin 1932.
10 Der Eintrag lautet: »Karl Jaspers gewidmet«.

608. Karl Jaspers an Karl Wilmanns

Brief, hs.
Original: UB Heidelberg, Briefe an Karl Wilmanns

[zum 26.7.1933]

Lieber Herr Wilmanns,

An Ihrem 60. Geburtstage[11] werden Ihre Freunde nicht nur Ihrer Gegenwart sich freuen, für das Kommende Ihnen Glück wünschen, sondern auch beim Vergangenen verweilen. Da dürfen Jüngere wohl bedenken, was sie Ihnen schuldig sind. Auch ich gehöre zu denen, die Grund haben, sich zu erinnern, wie viel sie Ihnen verdanken. Sie haben mir die wissenschaftliche Laufbahn geöffnet: Noch steht mir lebhaft vor Augen, wie Sie im Sommer 1906 mich auf der Strasse vor der Klinik anredeten mit der Frage, ob ich nicht eine wissenschaftliche Arbeit machen wolle: damals begann der Student auf Ihre Veranlassung mit Blutdruckuntersuchungen. Dann gaben Sie mir als Thema der Dissertation das Heimweh, für das Sie Fälle, Literatur und Grundgedanken schon bereit hatten, sodass mir nur Ausarbeitung und Erweiterung blieb. Als ich durch Ihre Mithilfe in den weiten Kreis der an der Klinik Arbeitenden aufgenommen war, gaben Sie 1911 den unmittelbaren Anstoss zu meiner Allgemeinen Psychopathologie. Nach Ihrer Beobachtung meiner Interessen überfielen Sie mich eines Tages auf dem Corridor der Männerstation durch das Angebot des Verlegers so plötzlich, wie das Ihre Art war. Ohne Sie hätte ich die Arbeit nie gewagt, ohne Ihre Fürsorge wäre dies Werk und damit diese Gestalt meines wissenschaftlichen Lebensweges nicht entstanden, und ohne die damaligen Grundgedanken der Heidelberger Klinik, an deren Schöpfung Sie den grössten Anteil hatten, wäre der Inhalt meiner Psychopathologie nicht möglich gewesen.

Ich darf mich dankbar als Ihren Schüler bekennen. Sie waren ein Lehrer, wie man ihn wohl selten findet. Der eigentümlich unabhängige Geist Ihres Wesens schuf eine Stimmung, in der die Arbeit Lust wurde. Sie sprachen auf den Gängen und in den Gärten der Klinik, warfen Fragen auf, teilten Ihre Auffassungen mit, hörten genau zu, bezweifelten und ermutigten, dämpften die Überschwenglichkeiten. Die leise Ironie in wissenschaftlichen wie in menschlichen Dingen liess keine Wichtigtuerei aufkommen und beflügelte doch durch scheu verborgenen Ernst jede echte Bemühung. Es ist lange her. Ich bin heute glücklich, Ihnen meine Dankbarkeit aussprechen zu können.

Alles Gute für Ihr weiteres Leben!
Ihr Karl Jaspers

---

11 Dieser war am 26. Juli 1933.

609. *Karl Jaspers an Karl Wilmanns*
Brief, hs.
Original: UB Heidelberg Briefe an Karl Wilmanns

Heidelberg 24. Juli 1933

Lieber und sehr verehrter Herr Wilmanns!
Seit Ihre Schüler und Freunde vor mehreren Monaten die kurzen Glückwunschschreiben verfassten, die Mayer-Gross Ihnen nun gebunden überreicht, hat sich die Lage Deutschlands und vor allem Ihre Lage in der Welt radikal verwandelt.[12] Aber Gesinnung und Wahrheit jener Schreiben sind unverändert. Der 60. Geburtstag ist doch ein Tag, an dem man sich erinnert und in zeitlose Gegenwart erhebt, was vergangen ist, aber nicht nichts war. Die Erinnerung ist mit dem Älterwerden, wie mir scheint, eine Stätte, deren Bevölkerung immer mehr Gewicht erhält, sie ist wie ein Geschenk des Lebens, wenn es gut war, und geflohene [?] Aufdringlichkeit [?], wenn sie die eigene Verantwortungslast [?] zeigt. Mir scheint, dass Sie zufrieden sein dürfen. Ist es doch alle die Jahrzehnte, in denen ich nach den Jahren intensiver Beziehung mich Ihres Daseins mitfreuen durfte, mir immer so gewesen, als ob Sie zu den ganz wenigen gehören, die sich nicht ganz hineinziehen lassen in den Betrieb, sondern als sie selbst auch neben dem Leben stehen und daher wie feste Stämme wirken, die in der menschlich-geistigen Welt nicht entwurzelt werden können, wenn sie in der materiellen und gesellschaftlichen auch noch so sehr gezaust werden.

Ihrem Leben fehlte die Hast, das streberhafte Mehrwollen, die atemlose Arbeitsintensität. Dafür war jede Ihrer wissenschaftlichen Arbeiten sinnvoll und wesentlich; sie wurden nicht geschrieben, um etwas zu schreiben, sondern haben einen Gehalt und gleichsam eine Wärme in aller sachlichen Schlichtheit. Wenn eine spätere Zeit aus dem Strom beliebiger Druckwerke und modischer Redensarten aussucht, was auf ernsthafter Besinnung beruht und einen gültigen Inhalt hat, dann werden Ihre Arbeiten ohne Zweifel dabei sein. In Ihrer Bescheidenheit haben Sie selbst sie immer gering eingeschätzt; und in der Tat gibt es ja in der Psychiatrie keine eigentlich genialen Leistungen; aber verglichen mit dem, was in der Psychiatrie überhaupt geleistet ist, haben sie eine eigentümliche Solidität und in den begrenzten Zwecken, die Sie sich thematisch stellen, haben einige meines Erachtens eine Art von Vollendung. Sie wirken wie charakteristische, unverkennbar diesem Psychiaterleben zugehörende Blicke und Urteile, deren Hintergrund ein weiter Horizont, ein wirklichkeitsnaher Verstand und eine sich scheu zurückhaltende

---

12 Karl Wilmanns war aus politischen Gründen im Frühjahr 1933 nach einigen Tagen Inhaftierung zum Rücktritt von seinem Amt als Lehrstuhlinhaber gezwungen worden. Anlass war wohl neben spöttischen Äußerungen über den Nationalsozialismus und inneruniversitären Intrigen, dass seine Frau jüdischer Abstammung war. Vgl. die Darstellung des mit Wilmanns befreundeten Schweizer Psychiaters Max Müller: *Erinnerungen. Erlebte Psychiatriegeschichte 1920-1960*, Berlin 1982, 203-208.

Menschlichkeit sind. Sie werden Dokumente der Gesinnung bleiben, durch die die Heidelberger Klinik unter Ihrer Leitung in Jahrzehnten ein vorbildliches ärztliches und wissenschaftliches Zusammenleben – in Erinnerung an Nissl und Kraepelin – war und ihren bedeutenden und gefürchteten Rang in Deutschland behauptete als das Gewissen der psychiatrischen Wissenschaft.

Was ich Ihnen persönlich zu danken habe, will ich nicht wiederholen. Es ist mit aller Anschaulichkeit des in der Klinik Erlebten ein Teil meiner Vergangenheit, an den ich besonders gern und mit Liebe zurückdenke.

Ich hoffe, dass wir uns bald wiedersehen, und grüsse Sie und Ihre Frau[13] mit allen guten Wünschen sehr herzlich,
Ihr Karl Jaspers

610. Karl Wilmanns an Karl Jaspers

Brief, hs.
Original: DLA Nl. Karl Jaspers

Heidelberg, den 29.9.1933

Lieber Herr Jaspers!
Ich habe mich während der letzten Wochen in Bremen und zuletzt in Berlin aufgehalten, um dort für meine zweite Tochter[14] eine Tätigkeit zu finden. Seit einigen Tagen bin ich wieder hier und bin mit Räumen und Einpacken beschäftigt. Nächste Woche hoffe ich Heidelberg verlassen zu können. Ob ich noch einmal zurückkehre, weiss ich nicht; wenn überhaupt, so jedenfalls nur für wenige Tage. Ich würde gerne noch einmal mit Ihnen und Ihrer Frau gesprochen haben. Ich gehe aber grundsätzlich nicht aus. Könnten Sie nicht einmal am Nachmittag zu uns kommen? Vielleicht rufen Sie einmal an.
Mit besten Grüssen
Wilmanns

611. Karl Wilmanns an Karl Jaspers

Brief, hs.
Original: DLA Nl. Karl Jaspers

Wiesbaden, 5.VII.36

Lieber Herr Jaspers,
Meine Frau und ich danken Ihnen herzlich für die Übersendung Ihres neuen Werkes,[15] das wir mit Interesse lesen werden!

Es würde uns freuen, wenn Sie auf Ihrer Heimreise nach Oldenburg die Fahrt in Frankfurt unterbrechen und uns in unserm neuen Heim be-

---

13 Elisabeth Wilmanns.
14 Dorothea Wilmanns (geb. 1915), Heilgymnastikerin.
15 1936 veröffentlichte Jaspers seinen *Nietzsche*.

suchen würden!¹⁶ Heidelberg betrete ich nicht mehr, und nach Bremen¹⁷ werde ich erst im Oktober kommen.

Ich war 4 Wochen in der Schweiz. In Bern hielt ich vor Ärzten u Juristen einen Vortrag¹⁸ und wurde vom Dozenten Müller, stellvertr. Leiter der Irrenanstalt Münsingen bei Bern, auf 8 Tage zum Studium der neuen »Heilmethode« der akuten Schizophrenie; des Insulinschocks, eingeladen. Ich stehe zwar den Erfolgen mit einiger Skepsis gegenüber, zweifle aber nicht, dass sich die Kur über die Welt verbreiten wird.¹⁹ Das Ehepaar Müller – sehr nette Leute – fuhren alsdann mit mir im Auto über den Oberalppass u Lukmanierpass – bei prächtigem Sonnenschein u durch 20m hohe Lawinen – ins Tessin nach Ascona, wo wir 8 Tage blieben, herrliche Autofahrten u Bergtouren unternahmen, und durch's Centovalli, über den Simplon, am Genfer See vorbei u über Freiburg nach Münsingen zurückfuhren: eine erlebnisreiche, aussergewöhnliche Zeit!²⁰

Viele Grüsse
von Haus zu Haus
Ihr
Wilmanns

612. Karl Wilmanns an Karl Jaspers

Brief, hs.
Original: DLA Nl. Karl Jaspers

Wiesbaden, 4. VII. 37

Lieber Herr Jaspers:
Aus der Frankfurter Zeitung ersehe ich heute, dass Sie pensioniert sind.²¹ Soll ich kondolieren oder gratulieren? Ich nehme an, dass Sie das Geschick mit Ruhe auf sich nehmen werden. Sie können sich jetzt ganz in Ihr Studierzimmer zurückziehen und sich in Ihre Philosophie vertiefen, die doch Ihr Lebensinhalt war. Werden Sie aber in H. bleiben oder in Ihre alte Heimat ziehen?

---

16 Wilmanns war nach Wiesbaden gezogen und hatte zuvor längere Zeit in seiner Heimatstadt Bremen im elterlichen Haus gelebt.
17 Dort lebte nach dem Tod des Vaters Franz Rudolf Florenz August Wilmanns (1843-1920) noch die Mutter Elise Bernhardine Otilie, geb. Delius (1848-1938).
18 Gemeint ist die u. a. von Paul Häberlin gegründete Psychologische Gesellschaft, zu der auch der Psychiater Max Müller in Bern zählte.
19 Laut Max Müller entwickelte Wilmanns einen teilweise überbordenden Enthusiasmus für die Insulin-Therapie und versuchte, verschiedene Kollegen von deren Wirksamkeit zu überzeugen und sie zum Anschauungsunterricht nach Münsingen zu Müller zu lotsen.
20 Müller spricht von der »eigentümlich gehobenen Atmosphäre«, in der diese Reise über den Gotthard-Pass ins Tessin verlief.
21 Jaspers wurde im Juni 1937 mit Wirkung zum 1. Oktober des Jahres aufgrund des Gesetzes zur Wiederherstellung des Berufsbeamtentums aus seinem Amt entlassen.

Meine Frau und ich waren im Mai 14 Tage auf meinem lieben Hadenberg, wo wir bei meinem Freunde Obermayer, einem Bauern, Tischler u. Schnitzer, wohnten.[22] Die Gegend liebe ich über alles und würde am liebsten dort meinen Lebensabend beschliessen. Dort ist eine unberührte Natur, und man kann stundenlang über Hochmoore und Wiesen, durch Täler und Wälder wandern, ohne einem Menschen zu begegnen. Rehe, Füchse und Dächse sind die einzigen lebenden Wesen dort oben, und Sing- und Raubvögel, deren Gesang und Geschrei nur hin und wieder durch das Rauschen eines Flugzeuges gestört wird. Sonst erinnert dort nichts an Civilisation u. Motorisierung. Für meine Frau ist es aber zu einsam dort.

Führt Sie Ihr Weg einmal über den Weltkurort Wiesbaden? Wir würden uns freuen, Sie und Ihre Frau bei uns zu sehen. Ende August fahren meine Frau u. ich auf 14 Tage nach Bremen. Sollten Sie in der Zeit in O. sein, so könnten wir Sie dort besuchen!

Mit besten Grüssen
v. H. z. H.
Ihr
Wilmanns

613. Karl Wilmanns an Karl Jaspers

Brief, hs.
Original: DLA Nl. Karl Jaspers

Wiesbaden, 4. II. 41

Lieber Herr Jaspers:
Meine Frau und ich erhielten heute die Nachricht, dass Ihre Frau Mutter gestorben ist. Wir sprechen Ihnen und Ihrer Gattin unser wärmstes Beileid aus. Hoffentlich fand sie einen ruhigen Tod und blieb frei von Qualen und Sorgen.

Von mir ist nichts Wichtiges zu melden. Die Nachrichten von meinen drei Kindern aus USA erreichen uns zwar erst nach langer Zeit, sie sind aber erfreulich. In den nächsten Wochen wird Ruth[23] Mutter werden.

Sollte mich mein Weg wieder mal nach Heidelberg führen, werde ich Sie besuchen.

Herzliche Grüße v. H. z. H.
Ihr Wilmanns

---

22 Wahrscheinlich Hardenberg im österreichischen Kleinwalsertal, das Wilmanns häufig besuchte.
23 Ruth Wilmanns (1910-1994), die 1937 bei Adolf Meyer (1866-1950) in Baltimore als psychiatrische Assistentin angefangen hatte und auch psychoanalytisch tätig war, heiratete in den USA den Psychiater jüdischer Herkunft, Theodor Lidz (1910-2001). Außerdem emigrierten Gisela Margarethe, geb. 1915, und Hans Günther Wilmanns, geb. 1920, in die USA.

614. Karl Wilmanns an Karl Jaspers

Brief, hs.
Original: DLA NL Karl Jaspers

Wiesbaden, 22. II. 43

Lieber Herr Jaspers,
am 23. II. feiern Sie Ihren 60. Geburtstag. Wir gratulieren Ihnen herzlich und wünschen Ihnen ein ruhiges und zufriedenes Leben.

Ich denke gern an unsre alten schönen Zeiten. Damals waren wir miteinander in enger Beziehung.

Ich war lange nicht mehr in Heidelberg. Meine Frau ist Köchin, und ich Laufjunge und mache vormittags die Einkäufe der Lebensmittel. Nachmittags arbeite ich wissenschaftlich und habe ab und an Patienten.[24] Bei schönerem Wetter mache ich Touren in den Taunus, den ich sehr liebe.

Wenn ich wieder mal nach Heidelberg komme, werde ich Sie besuchen.

Herzliche Grüße,
v. H. z. H.
Ihr
Wilmanns

---

24 Wilmanns betrieb in Wiesbaden noch eine private Praxis.

Karl Jaspers – Richard Woltereck 1940-1943

615. *Karl Jaspers an Richard Woltereck*

Brief, ms.
Durchschlag: DLA Nl. Karl Jaspers

Heidelberg, den 11.X.40

Sehr geehrter Herr Woltereck!
Sie hatten die Freundlichkeit, mir ein Separatum Ihrer Ontologie des Lebendigen zu schicken.[1] Ich empfing Ihre Sendung mit umso lebhafterem Dank, als ich seit Jahren Ihre Allgemeine Biologie[2] besitze und dieses Werk zu grossen Teilen und mit besonderer Freude gelesen habe. Mich wehte aus ihm jene Liebe zur Natur und die Ergriffenheit von deren Rätsel und Grösse an, die man in heutigen biologischen Büchern so oft vermisst. Vor allem aber die Unbefangenheit der Haltung, der Reichtum der Gesichtspunkte, die Offenheit für weitgespannte Fragen wirkten ungemein anregend. Nun habe ich Ihr neues Werk aus der Bibliothek entliehen und wiederum hat sich mir die Lektüre sehr gelohnt.

Sässen wir uns gegenüber, so würde ich vielleicht einige Tage mit Ihnen das lebhafteste Gespräch haben, Sie fragen, mich informieren lassen, und meinerseits Ihnen Schwierigkeiten vorhalten oder gar den Versuch machen, Ihnen zu zeigen, was mir bei der schrankenlosen Ausdehnung des Lebensbegriffs – wogegen an sich zunächst nichts einzuwenden wäre – ungewollt verschleiert zu werden scheint. So muss ich nun in einem Briefe mich begnügen, ganz unzureichend einige zerstreute Bemerkungen zu machen, die in ihrer Kürze nicht auf zu argumentierende Einzelfragen eingehen, sondern unbestimmt charakterisieren – jedoch trotz Apodiktizität des Ausdrucks als Fragen gemeint sind und Ihre entgegenkommende Rücksicht beanspruchen.

Sie entwerfen in der Tat eine ganze Philosophie. Der »Standpunkt des Naturforschers« und dergleichen Wendungen scheinen mir Reste der Conventionen der Fachleute, die ihre Ressorts gegeneinander abgrenzen, das eigene behaupten, das fremde nicht antasten wollen. Sie dagegen schreiben aus einem Antrieb, der einer totalen Welterfahrung entspringt. Daher sind Sie nicht nur versiert in allen Naturwissenschaften, sondern deuten an, etwa in einer Anmerkung auf S. 455, dass Sie im Urwald von Celebes und am Parthenon, bei Laotse und in der Eroica zu Hause sind, dass Sie Kants Gesinnung teilen, der von dem Schmetterlinge spricht, der seine Herrlichkeit im Urwald von Brasilien entfaltet, ohne dass eines Menschen Auge ihn trifft, und dass Sie die hohen Gestalten des Men-

---

1 Der »Sonderdruck« enthält »Vorwort« (S. 1-9) und »Schluss-Teil« (S. 383-384) von: Richard Woltereck, *Ontologie des Lebendigen*, Stuttgart 1940.
2 Richard Woltereck, *Grundzüge einer allgemeinen Biologie. Die Organismen als Gefüge, Getriebe als Normen und als erlebende Subjekte*, Stuttgart 1932, ²1940.

schen lieben, die in der Geschichte sichtbar geworden sind. Ich gestehe, dass ich mich mit Ihren Stimmungen und Antrieben, die mir fühlbar wurden, durchweg einig fühle. Daher erscheint mir Ihr Werk im Ganzen wahr. Umso merkwürdiger wird es Ihnen erscheinen, dass ich Ihren bestimmten Formulierungen oft widerspreche.

Vor allem ist mir das »endlich-totale Geschehen« fragwürdig. Sie nehmen die Endlichkeit der Welt – von Einstein berechnet – als erwiesen an. Der Grossartigkeit des Einsteinschen Entwurfes unbeschadet, – auch der umfassendste Gegenstand kann nicht *die* Welt sein, sondern ist *in* der Welt. Kant erkannte, dass uns die Welt niemals Gegenstand werde, sondern »Idee« sei; das ist vielleicht nicht bewiesen, wie es fachwissenschaftliche Tatbestände sind; aber der Grundgedanke, dass jedes Fragen nach der Welt im Ganzen zu unlösbaren Antinomien führt, scheint mir auch heute noch wahr. Ihr »endlich-totales Geschehen« gibt es als das eine Gesamtgeschehen des Weltalls nicht, auch Naturerkenntnis reicht nicht dahin, irrt vielmehr jedesmal durch Verallgemeinerung und Verabsolutierung partikularer Erkenntnisse, wenn sie dahin greift. Es ist ein anmutiges Spiel der Spekulation, und zuweilen gehaltvolle Symbolik, solches zu versuchen. Aber Erkenntnis, mit der zu operieren und zu argumentieren wäre, ist hier nicht zu gewinnen. Im Gegenteil: das erfahrene Scheitern der Erkenntnis an dieser Grenze bringt zu dem Bewusstsein von der Erscheinungshaftigkeit des ganzen Daseins, das ein Ruck des Lebens ist, den ich tue, wenn ich Kants transcendentale Deduktion und seine Antinomienlehre wirklich verstehe.

Gestatten Sie mir einen Vergleich des Ergreifens der Erkenntnisgehalte mit den Stufen der Mysterien: Alle Wissenschaft ist, wenn sie uns angeht und wir im Erkennen mit dem Geist des anderen Erkennenden eine Berührung gewinnen, auf »Einweihung« gegründet. Sie sind »eingeweiht«, Ihr Celebes-Erlebnis ist eine von Ihnen mitgeteilte Erfahrung, die – wahrscheinlich in vielen Gestalten vor und nach Celebes wiederkehrend – Ihre Werke erfüllt. Daher das Bewegende, Klopfende Ihres Fragens und Entwerfens. Im Unterschied etwa denke ich an Max Hartmanns Allgemeine Biologie.[3] Dieses Denken ist nicht eingeweiht, daher trotz didaktischen Geschicks in der Darstellung von Forschungsergebnissen eine verwunderliche Öde in der Stimmung des Buches, trotz des Lehrreichen seiner Darstellung ein Ausbleiben jeder Berührung mit dem Lebendigen, trotz offenbarer Anständigkeit des Autors eine Ideenlosigkeit oder Ursprungslosigkeit – ein groteskes Hereinfallen auf einige

---

3 Max Hartmann (1876-1962), *Allgemeine Biologie. Eine Einführung in die Lehre des Lebens*, Jena ²1933. Hartmann, der sich besonders mit erkenntnistheoretischen und methodologischen Grundlagen der Naturwissenschaften beschäftigte und auf den Gebieten der Physiologie, der Befruchtung und der Sexualität forschte, war seit 1914 Direktor des Kaiser-Wilhelm-Instituts für Biologie und ab 1921 Honoraprofessor an der Berliner Universität. Das Institut zog 1944 nach Hechingen und wurde 1952 als Max-Planck-Institut nach Tübingen verlegt.

philosophisch-unphilosophische Literatur, aus der er seine logische Nahrung zieht. Alles das ist radikal anders in Ihrem Werk. Aber, mir scheint, Ihrem Denken, wie es hier in Erscheinung tritt, fehlt gleichsam die zweite Stufe der »Einweihung«, die Kantische, die allerdings in jeder Form des Neukantianismus völlig verloren gegangen ist. Daher kommt es, dass Sie mir ständig mehr zu wissen scheinen, als mit Ihren von Kant noch unberührten Denkmitteln zum Ausdruck kommt, und dass Sie in der Formulierung ein Weltdenken vollziehen, das bei Wahrheit in der Stimmung doch in der Fixierung auf den Gegenstand (zu einem Process, zu dem »Innen«, zu der monistischen Ausschliesslichkeit der Immanenz, des Lebens) mir unrichtig geworden zu sein scheint. Das wäre aber nur in concreto und im Detail zu erörtern.

Etwas anderes: Ihre Antwort auf Hartmanns Frage S. 475 empfinde ich als unzureichend,[4] nicht weil Sie an dieser Stelle sich mit allzu kurzer Wendung begnügen, sondern weil Ihr Werk trotz aller Klarheit der Unterschied des Sinns von Frage und Antwort in den verschiedenen Richtungen der forschenden Biologie und in den begrifflichen Erhellungen (nicht mehr Forschungen) dessen, was Sie Ontologie nennen, nicht schlagend herauskommt. Das wurde mir deutlich, als ich vor einem Jahr mit einem bekannten Biologen über Ihre Allgem. Biologie sprach und dieses Werk sehr rühmte. Ich stiess auf Ablehnung. Das schmerzte mich, weil mein Gegenpart mit mir einig zu sein schien, aber als Forscher nicht wusste, woran er mit Ihrem Werke war. Und zwar deswegen, weil Sie den Schein erwecken können, als ob durch Ihre Gedanken unmittelbar methodische Ansätze zur empirischen Forschung gegeben werden könnten, was offenbar nicht der Fall ist. Denn das Erschliessen des Lebens durch Coincidierenlassen von biologischer Erfahrung mit Innenerfahrung ist etwas anderes, als was die empirische, schrittweise vorangehende Forschung vollzieht.

Ich wollte Ihnen nur danken, und fange gleich an, wie das denkende Menschen zu tun pflegen, Einwände anzumelden und unzufrieden zu sein. Das entspringt dem Vollendungsstreben, von dem Sie so eindringlich sprechen. Ihr schönes, klares, reiches Werk steht da. Und ich gehöre zu denen, die durch dessen Lektüre Anregung, Einsicht und Beschwingung erfahren.

---

4 Vgl. Richard Woltereck, *Ontologie des Lebendigen*, Stuttgart 1940, S. 475: »Er [Hartmann] wollte wissen, welche Methode es gäbe, um von dem unräumlichen Innen der Organismen Kenntnis zu erlangen, und welche Ergebnisse wir dieser Methode verdanken. Nun, es versteht sich von selbst, daß wir in das lebend-erlebende Innen des Organismus nicht als Beobachter eindringen können; und wenn wir es könnten, würden wir dort nicht mehr zu beobachten finden als der Philosoph in der Leibnizschen Mühle – nämlich Apparaturen. Aber wir erleben das eigene unräumliche Innen und können die Auswirkungen ähnlicher Innen an anderen Menschen und an Tieren beobachten und ihre inneren Qualitäten und Mächte erschließen. Das ist die Methode.«

Zum Schluss noch eine Erinnerung. Sie haben mich zwar nie gesehn, aber mir sind Sie kein ganz Fremder. Etwa im Jahre 1904, in einem August–September, war ich als junger Medicinstudent 5 Wochen an der zoologischen Station in Helgoland tätig, begünstigt durch eine freundschaftliche Beziehung meines Vaters zu Prof. Heincke. Ich machte keine Forschung, sondern sass auf meinem Arbeitsplatz alle Tage, die Herrlichkeiten des Planktons kennen zu lernen, las, was ich erreichen konnte, und füllte mich mit Bildern des Lebens. Neben mir sass ein junger Mann, der am Mikroskop ständig die Haare an den Beinen gewisser kleiner Krebse zählte. Mir imponierte die Forschungsarbeit, aber ich streifte weiter herum von einem zum anderen. An einem Abend kamen die Gelehrten zusammen! Ich durfte dabei sein, sagte natürlich kein Wort, aber als einzige Erinnerung von den Gesprächen ist mir geblieben, dass Sie (denn es wird doch wohl keinen zweiten Zoologen Ihres Namens geben) lebhaft von Weismann[5] sprachen, seine Grösse charakterisierten. Sie hatten in mir einen stummen Hörer, der sehr zufrieden war und behielt, wie ein Fachmann spekulative Gedanken anzuerkennen vermag, und an einem Beispiel zeigte, wie sogar eine erstaunliche Voraussage späterer Befunde durch Weismann geschehen sei.

Zuletzt noch einmal meinen Dank und die ergebensten Grüsse
Ihr
[Karl Jaspers]

616. Richard Woltereck an Karl Jaspers

Brief, ms.
Original: DLA Nl. Karl Jaspers

Seeon bei Obing, (Obb.) 14. X. 40

Sehr verehrter Herr Jaspers!
Ihr freundliches Schreiben vom 12. d. M. hat mir durch Ihr Verständnis für meine Arbeit und ihre Motive eine sehr grosse Freude bereitet, und auch Ihre Einwände sind für mich von grosser Bedeutung. Wegen meiner morgen bevorstehenden Abreise kann ich heute leider nur auf das Wichtigste eingehen.

Das ist wohl die Frage nach dem »Endlich-totalen Geschehen« unserer Welt. Die Auffassung von Jeans,[6] Eddington,[7] Einstein, die auch von deutschen Astronomen geteilt wird: dass unsere stellare Welt eine end-

---

5 August Weismann (1834-1914) war seit 1873 Ordinarius für Zoologie in Freiburg i. Br. Mit seinen Forschungen gelangen Weismann grundlegende Einsichten auf den Gebieten der Embryonalentwicklung, der Vererbung, der Evolution und Selektion.

6 James Jeans (1877-1946) forschte nach dem Studium in Cambridge auf den Gebieten der angewandten Mathematik, Physik und Astronomie und veröffentlichte auch eine Reihe populärer Werke wie *Physik und Philosophie* (1944).

7 Arthur Stanley Eddington (1882-1944) war Professor für Astronomie in Cambridge und anerkannte als einer der ersten Einsteins Relativitätstheorie. Vgl. Arthur

liche Gegebenheit sei (unvorstellbar, aber berechenbar als »gekrümmter Raum«), befriedigt den am Konkreten haftenden Naturforscher ähnlich wie den Oceanfahrer unbewusst befriedigt, sich auf einem endlichen Fahrzeug im unermesslichen Meere zu finden.

Der Denker kann diese unsere endliche Welt des physikalischen Wirkens zwar als Totalität und nicht nur als Summe von »10^{79} Partikeln« empfinden, aber sie ist für ihn nicht notwendig *die* Totalität alles Seins und Geschehens, als das »Weltall«. Es kann ja Millionen oder unendlich viele Kosmen geben, alle aus demselben Weltgrund entstanden, dem zuzumuten, er habe nur *unsere* endliche Welt aus sich hervorgehen lassen, eine wohl unbescheidene Einengung ist. Nichts Positives, keine Erkenntnis über unsere sinnlich oder rechnerisch erfassbare Welt *hinaus* ist zu gewinnen. Sie haben doppelt recht, wenn Sie meinen, dass jedes Erkennenwollen *der* Welt an unseren Erkenntnisgrenzen scheitern muss, und wenn Sie Kant zustimmen, dass »die Welt überhaupt« für uns nur als »Idee« (oder schwacher Abglanz einer Idee?) Wirklichkeit haben kann.

Es ist wahrscheinlich Schuld der allzu lang dauernden Ausarbeitungen meines Buches, dass in den Anfangskapiteln der Eindruck entstehen kann, unter dem Endlich-totalen Geschehen sei mehr als der Gesamtinhalt unseres stellar-konkreten Kosmos verstanden. Ich finde im Augenblick nur einen bezeichnenden Satz auf S. 465 meines Buches. Dort ist von einer »uns unbekannten Gesamtwelt« die Rede, »zu der das Endlich-totale Geschehen unseres Kosmos als eine von unbekannt vielen Teil-ganzheiten gehört«. Diese *Gesamt*welt, das Weltall, können wir weder als Concretum, noch überhaupt uns »vorstellen«, sondern nur von ihm als Möglichkeit und »Idee« eine *Ahnung* gewinnen. Diese sagt uns, dass in der *Gesamt*welt nicht nur physikalische, sondern auch »geistige« Mächte walten – und Resonanz finden mögen.

Nur soviel für heute, sehr verehrter Herr Jaspers. Ich würde glücklich sein, über die vielen Probleme einer Lebensontologie einmal mit Ihnen sprechen zu können. Ich glaube nicht, dass mein Buch bei einer nennenswerten Zahl von Philosophen – und fast garnicht bei Biologen – heute Verständnis finden wird; umso schöner ist es für mich, dass einer der bedeutendsten deutschen Philosophen dieses Verständnis in so gütiger Weise bekundet.

Mit herzlichem Dank und ergebensten Grüssen
Ihr R. Woltereck

Stanley Eddington, *Das Weltbild der Physik und ein Versuch seiner philosophischen Deutung*, Braunschweig 1939.

617. Richard Woltereck an Karl Jaspers

Brief, ms.
Original: DLA Nl. Karl Jaspers

Seeon bei Obing (Obb.) 30.10.[1940]

Sehr verehrter Herr Jaspers,
Ich möchte den Monat nicht enden lassen, ohne meine Antwort vom 14.10. auf Ihren für mich so wichtigen Brief zu ergänzen.

Ihr erster Einwand ist gegen die »schrankenlose Ausdehnung des Lebensbegriffes« gerichtet. Ich empfinde es als richtig, alles was in lebendigen Wesen geschieht und auch alles was aus lebendigen Wesen hervorgeht, *Leben* zu nennen, also auch alle geistigen Taten des Menschen. Ausserhalb dieses Bereichs gibt es einerseits die nicht-lebendige Natur als Gegenstand möglicher Erfahrung, andererseits Metaphysisches als Gegenstand der Verehrung, des naiven oder auch des philosophischen Glaubens.

Vom Metaphysischen nur das Aller*notwendigste* erwähnen zu dürfen – das ist der Weltgrund als Erster Beweger, Richtungs- und Sinngeber unserer und jeder existierenden Welt – entspricht der meinem Gefühl nach notwendigen *Selbstbeschränkung* des heutigen Naturforschers, auch wenn er Philosophie treibt. Dieser »Naturforscherstandpunkt« scheint mir aus gleichsam didaktischen Gründen notwendig zu sein, nämlich als einzige Möglichkeit, eine gewisse Resonanz für Gedanken wie den »Primat der Ideen« in Naturwissenschaftlern zu wecken. Solche Resonanz wäre als Besinnung über die Unsinnigkeit des in Biologenkreisen wieder durchaus herrschenden Mechanismus sehr wertvoll; allerdings ist sie vorläufig nur in bescheidenstem Ausmass zu hoffen.

Ihren dritten Einwand, das »Endlich-totale Geschehen« betreffend, den Sie selbst den wichtigsten nennen, habe ich in meinem vorausgehenden Schreiben kurz zu beantworten versucht, behindert durch eine bevorstehende Reise nach Leipzig. Ich gab Ihnen zu, dass unsere empirische Welt keineswegs *die* Welt überhaupt sein kann. Hoffentlich ist mein Brief in Ihre Hände gelangt.

Ihr vierter Einwand, die unkantische »Fixierung zum Gegenstand« betreffend, macht mir natürlich am meisten zu schaffen. Doch bitte ich Sie, mir ein weiteres Nachdenken zu erlauben und mir vielleicht dadurch zu helfen, dass Sie mir die Teile Ihrer Bücher nennen – ich besitze sie alle – worin ich zum Inhalt Ihres Einwandes Näheres finde.

Endlich fünftens der Einwand gegen meine allzu oberflächliche Antwort an M. Hartmann. Ich glaube, Sie haben recht, da ich zwei Ebenen des Denkens etwas durcheinander gebracht habe. Wenn ich den mechanistisch denkenden Biologen sage, dass sie andere »Methoden« anwenden müssen neben der kausalen Analyse, um das *Wesen* eines Organismus zu erfassen, so meine ich damit, dass sie aus dem eigenen Erleben doch empirisch-einwandfrei wissen, dass zum mindesten *ein* Organismus ein unräumliches *Innen* und darin lebendige, aber nicht physikalisch-chemische Mächte besitzt. Ferner: dass die Beobachtung anderer Organismen die Wahrscheinlichkeit nahelegt, dass auch diese etwas Wirkendes, jedoch *Unräumliches* in sich besitzen. Drittens: dass gerade die mechanistische Auffassung des Menschen als des »höchstentwickelten Tieres« die Frage nahelegt, aus welcher tierischen Wirklichkeit unser eigenes unräumliches Innengeschehen *entstanden* sein könnte. Aus räumlich-physikalisch-chemisch-kolloidalen Prozessen in tierischen Ganglienzellen? Das ist schon aus Kontinuitätsgründen unmöglich. Also aus einfacheren, aber ebenfalls *unräumlich*-lebendigen Vorgängen! Ihr berechtigter Einwand gegen meine Antwort an Hartmann veranlasst mich zu einem Aufsatz in der von Hartmann gewählten Zeitschrift »Der Biologe«, den ich Ihnen dann reuig zusenden werde. (Hoffentlich wird er von der Zeitschrift angenommen, was heute keineswegs sicher ist).[8] Entschuldigen Sie bitte diesen schief geratenen Brief, in eine alte Maschine diktiert.

Und haben Sie nochmals herzlichen Dank!
Ihr sehr ergebener R. Woltereck.

P. S. An den Gelehrten-abend in Helgoland habe ich eine Erinnerung. Ich bin ein Schüler von Weismann und bewundere noch heute seine Grösse als Mensch und als Forscher. Frise[9] trat im persönlichen Gespräch noch mehr hervor als in seinen Büchern u. Vorlesungen.

618. *Karl Jaspers an Richard Woltereck*

Brief, ms.
Durchschlag: DLA Nl. Karl Jaspers

Heidelberg, den 4. Nov. 1940

Sehr verehrter Herr Woltereck!
Ich danke Ihnen für Ihre beiden freundlichen Briefe. Sie antworten auf jeden der von mir berührten Punkte. Es ist natürlich nicht möglich, in kurzen Briefen gegenseitig mehr als Andeutungen zu geben, zumal die Fragen, um die es sich hier handelt, nicht durch eindeutige Sätze, sondern allein durch Gedankenbewegungen beantwortet werden. So verzeihen Sie, dass ich auch heute nur ein paar Bemerkungen mache.

Sie wünschen Teile meiner Schriften angegeben für die Frage nach der »unkantischen Fixierung zum Gegenstand« dessen, was seinem Wesen nach nicht Gegenstand wird, sondern Idee bleibt. Was ich meinerseits

---

8 Max Hartmann war Herausgeber der Zeitschrift *Der Biologe*, die als Monatsschrift des deutschen Verbandes der Biologen bis 1944 erschien.
9 Möglicherweise der Bienenforscher Heinrich Friese (1860-1948). Unter seinen zahlreichen Veröffentlichungen wurde vor allem das sechsbändige Werk *Bienen Europas* (1900) bekannt.

darüber geschrieben habe, gehört meistens einem hoffentlich noch kommenden Werk von mir über philosophische Logik an.[10] Das Studium Kants, besonders der Dialektik und des Anhangs zur Dialektik in der K. d. r. V. sind unersetzlich. Sie citieren irgendwo meine kleine Abhandlung über Kants Ideenlehre (in meiner Psychol. der Weltanschauungen[11] – übrigens ein Referat, das ich, ganz ergriffen von dieser Ideenlehre, als Student gehalten habe und später dort abdruckte), sie enthält, glaube ich, durchaus, worauf es ankommt. Das sind weder platonische Ideen als Urbilder, noch Hegel'sche Ideen als geistesgeschlossene Ganzheiten, sondern die unendlichen Ideen in der Bewegung ihrer Bedeutung, ohne handgreifliche Fasslichkeit, in jeder bestimmten, eindeutigen Fassung schon verengt und missverstanden. Aus meinen bisherigen Schriften wäre allenfalls zu nennen das Kapitel »Welt« und das über »Grenzen der Weltorientierung« im ersten Band meiner Philosophie.[12]

Übrigens scheint mir Kants Kritik der teleologischen Urteilskraft (2. Teil der Kritik der Urteilskraft) bis heute unüberholt.[13] Max Hartmanns Kant-Citat als Motto seines Buches (man wisse nicht, wie weit man bei Zergliederung der Erscheinungen noch kommen werde),[14] ist zu ergänzen durch ein anderes: (dass der Newton des Grashalms nie kommen werde), Hartmann stützt sich zu Unrecht auf Kant. Kants »reflektierende Urteilskraft« enthält das ganze Rätsel. Simplificiert ausgedrückt: Erst durch specifisch biologisches (»teleologisches«) Denken muss Gegenstand und Fragestellung entstehen, die Antwort kann dann nur causal sein (oder sie ist Tautologie, und ist ignara ratio).

Ihre Antwort an Hartmann freut mich. Hoffentlich gelingt Ihnen die Sache auf eine durchschlagende Weise. Hartmann wäre vielleicht zu befragen: Wodurch es ihm denn gelingen könne, das »Leben« als Forschungsaufgabe in der Hand zu behalten –, ferner, ihm wäre vorzuhalten, warum seine Anordnung und Entwicklung der Ergebnisse der allgemeinen Biologie so zufällig, aggregathaft, willkürlich bleibt (nämlich ideenlos) –, oder anders: warum mit den erstaunlichen Entdeckungen zugleich ein Collaps in endlose Richtigkeiten und in leere abstrakte Theorien eintrete –, oder: warum er etwa den fragwürdigen theoretischen Entwicklungen Goldtschmidts[15] [sic!] (mit der Grundstimmung:

---

10 Das Buch erschien 1947 unter dem Titel *Von der Wahrheit*.
11 Vgl. PW, 456-486.
12 Karl Jaspers, *Philosophie*, Bd. 1, *Weltorientierung*, Berlin 1932, zit n. ³1956, 61-84 und 85-148.
13 Immanuel Kant, *Kritik der Urteilskraft* (1790), Hamburg 1990, 219-348.
14 Es handelt sich um den oft zitierten Satz aus Kants *Kritik der reinen Vernunft*: »Ins Innere der Natur dringt Beobachtung und Zergliederung der Erscheinungen, und man kann nicht wissen, wie weit dieses mit der Zeit führen kann.« Vgl. Max Hartmann, *Allgemeine Biologie*, Jena ²1933, 1.
15 Richard Benedict Goldschmidt (1878-1958), biologischer Genetiker, der bis zur 1936 erfolgten Emigration in die USA am Münchener KWI für Biologie forschte.

man werde schon dahinter kommen) als Arbeitshypothese einen Wert beimesse, den so viel wesentlicheren biologischen Gedanken Goethes, Üxkülls[16] nicht, – oder: warum die grosse Überlieferung K. v. Baer,[17] Joh. Müller[18] u. a. preisgegeben sei, und die Biologie barbarisiere. Nicht um kausale Erkenntnisse zu vermehren, sind diese anderen Dimensionen biologischen Denkens da, sondern um mit allen Mitteln eine Erleuchtung des Lebens zu gewinnen, ohne die Methoden zu verwechseln, und dann sind sie da, um den Causalanalytischen Methoden selber Sinn und Begrenzung zu geben, die Grundstimmung und den Antrieb biologischen Denkens in seiner Weite und Fülle aufrecht zu erhalten. In Hartmanns »Allg. Biologie« liegt sozusagen die Probe aufs Exempel vor: Bei dieser unkantischen Begrenzung auf das isolierte kausalanalytische Denken, (ohne »reflektierende Urteilskraft«), fällt so viel an Wesentlichem aus, was man in einer allgemeinen Biologie erwartet und dann vor allem vermag er so nicht zu geben: die systematische, durch Ideen geführte Übersicht über alle Methode der Forschung, und über die Grundstruktur der biologischen Gesamtanschauung.

Ich danke Ihnen nochmals herzlich für Ihre Briefe.
Mit den besten Grüssen
Ihr sehr ergebener
[Karl Jaspers]

Ich erlaube mir, einen kleinen Aufsatz[19] von mir beizulegen, den ich vor 2 Jahren publicierte.

619. Richard Woltereck an Karl Jaspers

Brief, hs.
Original: DLA Nl. Karl Jaspers

Seeon, 8. XI. 1940

Sehr verehrter Herr Jaspers,
Vielen Dank für Ihr freundliches Schreiben vom 4. und für Ihren Aufsatz über Wesen und Wert der Wissenschaft. – Sie haben gewiss verstanden, dass meine Antwort auf Ihre in die Tiefe zielenden Einwände, weil ich *brieflich* nur je einige Sätze dazu vorbringen konnte, relativ *oberflächlich*

---

16 Jakob von Uexküll (1864-1944), als Privatgelehrter auch in Heidelberg lebend, entwickelte eine philosophisch orientierte vergleichende Biologie. Jaspers hatte einige seiner Werke studiert, so: *Bausteine zu einer biologischen Weltanschauung. Gesammelte Aufsätze*, München 1913, *Theoretische Biologie*, Berlin 1920, *Die Lebenslehre*, Potsdam 1930 und später: *Niegeschaute Welten. Die Umwelten meiner Freunde. Ein Erinnerungbuch*, Berlin 1949.
17 Der baltische Naturforscher Karl Ernst von Baer (1792-1876) wurde vor allem mit seinen Forschungen zur Embryologie der Säugetiere berühmt.
18 Johannes Müller, der Physiologe im frühen 19. Jahrhundert.
19 Karl Jaspers, »Wesen und Wert der Wissenschaft«, in: *Eltheto* 92 (1938), 61-65.

ausfallen musste. Sonst hätte ich Ihnen ja eine Abhandlung zumuten müsse! Aber ich möchte hinzufügen, dass Ihre Einwände durch meine Antworten natürlich in keiner Weise erledigt sind, auch nicht für mich selbst, in dem sie nun weiterwirken. Eben dadurch sind sie für mich so wertvoll.

Auch bin ich sehr dankbar dafür, nun zur Wiederaufnahme meines Kantstudiums veranlasst zu sein, das – zum Teil durch die Schuld der Neukantianer – verschüttet wurde. Desgleichen werde ich, wie ich schon für meinen III. Band vorhatte, nun wieder das Studium Ihrer grossen Philosophie nachdrücklich aufnehmen; ich freue mich schon darauf. Bei der ersten Lektüre habe ich mich halbwegs wie ein Igel verhalten, der sich einrollt, wenn ihm Über-igeliges begegnet. Er möchte – solange als *irgend möglich* – auf dem Igelstandpunkt des Erfassenwollens lediglich konkreter Wissensrealitäten verharren. Immerhin war mein Igelgemüt (auch das wissenschaftliche) von vornherein, oder jedenfalls schon seit Jahren, im Grunde doch auch für Transmateriell-wirkliches *offen*. –

Ihre Argumente gegen die transparenzlosen »Erkenntnisse« lediglich kausalanalytischer Art, im Stile von Max H., sind durchaus überzeugend, und ich wünsche von ganzem Herzen, dass Sie sich bald einmal entschliessen, sie den heutigen deutschen Biologen deutlich zu machen. Denn bei diesen gilt Max H.'s Anschauungsweise tatsächlich als »philosophische« Biologie, gleichsam als letztes Wort in Angelegenheiten des Lebendigen. Leider ist für meinen eigenen Aufsatz – abgesehen davon, dass Ihre überzeugenden Argumente ja leider nicht von mir stammen – eine Schwierigkeit dadurch entstanden, dass mir bei der Niederschrift ein Artikel entfiel, den ich 1933 im Anschluss an H.'s Fragen in seinem Blättchen »Der Biologe« veröffentlicht habe.[20] Da ich keine Separata erhielt und da jenes Heft in Ankara zurückblieb, hatte ich den kurzen Gelegenheitsaufsatz leider völlig vergessen. Nun wird sich H. wahrscheinlich zu meinem XI. Kapitel äussern; bis dahin muss ich wohl warten, bis ich den jetzt begonnenen Aufsatz veröffentlichen kann. –

Ich würde sehr glücklich sein, sehr verehrter Herr Jaspers, wenn ich mit Ihnen in einem Meinungsaustausch bleiben könnte – ich habe nun vieles zu fragen! – aber ich fürchte mich davor, Ihre Zeit und Geduld durch lange Briefe zu sehr in Anspruch zu nehmen.

Mit ergebenstem Gruss
Ihr sehr dankbarer
R. Woltereck
Adresse: Seeon bei Obing (Ob.-Bay.)

---

20 Richard Woltereck, »Biologie als Grundwissenschaft vom Leben und Erleben«, in: *Der Biologe* 2 (1932/33), 352-355.

620. Richard Woltereck an Karl Jaspers

Postkarte, hs.
Original: DLA Nl. Karl Jaspers

[München, 29.12.1940]

Sehr verehrter Herr Jaspers,
zum Jahreswechsel möchte ich Ihnen herzliche Wünsche und Grüsse senden, zugleich mit einer Ansicht unseres Hofes. Meine Frau[21] und ich würden uns sehr freuen, wenn Ihr Weg Sie im Jahr 1941 einmal nach Oberbayern führen würde und wenn Sie dann die bäuerliche Gastfreundschaft des Hofes annehmen würden.
Ihr sehr ergebener R. Woltereck

621. Richard Woltereck an Karl Jaspers

Brief, hs.
Original: DLA Nl. Karl Jaspers

Seeon bei Obing (Oberbayern), 4.XII.1941

Sehr verehrter Herr Jaspers,
Zum Jahresende wollte ich mich noch einmal mit herzlichen Grüssen und Wünschen bei Ihnen melden; ich schreibe aber diesen längst geplanten Brief schon heute, weil ich von einer mir recht wichtig erscheinenden Angelegenheit berichten möchte, die mich derzeit beschäftigt.

Zunächst aber möchte ich meiner Freude und Dankbarkeit darüber Ausdruck geben, dass Sie, wie Raymund Schmidt[22] mir mitteilte, eine Kritik meiner Ontologie des Lebendigen für die »Kant-Studien« geschrieben haben. Das ist eine sehr grosse Ehre für den Naturforscher, der einen Vorstoss in das geheiligte Land der Philosophie gewagt hat!

Leider haben die »Kant-Studien« das versprochene *Papier* vorläufig nicht bewilligt bekommen[a], und an dieser Materie droht auch das Erscheinen des Schlussbandes meiner »Philosophie d. Lebendigen« Schiffbruch zu leiden.[23] Ich fürchte, dass sogar Ihr Buch über Philosophische Logik (wovon Sie mir schrieben) dieser immer drohender werdenden Klippe nicht wird ausweichen können. –

Der Krieg oder jedenfalls die Blockade Europas wird wohl noch recht lange dauern, und unsere junge Mannschaft wird noch einige Jahre uns und der *Gedankenbewegung* an unseren Hochschulen räumlich sehr weit entrückt sein, darunter auch die Minderheit Derjenigen, die daran teilnehmen möchten und sollten. Sicherlich erhalten Sie noch vielmehr

---

21 Margarete Woltereck, geb. Hoffmann (1880-1965).
22 Raymund Schmidt (geb. 1890), promovierte 1924 über »Kants Lehre von der Einbildungskraft« und wirkte als Herausgeber philoosphischer Klassiker und freier Schriftsteller.
23 Der Band erschien nicht mehr. Woltereck starb 1944.

als sogar ich gedankensehnsüchtige Briefe von der Front und aus den vielen besetzten Gebieten.

Nun hat mein Verleger Enke, nachdem er mir das Papierunglück meines Buches mitteilte, mich aufgefordert, ein kleines Buch »*für die Front*« über meine Auffassung des Lebens zu schreiben als 1. Bändchen einer Reihe von Frontbüchern, die auch vom *geistigen* Leben in seinen vielen Erscheinungen handeln sollen. Nach solchen Büchern, wenn sie für Studenten, »Akademiker«, Offiziere verständlich geschrieben sind und an gegenwärtiger Gedankenbewegung in Deutschland teilnehmen lassen (aber auch an den zeitlos gültigen Werten des Geistes), ist ein wachsendes Bedürfnis bei einigen Tausend von den Millionen Soldaten vorhanden; und natürlich würden solche Bücher auch im Lande Widerhall finden, das ja unter einem unheimlichen Mangel an *erreichbaren* geistigen Büchern leidet.

Für solche Frontbücher nun wäre das notwendige Papier anscheinend verfügbar.

Wenige Bücher des letzten Jahrzehnts haben eine so breite und zugleich tiefe Wirkung auf »geistig veranlagte« junge Menschen gehabt wie Ihr Göschenband über die geistige Situation der Zeit.[24] Dieses Buch (und die Freundlichkeit, mit der Sie mir voriges Jahr schrieben) gibt mir den Mut Sie zu fragen, ob Sie an unserer geistigen Hilfsaktion für die Frontmannschaft teilnehmen würden, indem Sie eines der »Lebensbücher für die Deutsche Front« übernehmen.[25] Die Wahl des Themas bliebe Ihnen ganz überlassen, nur als ein *Beispiel* nenne ich die unvergänglichen Lebensworte der kantischen Philosophie.

Mit den besten Wünschen und Grüssen
Ihr verehrungsvoll ergebener
R. Woltereck

a es soll aber demnächst bewilligt werden

622. *Karl Jaspers an Richard Woltereck*

Brief, ms.
Durchschlag: DLA Nl. Karl Jaspers

Heidelberg, den 7. 12. 1941

Sehr verehrter Herr Woltereck!
Es war mir eine grosse Freude, wieder einmal brieflich von Ihnen zu hören. Ich danke Ihnen.

Die Besprechung Ihrer Ontologie des Lebendigen für die Kant-Studien habe ich übernommen, aber leider noch nicht geschrieben. Ich will

---

24 *Die geistige Situation der Zeit* hatte seit 1931 als Band 1000 der allgemeinbildenden Reihe »Sammlung Göschen« in mehreren Auflagen weite Leserkreise erreicht.

25 Diese Reihe ist nie erschienen.

mich bemühen, es in der Kürze gründlich zu machen und Ihr Werk hoffentlich in ein rechtes Licht zu setzen. Da noch kein Heft der Kantstudien herauskam, habe ich die Arbeit immer wieder hinausgeschoben. Einen Aufsatz für die Kant-Studien, um den ich gebeten war, habe ich seit August fertig liegen, aber noch versäumt, ihn abzusenden (»Über Wesen und Wert der Wissenschaft«).[26] Ich hatte eine Grippe mit langwierigen Folgen, von denen ich erst seit Anfang Oktober wieder ganz hergestellt bin.

Was Sie über Papierknappheit und deren Folgen schreiben, ist betrüblich, Ihr dritter Band muss warten, hoffentlich nicht zu lange. Dass er da ist, ist für heute zunächst die Hauptsache.

Dass Sie wegen der Reihe der Lebensbücher für die Front an mich denken, ist mir eine grosse Ehre. Es würde mir eine Freude machen, ein Bändchen zu übernehmen. Unter meinen Mauskripten ist ein dickes Paket Vorarbeiten für ein geplantes Kant-Buch. Das zu schreiben, ist vorläufig wegen anderer Aufgaben unmöglich. Aber ein kleines Kantbüchelein in Ihrem Sinn: Ewige Wahrheit Kantischer Philosophie, würde ich gern versuchen. Die Aufgabe, die springenden Punkte und das eigentlich Ergreifende einfach mitzuteilen, wäre schön und gross. Hat der Verleger Sie ersucht, Mitarbeiter zu werben? Oder schreiben Sie schon in seinem Auftrag? Falls etwas daraus werden soll, wäre es gut, wenn der Verlag sich direkt an mich wenden würde. Da kann ich dann Umfang des Buches und andere Bedingungen erfahren. Allerdings werde ich vor Februar oder März wahrscheinlich nicht beginnen können (aber bei endgültigem Plan fällt einem vorher schon manches zum Notieren ein). Denn ich arbeite auf Wunsch meines Verlegers an der vierten Auflage meiner Psychopathologie.[27] Die wird ein ganz neues Buch und bedarf einer erheblichen Anstrengung in der Aneignung der Forschung von zwei Jahrzehnten und in dem Umblick in höchst mannigfaltige Forschungsgebiete. Da kann ich nicht unterbrechen, aber ich bin schon ziemlich weit und hoffe sehr, bald fertig zu werden.

Ich danke Ihnen für Ihre freundliche Bemerkung zu meinem Göschenbändchen.

Mit herzlichen Grüssen
Ihr sehr ergebener
[Karl Jaspers]

---

26 Nicht ermittelt.
27 Das im Juli 1942 abgeschlossene Buch konnte – offiziell wegen Papiermangel – erst 1946 publiziert werden.

623. Richard Woltereck an Karl Jaspers

Brief, hs.
Original: DLA Nl. Karl Jaspers

Seeon bei Obing (Oberbayern), 10. XII. 41

Sehr verehrter Herr Jaspers,
Meiner Dankbarkeit und Freude über Ihre gütige Zusage möchte ich sogleich Ausdruck geben, obwohl ich von dem Verleger Enke noch keine Antwort habe, dem ich sogleich schrieb, dass er den bedeutendsten der jetzt lebenden deutschen Philosophen andere Bedingungen einräumen müsse als uns anderen Mitarbeitern an den »Lebensbüchern für die Deutsche Front«. Leider muss ich es für möglich halten, dass der Verlag »aus prinzipiellen Gründen« dem ungern zustimmen wird. Er hatte mich (als den Herausgeber) beauftragt, zu folgenden Bedingungen die Mitarbeiter zu suchen und zu bestimmen: Format *14:20* cm (grosses Taschenformat) grosser deutscher Schriftsatz (für schlechte Beleuchtung), so dass ein Bogen der Frontbücher etwa die Hälfte des Inhalts eines Bogens meiner Ontologie des L. enthält. Jede Auflage von *3000 Stück* wird mit *150 Mark* pro Bogen honoriert. Umfang ca. *15 Bogen*. An uns »normale« Mitarbeiter gelangt für die erste Auflage (nur für diese) das Honorar zur Hälfte nach unserer Druckfertigerklärung aller Bogen, die zweite Hälfte nach dem Absatz von 1000 Exemplaren zur Auszahlung. Diese Einschränkung wäre für *Ihr* Buch gegenstandslos und dürfte keinesfalls in Ihren Vertrag aufgenommen werden. So viel zu Ihrer vorläufigen Orientierung.
Mit verehrungsvollem Gruss
Ihr R. Woltereck

624. Richard Woltereck an Karl Jaspers

Brief, hs.
Original: DLA Nl. Karl Jaspers

Seeon, 29. XII. 41

Sehr verehrter Herr Jaspers,
Obwohl ich noch keine definitive Antwort des Verlags Enke habe, möchte ich das Jahr nicht zu Ende gehen lassen, ohne Ihnen meine herzlichen Wünsche und Grüsse und zugleich nochmals meinen Dank für Ihr gütiges Eingehen auf meinen Wunsch, die Frontbücher betreffend, zu senden.

Die Verzögerung in der geschäftlichen Antwort des Verlages ist dadurch entstanden, dass er – wohl infolge einer neuen Verordnung – die Namen der Autoren und ihrer geplanten Beiträge für die »Frontbücher« an das *Propaganda-Ministerium* eingesandt hat, dessen Antwort leider noch aussteht. Hoffentlich gelangt seine Anfrage an eine genügend weitblickende Persönlichkeit!

Mit herzlichen Grüssen bleibe ich
Ihr Ihnen sehr ergebener
R. Woltereck

625. *Richard Woltereck an Karl Jaspers*

Brief, hs.
Original: DLA Nl. Karl Jaspers

Seeon, 24. Jan. 1942

Sehr verehrter Herr Jaspers,
Hoffentlich hat Ihre Erholung von der schweren Erkrankung inzwischen gute Fortschritte gemacht. Glücklicherweise scheint ja seit heute die schlimmste Gewalt dieses Winters gebrochen zu sein, sodass Sie bald wieder ins Freie gehen können.

Von meinem Plan der »Lebensbücher« für unsere Akademiker im Felde muss ich leider *Ungutes* berichten. Man hat in Berlin die Anfrage des Verlages mit Bedenken gegen Ihren Beitrag beantwortet, durch dessen Inaussichtstellen Sie mir und meinen Mitarbeitern eine so grosse Freude machten.

Sie sind weit darüber erhaben, sich durch solche Nadelstiche ärgern zu lassen, aber für mich und uns ist das nun eine sehr tiefe Enttäuschung. Und ich muss Sie um Verzeihung bitten, dass ich mich nicht in Stuttgart und Berlin informiert habe, *ehe* ich meine Bitte aussprach. Ich gebe jedoch meinen Wunsch noch nicht auf, sondern werde versuchen, einen mir bekannten Herrn des Prop. Min. darüber aufzuklären, einen *wie grossen* Verlust für die von uns ins Auge gefassten soldatischen Leser jene Ablehnung bedeutet.

Jetzt ist aber bei weitem die Hauptsache, dass Sie recht schnell wieder ganz gesund werden.

In tiefer Verehrung sendet Ihnen die herzlichsten Wünsche und Grüsse,
Ihr sehr ergebener
R. Woltereck

626. *Karl Jaspers an Richard Woltereck*

Entwurf, hs.
DLA Nl. Karl Jaspers

Heidelberg, 30. Januar 1942

Sehr verehrter Herr Woltereck!
Ich danke Ihnen für Ihren mir so freundlich gesinnten Brief. Die Mitteilung von der Ablehnung meines Beitrages ist natürlich auch mir schmerzlich. Dass Sie trotzdem Ihren Wunsch noch nicht aufgeben, freut mich und ehrt mich, obgleich die Aussichten wohl gering sind. Zu Ihrer Information darf ich Ihnen vielleicht mitteilen – leider vertraulich, oder nicht mit Namensnennung zu benutzen –, dass mir vor kurzem ein Vertreter des Verlages Köhler und Amelung erzählte, dass meine »Kategorie« (Frau Jüdin) für Veröffentlichungen vom Prop. Min. zugelassen würde. Er habe es im Fall Hintze erlebt, dass gesammelte Aufsätze auf

mündliche Rücksprache sogleich genehmigt worden seien.[28] Ferner ist es vielleicht wichtig zu wissen, dass man mir politisch niemals Bedenklichkeiten wegen meiner Frau und meines Werkes geäussert hat. Vor 1937 wurde ich auch im Völkischen Beobachter freundlich besprochen, sogar auch mein 1936 erschienener Nietzsche.[29] Es ist wohl ein Unterschied zwischen einer schriftlichen Erledigung und einer von Person zu Person gerichteten über die Person des Autors stattfindenden Erörterung. Doch möchte ich Ihnen keine Mühe machen und teile das nur mit wegen Ihrer beabsichtigten Fühlungnahme mit einem Ihnen bekannten Herren.

Ich danke Ihnen für Ihre Anfrage wegen meiner Erkrankung. Ich bin einigermassen genesen, aber noch nicht recht arbeitsfähig, und auch noch nicht viel draussen gewesen. Es wird nun wohl schnell besser werden.
Mit herzlichen Grüssen
Ihr sehr ergebener
[Karl Jaspers]

627. Richard Woltereck an Karl Jaspers
Brief, hs.
Original: DLA Nl. Karl Jaspers

Seeon, 2.2.42

Sehr verehrter Herr Jaspers,
Ihr freundlicher Brief vom 30.I. war mir ein »Trost im Trübsal«, da Sie Ihre Krankheit nun fast überwunden haben, und weil Sie mir wegen meiner Unvorsichtigkeit nicht zürnen. Ich selbst verzeihe mir nicht, Ihnen Ärger bereitet zu haben. Ich kannte natürlich die »kategoriale« Schwierigkeit,[30] die man Ihnen bereitet hat, und hätte mich überzeugen müssen, bevor ich Ihnen meine Bitte aussprach, dass Ihr Beitrag keinem Widerspruch ausgesetzt sein würde. Aber ich wusste auch, dass man Ihnen die Freiheit des Publizierens aus sehr positiven Gründen niemals beschnitt. Nicht wusste ich leider, wie überaus furchtsam Verleger heute sein können …

Nun muss ich Geduld haben. Ich warte auf einen in Aussicht gestellten, aber leider verzögerten Brief aus Berlin, um daran anzuknüpfen. Und ich kann die tremenda paura des Verlegers nicht schnell besiegen.

---

28 Der Berliner Historiker Otto Hintze (1861-1940) war mit der Jüdin Hedwig Hintze (1884-1943) verheiratet, die, selbst Privatdozentin der Geschichte, 1939 nach Holland fliehen musste. Hintze überlebte dies nicht lange. Sein Schüler Fritz Hartung (1883-1967) edierte anschließend eine systemkonforme Werkauswahl: Otto Hintze, *Staat und Verfassung. Gesammelte Abhandlungen zur allgemeinen Verfassungsgeschichte*, Leipzig 1941.
29 N.
30 Seit 1938 verhinderte die Reichsschrifttumskammer Veröffentlichungen von Jaspers und verbot sie 1943 ganz.

Für Ihre freundlichen Mitteilungen, von denen ich ohne Nennung von Namen Gebrauch machen werde, danke ich vielmals.
Vor allem wünsche ich Ihnen von Herzen eine recht schnelle Erholung.
Mit herzlichen Grüssen
Ihr Ihnen sehr ergebener
R. Woltereck

628. Richard Woltereck an Karl Jaspers

Brief, hs.
Original: DLA Nl. Karl Jaspers

München, Krankenhaus Nymphenburg,
Febr. 1943

Sehr verehrter Herr Jaspers,
Im Februar diesen Jahren haben Sie Ihren 60. Geburtstag, das Datum ist mir leider hier nicht zugänglich. Ich möchte Ihnen zu diesem Tage die herzlichsten Wünsche und Grüsse senden. Zu meinem grossen Bedauern war es mir wegen meiner hartnäckigen Krankheit nicht möglich, eine Abhandlung zu verfassen, obwohl meine Gedanken immer wieder um Ihr Werk [und] um das kreisen, was Sie so gütig waren, mir über meine eigenen Bücher zu schreiben. Ich habe im vorigen Frühjahr einen ziemlich schweren Unfall (in Italien) erlitten, mit Verletzung der Wirbelsäule; und mit den Folgeerscheinungen, die sich verstärkten, werden die Ärzte bislang nicht fertig, nicht einmal klar darüber, was eigentlich in mir los ist. Der italienische Arzt, der mich nach dem Unfall behandelte, sagte mir damals, »una cosa cosí dura un'anno.«[31] Daran halte ich mich nun, und hoffe im Frühjahr 43 wieder gesund zu werden. – Mit grossem Bedauern hörte ich vom Verlag der »Kantstudien«, dass eine Kritik meiner »Ontologie d. Leb.«, die Sie vorbereitet oder beabsichtigt hatten, nicht zustandegekommen ist. Sollte sie als Ms teilweise existieren, so wäre ich Ihnen *sehr* dankbar, wenn ich sie für kurze Zeit erhalten könnte, denn keine Kritik meiner Arbeit ist mir so wichtig als Ihre.
Nochmals die herzlichsten Wünsche und Grüsse.
Ihr sehr ergebener
R Woltereck

---

31 Italienisch: »so eine Sache dauert ein Jahr«.

Karl Jaspers – Jürg Zutt 1947-1952

629. *Jürg Zutt an Karl Jaspers*

Brief, ms.
Original: DLA Nl. Wandlung

Würzburg, den 23.5.1947

Sehr verehrter Herr Jaspers!
Ich danke Ihnen für Ihren Brief vom 20.5., über dessen zustimmenden Inhalt ich mich sehr gefreut habe.[1] Natürlich mag die Sorge wegen der Wirkung auf Kranke und Angehörige bei mir etwas zu gross sein. Das kann daher rühren, dass ich auf den Aufsatz[2] von dem Bruder einer Patientin aufmerksam gemacht wurde, der schon auf dem Wege war, alles misszuverstehen und falsche Konsequenzen zu ziehen. Nun glaube ich natürlich, dass man solche Dinge nicht überschätzen darf.

Andererseits bin ich doch der Meinung, dass der Aufsatz von Leibbrand vielleicht nicht ohne Korrektur bleiben sollte, und ich bin natürlich gern damit einverstanden, dass mein Brief in der »Wandlung« publiziert wird. An sich scheint es mir richtig, wenn Ihr Name ruhig bleibt, weil ich finde, dass Sie dadurch nicht eine falsche, sondern eine richtige Wichtigkeit bekommen. Wenn es Ihnen aber aus irgendeinem anderen Grund lieber ist, so bin ich mit der Änderung gern einverstanden.[3]

Ich danke für Ihre guten Wünsche. Ich habe mich hier gut eingelebt und werde mir erlauben, wenn ich einmal nach Heidelberg komme, mich bei Ihnen zu melden.

Mit den besten Grüssen
Ihr
sehr ergebener
Zutt

---

1 Der Brief ist nicht erhalten; sein Anlass war die Kontroverse in der Zeitschrift *Die Wandlung* über den sinnvollen Einsatz der Elektrokrampftherapie in der Psychiatrie.

2 Werner Leibbrand, »›Heilung‹ durch den Schock«, in: *Die Wandlung* 2 (1947), 148-156; Leibbrand (1896-1974), 1945 Direktor der Erlanger Heil- und Pflegeanstalt und seit 1953 Direktor des Instituts für Medizingeschichte in München, wurde vor allem über psychiatriehistorische Studien bekannt.

3 Letztlich wurde der Antwortbrief von Zutt mit einem zweiten von v. Baeyer und einer erneuten Stellungnahme Leibbrands abgedruckt; ebenso eine Erklärung der »Herausgeber«, die Jaspers' Handschrift trug. Vgl. »›Heilung‹ durch den Schock? Zwei Briefe [an Karl Jaspers, von Jürg Zutt und Walter Ritter von Baeyer] und eine Antwort [von Werner Leibbrand]«, in: *Die Wandlung* 3 (1948), 57-65. Jaspers engagierte sich anscheinend anfangs deutlich für die psychiatriekritische Position. So schreibt Leibbrand an Zutt am 28.5.47 u.a.: »[…] vor Drucklegung erhielt Jaspers das Manuskript zur Durchsicht. Er hat sogar gewisse Anregungen über Stemberger weitergegeben.« (Durchschlag, DLA Nl. Karl Jaspers).

630. Jürg Zutt an Karl Jaspers

Brief, hs.
Original: DLA Nl. Karl Jaspers

Würzburg, den 9. III. 48

Sehr geehrter Herr Jaspers
Für die sorgsame Übersendung des Manuskripts danke ich Ihnen sehr. Es fehlte mir nicht. Ich hatte noch Abschriften. – Als ich von Ihrer Berufung nach Basel hörte, dachte ich mir, dass Sie wohl Viele bedrängen würden in Heidelberg zu bleiben. Ein so weittragender Entschluss fällt ja gewiss unabhängig vom Inhalt solcher laut mahnender Stimmen. Wenn ich mir erlauben darf zu diesem Thema auch etwas zu sagen, so dieses: *Mir scheint alles erfreulich und begrüssenswert in dieser schweren Zeit, was die Struktur einer möglichen, künftigen Welt erkennen lässt.* Und in einer solchen künftigen Welt dürfen doch *die alten Grenzpfähle keine Rolle* mehr spielen. Ich wünsche Ihnen, dass Ihr Entschluss Sie dahin führt, wo Sie die beste Möglichkeit für Ihre Arbeit und Wirken finden. Das ist zugleich für uns alle die beste Entscheidung.
 Mit dem Ausdruck grosser Verehrung
 Ihr sehr ergebener
 J. Zutt

631. Jürg Zutt an Karl Jaspers

Brief, ms.
Original: DLA Nl. Karl Jaspers

Würzburg, den 12. 8. 50

Sehr geehrter Herr Jaspers!
Ich danke Ihnen sehr für das Manuskript zur Gruhle-Festschrift. Die Anmerkung, mit der Sie Ihren Aufsatz Gruhle widmen, entspricht durchaus dem Stil des Heftes.[4] 50 Separatdrucke der Arbeit übergibt der Verlag den Autoren ohne Bezahlung.
 Ich darf in der Anlage ein paar Sonderdrucke von mir beifügen zum Thema der Psychotherapie.[5] Ich darf Sie bitten, darin, dass ich Ihnen diese Separata nicht jeweils bei Erscheinen zugeschickt habe, keine Nachlässigkeit, sondern eine Bescheidenheit zu sehen. Ich fand nicht, dass diese Beiträge der in Gang befindlichen Diskussion von solcher

---

4 Hans W. Gruhle wurde anlässlich des 70. Geburtstags am 7. 11. 1950 ein Heft von *Der Nervenarzt* gewidmet, zu dem Jaspers mit dem Aufsatz »Zur Kritik der Psychoanalyse« beitrug.
5 Vgl. Jürg Zutt, »Psychotherapeutische Probleme. Interpretation oder Heilung. Die besondere Nosologie«, in: NA 19 (1948), 1-6; »Erwiderung zu vorstehender Arbeit ›Für und wider die Psychotherapie‹ von Kurt Kolle«, in: NA 20 (1949), 7 f. und »2. Diskussionsredner zum Thema ›Psychosomatische Medizin‹« (55. Internistenkongress in Wiesbaden 1949), in: *Psyche* 3 (1949), 363-366.

Wichtigkeit wären, dass ich jeweils Ihre Zeit in Anspruch nehmen wollte. Im Zusammenhang mit Ihrem kritischen Aufsatz über Psychoanalyse möchte ich Ihnen diese Äusserungen aber doch zugehen lassen. Es würde mich interessieren, ob Sie finden, dass meine Äusserungen auch ein unangemessenes Mass an Anerkennung und Vorsicht erkennen lassen.[6] Mein Bestreben in diesen Diskussionen war es jeweils, die Dinge unter einem neuen Gesichtspunkt zu sehen, gewissermassen die Diskussion auf weniger bemerkte, aber in diesem Zusammenhang wesentliche Tatsachenbereiche aufmerksam zu machen, um die Enge, in die mir die Diskussion geraten zu sein scheint, zu durchbrechen. Ich weiss natürlich nicht, wie weit mir das gelungen ist.

Mit verbindlichen Empfehlungen und dem Ausdruck grosser Verehrung, Ihr sehr ergebener

Zutt

5 Sonderdrucke anbei.

632. Karl Jaspers an Jürg Zutt

Brief, ms.
Durchschlag: DLA Nl. Karl Jaspers

Basel, den 3. November 1950

Sehr verehrter Herr Zutt,
ich danke Ihnen sehr für Ihre freundlichen Zeilen vom 12. Aug. und die Separata. Mir scheint, dass wir im wesentlichen auf denselben Bahnen gehen und einig sind. Ihre Bemerkungen in Wiesbaden würde ich nicht zu denen rechnen, die die Psychoanalyse aus Sorge vor Blamage ernstnehmen. Ihre Fragestellungen und Untersuchungsmethoden scheinen mir ausnahmslos sinnvoll. Ich würde nicht auf den Gedanken kommen, dies auszusprechen, wenn Sie mich nicht danach fragten. Es wäre mir umgekehrt wesentlich zu wissen, ob Sie meinen ziemlich scharfen Formulierungen zustimmen oder ob Sie denken, dass ich übertreibe. Viele der ausgesprochenen Auffassungen sind uns ja gemeinsam und gar nicht neu.

Mit den besten Grüssen,
Ihr sehr ergebener
[Karl Jaspers]

---

6 Dies fragt Zutt im Blick auf Jaspers' Satz: »Das Maß der Anerkennung in der Diskussion seitens der Nichtanalytiker, die Vorsicht, als ob etwas daran sein könnte, die Sorge, durch radikale Verwerfung von Unwissenschaft sich zu blamieren, zeigt, wie tief die Wirkung dieser Glaubensweise geht.« Vgl. ATZ, 67.

633. *Jürg Zutt an Karl Jaspers*

Brief, ms.
Original: KJB Oldenburg[7]

Frankfurt, den 29.12.1950

Sehr verehrter Herr Jaspers!
Dass ich heute erst zur Beantwortung Ihres Schreibens vom 3.11., für das ich Ihnen sehr danke, komme, liegt an äusseren Umständen. Die Frage, die Sie mir gestellt haben, ob ich denke, dass die scharfen Formulierungen Ihres Nervenarzt-Aufsatzes übertrieben seien, möchte ich zunächst dadurch beantworten, dass ich den Ausführungen Ihres Aufsatzes, soweit ich mich kompetent fühle, zustimme. Ich zweifle auch garnicht daran, dass ein Stück heutiger Wirklichkeit gesehen, interpretiert und fruchtbar kritisiert ist. Mit selbst fiel als Formulierung das Wort von den »frechen Gedanken« Freuds[8] auf als nicht ohne weiteres vereinbar mit dem Bild, das ich von der Person Freuds und dem Ernst seines Denkens und Forschens habe. Ich habe mir aber gesagt, Ihre Auseinandersetzung mit Freud erfolgt auf einer anderen spezifisch-philosophischen Ebene und hinter dieser Formulierung steht eine Entscheidung Ihres philosophischen Gewissens.

Von diesen Einzelheiten abgesehen traf mich der Aufsatz in einer besonderen Situation. Seit einigen Monaten habe ich eine neue Klinik übernommen. Mein Vorgänger Kleist ist gewiss eine durch seine wissenschaftliche Leistung verehrungwürdige Persönlichkeit. Die alltägliche psychiatrische Praxis, deren Übung ich hier angetroffen habe, ist aber doch so, dass mir manche der Vorwürfe, die »man« der Psychiatrie zuweilen und gerade heute macht, leider zuzutreffen scheinen. Kühle Distanz fast bis zu einem generellen Misstrauen, Symptom-Feststellung und -Fixierung im Notizbuch beherrschen das Feld der Tätigkeit. Nach ein bis zwei Stunden weiss man kein rechtes Gespräch mehr mit den Kranken zu führen und fängt schematische Testfragen an zu stellen (Unterschied Lüge – Irrtum). Das orientierende Gespräch über die Lebensgeschichte, die Orientierung bei den Angehörigen, um das Zeitschema eines Menschenlebens mit konkretem Gehalt zu füllen, das fehlt fast völlig. Die aufregende Frage, die am Anfang des psychiatrischen Forschungsweges stand, ob psychologisch verständlich oder nicht, wird nicht mehr im einzelnen Fall gestellt, sondern das Symptom selbst, die Halluzination, die bestimmt-geartete Wahnidee entscheidet ohne

---

7 Der Brief lag dem Sonderdruck von Mitscherlichs Aufsatz *Kritik oder Politik?* bei. Vgl. S. 349f., Anm. 71.
8 Vgl. ATZ, 59: »Er [Freud, Hrsg.] macht in der Geistesgeschichte aufmerksam auf unbeachtete Möglichkeiten, aber kommt immer schnell zu ahnungslosen, ja, frechen Gedanken (wie im Mosesbuch u.a.).« Jaspers meint Sigmund Freud, *Der Mann Moses und die monotheistische Religion. Drei Abhandlungen*, Amsterdam 1939, heute in: *Gesammelte Werke*, Bd. 16, Frankfurt a.M. 1950, 101-246.

weitere lebensgeschichtliche Klärung. Natürlich ist das ein Fehler, der durch einfache ärztlich-menschliche Anteilnahme zu korrigieren und auszugleichen ist. In diesem Zusammenhang möchte ich aber doch nicht unerwähnt lassen, dass es die psychoanalytisch interessierten Assistenten sind, die sich in ihrer wissenschaftlichen Haltung in der Klinik durch ein Interesse am biographischen Detail auszeichnen, das ich hier sehr vermisse. Nun ist es das Eigentümliche, dass die kühle abgeklärte Psychiatrie, die sich in der diagnostischen Ordnung erschöpft, die psychoanalytische Richtung ablehnt mit z. T. ganz richtigen Gründen, dabei aber übersieht, dass sie von dieser Seite her doch auch wieder manche Anregungen empfangen könnte, eben gerade z. B. in Richtung der Vertiefung in die Biographie.

Dazu eine kurze persönliche Bemerkung: Ich habe in meinen jungen Jahren nach dem ersten Weltkrieg mich sehr intensiv mit Psychoanalyse beschäftigt, mich einer Lehranalyse unterzogen. Unter den Dingen, die ich dabei gelernt habe, war u. a. folgendes von bleibendem Wert: Man kann u. U. in der zweihundertsten Gesprächsstunde von einem Menschen etwas für das Verständnis seines Wesens Entscheidendes erfahren.

Verzeihen Sie, dass ich so lang geworden bin, aber das sind Dinge, die mir zu Ihrem Aufsatz eingefallen sind. Wenn ich es noch einmal kurz sagen darf: die geschichtliche Situation ist heute sehr kompliziert; nebeneinander besteht mancherlei. In Amerika, auch in der Schweiz und an manchen Orten bei uns wird Ihre Kritik klärend und ordnend wirken und wertvoll sein. Meine augenblickliche Situation bringt es mit sich, dass ich einen guten Psychoanalytiker zur Beunruhigung meiner jugendlich selbstsicheren Mitarbeiter brauchen könnte.

Mit verbindlichen Empfehlungen und den besten Wünschen für ein friedliches Neues Jahr
Ihr sehr ergebener
Zutt

634. Jürg Zutt an Karl Jaspers

Brief, ms.
Original: DLA Nl. Karl Jaspers

Frankfurt, 20.07.51

Sehr verehrter Herr Jaspers!
In der Anlage gebe ich Ihnen einen Aufsatz von Herrn *Mitscherlich* in der Psyche[9] und eine Diskussionsbemerkung von Herrn *Baumeyer*[10]

---

9 Alexander Mitscherlich, »Kritik der Politik«, in: Psyche 4 (1951), 241-254.
10 Franz Baumeyer (1900-1978) war 1946-49 ärztlicher Direktor der Heilanstalt Arnsdorf bei Dresden, in der er auf die Krankenakten von Freuds Patienten Daniel Paul Schreber stiess. Psychoanalytisch orientiert ging er 1949 als Abteilungsleiter an das Berliner Zentralinstitut für Psychogene Erkrankungen, dessen Leitung er 1953

Berlin-Nikolassee, die dieser uns zur Publikation im Nervenarzt überlassen hat. Beide Aufsätze beziehen sich auf Ihren Aufsatz im *Gruhle*-Heft des Nervenarztes.

Ich weiß nicht, wie Sie sich entscheiden wollen, ob Sie zu diesen Entgegnungen noch Stellung nehmen wollen, oder die Dinge dem Urteil der Leser überlassen. Für eine Benachrichtigung wäre ich Ihnen dankbar, da wir die Diskussionsbemerkung *Baumeyer's* nicht vor Ihrer Entscheidung im Nervenarzt bringen möchten.

Mit verbindlichen Empfehlungen,
Ihr sehr ergebener
Jürg Zutt

635. Jürg Zutt an Karl Jaspers

Brief, ms.
Original: DLA Nl. Karl Jaspers

Frankfurt a. M. 27.07.51

Sehr verehrter Herr Jaspers!
Ich danke Ihnen für Ihr Schreiben vom 25. Juli. Die beiden Drucksachen können gern bei Ihnen bleiben. Es würde uns natürlich freuen, wenn Sie sich erneut zu einer klärenden Stellungnahme entschließen würden. Jedenfalls erscheint der Aufsatz von *Baumeyer* nicht, bevor ich Ihren endgültigen Entschluß kenne.[11]

Ich wünsche Ihnen gute Erholung
Mit verbindlichen Grüßen
Ihr sehr ergebener
Zutt

636. Jürg Zutt an Karl Jaspers

Brief, ms.
Original: DLA Nl. Karl Jaspers

Frankfurt a. M. 9.8.51

Sehr verehrter Herr Jaspers!
In der Anlage darf ich Ihnen eine Durchschrift eines Schreibens geben, das ich an die mir als gescheit und aufrecht bekannte Kultusministerin von Rheinland-Westfalen[12] geschrieben habe. Um was es sich handelt, ergibt sich ja aus diesem Schreiben. Ich schicke Ihnen die Durchschrift, weil Sie *Gruhle* kennen und sich meinem Urteil über ihn ja doch wohl

übernahm. Er schrieb: *Zur Geschichte der Psychoanalyse in Deutschland*, Göttingen 1971.
11 Der Aufsatz erschien als: »Jaspers und die Psychoanalyse«, in: NA 23 (1952), 153f.
12 Christine Teusch (1888-1968), Kultusministerin in Nordrhein-Westfalen von 1947 bis 1954.

sicher anschließen.¹³ Ich könnte mir denken, daß es von Wert wäre, wenn Sie auch noch nach Düsseldorf schrieben, um meine Anregung zu unterstützen.

Ich nehme an, diese Zeilen erreichen Sie noch in den Ferien, und hoffe, bei bestem Wohlbefinden und schönem Wetter.
Mit verbindlichen Grüßen,
Ihr sehr ergebener
Zutt

637. Karl Jaspers an Jürg Zutt

Brief, ms.
Durchschlag: DLA Nl. Karl Jaspers

Basel, den 28. August 1951

Sehr verehrter Herr Zutt!
Schönen Dank für die Mitteilung Ihres Briefes über unsern Freund Gruhle an die Ministerin in Düsseldorf. In dieser Sache habe ich vor zwei oder drei Jahren auf Wunsch des damaligen Dekans Martini in Bonn ein Gutachten verfasst,¹⁴ das damals vermutlich mit andern an das Ministerium weiter gegangen ist. Wie ich dann gehört habe, ist nicht das Kultusministerium, sondern das Finanzministerium der verhindernde Faktor.¹⁵ Das Finanzministerium scheint allmächtig und unzugänglich für Argumente unserer Art. Vermutlich ist auch Frau Minister Teusch für Gruhle zu haben. Aber ich würde nicht wagen mit den Argumenten, die für eine normale Anstellung gültig sind, die Verlängerung der Amtstätigkeit über die Altersgrenze hinaus zu begründen. Diese Begründung liegt allein in der Frische und Jugendhaftigkeit und Leistungsfähigkeit Gruhles, an der nicht zu zweifeln ist. Dass ich mit Ihnen völlig einig bin über Gruhle, seine Bedeutung, seinen Rechtsanspruch auf Grund seines moralischen Anspruches, das ist selbstverständlich. Sollten Sie eine größere Aktion kollegialer Art veranstalten, so unterschreibe ich gerne. Ein Einzelbrief, nach meinem schon vorliegenden Gutachten, scheint mir nicht tunlich.

---

13 Gruhle sollte pensioniert werden, da ihm 1946, als er die Bonner Klinik übernahm, aus Altersgründen die »Ernennung zum Ordinarius« verweigert worden sei. Dies sah Zutt als »Unrecht«, da Gruhle als »Gelehrter von ganz ungewöhnlicher wissenschaftlicher Bedeutung« nach 1933 nur aus »politischen Gründen zurückgesetzt« worden sei. Vgl. Brief Zutt an »Frau Minister Teusch«, 8.8.51, Durchschlag, DLA Nl. Karl Jaspers.

14 In einem Schreiben vom 29.7.1948 hatte Jaspers dem amtierenden Dekan, die außergewöhnliche Qualität Gruhles beschrieben, neben dem im Rang lediglich Ernst Kretschmer und Kurt Schneider als mit ihm »bedeutendste lebende Psychiater in Deutschland« bestehen könnten. Vgl. S. 176 f.

15 Jaspers hatte diese Information schon am 20.7.1948 vom Bonner Dekan, dem Internisten Paul Martini, erhalten, verbunden mit dem Wunsch, dem Kultusministerium gegenüber die »besondere und ungewöhnliche Qualifikation von Herr Gruhle« zu bezeugen. Vgl. S. 173 f., Anm. 195.

Haben Sie weiter herzlichen Dank für Ihre Mitteilung bezüglich der Diskussion über Psychoanalyse. Ich würde denken, Sie sollten die Kritik an mir seitens jenes Analytikers auch dann abdrucken, wenn ich nicht antworte. Ueber eine solche Antwort kann ich bei gegenwärtig intensivster Tätigkeit an andern Arbeiten auch keinen Entschluss fassen.

Mit herzlichen Grüssen Ihr sehr ergebener
[Karl Jaspers]

638. Jürg Zutt an Karl Jaspers

Brief, ms.
Original: DLA Nl. Karl Jaspers

Frankfurt a. M. den 31. März 52

Sehr verehrter Herr Jaspers!

Mit gleicher Post schicke ich Ihnen eine kleine Arbeit[16] von mir in Fahnenabzug, die demnächst erscheint. Ich habe darin ein Thema, das mich schon immer interessiert hat, wieder aufgegriffen und weitergeführt. Man hätte das alles sicher viel ausführlicher machen können, aber es lag mir eigentlich gerade daran, es kurz zu machen in der Hoffnung, dass derjenige, der in Gedanken mitgeht, sich aus dem Ansatz manches selbst sagen kann. Wenn Sie mir gelegentlich ein paar Worte der Kritik schreiben würden, wäre ich Ihnen natürlich dafür sehr dankbar.

Mit den besten Grüssen,
Ihr sehr ergebener
Zutt

---

16 Wohl Jürg Zutt, »Der ästhetische Erlebnisbereich und seine krankhaften Abwandlungen. Ein Beitrag zum Wahnproblem«, in: NA 23 (1952), 163-169.

Korrespondentenregister

Gustav Bally

4. Dezember 1893 (Mannheim)–29. November 1966 (Zürich). Von 1913 bis 1920 studierte Bally Medizin in Zürich und Heidelberg und wurde mit der Arbeit *Psychologische Phänomene im Bedeutungswandel* promoviert. Anschliessend war er als Assistent bei Eugen Bleuler am Burghölzli in Zürich tätig und wechselte 1924 nach Berlin an das Psychoanalytische Institut. Bally eröffnete 1932 als Lehranalytiker eine Praxis in Zürich und hatte seit 1940 einen psychotherapeutischen Lehrauftrag an der Universität. Von 1947 bis 1956 war er ao. Professor für Philosophie, Psychologie und Pädagogik an der Handelshochschule St. Gallen, seit 1957 Titularprof. an der Universität Zürich, wo er sich 1960 mit der Studie *Ordnung und Ursprünglichkeit, Zuwendung und Ziel* in der Medizin habilitierte. Gemeinsam mit Medard Boss organisierte Bally ab 1948 am Burghölzli eine psychotherapeutische Weiterbildung für Mediziner.

W *Psychologische Phänomene im Bedeutungswandel*, Bern 1924; *Vom Ursprung und von den Grenzen der Freiheit. Eine Deutung des Spiels bei Tier und Mensch*, Basel 1945; *Der leidende Mensch*, Darmstadt 1960; *Einführung in die Psychoanalyse Sigmund Freuds. Mit Originaltexten Freuds*, Reinbek bei Hamburg 1961; mit Walter Bräutigam, Viktor Frankl u. Paul Christian, *Grundzüge der Neurosenlehre*, 2 Bde., München 1972.

L Hans H. Walser (Hrsg.), *Katalog der Gustav-Bally-Bibliothek*, 2 Bde., Zürich 1957; Gustav-Bally-Bibliothek (Hrsg.), *Gustav Bally 1893-1966. Lebensabriss und Verzeichnis der wissenschaftlichen Arbeiten*, Zürich 1967; Anne Sybil Götschi, *Gustav Bally (1893-1966), Leben und Werk des Zürcher Psychoanalytikers*, med. Diss. Zürich 1997.

Kurt Beringer

24. Juni 1893 (Uhlingen/Baden)–18. August 1949 (Freiburg i.Br.). Das Medizinstudium schloss Beringer nach der Teilnahme am 1. Weltkrieg als Feldunterarzt in Heidelberg 1920 ab. Dort arbeitete er als psychiatrischer Assistent unter Karl Wilmanns und habilitierte sich 1927 mit der Studie *Der Mescalinrausch. Seine Geschichte und Erscheinungsweise.* 1928 gehörte er zu den Begründern der Zeitschrift *Der Nervenarzt* und wirkte ab 1932 als ao. Professor und Oberarzt an der Psychiatrischen und Nervenklinik München. Seit 1934 war Beringer Ordinarius und

Direktor der Psychiatrischen und Nervenklinik in Freiburg i. Br. Seine Forschungen auf dem Gebiet der Drogen und Bewusstseinserweiterung liessen ihn zum Pionier der Psychonautik werden.

W *Der Mescalinrausch. Seine Geschichte und Erscheinungsweise*, Berlin 1927; mit Karl Wilmanns, »Vergleichende Untersuchungen über die Wirkung des Kokains und Psikains«, in: MMW 71 (1924), 852.
L Leopold Hermle, *Biobibliographie Kurt Beringer*, med. Diss. Freiburg i. Br. 1981; Leopold Hermle u. Rudolf Degkwitz, »Bibliographic remarks on Kurt Beringer (1893-1949)«, in: NA 60 (1989), 651-656; Werner Pieper (Hrsg.), *Kurt Beringer und die Heidelberger Drogenforschung der 20er Jahre*, Löhrbach 2000; Volker Roelcke, »Rauscherleben in Psychiatrie und Philosophie. Die Selbstversuche von Walter Benjamin und Kurt Beringer«, in: Giovanni Maio u. Volker Roelcke (Hrsg.), *Medizin und Kultur. Ärztliches Denken und Handeln im Dialog zwischen Natur- und Geisteswissenschaften*, Stuttgart 2001, 151-159.

LUDWIG BINSWANGER

13. April 1881 (Kreuzlingen / Schweiz) – 5. Februar 1966 (Kreuzlingen). Binswanger studierte in Lausanne, Heidelberg und Zürich Medizin, war seit 1906 Assistent bei Eugen Bleuler und C. G. Jung in Zürich und wurde 1907 mit der Arbeit *Über das Verhalten des psychogalvanischen Phänomens beim Assoziationsexperiment* promoviert. 1908 wurde er Assistent bei Otto Binswanger in Jena und übernahm 1910 vom Vater Robert Binswanger die vom Grossvater Ludwig Binswanger 1857 als Asyl für Geisteskranke gegründete psychiatrische Privatklinik Bellevue in Kreuzlingen, die er bis 1956 leitete. Binswanger entwickelte als psychotherapeutische Methode die »Daseinsanalyse«, in der neben der Psychoanalyse vor allem auch philosophische Perspektiven von Edmund Husserl, Martin Heidegger und Martin Buber eingingen. Er gehört zu den Gründervätern der Anthropologischen Psychiatrie.

W *Einführung in die Probleme der allgemeinen Psychologie*, Berlin 1922; *Wandlungen in der Auffassung und Deutung des Traumes. Von den Griechen bis zur Gegenwart*, Berlin 1928; *Traum und Existenz*, Zürich 1930; *Über Ideenflucht*, Zürich 1933; *Das Raumproblem in der Psychopathologie*, Berlin 1933; *Grundformen und Erkenntnis menschlichen Daseins*, Zürich 1942; *Zur phänomenologischen Anthropologie (Ausgewählte Vorträge und Aufsätze*, Bd. 1), Bern 1947; *Zur Problematik der psychiatrischen Forschung und zum Problem der Psychiatrie (Ausgewählte Aufsätze und Vorträge*, Bd. 2), Bern 1955; *Drei Formen missglückten Daseins: Verstiegen-*

heit, Verschrobenheit, Manieriertheit, Tübingen 1956; *Erinnerungen an Sigmund Freud*, Bern 1956; *Der Mensch in der Psychiatrie*, Pfullingen 1957; *Schizophrenie*, Pfullingen 1957; *Zur Geschichte der Heilanstalt Bellevue. 1857-1957*, Kreuzlingen 1957; *Melancholie und Wahn. Phänomenologische Studien*, Pfullingen 1960; *Wahn. Beiträge zu seiner phänomenologischen und daseinsanalytischen Erforschung*, Pfullingen 1965; *Ausgewählte Werke*, hrsg. von Max Herzog, Bde. 1-4, Heidelberg 1992-94.

L Roland Kuhn, Emil Staiger u. Jörg Aeschbacher, *Der Psychiater Dr. med. Ludwig Binswanger und das Sanatorium Bellevue*, Kreuzlingen 1981; Keith Hoeller (Hrsg.), *Dream and existence. Michel Foucault and Ludwig Binswanger*, Seattle 1986,; Henk Struyker Boudier (Hrsg.), *Ontmoeting. Correspondentie van F.J.J. Buytendijk met Ludwig Binswanger*, Zeist 1989; Gerhard Fichtner (Hrsg.), *Briefwechsel: 1908-1938. Sigmund Freud – Ludwig Binswanger*, Frankfurt a.M. 1992; Jeannine Luczak (Hrsg.), *Paul Häberlin – Ludwig Binswanger, Briefwechsel 1908-1960. Mit Briefen von Sigmund Freud, Carl Gustav Jung, Karl Jaspers, Martin Heidegger, Ludwig Frank und Eugen Bleuler*, Basel 1997; Chantal Marazia u. Davide Stimilli (Hrsg.), *Die unendliche Heilung. Aby Warburgs Krankengeschichte*, Zürich 2007; Susanne Apelt-Riel, *Der Briefwechsel zwischen Ludwig Binswanger und Eugen Bleuler von 1907-1939 im Spannungsfeld von Psychoanalyse und Psychiatrie in der ersten Hälfte des 20. Jahrhunderts*, med. Diss. Tübingen 2009.

Eugen Bleuler

30. April 1857 (Zollikon)–15. Juli 1939 (Zollikon). Dem Medizinstudium in Zürich folgten psychiatrische Assistenzen bei Bernhard von Gudden in München und August Forel am Zürcher Burghölzli. 1886 wurde Bleuler Direktor der Pflegeanstalt Rheinau bei Zürich und 1898 Nachfolger Forels als Ordinarius für Psychiatrie an der Universität Zürich. Mit seinem Oberarzt C.G. Jung etablierte er ab 1905 die psychoanalytischen Ideen in der Schizophrenieforschung; mit Sigmund Freud gab er von 1906 bis 1913 das *Jahrbuch für psychoanalytische und psychopathologische Forschung* heraus. Bleuler prägte 1911 den Begriff Schizophrenie, der den von Emil Kraepelin eingeführten Begriff Dementia praecox ablöste, sowie die Begriffe Autismus und Tiefenpsychologie. Wie August Forel vor ihm gehörte Eugen Bleuler zu den Befürwortern eugenischer Ideen.

W *Der geborene Verbrecher. Eine kritische Studie*, München 1896; *Die allgemeine Behandlung der Geisteskrankheiten*, Zürich 1898; *Affektivität. Suggestibilität. Paranoia*, Halle 1906; *Die Psychoanalyse*

Freuds. Verteidigung und kritische Bemerkungen, Leipzig 1911; *Dementia praecox oder Gruppe der Schizophrenien*, Leipzig 1911; *Lehrbuch der Psychiatrie*, Berlin 1916, (15. Auflage 1983); *Das autistischundisziplinierte Denken in der Medizin und seine Überwindung*, Berlin 1919; *Naturgeschichte der Seele und ihres Bewusstwerdens. Eine Elementarpsychologie*, Berlin 1921; *Die Psychoide als Prinzip der organischen Entwicklung*, Berlin 1925; *Mechanismus, Vitalismus, Mnemismus*, Berlin 1931.

L Ludwig Binswanger, »Bleulers geistige Gestalt. Ansprache, gehalten an der Trauersitzung des Psychiatrisch-Neurologischen Vereins in Zürich, am 9. Februar 1940«, in: SANP 46 (1941), 24-29; Paul Häberlin, *Briefwechsel 1908-1960. Mit Briefen von Sigmund Freud, Carl Gustav Jung, Karl Jaspers, Ludwig Frank und Eugen Bleuler*, Basel 1997; Willi Wottreng, *Hirnriss. Wie die Irrenärzte August Forel und Eugen Bleuler das Menschengeschlecht retten wollten*, Zürich 1999; Christian Scharfetter, *Eugen Bleuler 1857-1939. Studie zu seiner Psychopathologie, Psychologie und Schizophrenielehre*, Dietikon 2001; Daniel Hell, Christian Scharfetter u. Arnulf Möller, *Eugen Bleuler. Leben und Werk*, Bern 2001; Christian Scharfetter (Hrsg.), *Eugen Bleuler. 1857-1939. Polyphrenie und Schizophrenie*, Zürich 2006; Adrian Jason Schibli-Gishla, *Gaupp und Kretschmer an Bleuler. Die Korrespondenz erlaubt Rückschlüsse auf die Rezeption der Psychoanalyse und die Kontroverse Tübingen – München*, Dietikon 2006.

Max Born

11. Dezember 1882 (Breslau) – 5. Januar 1970 (Göttingen). Born studierte Physik in Breslau, Heidelberg, Zürich und Göttingen, wo er sich 1909 mit der Studie *Die Theorie des starren Elektrons in der Kinematik des Relativitätsprinzips* habilitierte. 1915 erhielt er einen Ruf auf eine Professur für theoretische Physik in Berlin, wo er Albert Einstein, Max Planck und Walther Nernst kennenlernte. 1919 wurde er Ordinarius in Frankfurt a.M. und folgte 1921 einem Ruf nach Göttingen. 1933 musste er wegen seiner jüdischen Herkunft nach England emigrieren, wo er 1936 in Edinburgh einen Lehrstuhl erhielt. Nach der Emeritierung kehrte Born 1953 nach Deutschland zurück. 1954 wurde ihm der Nobelpreis für Physik verliehen. Born ist Mitbegründer der Quantentheorie der spezifischen Wärme, seine Theorie der Kristallgitter ist grundlegend für die Festkörperphysik. Wie Einstein versuchte Born, sein fachliches Renommee auch für die Friedenspolitik zu nutzen.

W *Dynamik der Kristallgitter*, Leipzig 1915; *Die Relativitätstheorie Einsteins und ihre physikalischen Grundlagen*, Berlin 1920; *Optik.*

Ein Lehrbuch der elektromagnetischen Lichttheorie, Berlin 1933; *Moderne Physik*, Berlin 1933; *Der Relativitätsbegriff in der Physik*, Köln 1959; *Zur statistischen Deutung der Quantentheorie*, Stuttgart 1962; *Ausgewählte Abhandlungen*, 2 Bde., Göttingen 1963; *Von der Verantwortung des Naturwissenschaftlers. Gesammelte Vorträge*, München 1965; *Mein Leben*, München 1975; *Briefwechsel. 1916-1955. Albert Einstein; Hedwig und Max Born*, kommentiert von Max Born, Geleitwort von Bertrand Russell, Vorw. von Werner Heisenberg, München 1969.

L   Heinrich Vogel, *Physik und Philosophie bei Max Born*, Berlin 1968; Pascual Jordan, *Begegnungen. Albert Einstein, Karl Heim, Hermann Oberth, Wolfgang Pauli, Walter Heitler, Max Born, Werner Heisenberg, Max von Laue, Niels Bohr*, Oldenburg 1971; Jost Lemmerich (Hrsg.), *Der Luxus des Gewissens. Max Born, James Franck – Physiker in ihrer Zeit. Ausstellung der Staatsbibliothek Berlin, Stiftung Preussischer Kulturbesitz*, Wiesbaden 1982; Frank Hollin, *Produktion und Distribution wissenschaftlicher Literatur. Der Physiker Max Born und sein Verleger Ferdinand Springer, 1913-1970*, Frankfurt a.M. 1996; Nancy T. Greenspan, *Max Born – Baumeister der Quantenwelt. Eine Biographie*, München 2006.

Albert Fraenkel

3. Juni 1864 (Mussbach)–22. Dezember 1938 (Heidelberg). Fraenkel studierte bis 1888 Medizin in München, Würzburg und Strassburg, war darauf in München, Zürich und Berlin als Arzt tätig und eröffnete um 1890 in Badenweiler zwei Lungensanatorien. Während des 1. Weltkriegs war Fraenkel Chefarzt im Krankenhaus Rohrbach, der heutigen Thoraxklinik. Er entwickelte die intravenöse Strophantintherapie und wurde 1928 zum Honorarprofessor in Heidelberg ernannt. Er leitete neben dem Krankenhaus Rohrbach später auch das von ihm gegründete Krankenhaus Speyererhof. Aufgrund seiner jüdischen Abstammung wurde Fraenkel am 1. April des Jahres 1933 aller seiner Ämter enthoben und Titel beraubt. Zu seinen Patienten gehörten neben Karl Jaspers auch Hermann Hesse, Gerhart Hauptmann, Stefan George, Carl Zuckmayer, Wilhelm Conrad Röntgen, Eleonora Duse, Wilhelm Furtwängler und Gustav Stresemann.

W   *Pathologie und Therapie der Krankheiten des Respirationsapparates*, 2 Bde., Wien 1890-1904; *Spezielle Pathologie und Therapie der Lungenkrankheiten. Handbuch für Ärzte und Studierende*, 2 Bde., Berlin 1904; *Der Weg zur rationellen Therapie. Vorträge*, Leipzig 1933; *Strophanthin-Therapie. Zugleich ein Beispiel quantitativer Digitalisanwendung nach pharmakologischen Grundsätzen*, Berlin 1933.

L Georg Weiss (Hrsg.), *Albert Fraenkel. Arzt und Forscher*, Mannheim 1963; Karl Jaspers, *Brief an Albert Fraenkel*, Mannheim 1964; Ingrid Scholz-Janotte, *Albert Fraenkel (1848-1916), Arzt und Wissenschaftler in Berlin*, med. Diss. Berlin 1992; Peter Drings, Jörg Thierfelder, Bernd Weidmann u. Friedrich Willig, *Albert Fraenkel. Ein Arztleben in Licht und Schatten. 1864-1938*, Landsberg/Lech 2004.

Viktor E. Frankl

26. März 1905 (Wien)–2. September 1997. Das Medizinstudium beendete Frankl 1930 in Wien mit der Promotion *Der Begriff der moralischen Wiedergeburt bei Kant*. Er schloss Bekanntschaft mit Sigmund Freud und wurde Schüler von Alfred Adler. Von 1930 bis 1938 arbeitete er an der Wiener Neuropsychiatrischen Universitätsklinik und eröffnete 1937 eine Praxis für Neurologie und Psychiatrie. Ab 1940 erhielt er unter den Nationalsozialisten die Leitung der Neurologischen Station am Rothschild Spital, das nur jüdische Patienten behandeln durfte. Unter Lebensgefahr rettete er dort Geisteskranke durch gefälschte Gutachten. 1942 wurde er mit der Familie in verschiedene Konzentrationslager deportiert, in denen er Eltern, Bruder und seine erste Ehefrau verlor. 1946 wurde er Vorstand der Wiener Neurologischen Poliklinik; Frankl habilitierte sich 1947 und wurde 1948 mit der Dissertation *Der unbewusste Gott* zum Dr. phil. promoviert. Seit 1955 war er ao. Professor der Psychiatrie und Neurologie an der Universität Wien. Frankl gilt als der Begründer der Logotherapie, die sich mit dem Ziel der geistigen Sinngebung polemisch von den tiefpsychologischen Schulen Wiens abgrenzte. 1970 wurde an der Universität San Diego für ihn ein Lehrstuhl für Logotherapie eingerichtet und 1992 in Wien das Viktor Frankl-Institut gegründet.

W *Ärztliche Seelsorge. Grundlagen der Logotherapie und Existenzanalyse*, Wien 1946; *Ein Psycholog erlebt das Konzentrationslager*, Wien 1946; *Psychotherapie in der Praxis. Eine kasuistische Einführung für Ärzte*, Wien 1947; *Der unbewusste Gott. Psychotherapie und Religion*, Wien 1948; *Der unbedingte Mensch*, Wien 1949; *Homo Patiens. Versuch einer Pathodizee*, Wien 1950; *Die Theorie und Therapie der Neurosen. Einführung in Logotherapie und Existenzanalyse*, Wien 1956; *Das Menschenbild der Seelenheilkunde. Drei Vorlesungen zur Kritik des dynamischen Psychologismus*, Stuttgart 1959; *Der Wille zum Sinn. Ausgewählte Vorträge über Logotherapie*, Bern 1972; *Anthropologische Grundlagen der Psychotherapie*, Bern 1975.

L Freddie Crous (Hrsg.), *On the way to meaning. Essays in remembrance of Viktor Frankl*, Benmore 1979; Beda Wicki, *Die Existenzanalyse von Viktor E. Frankl als Beitrag zu einer anthropologisch fundierten Pädagogik*, Bern 1991; Alfred Längle, *Viktor Frankl. Ein Porträt*, München 1998; Jörg Riemeyer, *Die Logotherapie Viktor Frankls*, München 2001; Elisabeth Lukas, *Viktor E. Frankl (1905-1997): Philosoph und Arzt*, München 2004; Hedwig Raskob, *Die Logotherapie und Existenzanalyse Viktor E. Frankls*, Wien 2004; Dominik Batthány u. Otto Zsok (Hrsg.), *Viktor Frankl und die Philosophie*, Wien 2005; Timothy Pytell, *Viktor Frankl. Das Ende eines Mythos?*, Innsbruck 2005. Elly Frankl, *Viktor Frankl. Wien IX. Erlebnisse und Begegnungen in der Mariannengasse 1. Eine Biographie in Bildern*, Innsbruck 2005. Alexander Batthány (Hrsg.), *Psychologie des Konzentrationslagers, Synchronisation in Birkenwald und ausgewählte Briefe 1945-1993*, Wien 2006.

Robert Gaupp

3. Oktober 1870 (Neuenburg) – 30. August 1953 (Stuttgart). Nach dem Medizinstudium in Tübingen, Genf und Strassburg wurde Gaupp 1894 psychiatrischer Assistent bei Carl Wernicke in Breslau. 1901 habilitierte er sich bei Emil Kraepelin in Heidelberg mit der Studie *Die Dipsomanie* und wechselte 1904 nach München. Von 1906 bis 1936 war er Ordinarius an der Universität Tübingen. Robert Gaupp gilt vor Ernst Kretschmer als führender Vertreter der Tübinger Schule der verstehenden Psychiatrie. Seine Forschungen lagen vor allem auf dem Gebiet von Depression, Selbst- und Massenmord, Paranoia, Hysterie, Homosexualität und Zwangssterilisierung.

W *Die Entwickelung der Psychiatrie im neunzehnten Jahrhundert*, Berlin 1900; *Über den Selbstmord*, München 1905; *Wege und Ziele psychischer Forschung*, Tübingen 1907; *Zur Psychologie des Massenmords. Hauptlehrer Wagner von Degerloch (Verbrechertypen*, hrsg. von Hans W. Gruhle u. Albrecht Wetzel, Bd. 1, H. 3), Berlin 1914; *Wahn und Irrtum im Leben der Völker*, Tübingen 1916; *Kriegsneurosen*, Berlin 1916; *Ermüdung und Erholung*, Stuttgart 1920; *Die Unfruchtbarmachung geistig und sittlich Kranker und Minderwertiger*, Berlin 1925; *Die Quellen der Entartung von Mensch und Volk und die Wege der Umkehr. Ein Vortrag*, Stuttgart 1934; *Emil Kraepelin. Der Mann und sein Werk in ihrer Bedeutung für die psychiatrische Forschung der Gegenwart*, Berlin 1939.

L Friedrich Mauz, »Robert Gaupp (1870-1953)«, in: Kurt Kolle (Hrsg.), *Grosse Nervenärzte*, Bd. 2, Stuttgart 1970, 139-149; Claudia Leins, *Robert Eugen Gaupp. Leben und Werk*, med. Diss. Tübingen 1991; Frank Köhnlein, *Zwischen therapeutischer Innovation und sozialer Selektion. Die Entstehung der ›Kinderabteilung der Nervenklinik‹ in Tübingen unter Robert Gaupp und ihre Entwicklung bis*

1930 als Beitrag zur Frühgeschichte der universitären Kinder- und Jugendmedizin, Neuried 2001.

WOLFGANG GENTNER

23. Juli 1906 (Frankfurt a.M.) – 4. September 1980 (Heidelberg). Gentner studierte Physik in Frankfurt a.M., wo er 1930 promoviert wurde. Anschliessend wirkte er als Atomphysiker bei Marie Curie in Paris und Ende 1935 bei Walter Bothe in Heidelberg. Er habilitierte sich 1937 mit der Arbeit *Die Absorption, Streuung und Sekundärstrahlung harter Gamma-Strahlen* in Frankfurt a.M. 1945 wurde er zum ao. Professor in Heidelberg und gehörte dort zum »Dreizehnerausschuss« unbelasteter Professoren, die die Wiedereröffnung aller Fakultäten anstrebten. 1946 ging er als Ordinarius nach Freiburg i. Br. Gentner war von 1956 bis 1959 Direktor des Europäischen Kernforschungszentrums (CERN) in Genf und von 1958 bis 1973 Leiter des Max-Planck-Instituts für Kernphysik in Heidelberg. Er war Vizepräsident der Max-Planck-Gesellschaft und wurde 1964 zum Präsidenten der Heidelberger Akademie der Wissenschaften gewählt.

W *Forschung einst und jetzt. Festvortrag*, Regensburg 1967; *Schriften und Vorträge zur Kernphysik bis 1976*, Heidelberg 1976; *Schriften und Vorträge zur Kosmochemie bis 1976*, Heidelberg 1976; *Schriften und Vorträge zur Archäometrie 1976-1980*, Heidelberg 1981.

L Robert Gerwin (Hrsg.), *Wolfgang Gentner, 1906-1980. Gedenkfeier*, Stuttgart 1981; Ulrich Schmidt-Rohr, »Wolfgang Gentner, 1906-1980«, in: Klaus Bethge u. Horst Klein (Hrsg.), *Physiker und Astronomen in Frankfurt*, Frankfurt a.M. 1989, 181-193. Dieter Hoffmann u. Ulrich Schmidt-Rohr (Hrsg.), *Wolfgang Gentner. Festschrift zum 100. Geburtstag*, Berlin 2006.

HANS WALTER GRUHLE

7. November 1880 (Lübben) – 13. Oktober 1958 (Bonn). Nach dem Medizinstudium in Leipzig, Würzburg und München wurde Gruhle mit *Ergographische Studien* 1910 promoviert. Er war ab 1905 Assistent bei Franz Nissl an der Psychiatrisch-Neurologischen Klinik in Heidelberg. habilitierte sich 1913 mit der Arbeit *Über Wahrnehmungsverfälschung in ihrer objektiven Bedingtheit* und wurde 1919 ao. Professor. Im Nationalsozialismus musste Gruhle aus politischen Gründen die akademische Karriere abbrechen. Er übernahm die Leitung der Kliniken in Winnenden und Zwiefalten und wurde erst 1946 auf ein Ordinariat für Psychiatrie in Bonn berufen, das er bis 1952 und kommissarisch wieder

von 1955 bis zu seinem Tod inne hatte. Gruhle, Mitbegründer der Zeitschrift *Psychologische Forschung*, gehört mit Karl Wilmanns, Karl Jaspers und später Kurt Schneider zu den maßgeblichen Vertretern der Heidelberger Schule der verstehenden Psychiatrie.

W *Die Ursachen der jugendlichen Verwahrlosung und Kriminalität. Studien zur Frage: Milieu oder Anlage*, Berlin 1912; mit Albrecht Wetzel (Hrsg.), *Verbrechertypen*, 2 Tle., Berlin 1913/14; *Psychiatrie für Ärzte*, Berlin 1918; *Die Selbstbiographie als Quelle historischer Erkenntnis*, Berlin 1923; mit Josef Berze, *Psychologie der Schizophrenie*, Berlin 1929; verschiedene Beiträge in: Oswald Bumke (Hrsg.), *Handbuch der Geisteskrankheiten*, Berlin 1931 u. 1932; Alexander Elster u. Heinrich Lingemann (Hrsg.), *Handwörterbuch der Kriminologie*, Berlin 1934 u. 1935; Wilhelm Weygandt (Hrsg.), *Lehrbuch der Nerven- und Geisteskrankheiten*, Halle 1935; Theodor Elsenhand (Hrsg.), *Lehrbuch der Psychologie*, Tübingen 1937; *Selbstmord*, Leipzig 1940; *Geschichtsschreibung und Psychologie*, Bonn 1953; *Verstehen und Einfühlen. Gesammelte Schriften*, Berlin 1953.
L Kurt Kolle, »Hans W. Gruhle (1880-1958)«, in: ders. (Hrsg.), *Grosse Nervenärzte*, Bd. 3, Stuttgart 1963, 69-76; Ulrike Voswinckel, *Die Gräfin und Gruhle. Unveröffentlichte Briefe der Franziska zu Reventlow*, München 1994; Claudia Böhnke, *Hans Walter Gruhle (1880-1956). Leben und Werk*, med. Diss. Bonn 2008.

Willy Hellpach

26. Februar 1877 (Oels/Schlesien)–6. Juli 1955 (Heidelberg). Hellpach studierte Medizin in Greifswald und Psychologie in Leipzig, wurde 1899 mit der Studie *Die Farbenwahrnehmung im indirecten Sehen* in Leipzig zum Dr. phil. und 1903 mit der Arbeit *Die Analytischen Untersuchungen zur Psychologie der Hysterie* in Heidelberg zum Dr. med. promoviert. Seit 1904 führte er eine nervenärztliche Praxis in Karlsruhe und war seit 1906 dort auch als Privatdozent an der Technischen Hochschule tätig, nachdem er sich mit der Arbeit *Grundgedanken zur Wissenschaftslehre der Psychopathologie* für Psychologie und Medizin habilitiert hatte. 1911 wurde Hellpach dort zum ao. Professor für Psychologie ernannt, übernahm im Weltkrieg die Leitung von Nervenlazaretten und baute von 1920 bis 1925 als o. Professor für allgemeine und angewandte Völker- und Sozialpsychologie in Karlsruhe das Institut für Sozialpsychologie auf. 1922 wurde er badischer Unterrichtsminister und 1924/25 badischer Staatspräsident; ab 1928 war Hellpach Reichstagsmitglied und 1930 endete seine politische Karriere. 1926 wurde er Honorarprofessor für Psychologie an der Philosophischen Fakultät der Universität Heidelberg;

der Berufung auf ein Ordinariat widersetze sich der Philosoph Heinrich Rickert. 1945 erhielt Hellpach eine Professur in Karlsruhe. Neben wichtigen Arbeiten zur Medizin-, Völker, Sozial-, Kultur- und Religionspsychologie verfasste er auch Beiträge zur politischen Pädagogik.

W *Die Grenzwissenschaften der Psychologie. Die biologischen und soziologischen Grundlagen der Seelenforschung*, Leipzig 1902; *Grundlinien einer Psychologie der Hysterie*, Leipzig 1904; *Die geistigen Epidemien*, Frankfurt a. M. 1906; *Die geopsychischen Erscheinungen. Wetter, Klima und Landschaft in ihrem Einfluss auf das Seelenleben dargestellt*, Leipzig 191; *Einführung in die Völkerpsychologie*, Stuttgart 1938; *Mensch und Volk der Grosstadt*, Stuttgart 1939; *Deutsche Physiognomik. Grundlegung einer Naturgeschichte der Nationalgesichter*, Berlin 1942; *Klinische Psychologie*, Stuttgart 1946; *Universitas Litterarum. Gesammelte Aufsätze*, hrsg. von Gerhard Hess u. Wilhelm Witte, Stuttgart 1948; *Das Denken in der Medizin*, Stuttgart 1948; *Wirken in Wirren. Lebenserinnerungen. Eine Rechenschaft über Wert und Glück, Schuld und Sturz meiner Generation*, 3 Bde., Hamburg u. Köln 1948-1987.

L Walter Stallmeister, *Willy-Hellpach-Bibliographie*. Hagen 1986; Klaus Michael Baier, *Erkennen und Gestalten. Theorie und Praxis im Werk von Willy Hellpach*, med. Diss. Berlin 1988; Walter Stallmeister u. Helmut E. Lück (Hrsg.), *Willy Hellpach. Beiträge zu Werk und Biographie*, Frankfurt a. M. 1991; Claudia-Anna Kaune, *Willy Hellpach (1877-1955). Biographie eines liberalen Politikers der Weimarer Republik*, Frankfurt a. M. 2005.

Jakob Klaesi

29. Mai 1883 (Nidfurn / Schweiz) – 17. August 1980 (Knonau / Schweiz). Klaesie schloss das Medizinstudium in Zürich 1912 mit der Dissertation *Über das psychogalvanische Phänomen* ab, war anschliessend als Assistent bei Eugen Bleuler am Burghölzli und habilitierte sich 1920 mit der Schrift *Über das Wesen und die Bedeutung der Stereotypen*. 1923 gründete er die psychiatrische Poliklinik in Basel, deren Leiter er bis 1926 war; gleichzeitig war er Oberarzt und später Leiter einer Privatklinik in Friedmatt bei Basel. Auf Schloss Knonau im Kanton Zürich richtete Klaesi 1926 eine private Nervenheilanstalt ein; er wurde 1933 Ordinarius für Psychiatrie an der Universität Bern sowie Direktor der zugehörigen Klinik Waldau. Klaesi war vor allem als Psychotherapeut tätig, führte die Schlafkur mit Somnifen ein und plädierte für die Berücksichtigung lebensgeschichtlicher Momente im Verständnis der Psychosen; er war Herausgeber der *Bibliotheca Psychiatrica et Neurologica*.

W *Über die psychogenen Ursachen der essentiellen Enuresis nocturna infantum*, Berlin 1917; *Über psychiatrisch-poliklinische Behandlungsmethoden*, Berlin 1917; *Vom seelischen Kranksein, Vorbeugen und Heilen*, Bern 1937; *Der unheilbare Kranke und seine Behandlung*, Rektoratsrede, Bern 1950.

L »Jakob Klaesi zum 70. Geburtstag. Festschrift«, in: MPN 125 (1953), 281-776 (mit Bibliographie); Thomas Haenel, »Jakob Klaesi. Schlafkur und Antieidodiathese«, in: *Gesnerus* 36 (1979), 246-265; Thomas Haenel, »Jakob Klaesi zum 120. Geburtstag«, in: NA 74 (2003), 471-475.

Ludwig Klages

10. Dezember 1872 (Hannover) – 29. Juli 1956 (Kilchberg/Zürich). Klages studierte Physik- und Chemie in Leipzig und München und wurde 1901 mit der Dissertation *Versuche zu einer Synthese des Menthons* promoviert. Er war Mitbegründer der Deutschen Graphologischen Gesellschaft im Jahre 1896 und gehörte dem Kosmologischen Kreis um Stefan George an. 1905 richtete er in München ein Psychodiagnostisches Seminar ein, das er nach der Übersiedlung in die Schweiz als Seminar für Ausdruckskunde weiterführte. Klages gilt als Begründer der modernen Graphologie; als Vertreter der Lebensphilosophie verstand er den Geist als »Widersacher« der Seele.

W *Die Probleme der Graphologie. Entwurf einer Psychodiagnostik*, Leipzig 1910; *Prinzipien der Charakterologie*, Leipzig 1910; *Handschrift und Charakter. Gemeinverständlicher Abriss der graphologischen Technik*, Leipzig 1917; *Vom kosmogonischen Eros*, München 1922; *Ausdrucksbewegung und Gestaltungskraft, Grundlegung der Wissenschaft vom Ausdruck*, Leipzig 1923; *Die Grundlagen der Charakterkunde*, Leipzig 1926; *Zur Ausdruckslehre und Charakterkunde. Gesammelte Abhandlungen*, Heidelberg 1927; *Der Geist als Widersacher der Seele*, 3 Bde., Leipzig 1929-1932; *Graphologie*, Leipzig 1932; *Sämtliche Werke*, hrsg. von Ernst Frauchiger u. a., 12 Bde., Bonn 1964-1992.

L Hans Prinzhorn (Hrsg.), *Die Wissenschaft am Scheidewege von Leben und Geist. Festschrift Ludwig Klages zum 60. Geburtstag, 10. Dezember 1932*, Leipzig 1932; Ernst Frauchiger, *Die Bedeutung der Seelenkunde von Klages für Biologie und Medizin*, Bern 1947; Herbert Hönel (Hrsg.), *Ludwig Klages, Erforscher und Künder des Lebens*, Linz 1947; Hans Kasdorff, *Ludwig Klages Werk und Wirkung. Einführung und kommentierte Bibliographie*. Bonn 1969; Roderich Huch, *Alfred Schuler, Ludwig Klages und Stefan George. Erinnerungen an Kreise und Krisen der Jahrhundertwende in*

München-Schwabing, Amsterdam 1973; Hans Kasdorff, *Ludwig Klages im Widerstreit der Meinungen. Eine Wirkungsgeschichte von 1895-1975*, Bonn 1978; Michael Grossheim, *Ludwig Klages und die Phänomenologie*, Berlin 1994; Michael Grossheim (Hrsg.), *Perspektiven der Lebensphilosophie. Zum 125. Geburtstag vom Ludwig Klages*, Hannover 1999; Reinhard Falter, *Ludwig Klages. Lebensphilosophie als Zivilisationskritik*, München 2003.

KURT KOLLE

7. Januar 1898 (Kimberley / Südafrika) – 21. November 1975 (München). Kolle studierte Medizin in Frankfurt a. M., München und Jena. Als psychiatrischer Assistent war er 1923/24 an der Anstalt Sachsenberg (Schwerin), von 1925 bis 1926 bei Hans Berger in Jena und ab 1926 bei Georg Stertz in Kiel tätig, wo er sich 1928 habilitierte. Nach einem Studienjahr an der Deutschen Forschungsanstalt für Psychiatrie in München musste er 1933 aus politischen Gründen in Kiel die akademische Laufbahn abbrechen; Kolle führte darauf in Frankfurt a. M. eine nervenärztliche Praxis und wurde dort zum ao. Professor ernannt. Seit 1952 leitete er als Nachfolger von Georg Stertz die Universitäts-Nervenklinik in München.

W *Über Querulanten. Eine klinische Studie*, Berlin 1931; *Psychiatrie*, München 1939 (6. Auflage 1967); *Psychotherapie*, Basel 1953; *Das Bild des Menschen in der Psychiatrie*, Stuttgart 1954; *Die endogenen Psychosen – das delphische Orakel der Psychiatrie*, München 1955; (Hrsg.), *Die grossen Nervenärzte*, 3 Bde., Stuttgart 1956-631; *Kraepelin und Freud*, Stuttgart 1957; *Der Psychiater*, Stuttgart 1959; *Einführung in die Psychiatrie*, Stuttgart 1960; *Psychologie für Ärzte. 12 Vorlesungen*, München 1967; *Wanderer zwischen Natur und Geist. Das Leben eines Nervenarztes*, München 1972.
L Matthias Bormuth, »Das Verhältnis von Karl Jaspers und Kurt Kolle im Spiegel ihres Diskurses um Psychotherapie«, in: JÖJG 9 (1996), 71-89; Andreas Heinz, »Kurt Kolle und der gesellschaftliche Auftrag des Psychiaters«, in: Andreas Heinz (Hrsg.), *Anthropologische und evolutionäre Modelle in der Schizophrenieforschung*, Berlin 2002.

ERNST KRETSCHMER

8. Oktober 1888 (Wüstenrot / Heilbronn) – 8. November 1964 (Tübingen). Kretschmer, seit 1913 Assistent bei Robert Gaupp in Tübingen, wurde 1914 mit der medizinischen Dissertation *Wahnbildung und manisch-depressiver Symptomkomplex* promoviert. 1916 richtete er eine

Nervenstation in Bad Mergentheim mit intensivem Forschungsengagement ein, habilitierte sich 1918 in Tübingen mit der Arbeit *Der sensitive Beziehungswahn* und entwickelte die psychiatrische Konstitutionslehre. Ab 1926 war Kretschmer Ordinarius für Psychiatrie in Marburg und begründete mit die Allgemeinen Ärztlichen Gesellschaft für Psychotherapie. 1946 folgte er dem Ruf nach Tübingen. Kretschmer initiierte auch die *Zeitschrift für Psychotherapie und Medizinische Psychologie* und war Mitbegründer der Kriminalbiologischen Gesellschaft. Der Zusammenhang von Körperbau und Charakter und die Unterscheidung von spezifischen Konstitutionstypen wurden zu seinen leitenden Fragestellungen. Er vertrat nach Gaupp vor allem die Tübinger Schule der verstehenden Psychiatrie.

W *Der sensitive Beziehungswahn*, Berlin 1918; *Körperbau und Charakter*, Berlin 1921; *Medizinische Psychologie*, Stuttgart 1922; *Über Hysterie*, Stuttgart 1923; *Geniale Menschen*, Berlin 1929; *Psychotherapeutische Studien*, Stuttgart 1949; *Gestalten und Gedanken. Erlebnisse von Ernst Kretschmer*; Stuttgart 1963; *Mensch und Lebensgrund. Gesammelte Aufsätze*, Tübingen 1966; *Psychiatrische Schriften 1914-1962*, Berlin 1974.
L Henricus Cornelius Rümke, *In memoriam Ernst Kretschmer*, Stuttgart 1965; Bernhard Matz, *Die Konstitutionstypologie von Ernst Kretschmer. Ein Beitrag zur Geschichte von Psychiatrie und Psychologie des Zwanzigsten Jahrhunderts*, med. Diss. Berlin 2000; Martin Priwitzer, *Ernst Kretschmer und das Wahnproblem*, Stuttgart 2007.

Arthur Kronfeld

9. Januar 1886 (Berlin) – 16. Oktober 1941 (Moskau). Kronfeld studierte Medizin und Philosophie in Jena, München, Berlin und Heidelberg und schloss 1910 beide mit einer Promotion ab. Nach Assistenzjahren an der Heidelberger Klinik bei Franz Nissl wechselte er 1913 an die Berliner »Irrenklinik Dalldorf« zu dem Aphasieforscher Hugo Liepmann, bevor er als Militärarzt eingezogen wurde. Von 1919 bis 1926 war Kronfeld ärztlich am Berliner Institut für Sexualwissenschaft tätig und eröffnete dann eine eigene Praxis als Nervenarzt. 1927 habilitierte er sich mit der Studie *Die Psychologie in der Psychiatrie* bei Karl Bonhoeffer an der Charité und wurde 1931 zum ao. Professor ernannt. Aufgrund seiner jüdischen Herkunft wurde Kronfeld 1935 die Lehrbefugnis entzogen; er ging zunächst zu Max Müller nach Bern, musste aber schon im Folgejahr weiter nach Moskau emigrieren, wo er eine Professur am neuropsychiatrischen Forschungsinstitut übernahm und die Insulintherapie einführte. Angesichts des drohenden Einmarsches der deutschen Truppen soll er dort 1941 gemeinsam mit seiner Frau Suizid begangen haben. Kronfeld

gehörte zum Kreis der Neukantianer um Leonard Nelson; er stand der Psychoanalyse offen gegenüber und gehörte zu den Begründern der Allgemeine Ärztlichen Gesellschaft für Psychotherapie.

W *Sexualität und ästhetisches Empfinden,* Strassburg 1906; *Über die psychologischen Theorien Freuds und verwandte Anschauungen,* Leipzig 1912; *Das Wesen der psychiatrischen Erkenntnis. Beiträge zur allgemeinen Psychiatrie,* Bd. 1, Berlin 1920; *Das seelisch Abnorme und die Gemeinschaft,* Stuttgart 1923; *Sexualpsychopathologie (Handbuch der Psychiatrie,* T. 8, *Die psychopathischen Persönlichkeiten,* T. 3), Leipzig 1923; *Psychotherapie. Charakterlehre. Psychoanalyse. Hypnose. Psychagogik,* Berlin 1924; *Hypnose und Suggestion,* Berlin 1924; *Die Psychologie in der Psychiatrie. Eine Einführung in die psychologischen Erkenntnisweisen innerhalb der Psychiatrie und ihre Stellung zur klinisch-pathologischen Forschung,* Berlin 1927; *Perspektiven der Seelenheilkunde,* Leipzig 1930; *Lehrbuch der Charakterkunde,* Berlin 1932; mit Siddy Wronsky u. Rolf Karl Reiner, *Sozialtherapie und Psychotherapie in den Methoden der Fürsorge,* Berlin 1932.

L Ingeborg Storch, *Arthur Kronfelds Beitrag zur Entwicklung einer wissenschaftlich fundierten psychotherapeutischen Fachausbildung der Mediziner aus den zwanziger Jahren unseres Jahrhunderts*; med. Dipl. Leipzig 1983; Christina Schröder, »Arthur Kronfeld (1886-1941) – Ein Psychiater im Dienste der Psychotherapie«, in: *Psychiatrie, Neurologie und medizinische Psychologie* 38 (1986), 411-418; Wolfgang Kretschmer, »Arthur Kronfeld – ein Vergessener. Zu seinem 100. Geburtstag«, in: NA 58 (1987), 737-742; Ingo-Wolf Kittel (Hrsg.), *Arthur Kronfeld 1886-1941. Ein Pionier der Psychologie, Sexualwissenschaft und Psychotherapie,* Konstanz 1988; Helmut Kulawik, »Arthur Kronfeld zum Gedenken«, in: *Zeitschrift für ärztliche Fortbildung* 85 (1991), 949-952.

WILHELM MAYER-GROSS

15. Januar 1889 (Bingen) – 15. Februar 1961 (Birmingham). Das Medizinstudium in Kiel, München und Heidelberg beendete Mayer-Gross 1914 mit der Dissertation *Zur Phänomenologie abnormer Glücksgefühle* und war ab 1913 in Heidelberg Assistent bei Franz Nissl und Karl Wilmanns. 1924 habilitierte er sich mit der *Arbeit Die Bedeutung völkerpsychologischer Analogien für das Verständnis der Schizophrenie* und war seit 1929 ao. Professor. Von 1928 bis 1934 gehörte er zu den Herausgebern des *Nervenarzt.* Aufgrund seiner jüdischen Herkunft entschloss sich Mayer-Gross, im Jahr 1933 zu emigrieren. Er ging zuerst an das Londoner Maudsley Hospital, wechselte 1939 an das Crichton Royal Hospital in

Dumfries und war von 1951 bis 1961 an der psychiatrischen Klinik der Universität Birmingham tätig. 1954 wurde Mayer-Gross zum Präsidenten der psychiatrischen Sektion der Royal Society of Medicine berufen. Er forschte unter anderem über Drogen, z. B. die Wirkung von Meskalin, und beschäftigte sich mit Psychotherapie und Psychologie des primitiven Menschen. Seine phänomenologisch-deskriptiven Arbeiten waren von Hans Walter Gruhle und Karl Jaspers beeinflusst; später wandte er sich ganz der biologischen Psychiatrie zu.

W *Selbstschilderungen der Verwirrtheit. Die oneiroide Erlebnisform*, Berlin 1924; »Psychopathologie und Klinik der Trugwahrnehmungen«, in: Oswald Bumke (Hrsg.), *Handbuch der Geisteskrankheiten*, Bd. 1, T. 1, Berlin 1928, 427-507; versch. Beiträge in: Karl Wilmanns (Hrsg.), *Die Schizophrenie Handbuch der Geisteskrankheiten*, Bd. 9), Berlin 1932; mit Eliot Slater and Martin Roth, *Clinical Psychiatry*, London 1954; mit Robert Klein, *The clinical examination of patients with organic cerebral disease*, London 1957; mit Hans Walter Gruhle, Richard Jung u. Max Müller (Hrsg.), *Psychiatrie der Gegenwart*, 3 Bde., Berlin 1960-67.

L Aubrey Lewis, »William Mayer-Gross. An appreciation«, in: *Confrontations Psychiatriques* 11 (1973), 109-125; Karl Ferdinand Haas, *Wilhelm Mayer-Gross. Leben und Werk*, med. Diss. Mainz 1976; Uwe Henrik Peters, »Willy Mayer-Gross«, in: Hans Schliack u. Hanns Hippius (Hrsg.), *Nervenärzte. Biographien*, Stuttgart 1998, 47-54.

Alexander Mitscherlich

20. September 1908 (Hof)–26. Juni 1982 (Frankfurt a. M.). Nach der Machtergreifung Hitlers brach Mitscherlich das Studium der Geschichte, Kunstgeschichte und Philosophie ab und absolvierte, nachdem er zeitweise in Berlin eine Buchhandlung geführt hatte, das Medizinstudium in Freiburg, Zürich und Heidelberg. Bei Viktor v. Weizsäcker promovierte er 1941 mit *Zur Wesensbestimmung der synästhetischen Wahrnehmung*. Nach Kriegsende war Mitscherlich kurzzeitig Mitglied der »Regionalen Zivilregierung für Saar, Pfalz und Rheinhessen«, bevor er v. Weizsäckers Assistent wurde und sich 1946 mit der Schrift *Vom Ursprung der Sucht* habilitierte. In dem Jahr gründete er auch die tiefenpsychologische Zeitschrift *Psyche*. 1946/47 fungierte Mitscherlich als offizieller Beobachter der westdeutschen Ärztekammern bei den Nürnberger Ärzteprozessen. 1949 gründete er unter v. Weizsäckers Lehrstuhl für allgemeine Therapie eine psychotherapeutische Abteilung, aus der später die erste Psychosomatische Klinik an einer deutschen Universität hervorging. 1952 wurde er zum apl. Professor ernannt, 1960 gründete er das Sigmund-Freud-Ins-

titut in Frankfurt a. M., das er bis 1976 leitete. 1966 wurde er auf einen philosophischen Lehrstuhl der Universität Frankfurt a. M. berufen, 1969 wurde ihm der Friedenspreis des deutschen Buchhandels verliehen. Seine gesellschaftskritischen Schriften übten grossen Einfluss auf die Studentenbewegung aus. Die Etablierung der Psychosomatik und Psychoanalyse in den westdeutschen Universitäten wäre ohne Mitscherlichs Engagement nicht denkbar gewesen.

W *Das Reiterbuch*, Berlin 1935; mit Alfred Weber, *Freier Sozialismus*, Heidelbrg 1946, *Freiheit und Unfreiheit in der Krankheit. Das Bild des Menschen in der Psychotherapie*, Hamburg 1946, *Vom Ursprung der Sucht. Eine pathogenetische Studie des Vieltrinkens*, Stuttgart 1947; mit Fred Mielke, *Das Diktat der Menschenverachtung*, Heidelberg 1947; Neuausgabe als *Medizin ohne Menschlichkeit*, Frankfurt a. M. 1960; *Auf dem Weg zur vaterlosen Gesellschaft*, München 1963; *Die Unwirtlichkeit unserer Städte. Anstiftung zum Unfrieden*, Frankfurt a. M. 1965; mit Margarethe Mitscherlich, *Die Unfähigkeit zu trauern*, München 1967; *Massenpsychologie ohne Ressentiment – Sozialpsychologische Betrachtungen*, Frankfurt a. M. 1972; *Der Kampf um die Erinnerung*, München 1975; *Das Ich und die Vielen. Parteinahme eines Psychoanalytikers*, München 1978; *Ein Leben für die Psychoanalyse*, Frankfurt a. M. 1980; *Gesammelte Schriften*, 10 Bde., Frankfurt a. M. 1983.

L Zentrum für Psychoanalyse, Psychotherapie und psychosoziale Forschung (WZ II) der Gesamthochschule Kassel (Hrsg.), *Krankheit, Geschichte, Krankengeschichte. Zur Aktualität Alexander Mitscherlichs*, Kassel 1986; Jürgen Peter, *Der Nürnberger Ärzteprozess im Spiegel seiner Aufarbeitung anhand der drei Dokumentensammlungen von Alexander Mitscherlich und Fred Mielke*, München 1994; Christoph Wittmer, *Psychosomatische Konzepte bei Franz Alexander und Alexander Mitscherlich*, phil. Diss. Zürich 1994; Volker Roelcke, »Die Zähmung der Psychoanalyse durch öffentliche Institutionen. Aus der Gründungsgeschichte der Heidelberger Psychosomatischen Klinik«, in: Siegfried Zepf (Hrsg.), *Diskrete Botschaften des Rationalen. Psychoanalyse jenseits des common-sense*, Göttingen 1995, 125-143; Martin Lohman, *Alexander Mitscherlich. Mit Selbstzeugnissen und Bilddokumenten*, Reinbek bei Hamburg 1987; Gertraud Schlesinger-Kipp (Hrsg.), *Schwerpunktthema Psychoanalyse in der Tradition Alexander Mitscherlichs*, Gießen 1999; Matthias Bormuth, *Lebensführung in der Moderne. Karl Jaspers und die Psychoanalyse*, Stuttgart 2002; Martin Dehli, *Leben als Konflikt. Zur Biographie Alexander Mitscherlichs*, Göttingen 2007; Tobias Freimüller, *Alexander Mitscherlich. Gesellschaftsdiagnose und Psychoanalyse nach Hitler*, Göttingen 2007; Tobias Freimüller, *Alexander Mitscherlich und die ›Achtundsechziger‹*, Göttingen 2008.

Rudolf Nissen

9. September 1896 (Neisse)–22. Januar 1981 (Riehen). Nissen studierte Medizin in Breslau, München und Marburg; ab 1921 war er chirurgischer Assistent in München, habilitierte sich 1926 und arbeitete ab 1927 bei Ferdinand Sauerbruch an der Charité. Nissen wurde 1930 ao. Professur an der Universität Berlin, emigrierte 1933 nach Istanbul, wo er als chirurgischer Ordinarius tätig war. 1938 ging er nach New York und hatte nach kurzer Praxistätigkeit ab 1940 eine Professur am Massachusetts Hospital in Boston inne. Ab 1948 war Nissen am Long Island College Hospital in Brooklyn tätig. 1952 kehrte Nissen nach Europa auf eine Professur an der Universität Basel zurück. Seine Arbeitsschwerpunkte galten der Hirnchirurgie, chirurgischen Behandlung der Gelenk- und Lungentuberkulose sowie den Erkrankungen der inneren Organe.

W Mit Ferdinand Sauerbruch, *Allgemeine Operationslehre*, Leipzig 1933; *Chirurgische Indikationen*, Leiden 1937; *Operationen am Ösophagus*, Stuttgart 1954; *Erlebtes aus der Thoraxchirurgie*, Stuttgart 1955; *Die Resektionsbehandlung von Lungenerkrankungen*, Basel 1957; mit Hans Hellner u. Karl Vosschulte, *Lehrbuch der Chirurgie*, Stuttgart 1957; *Helle Blätter – dunkle Blätter. Erinnerungen eines Chirurgen*, Stuttgart 1969; *Fünfzig Jahre erlebter Chirurgie. Ausgewählte Vorträge und Schriften*, Stuttgart 1978.
L Felix Harder u. Mario Rossetti (Hrsg.), *100 Jahre Rudolf Nissen*, Basel 1997; Dorothea Liebermann-Meffert u. Hubert J. Stein, *Rudolf Nissen and the world revolution of fundoplication*, Stuttgart 1999; Bernhard Meyer, »Ein Ordinariat am Bosporus. Der Chirurg Rudolf Nissen (1896-1981)«, in: *Basler Beiträge zur Chirurgie 9* (2000), 111-117.

Franz Nissl

9. September 1860 (Frankenthal)–11. August 1919 (München). Sein Medizinstudium schloss Nissl 1884 in München mit der Dissertation *Über die pathologischen Veränderungen der Nervenzellen der Grosshirnrinde* ab; er war ab 1885 Assistent bei Bernhard von Gudden an der Münchner Kreisirrenanstalt und wechselte 1889 an die Nervenklinik Frankfurt a. M., wo er unter Emil Sioli auf neurohistologischem Gebiet mit Alois Alzheimer zusammenarbeitete. Seit 1895 war er bei Emil Kraepelin an der Heidelberger Klinik tätig, wo er sich 1896 mit einer Arbeit über die chronische Zellerkrankung habilitierte und 1901 zum ao. Professor ernannt wurde. 1904 übernahm er das dortige Ordinariat und wechselte 1918 als Leiter nach München an die neu gegründete Deutsche Forschungsanstalt für Psychiatrie. Dort erlag er bereits im Folgejahr einer

Urämie. Nissls zentrales Forschungsgebiet waren Histologie und Histopathologie der Nervenzellen.

W *Die Neuronenlehre und ihre Anhänger. Ein Beitrag zur Lösung des Problems der Beziehungen zwischen Nervenzelle, Faser und Grau*, Jena 1903; mit Alois Alzheimer (Hrsg.), *Histologische und histopathologische Arbeiten über die Grosshirnrinde*, 7 Bde., Jena 1904-1921; *Beiträge zur Frage nach der Beziehung zwischen klinischem Verlauf und anatomischem Befund bei Nerven- und Geisteskrankheiten*, Bde. 1-2, Berlin 1914-1923.
L Johannes Bresler, »Franz Nissl, 1860-1919«, in: *Psychiatrisch-Neurologische Wochenschrift* 21 (1919/20), 209-212; Hugo Spatz, *Zur Erinnerung an Franz Nissl*, München 1929; Hugo Spatz, »Franz Nissl«, in: Willibald Scholz (Hrsg.), *50 Jahre Neuropathologie in Deutschland*, Stuttgart 1961, 43-66.

Curt Oehme

17. Dezember 1883 (Dresden) – 5. Oktober 1963 (Heidelberg). Nach dem Medizinstudium in Freiburg i. Br., Berlin und Leipzig habilitierte sich Oehme 1913 für Innere Medizin in Göttingen. Dort wurde er 1918 zum ao. Professor ernannt. Anschließend wirkte er in Bonn und leitete seit 1928 die Medizinische Poliklinik der Universität Heidelberg, wo er 1932 das Ordinariat für Innere Medizin übernahm. Oehme entdeckte das thyreotrope Hypophysenvorderlappenhormon und wies seine funktionelle Bedeutung nach.

W *Über Altern und Tod* (Sitzungsberichte der Heidelberger Akademie der Wissenschaften, Mathematisch-naturwissenschaftliche Klasse, Jahrgang 1944, Abh. 1), Heidelberg 1944; *Die Bildung des Arztes*, Heidelberg 1948; *Goethe und der Arzt von heute*, Stuttgart 1950; *Am Wege gewachsen. Paralipomena*, Heidelberg 1961.
L Helmut Senges, »75. Geb. v. Curt Oehme«, in: MMW 101 (1959), 291-292.

Wolfgang Pauli

25. April 1900 (Wien) – 15. Dezember 1958 (Zürich). Pauli begann 1918/19 in München mit dem Physikstudium bei Arnold Sommerfeld, verfasste eine Studie über die allgemeine Relativitätstheorie, wurde 1921 mit der Arbeit *Modell des Wasserstoffmolekülions* promoviert und erhielt eine Assistentenstelle bei Max Born. 1922 ging er zu Wilhelm Lenz und Niels Bohr nach Kopenhagen. 1924 kehrte er nach Hamburg zurück,

habilitierte sich und wurde 1926 zum ao. Professor ernannt, Ab 1928 war er als Professor an der Eidgenössischen Technischen Hochschule Zürich tätig. Die moderne Entwicklung der Quantenmechanik, Kernphysik, modernen Feldtheorie und Teilchenphysik verdanken Pauli entscheidende Beiträge. 1945 wurde ihm der Nobelpreis verliehen. Für sein Verständnis philosophischer Probleme waren C. G. Jungs Archetypenlehre und Konzept vom kollektiven Unbewussten von besonderer Bedeutung.

W mit Carl Gustav Jung, *Naturerklärung und Psyche*, Zürich, 1952; Ralph Kronig und Victor Frederik Weisskopf (Hrsg.), *Collected scientific papers, by Wolfgang Pauli*, 2 Bde., New York 1964; Charles P. Enz u. Karl von Meyënn (Hrsg.), *Wolfgang Pauli. Writings on Physics and Philosophy*, Berlin 1994.

L John Hendry, *The Creation of Quantum Mechanics and the Bohr-Pauli Dialogue*, Dordrecht 1984; Charles P. Enz u. Karl v. Meyënn (Hrsg.), *Wolfgang Pauli. Das Gewissen der Physik*, Braunschweig 1988; Harald Atmanspacher, Hans Primas u. Eva Wertenschlag-Birkhäuser (Hrsg.), *Der Pauli-Jung-Dialog und seine Bedeutung für die moderne Wissenschaft*, Berlin 1995; *Wissenschaftlicher Briefwechsel mit Bohr, Einstein, Heisenberg u. a.*, Bde. 1-4, T. 4, Berlin 1979-2005; Carl Alfred Meier (Hrsg.), *Wolfgang Pauli und C. G. Jung. Ein Briefwechsel, 1932-1958*, Berlin 1992; Karl v. Meyënn (Hrsg.), *Wolfgang Pauli, Wissenschaftlicher Briefwechsel*, 6 Bde., New York 1979-2000, Marcel Boucard, *Wolfgang Pauli and Modern Physics*, Zürich 2000; Herbert van Erkelens, *Wolfgang Pauli und der Geist der Materie*, hrsg. von Thomas Arzt u. a., Würzburg 2002; Charles P. Enz, *»Pauli hat gesagt«. Eine Biographie des Nobelpreisträgers Wolfgang Pauli (1900-1958)*, Zürich 2005.

Oskar Pfister

23. Februar 1873 (Zürich)–6. August 1956 (Zürich). Pfister studierte Theologie und Philosophie in Basel und Zürich und wurde 1898 mit der Arbeit *Die Genesis der Religionsphilosophie A. E. Biedermanns, untersucht nach Seiten ihres religionspsychologischen Ausbaus* promoviert. Von 1897 bis 1920 war er Pfarrer in Wald im Zürcher Oberland, dann bis 1939 in Zürich. Pfister, seit 1909 mit Sigmund Freud im steten Briefwechsel, war Mitglied der Zürcher Psychoanalytischen Gruppe und hatte Kontakt zu den Religiösen Sozialisten um Leonhard Ragaz. Er setzte sich für die Anwendung der Psychoanalyse in der Seelsorge und Pädagogik ein.

W *Die Willensfreiheit. Eine kritisch systematische Untersuchung*, Berlin 1904; *Die Frömmigkeit des Grafen Ludwig von Zinzendorf. Eine psychoanalytische Studie*, Leipzig 1910; *Die psychoanalytische*

Methode, Leipzig 1913; *Was bietet die Psychoanalyse dem Erzieher?*, Leipzig 1917; *Ein neuer Zugang zum alten Evangelium. Mitteilungen über analytische Seelsorge an Nervösen, Gemütsleidenden und anderen seelisch Gebundenen*, Gütersloh 1918; *Zum Kampf um die Psychoanalyse*, Leipzig 1920; *Zur Psychologie des philosophischen Denkens*, Bern 1923; *Analytische Seelsorge*, Göttingen 1927; *Religiosität und Hysterie*, Leipzig 1928.

L   Ernst L. Freud u. Heinrich Meng (Hrsg.), *Sigmund Freud – Oskar Pfister. Briefe 1909-1939*, Frankfurt a. M. 1963; Martin Jochheim, *Seelsorge und Psychotherapie. Historisch-systematische Studien zur Lehre von der Seelsorge bei Oskar Pfister, Eduard Thurneysen und Walter Uhsadel*, Bochum 1998.

Hans Prinzhorn

8. Juni 1886 (Hemer) – 16. Juni 1933 (Frankfurt a. M.). Nach der philosophischen Promotion 1908 in München mit der Arbeit *Gottfried Sempers ästhetische Grundanschauungen* absolvierte Prinzhorn zunächst eine Gesangsausbildung in London und studierte dann von 1913 bis 1919 Medizin in Freiburg i. Br., Strassburg und Heidelberg, wo er promoviert wurde. Anschliessend war er Assistent bei Karl Wilmanns in Heidelberg, auf dessen Anregung hin er eine Sammlung der Kunstwerke von Geisteskranken, die sog. »Sammlung Prinzhorn« anlegte. Nach kurzer Tätigkeit an der psychiatrischen Klinik Weisser Hirsch in Dresden und am Zürcher Burghölzli eröffnete er 1924 eine nervenärztliche Praxis in Frankfurt a. M. Prinzhorns Arbeitsschwerpunkte lagen auf den Gebieten der Charakterologie und Psychotherapie, galten kulturanthropologischen und pathographischen Fragen zum Ursprung künstlerischer Gestaltung, so auch dem »schizophrenen Weltgefühl« in der expressionistischen Kunst seiner Zeit.

W   *Bildnerei der Geisteskranken. Ein Beitrag zur Psychologie und Psychopathologie der Gestaltung*, Berlin 1922; *Bildnerei der Gefangenen*, Berlin 1925; *Gespräch über Psychoanalyse zwischen Frau, Dichter und Arzt*, Celle 1926; *Leib-Seele-Einheit. Ein Kernproblem der neuen Psychologie*, Zürich 1927; *Um die Persönlichkeit. Gesammelte Abhandlungen und Vorträge zur Charakterologie und Psychopathologie*, Heidelberg 1927; *Psychotherapie. Voraussetzungen – Wesen – Grenzen. Ein Versuch zur Klärung der Grundlagen*; *Charakterkunde der Gegenwart*, Berlin 1931; *Persönlichkeitspsychologie. Entwurf einer biozentrischen Wirklichkeitslehre vom Menschen*, Leipzig 1932; *Nachgelassene Gedichte*, Lübeck 1934.

L   Hans Gercke u. Inge Jarchov (Jádi) (Hrsg.), *Die Prinzhorn-Sammlung. Bilder, Skulpturen, Texte aus psychiatrischen Anstalten.* Ausstellungskatalog Heidelberg, Kunstverein u. a., Königstein i. Ts. 1980; Inge Jádi u. Ferenc Jádi, *Hans Prinzhorn und Arbeiten von Patienten der Heidelberger Klinik. Aus der Prinzhorn-Sammlung*, Heidelberg 1986; Franz Tenigl, *Klages, Prinzhorn und die Persönlichkeitspsychologie. Zur Weltsicht von Ludwig Klages*, Bonn 1987; Thomas Röske, *Der Arzt als Künstler. Ästhetik und Psychotherapie bei Hans Prinzhorn*, Bielefeld 1995; Silke Röckelein, *Hans Prinzhorn (1886-1933). Dokumentation mit Bild- und Textzeugnissen zum Leben und Werk*, Hemer 2003, Werner Mirbach, *Psychologie und Psychotherapie im Leben und Werk von Hans Prinzhorn (1886-1933)*, Frankfurt a. M. 2003; Thomas Roeske, »›Suchende Kierkegaard-Natur‹ und ›Enfant Terrible‹ – Karl Jaspers und Hans Prinzhorn«, in: Matthias Bormuth u. Monica Meyer-Bohlen: *›Wahrheit ist was uns verbindet‹. Philosophie, Kunst und Krankheit bei Karl Jaspers*, Bremen 2008, 320-329.

Werner Scheid

22. Juli 1909 (Dortmund) – 25. Dezember 1987 (Köln). Nach dem Medizinstudium in München, Halle, Bonn, Breslau, Berlin und Heidelberg, das Scheid 1934 mit der Studie *Der Zeiger der Schuld in seiner Bedeutung für die Prognose involutiver Psychosen* abschloss, war er Assistent bei Kurt Schneider an der Klinischen Abteilung der Deutschen Forschungsanstalt für Psychiatrie in München. Er wechselte später an die Neurologische Universitätsklinik Hamburg-Eppendorf und habilitierte sich 1940 dort mit der Arbeit *Untersuchungen über den Zerfall der Liquorzellen in vitro*. 1946 wurde Scheid Chefarzt der Neurologischen Abteilung des neu gegründeten Allgemeinen Krankenhauses Heidberg/Hamburg-Langenhorn und folgte 1949 dem Ruf auf den Lehrstuhl für Neurologie und Psychiatrie der Universität Köln. 1950 wurde er zum Direktor der Nervenklinik ernannt. Arbeitsschwerpunkte von Scheid waren u. a. körperlich begründbare Psychosen, diphterische Polyneuropathie, Virusinfektionen des Nervensystems und Probleme pathologischer Liquorveränderungen.

W *Lehrbuch der Neurologie*, Stuttgart 1963; *Untersuchungen zur Epidemiologie des Virus der lymphozytären Choriomeningitis in Westdeutschland*, Köln 1966; *Psychiatrie und Öffentlichkeit. Rektoratsrede*, Krefeld 1967; *Das Problem Neue Musik. Rektoratsrede. Ansprache des scheidenden Rektors*, Krefeld 1967. »Gedenkrede auf Kurt Schneider«, in: *Ruperto-Carola* 43/44 (1968), 7-14, mit Ellen Gibbels, *Therapie in der Neurologie und Psychiatrie*, Stuttgart 1969.
L Gereon R. Fink, »Werner Scheid (1909-1987)«, in: NA 12 (2001), 975-976.

Gerhard Schmidt

22. November 1904 (Nörenberg, Pommern)–5. April 1991 (Pogeez b. Ratzeburg). Nach dem Medizinstudium in Düsseldorf, Würzburg, Berlin und Tübingen war Schmidt seit 1930 an verschiedenen Kliniken in Kiel, Greifswald und Berlin als Praktikant und Assistent tätig. Von 1937 bis 1945 wirkte er unter Kurt Schneider an der Klinischen Abteilung der Deutschen Forschungsanstalt für Psychiatrie und an der Psychiatrischen Klinik des Städtischen Krankenhauses Schwabing. Nach Kriegsende wurde er als »Unbelasteter« zum kommissarischen Leiter der Heilanstalt Eglfing/Haar bei München ernannt, die bereits vor dem Krieg eine »NS-Musteranstalt« der Vernichtung gewesen war. Sein Buch *Selektion in der Heilanstalt 1939-1945* ist eines der ersten und bis heutige wichtigsten Dokumente zur »Euthanasie« im Dritten Reich. Von 1947 bis 1956 war Schmidt Chefarzt des Städtischen Krankenhauses Lübeck-Ost, von 1952 bis 1965 apl. Professor der Universität Hamburg und seit 1965 Professor für Psychiatrie und Neurologie an der Universität Lübeck. Klinisch galt sein Interesse neben forensischen Themen vor allem dem Verstehen von Wahn und Todestrieb, nicht fern von der Heidelberger Tradition der verstehenden Psychiatrie.

W »Erfahrungen an 700 Selbstmordversuchen«, in: NA 11 (1938), 353-358; »Der Wahn im deutschsprachigen Schrifttum der letzten 25 Jahre«, in: *Zentralblatt der Gesellschaft für Neurologie und Psychiatrie* 97 (1940), 113-192; »Die Verbrechen in der Schlaftrunkenheit«, in: *Zeitschrift für Neurologie* 176 (1943), 208-254; *Die Krankheit zum Tode. Goethes Todesneurose*, Stuttgart 1968; *Selektion in der Heilanstalt 1939-1945*. Geleitwort von Karl Jaspers, Stuttgart 1965; »Der Todestrieb bei Heinrich von Kleist«, in: MMW 112 (1970), 758-763; »Todesangst und Todestrieb. Depression und Todesthema. Kulturpsychologische Spiegelungen«, in: *Therapiewoche* 46 (1973), 4380-4388, *Selektion in der Heilanstalt 1939-1945. Neuausgabe mit ergänzenden Texten*, hrsg. von Frank Schneider, Heidelberg 2012.

L Horst Dilling, »In memoriam Professor Dr. Gerhard Schmidt 1904-1991« (1992), in: *Selektion in der Heilanstalt 1939-1945. Neuausgabe mit ergänzenden Texten*, hrsg. von Frank Schneider, Heidelberg 2012, 149-151.

Kurt Schneider

7. Januar 1887 (Crailsheim)–27. Oktober 1967 (Heidelberg). Das Medizinstudium in Berlin und Tübingen beendete Schneider 1912 mit der Dissertation *Über einige klinisch-psychologische Untersuchungsmetho-*

den und ihre Ergebnisse. Ab 1913 war er Assistent bei Gustav Aschaffenburg in Köln, wo er sich 1919 für Psychiatrie und Neurologie habilitierte und 1921 mit der Arbeit *Pathopsychologische Beiträge zur psychologischen Phänomenologie von Liebe und Mitgefühlen* von Max Scheler auch philosophisch promoviert wurde. 1922 übernahm er dort eine ao. Professur und leitete ab 1931 in München sowohl die Klinische Abteilung der Deutschen Forschungsanstalt für Psychiatrie als auch die Psychiatrische Klinik des Städtischen Krankenhauses in Schwabing. 1934 wurde Schneider zum Honorarprofessor der Psychiatrie und Neurologie an der Universität München ernannt und zum März 1946 auf das Heidelberger Ordinariat berufen. Wichtige Arbeiten Schneiders galten der Symptomatik der Schizophrenie und der Beschreibung von Psychopathien. Nach Karl Jaspers gilt er als prominentester Vertreter der deskriptiven Psychopathologie der Heidelberger Schule.

W *Studien über Persönlichkeit und Schicksal eingeschriebener Prostituierter*, Berlin 1921; *Der Dichter und der Psychopathologe*, Köln 1922; *Die psychopathischen Persönlichkeiten*, Leipzig 1923; »Die abnormen seelischen Reaktionen«, in: Gustav Aschaffenburg (Hrsg.), *Handbuch der Psychiatrie*, spezieller Teil, 7. Abt., 2. Teil, Bd. 1, Leipzig 1927; »Die Störungen des Gedächtnisses«, in: Oswald Bumke (Hrsg.), *Handbuch der Geisteskrankheiten*, Bd. 1, Berlin 1928, 508-529; *Zur Einführung in die Religionspsychopathologie*, Tübingen 1928; *Probleme der klinischen Psychiatrie*, Stuttgart 1932; *Psychiatrische Vorlesungen für Ärzte*, Leipzig 1934; *Pathopsychologie der Gefühle und Triebe. Ein Grundriss*, Leipzig 1935; *Psychischer Befund und psychiatrische Diagnose*, Leipzig 1939; *Beiträge zur Psychiatrie*, Stuttgart 1946; später unter dem Titel *Klinische Psychopathologie* mehrmals revidiert und zuletzt 2007 herausgegeben von Gerd Huber u. Gisela Gross; *Über den Wahn*, Stuttgart 1952; *Psychiatrie heute*, Stuttgart 1953.
L Werner Janzarik, »Kurt Schneider und die Heidelberger Psychopathologie«, in: Jeanne Hersch u. a. (Hrsg.), *Karl Jaspers. Philosoph, Arzt, politischer Denker*, München 1986, 112-126; Rudolf Preussler, *Zum Krankheitsbegriff bei Kurt Schneider*, med. Diss. München 1989; Hans Reinhard Kroeber, *Grundlinien der Phänomenologie im Werk Kurt Schneiders*, med. Diss. Saarbrücken 1996; Gerd Huber, »Kurt Schneider (1887-1967) – ein Psychiater in seiner Zeit«, in: *Schriftenreihe der Deutschen Gesellschaft für Nervenheilkunde*, Bd. 3, Würzburg 1997, 85-94; Ralph Marko Lafrenz, *Eine kritische Betrachtung der operationalen Diagnostik aus der Sicht von Karl Jaspers und Kurt Schneider*, med. Diss. München 1997; Rolf Glazinski, *Emotionen in der psychiatrischen Diagnostik. Max Schelers Philosophie der Gefühle als konstitutives Element der Psychopathologie Kurt Schneiders*, Köln 1998.

Johannes Heinrich Schultz

20. Juni 1884 (Göttingen) – 19. September 1970 (Berlin). Nach dem Medizinstudium in Lausanne, Breslau und Göttingen folgten psychiatrische Assistenzzeiten in Breslau, Frankfurt, Chemnitz und Jena, wo sich Schultz 1915 mit *Beiträge zur somatischen Symptomatik und Diagnostik der »Dementia praecox«* habilitierte und 1919 zum ao. Professor für Psychiatrie ernannt wurde. Ab 1920 war er in einem Sanatorium in Dresden tätig und eröffnete 1924 eine nervenärztliche Praxis in Berlin. Zwischen 1936 und 1945 fungierte er dort als stellvertretender Direktor des Deutschen Instituts für Psychologische Forschung und Psychotherapie. Schultz führte das autogene Training als psychotherapeutische Methode ein.

W *Die Schicksalsstunde der Psychotherapie*, Stuttgart 1925; *Praktischer Arzt und Psychotherapie*, Berlin 1925; *Das autogene Training*, Leipzig 1932; *Geschlecht, Liebe, Ehe*, München 1940; *Bionome Psychotherapie*, Stuttgart 1951; *Grundfragen der Neurosenlehre*, Stuttgart 1955; *Die seelische Krankenbehandlung (Psychotherapie). Ein Grundriss für Fach- und Allgemeinpraxis*, Stuttgart 1963; *Lebensbilderbuch eines Nervenarztes. Jahrzehnte in Dankbarkeit*, Stuttgart 1964.

L Friedrich Pesendorfer (Hrsg.), *Johann Heinrich Schultz zum 100. Geburtstag*, Wien 1987; Udo Busso Künzel, *›Ich bin ganz ruhig‹. Psychoanalyse und Politik in den Publikationen des Begründers des Autogenen Trainings, Johannes Heinrich Schultz*, phil. Diss. Frankfurt a. M. 1998.

Albert Schweitzer

14. Januar 1875 (Kaysersberg) – 4. September 1965 (Lambarene). Schweitzer studierte Theologie und Philosophie in Paris und Berlin; auch nahm er Orgelunterricht bei Charles Marie Widor. 1899 wurde er mit *Die Religionsphilosophie Kant's von der Kritik der reinen Vernunft bis zur Religion innerhalb der Grenzen der blossen Vernunft* promoviert und mit der Studie *Kritische Darstellung unterschiedlicher neuerer historischer Abendmahlsauffassungen* zum Lic. theol. ernannt. 1901 erfolgte die theologische Habilitation mit *Das Messianitäts- und Leidensgeheimnis. Eine Skizze des Lebens Jesu*. Anschließend lehrte Schweitzer als Privatdozent für Neues Testament; von 1903 bis 1906 war er Direktor des Thomasstifts in Straßburg und nahm daneben das Medizinstudium auf, das er 1913 dort mit der Promotion *Die psychiatrische Beurteilung Jesu* abschloss. Er ging darauf als Missionsarzt nach Lambarene in Äquatorialafrika, gründete ein Urwaldkrankenhaus und kehrte nur zu Vortrags-

und Konzertreisen nach Europa zurück. 1928 wurde Schweitzer der Goethepreis der Stadt Frankfurt a. M., 1951 der Friedenspreis des deutschen Buchhandels, 1952 der Friedensnobelpreis und 1955 der Orden Pour le Mérite (Friedensklasse) verliehen. Seine kritischen Äusserungen zum militärischen Einsatz der Atomenergie fanden weltweite Beachtung.

W *J. S. Bach*, Leipzig 1905; *Geschichte der Leben Jesu Forschung*, Tübingen 1906; *Zwischen Wasser und Urwald. Erlebnisse und Beobachtungen eines Arztes im Urwald Äquatorialafrikas*, Bern 1923; *Kulturphilosophie*, 2 Bde., München 1923; *Aus meiner Kindheit und Jugendzeit*, Straßburg 1924; *Die Mystik des Apostels Paulus*, Tübingen 1930; *Selbstdarstellung*, Leipzig 1930; *Aus meinem Leben und Denken*, München 1931; *Denken und Tat*, Hamburg 1950; *Friede oder Atomkrieg*, München 1958; *Die Lehre von der Ehrfurcht vor dem Leben*, München 1966; *Strassburger Predigten*, München 1966, *Gesammelte Werke*, 5 Bde., Berlin 1971 u. München 1974; *Werke aus dem Nachlass*, München 1999 ff.

L Oskar Kraus, *Albert Schweitzer. Sein Werk und seine Weltanschauung*, Bern 1926, ²1929, engl. London 1944; Jacques Feschotte, *Albert Schweitzer*, Paris 1952; Nancy Snell Griffith, *Albert Schweitzer. An international bibliography*, Boston, MA 1981; Hans Walter Bähr (Hrsg.), *Albert Schweitzer. Leben, Werk und Denken 1905-1965, mitgeteilt in seinen Briefen*, Darmstadt 1987; Richard Wisser, »Albert Schweitzer und Karl Jaspers – ihr philosophisches Denken über Probleme der heutigen Menschheit«, in: *Universitas* 28 (1973), 497-506; Wolfgang Erich Mueller, *Albert Schweitzers Kulturphilosophie im Horizont säkularer Ethik*, Berlin 1993; Thomas Honsak, *Die Ethik des Albert Schweitzer. Eine Diskussion seines ethischen Konzepts*, Frankfurt a. M. 1998; Hans Lenk, *Albert Schweitzer. Ethik als konkrete Humanität*, Münster 2000; James Bentley, *Albert Schweitzer. Eine Biographie*, Patmos 2001; Manfred Ecker, *Dialektik im idealistischen Denken Albert Schweitzers*, Frankfurt a. M. 2001; Werner Zager (Hrsg.), *Albert Schweitzer. Theologischer und philosophischer Briefwechsel 1900-1965*, München 2006; Nils Ole Oermann, *Albert Schweitzer. 1875-1965. Eine Biographie*, München 2009; Peter Münster, *Albert Schweitzer. Der Mensch, sein Leben, seine Botschaft*, Münster 2010.

Hugo Spatz

2. September 1888 (München) – 27. Januar 1969 (Frankfurt a. M.). Nach dem Medizinstudium in München und Heidelberg wurde Spatz 1914 mit einer Arbeit über die Histologie des Rückenmarks promoviert. Anschließend war er Assistent bei Franz Nissl und ab 1919 in der Histopatholo-

gischen Abteilung der Deutschen Forschungsanstalt für Psychiatrie in München. Nach der Habilitation im Jahr 1923 leitete er ab 1925 das Anatomische Laboratorium der Münchner Nervenklinik und wurde 1927 ao. Professor. Seit 1928 fungierte Spatz als Oberarzt unter Oswald Bumke und seit 1937 als Direktor des Kaiser-Wilhelm-Instituts für Hirnforschung in Berlin-Buch. 1949 wurde er Leiter der morphologischen Abteilung des Max-Planck-Instituts für Hirnforschung in Gießen und ab 1952 der neuroanatomischen Abteilung an der Universität Frankfurt a. M. Spatz veröffentlichte bedeutende Arbeiten in der Neurobiologie und Neuropathologie sowie zur Entwicklungsgeschichte des Gehirns. Vor allem die neuropathologische Forschung, die sein Berliner Mitarbeiter Julius Hallervorden an Gehirnen von Kindern und psychiatrischen Patienten durchführte, die im Zuge der »Euthanasie« getötet worden waren, warfen in den letzten Jahren Fragen über den Grad von Spatz' Beteiligung auf.

W *Hirnschnittbilder zum Eintragen von Sektionsbefunden*, München 1927; »Physiologie und Pathologie der Stammganglien«, in: Albrecht Theodor Julius Bethe u. Gustav von Bergmann (Hrsg.), *Handbuch der normalen und pathologischen Physiologie,* Bd. 10, Berlin 1927, 318-417; »Enzephalitis«, in: Oswald Bumke (Hrsg.), *Handbuch der Geisteskrankheiten*, Bd. 11, Berlin 1930, 157-288; »Anatomie des Mittelhirns«, in: Oswald Bumke u. Otfried Foerster (Hrsg.), *Handbuch der Neurologie*, Bd. 1, Berlin 1935, 474-540; »Pathologisch-anatomische Befunde bei Alkoholvergiftungen, bei syphilogenen Geistesstörungen, bei Psychosen des Rückbildungs- und Greisenalters, bei Epilepsie, bei Schizophrenie und bei angeborenem Schwachsinn«, in: Oswald Bumke (Hrsg.), *Lehrbuch des Geisteskrankheiten*, München ⁷1948, 316-332, 389-414, 438-461, 507-513, 577-582 u. 592-598; *Neuronenlehre und Zellenlehre*, München 1952; *Über die Zukunft des Menschen*, Köln 1962.

L Max-Planck-Institut für Hirnforschung (Hrsg.), *Leben und Werk von Hugo Spatz*, Frankfurt a. M. 1971; Hans-Walter Schmuhl, »Hirnforschung und Krankenmord. Das Kaiser-Wilhelm-Institut für Hirnforschung 1937-1945«, in: *Vierteljahresschrift für Zeitgeschichte* 50 (2002), 559-609; Daniel Kondziella, »Thirty Eponyms Associated with the Nazi Era«, in: *European Neurology* 62 (2009), 56-64.

Georg Stertz

19. Dezember 1878 (Breslau) – 19. März 1959 (München). Nach dem Medizinstudium in Freiburg i. Br. und München und Breslau war er Assistent am Pathologischen Institut Hamburg / Eppendorf, später in Breslau

und Bonn. Stertz habilitierte sich 1911, wurde Oberarzt bei Alois Alzheimer in Breslau und heiratete dessen Tochter Gertrude. 1914 wurde er zum ao. Professor ernannt und wechselte 1919 zu Emil Kraepelin nach München. 1921 übernahm er das Ordinariat für Psychiatrie in Marburg und ab 1926 jenes in Kiel bis zur politisch bedingten Zwangsemeritierung 1937. Von 1947 bis 1952 war Stertz Direktor der Münchener Nervenklinik. Seine Forschungen galten Demenz, Enzephalitis, psychotischer Symptomatologie bei Körperkrankheiten und der Epilepsie.

W *Typhus und Nervensystem*, Berlin 1917; *Der extrapyramidale Symptomenkomplex (das dystonische Syndrom) und seine Bedeutung in der Neurologie*, Berlin 1921; »Psychische und nervöse Erkrankungen nach Allgemeinleiden, Infektion und Intoxikation«, in: Max Lewandowsky (Hrsg.), *Handbuch der Neurologie*, Erg.-Bd. 1, Berlin 1924, 639-667; »Störungen der Intelligenz«, in: Oswald Bumke (Hrsg.), *Handbuch der Geisteskrankheiten*, Bd. 1, Berlin 1928, 689-711; »Die neurasthenische Reaktion«, in: Oswald Bumke, *Handbuch der Geisteskrankheiten*, Bd. 5, *Spezieller Teil 1*, Berlin 1928, 19-27; »Infektiöse Erkrankungen des Gehirns und Rückenmarks«, in: Oswald Bumke u. Otfried Foerster (Hrsg.), *Handbuch der Neurologie*, Bd. 12, Berlin 1935, 1-33; »Myoklonien«, in: Oswald Bumke u. Otfried Foerster (Hrsg.), *Handbuch der Neurologie*, Bd. 16, Berlin 1936, 894-949.

L Kurt Kolle, »Georg Stertz, 18. Dezember 1978 – 19. März 1959«, in: MMW 101 (1959), 869-870; Hubertus Tellenbach, »Nachruf Georg Stertz«, in: NA 30 (1959), 473; Klaus Christiani, »Ernst Siemerling und Georg Stertz – die ersten Direktoren der Universitäts-Nervenklinik Kiel«, in: Gerhardt Nissen u. Bernd Holdorff (Hrsg.), *Schriftenreihe der Deutschen Gesellschaft für Geschichte der Nervenheilkunde*, Bd. 8, Würzburg 2002, 31-39.

Hans Jörg Weitbrecht

30. Mai 1909 (Baiersbronn) – 2. Januar 1975 (Bonn). Weitbrecht studierte Medizin in Tübingen. Psychiatrisch war er vor allem in Göppingen tätig, bevor er 1956 auf den Lehrstuhl nach Bonn berufen wurde. Weitbrecht arbeitete vor allem auf dem Gebiet der endogenen manisch depressiven Psychosen. Er gab die Reihe *Sammlung psychiatrischer und neurologischer Einzeldarstellungen* heraus und war seit 1954 Mitherausgeber der Zeitschrift *Fortschritte der Neurologie, Psychiatrie und ihrer Grenzgebiete*.

W *Beiträge zur Religionspsychopathologie*, Heidelberg 1948; *Studie zur Psychopathologie krampfbehandelter Psychosen*, Stuttgart 1949;

Kritik der Psychosomatik, Stuttgart 1955; *Psychiatrie im Grundriss*, Berlin 1963; *Psychiatrie in der Zeit des Nationalsozialismus. Rede gehalten am 19. Febr. 1966 in der Rheinischen Friedrich-Wilhelm-Universität zu Bonn im Rahmen des Studium universale*, Bonn 1966; *Öffentliche Meinung und Psychiatrie, Rede zum Antritt des Rektorates am 18. Okt. 1969*, Bonn 1969; *Die Bedeutung der Psychiatrie für die Friedens- und Konfliktforschung*, Bonn-Bad Godesberg 1971.

L Hans Heinrich Wieck, »Prof. Hans Jörg Weitbrecht, M.D. 1909-1975«, in: NA 46 (1975), 609-10; Gerd Huber (Hrsg.), *Symposion zum Gedenken an Hans Jörg Weitbrecht, am 15.12.1979 in der Universitäts-Nervenklinik Bonn*, Frankfurt a.M. 1980.

CARL FRIEDRICH V. WEIZSÄCKER

28. Juni 1912 (Kiel) – 28. April 2007 (Söcking am Starnberger See). Er war der Sohn des Diplomaten Ernst Heinrich v. Weizsäcker, eines Bruders von Viktor v. Weizsäcker, und studierte ab 1929 Physik und Mathematik in Berlin, Göttingen und Leipzig. 1933 wurde er bei Werner Heisenberg promoviert und habilitierte sich 1936 mit der Arbeit *Über die Spinabhängigkeit der Kernkräfte*. Es folgten Forschungstätigkeiten am Kaiser-Wilhelm-Institut für Chemie unter Otto Hahn und am Kaiser-Wilhelm-Institut für Physik in Berlin. Von 1942 bis 1945 war er Professor für theoretische Physik in Straßburg und seit Ende 1939 Mitarbeiter im »Uranverein«, dessen Ziel die Herstellung einer Atombombe war. Ab 1946 wirkte v. Weizsäcker als Abteilungsleiter im Göttinger Max-Planck-Institut für Physik. Von 1957 bis 1969 war er Professor für Philosophie in Hamburg, von 1970 bis 1980 leitete er das von ihm neu gegründete Starnberger Max-Planck-Institut zur Erforschung der Lebensbedingungen in der wissenschaftlich-technischen Welt. 1958 wurde ihm der Goethepreis der Stadt Frankfurt a.M. und die Max-Planck-Medaille verliehen, 1961 wurde er in den Orden Pour le Mérite für Wissenschaft aufgenommen und 1963 mit dem Friedenspreis des deutschen Buchhandels geehrt.

W *Zum Weltbild der Physik*, Leipzig 1943; *Die Geschichte der Natur. Zwölf Vorlesungen*, Göttingen 1948; *Gestaltkreis und Komplementarität*, Göttingen 1956; *Die Verantwortung der Wissenschaft im Atomzeitalter*, Göttingen 1957; *Die Einheit der Natur*, München 1971; *Der Garten des Menschlichen. Beiträge zur geschichtlichen Anthropologie*, München 1977; *Bewusstseinswandel*, München 1988; *Der Mensch in seiner Geschichte*, München 1991; *Der bedrohte Friede heute*, München 1994.

L Gopi Krishna, *Carl Friedrich v. Weizsäcker. Biologische Basis religiöser Erfahrung*, Weilheim/Obb. 1971; Peter Ackermann (Hrsg.),

Erfahrung des Denkens, Wahrnehmung des Ganzen. Carl Friedrich von Weizsäcker als Physiker und Philosoph, Berlin 1989; Michael Schaaf, *Carl Friedrich von Weizsäcker – Physiker und Philosoph im Schatten der Atombombe. Ein Gespräch über Atomwaffen und die Verantwortung des Naturwissenschaftlers*, Hamburg 1996; Wolfgang Krohn u. Klaus Michael Meyer-Abich, *Einheit der Natur – Entwurf der Geschichte. Begegnungen mit Carl Friedrich von Weizsäcker* [Kolloquium im Schloss Weidenkam], München 1997; Elisabeth Kraus, *Von der Uranspaltung zur Göttinger Erklärung. Otto Hahn, Werner Heisenberg, Carl Friedrich von Weizsäcker und die Verantwortung des Wissenschaftlers*, mit einem Geleitwort von Carl Friedrich von Weizsäcker, Würzburg 2001.

Viktor v. Weizsäcker

21. April 1886 (Stuttgart) – 8. Januar 1957 (Heidelberg). Viktor v. Weizsäcker, Bruder von Ernst Heinrich v. Weizsäcker und Onkel von Carl Friedrich v. Weizsäcker, studierte ab 1904 Medizin in Tübingen, Berlin, Freiburg und Heidelberg. Dort war er an der Inneren Klinik Assistent bei Ludolf v. Krehl und habilitierte sich mit der Schrift *Über die Energetik der Muskeln und insbesondere des Herzmuskels sowie ihre Beziehung zur Pathologie des Herzens*. Von 1920 bis 1941 übernahm er die Leitung der Nervenabteilung der Inneren Klinik und wurde 1923 zum ao. Professor für Neurologie ernannt. Weizsäcker suchte 1926 Sigmund Freud in Wien auf, zur Zeit, als er sich mit Psychoanalyse und Psychotherapie in Bezug auf somatische Krankheiten beschäftigte; von 1927 bis 1930 gab er mit Martin Buber und Joseph Wittig die religionsphilosophische Zeitschrift *Die Kreatur* heraus. 1941 wurde er auf die leitende Professur des neurologischen Otfried-Foerster-Institutes in Breslau berufen. Er kehrte nach Kriegsende an die Heidelberger Universität zurück und übernahm 1946 die neu eingerichtete Professur für Allgemeine Klinische Medizin an der Inneren Klinik unter Richard Siebeck. Sein, auch von der Psychoanalyse geprägtes Konzept der psychosomatischen Medizin zog die Kritik von Jaspers auf sich.

W *Soziale Krankheit und Gesundung*, Berlin 1930; »Körpergeschehen und Neurose«, in: *Internationale Zeitschrift für Psychoanalyse* 19 (1933), 16-116, Neuausg. Stuttgart 1947; *Ärztliche Fragen. Vorlesungen über allgemeine Therapie*, Leipzig 1934; *Studien zur Pathogenese*, Wiesbaden 1935; *Ludolf von Krehl. Gedächtnisrede*, Leipzig 1937; *Der Gestaltkreis. Theorie der Einheit von Wahrnehmen und Bewegen*, Leipzig 1940; *Klinische Vorstellungen*, Stuttgart 1943; *Euthanasie und Menschenversuche*, Heidelberg 1947; *Grundfragen medizinischer Anthropologie*, Tübingen 1948; *Begegnungen und*

Entscheidungen, Stuttgart 1949; *Der Gestaltkreis. Theorie der Einheit von Wahrnehmen und Bewegen*, Stuttgart 1950; *Natur und Geist. Erinnerungen eines Arztes*, Göttingen 1954; *Pathosophie*, Göttingen 1956; Peter Achilles, Dieter Janz, Martin Schreck u. Carl Friedrich von Weizsäcker (Hrsg.), *Gesammelte Schriften*, 10 Bde., Frankfurt a. M. 1986-2005.

L Paul Vogel (Hrsg.), *Viktor von Weizsäcker. Arzt im Irrsal der Zeit. Eine Freundesgabe zum siebzigsten Geburtstag am 21.4.1956*, Göttingen 1956; Thomas Henkelmann, *Viktor von Weizsäcker (1886-1957). Materialien zu Leben und Werk*, Heidelberg 1986; Peter Hahn u. W. Jacob (Hrsg.), *Viktor von Weizsäcker zum 100. Geburtstag. Beiträge zum Symposium der Universität Heidelberg (1.-3.5.1986)*, Heidelberg 1987; Thomas Reuster, *Viktor von Weizsäcker. Rezeption der Psychoanalyse*, Stuttgart 1900; Stefan Emondts, *Menschwerden in Beziehung: eine religionsphilosophische Untersuchung der medizinischen Anthropologie Viktor von Weizsäckers*. Mit einem Geleitwort von Carl Friedrich von Weizsäcker, Stuttgart 1993; Udo Benzenhöfer (Hrsg.), *Anthropologische Medizin und Sozialmedizin im Werk Viktor von Weizsäckers*, Frankfurt a. M. 1994; Rainer-M. E. Jacobi u. Dieter Janz (Hrsg.), *Zur Aktualität Viktor von Weizsäckers* (Beiträge zur Medizinischen Anthropologie, Bd. 1), Würzburg 2002; Udo Benzenhöfer, *Der Arztphilosoph Viktor von Weizsäcker. Leben und Werk im Überblick*, Göttingen 2007; Klaus Gahl, Peter Achelis u. Rainer-M. E. Jacobi (Hrsg.), *Gegenseitigkeit. Grundfragen medizinischer Ethik* (Beiträge zur Medizinischen Anthropologie, Bd. 3), Würzburg 2008.

Albrecht Wetzel

17. Juli 1880 (Tübingen)–7. November 1947 (Stuttgart). Das Studium der Medizin in Tübingen, München und Berlin schloss Wetzel 1904 in Tübingen mit der Dissertation *Ein Beitrag zur Frage des toxischen Eiweisszerfalls beim Carcinom* ab. Anschließend war er Assistent in Stuttgart, Esslingen und seit 1908 an der Psychiatrischen Klinik in Heidelberg, wo er sich 1919 für Psychiatrie habilitierte und 1922 zum ao. Professor ernannt wurde. Seit 1924 war Wetzel als Ärztlicher Direktor am Bürger-Hospital in Stuttgart tätig. Sein Forschungsinteresse galt neben Rentenneurose und Wahnvorstellungen in der Schizophrenie vor allem Zusammenhängen von Verbrechen und psychischer Erkrankung.

W *Geliebtenmörder* (Verbrechertypen, Bd. 1, H. 1), Berlin 1913; *Über Massenmörder, ein Beitrag zu den persönlichen Verbrechensursachen und zu den Methoden ihrer Erforschung* (Abhandlungen aus dem Gesamtgebiete der Kriminal-Psychologie, H. 3), Berlin 1920; »Die soziale Bedeutung der Schizophrenie«, in: Oswald Bumke (Hrsg.), *Handbuch der Geisteskrankheiten*, Bd. 9, 5, Berlin 1932, 612-67.

L Dagmar Drüll, »Wetzel, Albrecht«, in: *Heidelberger Gelehrtenlexikon 1803-1932*, Heidelberg 1986, 296; Florian Mildenberger, »Gedanken zu Albrecht Wetzels Lebenswerk« und »Albrecht Wetzel (1880-1947), in: Albrecht Wetzel, *Über Massenmörder*, hrsg. von Michael Farin und Florian Mildenberger, München 2008, 7-17 u. 169-172.

Karl Wilmanns

26. Juli 1873 (Durango/Mexiko)–23. August 1945 (Wiesbaden). Wilmanns studierte Medizin in Bonn, Göttingen und Berlin. Nach psychiatrischen Assistenzen am St Jürgen-Asyl in Bremen und an der Heil- und Pflegeanstalt in Bonn kam er 1902 zu Emil Kraepelin an die Heidelberger Klinik; dort habilitierte sich Wilmanns 1906 mit der Arbeit *Ergebnisse einer Untersuchung geisteskranker Landstreicher* und wurde 1912 zum ao. Professor ernannt. 1917 leitete er die Heil- und Pflegeanstalt Reichenau, bevor er 1918 die Nachfolge Franz Nissls antrat. 1933 wurde er aus politischen Gründen entlassen und zog sich nach Wiesbaden zurück. Wilmanns regte Jaspers an, seine Doktorarbeit über *Heimweh und Verbrechen* zu schreiben, und war verantwortlich dafür, dass der junge Volontärassistent vom Springer Verlag beauftragt wurde, die *Allgemeine Psychopathologie* zu verfassen.

W *Die leichten Fälle des manisch-depressiven Irreseins (Zyklothymie) und ihre Beziehungen zu Störungen der Verdauungsorgane*, Leipzig 1906; *Zur Psychopathologie des Landstreichers*, Leipzig 1906; *Über Gefängnispsychosen*, Halle 1908; mit Albrecht Wetzel, »Geliebtenmörder«, in: Hans W. Gruhle u. Albrecht Wetzel (Hrsg.), *Verbrechertypen*, Bd. 1, Heft 1, Berlin 1913; mit Hans W. Gruhle u. Georg Louis Dreyfus, »Säufer als Brandstifter«, in: Hans W. Gruhle u. Albrecht Wetzel (Hrsg.), *Verbrechertypen*, Bd. 1, Heft 2, Berlin 1914; »Psychopathien«, in: Max Lewandowsky (Hrsg.), *Handbuch der Neurologie*, Bd. 5: Spezielle Neurologie, IV, Berlin 1914, 513-580; *Die sogenannte verminderte Zurechnungsfähigkeit, als zentrales Problem der Entwürfe zu einem deutschen Strafgesetzbuch*, Berlin 1927; *Lues, Lamas, Leninisten. Tagebuch einer Reise durch Russland in die Burjatische Republik im Sommer 1926*, mit einer medizinhistorischen Einf. von Susan Gross Solomon, hrsg. von Jochen Richter, Pfaffenweiler 1995.

L Erwin Strauss, »Karl Wilmanns«, in: *American Journal of Psychiatry* 102 (1946), 688-691; John Eugen Staehelin, »Karl Wilmanns«, in: SANP 59 (1947), 388-391; Kurt Beringer, »Karl Wilmanns«, in: NA

18 (1947), 49-50; Leopold Hermle, »Karl Wilmanns (1873-1945) — ein biobibliographischer Blick auf eine psychiatrische Ära«, in: FNP 56 (1988), 103-110; Richard Lidz u. Hans R. Wiedemann, »Karl Wilmanns (1873-1945), einige Ergänzungen und Richtigstellungen«, in: FNP 57 (1989), 160-161.

Richard Woltereck

6. April 1877 (Hannover)–23. Februar 1944 Offen (Seeon). Woltereck studierte Naturwissenschaften und Medizin in Freiburg. 1901 habilitierte er sich für Zoologie und vergleichende Anatomie in Leipzig und unternahm in der Folge Forschungsreisen an die Ostsee, ins Mittelmeer und war Teilnehmer der deutschen Tiefsee-Expedition bei Kamerun. 1905 wurde er ao. Professor für Zoologie in Leipzig, leitete von 1906 bis 1908 die Biologische Station Lunz und begründete die *Internationale Revue der gesamten Hydrobiologie und Hydrographie*. 1926 übernahm er die Leitung eines Biologischen Laboratoriums in Seeon am Chiemsee und emigrierte 1933 als Professor für Zoologie an die neu gegründete Hochschule in Ankara. Woltereck war Mitbegründer der Limnologie oder Hydrobiologie und vertrat in seiner entwicklungszoologischen Forschung eine vitalistische Biologie. Er führte 1920 den Begriff »ökologisches System« ein.

W »Weitere experimentelle Untersuchungen über Artveränderung, speziell über das Wesen quantitativer Artunterschiede bei Daphnien«, in: *Verhandlungen der Deutschen Zoologischen Gesellschaft* 19 (1909), 110-173; mit Heinrich Ernst Ziegler (Hrsg.), *Monographien einheimischer Tiere*, 6 Bde. Leipzig 1908-1913; *Variation und Artbildung*, Bern 1919; »Bemerkungen über die Begriffe ›Reaktions-Norm‹ und ›-Klon‹«, in: *Biologisches Zentralblatt* 48 (1928), 167-172; »Vererbung und Erbänderung«, in: Hans Driesch (Hrsg.), *Das Lebensproblem im Lichte der modernen Forschung*, Leipzig 1931, 225-310; *Grundzüge einer allgemeinen Biologie (Philosophie der lebendigen Wirklichkeit, Bd. 1)*, Stuttgart 1932, ²1930; *Ontologie des Lebendigen (Philosophie der Lebendigen Wirklichkeit, Bd. 2)*, Stuttgart 1940.

L Vinzenz Brehm u. Franz Ruttner (Hrsg.), *Festschrift zum 60. Geburtstage des Begründers und Herausgebers der Internationalen Revue der gesamten Hydrobiologie und Hydrographie Prof. R. Woltereck*, Leipzig 1937; Jonathan Haarwood, »Weimar Culture and Biological Theory. A Study of Richard Woltereck (1877-1944)«, in: *History of Science* 34 (1996), 347-377; Sabine Brauckmann, »From the haptic-optic space to our environment. Jakob von Uexküll and Richard Woltereck«, in: *Semiotica* 134 (2001), 293-309.

JÜRG ZUTT

28. Juni 1893 (Karlsruhe)–13. November 1980 (Nonrod/Odenwald). Nach dem Medizinstudium, das er 1921 mit der Promotion in Freiburg abschloss, habilitierte sich Zutt 1933 unter Karl Bonhoeffer an der Charité in Berlin, an der von 1921 bis 1937 ärztlich tätig war. Von 1937 bis 1946 leitete Zutt die Berliner Privatnervenklinik Kuranstalt Westend und war während des Zweiten Weltkriegs auch für die Nervenpoliklinik der Charité verantwortlich. 1946 erhielt er das Würzburger Ordinariat für Psychiatrie und Neurologie und wechselte 1950 an die Universitätsnervenklinik in Frankfurt a.M. Er gehörte mit zu den Begründern der Zeitschrift *Der Nervenarzt* und wurde nach 1945 zu einem der Vorreiter der Anthropologischen Psychiatrie, die sich vor allem Elemente und Begriffe der Philosophien Edmund Husserls und Martin Heideggers zu eigen machte. Seit 1961 war er Präsident des Verbandes Deutscher Nervenärzte.

W *Sexualität und Sinnlichkeit. Beiträge zum Problem der Prägung. Vorträge gehalten auf dem 3. Kongress der Deutschen Gesellschaft für Sexualforschung in Königstein 1954, 1. Teil*, Stuttgart 1955; mit Caspar Kulenkampff, *Das paranoide Syndrom in anthropologischer Sicht. Symposion auf dem zweiten Internationalen Kongress für Psychiatrie im September 1957 in Zürich*, Berlin 1958; *Auf dem Weg zu einer anthropologischen Psychiatrie. Gesammelte Aufsätze*, Berlin 1963; mit Erwin Straus (Hrsg.), *Die Wahnwelten. Endogene Psychosen*, Frankfurt a.M. 1963; mit Erwin Straus u. Heinrich Scheller (Hrsg.), *Karl Bonhoeffer. Zum hundertsten Geburtstag am 31. März 1968*, Berlin 1969; *Freiheitsverlust und Freiheitsentziehung. Schicksale sogenannter Geisteskranker*, Berlin 1970; *Ergriffenheit und Besessenheit. Ein interdisziplinäres Gespräch über transkulturell-anthropologische und -psychiatrische Fragen*, Berlin 1972.

L Peter Schönknecht, *Die Bedeutung der Verstehenden Anthropologie von Jürg Zutt (1893-1980) für Theorie und Praxis der Psychiatrie*, Würzburg 1999.

Lebenslauf Karl Jaspers

1883
23. Februar: geboren in Oldenburg; Vater: Carl Wilhelm Jaspers (1850-1940), Direktor der Oldenburgischen Spar- und Leihbank in Oldenburg
Mutter: Henriette Jaspers, geb. Tantzen (1862-1941)

1892-1901
Besuch des Großherzoglichen Gymnasiums in Oldenburg

1901
Frühjahr: Diagnose der lebensbedrohlichen Krankheit (Bronchiektasie mit sekundärer Herzinsuffizienz), Kuraufenthalt in Badenweiler; SoSe: Jura-Studium an der Universität Freiburg; WS 1901/02: Jura-Studium an der Universität Heidelberg

1902
März – April: Italienreise; SoSe: Jura-Studium an der Universität München; August: Aufenthalt in Sils-Maria; WS 1902/03: Medizin-Studium in Berlin

1903-1905
Medizin-Studium in Göttingen; Februar 1905: Ärztliche Vorprüfung

1906-1908
Medizin-Studium in Heidelberg; Sommer 1908: Medizinisches Staatsexamen; Dezember 1908: Promotion zum Dr. med.

1909-1915
Volontärassistent an der Psychiatrischen Klinik in Heidelberg

1909
Heimweh und Verbrechen (Dissertation)

1910
September: Heirat mit Gertrud Mayer (1879-1974)

1913
Allgemeine Psychopathologie; Dezember: Habilitation für Psychologie an der Philosophisch-Historischen Fakultät der Universität Heidelberg, Antrittsvorlesung über »Grenzen der Psychologie«

1916
November: ao. Prof. für Psychologie an der Universität Heidelberg

1919
Psychologie der Weltanschauungen

1920
Januar: etatmäßiger ao. Prof. für Philosophie an der Universität Heidelberg (Nachfolge Hans Driesch); Juli: Gedenkrede auf Max Weber

1921
Mai: Ruf an die Universität Greifswald (abgelehnt); Juni: Ernennung zum Ko-Direktor des Philosophischen Seminars; Juni: Ruf an die Universität Kiel (abgelehnt); Juni: o. Prof. für Philosophie an der Universität Heidelberg (Nachfolge Heinrich Maier)

1923
Die Idee der Universität

1924
Mai: Festrede zur Kant-Feier der Universität Heidelberg

1928
Oktober: Ruf an die Universität Bonn (abgelehnt)

1931
Die geistige Situation der Zeit

1932
Philosophie (Bd. 1: Philosophische Weltorientierung; Bd. 2: Existenzerhellung; Bd. 3: Metaphysik); Max Weber. Deutsches Wesen im politischen Denken, im Forschen und Philosophieren

1933
Juli: *Thesen zur Hochschulerneuerung* (Nl.)

1934
Mai: Geschäftsführer des Philosophischen Seminars

1935
Rücktritt von der Geschäftsführung des Philosophischen Seminars; März: Vorträge in Groningen über »Vernunft und Existenz« (E 1935)

1936
Nietzsche; März: Vortrag in Zürich über »Das radikal Böse bei Kant«
(E 1951)

1937
Descartes und die Philosophie; Juni: Entlassung infolge des Gesetzes zur Wiederherstellung des Berufsbeamtentums mit Wirkung zum 1. Oktober; September: Vorträge über »Existenzphilosophie« in Frankfurt a.M.
(E 1938)

1938
Mai: Vortrag über »Nietzsche und das Christentum« in Hannover
(E 1946)

1939
Januar: Einladung nach Paris als Maître de Recherches durch die Caisse nationale de la recherche scientifique (Vorgängerorganisation des CNRS) (abgelehnt)

1940
Februar: Tod des Vaters

1941
Januar: Tod der Mutter; Januar/Februar: Einladungen zu zweijährigen Gastvorlesungen an die Universität Basel; Gesuch um Genehmigung der Gastvorlesungen an das Reichserziehungsministerium; Mai: Ablehnung des Gesuchs durch das Reichserziehungsministerium; Juni: Bewilligung der Gastvorlesungen durch das Auswärtige Amt bei gleichzeitigem Ausreiseverbot für Gertrud Jaspers

1943
Februar: Aufforderung der Reichsschrifttumskammer, für schriftstellerische Tätigkeiten entweder die Mitgliedschaft oder einen Befreiungsschein zu beantragen – beides unter Voraussetzung des »Ariernachweises« auch der Ehefrau, damit faktisch Publikationsverbot

1944
Februar: Testamentarische Verfügung zum geplanten gemeinsamem Freitod von Karl und Gertrud Jaspers im Falle einer Deportation

1945
April: nach Schließung der Heidelberger Universität durch die amerikanische Militärbehörde (1. April) konstituierendes Mitglied des Dreizehner-Ausschusses; August: Wahl zum Senator der Universität Heidelberg; August: Rede über die »Erneuerung der Universität« anlässlich der Wiedereröffnung der Medizinischen Fakultät; September: Rückübertragung

des Lehrstuhls für Philosophie mit Wirkung vom 1. April; November: Übernahme der Mitherausgeberschaft der Heidelberger Monatsschrift *Die Wandlung* (neben Dolf Sternberger, Alfred Weber und Werner Krauss)

1946

Allgemeine Psychopathologie (Neubearbeitung); *Die Idee der Universität* (Neufassung); *Die Schuldfrage*; Juli: Wahl zum Ehrensenator der Universität Heidelberg, Sitz im Senat auf Lebenszeit; September: »Vom europäischen Geist«, Vortrag im Rahmen der Rencontres Internationales in Genf (E 1947)

1947

Von der Wahrheit (Philosophische Logik. Bd. 1); März: Aufnahme in die Heidelberger Akademie der Wissenschaften; Juli: Gastvorlesungen an der Universität Basel zum Thema »Der Philosophische Glaube« (E 1948); August: Goethepreis der Stadt Frankfurt a. M.; Dezember: Ruf an die Universität Basel (Nachfolge Paul Häberlin)

1948

März: Annahme des Rufes und Übersiedelung nach Basel; Oktober: Antrittsvorlesung über »Philosophie und Wissenschaft«

1949

Vom Ursprung und Ziel der Geschichte; Frühjahr: öffentliche Debatte über Ernst Robert Curtius' Polemik gegen Jaspers' Goethe-Bild und seine Publikationen zur Schuldfrage; September: »Bedingungen und Möglichkeiten eines neuen Humanismus«, Vortrag im Rahmen der Rencontres Internationales in Genf (E 1949); Dezember: Einstellung der Monatsschrift *Die Wandlung*

1950

Einführung in die Philosophie; Juli: Gastvorlesungen in Heidelberg über »Vernunft und Widervernunft in unserer Zeit« (E 1950)

1951

Rechenschaft und Ausblick

1953

Februar: Dr. phil. h.c. der Universität Heidelberg; April: Vortrag auf dem Schweizerischen Theologentag in Basel über »Wahrheit und Unheil der Bultmannschen Entmythologisierung« (E 1953); Juni: Vortrag beim Festakt des Schweizerischen Ärztetages in Basel über »Die Idee des Arztes« (E 1953)

1954
Die Frage der Entmythologisierung (mit Rudolf Bultmann); September: Vortrag auf dem Philosophen-Kongress in Bad Ragaz über »Schellings Größe und sein Verhängnis« (E 1954)

1955
Schelling

1957
Die großen Philosophen

1958
Die Atombombe und die Zukunft des Menschen; Mai: Wahl zum Ehrenmitglied der Deutschen Akademie für Sprache und Dichtung; September: Friedenspreis des Deutschen Buchhandels; Oktober: Vortrag auf der 100. Tagung der Gesellschaft deutscher Naturforscher und Ärzte in Wiesbaden über »Der Arzt im technischen Zeitalter« (E 1958)

1959
September: Erasmuspreis; Oktober: Ehrendoktorat der Sorbonne, Paris

1960
Freiheit und Wiedervereinigung; August: Fernseh-Interview mit Thilo Koch zur Frage der deutschen Teilung

1961
Die Idee der Universität (Neufassung; mit Kurt Rossmann); Juli: Abschiedsvorlesung in Basel über »Chiffern der Transzendenz«

1962
Der philosophische Glaube angesichts der Offenbarung; November: Dr. med. h.c. der Universität Basel

1963
Lebensfragen der deutschen Politik

1964
Juni: Wahl in den Orden Pour le mérite

1965
Hoffnung und Sorge. Schriften zur deutschen Politik 1945-1965; Mai: »Für Völkermord gibt es keine Verjährung«, Spiegel-Gespräch mit Rudolf Augstein zur Frage der Verjährung von NS-Verbrechen

1966
Wohin treibt die Bundesrepublik? Tatsachen – Gefahren – Chancen

1967
*Antwort. Zur Kritik meiner Schrift ›Wohin treibt die Bundesrepublik?‹;
Schicksal und Wille. Autobiographische Schriften;* Juni: Erwerb des Basler Bürgerrechts, Verzicht auf die deutsche Staatsangehörigkeit

1968
»Aneignung und Polemik«

1969
26. Februar: gestorben in Basel

Literatur

Nachgelassene Werke

Notizen zu Martin Heidegger, hrsg. von Hans Saner, München 1978.
Die großen Philosophen. Nachlaß Bd. 1. Darstellungen und Fragmente, hrsg. von Hans Saner unter Mitarbeit von Raphael Bielander, München 1981.
Die großen Philosophen. Nachlaß Bd. 2. Fragmente, Anmerkungen, Inventar, hrsg. von Hans Saner unter Mitarbeit von Raphael Bielander, München 1981.
Weltgeschichte der Philosophie. Einleitung aus dem Nachlaß, hrsg. von Hans Saner, München 1982.
Nachlaß zur Philosophischen Logik, hrsg. von Hans Saner und Marc Hänggi, München 1991.
Das Wagnis der Freiheit. Gesammelte Aufsätze zur Philosophie, hrsg. von Hans Saner, München 1996.

Briefe und Briefwechsel

Karl Jaspers – K.H. Bauer, *Briefwechsel 1945-1968*, hrsg. und erläutert von Renato de Rosa, Berlin 1983.
Hannah Arendt – Karl Jaspers, *Briefwechsel 1926-1969*, hrsg. von Lotte Köhler und Hans Saner, München 1985.
Karl Jaspers – Oskar Hammelsbeck, *Briefwechsel 1919-1969*, hrsg. und erläutert von Hermann Horn, Frankfurt a.M. 1986.
Martin Heidegger – Karl Jaspers, *Briefwechsel 1920-1963*, hrsg. von Walter Biemel und Hans Saner, Frankfurt a.M. 1990.
Aline Mayrisch – Karl Jaspers, »Briefwechsel 1938-1946«, in: *Galerie. Revue culturelle et pédagogique* 11 (1993), 394-404.
Karl Jaspers – Heinrich Zimmer, »Briefe 1929-1940«. Aus den Nachlässen zusammengestellt von Hans Saner und Maria Rauch, in: JÖJG 6 (1993), 7-32.
»Karl Jaspers«, in: Edmund Husserl, *Briefwechsel*. Bd. VI: Philosophenbriefe, hrsg. von Karl Schuhmann, Dordrecht 1994, 199-201.
Karl Jaspers, Brief an die Eltern (1902), in: »Studium 1901-1907. Autobiographische Schriften«, hrsg. von Hans Saner, in: JÖJG 9 (1996), 9-45, 32-40.
Karl Jaspers, »Appendix: Karl Jaspers' Family Correspondence« [Dt. Originalbriefe, leicht gekürzt], in: Suzanne Kirkbright, *Karl Jaspers. A Biography. Navigations in Truth*, New Haven 2004, 239-268.

Karl Jaspers, *Italienbriefe 1902*, hrsg. von Suzanne Kirkbright, Heidelberg 2006.
Karl Jaspers, »Briefe nach Oldenburg«, hrsg. von Giandomenico Bonanni u. Suzanne Kirkbright, in: Matthias Bormuth u. Monica Meyer-Bohlen (Hrsg.), »*Wahrheit ist, was uns verbindet«. Philosophie, Kunst und Krankheit bei Karl Jaspers*, Bremen 2008, 346-349, 361 ff., 376 f. u. 390-393.
Carl J. Burckhardt, »Briefwechsel mit Karl Jaspers«, in: Klaus Piper u. Hans Saner (Hrsg.), *Erinnerungen an Karl Jaspers*, München 1974, 221-244.
»Briefwechsel Fritz Buri – Karl Jaspers 1949 bis 1963«, in: Bulletin der Internationalen Fritz Buri-Gesellschaft 1 (1998), 46-62.
»Briefwechsel Karl Jaspers – Paul Häberlin«, in: *Paul Häberlin – Ludwig Binswanger. Briefwechsel 1908-1960*. Mit Briefen von Sigmund Freud, Carl Gustav Jung, Karl Jaspers, Martin Heidegger, Ludwig Frank und Eugen Bleuler, hrsg. und kommentiert von Jeannine Luczak, Basel 1998, 358-370.
»Albert Schweitzer und Karl Jaspers«, in: Albert Schweitzer, *Theologischer und philosophischer Briefwechsel 1900-1965*, hrsg. von Werner Zager, München 2006, 408-415.

Literatur zu Jaspers in Auswahl

Matthias Bormuth, *Lebensführung in der Moderne. Karl Jaspers und die Psychoanalyse*, Stuttgart 2002.
Matthias Bormuth u. Monica Meyer-Bohlen (Hrsg.), »*Wahrheit ist, was uns verbindet«. Philosophie, Kunst und Krankheit bei Karl Jaspers*, Bremen 2008.
Godfrey R. Carr, *Karl Jaspers as an Intellectual Critic. The Political Dimension of his Thought*, Frankfurt a. M. 1983.
Paolo Cattorini, *Il trascendente formale in Karl Jaspers. Strumenti e esiti di una metafisica non oggettiva*, Mailand 1986.
Andreas Cesana u. Gregrory J. Walters (Hrsg.), *Karl Jaspers. Geschichtliche Wirklichkeit mit Blick auf die Grundfragen der Menschheit. Beiträge zur Fifth International Jaspers Conference*, Istanbul 2003, Würzburg 2008.
Wilhelmine Drescher, *Erinnerungen an Karl Jaspers in Heidelberg*, Meisenheim 1982.
Leonhard H. Ehrlich u. Richard Wisser (Hrsg.), *Karl Jaspers. Philosophie auf dem Weg zur »Weltphilosophie«*, Würzburg 1998.
Knut Eming und Thomas Fuchs (Hrsg.), *Karl Jaspers – Philosophie und Psychopathologie*, Heidelberg 2007.
Dietrich v. Engelhardt u. Horst-Jürgen Gerigk (Hrsg.), *Karl Jaspers im Schnittpunkt von Zeitgeschichte, Psychopathologie, Literatur und Film*, Heidelberg 2009.

Jahrbuch der Österreichischen Karl-Jaspers-Gesellschaft, hrsg. von Kurt Salamun, Elisabeth Salamun-Hubasek u. Sonja Rinofner Kreidl, Wien 1988 ff.

Jeanne Hersch, Jan Milic Lochman u. Reiner Wiehl (Hrsg.), *Karl Jaspers. Philosoph, Arzt und politischer Denker. Symposium zum 100. Geburtstag in Basel und Heidelberg*, München 1986.

Jeanne Hersch, *Karl Jaspers. Eine Einführung in sein Werk*, München 1980.

Anton Hügli, Dominic Kaegi und Bernd Weidmann (Hrsg.), *Existenz und Sinn. Karl Jaspers im Kontext. Festschrift für Reiner Wiehl*, Heidelberg 2009.

Ralf Kadereit, *Karl Jaspers und die Bundesrepublik Deutschland. Politische Gedanken eines Philosophen*, Paderborn 1999.

Suzanne Kirkbright, *Karl Jaspers. A Biography. Navigations in Truth*, New Haven 2004.

Joachim-Felix Leonhard (Hrsg.), *Karl Jaspers in seiner Heidelberger Zeit*, Heidelberg 1983.

Oscar Meo, *Psicopatologia e filosofia in Karl Jaspers*, Florenz 1979.

Fritz Paech, *Death, deathliness and existenz in Karl Jaspers' philosophy*, Edinburgh 2008.

Luigo Pareyson, *La filosofia dell' esistenza e Carlo Jaspers*, Genua 1997.

Giorgio Penzo, *Karl Jaspers. Maestro del nostro tempo*, Mailand 1989.

Klaus Piper (Hrsg.), *Offener Horizont. Festschrift für Karl Jaspers*, München 1953.

Klaus Piper (Hrsg.), *Karl Jaspers. Werk und Wirkung*, München 1963.

Klaus Piper u. Hans Saner (Hrsg.), *Erinnerungen an Karl Jaspers*, München 1974.

Christian Rabanus, *Primärbibliographie der Schriften Karl Jaspers'*. Im Auftrag der Karl Jaspers-Stiftung auf der Grundlage der Bibliographie von Gisela Gefken und Karl Kunert völlig neu bearbeitet, Tübingen 2000.

Sonja Rinofner-Kreidl u. Harald A. Wiltsche (Hrsg.), *Karl Jaspers' Allgemeine Psychopathologie zwischen Wissenschaft, Philosophie und Praxis*, Würzburg 2008.

Renato de Rosa, »Politische Akzente im Leben eines Philosophen. Karl Jaspers in Heidelberg 1901-1946«, in: Karl Jaspers, *Erneuerung der Universität. Reden und Schriften 1945/46*, Heidelberg 1986, 301-423.

Kurt Salamun (Hrsg.), *Karl Jaspers – Zur Aktualität seines Denkens*, München 1991.

Kurt Salamun (Hrsg.), *Philosophie – Erziehung – Universität. Zu Karl Jaspers' Bildungs- und Erziehungsphilosophie*, Frankfurt a.M. 1995.

Kurt Salamun, *Karl Jaspers*. Zweite, verbesserte und erweiterte Auflage, Würzburg 2006.

Hans Saner, *Karl Jaspers. Mit Selbstzeugnissen und Bilddokumenten*, Reinbek bei Hamburg 1970.

Hans Saner (Hrsg.), *Karl Jaspers in der Diskussion*, München 1973.
Paul Arthur Schilpp (Hrsg.), *Karl Jaspers*. Reihe »Philosophen des 20. Jahrhunderts«, Stuttgart 1957.
Reinhard Schulz, Giandomenico Bonanni u. Matthias Bormuth (Hrsg.), *»Wahrheit ist, was uns verbindet«. Karl Jaspers' Kunst zu philosophieren*, Göttingen 2009.
Christopher J. Thornhill, *Karl Jaspers. Politics and Metaphysics*, London 2002.
Xavier Tilliette, *Karl Jaspers. Théorie de la vérité, métaphysique des chiffres, foi philosophique*, Paris 1960.
Hans-Joachim Wätjen, *Karl-Jaspers-Bibilothek*, http://www.bis.uni-oldenburg.de/Jaspers
Bernd Weidmann (Hrsg.), *Existenz in Kommunikation. Zur philosophischen Ethik von Karl Jaspers*, Würzburg 2004.
Reiner Wiehl u. Dominic Kaegi (Hrsg.), *Karl Jaspers – Philosophie und Politik*, Würzburg 1999.
Richard Wisser, *Karl Jaspers. Philosophie in der Bewährung. Aufsätze und Vorträge*, Würzburg 1995.
Richard Wisser u. Leonhard H. Ehrlich (Hrsg.), *Karl Jaspers. Philosoph unter Philosophen. Second International Jaspers Conference. Brighton 1988*, Würzburg 1997.
Richard Wisser u. Leonhard H. Ehrlich (Hrsg.), *Karl Jaspers' Philosophie. Gegenwärtigkeit und Zukunft. Beiträge zur Fourth International Jaspers Conference. Boston 1998*, Würzburg 2003.
Hamid Reza Yousefi, Werner Schüßler, Reinhard Schulz u. Ulrich Diehl (Hrsg.), *Karl Jaspers. Grundbegriffe seines Denkens*, Reinbek bei Hamburg 2011.

Personenregister

Achelis, Johann 126f.
Adler, Alfred 355, 470, 662
Aliotta, Antonio 590
Allers, Rudolf 434, 436
Alzheimer, Alois 97, 101, 270, 271, 281, 304, 452, 515, 673f., 683
Anschütz, Hans 67
Anschütz, Liselotte, geb. Fraenkel 67
Anton, Gabriel 619
Arendt, Hannah 178, 393, 398, 552, 578, 652, 653
Arnolfini, Giovanni 148
Arnolfini, Giovanna, geb. Cenami 148
Aschaffenburg, Gustav 132, 423, 444, 477, 679
Aschoff, Jürgen 90
Aschoff, Ludwig 84
Augustinus 321, 326, 357

Bachofen, Johann Jakob 140
Baden, Hans Jürgen 283
Baer, Karl Ernst von 634
Baeyer, Hans von 522
Baeyer, Hildegard von, geb. Merkel 522
Baeyer, Walter von 253, 254f., 296, 410, 522, 524f., 528, 643
Bally, Gustav 5, 23, 27-31, 322, 400f., 657
Barth, Karl 597
Bauer, Karl Heinrich 90, 152, 155f., 255, 318, 340-343, 364, 371, 590, 653
Baum, Marie 132f., 142, 145, 152, 159
Baumeyer, Franz 647f.
Baumgarten, Arthur 438-440
Baumgarten, Eduard 190
Bäumler, Christian 72
Beck, Karl 68, 132
Becker-Freyseng, Hermann 344
Bekker, Immanuel 193
Benecke, Otto 360f.
Benz, Richard 126f., 143f., 158, 159
Berger, Hans 668
Bergmann, Hugo 293
Beringer, Kurt 32f., 125, 222, 230, 484, 488, 608, 657f., 687
Bernstein, Adolf 288
Betzendahl, Walter 410

Beutler, Ernst Rudolf 222
Binding, Karl 333, 365, 368, 419, 510
Binswanger, Ludwig 14, 16, 34-39, 41, 42-53, 104, 224, 229, 231, 236, 271, 284, 305, 351, 396f., 399, 409f., 432f., 435, 448, 461, 470, 474, 654, 658-660
Binswanger, Ludwig, d. Ä. 658
Binswanger, Otto 602
Binswanger, Robert 658
Bitter, Wilhelm 310
Blessing, Georg 504
Bleuler, Eugen 54, 80, 112, 306f., 310, 400, 458, 485, 528, 619, 654, 657-660, 666
Blumhardt, Christoph Friedrich 609
Blumhardt, Johann Christoph 609
Boehm, Felix 400
Böhm, Hans 141
Bohr, Niels 661, 674f.
Bollnow, Otto Friedrich 149
Bonhoeffer, Dietrich 282
Bonhoeffer, Emmi, geb. Delbrück 281f.
Bonhoeffer, Karl 143, 145, 260, 276, 282, 293f., 507, 514, 669, 689
Bonhoeffer, Klaus 282
Born, Max 55-58, 660, 661, 674
Boss, Medard 346f., 657
Bothe, Walter 93, 664
Brahn, Max 216
Braus, Hermann 83, 105, 168, 200, 617f.
Brecht, Franz Josef 259f.
Buber, Martin 109, 310, 658, 685
Büchner, Elisabeth, geb. Nölke 84
Büchner, Franz 84, 329, 330-333, 335-337
Buek, Otto 293
Bultmann, Rudolf 30, 521f.
Bumke, Oswald 290, 296, 298, 430, 434, 461f., 470, 473f., 484, 558, 665, 671, 679, 682f., 687
Burckhardt, Carl J. 654
Burckhardt, Jacob 61, 227, 273, 654
Busch, Friedrich 602

Callmann, Robert 48f.
Calvin, Johannes 398

Campenhausen, Hans v. 521
Carus, Carl Gustav 151, 470
Cassirer, Ernst 165, 438, 474
Castelli, Enrico 490
Cerletti, Ugo 271, 489
Charlton, Etta, geb. Rosenthal 49
Charlton, Willy 49
Churchill, Winston 578
Cohen, Hermann 438
Condivi, Ascanio 139
Conrad, Klaus 467f., 493
Copernicus, Nicolaus 574
Cramer, August 98f., 103f., 451
Curie, Marie 664
Curtius, Ernst Robert 192, 195, 201
Curtius, Ludwig Michael 90, 200, 316, 521, 564, 580
Czerny, Viktor 68

Delbrück, Hans 282
Descartes, René 135, 438, 574, 651
Dessoir, Max 326
Deussen, Julius 129, 499
Dieterich, Albrecht 193
Dietlen, Johannes (auch Hans) 63
Dilthey, Wilhelm 144, 425, 458
Diogenes von Sinope 339
Dohnanyi, Hans von 282
Domaszewski, Alfred v. 584
Drach, Richard 192
Driesch, Hans 437f., 446, 538, 540, 688
Droysen, Gustav 458
Du Bois-Reymond, Emil 612
Dugend, Eugen 135, 141
Dugend, Enno 135, 139
Dugend, Erna Margarete, geb. Jaspers 135
Duken, Johann 154
Duse, Eleonora 661

Ebbinghaus, Julius 30, 56
Eddington, Arthur Stanley 629f.
Edinger, Ludwig 551-553
Edinger, Tilly 552
Ehrlich, Paul 233, 531
Einem, Herbert Günter v. 90
Einstein, Albert 58, 150, 252, 365f., 627, 629, 660f., 675
Emmet, Thomas A. 316
Emminghaus, Hermann 454
Engelking, Ernst 318
Engler, Else 105

Erb, Wilhelm 71
Esquirol, Jean-Etienne-Dominique 563
Exner, Franz 55
Eyck, Jan van 148
Eymer, Heinrich 66
Ezechiel 508

Fechner, Gustav Theodor 197
Fehrle, Eugen 125, 154
Fichte, Johann Gottlieb Fichte 342, 438
Finckh, Gertrud 613
Flechsig, Paul 97
Flemming, Carl Friedrich 273
Foerster, Friedrich Wilhelm 283
Foerster, Otfried 588
Forel, August 659f.
Fraenkel, Albert 59-67, 69-76, 202, 373, 390, 651, 661f.
Fraenkel, Erna, geb. Thorade 60f., 67, 68, 70
Frank, Erich 109, 182, 446
Frankl, Eleonore, auch Elly, geb. Schwindt 79, 663
Frankl, Elsa, geb. Lion 662
Frankl, Gabriel 662
Frankl, Tilly, geb. Grosser 662
Frankl, Viktor E. 77-79, 657, 662f.
Frankl, Walter 662
Franz von Assisi 19
Freud, Sigmund 35f., 41, 52, 77, 99, 166, 177, 259, 265, 291, 312, 315, 317f., 322, 325f., 338, 344, 350, 354f., 357f., 396-400, 425, 434, 470, 482, 487, 490, 538f., 541, 571, 574f., 646f., 654, 657, 659f., 662, 668, 670f., 675f., 685
Friedrich, Adolf 124
Friese, Heinrich 632
Frommel, Otto 126
Fürstner, Karl 514
Furtwängler, Wilhelm 661

Gadamer, Hans Georg 8, 516f., 519
Galileo Galilei 574
Gandhi, Mahatma 577f.
Garré, Carl 100-102, 104, 364
Gaupp Julia, geb. Faber 83
Gaupp, Julie 83
Gaupp, Robert 80-83, 105, 110, 270, 430, 484, 487, 514, 528, 608, 619, 660, 663, 668f.

Gebsattel, Viktor Emil von   224, 409, 461, 474, 565
Geheeb, Edith, geb. Cassirer   164f.
Geheeb, Paul   164f.
Gehlen, Arnold   123
Geiger, Moritz   104
Gelzer, Johann Heinrich   531
Gentner, Alice, geb. Pfaehler   84-88, 92-94
Gentner, Ralph   85f., 89, 91-93
Gentner, Wolfgang   84-94, 564, 664
Gentner-Dedroog, Doris   85-87, 89, 91-93
Georgi, Felix   270f.
Gersdorff, Carl v.   572
Gigon, Olaf   30
Goebbels, Joseph   131
Goerttler, Kurt   230-232
Goethe, Johann Wolfgang von   82, 87, 141, 143f., 151, 163, 185, 192, 223, 341, 441f., 511, 552, 558, 634, 652, 674, 678, 681, 684
Goldschmidt, Richard Benedict   633
Goltz, Friedrich Leopold   73
Göring, Ernst   570
Göring, Hermann   355, 415, 474
Göring, Matthias Heinrich   353, 355, 398, 400, 474
Gogh, Vincent van   13, 40, 194, 300, 404, 427, 590, 651
Gothein, Eberhard   193, 200, 602
Gottlieb, Rudolf   255, 396, 515
Gottschalk, Julia   138
Grassi, Ernesto   28-30
Gregg, Alan   345
Gregor, Adalbert   162, 433
Groeben, Jobst von der   379
Gross, Hans   616
Gross, Otto   99
Grünthal, Ernst   281
Gruhle, Ada, geb. Nodnagel   119-121, 125f., 128, 130-137, 139f., 142f., 147, 151f., 164, 168f., 174, 309, 608
Gruhle, Barbara   123, 126f., 169, 132-134, 136, 140, 142f., 145, 147, 150, 152, 160, 165f., 168-170, 174f.
Gruhle, Franz Karl Heinrich   118f.
Gruhle, Hans Walter   14, 16, 18-22, 32-33, 36, 95-98, 100, 101-103, 105-108, 110-115, 117-149, 151-153, 155-167, 169-178, 190, 194, 198, 212f., 223, 261, 273, 275, 299f., 305, 309, 349, 367, 376, 386f., 417, 432, 451f.,
472, 551, 560f., 603, 608, 613, 618f., 644, 648f., 663-665, 671, 687
Gruhle, Thekla, geb. Schumann   118, 123f.
Gruhle, Wolfgang   121, 132-134, 140, 142-144, 147, 150, 152, 154, 160, 165f., 168f., 174, 309
Guardini, Romano   527
Gudden, Bernhard von   659, 673
Gundolf, Friedrich   158, 200
Güntert, Hermann   121
Gutzeit, Kurt   332

Haagen, Eugen   332, 335
Häberlin, Paul   34, 623, 654, 659f.
Habermas, Jürgen   251
Hacker, Friedrich   104
Hahn, Johann Michael   609
Hahn, Kurt   150
Hahn, Otto   684f.
Hallervorden, Julius   554, 682
Hampe, Karl Ludwig   68, 200, 610
Hampe, Lotte geb. Rauff   68
Hacker, Friedrich   104
Haringer, Josef   473
Hartlaub, Ernst   537
Hartlaub, Clemens   537f.
Hartmann, Max   627f., 631-633, 635
Hartmann, Nicolai   149, 450, 528f., 534, 649, 650
Hartung, Fritz   641
Haschek, Eduard   55
Hattingberg, Hans von   109, 398-400, 541
Hauptmann, Gerhart   661
Hebting, Anna, geb. Binswanger   38
Hebting, Anneliese   38, 53
Hebting, Annemarie   38
Hebting, Gerhard   38
Hebting, Heinz   38
Heckmann, Gustav   577
Hegel, Georg Wilhelm Friedrich   111, 184, 198, 259, 321, 326, 357, 426, 448, 519, 569, 595, 633
Heidegger, Martin   41, 84, 149, 250-252, 259, 284, 346, 357, 384, 450, 519, 557, 565, 651, 653f., 658f., 689
Heidenhain, Adolf   472f.
Heimann, Hans   205f.
Heimsoeth, Heinz   497
Heincke, Friedrich   538, 539, 629
Heinse, Wilhelm   151
Heindtke, Fritz   610

697

Hellpach, Willy   40, 103, 167, 179-191, 194-196, 198 201-203, 298, 665 f.
Hemingway, Ernest   283
Hertz, Heinrich   371
Hesse, Hermann   473, 661
Heubner, Wolfgang   336, 344 f.
Heuss, Theodor   193
Heymans, Gerard (Gerardus)   45
Hildebrandt, Kurt   273
Hintze, Otto   640 f.
Hintze, Hedwig, geb. Guggenheimer   641
Hippel, Arthur von   537
Hirschfeld, Magnus   300
Hitler, Adolf   282, 285, 309, 318, 367 f., 398, 400, 541, 671, 672
Hitzig, Eduard   522
Hoche, Alfred E.   229, 333, 365 f., 368, 399, 419, 510
Hoepffner, Ch.   76
Hoffmann, Johann   189
Hoffmann, Ernst   598
Hoffmann, Hermann F.   430
Hölderlin, Friedrich   194, 300, 427
Hönig, Julius   309
Holst, Erich v.   90
Holzlöhner, Ernst   330
Homburger, August   64, 158, 451 f. 515, 605, 619
Hoop, Johannes Hermanus van der   425 f.
Humboldt, Wilhelm von   192, 197, 377
Hundhammer, Alois   244
Husserl, Edmund   42, 99, 104, 438, 534, 654, 658, 689

Ideler, Carl Wilhelm   487 f., 490

Jacobi, August   128-130
Jacobi, Walter   130 f.
Jaffé, Edgar   168
Jaffé-Richthofen, Else   168
Jansen, Werner   136 f.
Jaspers, Carl Wilhelm   39, 100-102, 104, 106, 111, 135, 138, 141, 364, 376, 601
Jaspers, Enno   101, 105
Jaspers, Gertrud, geb. Mayer   30, 47, 74, 84, 95 f., 102, 106, 111, 114, 118-124, 133, 137 f., 142, 145, 152-154, 162, 165-167, 169, 173, 208, 241, 249, 255, 268, 281 f., 289 f., 310, 343, 375, 379, 396, 443 f., 466, 504, 513 f., 535-537, 564, 585, 587, 590 f., 601, 606, 612 f., 640 f., 651 f., 653
Jaspers, Henriette, geb. Tantzen   39, 106 f., 111, 135, 139, 141, 376, 601
Jauregg, Julius Wagner von   78
Jeans, James   629
Jellinek, Georg   161
Jellinek, Walter   161
Jensch, Klaus   475
Joliot-Curie, Frédéric   92
Joliot-Curie, Irène   92
Jung, Carl Gustav   34, 99, 177, 236, 355, 357 f., 396, 400 f., 425, 470, 485, 488, 489, 654, 658-660, 675
Jung, Richard   168
Justi, Carl   141

Kaestner, Geert   501
Kahn, Eugen   430
Kalk, Heinrich Otto   332
Kant, Immanuel   42, 99, 120, 265, 295, 297, 325, 486, 593, 626-628, 630, 633, 635-638, 642, 651, 662, 680
Karl Eugen, Herzog von Württemberg   608
Kaschnitz, Marie Luise   30, 159
Kastil, Alfred   295
Kierkegaard, Sören   109, 262, 321, 326, 357, 383, 402, 677
Kiesinger, Kurt Georg   285
Klaesi, Jakob   204-206, 490, 666 f.
Klages, Ludwig   207-211, 216, 404 f., 461, 667 f., 677
Klebs, Georg   109
Klebs, Elsa s. Schrader, Elsa   109
Kleist, Heinrich von   678
Kleist, Karl   221, 485, 488, 646
Klink, Moritz   36
Kloos, Gerhard   470, 474
Knauer, Hans   130
Koch, Robert   233
Koch, Thilo   57, 367
Kolle, Gert   216, 263, 265
Kolle, Hildegard, geb. Matusch   215, 233, 249, 253, 267 f., 272, 289
Kolle, Kurt   35, 165, 212-225, 227-290, 308, 470, 474, 549, 556-558, 644, 663, 665, 668, 683
Kolle, Oswalt   216, 263
Kolle, Peter   216, 263
Kolle, Wilhelm   220, 233, 285
Kossel, Albrecht   193, 617
Köster, Joachim   67

Köster, Roland 67
Kraepelin, Emil 80, 97, 132, 156, 193, 221, 229, 249f., 254, 265, 271, 287, 304, 430, 433, 451-454, 483, 484, 491, 493, 500, 514f., 518, 556, 622, 659, 663, 668, 673, 683, 687
Kranz, Heinrich 254, 501, 508
Krause, Karl Christian 151
Krauss, Werner 159
Krautinger, Ernst 60
Krautinger, Hedwig 60
Krehl, Ludolf von 175, 177, 193, 318, 364, 389, 390, 518, 586, 617, 685
Kretschmer, Ernst 176f., 212f., 220, 225f., 228f., 232f., 248, 291, 349, 358, 387, 398, 401, 425f., 432, 434, 467, 470, 474, 479, 483-486, 491, 493, 526-528, 557, 619, 649, 660, 663, 668-670
Krieck, Ernst 122, 137, 154
Kroll, Josef 443
Kroner, Richard 404
Kronfeld, Arthur 39, 42, 109, 293-301, 308, 424-426, 429, 432, 448, 669f.
Kronfeld, Laura, geb. Liepmann 669
Krüger, Felix 402
Kuckuck, Paul 538
Kuhn, Hugo 90, 137
Külpe, Oswald 101, 293, 452, 515
Kunz, Hans 27, 264, 409, 448, 461, 474
Küppers, Egon 132
Kütemeyer, Wilhelm 383

Lamprecht, Karl 197, 199
Landerer, Gustav 609
Landerer, Heinrich 609
Landerer, Heinrich 609
Landerer, Richard 609
Lang, Theobald 470f., 475
Lange, Johannes 472, 484, 488
Lange-Eichbaum, Wilhelm 473, 610
Lasalle, Ferdinand 68
Lask, Emil 115, 198
Lazarus, Moritz 140
Leibbrand, Werner 643
Lenin, Wladimir Iljitsch 229, 552
Lenz, Wilhelm 674
Leonardo da Vinci 139-141, 198
Lewandowsky, Max 100, 683, 687
Ley, René César 204
Lidz, Theodor 624
Liepmann, Hugo 110, 298, 669
Lilienthal, Siegfried 402

Lipps, Theodor 99, 104, 209, 487
Lombroso, Cesare 215
López Ibor, José 525
Lorenz, Konrad 90
Lotze, Rudolph Hermann 185
Löwi, Moritz 582
Löwith, Karl 519

MacHugh, Paul 563
Maier, Heinrich 119, 180f.
Mann, Thomas 414
Mann, Klaus 283
Mannheim, Karl 582
Marcel, Gabriel 86
Marquart, Wilhelm 64
Martin, Emmy 546
Martini, Paul 165, 173f., 176, 344f., 565, 649
Marx, Karl 198, 398, 571
Marum, Ludwig 68
Matusch, Felix 215, 233
Mayer, David 96, 102 111
Mayer, Ella 47, 364
Mayer, Ernst 47f., 50f., 95, 364, 651
Mayer, Wilhelm 250, 528
Mayer-Gross, Wilhelm 32, 109, 174, 296, 302-309, 621, 670f.
Mayer-Gross, Carola 308
McDougall, William 490
Mehl, Martha 613
Meister Eckhart 395
Menge, Carl 66
Menninger-Lerchenthal, Erich 490
Mertens, Viktor Emanuel 225
Meyer, Adolf 624
Meyer, Eduard 125
Meyer, Hans Hermann 260
Meyer, Elisabeth
Meyer, Viktor 63
Meyerhof, Otto 301, 518f.
Michelangelo Buonarroti 139, 141, 198
Mielke, Fred 329, 330, 332, 413, 672
Mikulicz-Radecki, Felix von 371
Misch, Georg 149
Mitscherlich, Alexander 27-30, 35, 165, 301, 310-312, 315-324, 326-341, 344-355, 357-359, 369f., 380, 383, 386, 389, 396, 398, 413, 593, 646f., 671f.
Mitscherlich, Georgia, geb. Wiedemann 344

699

Mitscherlich, Margarete, geb. Nielsen 344
Möbius, Paul Julius 197
Mombert, Alfred 139
Moses 357f., 378, 646
Müller, Georg Elias 119
Müller, Johannes 109, 550, 634
Müller, Gertrud 561, 623
Müller, Max 2164, 174, 308f., 448f., 561-623, 669, 671
Müller-Braunschweig, Carl 400
Münsterberg, Hugo 103

Natorp, Paul 438
Naumann, Friedrich 193
Nelson, Leonard 301, 577, 670
Nernst, Walther 660
Nietzsche, Friedrich 42, 194, 210, 220f., 227, 262, 273f., 276-280, 284, 321, 326, 357, 421, 503, 571f., 614, 622, 641, 651, 652
Nissen, Rudolf 288, 360-363, 365-367, 369-374, 413, 673
Nissl, Franz 95f., 100f., 110, 112, 156, 163, 167, 193, 200, 246, 254, 270f., 293, 299, 302, 325f., 351, 375f., 392, 396, 451-453, 514f., 518, 549-554, 602, 616f., 622, 651, 664, 669f., 673f., 681, 687
Nissl, Theodor 553
Nitsche, Paul Hermann 124

Obermayer (Freund von K. Wilmanns) 624
Odenwald, Johann Karl Theodor 154
Oehlkers, Frances, geb. Schwarzschild 84, 466
Oehlkers, Friedrich 84, 90, 93, 230, 466
Oehme, Kurt 35, 377f., 380-386, 388, 390-393, 674
Oertel, Curt 139
Oesterreich, Traugott Konstantin 96
Oncken, Hermann 521
Otto, Walter F 28

Paci, Enzo 590
Pakheiser, Theodor 132
Panzer, Friedrich 158
Parsons, Talcott 189, 518f.
Pascal, Blaise 198
Pauli, Wolfgang 56, 394f., 661, 674,f.
Pavese, Cesare 283

Perthes, Friedrich 144
Peter, Gustav Albert 538
Pfannmüller, Hermann 411f., 414
Pfister, Oskar 35, 350f., 396, 398, 399, 401, 675, 676
Picht, Georg 565, 578
Pietrusky, Friedrich 129
Pinel, Philippe 563
Piper, Klaus 12, 239, 654, 655
Planck, Max 593, 660
Plato 182, 203, 265, 384, 441, 446, 481, 633
Plessner, Helmuth 436-442
Podach, Erich 277-279
Pohlisch, Kurt 131, 160, 170
Prinzhorn, Hans 402-405, 667, 676f.
Proske, Alfons 129

Radbruch, Gustav 158-161, 198, 200, 352, 606
Radbruch, Lina 198
Radbruch, Lydia 606
Ragaz, Leonhard 675
Ranke, Hermann 598
Ranke, Leopold von 558
Rascher, Sigmund 330
Ratzel, Friedrich 54
Recklinghausen, Heinrich v. 65
Redepenning, Rudolf 98f., 103
Rée, Paul 220f., 276
Regenbogen, Otto 161, 187, 597
Regener, Erich 152, 160
Reidemeister, Kurt 30
Reinach, Adolf 104
Reinhard, Karl Friedrich Graf von 143f.
Reinhardt, Karl 28
Reinhardt, Ludwig 36
Rethel, Alfred 141
Rickert, Heinrich 55f., 115, 119, 181, 296, 402, 404, 425, 580, 581, 666
Riebeling, Carl 488
Römer (Arzt aus Stuttgart) 606
Röntgen, Wilhelm Conrad 661
Röpke, Wilhelm 90
Rosa, Renato de 152, 155, 316, 565, 590, 653, 655
Roscher, Wilhelm 197
Rosental, Stefan 602
Rossmann, Kurt 185, 272, 516f., 519, 520, 529
Roth, Sir Martin 303f., 671

Rüdin, Ernst   20, 129, 131, 156, 173, 175, 177, 304, 430, 461, 468, 475, 499, 607
Rüstow, Alexander   519
Ruffin, Hanns   205, 232

Saitschick, Robert   445
Salin, Edgar   273, 339, 369
Salomon, Wilhelm   193
Saner, Hans   52, 84, 95, 192, 207, 239, 289 f., 296, 340, 451, 653-656
Saubidet, Roberto O.   252
Sauerbruch, Ferdinand   344 f., 673
Schäfer, Hans   518 f.
Scheid, Karl Friedrich   409, 456, 475, 484, 488
Scheid, Werner   307, 406 f., 677
Scheler, Amélie, 443
Scheler, Maria   443
Scheler, Märit   443
Scheler, Max   294, 297, 420, 434, 436-438, 439 f., 443 f., 446, 450, 528, 679
Scheller, Heinrich   232, 689
Schelling, Friedrich Wilhelm Joseph   143, 258, 418, 527, 652
Schilder, Paul Ferdinand   425, 426, 433
Schilling, Karl   335
Schilpp, Paul Arthur   237-239, 241, 250-252, 256, 263, 656
Schinzinger, Robert   53
Schleicher, Rüdiger   282
Schlechta, Karl   274, 276
Schlegel, Friedrich v.   580 f.
Schleiermacher, Friedrich   144
Schlüter, Berthe   133
Schmaltz, Gustav   236
Schmaus, Michael   242, 243
Schmid, Josef   85
Schmidhuber, Karl Friedrich   154
Schmid-Noerr, Friedrich Alfred   96, 111, 114
Schmidt, Karl   130
Schmidt, Gerhard   280, 360 f., 408-419, 455, 464-466, 469, 472, 477 f., 488, 495, 508-510, 678
Schmidt, Raymund   636
Schmid-Romberg, Kläre, geb. Rosenberger   96
Schmitthenner, Paul   154
Schneegans, Friedrich   196
Schneider, Artur   65
Schneider, Carl   128, 129, 152, 154, 157, 162, 454, 483, 486, 489 f.
Schneider, Frank   205, 415, 678
Schneider, Hermann   431
Schneider, Kurt   80 f., 150, 153, 155-157, 160, 174, 177, 242-244, 249, 252-255, 260, 281, 317-320, 325, 352, 354, 370, 379, 390, 392, 406, 408-411, 420-427, 429, 431-437, 439-451, 453, 455 f., 458 f., 461, 463-469, 471-487, 489, 491 f., 494-514, 516-521, 523-527, 529 f., 615, 649, 665, 677-679
Schneider, Hedwig Maria, geb. von Recklinghausen   469 f.
Schneider, Lambert   330, 341
Scholl, Carl   538 f.
Schöngarth, Wilhelm   75
Scholz   96, 98
Scholz, Willibald   249, 553, 674
Schopenhauer, Arthur   210, 216, 558
Schottky, Johannes   472
Schottlaender, Felix   27, 310
Schrader, Elsa, geb. Klebs   109
Schrader, Ernst   109
Schreber, Daniel Paul   36, 647
Schüle, Heinrich   95
Schulenberg, Fritz-Dietlof Graf von der   285
Schultheis, Ludwig   97
Schultz, Ellen, geb. Grimm (?)   532
Schultz, Johannes Heinrich   355, 475, 531-537, 539 f., 680
Schultz, Julie, geb. Gelzer-Sarasin   531 f., 537 f., 540
Schultz, Louise-Charlotte, geb. Wossidlo   534 f., 539 f.
Schultze, Ernst   104
Schultz-Hencke, Harald   351, 397, 399 f.
Schulz, Bruno   475
Schwann, Theodor   550
Schwartz, Georges   63
Schwarz, Peter Paul   584
Schweitzer, Albert   366, 542-548, 654, 680 f.
Schwörer, Victor   108
Seebass, Adolf   83
Seiffer, Friedrich Wilhelm   105, 602
Selbach, Helmut   562
Semon, Richard   167
Simmel, Georg   363, 365, 458
Sioli Franz   129
Sioli, Emil   673
Slater, Eliot Trevor   303 f., 671

701

Snell, Bruno 30
Solms, Max Graf zu 194
Sombart, Werner 168, 193, 518
Sommer, Robert 97
Sommerfeld, Arnold 674
Spatz, Hugo 254, 549-555, 674, 681, 682
Specht, Gustav 126
Speck, Else, geb. Heinz 27f., 30
Speck, Paul 27f., 30
Speer, Ernst 234
Spitteler, Carl 572
Spranger, Eduard 45, 161, 404, 437, 548
Spreng, Robert 248
Springer, Julius 35
Springer, Ferdinand 154, 160f., 236, 237, 306f., 426, 592, 661
Stahl, Fritz 402
Stahmer, Otto 415
Staudinger, Hansjürgen 84
Stauffenberg, Claus Schenk Graf von 285
Steffens, Henrik 143
Stein, Charlotte von 441, 442
Steiner, Gabriel 130
Steiner, Jean-François 285
Steinthal, Hermann 140
Stern, William 429, 539
Sternberger, Dolf 159, 380
Stertz, Georg 229, 239, 242f., 556-559, 668, 682, 683
Stertz, Gertrud, geb. Alzheimer 558, 683
Storch, Alfred 448
Stransky, Erwin 78
Strauss, David Friedrich 571, 572
Strauss, Erwin 409f., 461 556f., 687
Stresemann, Gustav 661
Strindberg, August 40, 194, 300, 404, 427, 448, 590, 651
Strümpell, Adolf 273
Swedenborg, Emanuel von 194, 300
Swift, Jonathan 473
Szirmay-Pulszky, Henriette von 473

Taine, Hippolyte 421
Tantzen, Theodor 154
Teusch, Christine 648f.
Therese Neumann von Konnersreuth 472
Therese von Liseux 109, 472
Thiel, Manfred 90-92, 565, 568, 569

Thoma, Hans 60
Thoma, Eugen Arthur 328
Thorspecken, Oskar 68
Tillich, Paul 582
Toepel, Hans 432
Tönnies, Ferdinand 194
Trantow, Anna 96
Troeltsch, Ernst 193, 196, 200, 437
Trüb, Hans 310
Tryfus, Fritz 504

Uexküll, Jakob von 554, 634, 688
Uexküll, Gudrun von, geb. Gräfin von Schwerin 554
Uexküll, Thure von 554, 565
Ulich, Robert 582

Verweyen, Johannes Maria 497
Verworn, Max 538, 541
Virchow, Rudolf 202
Voelcker, Friedrich 618f.
Vogel, Paul 317, 686
Vogt, Oskar 552
Voigtländer, Else 433
Volkmann, Herbert 225
Voltaire 137
Vossler, Anna, geb. Faber 83
Vossler, Karl 83

Wacker, Otto 404
Wagner (»Oberlehrer«) 81, 82, 663, 484, 487
Wagner, Werner 249, 556, 557
Walter, Otto 415
Wassermann, August Paul von 233
Weber, Alfred 30, 90, 159, 159, 168, 597, 672
Weber, Ludwig Wilhelm 98, 99
Weber, Marianne 68, 84, 96, 132, 142, 145f., 152f., 158, 168, 190, 194, 196, 199, 286, 580
Weber, Max 40, 68f., 83, 96, 103, 115, 132, 142, 157, 161, 167f., 183, 188-200, 214f., 217, 262, 275, 286, 294, 296, 301, 325, 328, 370f., 386, 425, 434, 438, 449f., 452, 458, 462, 515, 518f., 584, 605, 651
Wedemeyer, Maria von 282
Weinbrenner, Friedrich 144
Weismann, August 629, 632
Weitbrecht, Hans Jörg 255f., 406f., 409, 456, 472, 524-528, 560-562, 609, 614f., 683f.

Weitbrecht, Gertrud, geb. Schneider 527
Weizsäcker, Carl-Friedrich von 35, 90f., 259, 564-569, 572, 576-579, 593, 684-686
Weizsäcker, Ernst Heinrich von 564, 589-591, 684f.
Weizsäcker, Gundalena von 565
Weizsäcker, Marianne von, geb. Graevnitz 564, 566
Weizsäcker, Olympia von, geb. Curtius 580, 586, 588
Weizsäcker, Robert Carl Ernst von 588, 595f.
Weizsäcker, Viktor von 29, 35, 90, 125, 165, 166, 175, 258-260, 301, 317f., 322, 352, 356, 358f., 369, 383, 386, 389, 398, 564, 567-576, 580-592, 594-600, 671, 684-686
Wernicke, Carl 143, 221, 270, 663
Werthmüller, Hans 394
Westermann, Josef 432
Wetzel, Albrecht 33, 95f., 100, 109, 151, 302, 451f., 514f., 524, 601-606, 609-615, 663, 665, 686f.
Wetzel, Anneliese 109, 613
Wetzel, Brigitte 613
Wetzel, Elfriede, geb. Steffens 151, 605, 613f.
Wetzel, Klaus 613f.
Wetzel, Ussi 613
Widor, Charles Marie 680
Wieland, Christoph Martin 442
Wilckens, Karl 75
Willle, Ulrich 565
Wilmanns, Dorothea Margaretha 622
Wilmanns, Elisabeth 63, 130, 621f., 624, 625

Wilmanns, Elise Bernhardine Ottilie, geb. Delius 623
Wilmanns, Franz Rudolph Florenz August 623
Wilmanns, Gisela Margarethe 624
Wilmanns, Hans Günther 624
Wilmanns, Karl 32f., 95, 97, 112, 117, 128, 148, 151, 156, 167, 171, 175, 253, 275, 299, 390, 402f., 451-453, 487, 514, 605, 608, 616-621, 623-625, 657f., 665, 670f., 676, 687f.
Wilmanns-Lidz, Ruth Maria 624
Winckelmann, Johann Joachim 141, 151, 323, 357
Windelband, Wilhelm 55, 115, 150, 193, 295, 452, 546
Winter, Otto 616
Witte, Wilhelm 185, 191, 666
Wittig, Joseph 685
Wittmack, Hans 415
Wolf-Heidegger, Gerhard 256, 257
Woltereck, Margarete, geb. Hoffmann 636
Woltereck, Richard 538, 540, 626, 628-632, 634-637, 639-642, 688
Wrede, Elisabeth, geb. Schultz 535
Wrede, William 535, 543
Wundt, Wilhelm 99, 101, 104, 179, 402
Wuth, Otto 49

Zade, Martin 544f.
Ziehen, Theodor 602
Zuckmayer, Carl 661
Zuckschwerdt, Ludwig 332
Zutt, Jürg 228f., 232, 242, 254, 350, 565, 643-650, 689
Zutt, Wilhelm 330, 335

Ludwig Binswanger © Markus Binswanger; Eugen Bleuler © Tina Joos-Bleuler; Max Born © Gustav Born; Viktor E. Frankl © Eleonore Frankl und Gabriele Vesely; Wolfgang Gentner © Ralph Gentner und Dora Gentner-Dedroog; Hans Walter Gruhle © Wolfgang Gruhle; Willy Hellpach © Generallandesarchiv Karlsruhe; Ludwig Klages © Deutsches Literaturarchiv Marbach; Kurt Kolle © Cornelia Kolle; Ernst Kretschmer © Sabine Knoll; Alexander Mitscherlich © Margarethe Mitscherlich-Nielsen; Rudolf Nissen © Timothy O. Nissen; Wolfgang Pauli © European Organization for Nuclear Research Geneva; Gerhard Schmidt © Peter und Stephan Schmidt; Kurt Schneider © Hannah Schneider; Albert Schweitzer © C.H. Beck Verlag; Hugo Spatz © Wolfbernhard Spatz; Georg Stertz © Wilhelm Koeppen; Viktor v. Weizsäcker © Cora Penselin und Andreas Penselin; Karl Wilmanns © Oliver Wilmanns. Nicht in allen Fällen konnte das Copyright ermittelt werden, evtl. Rechteinhaber mögen sich bitte beim Verlag melden.